Neuropsychotherapie

Neuropsychotherapie

von

Klaus Grawe

Hogrefe

Göttingen · Bern · Toronto · Seattle · Oxford · Prag

Prof. Dr. Klaus Grawe, geb. 1943. 1963-1968 Studium der Psychologie in Hamburg und Freiburg i. Br. 1969-1979 Klinischer Psychologe an der Psychiatrischen Universitätsklinik Hamburg-Eppendorf, Schwerpunkt stationäre Psychotherapie. 1976 Promotion. 1979 Habilitation. Seit 1979 Inhaber des Lehrstuhls für Klinische Psychologie und Leiter der Psychotherapeutischen Praxisstelle der Universität Bern, seitdem Schwerpunkt ambulante Psychotherapie. Past President der Society for Psychotherapy Research und Gründungs-Herausgeber der Zeitschrift Psychotherapy Research. Autor zahlreicher Studien zu Fragen der Wirksamkeit und Wirkungsweise von Psychotherapie.

Bibliografische Information Der Deutschen Bibliothek
Die Deutsche Bibliothek verzeichnet diese Publikation in der Deutschen Nationalbibliografie; detaillierte bibliografische Daten sind im Internet über http://dnb.ddb.de abrufbar.

Göttingen · Bern · Toronto · Seattle · Oxford · Prag
Rohnsweg 25, 37085 Göttingen

http://www.hogrefe.de
Aktuelle Informationen • Weitere Titel zum Thema • Ergänzende Materialien

---

Umschlaggestaltung: © Montage D. Kleimenhagen unter Verwendung eines Bildes von © Dale O'Dell/CORBIS
Gesamtherstellung: AZ Druck und Datentechnik GmbH, Kempten
Printed in Germany
Auf säurefreiem Papier gedruckt

ISBN 3-8017-1804-2

Für Mariann

Inhaltsverzeichnis

Vorwort

Seit zehn Jahren verfolge ich mit größtem Interesse, was sich in den Neurowissenschaften tut. Ich finde das so spannend, dass ich schon oft den Impuls hatte, mich aktiv an dieser Forschung zu beteiligen. Ich habe allerdings keineswegs den Wunsch, mich aus meinem angestammten Forschungsgebiet, der Psychotherapieforschung, zurückzuziehen. Mein Interesse an den Neurowissenschaften nährt sich vielmehr gerade auch aus den Fragen, die mich als Therapieforscher beschäftigen. Was liegt den Veränderungen, die Anlass zu einer Psychotherapie geben, zu Grunde? Was bringt ein menschliches Gehirn dazu, mit einem Mal etwas qualitativ Neues zu produzieren, das wir als psychische Störungen bezeichnen? Wenn psychische Störungen neuronale Grundlagen haben, muss Psychotherapie dann nicht darüber wirken, dass sie diese neuronalen Grundlagen verändert?

Ich beschäftige mich mit meinem Forschungsteam schon lange mit der Erforschung der Wirkmechanismen von Psychotherapie. Müssen nicht die Wirkmechanismen, die wir durch unsere Analysen des Therapieprozesses herausgearbeitet haben, eine neuronale Grundlage in der Funktionsweise des Gehirns haben? Gibt es in der Neurowissenschaft Befunde, die uns helfen können, die Wirkungsweise von Psychotherapie besser zu verstehen? Mit diesen Fragen im Hinterkopf habe ich in den letzten Jahren die Entwicklung der Neurowissenschaften verfolgt.

Ich habe schon vor einigen Jahren, als mein Interesse an der Neurowissenschaft noch jünger war, einen Versuch gemacht, den Ergebnisstand der Psychotherapieforschung nicht nur mit dem der Grundlagenpsychologie sondern auch mit dem der Neurowissenschaft abzugleichen, um zu prüfen, ob nicht diese drei Bereiche gemeinsam der Psychotherapie eine ausreichende empirische und theoretische Grundlage geben können, die dazu beitragen kann, die unvernünftige Aufteilung in Therapieschulen zu überwinden (Grawe, 1998). Dieser Versuch resultierte in der Formulierung eines theoretischen Rahmens, in dem sehr viele Befunde dieser drei Forschungsbereiche in einen stimmigen Zusammenhang gebracht werden konnten. Dieser theoretische Rahmen, als „Konsistenztheorie“ bezeichnet, hat seitdem unsere Forschungstätigkeit und klinische Arbeit an der Universität Bern bestimmt. Heute, sechs Jahre später, liegen viele empirische Befunde zur Prüfung konsistenztheoretischer Annahmen und viele klinische Erfahrungen vor, die wir bei der Umsetzung konsistenztheoretischer Konzepte gemacht haben.

In der Zwischenzeit haben aber auch die Neurowissenschaften eine rasante Entwicklung durchlaufen, der man kaum noch folgen kann. Ich habe begierig darauf gewartet, einmal genügend Zeit zu haben, das alles gründlich zu lesen und zu verarbeiten, was ich über die letzten sechs Jahre hin kontinuierlich gesammelt und gesichtet hatte, und es auf unsere eigene Arbeit der letzten Jahre zu beziehen. Ein Forschungssemester im Sommersemester 2003 hat mir diese Gelegenheit gegeben. Ich habe mich für ein halbes Jahr zurückgezogen und mich gründlich in die neurowissenschaftliche Forschung der letzten sechs Jahre eingearbeitet, natürlich immer mit meinen Fragen bezüglich der Psychotherapie im Hinterkopf. Diesmal war der Streifzug durch die neurowissenschaftliche Forschung noch weitaus ergiebiger als vor sechs Jahren. Es ist schlichtweg faszinierend, was da geforscht und herausgefunden wurde. Vieles davon ist von so unmittelbarer Relevanz für die Psychotherapie, dass es mir undenkbar erscheint, dass die Psychotherapie auf Dauer von diesen Erkenntnissen unberührt bleibt.

Aber vorerst klafft eine große Lücke zwischen der Welt der Neurowissenschaft und der der Psychotherapie. Für Psychotherapeuten ist es auf Anhieb nicht einfach, neurowissenschaftliche Arbeiten mit ihrem spezifischen Fachjargon zu lesen, und nur ausnahmsweise verfügen sie über eine so genaue Kenntnis des Gehirns, dass sie die berichteten Befunde in einen Gesamtzusammenhang einordnen könnten. Neurowissenschaftler auf der anderen Seite haben, wenn sie sich überhaupt über eine therapeutische Anwendung ihrer Erkenntnisse Gedanken machen, in der Regel eine antiquierte Vorstellung von der Psychotherapie, die mit dem aktuellen Erkenntnisstand der Psychotherapieforschung und den heutigen Möglichkeiten der Psychotherapie nicht viel gemein hat.

Es hat mich deshalb gereizt, eine Brücke zwischen diesen beiden Welten zu schlagen. Die ersten drei Kapitel dieses Buches informieren Psychotherapeuten, die sich dafür interessieren, in verständlicher Weise über psychotherapierelevante Erkenntnisse der Neurowissenschaften. In diesen Kapiteln stelle ich noch keinen Bezug zu unserer eigenen Forschungstätigkeit zu psychischen Störungen und zur Wirkungsweise von Psychotherapie her. Die Kapitel 4 und 5 sind dagegen konzeptionelle Kapitel. In Kapitel 4 entwerfe ich ein Bild von der Entstehung psychischer Störungen und in Kapitel 5 eine Konzeption der Wirkungsweise von Psychotherapie. In beide Kapitel sind nicht nur viele neurowissenschaftliche Befunde eingeflossen, sondern auch Ergebnisse unserer eigenen Forschungsarbeit. Diese war, wie ich oben bereits erwähnte, in den letzten Jahren von konsistenztheoretischen Annahmen geleitet. Die beiden Kapitel zusammen können als eine wesentlich besser als 1998 ausgearbeitete Neufassung meiner Konsistenztheorie der Psychotherapie angesehen werden.

Die Arbeit an diesem Buch war für mich anstrengend, aber auch sehr bereichernd. Ich bin nach gründlicher Einarbeitung in die neurowissenschaftliche Forschung der letzten Jahre überzeugt davon, dass die Psychotherapie aus den Neurowissenschaften entscheidende innovative Impulse für eine beschleunigte Weiterentwicklung erhalten kann. Dieses Buch ist dafür erst ein Anfang. Der Titel des Buches steht für ein Programm, nicht für ein fertiges Ergebnis. Auch in unserer eigenen klinischen Arbeit werden wir einige Zeit brauchen, bis wir alles umgesetzt haben werden, was Kapitel 4 und 5 an neuen Anregungen enthält. Neuropsychotherapie im Sinne dieses Buches kann man auch betreiben, wenn man sich nicht selbst neurowissenschaftlicher Arbeitsmethoden bedient.

Auch meine gründliche Beschäftigung mit dem Gehirn hat mich nicht in der Frage weitergebracht, wie man sprachlich elegant deutlich machen kann, dass das, was man meint, für beide Geschlechter gleichermaßen gilt. Ich bin einfach nicht zwanghaft oder gewissenhaft genug, um jedes Mal, wenn es politisch korrekt anstünde, beide Geschlechtsformen auszuformulieren, und die dafür benutzten Abkürzungen finde ich ästhetisch unbefriedigend. So versichere ich an dieser Stelle, dass ich mit meinen Aussagen über das psychische Funktionieren und über Psychotherapie in diesem Buch jeweils Menschen beiderlei Geschlechts im Auge habe, auch wenn ich grammatikalisch nur die männliche Form verwende. Zumindest für mich als Mann ermöglicht das eine konsistentere und unkompliziertere Ausdrucksweise. Ich gebe allerdings zu, dass diese Praxis mit einem weiteren Anwachsen des Übergewichts weiblicher Personen im Gebiet der Psychotherapie immer weniger passend erscheint. Mögen berufenere Personen für dieses Problem einmal eine gute Lösung finden.

Danksagungen

Unser Forschungs- und klinisches Team an der Universität Bern und am Institut für Psychologische Therapie in Zürich hat in zweifacher Weise entscheidend zu diesem Buch beigetragen. Viele der Ergebnisse, auf die ich mich in den Kapiteln 4 und 5 beziehe, entstammen unserer gemeinsamen Forschungsarbeit der letzten Jahre. Diese Forschungsarbeiten wurden über einen langen Zeitraum vom Schweizerischen Nationalfonds für wissenschaftliche Forschung unterstützt (Projektnummern 1114–52657.97 und 1113–67204.01). Aber längst nicht alles, was wir in den letzten Jahren gemeinsam entwickelt haben, kann man wie ein wissenschaftliches Ergebnis zitieren. Vieles beruht auf Ideen und klinischen Erfahrungen, zu denen maßgeblich auch diejenigen klinischen Mitarbeiterinnen und Mitarbeiter beigetragen haben, die nicht mit zitierbaren Arbeiten im Text angeführt werden. Im Einzelnen sind das Barbara Heiniger-Haldimann, Mariann Grawe-Gerber, Daniel Regli, Urs Jost, Franziska Zahrli-Veronesi und Simon Itten. Ihnen danke ich genauso wie meinen Forschungsmitarbeiterinnen und -mitarbeitern im engeren Sinne für die ausserordentlich fruchtbare Zusammenarbeit der letzten Jahre. An den Forschungsarbeiten, über die ich in diesem Buch berichte, waren folgende Personen beteiligt: Martin Grosse Holtforth, Daniel Regli, Emma Smith, Daniel Gassmann, Hansjörg Znoj, Anne Trösken, Christoph Stucki, Sonja Kohls, Alexander Fries, Özgür Tamcan und Günter Wüsten. Roger Schmied hat mich in der Vorbereitung dieses Buches mit großem Organisationstalent unterstützt, indem er dafür gesorgt hat, dass mir die umfangreiche neurowissenschaftliche Literatur, die ich ausgewertet habe, rechtzeitig und phantastisch geordnet zur Verfügung stand. Alexander Fries hat für mich all die psychologische Literatur aufbereitet, die im weiteren Sinne mit dem Konsistenzkonzept zu tun hat.

Großen Dank schulde ich meinem Team auch dafür, dass es mich für ein halbes Jahr von meinen normalen Verpflichtungen freigestellt hat, damit ich in Ruhe an diesem Buch arbeiten konnte. Für viele hat das eine erhöhte Arbeitslast und Verantwortung bedeutet. Ganz besonders danken möchte ich Prof. Hansjörg Znoj, der während dieser Zeit meine Leitungsfunktionen und viele meiner sonstigen Aufgaben übernommen und vortrefflich ausgeübt hat. Es ist ganz und gar nicht selbstverständlich, dass man nach einem halben Jahr Abwesenheit alles zur besten Zufriedenheit vorfindet und nicht einen Riesenberg aufzuarbeiten hat.

Danken möchte ich auch denjenigen Kolleginnen und Kollegen, die sich die Mühe gemacht haben, das ganze Manuskript oder Teile davon sorgfältig zu lesen und mir Rückmeldungen zu geben. Es sind dies Dietmar Schulte, Martin Grosse Holtforth, Barbara Heiniger-Haldimann, Daniel Gassmann und Hansjörg Znoj. Ich habe von ihnen sehr wertvolle Hinweise erhalten, die das Manuskript nicht nur in einzelnen Teilen verbessert, sondern auch auf die Darstellung insgesamt Einfluss genommen haben.

Marielle Sutter hat das ganze Manuskript sorgfältig redigiert, das Literaturverzeichnis überarbeitet sowie das Stichwort- und Autorenregister erstellt. Auch ihr danke ich für viele nützliche Hinweise und Korrekturen. Roger Schmied und Karin Hofmann haben die Abbildungen in druckreife Form gebracht. Ich hatte in ihnen eine sehr kompetente

Hilfe in den vielen Dingen, die zwischen dem eigentlichen Schreiben eines Buches und seiner endgültigen Fertigstellung liegen. Der Hogrefe-Verlag, insbesondere Kathrin Rothauge und Franziska Stolz, haben das Ihre dazu getan, dass das Buch nach der Fertigstellung durch mich zügig erscheinen konnte.

Mein tiefster Dank gilt meiner Frau und Lebensgefährtin Mariann, mit der mich eine große Liebe verbindet. Ich hätte ein Buch wie dieses nicht ohne sie schreiben können. Sie hat mir die dafür erforderliche Konzentration ermöglicht, indem sie nicht nur über lange Zeit auf vieles verzichtete, was unser gemeinsames Leben schön macht, sondern indem sie mir in allem den Rücken freigehalten, unser gemeinsames Leben gemanagt, unsere Kinder liebevoll betreut und alle Lücken geschlossen hat, die meine physischen und geistigen Absenzen mit sich gebracht haben. Dass dieses Buch so entstehen konnte, ist zu einem großen Teil auch ihr Verdienst. Ich widme es ihr in Liebe und Dankbarkeit.

Zürich, im Dezember 2003 Klaus Grawe

1 Einleitung

1.1 Die Erkenntnisse der Neurowissenschaften gehen uns alle an

Die „Dekade des Gehirns" ist vorüber, aber ein Jahrhundert des Gehirns liegt vor uns. Die letzten fünfzehn Jahre haben einen bahnbrechenden Erkenntnisprozess über die neuronalen Grundlagen unseres Erlebens und Verhaltens eingeleitet. Es wird noch viele Jahrzehnte brauchen, bis wir die Vorgänge in unserem Gehirn wirklich verstehen. Aber schon was wir jetzt darüber wissen, bringt unser Bild von uns selbst als geistig-seelischen Wesen gründlich durcheinander. Wir können die Umwälzung zwar nicht an einer einzelnen Person wie Kopernikus oder Darwin festmachen, aber ihre Tragweite gehört durchaus in diese Kategorie.

Die Dekade des Gehirns hat den Erkenntnisprozess der Neurowissenschaften massiv beschleunigt. Hauptsächliche Ursache dafür war die Verfügbarkeit neuer Untersuchungsmethoden, insbesondere die Möglichkeit, dem Gehirn gewissermaßen bei seiner Arbeit zuzusehen. Durch die bildgebenden Verfahren und weitere neue Untersuchungsmethoden sind die Neurowissenschaften zu Beginn des neuen Jahrhunderts in einem geradezu Schwindel erregend dynamischen Aufschwung begriffen. Man kann von einem eigentlichen wissenschaftlichen „gold rush" sprechen. Fast monatlich erscheinen in „Nature", „Science" oder anderen renommierten wissenschaftlichen Organen hochkarätige neurowissenschaftliche Arbeiten mit aufregenden neuen Ergebnissen. Allenfalls die Genforschung kann, was ihre Dynamik und Bedeutung für die Menschheit angeht, noch mit der Neurowissenschaft konkurrieren. Aber Hirnforschung überschneidet sich mit Genforschung, denn neuronale Plastizität hat viel mit Genexpression zu tun, wie wir noch sehen werden (s. Kapitel 2).

Der Aufschwung der Hirnforschung kam natürlich nicht aus dem Nichts. Er war vorbereitet durch eine lange Serie von Erkenntnisschritten, die durch insgesamt 23 Nobelpreise markiert werden können, die im 20. Jahrhundert an Neurowissenschaftler vergeben wurden. Die vorbereitenden Schritte reichen bis an den Beginn des 20. Jahrhunderts zurück. 1906 erhielten der Spanier Ramon y Cajal und der Italiener Camillo Golgi als erste Neurowissenschaftler den Nobelpreis für Medizin. Beide waren Neuroanatomen. Damals herrschte noch die Auffassung vor, dass das Nervensystem ein einziges durchgängiges Netzwerk sei. Ramon y Cajal, entwickelte die Vorstellung, dass das Gehirn aus einzelnen Nervenzellen besteht und dass Impulse zwischen ihnen durch Kontaktstellen übertragen werden, die Sherrington später als Synapsen bezeichnete. Deswegen wird Ramon y Caja noch heute gelegentlich als Vater der Hirnforschung bezeichnet. Bis in die fünfziger Jahre war die Vorstellung, dass das Gehirn aus Neuronen und Synapsen besteht, nur eine Theorie. Erst die Entwicklung des Elektronenmikroskops machte daraus die Tatsache, die wir heute für selbstverständlich halten. Es folgten bis heute 21 weitere Nobelpreise für herausragende Neurowissenschaftler, die jeder einen wichtigen Schritt der Neurowissenschaften ins 21. Jahrhundert markieren. Die vorerst letzten wurden im Jahre 2000 an Arvid Carlsson und Paul Greengard für ihre Arbeiten zur Rolle des Dopamins bei der Signalübertragung im Gehirn sowie an Eric Kandel für seine bahnbrechenden Arbeiten über die neuronalen Grundlagen des Lernens verliehen. Mit Kandels Arbeiten sind wir im 21. Jahrhundert angelangt. Seine Arbeitsgruppe an der Columbia University in New York gehört auch heute noch zu den produktivsten Lieferanten neurowissenschaftlicher Delikatessen, von denen wir in diesem Buch ausgiebig kosten wollen.

Welches sind die neurowissenschaftlichen Erkenntnisse, von denen ich sage, sie würden das Bild des Menschen von sich selbst nachhaltig verändern? Es sind nicht so sehr bestimmte Einzelbefunde, sondern es ist die Schlussfolgerung, die sich aus dem Erkenntnisstand der Neurowissenschaften insgesamt ergibt. Mit Kandels Worten: „Aus diesen Überlegungen folgt, dass es sich bei allen Vorgängen im Gehirn – von den Kommandos für Bewegungen bis zu den intimsten Gedankengängen – um biologische Prozesse handelt“ (1996, S. 713). Der Hirnforscher Joseph LeDoux hat mit dem Titel seines letzten Buches dasselbe noch prägnanter auf den Punkt gebracht: „Synaptic Self: How our brains become who we are“. Der letzte Satz des Buches lautet: „You are your synapses. They are who you are“ (2002, S. 324).

LeDoux will in diesem Buch zeigen, *wie* unsere Synapsen uns zu dem machen, was wir sind. Es geht nicht um die Frage, *ob* unsere Persönlichkeit eine Hervorbringung neuronaler Strukturen und Prozesse ist, sondern es geht um die genauen Mechanismen, *wie* wir so werden, wie wir sind. Da wird kein noch so heikles Thema ausgelassen. Die Frage nach dem freien Willen wird zur Frage, wie unser Gehirn es anstellt, dass wir uns als Autoren dessen fühlen, was wir denken und tun. Das Bewusstsein ist geradezu zu einem Lieblingsthema führender Neurowissenschaftler geworden. Auch bei der Diskussion um das Bewusstsein geht es nicht darum, *ob* es eine Hervorbringung des Gehirns ist, sondern es geht darum, *wie* man sich seine Entstehung genau vorstellen kann (Bachmann, 2000; Dehaene & Naccache, 2001; Edelman, 1989; Edelman & Tononi, 2000; Crick & Koch, 1990, 2003a und b; Koch, 2003). Dabei diskutieren hier nicht irgendwelche abgehobenen Fantasten, sondern Naturwissenschaftler allererster Güte. Francis Crick hat 1962 den Nobelpreis für die Entdeckung der Doppelhelix-Struktur der DNS bekommen und Gerald Edelman 1972 einen Nobelpreis für seine Arbeiten über Antikörper. Beide haben sich erst später der Hirnforschung zugewandt.

Wenn es stimmt, dass ausnahmslos alles, was wir denken, wissen, glauben, hoffen, fühlen, erleiden, entscheiden oder tun sich bis ins letzte Detail auf die Strukturen unserer Neurone und Synapsen und der Prozesse, die sich zwischen ihnen abspielen, zurückführen lässt, wenn also das, was wir als seelisch bezeichnen, sowohl in seiner Existenz als auch in seiner Beschaffenheit vollständig eine Hervorbringung neuronaler Schaltkreise ist (s. dazu Kapitel 2), dann gibt es fürwahr viel zu überdenken. Der durch die neuen Erkenntnisse angestoßene Rezeptions- und Verarbeitungsprozess ist in den davon betroffenen Wissenschaften gerade erst in Gang gekommen. Es wird noch lange dauern, bis das neue Bild des Menschen, das da am Entstehen ist, ins allgemeine gesellschaftliche Bewusstsein eingedrungen ist.

Die Philosophen erkannten schnell, welche Brisanz und Relevanz für ihre Fragestellungen in den neuen neurowissenschaftlichen Befunden und Behauptungen steckte. Da machten mit einem Mal faktenorientierte Naturwissenschaftler Aussagen zu ureigenen Domänen der Philosophie wie etwa zur Frage des freien Willens oder zur Natur des menschlichen Bewusstseins. Schon 1986 zog Patricia Churchland in ihrem Buch „Neurophilosophy“ aus den bis dahin vorliegenden neurowissenschaftlichen Ergebnissen Konsequenzen für die Konzeption des Leib-Seele-Problems. Für sie waren dualistische Konzeptionen (Das Gehirn hat kausalen Einfluss auf die Psyche, aber die Psyche beeinflusst als eigenständige Entität auch Vorgänge im Gehirn), wie sie noch der Hirnforscher Paul Eccles (Popper & Eccles, 1977) vertreten hatte, endgültig nicht mehr haltbar. Es gibt nur die eine Richtung der kausalen Beeinflussung: Vom Hirn auf die Psyche, aber nicht von der Psyche auf das Hirn.

Was bedeutet das für die Psychotherapie? Wird sie überflüssig? Müssen die Psychotherapeuten nun den Psychopharmakologen das Feld räumen? Mitnichten.

1.2 Gehirn, Psychotherapie und Psychopharmaka

Wenn allen psychischen Prozessen neuronale Vorgänge zu Grunde liegen, dann liegen veränderten psychischen Prozessen veränderte neuronale Vorgänge zu Grunde. Wir können als nachgewiesen ansehen, dass psychische Prozesse durch Psychotherapie wirksam und dauerhaft verändert werden können. Daraus ergibt sich, dass Psychotherapie dauerhaft neuronale Prozesse und Strukturen verändern kann. Psychotherapie wirkt, wenn sie wirkt, darüber, dass sie das Gehirn verändert. Wenn sie das Gehirn nicht verändert, ist sie auch nicht wirksam. Oder, in LeDouxs Worten: "Psychotherapy is fundamentally a learning process for its patients, and as such is a way to rewire the brain. In this sense, psychotherapy ultimately uses biological mechanisms to treat mental illness“ (LeDoux, 2002, S. 299).

Das ist für viele Psychotherapeuten ein sehr ungewohnter Gedanke, und nicht nur für sie. Lassen wir ihn uns von Eric Kandel, der seine wissenschaftliche Laufbahn übrigens als Psychiater begann, etwas näher ausführen:

> „Ein faszinierender Gedanke ist dabei, dass Psychotherapie, sofern sie zu substanziellen Verhaltensänderungen führt, dies offenbar durch eine Veränderung der Genexpression in den Nervenzellen erreicht. Ein zu diesen Argumenten analoger Gedankengang besagt dann, dass neurotische Störungen mit Veränderungen der neuronalen Struktur und Funktion einhergehen, genau wie bestimmte Geisteskrankheiten strukturelle (anatomische) Veränderungen des Gehirns mit einschließen. Eine psychotherapeutische Behandlung von Neurosen und Persönlichkeitsstörungen müsste dann, wenn sie erfolgreich ist, auch zu strukturellen Veränderungen der involvierten Neuronen führen. Wir stehen also vor der faszinierenden Möglichkeit, mit weiter verbesserter Auflösung von Brain-Imaging-Methoden diese nicht nur zur Diagnose diverser psychischer Erkrankungen einzusetzen, sondern auch zur Erfolgskontrolle bei Psychotherapien.“ (Kandel, 1996, S. 711)

Nun, so weit sind wir noch lange nicht. Aber die Richtung, in die die Entwicklung gehen kann und wahrscheinlich gehen wird, ist erkennbar. Es wäre in der Tat höchst attraktiv, unsere nur auf Konventionen beruhenden, nur beschreibenden, aber nichts erklärenden Diagnosesysteme (DSM und ICD), die neben ihren im Moment wohl noch überwiegenden Vorteilen auch schwer wiegende Nachteile haben (Beutler & Malik, 2002), über Bord werfen zu können und sie zu ersetzen durch ein funktionales Ordnungssystem, das die Phänomene danach ordnet, wie sie zu Stande kommen. Und ein geradezu riesiger Fortschritt wäre es, genau zu wissen, was man im Gehirn verändern müsste, um die wünschenswerten Veränderungen im Erleben und Verhalten zu erzielen. Herauszufinden, welche Art von Erfahrungen ein Patient machen müsste, damit eben solche Veränderungen im Gehirn bei ihm eintreten, wäre Aufgabe der Neuropsychotherapieforschung und die wirkliche Herbeiführung solcher Erfahrungen wäre schließlich Aufgabe von Neuropsychotherapeuten.

Das ist heute eine Utopie. Für ihre Verwirklichung fehlt noch vieles, was wir dafür wissen müssten. Man hat gerade erst mit der Erforschung neuronaler Korrelate psychischer Störungen begonnen (s. Kapitel 3). Aber es ist sicher, dass sich dieses Wissen bereits im nächsten Jahrzehnt sprunghaft vermehren wird, weil allerorten daran gearbeitet wird. Die Psychopharmakologen stehen auf dem Sprung, jeden diesbezüglichen Wissenszuwachs unmittelbar umzusetzen in verbesserte medikamentöse Behandlungen. Eine gezielte Veränderung der Balance von Neurotransmittern in einer bestimmten Hirnregion kann zu ganz ähnlichen Veränderungen an den Synapsen führen, wie sie durch Lernerfahrungen bewirkt werden. Die Wirkung von Psychopharmaka wird stark verbessert werden können, wenn sie nicht so gießkannenmäßig wie jetzt über das ganze Hirn verteilt werden.

Aber das Hirn kommt nicht ohne die Erfahrungen aus, die ihm über seine Sinne vermittelt werden. Und diese Erfahrungen haben Auswirkungen auf das Gehirn, auch wenn es unter dem Einfluss von Psychopharmaka steht. Wenn es schlechte Erfahrungen sind, werden sie schlechte Auswirkungen haben. Die Erfahrungen, die ein Mensch macht, und welche Bedeutung sie für ihn haben, hängen wesentlich davon ab, was ihn antreibt und was er tut. Die meisten Erfahrungen werden nicht einfach passiv erlitten, auch diejenigen nicht, die zu psychischen Störungen führen und die sie aufrechterhalten. Menschen sind von ihrem ersten bis zu ihrem letzten Atemzug motiviert, nicht nur annähernd, sondern auch vermeidend. Das gilt auch für Menschen mit psychischen Störungen. Sie werden immer, auch wenn sie noch so gut pharmakologisch behandelt werden, eine Anleitung und Unterstützung dafür brauchen, dass sie sich andere, positivere und weniger schädliche Erfahrungen herbeiführen als bisher. Erst durch konkrete positivere Lebenserfahrungen kommt es zu sich selbst aufrechterhaltenden neuen, gesünderen Strukturen und Abläufen im Gehirn. Es wird, auch bei starker Verbesserung der pharmakologischen Behandlungsmöglichkeiten, zur Behandlung von psychischen Störungen immer eine Berufsgruppe brauchen, die sich genügend Zeit nimmt und die darauf spezialisiert ist, im Einzelfall herauszufinden, welche Art von Erfahrungen der betreffende Mensch machen müsste, dass es ihm besser geht, und die ihn darin anleitet und unterstützt, solche Erfahrungen wirklich zu machen. Psychotherapie wird also durch die Hirnforschung keineswegs überflüssig. Im Gegenteil, ihre Notwendigkeit ergibt sich unmittelbar aus einer neurowissenschaftlichen Sichtweise psychischer Störungen. Sie wird deshalb auch von vielen, die ihr bisher skeptisch gegenüberstehen, zunehmend als notwendig und wichtig anerkannt werden.

Psychotherapie und pharmakologische Therapie sind nicht einfach zwei verschiedene Wege, um eine weitgehend äquivalente Wirkung zu erzielen, die eine über sinnliche Erfahrungen, die andere biochemisch. Ihr Verhältnis ist weder alternativ noch spiegelbildlich. Ohne sinnliche Erfahrungen, die ihre Grundbedürfnisse befriedigen, können Menschen nicht leben und glücklich werden (mehr dazu in Kapitel 4). Das Gehirn ist darauf angelegt, solche Erfahrungen zu machen. Die richtige Mischung von Neurotransmittern macht noch keinen glücklichen Menschen. Sie ist wichtig dafür und diese Voraussetzung ist glücklicherweise bei den meisten Menschen erfüllt. Wenn sie nicht erfüllt ist, aus welchen Ursachen auch immer, kann es sehr hilfreich sein, medikamentös die gestörte Balance herzustellen. Manchmal mag dies sogar der einzige erfolgversprechende Weg dafür sein. Das stellt den so behandelten Patienten in dieser Hinsicht (wieder) mit den Menschen gleich, bei denen die richtige Mischung von Neurotransmittern natürlicherweise besteht. Aber nur in dieser Hinsicht. Über Glück und Unglück dieses Menschen ist damit noch nicht entschieden. Das hängt auch dann noch von den sinnlichen Erfahrungen ab, die er macht. Und auch für den medikamentös behandelten Menschen gilt, dass er seine Lebenserfahrungen nicht einfach erleidet, sondern zu einem großen Teil selbst herbeiführt. Und welche Erfahrungen ein Mensch herbeiführt, hängt davon ab, welche annähernden und vermeidenden motivationalen Bereitschaften, welche Fähigkeiten, welches Wissen und welche situationsspezifischen Reaktionen sich über das Leben hin bei ihm entwickelt haben.

All dies ist in verschiedenen Gedächtnissystemen neuronal gespeichert und kann durch neue Erfahrungen verändert werden. Aber spezifische Erfahrungen sind dafür unverzichtbar. Problematische Denk-, Emotions-, Handlungs- und Reaktionsbereitschaften können zwar in ihrer Aktivierbarkeit durch Neurotransmitter moduliert werden, aber dadurch entsteht noch kein neuer Gedächtnisbesitz. Für die Schaffung spezifischer neuer Gedächtnisinhalte, die zukünftiges Erleben und Verhalten verändern, sind spezifische neue, die alten Gedächtsinhalte verändernde Wahrnehmungen unverzichtbar. Solche Wahrnehmungen ergeben sich nicht einfach von selbst, wenn nur die richtige Balance von Neurotransmittern vorhanden ist. Psychopharmakologische Therapie ohne gleichzeitige gezielte Einflussnahme auf die Erfahrungen, die der Patient während ihrer Einnahme macht, ist aus neurowissenschaftlicher Sicht nicht begründbar. Die massenhafte Verschreibung von Psychopharmaka ohne professionelle Verantwortungsübernahme für die Erfahrungen, die der Patient begleitend dazu macht, ist auch aus neurowissenschaftlicher Sicht unverantwortlich.

Psychotherapie ist in vielen Fällen ohne jede medikamentöse Beeinflussung in der Lage, Veränderungen im Gehirn zu bewirken, die gewünschte Auswirkungen auf das Erleben und Verhalten haben. Ein gestörtes Gleichgewicht zwischen Neurotransmittern kann nicht nur medikamentös, sondern auch durch Psychotherapie korrigiert werden (s. dazu Kapitel 3). Schon lange bevor es künstlich hergestellte Psychopharmaka gab, haben natürlich eintretende Lebenserfahrungen den Serotonin- oder Dopaminspiegel ansteigen und abfallen lassen. Gezielt und professionell zu diesem Zweck herbeigeführte Erfahrungen können das natürlich auch. Psychotherapie als alleinige Behandlung ist aus neurowissenschaftlicher Sicht also gut begründbar, zumindest für all diejenigen Störungen und Probleme, für deren Besserung sich bestimmte psychotherapeutische

Vorgehensweisen in stichhaltigen Wirksamkeitsstudien als sehr effektiv erwiesen haben.

Aber das schließt nicht aus, dass bei manchen Störungen durch Psychotherapie allein nicht die wünschenswerten Verbesserungen erzielt werden können, wohl aber nach vorbereitender oder mit begleitender Behandlung durch Psychopharmaka. Das scheint z. B. bei Psychosen der Fall zu sein. Dass Psychotherapie allein, ganz ohne Einbezug von Psychopharmaka in vielen Fällen gut wirkt, schließt darüber hinaus nicht aus, dass sie nicht mit spezifischer Begleitung durch Psychopharmaka noch besser wirken könnte.

Die soeben ausgeführte Logik ist jedoch nicht umkehrbar. Die Anwendung von Pharmakotherapie allein, ohne fachlich kompetente Einflussnahme auf die Erfahrungen, die der Patient unter der medikamentösen Beeinflussung macht, kann neurowissenschaftlich nicht stichhaltig begründet werden. Sie ist eine Spekulation darauf, dass der Patient schon irgendwie von selbst die richtigen Erfahrungen machen wird. Die Fälle, in denen dies gut gegangen ist, können nicht zur wissenschaftlichen Rechtfertigung dieser verbreiteten Praxis herangezogen werden. Wenn Depressive nur medikamentös behandelt werden, wie es heute verbreitete Praxis ist, ist die kurzfristige Wirkung zwar oft recht gut, aber sie ist über alle so behandelten Patienten hinweg nicht berauschend. Über alle Antidepressiva hinweg liegt sie eine halbe Effektstärke über Placebo (Joffe, Sokolov & Streiner, 1996). Aber die längerfristige Rückfallrate für zunächst wirksam behandelte Patienten liegt bei fast 80 % (Elkin, 1994). Bei zusätzlicher oder alleiniger psychotherapeutischer Behandlung von ausreichender Dauer ist die langfristige Rückfallrate deutlich geringer (Elkin, 1994; Rush & Thase, 1999). Wenn die Synapsen nicht mehr durch medikamentöse Aufrechterhaltung ihrer gesteigerten oder gehemmten Übertragungsbereitschaft vor dem Einfluss negativer Lebenserfahrungen geschützt werden, gewinnt die Lebenskonstellation, die den Patienten zuvor depressiv gemacht hatte, ihren alten Einfluss zurück, weil der Patient in der Zwischenzeit eben nicht das gelernt hatte, was er hätte lernen müssen, um ohne medikamentösen Schutz nicht depressiv zu sein.

Die Berücksichtigung der Lebenssituation des Patienten bei der Vergabe von Psychopharmaka ist noch aus einem anderen Grunde wichtig. Die Wirkung eines Neurotransmitters kann bei verschiedenen Individuen, ja sogar beim selben Individuum in unterschiedlichen Lebenskonstellationen, ganz unterschiedlich wirken. Der Hinweis darauf stammt zwar aus einer Untersuchung an Flusskrebsen, aber er ist trotzdem höchst interessant und beachtenswert. Yeh, Fricke und Edwards (1996) identifizierten bei Flusskrebsen ein Neuron, dessen Antwort auf den Neurotransmitter Serotonin – eben den, dem für die medikamentöse Depressionstherapie eine so wichtige Rolle zukommt – ganz von der Stellung des Tieres in der sozialen Hierarchie abhing. Das betreffende Neuron kontrolliert den Schwanzschlagreflex, der zur Kampf-Flucht-Reaktion des Flusskrebses gehört. In der sozialen Hierarchie dominante Tiere reagierten auf Serotonin mit erhöhter Antwortbereitschaft des Neurons, bei untergeordneten Tieren führte Serotonin aber genau zum Gegenteil, nämlich zur Hemmung des Neurons. Wenn man zwei in der sozialen Hierarchie untergeordnete Flusskrebse zusammensperrt, wird mit der Zeit der eine dominant. Sobald er diese soziale Stellung erreicht hat, verkehrt sich die vorherige Reaktion ins Gegenteil. Nun wird das betreffende Neuron durch Serotonin bei ihm aktiviert anstatt gehemmt.

Sollten wir in der Entwicklungsgeschichte der Arten diese Anpassungsfähigkeit des Nervensystems an veränderte Lebensumstände verloren haben? Wohl kaum. Sie dürfte angesichts der Komplexität unseres Nervensystems eher viel größer sein. Je mehr wir über die Interaktion unseres Nervensystems mit der sozialen Umgebung wissen werden, desto spezifischer angepasst an die individuellen Bedingungen werden Psychopharmaka appliziert werden können. Ihre positive Wirkung im Einzelfall wird dann wahrscheinlich viel größer sein als heute. Angesichts dessen, dass die Entscheidung für die genaue Dosis und Art der Medikamente, die ein psychisch gestörter Patient erhält, bis heute mangels genauer Einsicht in die Wirkmechanismen nach Versuch und Irrtum oder allenfalls nach unkontrollierten klinischen Heuristiken erfolgt, muss man sich vielleicht nicht allzu sehr wundern, dass wir bis jetzt über eine durchschnittliche Effektstärke von .50 nicht hinauskommen. Aber abfinden müssen wir uns damit nicht. Die Pharmakotherapie ist noch mehr als die Psychotherapie angewiesen auf zukünftige Erkenntnisse der Neurowissenschaften.

Die neurowissenschaftliche Sicht, wie die Stärke von Synapsen wirksam beeinflusst werden kann, legt nahe, dass Psychopharmakologen und Psychotherapeuten zukünftig viel öfter Hand in Hand arbeiten sollten, als es heute geschieht. Die gezielte medikamentöse Einwirkung auf die an den zu verändernden Synapsen verfügbaren Neurotransmitter kann helfen, den Patienten in einen lernbereiteren Zustand zu bringen und die Wirkung der Lernerfahrungen intensivieren. Das zeigt z. B. eine Untersuchung von O'Carroll, Dryslade, Cahill, Shajahan und Ebmeier (1999). Sie zeigten ihren Versuchspersonen eine Reihe emotional bewegender Bilder. Nach einer Woche prüften sie, was die Versuchspersonen davon behalten hatten. Jene Versuchspersonen, die beim Anschauen der Bilder unter dem Einfluss einer noradrenergen Substanz gestanden hatten, erinnerten signifikant mehr Details als Versuchspersonen, die ein Placebo erhalten hatten. Diese erinnerten aber immer noch mehr als solche Versuchspersonen, die eine antiadrenerge Substanz bekommen hatten. Die natürliche Gedächtnisbildung (die Versuchspersonen waren nicht instruiert, sich besonders viel zu merken, die Versuchssituation hatte also nicht den Charakter einer Lernaufgabe) kann also auf biochemischem Weg gefördert und gehemmt werden. Das sollte auch für therapeutische Zwecke genutzt werden können. Wenn man einen Patienten auf diese Weise in einen aufnahmebereiteren Zustand bringt, kommt es allerdings umso mehr darauf an, was er in diesem Zustand für Erfahrungen macht. Das erhöht die Verantwortung des Therapeuten.

Aufgabe des Psychotherapeuten ist es, dem Patienten diejenigen Lernerfahrungen zu vermitteln, die nach gründlicher Abklärung einen günstigen Einfluss auf seine Probleme ausüben würden, d. h. auf diejenigen neuronalen Strukturen, die seinen Problemen zu Grunde liegen. Die Synapsen, die er dabei aktiviert, weisen den Neurotransmittern den Weg zu den Rezeptoren, an denen sie anbinden müssen, um ihre gezielte therapeutische Wirkung zu erzielen. Etwas ganz ähnliches geschieht bei der Gedächtnisbildung auf der Ebene der einzelnen Synapsen. Botenstoffe docken genau an den Stellen der postsynaptischen Membranen an, die an der gerade zuvor erfolgten Erregungsübertragung beteiligt waren und erhöhen damit die zukünftige Übertragungsbereitschaft der Synapse (s. Kapitel 2). Was wir bisher über ihre Wirkung auf das Nervensystem wissen, lässt erwarten, dass Pharmako- und Psychotherapie sich gegenseitig potenzieren können. Ob und bei wem dies tatsächlich der Fall ist, muss erst noch sorgfältig erforscht werden. Die bisher dazu vorliegenden Studien deuten eine Überlegenheit kombinierter Therapien an, vor allem für schwerer gestörte Patienten (Thase, 1997). Die untersuchten Behandlungskombinationen können jedoch noch nicht als eine Realisierung dessen angesehen werden, was ich mit den vorangegangenen Ausführungen im Sinn hatte. Ihnen fehlte auf beiden Seiten die Spezifität der aufeinander bezogenen Einflussnahme. Die geprüften Behandlungen erfolgten parallel zueinander, nicht so aufeinander bezogen, dass die eine gezielt für die Wirkung der anderen förderliche Bedingungen zu schaffen versuchte. Das würde auf beiden Seiten eine gute Kenntnis des jeweils anderen Bereiches erfordern und diese Voraussetzung ist heute wohl in der Regel nicht gegeben.

1.3 Neurowissenschaft und Psychotherapie

Neurowissenschaftler und Psychotherapeuten leben in weit voneinander entfernten Welten. Erst seit kurzem beginnen sie, sich füreinander zu interessieren. Etwas, was sie eigentlich natürlicherweise miteinander verbinden könnte, ist ihr gemeinsames Interesse an psychischen Störungen. Das Interesse der Neurowissenschaftler daran ist vor allem durch die Entdeckung der funktionalen Bedeutung des Neurotransmitterstoffwechsels für psychische Störungen intensiviert worden. Das hat aber zunächst eher eine Brücke zur biologisch orientierten Psychiatrie geschlagen als zur Psychotherapie, zumal die Psychiater ihrerseits all ihre Hoffnungen auf die medikamentöse Therapie zu setzen begannen. Psychotherapie war in der Psychiatrie erst einmal „out“, allenfalls etwas für Psychologen. Die vereinfachende Vorstellung, dass psychische Störungen zum größten Teil vererbt seien, tat dazu das ihre.

Dann aber entdeckten die Neurowissenschaften die enorme Plastizität des Gehirns durch Umwelteinflüsse. Es wurde immer klarer, dass der genetische Anteil am Zustandekommen manifester psychischer Störungen viel geringer ist als eine Zeit lang angenommen und dass individuelle Lebenserfahrungen über die Genexpression eine weit größere Rolle spielen. Es zeigte sich auch, dass Plastizität in beide Richtungen gleichermaßen besteht, in krankheitsfördernde und Schädigungen wieder beseitigende oder kompensierende Richtung (s. Kapitel 2). Seitdem enden neurowissenschaftliche Schriften immer öfter mit Spekulationen über Möglichkeiten, psychotherapeutisch gezielt auf neuronale Strukturen und Prozesse einzuwirken oder darüber, wie die Psychotherapie sich unter dem Einfluss der Neurowissenschaft weiterentwickeln könnte. Diese Überlegungen stehen aber meist am Ende dicker Bücher, in denen sonst nichts dazu ausgeführt wird. Es handelt sich um Zukunftsvisionen. Eine solche Zukunftsvision Kandels haben wir vorhin (S. 18) bereits kennen gelernt. In zwei Artikeln hat er sie noch ausführlicher erläutert (Kandel, 1998, 1999).

Ein weiteres Beispiel stammt aus Nancy Andreasens engagiertem Buch „Brave New Brain – Geist, Gehirn, Genom“ (2002). Nachdem sie in mehreren Kapiteln einen sehr fachkundigen Überblick über die neurowissenschaftliche Forschung zu den wichtigsten psychischen Krankheiten gegeben hat, schreibt sie:

> „Wie in den Kapiteln 8 bis 11 gezeigt wurde, wissen wir ziemlich viel über die Systeme des Gehirns, die bei Erkrankungen wie Depression, Panikstörung oder posttraumatische Belastungsstörung in Mitleidenschaft gezogen sind. Diese Störungen, die häufig aus einer Reaktion des Gehirns auf die kumulativen Belastungen einer quälenden oder ungesunden Umgebung resultieren, sind gut geeignet für zielgerichtete kognitive Interventionen. Diese Interventionen werden zukünftig von kompetenten Wissenschaftlern entwickelt werden, die in der Lage sind, das, was sie über menschliches Verhalten und dessen Messbarkeit wissen, mit ihren Kenntnissen über Gehirnsysteme und deren Veränderbarkeit zu verbinden. Solche Ansätze sind bereits erfolgreich zur Anwendung gekommen, indem Kindern mit Dyslexie beigebracht wurde, Laute und Worte präziser zu hören, so dass sie ihr Gehirn neu verkabeln und effektiver lesen und schreiben können. Strategien des Angriffs auf affektive Störungen können dieser Vorgabe folgen und auf solche fundamentalen Aspekte der Erkrankung abzielen wie die fehlende Flexibilität bei Konfrontation mit einem Missgeschick oder die Unfähigkeit, eine intensive Reaktion hierauf angemessen zu steuern." (S. 401)

Beim letzten Satz werden sich Kognitive Verhaltenstherapeuten vielleicht fragen, ob sie nicht schon manches von dem tun, was da für die Zukunft avisiert wird. Allerdings werden sie zugeben müssen, dass sie ihr Know how noch nicht gezielt „mit Kenntnissen über Gehirnsysteme und deren Veränderbarkeit verbinden". Sie werden sich aber auch an anderen Stellen bei Andreasen nicht adäquat in dem wahrgenommen sehen, was sie wirklich tun, etwa wenn sie lesen: „Systematische Desensibilisierung ist die am weitesten verbreitete verhaltensbezogene Behandlungstechnik" (S. 379) oder „Geschichtlich betrachtet wurde die Entwicklung und die Anwendung von Psychotherapie nie sorgfältig überwacht ..." (S. 401). In diesen Formulierungen zeigt sich, dass Psychotherapeuten und Neurowissenschaftler wirklich in weit voneinander getrennten Welten leben. Dass es eine sich an wissenschaftlichen Kriterien orientierende Psychotherapie jenseits der Psychoanalyse und Verhaltenstherapie der sechziger Jahre gibt, ist für Wissenschaftler aus ganz anderen Bereichen in dem Wust von Schund, der unter dem Stichwort Psychotherapie jährlich über die Bücherregale ausgeschüttet wird, offenbar schwer erkennbar, selbst wenn sie, wie Nancy Andreasen, Herausgeberin des American Journal of Psychiatry sind. Glücklicherweise ist die Psychotherapie weiter entwickelt, als manche Neurowissenschaftler es vermuten oder unterstellen. Die empirisch orientierte Psychotherapie hat für die Verwirklichung dessen, was Kandel, LeDoux und Andreasen im Auge haben, heute schon mehr zu bieten, als diese meinen. Das werde ich in diesem Buch zu zeigen versuchen.

Was umgekehrt das Interesse von Psychotherapeuten an den Neurowissenschaften angeht, hat sich in den letzten sechs Jahren viel getan. In meinem 1998 erschienenen Buch „Psychologische Therapie" habe ich sehr ausführlich versucht, ein psychologisches Therapiekonzept aus dem damaligen Stand der Neurowissenschaften (sowie der Psychotherapieforschung und der psychologischen Grundlagenforschung) zu begründen. Ich hatte das Buch 1997 fertig geschrieben und die Literatur bis ins Jahr 1996 berücksichtigt. Bis dahin waren mir keine Versuche von Psychotherapeuten bekannt geworden, sich auf neurowissenschaftliche Erkenntnisse zu beziehen und daraus praktische Schlussfolgerungen für die Psychotherapie zu ziehen. Inzwischen hat die Dekade des

Gehirns auch bei Psychotherapeuten Wirkung gezeitigt. Es gibt mittlerweile eine größere Anzahl von Arbeiten, in denen entweder eine Übersicht darüber gegeben wird, welche Befunde und Erkenntnisse der Neurowissenschaften für Psychotherapeuten interessant sein könnten, oder in denen aus einzelnen Forschungsbereichen Überlegungen für bestimmte Aspekte der Psychotherapie abgeleitet werden (in zeitlicher Reihenfolge: Deneke, 1999; Liggan & Kay, 1999; Gabbard, 2000; Beutel, 2002; Bock & Braun, 2002; Förstl, 2002; Storch, 2002; Sulz, 2002; Westen & Gabbard, 2002a, 2002b). Das gleicht einem anschwellenden Strom. Auf der Jahreskonferenz 2002 der Society for Psychotherapy Research in Santa Barbara ist erstmals unter Psychotherapieforschern in einem herausgehobenen Rahmen die Frage behandelt worden, was eine „Affective Neuroscience" (Panksepp, 1998) für die Psychotherapie bedeuten könnte (Grawe, 2002; Hollon, 2002). Auch die von meinem langjährigen Mitarbeiter und Freund Franz Caspar gehaltene Presidential Address auf demselben Kongress war dem Thema Neurowissenschaft und Psychotherapie gewidmet (s. Caspar, 2003). Auf dem Weltkongress für Psychotherapie 2002 in Trondheim gab es eine Keynote Lecture zum Thema „The revolution in the neurosciences: Implications for psychotherapy research and practice" (Gabbard, 2002). Während ich dies hier schreibe, sollte ich eigentlich das Vorwort für ein Buch zum Thema „Neurobiologie der Psychotherapie" (Schiepek, 2003) beenden. Kurz: Neurowissenschaft ist innerhalb kürzester Zeit für Psychotherapeuten zu einem heißen Thema geworden.

Das finde ich natürlich sehr gut. Aber ich glaube, dass die Konsequenzen, die sich aus den Erkenntnissen der Neurowissenschaft für die Psychotherapie ergeben, von grundlegenderer Art sind, als es in den meisten dieser Schriften und Vorträge zum Ausdruck kommt. Manchmal spürt man schon beim Lesen und Zuhören, dass im Wesentlichen alles so weitergehen soll wie bisher. Gewiss, Freuds Metapsychologie, die Vorstellung von Ich, Es und Überich, müsse wohl revidiert werden; Übertragungsdeutungen, die sich auf Ereignisse in der Beziehung zu den Eltern in den ersten Lebensjahren beziehen, seien wohl mit der Entwicklung des Gedächtnisses nicht vereinbar, aber im Wesentlichen zeige die Neurowissenschaft doch vor allem, wie recht Freud hatte, bestätige sie doch die Bedeutung frühkindlicher Erfahrungen und die Existenz unbewusster Vorgänge. Dort, wo Psychotherapie therapieschulmäßig verfasst ist, wird sie es bei allen neurowissenschaftlichen Erkenntnissen wohl auch weiterhin bleiben. Es wird das aufgenommen, was sich gut im Sinne der vorbestehenden Überzeugungen interpretieren lässt, der Rest wird ausgeblendet. Vor einer direkten Umsetzbarkeit neurowissenschaftlicher Befunde in wissenschaftlich fundierte Therapiestrategien beim gegenwärtigen Kenntnisstand wird sogar ausdrücklich gewarnt (Beutel, 2002, S. 9).

Auch ich bin nicht der Meinung, dass die Psychotherapie mit der Neurowissenschaft neu beginnt und alles Bisherige hinfällig wird. Hundert Jahre Praxiserfahrungen mit den vielfältigsten Vorgehensweisen und Anwendungsformen haben uns, selbst wenn wir uns auf diejenigen davon beschränken, die den Filter empirischer Psychotherapieforschung passiert haben, einen reichhaltigen Fundus hinterlassen, aus dem Psychotherapeuten heute schöpfen können. Diejenigen Vorgehensweisen, die sich für bestimmte Zwecke als wirksam erwiesen haben, sind nach dem oben Gesagten deshalb wirksam, weil sie effektiv etwas im Gehirn verändern. Ohne entsprechend ausgebildete Therapeuten mit ihrem spezifischen Wissen und Know-how würden diese Wirkungen nicht eintreten. Kein Neurowissenschaftler könnte sie erzielen, es sei denn, er würde selbst eine entsprechende Ausbildung durchlaufen.

Man muss kein Neurowissenschaftler sein, um wirksam etwas im Gehirn verändern zu können. Das tut jeder gute Lehrer, jeder gute Fußballtrainer, jeder Experte, dessen Metier es ist, andere zu beeinflussen. Man muss etwas von den Beeinflussungsmethoden und Übungen verstehen, die in dem spezifischen Bereich besonders wirksam sind. Sicher gibt es auch bereichsübergreifende menschliche Qualitäten, die gute Beeinflusser kennzeichnen, aber menschliche Qualitäten reichen nicht aus, um ein erfolgreicher Fußballtrainer zu sein. Es braucht neben menschlichen Qualitäten in allen Beeinflussungsberufen bereichsspezifische Expertise, um erfolgreich zu sein. Würde es einem Fußballtrainer helfen, noch besser zu werden, wenn er möglichst viel vom Gehirn versteht? Wohl kaum. Man hat nichts davon gehört, dass sich die Fußballtrainer am Ende der Dekade des Gehirns mit einem mal alle auf die Hirnforschung stürzten.

Aber die Psychotherapeuten haben das getan. Warum? Vermutlich weil sie ahnen, dass die Hirnforschung ihre fachliche Kompetenz verbessern könnte. Das spricht für eine realistische Selbsteinschätzung dessen, wo wir in der Psychotherapie heute stehen. Es geht uns nicht viel besser als den Psychopharmakologen. Wir haben zwar ein Arsenal wirksamer Beeinflussungsmittel, aber wir wissen nicht genau, wie sie wirken, weil wir zu wenig davon verstehen, worauf sie einwirken. Was ist denn die Grundlage psychischer Störungen? Wenn wir das wüssten, hätten wir andere Diagnosesysteme als das DSM-IV und die ICD 10. Die Erschaffer dieser Systeme haben aus gutem Grund explizit auf ätiologische Aussagen zu den einzelnen Störungen verzichtet. Darüber war keine Einigkeit zu erzielen. Die Annahmen überwiegen das gesicherte Wissen.

Der Gewinn, der durch diesen Verzicht erzielt wurde, liegt darin, dass sich verschiedene Beurteiler leichter über eine Diagnose einigen können. Man weiß damit besser, was der andere eigentlich meint, wenn er von einer Panikstörung, Dysthymie, Bulimie usw. spricht. Das darf er nach dieser Konvention nur, wenn ganz bestimmte Kriterien erfüllt sind. Aber Konventionen sind Konventionen, keine wissenschaftlichen Erkenntnisse. Man kann das ganze DSM auswendig im Kopf haben, aber man hat die psychischen Störungen damit nicht verstanden. Doch der Mensch will verstehen (s. dazu Kapitel 4). Psychotherapeuten wollen psychische Störungen verstehen und sie wollen verstehen, wie Psychotherapie wirkt. Dieses Bedürfnis ist so intensiv, dass darüber manchmal der gesunde Menschenverstand verloren geht. Es treibt viele angehende Psychotherapeuten in die Arme von Therapieschulen, die vorgeben, das ersehnte Verständnis vermitteln zu können.

Aber auch oder gerade erfahrene Therapeuten haben oft wieder einen intensiven Wunsch, psychische Störungen und die Wirkungsweise von Psychotherapie (noch) besser zu verstehen. Die vorgefertigten Wahrheiten der Therapieschulen verfangen bei ihnen nicht mehr, sie haben das hinter sich. Sie können mit den Denk- und Handlungsmöglichkeiten, die sie ihnen geben, arbeiten, aber sie wissen um deren Grenzen. Sie arbeiten entweder eklektisch oder haben ein großes Interesse an der Integration dessen, was sie als wertvoll und wirksam erfahren haben. Für sie sind mit ihren Erfahrungen übereinstimmende Integrationsversuche oder ein ganz neuer, noch nicht „abgenutzter" Input besonders attraktiv, um ihre Expertise über den erreichten Stand hinauszuführen. Erkenntnisse aus den Neurowissenschaften sind ein solcher neuer Input. Sie führen wirklich hinaus aus den ausgetretenen Pfaden der gängigen Therapieschulkonzepte. Das erklärt das plötzlich anwachsende große Interesse an neurowissenschaftlichen Erkenntnissen und Befunden, deren Relevanz für die Psychotherapie erkennbar ist. Erst jetzt, nach der Dekade des Gehirns, haben die Neurowissenschaften für die Psychotherapie erkennbar etwas zu bieten.

1.4 Was ist mit Neuropsychotherapie gemeint?

Damit sind wir beim Thema dieses Buches. Es handelt davon, was die Neurowissenschaft der Psychotherapie schon heute zu bieten hat. Dabei ist es nicht sinnvoll, neurowissenschaftliche strikt von anderer psychologischer Grundlagenforschung abzugrenzen.

> „Die Grenze zwischen Neurowissenschaften und der kognitiven Psychologie ist fließend und letztlich nur willkürlich gezogen. Sie ist keine natürliche Begrenzung der Teildisziplinen, sondern beruht auf einem Mangel an Wissen. Mit dem Erkenntniszuwachs kommt es immer häufiger zum Verschmelzen der biologischen und psychologischen Disziplinen. Genau an diesen Verschmelzungspunkten werden unsere Kenntnisse der Geistesvorgänge ein immer festeres Fundament erhalten. ... Wie die moderne kognitive Psychologie zeigt, erstellt das Gehirn eine interne Repräsentation der wahrgenommenen Welt; die Neurobiologie hat ihrerseits deutlich gemacht, dass diese Repräsentationen auf der Ebene einzelner Nervenzellen und ihrer Verbindungen erklärbar sind. Die Konvergenz dieser Disziplinen hat uns völlig neue Einsichten in die Phänomene Wahrnehmung, Lernen und Gedächtnis geliefert." (Kandel, 1996, S. 713)

Es bleibt zu ergänzen, dass diese Verschmelzung zunehmend nicht nur für die Forschung zu kognitiven Vorgängen im engeren Sinne gilt, sondern dass die „cognitive neuroscience" inzwischen um eine „affective neuroscience" (Panksepp, 1998) ergänzt wurde. Die Emotionen sind sogar zu einem ausgesprochenen Schwerpunkt neurowissenschaftlicher Forschung geworden (Damasio, 2000; LeDoux, 2001). Die Verschmelzung von Psychologie und Neurowissenschaften dehnt sich auf immer weitere Bereiche aus und wird einst auch diejenigen Bereiche erfassen, in denen die rein psychologische Forschung die neurowissenschaftliche heute noch deutlich überwiegt. Das gilt vorerst z. B. für den motivationalen Aspekt des psychischen Geschehens.

Schon in meinem Buch „Psychologische Therapie" (Grawe, 1998) hatte ich versucht, einen engen Bezug zwischen der Ergebnislage der Psychotherapieforschung einerseits und der psychologischen und neurowissenschaftlichen Grundlagenforschung andererseits herzustellen und daraus Schlussfolgerungen für die Therapiepraxis abzuleiten. Der Schwerpunkt lag dabei auf der psychologischen Forschung. Der neurowissenschaftliche Anteil musste damals erheblich kleiner sein, weil die neurowissenschaftliche Forschung für die Psychotherapie noch nicht mehr hergab. Mit dem Titel des Buches wollte ich deutlich machen, dass Psychotherapie heute nicht mehr auf die Grundlagen der verschiedenen Therapieschulen angewiesen ist, sondern eine angemessene und ausreichende Grundlage in der aktuellen Gegenwartspsychologie hat.

Mit diesem Buch führe ich das damals begonnene Unternehmen einen Schritt weiter. Die Neurowissenschaften haben sich seitdem geradezu explosionsartig entwickelt. Auf viele Fragen der Psychotherapie kann man heute aus neurowissenschaftlicher Sicht eine Antwort geben. Diese Antworten sind alles andere als trivial. Sie legen in etlichen Bereichen Schlussfolgerungen nahe, die gebräuchliche therapeutische Denkweisen und Praktiken in Frage stellen. In diesem Buch ist das Verhältnis zwischen neurowissenschaftlicher und psychologischer Grundlagenforschung daher umgekehrt wie in meinem letzten Buch. Ich beziehe mich in erster Linie auf neurowissenschaftliche Erkenntnisse. Anderweitige psychologische Forschung beziehe ich ein, soweit sie für die behandelten Fragen besonders relevant ist. Diese Verschiebung des Schwerpunktes spiegelt sich im Titel des Buches wider. „Neuropsychotherapie" legt den Schwerpunkt auf neurowissenschaftliche Grundlagen der Psychotherapie, „Psychologische Therapie" legte den Schwerpunkt auf genuin psychologische Grundlagenforschung. Mein Hauptanliegen ist aber gleich geblieben: Es geht mir um eine wissenschaftliche Fundierung der Psychotherapie in der aktuellen Grundlagenforschung.

„Neuropsychotherapie" verfolgt also das gleiche Anliegen wie „Psychologische Therapie". Die beiden Bücher können als einander ergänzende Versuche angesehen werden, eine „Allgemeine Psychotherapie" (Grawe, Donati & Bernauer, 1994; Grawe, 1995, 1996) theoretisch zu fundieren.

Allgemeine Psychotherapie versucht, das ganze Repertoire als wirksam bestätigter therapeutischer Vorgehensweisen zu nutzen, um möglichst gute Therapieeffekte zu erzielen. Wenn man die verschiedenen therapeutischen Vorgehensweisen von ihren ursprünglichen Begründungszusammenhängen löst, stellt sich die Frage ihrer Wirkungsweise neu. In diesem Buch versuche ich, die Wirkungsweise von Psychotherapie unter primärem Bezug auf neurowissenschaftliche Erkenntnisse zu erklären. Ich setze die größere oder geringere Wirksamkeit bestimmter therapeutischer Vorgehensweisen als gegeben, d. h. durch Psychotherapieforschung validiert, voraus und erkläre sie durch Gesetzmäßigkeiten des neuronalen Funktionierens. Mit dieser neurowissenschaftlichen Erklärung der Wirkungsweise bereits vorhandener Therapiemethoden entsteht keine neue Therapieform, wohl aber eine neue theoretische Sicht der Psychotherapie. Der ursprüngliche Zusammenhang zwischen praktischem Vorgehen und theoretischer Begründung, der die verschiedenen therapeutischen Ansätze kennzeichnet, wird aufgelöst und ersetzt durch eine die Grenzen zwischen den traditionellen Therapieformen überschreitende Sichtweise. Auf Basis einer solchen unabhängigen, neuen Sichtweise können Vorgehensweisen, die auf Grund ihrer vorherigen, einander ausschließenden Begründungen inkompatibel miteinander schienen, miteinander vereinbar und kombinierbar werden.

Als Grundlage für eine Allgemeine Psychotherapie schwebt mir eine therapeutische Konzeption vor, die einerseits mit dem Ergebnisstand der Therapieforschung und andererseits mit der Befundlage der psychologischen und neurowissenschaftlichen Grundlagenforschung möglichst gut übereinstimmt. Die Problemstellungen der Psychotherapie und die darauf bezogene Befundlage der Psychotherapieforschung, die mein eigentliches Spezialgebiet darstellt, haben mir als Heuristik bei der Durchforstung der neurowissenschaftlichen Forschung gedient. Ich berichte in diesem Buch, was mir von den neurowissenschaftlichen Befunden von besonderer Relevanz für die Psychotherapie erschien. Ich bleibe aber nicht beim Bericht von Ergebnissen stehen, sondern habe mich im nächsten Schritt gefragt, welche Schlussfolgerungen für die Problemstellungen der Psychotherapie sich aus den neurowissenschaftlichen Befunden ergeben. In Kapitel 5 leite ich aus der neurowissenschaftlichen Forschung konkrete Leitlinien für die Therapieplanung und den Therapieprozess ab. Diese Konsequenzen kann man als „neuropsychotherapeutisch“ von den Konsequenzen abheben, die sich aus anderen theoretischen Prämissen ergeben. Mit Neuropsychotherapie meine ich also zum einen eine neurowissenschaftliche Perspektive auf die Problemstellungen der Psychotherapie und zum anderen die praktischen Schlussfolgerungen, die sich aus dieser Perspektive ergeben.

Um dem Leser schon vor dem eigentlichen Einstieg in die neurowissenschaftliche Forschung einen gewissen Eindruck davon zu vermitteln, wie eine neuropsychotherapeutisch informierte und angeregte Psychotherapie konkret aussehen könnte, werde ich das nun zunächst an einem Fallbeispiel veranschaulichen.

Jede der Aussagen, die ich in dem nachfolgenden Fallbeispiel mache, stützt sich auf Befunde aus empirischen Untersuchungen, zum Teil pro Aussage auf viele Untersuchungen. Die Belege sind natürlich wichtig. Hier in der Einleitung lasse ich sie jedoch im Interesse eines flüssig lesbaren Textes erst einmal ganz weg. In den späteren Kapiteln werde ich dann sehr ausführlich auf die Grundlagen für diese Aussagen und Vorgehensweisen eingehen.

1.5 Wie kann Neuropsychotherapie konkret aussehen?

Stellen wir uns eine Therapiesituation vor, in der ein Therapeut einer depressiven Patientin gegenüber sitzt. Nennen wir sie Frau H. Frau H. sitzt zu Beginn jeder Therapiestunde mit traurigem, mattem Ausdruck auf dem Gesicht da, wie gelähmt, macht keinerlei Anstalten, in irgendeiner Weise Initiative zu übernehmen, wartet ab, was vom Therapeuten kommt. Der Therapeut geht freundlich-fürsorglich auf sie ein, fragt sie, wie sie sich fühle, ob sie heute in der Lage sei, eine Therapiestunde zu machen. Sie antwortet mit bitterem, abgelöschten Ton, dass ihr ja wohl nichts anderes übrig bleibe, aber es würde sich ja sowieso nichts ändern, es hätte sowieso alles keinen Sinn. Ähnliche Abläufe haben in dieser Therapie schon öfter stattgefunden, sie sind typisch für die Patientin. Sie finden auch in ihren Beziehungen außerhalb der Therapie statt.

Nehmen wir an, wir hätten es mit einem gut ausgebildeten, interpersonal denkenden Therapeuten zu tun. Er hätte sich relativ schnell ein klares Bild dieses wiederkehrenden Interaktionsmusters gemacht. Eines seiner Ziele wäre es, der Patientin zu helfen, dass sie sieht, wie sie mit ihrem Verhalten sich immer wieder enttäuschende Erfahrungen herbeiführt, indem sie ihre Interaktionspartner hilflos und mit der Zeit ärgerlich auf sie macht. Der Therapeut würde versuchen, die Befürchtungen und Wünsche, die hinter diesem selbstschädigenden Beziehungsverhalten stehen, zu eruieren und sich überlegen, wie er dazu beitragen könnte, dass die Befürchtungen entkräftet werden. Es wäre für ihn vermutlich nicht einfach, seine eigenen Gefühle von Hilflosigkeit und Ärger, die im Zusammensein mit der Patientin entstehen, zu kontrollieren, aber er weiß, dass dies wichtig ist, weil er sonst ihre Befürchtungen nur erneut bekräftigen würde.

Das sind typische Überlegungen, wie sie gut ausgebildete moderne Psychotherapeuten in einer solchen Situation anstellen könnten. Wir könnten uns auch leicht Therapeuten ausmalen, die derselben Situation inkompetenter und weniger feinfühlig begegnen würden, so dass es rasch zu einem Therapieabbruch käme, ohne uns damit zu weit von der gegenwärtigen Therapierealität zu entfernen.

Ein Neuropsychotherapeut würde all das auch erwägen. Diese Gedankengänge wären ihm nicht fern. Aber bei ihm kommen zusätzliche Überlegungen hinzu. Vor seinem inneren Auge sieht er die seit langem überaktivierte und deshalb hypertrophierte Amygdala von Frau H., die selektiv überempfindlich auf emotional negative Situationen anspricht. Sie hat viele überaus gut entwickelte Verbindungen zum ventromedialen Teil des rechten präfrontalen Cortex, dessen Aktivierung mit negativen emotionalen Zuständen verbunden ist. Er weiß auch um die Fülle gut gebahnter Projektionen zwischen diesem und dem dorsolateralen Teil des rechten präfrontalen Cortex, der maßgeblich an der Repräsentation von Vermeidungszielen beteiligt ist. Daneben sieht er, wie verkümmert mangels genügender Aktivierung diese beiden Projektionsfelder des präfrontalen Cortex auf der linken Seite sind, die beim Erleben positiver Emotionen und bei der Verfolgung von Annäherungszielen aktiviert wären (darauf wird ausführlich in den Kapiteln 3 und 4 eingegangen). Zwischen den Neuronen in den Projektionsfeldern für die Aktivierung von Vermeidungstendenzen und jenen, die maßgeblich an der Produktion und Aufrechterhaltung negativer Emotionen beteiligt sind, besteht eine solche Fülle prächtig entwickelter Synapsen, dass er diese Areale wie überentwickelte „Hirnwülste“ vor sich sieht.

Diese bei Frau H. besonders überentwickelten Projektionsfelder haben ihrerseits sehr viele weitere Verbindungen im Gehirn, z. B. zu den Regionen, die die Mimik, die Sprachmodulation, die Bewegungen und den Körpertonus steuern. Die Neurone dort könnten jedoch, wenn sie nicht mehr andauernd von den überaktiven Hirnarealen befeuert würden, auch in ganz andere neuronale Erregungsmuster eingebunden werden mit der Wirkung, dass ganz andere Möglichkeiten Frau H.s sichtbar würden.

Während er noch an die „Hirnwülste“ und ihre Auswirkungen denkt, erscheint vor dem inneren Auge unseres Therapeuten der durch den schon lange viel zu hohen Cortisolspiegel der Patientin deutlich geschädigte und geschrumpfte Hippocampus, mit dem in diesem Zustand nicht mehr viel anzufangen ist, der aber für das Erlernen neuer Beziehungen, also z. B. des Zusammenhangs zwischen ihrem Verhalten und dem ihrer Interaktionspartner, und überhaupt für die Bildung neuer Gedächtnisinhalte sehr wichtig wäre. Er denkt auch daran, dass bei einem großen Teil depressiver Patienten der Anteriore Circulare Cortex (ACC) nur noch sehr schwer aktivierbar ist. Dieser spielt eine sehr wichtige Rolle bei der aktiven Auseinandersetzung mit Schwierigkeiten und für das bewusste Erleben von Gefühlen. Beide Funktionen stehen einem Depressiven daher nur noch sehr eingeschränkt zur Verfügung.

Dem Therapeuten ist klar: so hat es nicht viel Sinn, mit der Patientin an ihrem Problemverhalten zu arbeiten. Erst muss er die verkümmerten Hirnteile wieder aufbauen, denn deren leichte Ansprechbarkeit ist erforderlich, damit die Patientin wieder selbstgesteuert positive Ziele verfolgen, Freude und Befriedigung empfinden kann und aufnahmebereit wird für das Verstehen der Zusammenhänge, die ihr klar werden müssten, um sich zukünftig in Beziehungen bewusst anders verhalten zu können. Ihm ist die neurowissenschaftlich gut fundierte Faustregel „use it or loose it" in Fleisch und Blut übergegangen. Er weiß, er muss die verkümmerten Neuronen und Synapsen der Patientin aktivieren, dann „erholen" sie sich wieder, werden wieder leichter aktivierbar und werden schließlich wieder eine einflussreiche Rolle spielen für das, was die Patientin denkt, fühlt und tut. Sie wird dann wieder positive Ziel verfolgen und positive Emotionen erleben.

Verkümmerte Neuronen und Synapsen aktivieren ist nicht leicht, weil sie eben nicht von selbst mitmachen. Die Synapsen sind schwach und müssen erst wieder aufgepäppelt, d. h. durch Aktivierung der durch sie verbundenen Neurone besser gebahnt werden. Das ist eine zweite Faustregel, die so genannte Hebb'sche Regel, die ihm in Fleisch und Blut übergegangen ist: „Neurons that fire together wire together" (nach dem kanadischen Psychologen Donald Hebb, der schon 1949 einige heute immer noch als gültig angesehene Prinzipien des neuronalen Geschehens erkannt bzw. vorausgesehen hat). Bei Frau H. haben Neurone im rechten dorsolateralen und ventromedialen präfrontalen Cortex und solche in der Amygdala schon sehr oft zusammen gefeuert. Dadurch ist ein sehr gut gebahnter neuronaler Schaltkreis entstanden (eine cell assembly nach Donald Hebb). Er kann sehr leicht aktiviert werden, z. B. schon durch den kleinsten Anflug von Ungeduld in der Stimme des Therapeuten. Es wird aber auch immer wieder wie von selbst aktiv, vor allem wenn Frau H. sich selbst überlassen ist. Seine Aktivierung geht jedes Mal mit depressivem Erleben und Verhalten einher. Mit jeder Aktivierung werden die Verbindungen zwischen diesen Projektionsfeldern noch besser gebahnt.

Der Therapeut ist sich im Klaren: Er muss die Aktivierung dieser hypertrophierten Verbindungen hemmen und die verkümmerten Synapsen im linken präfrontalen Cortex so oft wie möglich aktivieren. Wenn ihm das gelingt, kann er damit rechnen, dass Frau H. wieder aktiver wird, öfter positive Gefühle erlebt und ihr ganzes erloschenes positives Repertoire wieder in Aktion tritt, das in Form von Gedächtnisspuren (synaptischen Übertragungsbereitschaften), wenn auch geschwächt, so doch immer noch vorhanden ist. Aus Sicht des Therapeuten *kann* sich Frau H. im jetzigen Zustand ihres Gehirns nicht viel positiver verhalten. Es ist kein Widerstand, wenn sie bei der Therapie nicht besser mitmacht. Sie kann sich in diesem Zustand nicht vornehmen, die Welt doch positiver zu sehen, und von sich aus positive Aktivitäten planen und auszuführen. Das Wissen um dieses neuronal bedingte Unvermögen hilft ihm, nicht ärgerlich auf Frau H. zu werden wie so viele andere in ihrer Umgebung. Er fühlt sich auch nicht hilflos und durch sie Schach matt gesetzt, denn er weiß, wie er ihr helfen kann.

Er weiß, er muss die Initiative und Verantwortung übernehmen und sich unabhängig von ihrem depressiven Interaktionsverhalten machen. Er muss Frau H. so oft wie möglich Wahrnehmungen machen lassen, die früher positive Gefühle bei ihr ausgelöst haben oder die auf Grund seiner Fallanalyse einen hohen Wert für ihre positiven motivationalen Ziele haben, auch wenn diese im Moment vielleicht schwer erkennbar sind. Er kann auf deren wiederaktivierbare „Kraft“ vertrauen, denn sie sind noch viel besser, nämlich lebenslang gebahnt als die synaptischen Verbindungen, die Frau H.s aktuellem Zustand zu Grunde liegen. Er weiß auch im Voraus, dass er dafür zunächst nicht durch Veränderungen bei Frau H. verstärkt werden wird. Aber weil er das weiß, reagiert er auch nicht mit Enttäuschung und Ungeduld, wenn sie von seinen Bemühungen erst einmal unberührt zu bleiben scheint. Er weiß, der Transkriptionsprozess bei der Genexpression, der durch genügend häufige positive Wahrnehmungen angeregt wird, braucht einige Wochen, bis er sich in einer deutlich erhöhten Synapsenzahl niedergeschlagen hat. Er darf nur nicht während dieser Zeit entmutigt mit der Zufuhr positiver Wahrnehmungen aufhören. Der Aufbau neuer und die Wiedererstarkung noch vorhandener Synapsen brauchen ihre Zeit.

Frau H. trotz ihres depressiven Zustandes so viele positive Wahrnehmungen machen zu lassen wie möglich, ist leicht gesagt aber schwer getan. Der Therapeut hatte während seiner Ausbildung zunächst seine liebe Mühe damit, das zu verwirklichen, was seine Ausbilder „Ressourcenaktivierung“, „motivationales Priming“ und „komplementäre Beziehungsgestaltung“ nannten, aber inzwischen betrachtet er sie, noch vor allen problemspezifischen Interventionen, als seine wichtigsten Arbeitsmittel. (Ich führe diesen wichtigen technischen Teil des therapeutischen Vorgehens hier nicht aus. In Kapitel 5 wird ausführlich darauf eingegangen).

Dann sind da noch die vielen negativen Gedanken und Emotionen, die Frau H.s Erleben zum größten Teil ausfüllen, vor allem dann, wenn sie sich selbst überlassen ist. Wenn ihr hoher Anteil an der psychischen Gesamtaktivität erhalten bleibt, ist einfach nicht genügend Raum da für die positiven Aktivitätsmuster, die der Therapeut fördern will. Sie müssen also zurückgedrängt werden. Auf neuronaler Ebene: Die neuronalen Erregungsmuster, die dem depressiven Erleben und Verhalten zu Grunde liegen, dürfen nicht mehr so oft aktiviert werden bzw. sie müssen, wenn sie dennoch aktiviert sind, möglichst schnell gehemmt und abgebrochen werden.

Hierfür bezieht der Therapeut die wichtigsten Bezugspersonen von Frau H., ihren Mann und ihre beiden halbwüchsigen Kinder, ein. Nachdem er sich mit ihrer Sicht der Situation vertraut gemacht hat, erläutert er ihnen, dass es ihrer Mutter/seiner Frau deshalb so schlecht ginge, weil sich in ihrem Hirn drei Gebiete übermäßig entwickelt hätten, die andauernd negative Gefühle verursachten. Er zeigt ihnen das auf einem Bild des Gehirns und beantwortet ihre Fragen. Ihre Mutter/seine Frau könne sich nicht dagegen wehren. Sie könne nichts für ihren Zustand. Aber man könne etwas dagegen machen und sie könnten dabei helfen. Die Nervenzellen im Gehirn seien nämlich wie Muskeln. Wenn man sie nicht benutze, würden sie immer schwächer; wenn man sie dauernd benutze, würden sie immer stärker. Die Nervenzellen ihrer Mutter in den drei Gebieten seien wie hochtrainierte Muskeln, nur leider könnten sie von ihr nicht wie Muskeln mit dem Willen an- und abgeschaltet werden. Das müsse von außen kommen. Sie könnten dabei helfen, indem sie sie so viel wie nur möglich in positive Aktivitäten einbezögen, sie nie alleine dasitzen und grübeln ließen, sondern sie immer in andere Aktivitäten verwickeln würden. Sie sollten sich frei fühlen, Frau H. jederzeit im Grübeln zu unterbrechen. Der Therapeut spricht das genau mit ihnen durch und unterstützt die Familie in der Umsetzung, indem er sich alle paar Tage telefonisch danach erkundigt, wie es geht, und alle zum Durchhalten ermuntert.

Einige Wochen nach Beginn dieser Ressourcen aktivierenden und Problemverhalten hemmenden Interventionen werden bei Frau H. erste deutliche Anzeichen einer Besserung erkennbar. Nach drei Monaten sind ihre depressiven Symptome weitgehend verschwunden. Wenn man ihr Gehirn jetzt mit bildgebenden Verfahren untersuchte, würde man die anfänglich bestehende deutliche Seitendifferenz im präfrontalen Cortex nicht mehr finden. Auch die Größe ihres Hippocampus hätte sich normalisiert (s. dazu ausführlich Kapitel 3). Der Therapeut legt Frau H. den Depressionsfragebogen von Beck vor und sie erreicht darin die Werte von Normalen.

Für viele Therapeuten läge es auf der Hand, die Therapie an dieser Stelle zu beenden. Schließlich wird sie von Frau H. und ihrer Familie als voller Erfolg angesehen. Man ist mit dem Erreichten sehr zufrieden. Der Therapeut von Frau H. würde das jedoch nicht tun. Er hat sich nämlich von dem ganzen Fall eine Sichtweise erarbeitet, die ihn warnt, mit dem Erreichten zufrieden zu sein. Er hat auch die wissenschaftlichen Befunde im Kopf, die besagen, dass Frau H. in zwei Jahren mit 60 bis 80 %iger Wahrscheinlichkeit wieder depressiv wäre (Elkin, 1994), wenn er sie in diesem Zustand entließe.

Bis hierhin war Frau H.s Therapie eine reine Symptomtherapie. Es ging darum, die neuronalen Grundlagen ihrer depressiven Symptomatik zu verändern und sie wieder in den Bereich des „normalen" psychischen Funktionierens zu bringen. Des Therapeuten Absicht, die Therapie noch weiter fortzusetzen, hängt mit seiner Vorstellung zusammen, wie es zur Depression Frau H.s gekommen ist.

Es war Frau H.s erste depressive Episode. Alle stimmen überein, dass sie vor einem Jahr noch nicht depressiv war. Sie sei zwar schon eine Zeit lang nervöser, ängstlicher und irgendwie mehr gestresst gewesen als sonst, aber nicht depressiv. Allmählich sei ihr dann einfach alles zu viel geworden, sie habe keine Energie mehr gehabt, bis sie plötzlich überhaupt nicht mehr konnte.

Übersetzen wir das, was wir über Frau H.s Depression und ihr Vorgeschichte wissen, auf neuronale Ebene. Wie ist es zu den Veränderungen in ihrem Gehirn im Laufe des letzten Jahres gekommen? Synapsen vermehren sich und werden stärker, wenn sie sehr oft aktiviert werden, und werden schwächer, wenn sie eine längere Zeit lang nicht mehr aktiviert werden, was Folge einer aktiven Hemmung sein kann. Vor einem Jahr hat Frau H. noch aktiv Ziele verfolgt und auch positive Gefühle erlebt. Ihr linker präfrontaler Cortex war damals noch nicht so reduziert wie zu Beginn der Behandlung. Dafür war er rechtsseitig nicht so überentwickelt. Die Neurone und Synapsen in diesem Bereich müssen seitdem immer wieder aktiviert worden sein, dass sie sich so stark entwickeln konnten. Ihre Aktivierung geht mit negativen Emotionen und Vermeidungsverhalten einher. Frau H. muss also im Laufe des letzten Jahres zunehmend negative Emotionen erlebt und immer stärker vermieden haben. Wahrscheinlich wurde dadurch die linksseitige Aktivierung des präfrontalen Cortex aktiv gehemmt, so dass es dort zur Abnahme synaptischer Verbindungen kam. Das ging damit einher, dass Frau H. immer weniger Annäherungsziele verfolgte und sich immer weniger freuen konnte.

Mit negativen Emotionen reagieren wir vor allem dann, wenn Ereignisse eintreten, die eine negative Bedeutung für unsere Ziele haben. Je wichtiger das Ziel, desto stärker die negative Emotion. Es muss über das letzte Jahr hin, vielleicht auch schon über längere Zeit davor, in der sie schon ängstlicher und gestresster auf ihre Umgebung wirkte als früher, immer wieder Ereignisse gegeben haben, die für Frau H. eine Bedrohung oder Vereitelung wichtiger Ziele bedeuteten. Anders ist der überentwickelte Zustand der mit negativen Emotionen verbundenen Hirnareale zu Beginn der Therapie nicht zu erklären. Diese Bedrohungs- oder Enttäuschungsemotionen muss Frau H. nicht bewusst erlebt haben, ebenso wie die bedrohten oder enttäuschten Ziele bei ihr nicht bewusst repräsentiert sein müssen. Die Aktivierung der betroffenen Hirngebiete muss nicht mit bewusster Erlebnisqualität verbunden gewesen sein. Im Gegenteil, die bewusste Vergegenwärtigung, dass wichtige Ziele verfehlt werden oder etwas, das einem sehr viel bedeutete, verloren ist, erzeugt selbst eine scharfe kognitive Dissonanz, die nach Festingers hundertfach bestätigter Dissonanztheorie auf jede nur mögliche Weise vermieden wird. Auch Reize und Situationen, die Assoziationen daran wecken (d. h. dieselben Hirnareale aktivieren), werden vermieden. Es erfolgte deshalb keine bewusste Auseinandersetzung mit den Ereignissen und Situationen, die für Frau H.s implizites Zielsystem die Bedeutung von Bedrohung oder Verlust hatten. In diesem Prozess haben sich starke Vermeidungstendenzen entwickelt, so stark, dass auch der dorsolaterale Teil des präfrontalen Cortex, der etwas mit der Repräsentation von Vermeidungszielen zu tun hat, zu Beginn der Therapie auf Grund dauernder Aktivierung überentwickelt ist. Frau H. befindet sich zu Beginn der Therapie sozusagen in einem Zustand generalisierter Vermeidung. Sie wendet sich ihrer Umgebung praktisch überhaupt nicht mehr zu, reagiert nicht mehr auf Anforderungen, weil sie nur noch Unangenehmes, Überforderndes, Negatives erwartet. Der depressive Zustand ist aus dieser Sicht eine generalisierte Schutzreaktion gegenüber der Umgebung. Er ist nur äußerlich, was den Austausch mit der Umgebung angeht, durch Inaktivität charakterisiert. Tatsächlich ist das Vermeidungssystem aufs Höchste aktiviert und mit ihm die Hypothalamus-Hypophysen-Nebennierenrinden-Achse, die auf Stress mit verstärkter Cortisolausschüttung reagiert. Dauerstress ist überhaupt nicht gesund, schon gar nicht für den Hippocampus, der durch dauerhaft zu hohen Cortisolspiegel so sehr geschädigt wird, dass sein Volumen deutlich schrumpft.

Aus dieser Sicht ist bei Frau H. über das letzte Jahr hin eine neuronale Kaskade, eine sich durch positive Rückkopplung aufschaukelnde Kettenreaktion gebahnt worden, die ihre Spuren in Form erhöhter synaptischer Übertragungsbereitschaften hinterlassen hat, auch wenn sich die an dieser Kaskade beteiligten Neurone am Ende der Therapie vorerst in einem deaktivierten Zustand befinden. Wenn Frau H. nach Aufgabe der Krankenrolle und des depressiven Zustandes, die ihr Schutz davor gegeben haben, wieder unter den Einfluss der die Kaskade auslösenden negativen Wahrnehmungen kommt, sind die Synapsen, die sie wieder in den depressiven Zustand hineinführen können, schon vorgebahnt. Sie sind relativ leicht wieder aktivierbar, wenn dieselben Reize/Wahrnehmungen/Lebenserfahrungen wieder auf sie einwirken. Und warum sollten sie nicht? An ihrer Lebenssituation hat sich nichts verändert, außer dass sie nicht mehr krank ist, sondern als Gesunde wieder mit allen früheren Anforderungen konfrontiert wird. Die Wahrscheinlichkeit ist hoch, dass die Abläufe, die das erste Mal in die Depression geführt haben, sich in ähnlicher Weise wiederholen werden. Nur sollte dieser Prozess wegen der Vorbahnung jetzt schneller ablaufen als das erste Mal. Das passiert bei Depressionen offenbar ziemlich regelmäßig. Die meisten Depressionen sind durch wiederkehrende depressive Episoden gekennzeichnet.

Deswegen findet der Therapeut von Frau H. es trotz ihres stark verbesserten Zustandes wichtig, dass die Therapie fortgeführt wird. Er will dagegen vorbauen, dass sie bald wieder in eine Depression hineinrutscht. In Wirklichkeit macht sich der Therapeut diese Gedanken nicht erst jetzt, sondern er stellt solche Überlegungen schon seit der ersten Untersuchung von Frau H. an. Welche Inkongruenzen (Diskrepanzen zwischen Wahrnehmungen und Zielen) haben die negativen Emotionen, die am Anfang der Kaskade standen, ausgelöst? Warum konnte sie diese Inkongruenz nicht beseitigen? Schließlich hat es in ihrem Leben zuvor schon viele Inkongruenzen gegeben und sie ist damit fertig geworden, ohne depressiv zu werden. Was war diesmal anders? Was fehlte ihr dafür, welche Bedingungen haben das verhindert? Bei der Suche nach den Quellen der Inkongruenzen hat er sowohl ihre objektiven Lebensumstände im Auge, insbesondere ihre wichtigen zwischenmenschlichen Beziehungen, als auch ihre persönlichen Ressourcen und Defizite.

Hätte es ihr vielleicht geholfen, wenn sie von Anfang an die aufkommenden Inkongruenzen bewusst ins Auge gefasst und sich damit bewusst auseinander gesetzt hätte? Was hat verhindert, dass sie sich ihnen bewusst zuwendete, die nötigen Entscheidungen traf und realisierte? Spielte dafür vielleicht eine ungeklärte Motivationslage eine Rolle, gibt es bei ihr motivationale Tendenzen, die im Konflikt miteinander stehen, die sie daran hindern, sich eindeutig zu entscheiden und ihre ganze Kraft für ihre positiven Ziele einzusetzen, ohne dass sie ein Bewusstsein dafür hat? Bringt sie sich wegen einer solchen ungeklärten Konfliktlage vielleicht unbewusst selbst immer wieder in schwierige Konstellationen, für die es dann wirklich nicht leicht eine Lösung gibt und die zu dauernden negativen Emotionen führen? Oder fehlte es ihr an wichtigen persönlichen Ressourcen und Fähigkeiten, wie Durchsetzungsfähigkeit, sozialem Geschick, Selbstkontrolle, Durchhaltefähigkeit, Stressbewältigung, um mit aufkommenden Problemen fertig zu werden?

Für die Suche nach solchen möglichen Inkongruenzquellen verlässt sich der Therapeut nicht nur auf seinen persönlichen Eindruck, sondern er benutzt dafür auch gezielt bestimmte psychologische Testverfahren, die einzelne Inkongruenzquellen identifizieren können. Außerdem ergänzt er das Bild, das er aus den Gesprächen mit der Patientin erhält, durch Informationen, die er von wichtigen Bezugspersonen erhält, in diesem Fall von ihrem Mann und ihren Kindern. Aus all diesen Informationen macht er sich ein Gesamtbild. Schon ganz zu Beginn hatte er Frau H. einen „Inkongruenzfragebogen“

vorgegeben, der das gesamte Ausmaß an Inkongruenz im psychischen Geschehen erfasst. Von daher wusste er bereits von Anfang an, dass bei Frau H. ein hohes Inkongruenzniveau bestand. Das ist bei einem depressiven Menschen natürlich auch nicht anders zu erwarten. Wichtiger waren ihm die Hinweise, die er aus diesem Fragebogen und seinen anderen Informationsquellen erhielt, in welchen Bereichen vor allem eine Inkongruenz zwischen Wahrnehmungen und Zielen bestand und was die Quellen dieser Inkongruenzen waren. Denn diese Quellen sind für ihn die wichtigsten Ansatzstellen, um Veränderungen herbeizuführen, die über eine Symptomreduktion hinausgehen und den Therapieerfolg langfristig absichern.

Schon nach einigen Therapiesitzungen hatte sich der Therapeut ein solches Gesamtbild erarbeitet und einen Behandlungsplan gemacht, der über die anfangs beschriebenen Ressourcen aktivierenden und das Auftreten der depressiven Verhaltens- und Erlebnisweisen hemmenden Interventionen hinausging. Der Plan sah vor, sobald Frau H. in einen Zustand kam, in dem er mit ihr richtig zusammenarbeiten konnte – wie er dies mit seinem eigenen Beziehungsverhalten möglichst gut fördern könnte, hatte er sich schon gleich nach der ersten Therapiestunde überlegt – nach und nach die einzelnen Inkongruenzquellen mit gezielten Maßnahmen anzugehen. Damit hatte er schon nach wenigen Therapiesitzungen begonnen. Er fing an mit einem eher kleinen und umschriebenen Problem, bei dem er aus Erfahrung wusste, dass man dabei in den allermeisten Fällen einen Erfolg erzielt. Damit wollte er Frau H. erst einmal konkret erfahren lassen, dass man überhaupt etwas verändern kann. Von da aus ging er über zur Bearbeitung einer Inkongruenzquelle, für die er auf Grund seiner Fallanalyse erwarten konnte, dass Frau H. dafür eine hohe motivationale Bereitschaft und eigentlich gute Ressourcen mitbrachte. Das Rationale dafür, sich für die Reihenfolge der Interventionen daran zu orientieren und nicht an der Relevanz des Problems, war die leichte Aktivierbarkeit der daran beteiligten Neuronen. Je mehr er bei Frau H. bereits vorgebahnte motivationale Erregungsbereitschaften aktivieren konnte, desto leichter würde sie eigenmotiviert mitmachen, denn es waren ja *ihre* motivationalen Bereitschaften, die da aktiviert wurden; und je mehr er vorgebahnte Fähigkeiten nutzte, desto größer war die Wahrscheinlichkeit, dass Frau H. sich als fähig zu etwas erleben konnte.

Auf diese Weise waren in der Therapie zu dem Zeitpunkt, als sie nicht mehr depressiv war und Überlegungen zur Beendigung der Therapie hätten auftauchen können (s. o.), einige der Inkongruenzquellen bereits erfolgreich angegangen worden und das hatte wohl neben der Ressourcenaktivierung auch zur Besserung beigetragen. Aber nicht nur für den Therapeuten, sondern auch für Frau H. war zu diesem Zeitpunkt klar, dass die Arbeit noch nicht getan war.

Sie arbeiteten also weiter an den verbliebenen Inkongruenzquellen, wobei nun auch die eigentlichen Knackpunkte, die Frau H. als so bedrohlich erlebt hatte, dass sie sich ihnen überhaupt nicht bewusst zuwenden konnte, angegangen werden konnten, denn Frau H. war inzwischen wieder wesentlich belastungsfähiger. Überdies war der Therapeut inzwischen für Frau H. zu einer als sehr kompetent erlebten Vertrauensperson geworden und sie hatte während der Therapie schon etliche Male erfahren, dass sie erfolgreich Schwierigkeiten überwinden konnte. Auf dieser Grundlage konnte sie sich nun auch

Wahrnehmungen aussetzen, die starke negative Emotionen bei ihr auslösten. In dem völlig veränderten Kontext führte dies aber jetzt nicht zur Vermeidung, welche unter anderen Umständen die in die Depression führende Kaskade hätte in Gang bringen können, sondern zu einer aktiven, wenn auch sehr schmerzhaften und anstrengenden Auseinandersetzung mit Problemen, vor denen sie schon lange Zeit die Augen zugemacht hatte.

Auch bei dieser Arbeit an ihren individuellen Inkongruenzquellen ließ sich der Therapeut immer wieder von neurowissenschaftlichen Prinzipien leiten. Er gab sich nie mit der einmaligen Überwindung eines Problems, der einmaligen Bewältigung einer schwierigen Situation, einer einmal erzielten neuen Einsicht zufrieden. Er bestand darauf und hielt Frau H. auch dann, wenn sie meinte, sie könne oder wisse das jetzt, dazu an, sich immer und immer wieder ähnlichen Situationen auszusetzen und sie zu bewältigen, immer wieder die für sie neuen Gedanken zu denken und sie auf immer weitere Kontexte anzuwenden. Er wusste: je besser diese neuen Erregungsbereitschaften jetzt während der Therapie gebahnt wurden, desto leichter würden sie aktivierbar sein, wenn sie gebraucht würden. Das könnte dann sein, wenn auf Frau H. wieder die alten oder neue, unerwartete Belastungen einwirken. Es bestünde dann durchaus die Gefahr, dass die alten Bahnungen, die sie das letzte Mal in die Depression geführt hatten, wieder aktiviert werden. Dann kommt es darauf an, wie leicht die neu angelegten Bahnungen aktivierbar sind. Je besser sie gebahnt, je leichter sie aktivierbar sind, desto mehr würden sie in Zukunft einen Schutzwall gegen die in die Depression führende Kaskade darstellen.

Diese Überlegungen bringen den Therapeuten auch dazu, die Therapie mit Frau H. nicht mit einem Mal zu beenden. Er macht stattdessen, nachdem die wichtigen Therapieziele erreicht sind und Frau H. sehr zuversichtlich in die Zukunft schaut und sich nicht mehr therapiebedürftig fühlt, für die nächsten zwei Jahre in vierteljährlichen Abständen Termine mit ihr ab und nimmt ihr das Versprechen ab, dass sie sich sofort an ihn wendet, wenn sie merkt, dass sie wieder in die alten Muster hineinrutscht. Er möchte sicher sein, dass ersten Anzeichen eines Rückfalls sofort begegnet werden kann, und zwar indem an das in der Therapie Behandelte und Erreichte angeknüpft wird. Er will es Frau H. ersparen, eventuell noch einmal in einen schwer depressiven Zustand und damit erneut in die Mühlen des medizinischen Versorgungssystems zu geraten. Der Therapeut weiß, wenn Frau H. die nächsten zwei Jahre übersteht, ohne wieder depressiv zu werden, sind ihre Aussichten sehr gut, zukünftig ohne Auftreten weiterer depressiver Episoden leben zu können.

Nachdem es Frau H. zwei Jahre nach Therapieabschluss immer noch sehr gut, ja noch besser als bei Therapieende geht, weiß der Therapeut, dass er gute Arbeit geleistet hat. Er hat nämlich viel mehr getan als nur die Depression behandelt. Indem er mit ihr gezielt daran gearbeitet hat, die wichtigsten Inkongruenzen zu beseitigen, hat er in Wirklichkeit nicht nur Probleme beseitigt, sondern Grundlagen für eine gute psychische Gesundheit gelegt. Inkongruenzen beheben heißt, dass man das, was ein Mensch erlebt, die Wahrnehmungen, die er macht, in Übereinstimmung bringt mit seinen wichtigsten motivationalen Zielen. Die motivationalen Ziele – das sind diejenigen, die wirklich das

Erleben und Verhalten eines Menschen bestimmen, ganz gleich ob bewusst oder unbewusst –, die ein Mensch im Laufe seines Lebens herausgebildet hat, sind seine individuellen Mittel, seine Grundbedürfnisse zu befriedigen (s. dazu Kapitel 4). Ein gutes Erreichen der wichtigsten motivationalen Ziele, anders ausgedrückt: eine niedrige Inkongruenz, bedeutet eine gute Befriedigung der menschlichen Grundbedürfnisse.

Frau H. füllte zwei Jahre nach Ende der Therapie erneut den Inkongruenzfragebogen aus, den sie schon zu Therapiebeginn ausgefüllt hatte. Diesmal erreicht sie im Unterschied zu damals einen sehr niedrigen Wert. Niedrige Inkongruenz geht allgemein mit gutem Wohlbefinden und guter psychischer Gesundheit einher. Das ist auch bei ihr der Fall. Ein Mensch, dessen Grundbedürfnisse gut befriedigt sind, lebt mit dem geringsten Risiko, eine psychische Störung zu entwickeln. Weil er um diese Zusammenhänge weiß, strebt Frau H.s Neuropsychotherapeut ganz allgemein, auch bei anderen Fällen, mehr an als die Beseitigung der manifesten Störung. Er weiß: Eine gute Ordnung im Gehirn, eine gute Abstimmung oder Konsistenz der darin ablaufenden Prozesse, ist der beste Garant für eine gute Gesundheit.

1.6 Aufbau des Buches

Kapitel 2 des Buches stellt dar, „was Psychotherapeuten über das Gehirn wissen sollten". Das Kapitel setzt kein Vorwissen über das Gehirn voraus. Es erläutert seine grundlegende Funktionsweise von den Vorgängen an den einzelnen Synapsen und Nervenzellen bis zu komplexen neuronalen Schaltkreisen. Eine solche Darstellung der grundlegenden Funktionsweise des Gehirns hätte man natürlich sehr unterschiedlich anlegen können. Ich habe bei der Darstellung immer Psychotherapeuten im Auge gehabt, die noch nicht sehr viel über das Gehirn wissen.

Das Kapitel soll Personen ohne Vorwissen über das Gehirn in die Lage versetzen, die nachfolgenden Kapitel ohne Schwierigkeiten lesen und die Schlussfolgerungen nachvollziehen zu können.

Um die Arbeitsweise des Gehirns zu verstehen, ist es unverzichtbar, zu verstehen, was sich genau bei der Erregungsübertragung zwischen den Neuronen abspielt. Wenn man das Erleben und Verhalten eines Menschen ändern will, muss man die Erregungsübertragung zwischen Neuronen verändern. Lernen beruht auf der Veränderung synaptischer Übertragungsbereitschaften. Für einen Psychotherapeuten ist es daher besonders wichtig, genau zu verstehen, wie synaptische Übertragungsbereitschaften wirksam und langfristig verändert werden können. Diese Frage taucht im Buch immer wieder auf und wird immer weiter vertieft. Eine erste grundlegende Darstellung findet sich aber schon gleich zu Beginn des zweiten Kapitels, weil alles Weitere auf diesem grundlegenden Wissen aufbaut. Es ist für das Nachvollziehen der Prozesse, die sich beim Lernen in und zwischen den Nervenzellen abspielen, unverzichtbar, auch etwas über die biochemischen Prozesse zu wissen, die Veränderungen der synaptischen Erregungsübertragung letztlich zu Grunde liegen. Ich war mir beim Schreiben bewusst, dass dies für viele Psychotherapeuten vermutlich eher ein hartes Brot ist. Ich habe mich in diesem Teil deshalb sehr bemüht, die Vorgänge so verständlich wie möglich darzustellen. Auch wenn ihnen nicht jeder Ausdruck auf Anhieb verständlich sein mag, möchte ich meine Leser ermuntern, über diese Stellen nicht einfach hinwegzugehen. Wenn man die Grundprinzipien der Erregungsübertragung einmal verstanden hat, fällt das Nachvollziehen aller anderen neuronalen Prinzipien und der Schlussfolgerungen, die ich daraus ziehe, relativ leicht.

Ein weiteres Ziel des zweiten Kapitels ist es, dem Leser die grundlegende Prämisse des Buches nachvollziehbar zu machen, nämlich die, dass all unseren psychischen Prozessen neuronale Vorgänge zu Grunde liegen. Um zu zeigen, dass das ganz grundsätzlich gilt, belege ich das auch für Erlebnisbereiche, die nicht in das Feld der Psychotherapie fallen, die die meisten Leser aber aus eigenem Erleben kennen werden, nämlich die Zustände der musikalischen Ergriffenheit und der Verliebtheit.

Für die Psychotherapie viel relevanter ist natürlich der Zustand der Angst. Auf die neuronalen Schaltkreise für Angst und die daran beteiligten Hirnareale gehe ich ausführlich ein. Das Beispiel der Angst dient mir auch dazu, die Bedeutung der neurowissenschaftlichen Grundlagenforschung für zentrale Fragen der Psychotherapie aufzuzeigen, etwa für die Frage, ob einmal entstandene Angstreaktionen überhaupt wieder gelöscht werden können.

Im Sinne der grundlegenden Prämisse, dass all unseren psychischen Prozessen neuronale Erregungsmuster zu Grunde liegen, gehe ich im zweiten Kapitel auch auf die neuronalen Grundlagen für zielorientiertes Handeln, für Bewusstsein und für Willensentscheidungen ein und zeige an einigen Beispielen, dass eine ganz enge Kovariation zwischen bestimmten psychischen Leistungen und der neuronalen Aktivität in ganz bestimmten, umschriebenen Hirnarealen besteht.

Das zweite Kapitel schließt mit der Behandlung der für die Psychotherapie zentralen Frage, inwieweit ungünstige neuronale Strukturen, die sich einmal entwickelt haben, durch psychologische Einflüsse wieder veränderbar sind. Ich zeige an etlichen eindrucksvollen Beispielen, dass eine der hervorstechendsten Eigenschaften unseres neuronalen Systems seine hohe Plastizität ist. Das Gehirn reagiert bis weit ins Erwachsenenalter hinein außerordentlich sensibel auf wiederkehrende Einflüsse von hoher Intensität und ist bis ins Alter in der Lage, neue neuronale Strukturen auszubilden. Die Psychotherapie kann sich diese hohe neuronale Plastizität zu Nutze machen. Voraussetzung dafür ist aber eine hohe Intensität und Nachhaltigkeit der Einflüsse, mit denen neue neuronale Strukturen gebahnt werden. Aus den Ergebnissen zur neuronalen Plastizität lassen sich recht klare Schlussfolgerungen darüber ziehen, wie psychologische Beeinflussungen beschaffen sein müssen, wenn sie dauerhafte neue neuronalen Strukturen bahnen sollen.

Zwei für die Psychotherapie besonders relevante Aspekte habe ich im zweiten Kapitel vorerst ausgespart, nämlich die neuronalen Grundlagen psychischer Störungen und den motivationalen Aspekt des psychischen Geschehens. Ihnen sind eigene Kapitel gewidmet.

Kapitel 3 fasst zusammen, was wir heute über die neuronalen Korrelate einiger für die Psychotherapie besonders wichtiger Störungen wissen. Am ausführlichsten behandle ich die Depression, weil dazu weitaus am meisten Ergebnismaterial vorliegt. Dort finden sich auch die wissenschaftlichen Grundlagen für die Aussagen, die ich in dem vorangegangenen Fallbeispiel über das Gehirn von Frau H. gemacht habe. Andere psychische Störungen sind im Vergleich zur Depression viel weniger gut untersucht. Für vier Angststörungen, nämlich die Posttraumatische Belastungsstörung, die Generalisierte Angststörung, die Panikstörung und die Zwangsstörung liegen aber immerhin so viele Befunde vor, dass man ein erstes Fazit aus diesen Ergebnissen für die Psychotherapie ziehen kann. Für die anderen Störungen erschien mir die Ergebnislage zu schmal und unsicher, um aus ihr schon irgendwelche Schlussfolgerungen zu ziehen. Angesichts der intensiven Forschung, die gegenwärtig zu den neuronalen Grundlagen psychischer Störungen im Gang ist, haben die Aussagen dieses Kapitels zwangsläufig einen vorläufigen Charakter. Es ist so gut wie sicher, dass man schon in zehn Jahren wesentlich breiter abgestützte Aussagen über die neuronalen Grundlagen psychischer Störungen machen können wird. Sie werden mehr und mehr zu einem festen Bestandteil des störungsspezifischen Wissens werden, über das jeder Psychotherapeut verfügen sollte. Davon sind wir heute noch weit entfernt. Aber gerade darum schien es mir wichtig, heute schon am Beispiel einiger Störungen eine Perspektive dafür aufzuzeigen, welcher Art solches Wissen sein wird und was sich daraus für therapeutische Schlussfolgerungen ergeben könnten.

Kapitel 4 stellt fast ein Buch im Buche dar, so umfangreich ist es geworden. Es ist in meinen Augen das zentrale Kapitel des Buches. Sein Schwerpunkt liegt auf dem motivationalen Aspekt des psychischen Geschehens. Das Kapitel zeigt auf, wie es vom motivierten psychischen Geschehen zur Ausbildung psychischer Störungen kommt. Auch in diesem Kapitel nehme ich, wo immer es geht, eine neurowissenschaftliche Perspektive ein. Aber hier wird im Vergleich zu Kapitel 2 und 3 die neurowissenschaftliche Perspektive in stärkerem Maße ergänzt durch psychologische Forschungsbefunde.

In meinem Buch „Psychologische Therapie" war ich induktiv, d. h. auf der Grundlage einer großen Anzahl psychologischer und neurowissenschaftlicher Forschungsergebnisse, zu einer für mich damals neuen Sicht des psychischen Geschehens gelangt. Im Mittelpunkt dieser Sichtweise des psychischen Funktionieren stand das Konstrukt der Konsistenz. Ich bezeichnete diese Sichtweise daher als Konsistenztheorie. Sie war das Ergebnis einer intensiven Beschäftigung mit all jenen Phänomenen, die mit der Gleichzeitigkeit vieler parallel ablaufender psychischer/neuronaler Prozesse zusammenhängen.

Im vierten Kapitel dieses Buches stelle ich diese Theorie an den Anfang. Ich fasse ihre wichtigsten Annahmen zunächst noch einmal zusammen, um dem Leser zunächst einen Gesamtzusammenhang zu vermitteln. Dann gehe ich sehr ausführlich auf jede dieser Annahmen ein und trage zusammen, was sich aus heutiger Sicht zu diesen Annahmen sagen lässt. Die Forschungsergebnisse, die ich dabei berücksichtige, stammen ganz überwiegend aus allerletzter Zeit und sind in meinem Buch Psychologische Therapie noch nicht berücksichtigt. Ich habe bei meiner gründlichen Beschäftigung mit dieser Forschung viel Neues gelernt und manche meiner bisherigen Sichtweisen revidieren müssen. Für einige der zentralen Annahmen der Konsistenztheorie habe ich jedoch auch sehr viele unterstützende Forschungsergebnisse gefunden, die ich zuvor nicht kannte. Zu diesen neuen Forschungsergebnisse gehören auch empirische Untersuchungen, die erst durch die Konsistenztheorie selbst stimuliert wurden. Das sind insbesondere Untersuchungen, die ich selbst zusammen mit meinen Mitarbeiterinnen und Mitarbeitern in den letzten Jahren gezielt zu bestimmten Annahmen der Konsistenztheorie durchgeführt habe. In dieses vierte Kapitel ist also sehr viel mehr von meiner eigenen Forschungsarbeit eingegangen als in die beiden Kapitel zuvor. Das Kapitel 4 gibt stärker als die Kapitel 2 und 3 meine eigene wissenschaftliche Sichtweise wieder. Das habe ich gleich zu Anfang deutlich zu machen versucht, indem ich die Zusammenfassung der wichtigsten Annahmen der Konsistenztheorie an den Anfang des Kapitel gestellt habe.

Die Forschungsarbeiten, die ich zu den einzelnen psychischen Grundbedürfnissen und zur Konsistenzregulation zusammengetragen habe, sind aber auch für sich selbst genommen von Interesse. Aus der Gesamtheit der für Kapitel 4 verarbeiteten Forschungsuntersuchungen ergibt sich ein Bild von der Entstehung psychischer Störungen, das mich selbst in seiner Klarheit überrascht hat. Die Forschung zeigt Zusammenhänge auf, die für mich neu waren und in dieser Form auch nicht in meiner ursprünglichen Fassung der Konsistenztheorie enthalten waren. Sie lassen sich allerdings sehr gut in die Konsistenztheorie einfügen. Insgesamt kann das Kapitel 4 als eine wesentlich besser ausgearbeitete Neufassung der Konsistenztheorie angesehen werden.

Allerdings bleibt die Theorie in diesem vierten Kapitel noch unvollständig. Es enthält nur den Teil, der die Entstehung und Aufrechterhaltung psychischer Störungen konzipiert, aber noch nicht jenen, der ihre Behandlung betrifft. Dieser Teil ist Gegenstand des fünften Kapitels. Das *5. Kapitel* betrifft das Forschungsgebiet, in dem ich selbst seit langem aktiv an der Erarbeitung neuer Erkenntnisse beteiligt bin und in dem ich mich am besten auskenne. Es ist das der Psychotherapieforschung. Seit vielen Jahren befasse ich mich mit meinen Mitarbeiterinnen und Mitarbeitern hauptsächlich mit Studien zur Wirkungsweise von Psychotherapie und der Umsetzung der von uns und anderen neu gewonnenen Erkenntnisse in verbesserte therapeutische Vorgehensweisen. Die meisten von uns führen neben der Forschungsarbeit selbst Therapien durch, in denen diese verbesserten Vorgehensweisen klinisch erprobt und schließlich auf ihre Wirksamkeit geprüft werden. Gleichzeitig stehen an unserer Psychotherapeutischen Praxisstelle in Bern und am Institut für Psychologische Therapie Zürich immer etwa 150 Therapeuten in Ausbildung, die nach unseren jeweils neuesten Erkenntnissen ausgebildet und darin angeleitet werden, diese Erkenntnisse in ihren eigenen Therapien umzusetzen. In allen Therapien werden dieselben umfangreichen Messungen vor der Therapie, am Therapieende, zu regelmäßigen Katamnesezeitpunkten und im Therapieprozess erhoben. Außerdem werden alle Therapiestunden seit über zwanzig Jahren routinemäßig auf Video aufgezeichnet, damit sie für Prozessanalysen zur Verfügung stehen.

Seit sieben Jahren orientieren sich diese Therapien und unsere Forschungsfragestellungen an der konsistenztheoretischen Therapiekonzeption, wie ich sie in meinem Buch „Psychologische Therapie" ausgeführt habe. Sieben Jahre sind für ein hochmotiviertes Forschungs- und Therapeutenteam eine lange Zeit. Wir haben in diesen sieben Jahren viele Teile der konsistenztheoretischen Therapiekonzeption klinisch und empirisch prüfen, schärfer fassen oder korrigieren können, wo es auf Grund der empirischen Ergebnisse und klinischen Erfahrungen nötig war. Ich habe die Schlussfolgerungen, die sich aus unserer eigenen Forschungstätigkeit der letzten Jahre und aus der Gesamtheit der in den Kapiteln zuvor berichteten Forschung ergeben, in diesem fünften Kapitel zu „Schlussfolgerungen für die Psychotherapie" zusammengefügt.

Das Kapitel gliedert sich in drei Abschnitte. Der erste Abschnitt enthält den in Kapitel 4 noch fehlenden therapeutischen Teil der Konsistenztheorie. In diesem Teil habe ich nicht nur Schlussfolgerungen aus dem in den Kapiteln zuvor Ausgeführten gezogen, sondern integriere sie mit Ergebnissen unserer eigenen Prozessforschung der letzten Jahre. Dieser erste Teil der Schlussfolgerungen ist stark geprägt durch Auffassungen, die sich in den letzten Jahren bei mir durch unsere eigene klinische und Forschungsarbeit herausgebildet haben.

Der zweite Teil der Schlussfolgerungen für die Psychotherapie hat dagegen nichts mit unserer eigenen Forschungstätigkeit und meinen zuvor bereits bestehenden Auffassungen zu tun. Er betrifft die neuronalen Mechanismen therapeutischer Veränderungen, die sich aus der zuvor berichteten neurowissenschaftlichen Forschung insgesamt ergeben. Ich zeige auf, dass sich letztlich alle therapeutischen Veränderungen auf die Aktivierung bestehender und die Bahnung neuer neuronaler Erregungsmuster zurückführen lassen. Wirksame Therapie beruht auf wirksamer Bahnung. Darüber, wie Bahnung besonders wirksam gemacht werden kann, können auf Grund der neurowissenschaftlichen Forschung klare Aussagen gemacht werden. In diesem Teil zeigt sich, dass die neurowissenschaftliche Forschung zu ganz klaren praxisrelevanten Schlussfolgerungen darüber führt, wie Psychotherapie gestaltet werden muss, damit sie möglichst wirksam wird.

Im dritten Teil der Schlussfolgerungen führe ich zusammen, was sich aus allem zuvor Behandelten an Leitregeln für die Therapiepraxis ableiten lässt. Das sind zum einen Leitregeln für die Therapieplanung und zum anderen Leitregeln für die Therapiedurchführung. Weil diese Leitregeln sich auf sehr umfangreiche empirische Grundlagen stützen, glaube ich, dass Therapien, die nach diesen Leitregeln durchgeführt werden, ein ganz besonders gutes Ergebnis haben werden. Solange das nicht ausdrücklich empirisch geprüft wurde, ist das natürlich eine Annahme. Aber ich meine, das Fundament dieser Leitregeln sei gut genug, um die Leitregeln schon heute in der Therapiepraxis anzuwenden. Viele der Leitregeln sind empirisch eher besser abgestützt als die Behandlungsempfehlungen, die von psychiatrischen oder psychologischen Fachorganisationen für bestimmte Störungsbilder gemacht wurden (z. B. APA, 2000; DGPPN, 2000).

Die Leitregeln in Kapitel 5 sind kein Abbild davon, was in Psychotherapien heute überwiegend geschieht. Sie lassen sich zum größten Teil nicht irgendwelchen Therapierichtungen zuordnen. Gerade darum zeigen sie aber auf, wie viel Verbesserungsspielraum in der Psychotherapie noch vorhanden ist, wenn sich die Therapie an theoretischen und empirischen Grundlagen von heute statt an jahrzehntealten Prinzipien orientiert. Dies gilt umso mehr, als es sich nicht um störungsspezifische, sondern um allgemeine Leitregeln handelt. Während sich empirisch begründete störungsspezifische Leitlinien in den letzten Jahren immer besser etabliert haben, orientieren sich störungsübergreifende Aspekte der Therapieplanung und -durchführung größtenteils noch an den Prinzipien der verschiedenen Therapierichtungen. Die in Kapitel 5 formulierten Leitregeln machen solche therapieschulspezifischen Richtlinien in meinen Augen weitgehend überflüssig. Um störungsspezifisches Wissen ergänzt reichen die Leitlinien für die meisten Situationen der Therapiepraxis aus. Psychotherapeuten, die beginnen, sich verstärkt an diesen Leitregeln zu orientieren, können die Wirksamkeit ihrer Therapien wahrscheinlich beträchtlich steigern. Therapieausbildungen können sich verstärkt auf die Vermittlung solcher wissenschaftlich fundierten Leitlinien ausrichten und damit dazu beitragen, dass sich die Therapiepraxis vermehrt auf aktuelle statt auf jahrzehntealte Konzepte bezieht.

Die Kapitel 4 und 5 gemeinsam geben meine Sicht dessen wieder, wie eine wissenschaftlich fundierte Therapiepraxis *heute* aussehen könnte. In *Kapitel 6* werfe ich einen Blick in die Zukunft, wie sich die Psychotherapie weiterentwickeln könnte, wenn sie sich nicht nur auf neurowissenschaftliche Erkenntnisse bezieht, sondern auch neurowissenschaftliche Methoden in Diagnostik und Therapie einbezieht. Dieses Kapitel ist notwendigerweise spekulativ. Es zeigt einige der wahrscheinlich auf uns zukommenden Entwicklungslinien auf, allerdings ohne sie zu vertiefen. Mein Hauptthema in diesem Buch ist, was die Neurowissenschaften schon heute zur Psychotherapie beitragen können. Was sich in der Psychotherapie unter dem Einfluss der Neurowissenschaften ganz neu entwickeln könnte, gehört zwar zu den spannendsten Fragen, aber Antworten darauf hätten eher den Charakter von Science Fiction. Vorläufig erschienen mir die Fakten noch interessant genug, als dass es mich schon zur Fiction hingezogen hätte.

2 Was Psychotherapeuten über das Gehirn wissen sollten

2.1 Unser Gehirn: der Inbegriff von Komplexität

Haben Sie schon einmal darüber gestaunt, wie eine eintönige Kette von binären magnetischen Zuständen etwas so Wunderbares hervorbringen kann wie Schuberts große C-Dur Symphonie oder „Kind of Blue“ von Miles Davis und John Coltrane? Das Hören von CDs ist uns so alltäglich geworden, dass die meisten von uns aufgehört haben, darüber zu staunen, wie so etwas Verschiedenes auseinander hervorgehen kann. Wenn wir die Musik hören, ist sie für uns so real, wie etwas nur sein kann. Sie lässt sich in ihrer Schönheit nicht reduzieren auf eine Abfolge von Schwingungen oder magnetischen Zuständen. Es ist Musik, nicht Physik. Sie ist qualitativ etwas anderes. Sie gehört einer anderen Realität an als das Speichermedium und die weiteren Apparaturen, die erforderlich sind, um das Gespeicherte zum Klingen zu bringen. Aber obwohl die Musik etwas qualitativ völlig anderes ist als die Abfolge binärer magnetischer Zustände, die sie hervorbringt, ist sie in ihrer Existenz und Eigenart doch bis in die kleinste Einzelheit von jener abhängig. Jede Änderung in der binären Abfolge wirkt sich darauf aus, was wir für Musik hören.

Eine analoge Beziehung besteht zwischen den neuronalen Strukturen und Prozessen in unserem Gehirn und unserem Erleben und Verhalten. Wenn wir etwas fühlen, denken oder tun, liegen dem jeweils ganz bestimmte neuronale Erregungsmuster zu Grunde. Für das, was wir erleben oder tun, kommt es nur darauf an, ob bestimmte Neuronen feuern, wie schnell sie feuern und mit welchen anderen Neuronen sie gemeinsam feuern. Das ist wie bei der CD eine Ja-nein-Frage, also eine digitale Information. Kann das wirklich sein? Kann es wirklich angehen, dass die ganze Vielfalt aller nur möglichen geistigen und seelischen Phänomene von so simplen Vorgängen in der materiellen Welt abhängt? Können wir keinen noch so geheimen Gedanken denken, keine freie Willensentscheidung treffen, ohne dass diese durch ein spezifisches Muster neuronaler Erregungen in unserem Gehirn hervorgebracht würden? Woher soll denn mein Gehirn wissen, was ich im nächsten Augenblick tun möchte? Wenn ich mich in diesem Moment entscheide, hier am Computer weiterzuarbeiten, obwohl draußen nach tagelangem Regen – ich schreibe in Hamburg – endlich einmal verlockend die Sonne scheint, entscheide ich mich dann nur deswegen so, weil zwischen den Neuronen in meinem Frontalhirn, deren Aktivierung mit der Erlebnisqualität von Willensentscheidungen verbunden ist, durch viele vorausgegangene Aktivierungen genügend viele gut gebahnte Synapsen entstanden sind? Sollte Willensstärke nur auf der Übertragungsbereitschaft von Synapsen beruhen?

Das ist starker Tobak, den die Neurowissenschaftler uns da zumuten. Da müssen die Antworten auf die sich aufdrängenden Fragen schon sehr überzeugend ausfallen, wenn man das glauben soll.

Ein kleiner Trost für den gekränkten Menschenstolz vorneweg: Das menschliche Gehirn ist ohne Zweifel das komplexeste Gebilde, das die Natur hervorgebracht hat. In ihm ruht die akkumulierte Weisheit von 500 Millionen Jahren Evolution. Wenn man sich genauer mit dem Gehirn befasst, kann man sich eines ehrfürchtigen Staunens nicht erwehren. Die Komplexität geht weit über alles hinaus, was man sich vorstellen kann.

Schon die Anzahl der beteiligten Elemente ist einschüchternd. Die Anzahl der eigentlichen Neuronen wird auf etwa 100 Milliarden geschätzt. Dabei sind die Gliazellen, ein anderer, sehr vorherrschender Zelltyp im Gehirn, von dem wir noch nicht genau wissen, für was er alles gut ist, noch nicht mitgerechnet. Davon gibt es 10 bis 50 mal so viele wie von den Neuronen. Es ist sehr unwahrscheinlich, dass die Evolution mit ihrer strengen Selektion eine solche Vielzahl derartiger Zellen im Gehirn zugelassen hätte, wenn sie nicht eine sehr wichtige Aufgabe erfüllten, zumal bei der großen Platznot, die dort herrscht. Einige dieser Funktionen sind bekannt, aber man nimmt an, dass die Gliazellen noch unentdeckte Geheimnisse in sich bergen.

Jedes Neuron ist mit bis zu zehntausend Synapsen, eingehend wie ausgehend, mit anderen Neuronen verbunden. Die Gesamtzahl an Synapsen geht hoch in die Trillionen. Nach Edelman (1995) befinden sich in einer Hirnmasse von der Größe eines Streichholzkopfes schätzungsweise eine Milliarde Synapsen. Von unseren verschiedenen Sinneszellen ziehen etwa zwei bis drei Millionen Nervenfasern zu unserem Gehirn. Jede von ihnen befeuert das Gehirn mit bis zu 300 Impulsen pro Sekunde. Wie kann da eine funktionierende Ordnung aufrechterhalten werden? Wäre der Mensch wirklich an einem Tag erschaffen worden, so wäre allein das Design unseres Gehirns auch für einen Gott eine große Herausforderung gewesen. Schon die Frage, wie das alles mitsamt den Leitungen zwischen den Neuronen in einer Höhlung von nur 1200 Kubikzentimeter und mit einem Gewicht von weniger als eineinhalb Kilo unterzubringen ist, stellt ein enormes technisches Problem dar.

Glücklicherweise müssen wir uns darüber keine Sorgen machen. Wenn das nicht alles von der Evolution höchst erfindungsreich gelöst worden wäre und hervorragend funktionieren würde, gäbe es uns Menschen nicht so, wie wir sind. Unsere Existenz stellt unserem Gehirn ein hervorragendes Zeugnis aus. Wenn es um die Krone der Schöpfung geht: unser Gehirn ist der heißeste Kandidat dafür.

Bisher habe ich nur die unser Vorstellungsvermögen übersteigende Vielzahl der Bestandteile hervorgehoben, aus denen sich unser Gehirn zusammensetzt. Endgültig ehrfurchtgebietend wird die Sache aber erst, wenn wir uns mit der qualitativen Differenziertheit befassen, die im Gehirn vorherrscht. Jede Nervenzelle enthält in ihrem Zellkern das gesamte Erbgut des betreffenden Individuums. Das sind etwa 35 000 Gene. Der Vorgang, wie dieses Erbgut im Laufe der Ontogenese zielsicher so aktiviert und exprimiert wird, dass jede Nervenzelle genau an dem Platz landet, an dem sie, um ihre Funktion zu erfüllen, hingehört, könnte einen wirklich an einen göttlichen Schöpfungsplan glauben lassen. Die evolutionäre Alternative dazu ist in dem umfassendsten Lehrbuch der Neurowissenschaften, „Fundamental Neuroscience" von Squire et al. (2003), in den Kapiteln 14 bis 21 (S. 363–576) spannend wie ein Krimi dargestellt. Nur gibt es keinen einzelnen Täter und die Entwicklung endet trotz (bzw. wegen) „programmiertem Zelltod" und anderen „neuronalen Schicksalen", dank „axonalem Pathfinding", „lokalen Wegweisern", „topografischen Karten" und im richtigen Augenblick auftauchenden

„neurotrophen Faktoren“ mit einem Happy End: Schließlich ist jedes Neuron an dem Platz, wo es hingehört, und weiß, was seine Aufgabe ist. Jedes hat sich inzwischen zu einem Spezialisten entwickelt. Das eine reagiert auf horizontale Linien, das andere auf vertikale, wieder ein anderes auf kurvige; das eine auf schnelle Bewegung, das andere auf langsame; das eine auf rot, das andere auf blau. Neurone, die im visuellen Cortex gelandet sind, leisten ihren Beitrag zu dem, was wir sehen; solche, die im auditorischen Cortex gelandet sind, zu dem was wir hören. Ein Neuron erfüllt seine Aufgaben nie alleine, sondern es arbeitet immer in Gruppen mit anderen Neuronen zusammen, am meisten mit denen in seiner näheren Nachbarschaft. Aber die Gruppe arbeitet wieder zusammen mit anderen Gruppen, die weiter entfernt im Gehirn sein können. Jedes Neuron hat seinen eigenen speziellen Beitrag zur Zusammenarbeit zu leisten. Ohne diesen Beitrag fällt eine psychische Funktion aus. Wenn die Neurone, die auf die Verarbeitung von Farben spezialisiert sind, ausfallen, kann der betreffende Mensch keine Farben sehen, er ist farbenblind. Wenn eine bestimmte Art von „gnostischen Neuronen“ ausfällt, kann man keine Gesichter mehr erkennen. Die dramatischen Auswirkungen, die ein solcher Ausfall eines bestimmten Neuronentyps haben kann, hat der Neurologe Oliver Sacks in seiner eindrücklichen Fallgeschichte „Der Mann, der seine Frau mit einem Hut verwechselte“ (1987) beschrieben.

Die Zusammenarbeit von spezialisierten Neurone in neuronalen Schaltkreisen beruht auf der Erregungsübertragung zwischen den Neuronen. Sie wird vermittelt über die Synapsen, die zwei Neuronen miteinander verbinden. Bevor wir uns der Zusammenarbeit der Neuronen auf der Ebene des ganzen Gehirns in Form neuronaler Schaltkreise zuwenden, ist es wichtig, ein Bild davon zu haben, was sich in den Neuronen selbst und an den Synapsen bei der Erregungsübertragung für Prozesse abspielen. Diese Vorgänge auf der Mikroebene liegen allen anderen Prozessen im Gehirn zu Grunde. Sie bestimmen, was im Gehirn möglich ist und was nicht. Wenn therapeutische Veränderungen ihre Wirkungen durch Veränderungen des Gehirns erzielen, dann erfolgen sie letztlich, auf der Mikroebene, durch eine veränderte Erregungsübertragung an Synapsen. Wir wollen uns daher zunächst einmal diese grundlegenden Prozesse bei der synaptischen Erregungsübertragung näher ansehen und schauen, ob sich eventuell schon daraus relevante Schlussfolgerungen für die Psychotherapie ergeben.

2.2 Was geschieht genau bei der Erregungsübertragung zwischen Neuronen?

Die Funktion, die Neurone haben, hängt von ihrer Lokalisation im Gehirn, von ihren Verbindungen mit anderen Neurone und von ihrer individuellen Beschaffenheit ab. Schon nach Aufbau und Gestalt können sich Neurone sehr voneinander unterscheiden. Abbildung 2.1 zeigt einige der häufig vorkommenden Neuronentypen als Beispiel.

Es ist aber nicht nur die (im Elektronenmikroskop) sichtbare Gestalt, in der sich Neurone voneinander unterscheiden. Neurone sind darauf angelegt, mit anderen Neuronen zu kommunizieren. Sie tun das über elektrische und chemische Synapsen. Für die chemische Signalübertragung benutzen die Neurone Botenstoffe, die sie selbst her-

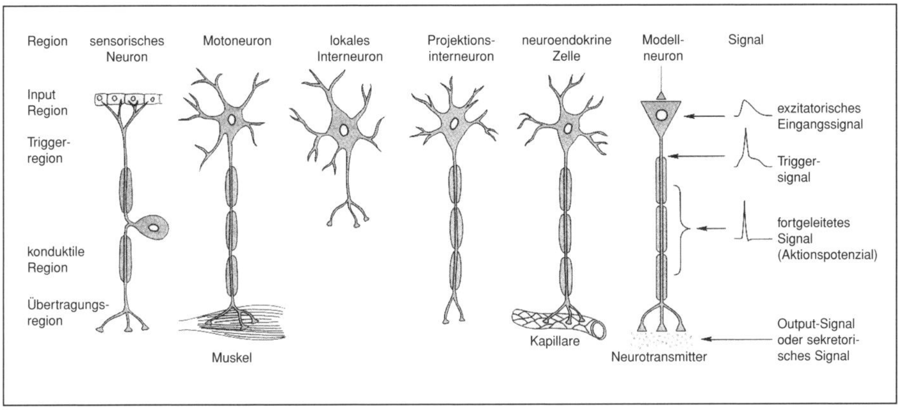

Abbildung 2.1: Die meisten Neurone weisen unabhängig von ihrem Typ vier funktionale Bereiche auf: eine Eingangs- oder Input-Region, eine Triggerregion (Impulsentstehungszone), eine konduktile Region und eine Ausgangsregion (Output-Region). Daher lässt sich die funktionale Organisation eines Neurons durch ein Modellneuron wiedergeben. Jede Region erzeugt ein charakteristisches Signal: Eingangssignal, Triggersignal und konduktiles Signal sind elektrisch, das Ausgangssignal besteht in der Ausschüttung eines chemischen Transmitters in den synaptischen Spalt. Nicht alle Neurone weisen sämtliche dieser Merkmale auf, lokalen Interneuronen fehlt oft eine konduktile Komponente (nach Kandel, E. R., Schwartz, J. H. & Jessel, T. M. (1996). Essentials of Neural Science and Behavior. New York: McGraw-Hill. Mit freundlicher Genehmigung des Verlags.)

stellen. Es sind Neurotransmitter im engeren Sinne, Neuromodulatoren, Neuropeptide und Neurohormone, oft alle zusammen als Neurotransmitter bezeichnet. Allein von den klassischen Neurotransmittern (Glutamat, Glycin, GABA, Dopamin, Noradrenalin, Adrenalin, Serotonin, Histamin, Acetylcholin) gibt es neun. Neuroaktive Peptide gibt es mehr als fünfzig. Bis vor kurzem ging man davon aus, dass ein Neuron jeweils nur einen Neurotransmitter herstellt. Das hat sich inzwischen als falsch erwiesen. Die meisten Neurone stellen mehrere Transmitter her. Das ist auch sinnvoll, denn das vervielfältigt ihre Möglichkeiten, Einfluss auf andere Neuronen auszuüben. Die Neurotransmitter wirken nämlich in sehr unterschiedlichen Zeitfenstern. Die Wirkung von Glutamat und GABA spielt sich in Millisekunden ab, die von Dopamin und Serotonin in Sekunden bis Minuten und die von Neuropeptiden und Neurohormonen oft in Stunden, Tagen oder sogar Wochen.

Die Produktion und Ausschüttung von Neurotransmittern sind aber keineswegs die einzigen Beiträge, die ein Neuron zur Erregungsübertragung zwischen den Neuronen leistet. Neurotransmitter werden in Vesikeln zur Axonendigung transportiert und dort in den synaptischen Spalt ausgeschüttet, um die Erregung des Neurons auf andere, postsynaptisch mit ihm verbundene Neuronen zu übertragen. Es gibt aber auch noch die empfangenden Teile des Neurons, die synaptischen Rezeptoren, über die es Signale von anderen Neuronen erhält. Die meisten von ihnen befinden sich an den Dendriten, aber

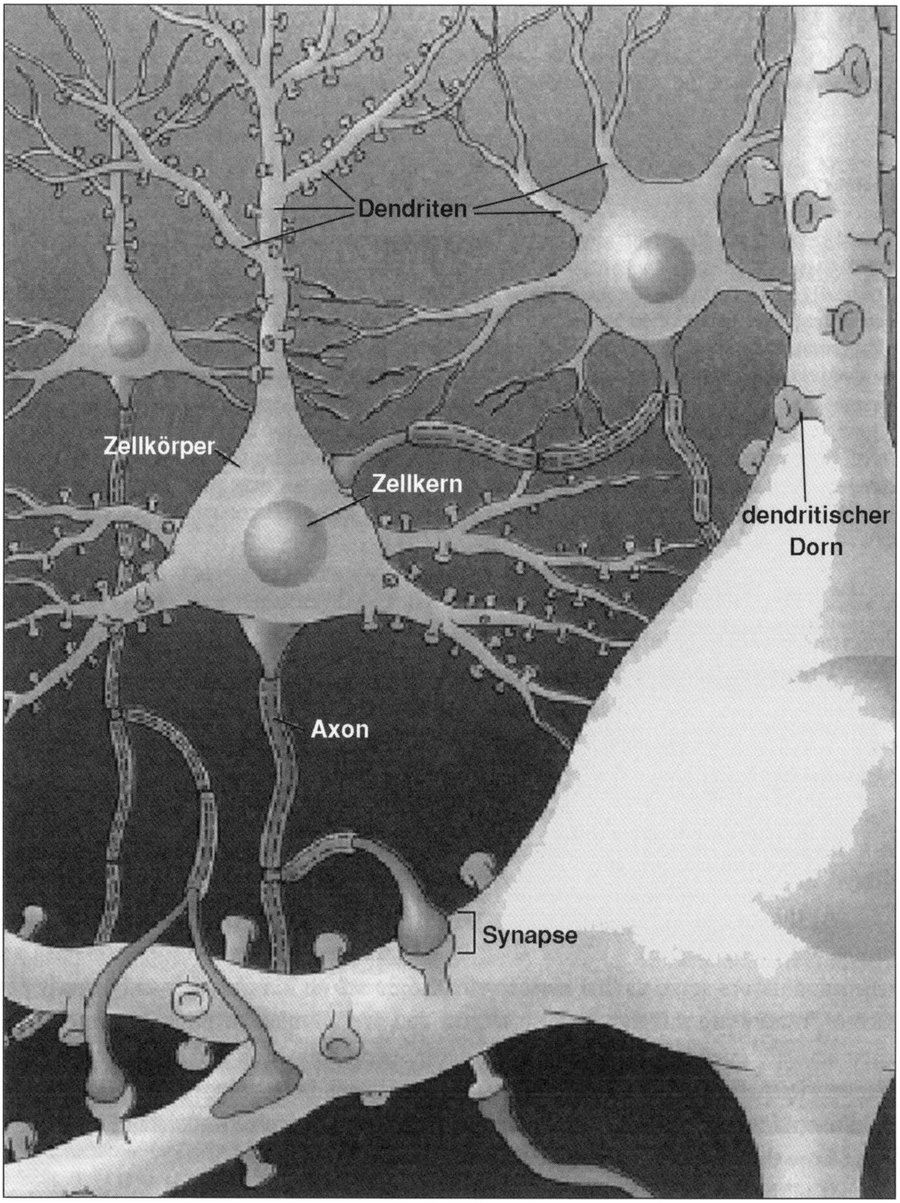

Abbildung 2.2: So kann man sich ein neuronales Netzwerk vorstellen. Man sieht, wie die Zellkerne der Neuronen über Dendriten für die eingehenden Signale und Axone für die ausgehenden Signale miteinander verbunden sind (Storch, 2002, S. 286).

es gibt auch welche am Zellkörper und am Axon. Abbildung 2.2 stellt die Verbindungen zwischen Neuronen bildlich dar. Abbildung 2.3. zeigt eine Synapse mit ihren wesentlichen Bestandteilen.

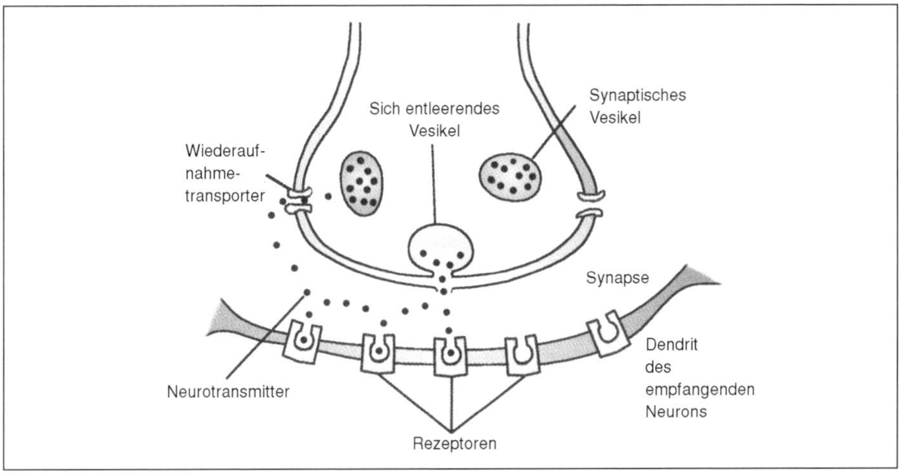

Abbildung 2.3: Stark vereinfachte Darstellung der Struktur und der wichtigsten Bestandteile einer Synapse (Andreasen, 2002, S. 91).

2.3 Die biochemischen Vorgänge an den Synapsen und in den Neuronen

Die Rezeptoren auf der postsynaptischen Membran haben entweder eine erregende oder hemmende Funktion. Sie sind darauf spezialisiert, bestimmte Neurotransmitter zu binden. Es gibt also Dopaminrezeptoren, Serotoninrezeptoren, Glutamatrezeptoren usw. Die Neurotransmitter öffnen oder schließen Ionenkanäle. Die Membran der Nervenzelle hat ein Ruhepotenzial von –65 mV, d. h. die Zahl negativ geladener Ionen überwiegt im Zellinneren. Wenn die Ionenkanäle geöffnet werden, können positiv geladene Ionen in die Zelle einströmen. Wenn es so viele sind, dass sie eine bestimmte Schwelle überschreiten, kommt es zu einer Depolarisation der Membran – man spricht auch von Positivierung –, ein elektrisches Aktionspotenzial entsteht, wandert das Axon entlang und führt zur Neurotransmitterausschüttung an der Endigung des Axons.

Es gibt eine sehr große Anzahl verschiedenartiger Ionenkanäle. Sie alle können zur Veränderung des Membranpotenzials beitragen. Die einen tun das, indem sie sich öffnen, die anderen, indem sie sich schließen. Die Bedingungen, unter denen sie das eine und das andere tun, und die genauen molekularen Mechanismen sind erst teilweise genau erforscht.

Auch jedes Neuron hat sehr viele verschiedene Rezeptoren und Ionenkanäle. Ob es zu einem Aktionspotenzial kommt, hängt von dem Verhältnis geöffneter und geschlossener Ionenkanäle ab, d. h. davon, wie viel erregenden und hemmenden Input das Neuron gleichzeitig über die Vielzahl seiner synaptischen Rezeptoren erhält. Man kann die Nervenzelle daher auch als eine Art chemischen Rechner betrachten, der eine große Anzahl analoger Signale in ein digitales Signal, das Aktionspotenzial, umwandelt. An der Outputseite des Neurons wird das digitale Signal dann wieder in analoge Signale, die

Neurotransmitter, umgewandelt. Der Neurotransmitter wird aus den Vesikeln, die ihn an die Axonendigung transportieren, in Quanten ausgeschüttet. Die Anzahl der ausgeschütteten Quanten hängt von der Schnelligkeit ab, mit der nacheinander Aktionspotenziale generiert werden, also von der Feuerrate des Neurons. Die Zahl der ausgeschütteten Quanten bestimmt schließlich die Transmitterkonzentration im synaptischen Spalt. Dies ist wieder ein analoges Signal, das auf die postsynaptischen Rezeptoren einwirkt.

Neurotransmittersubstanz, die nicht gleich an postsynaptische Rezeptoren andockt, wird von der präsynaptischen Membran wieder aufgenommen und wieder verwendet. Wenn diese Wiederaufnahme des Neurotransmitters in die präsynaptische Membran gehemmt wird – das wird z. B. durch die zur Depressionsbehandlung eingesetzten Serotoninwiederaufnahmehemmer bewirkt – führt das dazu, dass dauerhaft mehr von dem Transmitter, also z. B. mehr Serotonin, im extrazellulären Raum verfügbar ist. Dieses frei verfügbare Serotonin kann an postsynaptische Serotoninrezeptoren andocken, sobald dort ein Platz frei wird, und in der Folge die Erregungsübertragung an dieser Synapse modulieren (s. dazu etwas weiter unten).

Wie viele Rezeptoren ein Neuron hat und wie übertragungsbereit sie sind, hängt seinerseits von einer großen Anzahl chemischer Prozesse in der Nervenzelle ab, die noch weit komplizierter sind als das, was ich bis hierher, stark vereinfachend, beschrieben habe.

Es gibt zwei grundverschiedene Arten von Neurotransmitterrezeptoren. Bei den einen (den so genannten ionotropen Glutatmatrezeptoren) führt der Transmitter selbst direkt zur Öffnung oder Schließung des Ionenkanals. Dieser Vorgang erfolgt innerhalb von Millisekunden. Das sind vor allem die (erregenden) AMPA-Rezeptoren und die (hemmenden) GABA-Rezeptoren. Diese sind, ebenso wie die zugehörigen Transmitter, das Glutamat und die Gamma-Amino-Buttersäure (GABA), überall im Gehirn verbreitet. Diese Rezeptoren sind vor allem an Prozessen beteiligt, die sich sehr schnell abspielen müssen. Zusammen mit den elektrischen Synapsen, die sich ebenfalls für eine sehr schnelle Erregungsübertragung eignen – auf diese gehe ich hier der Einfachheit halber nicht ein – sind diese Rezeptoren Grundlage für schnell ablaufende neuronale Prozesse, also wenn uns Gedanken durch den Kopf gehen, wenn wir schnell auf ein Geräusch reagieren, wenn wir Sätze formulieren usw. Sie sind gewissermaßen die Arbeitspferde des Gehirns. Sie verändern nicht längerfristig die Übertragungsbereitschaft der Synapsen, sondern nutzen die bestehende.

Es gibt noch einen wichtigen anderen erregenden Glutamat-Rezeptortyp, den NMDA-Rezeptor (s. Abbildung 2.4 oben). Er reagiert langsamer als die anderen beiden ionotropen Rezeptoren, weil der Ionenkanal beim Ruhepotenzial der Membran durch Magnesium blockiert ist und sich erst dann öffnet, wenn eine Depolarisation der postsynaptischen Membran erfolgt ist. Die Öffnung des NMDA-Ionenkanals setzt also eine vorherige Aktivierung der postsynaptischen Nervenzelle durch anderweitige Erregung voraus. Erst dann kann Kalzium in die Zelle einströmen (s. Abbildung 2.4 unten).

Dieses Kalzium aktiviert dann einen zellinternen Botenstoff, einen „Second Messenger", der seinerseits eine Abfolge chemischer Reaktionen in Gang bringt, die schließlich in einer selektiven Verstärkung der Übertragungsbereitschaft der an dieser spezifischen Erregung beteiligten Synapsen resultiert. Man spricht hier von Langzeitpotenzierung

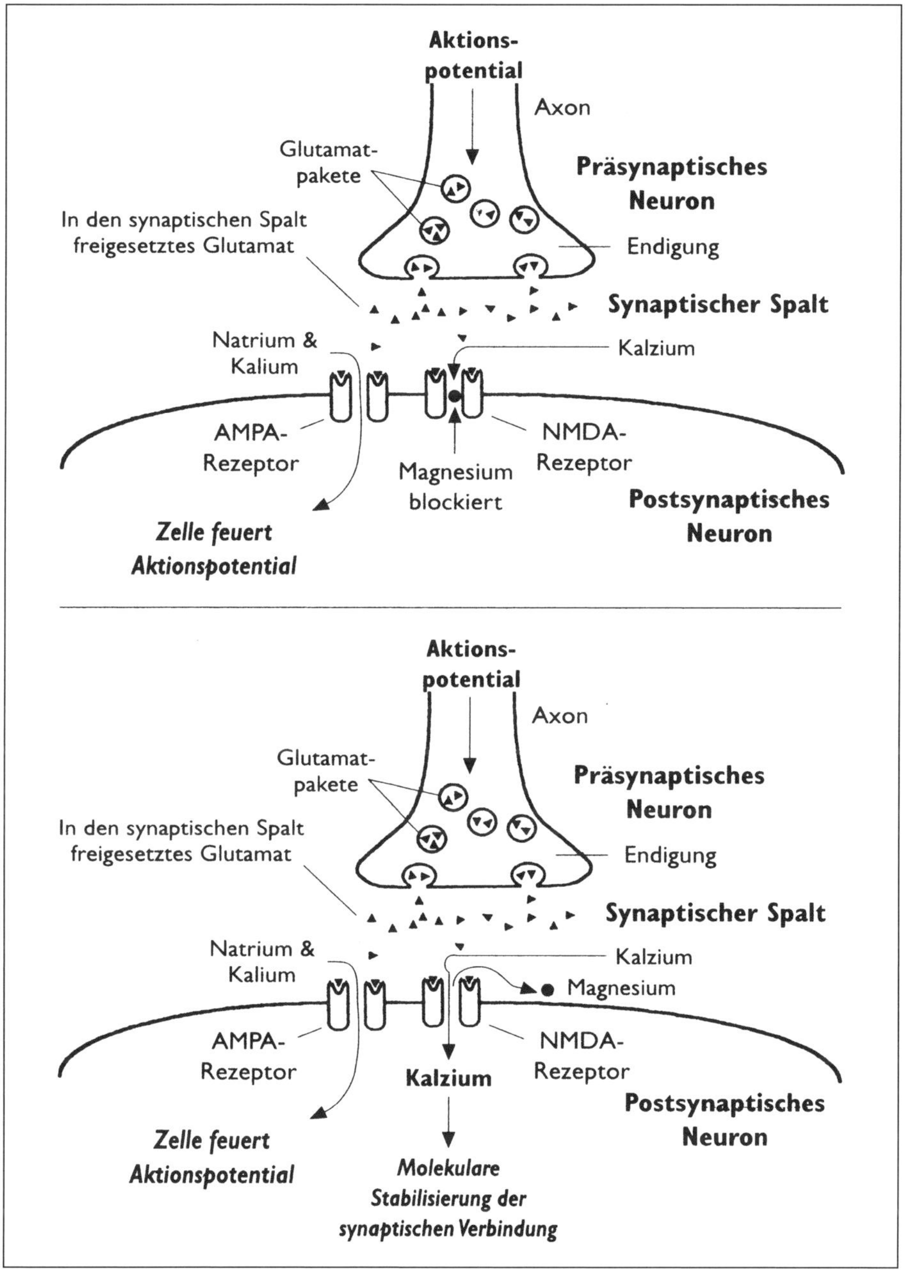

Abbildung 2.4: Darstellung der synaptischen Erregungsübertragung durch AMPA- und NMDA-Rezeptoren. Erläuterungen im Text. (Mit freundlicher Genehmigung des Carl Hanser Verlags. Aus: Joseph LeDoux, Das Netz der Gefühle. Wie Emotionen entstehen. Aus dem Amerikanischen von Friedrich Griese. © 1998 Carl Hanser Verlag München-Wien.)

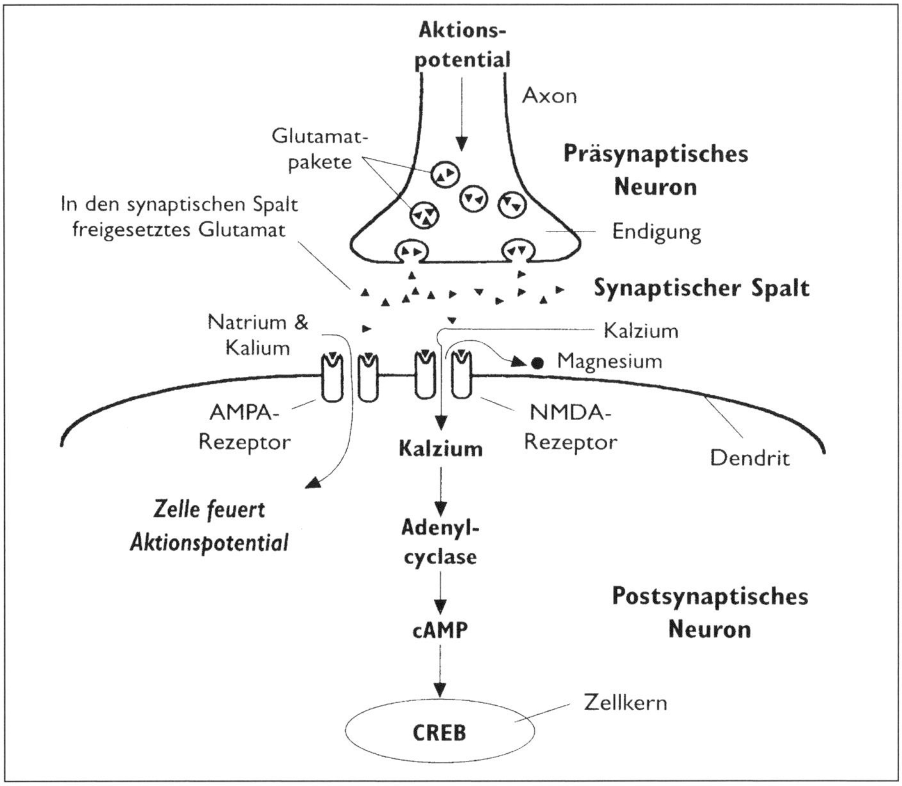

Abbildung 2.5: Durch Einstrom von Kalzium durch einen NMDA-Rezeptor ausgelöste „Second Messenger" Kaskade. Erläuterungen im Text. (Mit freundlicher Genehmigung des Carl Hanser Verlags. Aus: Joseph LeDoux, Das Netz der Gefühle. Wie Emotionen entstehen. Aus dem Amerikanischen von Friedrich Griese. © 1998 Carl Hanser Verlag München-Wien.)

(LTP) der Synapsen. Langzeitpotenzierung wirkt über Sekunden bis Minuten. Es wird dabei nicht die Aktivierbarkeit des ganzen Neurons erhöht, sondern nur die der an der gerade stattgefundenen Erregung beteiligten Synapsen. Es werden also selektiv die Verbindungen zwischen bestimmten Neuronen verstärkt. Das ist gemeint, wenn ich im Laufe dieses Buches von Bahnung spreche.

Die Neurotransmitter, die an die ionotropen Rezeptoren anbinden, wirken von außerhalb auf die Zelle ein. Bei dem zweiten Typ von Rezeptoren, den G-Protein-gekoppelten Rezeptoren, erfolgt der Einfluss des Neurotransmitters auf die Übertragungsbereitschaft der Synapsen auf einem indirekten Weg. Man nennt diese Neurotransmitter deshalb auch Neuromodulatoren. Die an der äußeren Zellmembran andockenden Neuromodulatoren aktivieren unter Beteiligung weiterer, aus dem Zellinneren stammender „Transduktionsproteine" ein zellinternes Enzym, das einen sekundären, nunmehr zellinternen Botenstoff erzeugt, ebenfalls einen „Second Messenger". Dieser löst dann seinerseits eine Kaskade von Folgereaktionen aus, die den biochemischen Zustand der Zelle so beeinflussen, dass die Bereitschaft zum Öffnen oder Schließen von Ionenkanälen verändert wird. Diese Art der Rezeptoren haben also einen die Erregungsbereitschaft der Zelle von innen heraus modulierenden Effekt. Dieser wird erzielt über den vorübergehenden Konzentrationsanstieg eines „Second Messenger" im postsynaptischen Neuron. Solche Modulationseffekte halten normalerweise über einen Zeitraum von Sekunden oder Minuten an. Auch dieser über so genannte nonNMDA-Rezeptoren laufende Weg führt im Resultat zu einer Langzeitpotenzierung der gerade zuvor aktivierten Synapsen und nur dieser.

Das Neuron kann als Folge davon über Sekunden oder Minuten hin durch die schnellen ionotropen Rezeptoren leichter erregt werden als zuvor. Das bedeutet, dass die Prozesse, an denen die potenzierten Synapsen beteiligt sind, für Sekunden oder Minuten leichter ablaufen als sonst. Wenn das Neuron während dieser Zeit erhöhter Erregbarkeit über diese Synapsen weiterhin intensiv stimuliert wird, dann nimmt die Aktivierung oder Hemmung progressiv noch weiter zu, denn jetzt kommt noch ein weiterer, für die Psychotherapie besonders wichtiger Prozess in Gang.

Es handelt sich um eine dritte, noch mehr biochemische Schritte beinhaltende „Second Messenger" Kaskade, und diese ist für die Psychotherapie die interessanteste. Sie führt nämlich im Endresultat dazu, dass um eine dauernd aktivierte Synapse herum weitere Synapsen wachsen und damit die Erregungsübertragung vom präsynaptischen auf das postsynaptische Neuron nachhaltig und längerfristig erleichtert wird. Erst dieser Vorgang führt zu langfristigem Lernen (Abel & Kandel, 1998).

Der biochemische Ablauf ist wie folgt: Durch genügend intensive und langanhaltende Stimulierung von ionengesteuerten NMDA-Rezeptoren und nonNMDA-Rezeptoren (das sind diejenigen Rezeptoren, an die andere Neurotransmitter als Glutamat und GABA binden, also z. B. Dopamin- oder Serotoninrezeptoren) entsteht ein Anstieg von cAMP (cyklisches Adenosinmonophosphat). Das ist ein „Second Messenger", also ein zellinterner Botenstoff. Dieser „Second Messenger" aktiviert eine cAMP-abhängige Proteinkinase (PAK), auch als Proteinkinase A bezeichnet. Diese wiederum aktiviert ein Protein CREB (cAMP-response-element-binding protein). Dieses Protein ist ein so genannter Transkriptionsfaktor. Er wird so bezeichnet, weil er die Transskription von Genen im Zellkern aktivieren kann. Die aktivierten Gene fangen an, neue Proteine zu erzeugen, die drei Wirkungen auslösen:

- Eine noch leichtere Aktivierbarkeit der gerade zuvor aktivierten Synapsen, von denen diese biochemische Kaskade ausgegangen ist.
- Die Produktion von Neurotrophinen. Das sind Stoffe, die zur Herausbildung weiterer Synapsen um die zuvor erregten Synapsen herum führen. Die Anzahl von Synapsen vermehrt sich also selektiv, was die zukünftige Erregbarkeit des Neurons über diesen Kommunikationsweg stark erhöht. Aus einem schmalen Weg wird gewissermaßen eine immer breitere Autobahn.
- Die Produktion von so genannten „Retrograden Messengern". Das sind Botenstoffe, die von der postsynaptischen Zelle aus auf die präsynaptische Zelle einwirken und dafür sorgen, dass dort mehr von den Neurotransmittern hergestellt werden, die für die zukünftig verstärkte Signalübertragung gebraucht werden. Wie diese retrograden Messenger die präsynaptische Membran durchdringen, um in der präsynaptischen

Zelle die Freisetzung von Neurotransmittern anzuheizen, ist noch nicht voll geklärt. Nach Kandel (1996) sind daran sehr wahrscheinlich die Gase Stickstoffmonoxid und Kohlenmonoxid beteiligt. Kandel sieht in einer solchen aktivitätsabhängigen präsynaptischen Verstärkung einen weiteren wichtigen Mechanismus der Langzeitpotenzierung, zusätzlich zu den postsynaptischen Veränderungen, die er zusammenfassend als Hebb'schen Mechanismus bezeichnet.

Angesichts dessen, dass ich meinen Lesern, die wahrscheinlich in der Mehrheit an psychotherapeutischen Fragen interessiert sind, im Vorangegangenen recht viel Biochemie zugemutet habe, möchte ich an dieser Stelle an das bereits in der Einleitung Ausgeführte erinnern. Diese biochemischen Prozesse kommen natürlicherweise nicht pharmakologisch zu Stande sondern im Rahmen der ganz natürlichen psychischen Aktivität. Es sind psychologische Einflüsse, reale Erfahrungen, die man macht, die auf die erhöhte oder verminderte Übertragungsbereitschaft der Synapsen Einfluss nehmen. Das heißt, dass wir als Therapeuten diese biochemischen Prozesse als Möglichkeiten sehen und sie gezielt nutzen sollten. Deshalb ist es wichtig, sie zu kennen. Es mag nicht jedermanns Geschmack sein, sich so in die Biochemie und Molekularbiologie zu vertiefen, dass man biochemische Kaskaden in den Neuronen, wie ich sie gerade zuvor sehr vereinfachend beschrieben habe, bis ins Einzelne auf molekularer Ebene nachvollziehen kann. Man muss nicht wissen, was genau die „Phosphorylierung eines Enzyms“ bedeutet, um die therapeutischen Konsequenzen nachvollziehen zu können, die sich aus dem soeben Berichteten ergeben. Diese Konsequenzen sind jedoch für die Psychotherapie von grundlegender Bedeutung, weil sie längerfristigen Veränderungen des Gehirns zu Grunde liegen. Deswegen kam es mir darauf an, sie so fundiert wie möglich nachvollziehbar zu machen.

Ich habe mich bei den Ausführungen zu den Vorgängen auf Zellebene darum bemüht, sie so zu formulieren, dass man sie bei Interesse ohne einschlägiges Vorwissen verstehen kann. Es war dabei unvermeidlich, an vielen Stellen eine Grenze zu ziehen und nicht noch mehr ins Detail zu gehen. Wer an bestimmten Stellen den Wunsch bekommen hat, einzelne Vorgänge doch selbst fundierter und genauer nachzuvollziehen, dem empfehle ich wärmstens das Lehrbuch „Neurowissenschaft“ von Kandel, et al. (1996). Auch für dieses Lehrbuch hätte Kandel (neben seinem Nobelpreis) einen Preis verdient. Wer es noch genauer wissen und zu einer bestimmten Frage gezielt nachschlagen will, findet mit großer Wahrscheinlichkeit in dem noch wesentlich ausführlicheren Lehrbuch (über 1400 Seiten) von Squire et al. (2003) eine kompetente und genaue Auskunft und viele weiterführende Literaturhinweise. Auch dieses Lehrbuch ist ganz ausgezeichnet, eignet sich aber mehr zum Nachschlagen als zum Durcharbeiten.

Was bedeuten nun die verschiedenen Weisen, auf die es zu einer Erregungsübertragung an den Synapsen kommen kann, für die Psychotherapie?

Schlussfolgerungen für die Psychotherapie

Stellen wir uns vor, was während eines Therapiegespräches an den Synapsen des Patienten geschieht. Dass der Patient den Ausführungen und Fragen des Therapeuten folgen kann und sich selbst mit eigenen Anliegen, Ideen und Vorstellungen am Gespräch beteiligt, liegt an den AMPA-Rezeptoren. Sie ermöglichen eine blitzschnelle Erregungsübertragung an den zuvor schon genügend gut gebahnten Synapsen. Je mehr sich das Gespräch in den gewohnten Bahnen des Patienten bewegt, umso leichter kann er dem Therapeuten überall hin folgen und sich am Gespräch beteiligen. Während sich Patient und Therapeut gemeinsam in diesen Bahnen bewegen, gibt es allerdings überhaupt keine langfristigen Veränderungen an den Synapsen. Das Gespräch kann hin- und hergehen und beiden interessant und wichtig erscheinen, aber zu längerfristigen Veränderungen führt dieses Geschehen nicht. Viel Zeit in Psychotherapien wird mit solchen AMPA-Gesprächen, wie man sie nennen könnte, verschwendet. Das korrespondiert mit den Befunden von Schulte-Bahrenberg und Schulte (1993) und Schulte (2003), dass häufiger Ziel- und Methodenwechsel in den Therapiesitzungen seitens des Therapeuten mit schlechtem Therapieergebnis einhergeht.

Veränderung erfordert, dass Synapsen, die noch nicht gut gebahnt sind, über möglichst lange Zeit hin immer wieder so oft und intensiv wie möglich aktiviert werden. Wenn man sich die Veränderung von dem Gespräch selbst erwartet, kann man sie nur damit erreichen, dass man an einem Problem dranbleibt, es wirklich intensiv von allen Seiten bearbeitet, damit immer wieder die an den problematischen neuronalen Schaltkreisen beteiligten Neurone aktiviert werden. Erst dann werden die NMDA-Rezeptoren geöffnet und es kann eine „Second Messenger“ Kaskade in Gang kommen. Das in Gang kommen einer solchen Kaskade wird sehr unterstützt, wenn gleichzeitig Dopaminrezeptoren aktiviert werden. Das werden sie dann, wenn beim Patienten in diesem Moment wichtige Ziele aktiviert sind (mehr dazu in Kapitel 4). Die Bearbeitung eines Problems sollte daher immer im Dienste eines wichtigen, aktuell aktivierten Annäherungsziels des Patienten stehen. Wenn diese Voraussetzung nicht gegeben ist, wenn also hauptsächlich der Therapeut ein Ziel verfolgt und das Engagement für dieses Ziel eher auf seiner Seite ist, oder wenn der Patient sich nur halbherzig oder sogar widerstrebend an der Bearbeitung eines Problems beteiligt, können keine Langzeitbahnungen im Sinne des angestrebten Ziels erwartet werden. Diese aus den Vorgängen bei der Erregungsübertragung an den Synapsen abgeleitete Schlussfolgerung stimmt gut überein mit dem Ergebnisstand der Psychotherapieprozessforschung (Orlinsky, Grawe & Parks, 1994; Smith & Grawe, 2000, in Druck a. Wenn es in einer Therapie nicht gelingt, wichtige Annäherungsziele des Patienten zu aktivieren und sie zum Motor des Veränderungsprozesses zu machen, sollte man die Behandlung des betreffenden Problems lieber sein lassen.

Wichtig ist auch, dass der Schwerpunkt einer Therapie nicht zu sehr und zu lange auf der Thematisierung und Aktivierung von Problemen liegen darf. Die Feststellung und Analyse von Problemen sind nur insoweit produktiv, als sie der Vorbereitung verändernder Interventionen dienen. Es sollen ja Veränderungen in positive Richtung gebahnt werden. Es müssen *neue* neuronale Erregungsmuster herausgebildet werden. Der Schwerpunkt muss also ganz überwiegend auf der Veränderung des Problems liegen, auf der Herausbildung *neuer* Gedanken, Verhaltensweisen und Emotionen. Diese Aktivierung der neuen neuronalen Erregungsmuster muss möglichst oft wiederholt werden, sonst werden die neuen neuronalen Verbindungen nicht fest genug gebahnt. Wenn sich die Therapie zu sehr oder zu lange mit der Feststellung und Analyse von Problemen aufhält, werden keine neuen, positiveren neuronalen Erregungsmuster ausgebildet. Auch dies stimmt mit den Ergebnissen unserer eigenen Prozessanalysen gut überein (Smith & Grawe, in Druck b; Gassmannn & Grawe, zur Veröffentlichung eingereicht).

Wenn man das Therapiegeschehen unter dem Gesichtspunkt der synaptischen Erregungsübertragung betrachtet, stellt sich aber ganz grundsätzlich die Frage, inwieweit im Rahmen eines Gespräches überhaupt diejenigen neuronalen Erregungsmuster gebahnt werden können, von denen eine sich schließlich selbst aufrechterhaltende Besserung erwartet werden kann. Die problematischen neuronalen Erregungsmuster des Patienten spielen sich in seinem realen Leben ab, nicht hauptsächlich in der Therapiesitzung, und die neu zu etablierenden Muster sollen sich unter seinen realen Lebensbedingungen bewähren. Müssen sie dann nicht auch unter realen Lebensbedingungen gebahnt werden, nämlich dort, wo sie später das Erleben und Verhalten des Patienten bestimmen sollen? Kann nicht eine Therapiesitzung im Büro des Therapeuten allenfalls vorbereitenden Charakter für die Bahnung neuer Übertragungsbereitschaften haben, die selbst aber in der Lebensrealität des Patienten außerhalb des Therapieraums erfolgen muss? Müssten nicht die therapeutischen Interventionen ganz überwiegend einen engen Bezug auf die konkrete gegenwärtige Lebensrealität herstellen? Wie sollte man etwa erwarten können, dass eine Auseinandersetzung mit der eigenen Vergangenheit – dabei wären Inhalte des episodischen Gedächtnisses aktiviert – zu einer Bahnung neuer neuronaler Erregungsbereitschaften in Situationen führt, in denen der Patient panische Angst erlebt, wie z. B. ein Agoraphobiker in einem vollen Kaufhaus? Wenn man solche therapeutischen Vorgehensweisen unter dem Gesichtspunkt der synaptischen Erregungsübertragung überdenkt, müssen einem starke Zweifel kommen, ob das wirklich ein wirksames Vorgehen zur Behandlung solcher Ängste sein kann.

Wir stehen an dieser Stelle des Buches noch ganz am Anfang unserer neurowissenschaftlichen Reflektion der Psychotherapie und es werden sich uns später noch viele andere Gesichtspunkte eröffnen, die Therapiegespräche noch in einem anderen Licht erscheinen lassen, aber unter dem Gesichtspunkt der Veränderung synaptischer Übertragungsbereitschaften müssen bei etlichen therapeutischen Vorgehensweisen zunächst einmal Fragezeichen angebracht werden.

Mitnehmen können wir aus dieser spezifischen Perspektive auf jeden Fall die Schlussfolgerung, dass dauerhafte Bahnungen neuer Erlebnis- und Verhaltensweisen auf neuronaler Ebene eine konzentrierte, länger anhaltende Herstellung und Aufrechterhaltung eben dieser Erlebnis- und Verhaltensweisen erfordern, die neu oder besser gebahnt werden sollen. Weil diese neuen Erlebnis- und Verhaltensweisen eben noch nicht genügend gebahnt sind, treten sie nicht von alleine auf, sondern müssen vom Therapeuten in Gang gebracht und aktiv unterstützt werden. Das erfordert eine gezielte Lenkung des Therapiegeschehens durch den Therapeuten, und um gezielt lenken zu können, muss der Therapeut eine klare Vorstellung davon haben, was er bahnen will. Eine Therapiesitzung mit der Haltung „mal sehen, was der Patient heute bringt“, und es so laufen lassen, wie es sich ergibt, ist für die langfristige Bahnung neuer neuronaler Erregungsbereitschaften eine verlorene Therapiesitzung.

2.4 Ist es reduktionistisch, psychische Vorgänge auf neuronale zurückzuführen?

Schon nach dem, was ich bis hierher über die Vorgänge in den Neuronen berichtet habe, kann jedes einzelne Neuron als ein wahres Wunderwerk der Natur angesehen werden. Jedes Neuron für sich ist wie eine hochkomplexe chemische Fabrik. Diese hat eine große Bibliothek und Lagerhaltung (35.000 Gene), es laufen sehr viele gut eingespielte und aufeinander abgestimmte Produktionsprozesse gleichzeitig ab, die sich neuen Anforderungssituationen sofort flexibel anpassen, und sie steht über die verschiedensten Kommunikationskanäle mit der Umgebung in Beziehung. All das bewerkstelligt diese Fabrik ohne einen Direktor in sich selbst organisierender Weise.

Jedes Neuron ist ein Mikrokosmos für sich. Aber die Funktion dieser Fabrik im „gesellschaftlichen Ganzen“, im Universum der Neurone, dem Gehirn, ist Kommunikation mit anderen Neuronen. Hierauf ist seine ganze Struktur und Arbeitsweise ausgerichtet. Diese Funktion kann das Neuron nur in engster Verbindung mit anderen Neuronen realisieren. Daraus resultiert die extreme Vernetztheit der Neuronen über Trillionen von Synapsen.

Diese Vernetztheit ermöglicht eine praktisch unendlich große Anzahl von Kommunikationsmustern zwischen Neuronen. Es sind diese Kommunikations- oder neuronalen Erregungsmuster, die unserem Erleben und Verhalten zu Grunde liegen. Weil ihre mögliche Anzahl unbegrenzt ist, ist auch die Vielfalt psychischer Erscheinungsformen unbegrenzt – natürlich innerhalb der durch die Hirnstruktur gegebenen Rahmenbedingungen. Die neuronalen Erregungsbereitschaften, die sich in einem individuellen Gehirn entwickeln, sind maßgeblich bestimmt von den sinnlichen Erfahrungen, die in der Ontogenese auf das Individuum einwirken. Die Gene des Individuums setzen dabei die Rahmenbedingungen. Die Lebenserfahrungen des Individuums sind wiederum maßgeblich bestimmt durch die Kultur, Gesellschaft und soziale Gruppe, in der es aufwächst. Die neuronalen Strukturen, die sich bei einem Individuum entwickeln, spiegeln diese Kultur, Gesellschaft, Familie usw. wider. Natürlich existieren Kultur und Gesellschaft unabhängig von jedem individuellen Gehirn ebenso wie die geistigen Produkte und die Wirkungen der Taten eines Individuums, die Teil dieser Kultur, Gesellschaft, sozialen Gruppe geworden sind. Kultur ist das Produkt des Zusammenwirkens vieler individueller Gehirne über viele Generationen hinweg, hat sich aber in ihrer Existenz von diesen individuellen Gehirnen gelöst. Umgekehrt waren und sind die individuellen Gehirne zu einem guten Teil Produkte der jeweiligen, von diesem Gehirn unabhängigen Kultur.

Ist der soeben hergestellte Zusammenhang zwischen Gehirn und Kultur „reduktionistisch“? Macht es etwas an meiner Teilhabe an der geistigen und kulturellen Welt aus, wenn meinen ästhetischen und moralischen Empfindungen neuronale Erregungsmuster zu Grunde liegen? Finde ich deshalb Beethovens Musik weniger ergreifend? Ist mein Einsatz für eine gute Sache weniger wert, weil er von Vorgängen in meinem Gehirn bestimmt ist? Sind meine Gedanken und Entschlüsse weniger meine eigenen, weil ich weiß, dass einige hundert Millisekunden, bevor ich sie hatte oder fasste, bereits neuronale Vorboten dieser Erlebnisinhalte hätten festgestellt werden können?

Warum sollten sie? Meine Neurone verrichten ihre Funktionen ebenso zuverlässig wie zuvor, als ich dieses Bewusstsein noch nicht hatte. Sie stellen all diese subjektiven Erfahrungen zuverlässig weiter her. Ich fühle mich weiterhin als Herr über mich selbst und meine Entscheidungen. Schließlich ist es ja *mein* Gehirn. Wenn ich gut Freund mit mir selbst bin, kann ich auch gut Freund mit meinem Gehirn sein, das „mich selbst" herstellt. Woody Allen drückt das (in „Der Schläfer") in seiner Art so aus: „Mein Gehirn ist mir das zweitliebste Organ". Dass ich auf mein Gehirn für alle meine subjektiven Erfahrungen und für mein Verhalten angewiesen bin, ja, dass mein Gehirn sie überhaupt produziert, muss mich ebenso wenig kränken wie die Tatsache, dass ich zum Atmen auf meine Lunge und zum Laufen auf meine Beine angewiesen bin.

Ich sage das hier, weil die Rückführung psychischer auf neuronale Vorgänge von vielen Menschen als reduktionistisch empfunden und dabei impliziert wird, dass Reduktionismus etwas zu Verurteilendes sei, weil er den Menschen in seinem Menschsein, in seiner Menschwürde tangiere. Das hatten wir im Anschluss an Darwin schon einmal. Ebenso wenig wie wir durch die Evolutionstheorie zu Affen wurden, werden wir durch die Erkenntnisse der Neurowissenschaften zu einem Bündel Materie. Durch die Rückführung psychischer auf neuronale Vorgänge wird das Geistige, das Psychische, das Kulturelle in seiner Eigenart in keiner Weise angetastet. Im Gegenteil: unsere geistige und kulturelle Welt wird wesentlich bereichert durch dieses neue Wissen und Bewusstsein. Das Welt- und Menschenbild wird dadurch ein weiteres großes Stück vorangebracht, über Kopernikus und Darwin hinaus. Es wird uns helfen, die Welt des Menschen menschenwürdiger zu machen, sie mehr mit seinen inhärenten Möglichkeiten in Einklang zu bringen. Die Psychotherapie ist dafür ein sehr gutes Beispiel. Die Einbeziehung neurowissenschaftlicher Erkenntnisse wird die Psychotherapie nicht nur wirksamer machen, sondern auch das Bewusstsein dafür fördern, dass sie mehr sein kann und mehr sein sollte als das Beseitigen von Störungen. Glückliche, mit ihren Bedürfnissen und Zielen im Einklang stehende Menschen entwickeln keine psychischen Störungen. Das wird aus einer neurowissenschaftlichen Sicht klarer als aus vielen anderen Perspektiven, die in der Klinischen Psychologie eingenommen werden. Ich habe das bereits in der Einleitung zu zeigen versucht und diese Konsequenz der neurowissenschaftlichen Sichtweise wird im Verlaufe dieses Buches immer klarer werden. Reduziert wird ein Mensch, wenn man ihn auf seine Störungen reduziert, nicht wenn man anerkennt, dass seine psychischen Störungen, ebenso wie seine anderen psychischen Prozesse, eine Hervorbringung seiner neuronalen Strukturen und Prozesse sind.

2.5 Neuronale Aktivität spielt sich in Mustern von Aktivierung und Hemmung ab

Ein einzelnes Neuron „weiß" nichts. In ihm ist keine Bedeutung gespeichert. Bedeutungen ergeben sich erst aus Mustern gleichzeitig aktivierter Neuronen. Unser Gehirn ist gewissermaßen Weltmeister im Erzeugen von Mustern. Wie macht es das?

Wenn man bedenkt, was alles gleichzeitig an Reizen aus der Umwelt und aus unserem Körper über die verschiedenen Sinne auf das Gehirn einwirkt, könnte man zunächst meinen, in unserem Gehirn müsse andauernd ein „Erregungssturm" toben. Ungeordnete Erregungsstürme im Gehirn sind aber die große Ausnahme. Einen epileptischen Anfall könnte man vielleicht als solchen betrachten. Aber das zeigt auch gleich, wie untypisch eine so ungeordnete Erregung für unser Gehirn ist. Die Abläufe im Gehirn sind normalerweise geordnet. Wenn man sich alle Neuronen und ihre Verbindungen gleichzeitig vorstellt – wir bewegen uns damit in Größenordnungen, wie sie sonst allenfalls noch im Weltall vorkommen – dann ist davon in jedem Augenblick immer nur ein kleiner Teil aktiviert. Von den nicht aktivierten Neuronen ist eine Untermenge deswegen nicht aktiviert, weil sie im Augenblick nicht stimuliert wird. Es gibt aber noch eine zweite, sehr wichtige Untermenge, die deswegen nicht aktiviert ist, weil sie aktiv gehemmt wird. Hemmung ist für die Hirnaktivität ebenso kennzeichnend und wichtig wie Erregung. Erst durch Hemmung entsteht Ordnung.

Während ich dies schreibe, erhält mein Gehirn andauernd eine Fülle von Informationen aus meinem Körper und aus der Umwelt, deren Bewusstwerdung aktiv gehemmt wird. Mein Gesäß, meine Beine, mein Rücken senden nach stundenlangem Schreiben andauernd Signale an mein Gehirn, die es zwar registriert, deren Bewusstwerdung es aber aktiv hemmt. Erst wenn mein Rücken heftigere Schmerzsignale sendet, fange ich an, dem Beachtung zu schenken und stehe vielleicht auf, um einige Schritte zu machen. Das geht nur, weil mein Gehirn auf einer niedrigeren Verarbeitungsebene die Information aus meinem Körper andauernd überwacht und verarbeitet. Nur so ist es möglich, eine für das Schreiben geeignete Körperposition aufrechtzuerhalten. Die Sitzposition habe ich über Stunden hin als Ergebnis dieser Verarbeitung auf niederer Ebene sehr oft gewechselt, ohne dass es mir bewusst wurde.

Wenn ich über die letzten Stunden hin ein Tonband an meinem Schreibtisch hätte laufen lassen, wäre ich bei dessen Abhören voraussichtlich überrascht, wie viel Störgeräusche die ganze Zeit auf mich eingewirkt haben. Von dem Straßenlärm, den ich jetzt, wo ich mich ihm zuwende, deutlich wahrnehme, habe ich die ganze Zeit vorher nichts bewusst wahrgenommen. Habe ich ihn nicht gehört? Doch, er hat meinen primären auditorischen Cortex erreicht, aber er ist nie in den Fokus meiner Aufmerksamkeit gelangt, weil das aktiv gehemmt wurde. Deswegen kann ich mich daran auch nicht erinnern. Wäre auf der Strasse mein Name gerufen worden, hätte ich das sofort gemerkt. Das hätte ich später auch erinnert. Unser Gehirn, genauer: der Thalamus, registriert das alles, aber er leitet längst nicht alles davon weiter an die Hirnareale, die mit fokussierter Aufmerksamkeit verbunden sind.

Ein besonders eindrucksvolles Beispiel zur Demonstration solcher Hemmprozesse hat der Psychologe Daniel Simons in Form eines kurzen Films entwickelt. Der Film zeigt ein Basketballspiel. Die Spieler der beiden Mannschaften sind weiß und schwarz gekleidet. Der Betrachter sieht, wie die Spieler sich gegenseitig den Ball zuspielen. Er bekommt nun die Aufgabe mitzuzählen, wie oft die Spieler der weißen Mannschaft sich gegenseitig den Ball so zuspielen, dass er zwischendrin den Boden berührt. Das ist gar nicht so leicht mitzuverfolgen, weil es sehr schnell geht und viel Bewegung im Spiel ist. Man muss sich sehr konzentrieren, um kein Mal zu verpassen, wie der Ball den Boden berührt. Wenn der Film zu Ende ist, wird man als Versuchsperson nach der Anzahl der Bodenberührungen gefragt. Man ist sich fast sicher aber nicht ganz und entscheidet sich für eine Zahl. Derjenige, der einem den Film gezeigt hat, wiegt den Kopf und sagt, das könne stimmen, aber man wolle sich den Film lieber noch einmal gemeinsam ansehen. Diesmal solle man nicht zählen, sondern einfach nur hinschauen, was geschieht.

Und jetzt traut man seinen Augen nicht: Mitten durch die Spieler marschiert unübersehbar eine als Gorilla verkleidete Person, bleibt stehen, trommelt sich wie ein Gorilla auf die Brust und verlässt dann die Szene. Nichts davon hat man beim ersten Mal gesehen, obwohl das klar erkennbar und völlig offensichtlich ist. Man glaubt es nicht, dass das angehen kann, und verdächtigt den anderen erst einmal, er habe einem das zweite Mal einen anderen Film gezeigt. Aber es stimmt: Die Aufgabe, den Ball genau zu verfolgen, hat die Aufmerksamkeit beim ersten Ansehen so gebunden, dass man den Gorilla, der mit der Aufgabe nichts zu tun hat, glatt übersehen hat. Seine Wahrnehmung ist vom Gehirn aktiv unterdrückt worden. Er hat wohl die Ganglienzellen auf der Netzhaut stimuliert und diese Signale sind auch an den visuellen Cortex weitergeleitet worden, aber auf dem Weg von dort zu den Arealen, die mit bewusster Aufmerksamkeit verbunden sind, sind diese Signale blockiert worden. Die Bewertung eingehender Signale nach ihrer Bedeutung und die aktive Hemmung der im Moment als nicht wichtig bewerteten, ist eine der Hauptfunktionen des Thalamus. Er hat mit fast allen Hirnarealen Verbindungen und ist so etwas wie eine Schaltzentrale. Wir werden später noch etliche Beispiele dafür sehen, dass solche Wahrnehmungen, die nicht die Qualität von Bewusstheit erreichen, dennoch Auswirkungen auf das Verhalten haben können.

Eine wissenschaftstheoretische Zwischenbemerkung

Angesichts solcher nicht bewusst werdenden Wahrnehmungen taucht eine interessante Frage auf: Können wir bei solchen Wahrnehmungen, die nicht Gegenstand unseres Erlebens werden, von einem psychischen Prozess sprechen? Wodurch ist das Attribut „psychisch“ dann definiert? Unser Erleben scheidet dafür per definitonem aus. Ist es vielleicht dann ein psychischer Prozess, wenn wir irgendwelche Auswirkungen auf das Verhalten nachweisen können, wenn vielleicht nicht sofort, dann wenigstens später in Form von Gedächtniseffekten? (Wir würden dann von Priming sprechen).

Liegen unserem Erleben und Verhalten psychische Prozesse zu Grunde oder sollten Erleben und Verhalten selbst als zwei Teilmengen psychischer Prozesse angesehen werden? Es ist gar nicht so klar zu definieren, was mit psychisch eigentlich gemeint ist. Wenn man die neuronale Ebene hinzunimmt, wird die Sache klarer. Einige neuronale Prozesse führen zu bewusstem Erleben, einige haben beobachtbare Auswirkungen auf das Verhalten, aber ein großer Teil der neuronalen Prozesse kommt weder im einen noch im anderen zum Ausdruck. Aber sie haben dennoch eine reale Existenz. Sie können mit Methoden wie EEG, bildgebenden Verfahren usw. nachgewiesen werden. Es ist viel klarer, wenn wir sagen, dass unserem Erleben und Verhalten neuronale Prozesse zu Grunde liegen, als wenn wir sagen, dass ihnen psychische Prozesse zu Grunde liegen. Denn die Existenz von psychischen Prozessen können wir ohne Einbezug der neuronalen Ebene nur am Erleben und/oder Verhalten festmachen. Wir geraten dann in die Gefahr von Zirkelschlüssen. Die Existenz von neuronalen Strukturen und Prozessen können wir ohne Bezug auf das Erleben und/oder Verhalten definieren. Wenn wir sie dann zum Erleben und Verhalten in Beziehung setzen, geraten wir nicht in die Gefahr von Zirkelschlüssen. Es ist also logisch von Vorteil, wo immer es geht, lieber neuronale Strukturen und/oder Prozesse zum Erleben und/oder Verhalten in Beziehung zu setzen als psychische. Das gilt insbesondere dann, wenn wir kausale Aussagen machen wollen. Auch deswegen glaube ich, dass der neurowissenschaftliche Zugang ein großer Gewinn für die Psychologie ist. Wissenschaftstheoretisch bietet er ganz offensichtliche Vorteile.

Man kann den aussagelogischen Vorteil, der aus dem Einbezug der neuronalen Ebene resultiert, gut am Begriff des Verstärkers deutlich machen. Dieser Begriff hat über weite Phasen der Psychologie und später auch in der Verhaltenstherapie eine wichtige Rolle als Erklärungskonstrukt gespielt. Skinner (1969) definierte Verstärker operational und funktional als Stimuli, welche die Auftretenshäufigkeit von Verhaltensweisen erhöhen. Wird dann aber wiederum die Veränderung des Verhaltens mit Verstärkung erklärt, ist dies ein zirkulärer Schluss. Definiert man Verstärker dagegen auf neuronaler Ebene – etwa als erhöhte Aktivität des dopaminergen Systems (Berridge & Robinson, 1998; Rolls, 2000) –, kann man Lerneffekte logisch einwandfrei als kausale Folge einer erhöhten Dopaminaktivität erklären, ohne damit in einen Zirkelschluss zu geraten. Die Psychologie kann unter Einbezug der neuronalen Ebene handfestere Aussagen machen als bisher. Das gilt auch für die Definition und Konzeption psychischer Störungen und für Aussagen darüber, wie man psychotherapeutisch positive Veränderungen herbeiführen kann. Ihre Erklärungsaussagen werden insbesondere auch für Laien und Wissenschaftler anderer Fachrichtungen größere Überzeugungskraft haben, wenn diese Aussagen nicht allein auf Konstrukte gestützt werden, die aus dem Verhalten erschlossen wurden, sondern auch auf sinnlich erfahrbare Sachverhalte, wie etwa die PET-Abbildung eines bestimmten Gehirnzustands. Das liegt zwar auch an der sinnlichen Erfahrbarkeit, aber wissenschaftstheoretisch ist relevanter, dass eine weitere Ebene mit ihren ureigenen, unabhängigen operationalen Definitionen in die Aussagen über das Erleben und Verhalten einbezogen wird.

Die Hemmprozesse, von denen zuvor die Rede war, können auch zu wenig gut entwickelt sein. Wir sprechen dann z. B. von Konzentrationsschwierigkeiten oder, bei einer gravierenderen Unterentwicklung, von Aufmerksamkeitsdefizitstörung (ADHD). Auch der Zustand der Manie ist teilweise dadurch gekennzeichnet, dass diese normalen Hemmprozesse nicht richtig funktionieren.

Aktive Hemmprozesse sind also Voraussetzung für geordnetes Handeln. Wenn mein Erleben andauernd damit ausgefüllt wäre, wie sich mein Rücken gerade anfühlt oder was die Autos auf der Strasse für Geräusche machen, käme nicht viel Text zu Stande. Die aktive Hemmung der Weiterleitung der sensorischen Informationen aus meinem Körper und aus der Umwelt ebnet jenen neuronalen Prozessen die Bahn, die am Zustandekommen meiner Gedanken, ihrer Formulierung und Niederschrift beteiligt sind. Aber nicht nur hemmende Prozesse sind Voraussetzung für geordnetes, bewusstes Handeln. Diejenigen neuronalen Prozesse, die dem zu Grunde liegen, was ich gerade bewusst denke und schreibe, sind begleitet von vielen anderen Prozessen, die mir nicht bewusst sind, die aber starken Einfluss darauf nehmen, was ich schreibe. Die grammatischen Regeln, die ich bei der Formulierung meiner Sätze anwende, sind mir während des Formulierens nicht bewusst, und auch meine Finger treffen wie von selbst die richtigen Tasten. Dass ich hier sitze und schreibe und nicht gerade etwas anderes mache, ist von aktivierten motivationalen Zielen bestimmt, die ebenfalls eine neuronale Repräsentation in meinem Gehirn haben. Alle diese neuronalen Prozesse sind gleichzeitig aktiviert, aber nur ein sehr kleiner Teil davon ist mir beim Schreiben bewusst gegenwärtig.

Was ich erlebe, hat zwar neuronale Grundlagen, aber es ist nur ein sehr kleiner Teil der neuronalen Aktivität, die sich im jeweiligen Moment abspielt. Es gehört zu den interessantesten Fragen der Psychologie, was die Inhalte unseres Bewusstsein eigentlich bestimmt angesichts dessen, dass gleichzeitig so viele Prozesse ablaufen, die unbewusst bleiben. Die Aufmerksamkeit spielt sicher eine große Rolle dafür und zum Teil auch der Wille. Aber was bestimmt, wohin sich unsere Aufmerksamkeit richtet und was bestimmt, was wir wollen? Wir kommen nicht umhin, uns auch der Frage nach den motivationalen Determinanten des neuronalen Geschehens zu stellen. Was bestimmt Bewusstsein, Aufmerksamkeit und Willen? Ich werde weiter unten in diesem Kapitel und in Kapitel 4 ausführlich auf diese Fragen eingehen, denn sie sind zentral für ein Verständnis des psychischen Geschehens. Es wird dann darum gehen, wie diese Ordner des psychischen Geschehens neuronal repräsentiert sind.

2.6 Wie kommen neuronale Erregungsmuster zu Stande?

Ehe wir uns so schwierigen Fragen zuwenden, sollten wir zunächst zu der Frage zurückkommen, wie das Gehirn überhaupt geordnete Muster herstellt, die bestimmten Wahrnehmungs- und Erlebnisinhalten entsprechen. Wir haben gesehen, dass hemmende Prozesse dafür eine wichtige Rolle spielen. Sie werden leicht in ihrer Bedeutung übersehen, weil sie gewissermaßen den Hintergrund abgeben, vor dem sich das, was wir wahrnehmen und erleben, als Figur abhebt. Wir wollen uns nun den neuronalen Aktivitätsmustern zuwenden, welche die Inhalte unseres Erlebens direkt erzeugen. Am anschaulichsten kann ich das für visuelle Wahrnehmungen erläutern. Bei denen ist es auch am besten untersucht.

2.6.1 Neuronale Erregungsmuster auf der Basis von Zellhierarchien

Ich hatte bereits weiter oben kurz angesprochen, dass unseren Wahrnehmungen Gruppen von gemeinsam aktivierten hochspezialisierten Nervenzellen zu Grunde liegen. Viel von dem, was wir heute darüber wissen, geht auf die bahnbrechenden Arbeiten der Neurophysiologen Hubel und Wiesel (1959, 1962, 1968) zurück, die dafür 1981 den Nobelpreis für Medizin erhielten. Einer der Versuche von Hubel und Wiesel (1962) sah z. B. so aus, dass sie Katzen, deren Blick durch Betäubung und Fixierung konstant auf einen Bildschirm gerichtet war, unterschiedliche Reizmuster darboten. Dabei leiteten sie mit Hilfe von Mikroelektroden die Reaktionsmuster von über dreihundert einzelnen Nervenzellen aus verschiedenen Arealen des visuellen Cortex ab. Es konnte so festgestellt werden, wie die einzelnen Zellen auf die verschiedenen Reizmuster reagierten. Die Messungen ergaben, dass die einzelnen Nervenzellen über deutlich unterscheidbare und unterschiedlich komplexe „rezeptive Felder" verfügen, ähnlich den Ganglienzellen der Netzhaut. Je nach Anordnung von Zentrum und Peripherie dieser Felder sprechen die Nervenzellen auf unterschiedliche Reizeigenschaften an. Der eine „Antworttyp" von Zelle reagiert z. B. auf Kanten mit einer bestimmten Orientierung (Winkel) im visuellen Feld, der andere auf Kanten mit einem anderen Winkel, wieder ein anderer auf Balken, noch ein anderer auf Bewegungen in bestimmte Richtung usw. Jede Nervenzelle ist gewissermaßen ein „Detektor" für ein ganz bestimmtes Merkmal des jeweils gezeigten Objektes

Die meisten Zellen haben ein einfaches rezeptives Feld und wurden deshalb von Hubel und Wiesel als „einfache" Zellen bezeichnet. Andere zeigen komplexere Reaktionsmuster („komplexe Zellen") und wieder andere noch komplexere Reaktionsmuster („hyperkomplexe" Zellen). Die unterschiedlichen Zelltypen fanden sich gehäuft in bestimmten Hirnarealen.

Die Zellen arbeiten in einer Art Hierarchie miteinander zusammen: Die Eigenschaften der einfachen Zellen kommen durch Integration der konzentrischen Ganglienzellen der Retina zu Stande, die Eigenschaften der komplexen Zellen durch Integration der einfachen Zellen, die Eigenschaften der hyperkomplexen Zellen durch Integration der komplexen Zellen. An der Spitze der Hierarchie stehen schließlich „gnostische" Neurone, die spezifisch auf komplexe Objekte wie Hände oder Gesichter reagieren. Solche Zellen wurden eine Zeit lang scherzhaft auch als „Großmutterzellen" bezeichnet. In Abbildung 2.6 ist Hubel und Wiesels hierarchisches Modell der visuellen Informationsverarbeitung grafisch dargestellt.

Tatsächlich sind inzwischen von mehreren unabhängigen Untersuchergruppen gesichterspezifische Neuronen im Gehirn von Affen gefunden worden (Perrett et al., 1984; Rolls, 1984; Young & Yamane, 1993). Diese Neurone reagieren bei Affen generell auf Gesichter, seien es nun welche von Affen oder Menschen. Die Reaktion ist ziemlich unempfindlich gegenüber Veränderungen in der Größe, Farbe, Beleuchtungsart, Gestalt und Ort der Gesichter. Sie zeigen also eine „Gesichterinvarianz" (Perrett, Mistlin & Chitty, 1987). Einige Neurone antworten auch bevorzugt auf bestimmte Unterteile des Gesichts wie Augen oder Mund oder auf den Gesichtsausdruck. Beim Menschen hat man wegen der Ableitungsprobleme bisher keine einzelnen Gesichter-Neurone gefunden, wohl aber gesichterspezifische Cortexareale nachgewiesen (Grüsser, Naumann & Seeck, 1990).

Die von Hubel und Wiesel entwickelte Vorstellung von hierarchisch organisierten Neuronengruppen als Grundlage der Wahrnehmung kann im Wesentlichen auch heute noch als gültig angesehen werden. Sie ist allerdings um ein sehr wesentliches weiteres Prinzip des Zusammenbindens von Nervenzellen zu Neuronengruppen zu ergänzen. Das ist die Zusammenbindung von *gleichzeitig aktivierten* Neuronengruppen zu komplexeren neuronalen Erregungsmustern. Im Gehirn findet weit verbreitet eine distri-

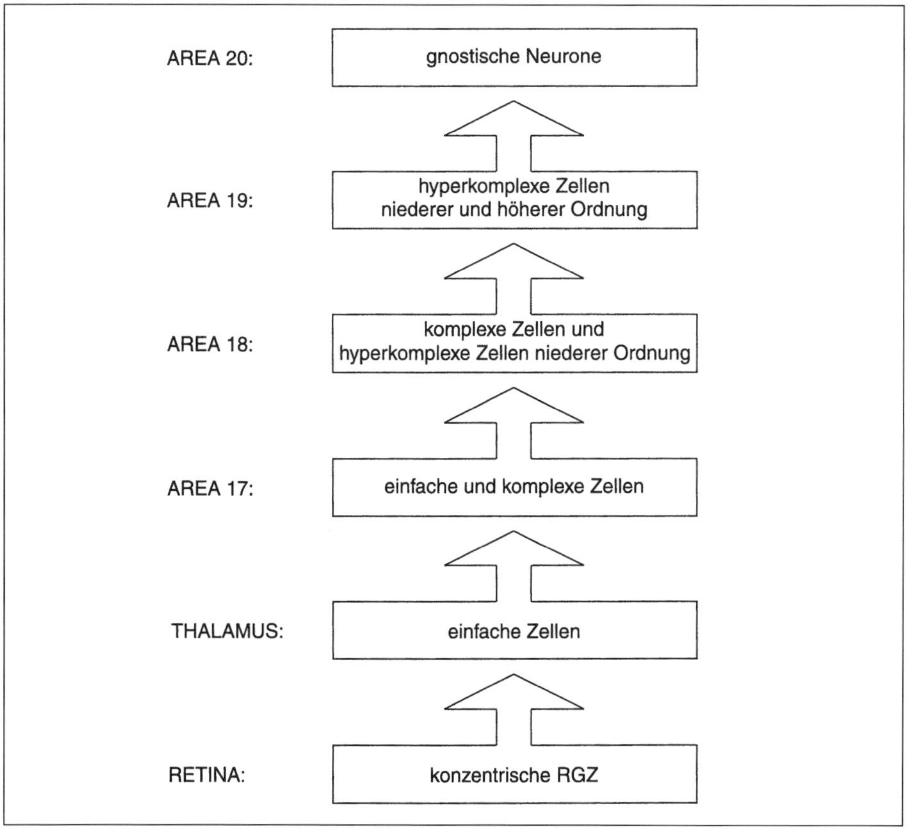

Abbildung 2.6: Hierarchisches Modell der visuellen Informationsverarbeitung nach Hubel und Wiesel. Die Komplexität und Spezifität visueller Zellen nimmt von der Peripherie (der Retina) zu den höchsten visuellen Zentren im Cortex zu. Während Retinalganglienzellen (RGZ) mit konzentrischen rezeptiven Feldern auf einfachste visuelle Merkmale reagieren, antworten „gnostische Neurone" im unteren Temporallappen des Cortex auf komplexe Gestalten (z. B. Gesichter und Hände). Die Antworteigenschaften von Zellen jeweils höherer Ordnung entstehen durch Integration der Antworteigenschaften von Zellen niederer Ordnung. Die Abbildung wurde übernommen aus Roth (1995, S. 141).

butiv-parallele Informationsverarbeitung statt. Auch das Wahrnehmen von Gesichtern wird heute, trotz der Existenz von „Gesichter-Neuronen", auf eine „Ensemble-Kodierung" und nicht auf einzelne „Detektorzellen" zurückgeführt (Young & Yamane, 1993). Allerdings sind nur relativ wenige Gesichter-Neurone nötig, um ein Gesicht eindeutig zu erkennen. Die Beteiligung mehrerer Zellen hat offensichtliche Vorteile. Sie ermöglicht die Bildung von Invarianzen und eine erhöhte Erkennungsgenauigkeit durch Mittelwertsbildung. Außerdem wäre es für den Organismus sehr riskant, eine so wichtige Funktion einer einzelnen Zelle anzuvertrauen.

2.6.2 Zusammenbinden von neuronalen Erregungsmustern durch Synchronisation

Grundlage für das Zusammenbinden von räumlich über das Gehirn verteilten neuronalen Gruppen zu einem gemeinsamen Erregungsmuster ist mit großer Wahrscheinlichkeit ein *zeitlicher Integrationsmechanismus*. Durch Synchronisation ihrer Entladungen können auch weit über das Gehirn verteilte Neuronengruppen zu „cell assemblies" im Sinne von Hebb (1949) zusammengeschlossen werden.

Abbildung 2.7 stellt diese beiden sich ergänzenden Mechanismen der Bildung von Wahrnehmungseinheiten dar. Im oberen Teil ist das hierarchische Modell von Hubel und Wiesel dargestellt, im unteren Teil das Zusammenbinden von cell assemblies durch einen Zeitkodierungsmechanismus.

Wie der Synchronisationsmechanismus genau funktioniert, ist immer noch ein aktueller Forschungsgegenstand. *Dass* so etwas stattfindet, kann inzwischen aber als recht gut nachgewiesen gelten (Engel, 1996; Singer, 1999). Zu diesem Nachweis hat auch Wolfgang Miltner von der Universität Jena beigetragen (Miltner, Braun, Arnold, Witte & Taub, 1999). In einer Versuchsanordnung der klassischen Konditionierung wurde ein drei Sekunden lang angeknipstes rotes Raumlicht mit einem elektrischen Schlag am Mittelfinger einer Hand am Ende dieser drei Sekunden gepaart. Diese Paarung wechselte sich ab mit der Paarung grünes Licht – kein Schlag. Wir wissen seit Pavlov, dass nach einigen solchen Paarungen das rote Licht allein die gleiche Reaktion auslöst wie der elektrische Schlag. CS und UCS binden sich zusammen zu einem gemeinsamen neuronalen Erregungsmuster. Das war auch hier der Fall. Mit Elektroden am visuellen Cortex (zur Messung der durch die Farbe ausgelösten Aktivierung) und am somatosensorischen Cortex (zur Erfassung der durch den Schlag ausgelösten Aktivierung) – es handelt sich um zwei deutlich auseinander liegende Hirnareale – wurde die hirnelektrische Aktivität in verschiedenen Frequenzbändern während der Lerndurchgänge untersucht. Es zeigte sich eine zunehmende Kohärenz (Synchronisation) der Hirnaktivität im Gamma-Band zwischen 37 und 43 Herz nur während der Paarungen rote Farbe – Schlag. Dies bestätigt die Gültigkeit der auf Hebb zurückgehenden Annahme: „Cells that fire together wire together" auch dann, wenn die Neurone nicht direkt mit einer Synapse miteinander verbunden sind. Die andere Version der Hebb'schen Regel ist nämlich die, dass, wenn ein präsynaptisches und ein postsynaptisches Neuron gleichzeitig erregt sind, die Verbindungsstärke zwischen ihnen wächst.

Psychotherapeuten können einfache Regeln sehr schätzen, weil sie ihr Wissen unter höchst komplexen Bedingungen anwenden müssen. Hier ist eine: Was (im Gehirn) immer wieder gleichzeitig aktiviert wird, wächst zusammen. Das eine Erregungsmuster löst in Zukunft das andere aus. Ein Beispiel für eine therapeutische Anwendung der Regel: Wenn ich es als Therapeut zulasse, dass ein Patient in den Therapiestunden mit mir immer wieder überwiegend negative Emotionen erlebt, werden meine Person, der Therapieraum, der bevorstehende Sitzungstermin zu einem Auslöser von negativen Emotionen für ihn, ohne dass er und ich das wollen. Negative Emotionen gehen mit Aktivierung des Vermeidungssystems einher (s. dazu ausführlich Kapitel 4). Das ist das

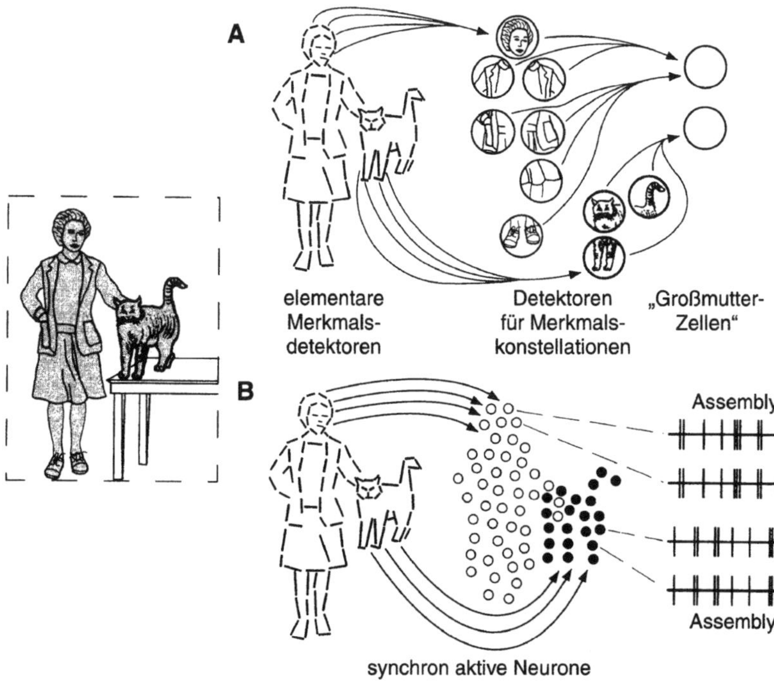

Abbildung 2.7: Zwei verschiedene Modelle zur Lösung des Bindungsproblems:

A) Integration durch anatomische Konvergenz.
Dieses Modell nimmt an, dass auf niedrigen Verarbeitungsebenen zunächst elementare Objektmerkmale wie etwa die Orientierung von Konturen detektiert werden. Durch progressive Konvergenz der Verschaltung gibt es auf höheren Ebenen der Verarbeitung dann Zellen mit zunehmend spezifischeren Antworteigenschaften. An der Spitze der Hierarchie stehen Neurone (die so genannten „Großmutterzellen“), die als spezifische Detektoren für ganze Objekte – in diesem Fall für die Frau und ihre Katze – dienen.

B) Bindung von Objektmerkmalen durch neuronale Synchronisation.
Das Zeitcodierungsmodell nimmt an, dass Objekte im visuellen Cortex durch Assemblies von synchron feuernden Neuronen repräsentiert werden. Im hier gezeigten Fall würden die Frau und ihre Katze durch jeweils eine solche Assembly neuronal dargestellt (durch offene und gefüllte Symbole angedeutet).

Diese Assemblies bestehen aus Neuronen, die elementare Objektmerkmale detektieren. Die Zusamnengehörigkeit der Merkmale wird dabei durch die zeitliche Korrelation zwischen den Neuronen einer Assembly abgebildet (rechts). Diejenigen Neuronen, die zum selben Zellverband gehören, feuern nach der Zeitcodierungshypothese jeweils synchron. Zwischen den beiden Assemblies besteht jedoch keine feste zeitliche Beziehung (aus Roth & Prinz: Kopf-Arbeit, 1996 © Elsevier GmbH, Spektrum Akademischer Verlag, Heidelberg).

Gegenteil von dem, was ich erreichen will. Konsequenz: Ich muss dafür sorgen, dass der Patient im Zusammensein mit mir überwiegend positive Emotionen erlebt. Wie ich das erreiche, ist eine Frage für sich. Aber ich muss es erreichen, wenn ich möchte, dass er sich öffnet und auf die Therapie einlässt. Das hat handfeste Konsequenzen für die Beziehungsgestaltung und für das therapeutische Vorgehen (Stichwort Ressourcenaktivierung). Mehr dazu in Kapitel 5.

2.7 Die neuronale Konstituierung von Wahrnehmungseinheiten

Es ist also vor allem die immer wieder erfolgende *gleichzeitige Aktivierung* derselben Neuronen und Neuronenverbände, die der Bildung neuronaler Erregungsmuster, neuronaler Gruppen, cell assemblies, neuronaler Ensembles oder wie immer wir sie nennen wollen, zu Grunde liegt. So kommt es, dass wir die alltäglich vorkommenden Gegenstände unserer Welt: Tische, Stühle, Autos, Menschen, Buchstaben, Zahlen mit großer Sicherheit sofort erkennen als das, was sie sind. Ihnen liegen zigtausendfach gebahnte neuronale Erregungsbereitschaften zu Grunde. Die Bahnungen sind unter den unterschiedlichsten Bedingungen erfolgt, so dass sich das Erkennen eines Gegenstandes auf das stützt, was bei aller Verschiedenheit der Objekte dieser Art invariant bleibt. Wir entwickeln einen Begriff, ein Schema eines Stuhls, das von jedem einzelnen Exemplar und den Bedingungen, unter denen wir es sehen, unabhängig ist. Wir erkennen einen Stuhl, auch wenn er umgestürtzt ist und auf dem Kopf steht. Es ist deswegen sprichwörtlich sehr schwer, jemandem ein X für ein U vorzumachen.

So einfach das Erkennen eines Stuhls erscheint, seiner Wahrnehmung liegt doch ein sehr komplexer Prozess zu Grunde. Abbildung 2.8 zeigt, wie viele Einzelmerkmale durch darauf spezialisierte Neuronengruppen parallel verarbeitet werden müssen, damit es zu der Wahrnehmungseinheit „Stuhl" kommt. Nach Kandel muss man davon ausgehen, dass am Zustandekommen so relativ einfacher Wahrnehmungsinhalte immer schon hunderttausende von Neuronen beteiligt sind.

Der Neurobiologe Gerhard Roth schreibt dazu:

> „Es gibt kein Neuron oder Neuronenverband, die ein Objekt wie einen Stuhl in all seinen Details *und* in seinen verschiedenen Bedeutungen repräsentieren können. Die Wahrnehmung eines konkreten Objektes erfordert die *simultane* Aktivität vieler Zellverbände, die jeweils nur sehr begrenzte Aspekte kodieren, seien es Detailaspekte oder Kategorienaspekte, und diese Zellverbände sind weit über das Gehirn verstreut. Nirgendwo gibt es ein einzelnes Zentrum, in welchem all diese Informationen zusammenlaufen.
>
> Dies widerspricht nun eklatant unserer subjektiven Empfindung. Wir nehmen *nicht* die Umrisse eines Stuhls getrennt von seiner Farbe wahr, die Farbe getrennt von der Helligkeitsverteilung und – wenn wir ihn bewegen – getrennt von seiner Bewegung. Erst recht nehmen wir nicht die Bedeutung „Stuhl" getrennt von den anderen Aspekten wahr. Diese Komponenten des Wahrnehmungsakts bilden vielmehr eine *Wahrnehmungs- und Bewusstseinseinheit* (…)
>
> Wie aber wird die im „Normalzustand" subjektiv empfundene *Einheit der Wahrnehmung* im Gehirn hergestellt? Diese Frage ist identisch mit der Frage nach der Konstitution von Objek-

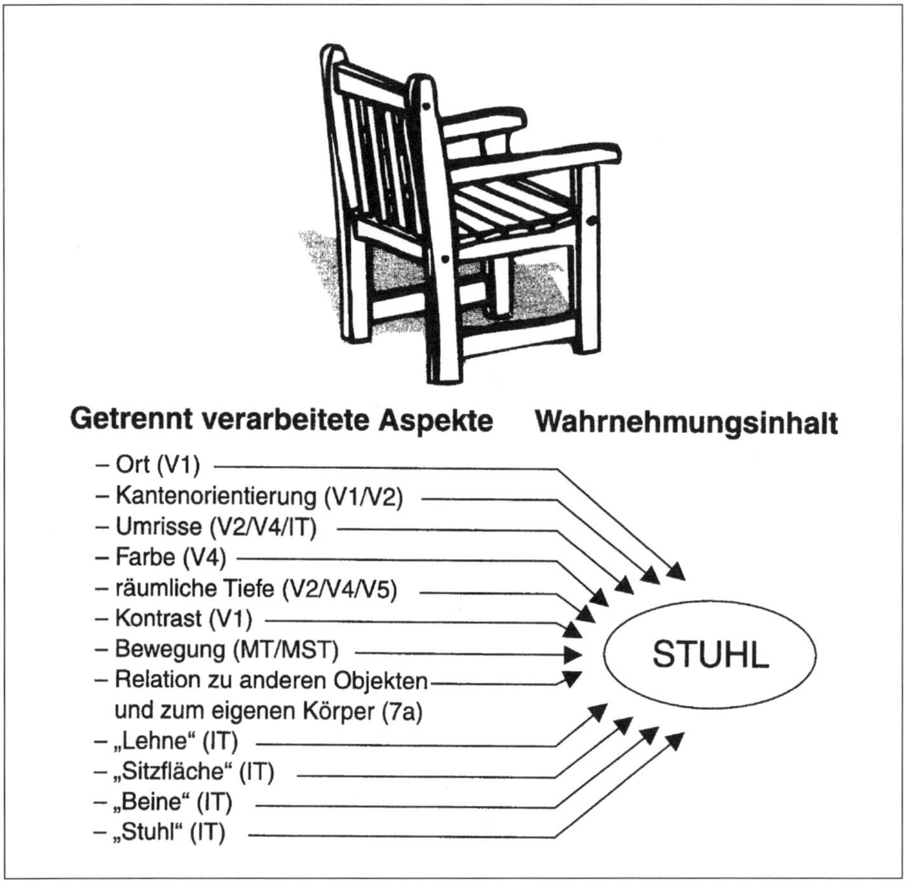

Abbildung 2.8: Integration der Wahrnehmung am Beispiel eines Stuhls.

Links sind die unterschiedlichen corticalen Areale angegeben, die an der Verarbeitung der visuellen Details bzw. an der Identifizierung der Teile des Gegenstandes und schließlich der Identifizierung des ganzen Gegenstandes als Stuhl beteiligt sind. Auf die einzelnen Hirnareale braucht hier nicht im Einzelnen eingegangen zu werden, denn es kommt auf das Prinzip und nicht auf das spezifische Beispiel an. Die Abbildung wurde übernommen aus Roth (1995, S. 234).

ten und Szenen überhaupt. Die Regeln, nach denen dies geschieht, können nicht aus den Nervenzellen oder gar Synapsen selber stammen, denn Neurone und Synapsen wissen nichts; was sie tun, ist neutral gegenüber der Bedeutung ihrer Aktivität.

Die bedeutungskonstituierenden Regeln der Wahrnehmung ergeben sich aus der *Vorerfahrung* des kognitiven Systems. Zu dieser Vorerfahrung gehört natürlich zuallererst die Grundorganisation des Gehirns, wie sie sich in der Stammesgeschichte herausgebildet hat, also die Tatsache, dass unser Gehirn ein typisches Wirbeltier-, Säugetier- und Primatengehirn ist. Weiterhin gehört dazu, dass sich Sinnesorgane im Normalfall bei allen Angehörigen der Art, Gattung usw. in gleicher Weise mit bestimmten Hirngebieten *geordnet* verknüpfen und dass dann diese Hirngebiete sich untereinander in ebenso geordneter Weise verbinden. All dies geschieht teilweise erfahrungsunabhängig, freilich nicht in der Weise, dass es Gene gäbe, die dies alles exakt vorschreiben. Vielmehr bestehen während der Individualentwicklung des Gehirns bestimmte genetische Rahmenbedingungen, unter denen sich die strukturelle Ordnung des Gehirns und damit das System der Erzeugung primärer Bedeutungen in selbstorganisierender, *epigenetischer* Weise ausbildet (…)

Was im jugendlichen und Erwachsenenalter wahrgenommen wird, vollzieht sich im Rahmen dieser teils genetisch vorgegebenen, teils frühontogenetisch erworbenen Grundausrüstung. Diese Grundausrüstung bestimmt weitgehend die perzeptive und präkognitive Phase der Wahrnehmung, zum Beispiel die Art, wie im visuellen System Helligkeit, Kontrast, Farbe, Bewegung verarbeitet werden und wie Raum- und Tiefenwahrnehmung sich entwickeln. Die meisten dieser unbewussten und automatisierten Prozesse sind durch spätere individuelle Erfahrung nicht mehr modifizierbar." (Roth, 1995, S. 233–237)

Die von Roth aufgeführten Sachverhalte sind die Grundlagen unseres Realitätskontaktes mit der Umgebung und auch die Grundlage dafür, dass wir uns über unsere Umwelt, ja sogar über unsere subjektiven Erfahrungen, miteinander verständigen können. Wir können wegen dieser Sachverhalte davon ausgehen, dass die anderen Menschen auch ein rot sehen, wenn wir es sehen und das sich ihre Wut so ähnlich anfühlt, wie wir selbst uns fühlen, wenn wir wütend sind. Inwieweit das wirklich so ist, werden wir nie erfahren, denn es fehlt ein Kriterium für die qualitative Gleichheit der subjektiven Erfahrungen. Mit diesem Problem der „Qualia" quälen sich die Philosophen schon lange herum (Nagel, 1974). Aber praktisch funktioniert unser Zusammenleben recht gut unter der stillschweigenden Annahme, dass der andere etwas ähnliches meint und kennt wie ich, wenn wir von Liebe, Ärger, Ungeduld, Freude usw. sprechen.

2.8 Neuronale Schaltkreise

Stellen wir uns vor, Sie sitzen im Zug und lesen ein Buch. Ihre Gedanken schweifen ab, Sie denken daran, wie es sein wird, wenn Sie nach Hause kommen. Sie freuen sich darauf. Draußen gleitet vor Ihren Augen die Landschaft vorbei. Sie kennen sie gut, Sie sind schon einmal in Ferien hier gewesen und haben schöne Erinnerungen daran. In Ihrem Waggon unterhalten sich drei ausländische Touristen ziemlich laut über die Reiseerfahrungen, die Sie in Ihrem Land gemacht haben und machen sich lustig über Ihre Landsleute. Sie hören eine Zeit lang zu und beginnen sich zu ärgern. Am liebsten würden Sie eine Bemerkung machen, aber Sie halten sich dann doch lieber zurück und schweigen. Sie können sich deswegen aber nicht mehr auf ihr Buch konzentrieren.

Solche reichhaltigen Erfahrungen entsprechen mehr unserer alltäglichen Wirklichkeit als die Wahrnehmung einzelner Objekte wie eines Stuhls. In Wirklichkeit ist unser Gehirn nie nur mit der Wahrnehmung einzelner Objekte beschäftigt. Allein die Inhalte unserer aktuellen visuellen Wahrnehmungen sind weit vielfältiger. Wir sehen innerhalb von Sekunden ganze Landschaften mit Bergen, Bäumen, Häusern, Straßen, Autos, Menschen. Hinzu kommen akustische Wahrnehmungen, Gerüche, Tastempfindungen, wir fühlen uns hungrig oder durstig, uns ist warm oder kalt, wir fühlen uns wohl oder leiden unter Schmerzen. Gleichzeitig gehen uns Erinnerungen durch den Kopf, entstehen Gefühle und Handlungsimpulse. In jedem Moment verhalten wir uns darüber hinaus in bestimmter Weise, machen einen bestimmten Gesichtsausdruck, sitzen locker oder angespannt da, reden oder schweigen. Und all das verändert sich von Sekunde zu Sekunde.

An jedem der soeben aufgeführten Aspekte unseres Erlebens und Verhaltens ist ein komplexer *neuronaler Schaltkreis* beteiligt, der jeweils spezifische Hirnareale und neuronale Gruppen einbezieht. Wenn wir unsere Hirnaktivität in solchen Situationen mit einem funktionalen Magnetresonanzimaging (fMRI) untersuchen könnten, das die jeweils besonders aktiven Hirnregionen von den anderen optisch abhebt, erhielten wir von Sekunde zu Sekunde ganz unterschiedliche Aktivitätsmuster. In Wirklichkeit können wir solche natürlichen Abläufe leider nicht mit bildgebenden Verfahren untersuchen, weil der Kopf dafür bewegungslos in einer Röhre liegen muss, die Teil einer komplizierten Apparatur ist, die viel Platz braucht und ziemlichen Lärm macht. Wir können mit diesen Methoden daher vorerst nur diejenigen menschlichen Hirnaktivitäten untersuchen, die sich unter solchen durch die Apparatur bestimmten Bedingungen provozieren lassen. Darüber hinaus ist das zeitliche Auflösungsvermögen dieser Verfahren zu beschränkt, um Abläufe wie die gerade beschriebenen untersuchen zu können.

Aber man kann Versuchspersonen in solchen Scannern bestimmte Bilder darbieten, sie sich etwas vorstellen lassen, sie bestimmte kognitive Aufgaben lösen lassen und dabei Aufnahmen machen, die einem zeigen, welche Hirnareale bei der jeweiligen Stimulierung oder Tätigkeit besonders aktiviert und welche deaktiviert sind. Man kann auch die spontane Hirnaktivität verschiedener Personengruppen abbilden und miteinander vergleichen, also etwa von Depressiven und Nichtdepressiven, oder man kann dieselben Menschen zu unterschiedlichen Zeitpunkten miteinander vergleichen, etwa schizophrene Patienten, wenn sie gerade halluzinieren und wenn die Halluzinationen aufgehört haben.

Die vielen Untersuchungen mit bildgebenden Verfahren, die inzwischen zu den verschiedensten inhaltlichen Fragestellungen gemacht wurden, zeigen eines in aller Deutlichkeit: es gibt nicht jeweils einen Ort im Gehirn, an dem sich eine bestimmte psychische Funktion lokalisieren lässt. Allen Funktionen, jeder Wahrnehmung, Vorstellung, jedem Gefühl und jedem Willensakt liegen komplexe Schaltkreise zu Grunde, an denen mehrere Hirnareale beteiligt sind. Es gibt nicht „den“ Sitz des Willens, der Aufmerksamkeit, des Bewusstseins, der Angst, des Gedächtnisses. Aber es gibt jeweils spezifische Hirnregionen, deren Funktionsfähigkeit und Aktivierung für eine bestimmte Funktion notwendige Voraussetzung ist. Wenn beidseitig der Hippocampus nicht mehr funktionsfähig ist, können z. B. keine expliziten Gedächtnisinhalte mehr gebildet werden. Man kann sich also später nicht mehr daran erinnern, was man erlebt.

Das meiste, was wir über den Ausfall bestimmter Funktionen kennen, wissen wir aus Beobachtungen und Untersuchungen an Hirnverletzten oder aus Untersuchungen an Tieren, bei denen bestimmte Schädigungen im Hirn gezielt herbeigeführt wurden. Vor Erfindung der bildgebenden Verfahren haben solche Beobachtungen manchmal tatsächlich zu der

Annahme verleitet, der jeweils geschädigte Teil des Gehirns sei Sitz der entsprechenden Funktion. Die bildgebenen Verfahren haben diese Sicht korrigiert. Sie zeigen, dass an der jeweiligen psychischen Funktion nicht nur dieser eine Hirnteil, sondern noch viele weitere beteiligt sind. Wenn wir später erinnerbare Gedächtnisinhalte bilden, ist keineswegs nur der Hippocampus aktiv, sondern viele weitere Hirnregionen sind gleichzeitig aktiviert. Hirngebiete, die regelmäßig zusammenarbeiten, sind untereinander mit Projektionsbahnen verbunden. Sie sind die Grundlage für die gut eingespielten neuronalen Schaltkreise, die das neuronale Geschehen in jeweils bestimmter Weise ordnen.

Im Folgenden werde ich einige solche neuronalen Schaltkreise etwas genauer vorstellen. Diese Vorstellungen sollen mehrere Funktionen erfüllen.

- Sie sollen ein Bild von der Komplexität der Hirntätigkeit vermitteln.
- Sie sollen konkreter machen, was mit einem neuronalen Schaltkreis gemeint ist.
- Sie sollen, gewissermaßen en passant, die Funktion der für die Psychotherapie wichtigsten Hirnareale aufzeigen. Ich gehe auf die Funktion einzelner Hirnareale immer im Kontext bestimmter inhaltlicher Fragen ein. Man könnte auch umgekehrt vorgehen und aufführen, welche Hirnareale für welche Funktionen zuständig sind. Aber das ist erstens ziemlich langweilig und könnte zweitens zu einem falschen Eindruck führen, denn kein Hirnareal kann seine Funktion ohne enge Zusammenarbeit mit anderen Arealen erfüllen.
- Sie sollen exemplarisch zeigen, dass *jedem* Bereich menschlichen Erlebens neuronale Schaltkreise zu Grunde liegen. Ich habe deshalb auch zwei sehr spezifische Beispiele einbezogen, die gar nichts mit klinischen Fragen oder Psychotherapie zu tun haben, nämlich Ergriffenheitsgefühle beim Musikhören und Verliebtheitsgefühle.
- Die anderen behandelten Schaltkreise sind wesentlich komplexer. Sie betreffen ganze psychische Funktionen wie die Bildung erinnerbarer Gedächtnisinhalte, Angst, intentionales Handeln, Bewusstsein und Willensentscheidungen. Anders als die beiden spezifischeren Schaltkreise zuvor sind diese Schaltkreise praktisch permanent aktiviert und bestimmen einen großen Teil des Seelenlebens. Über jeden dieser Bereiche ließen sich ganze Bücher schreiben. Ich behandle die neuronalen Grundlagen dieser psychischen Funktionen hier selektiv unter dem Gesichtspunkt, welche Perspektiven sich daraus für die Psychotherapie ergeben.

Beginnen wir mit den Schaltkreis für die Bildung erinnerbarer Gedächtnisinhalte.

2.8.1 Bildung neuer Gedächtnisinhalte

Auf die wichtige Rolle des Hippocampus für die Gedächtnisbildung wurde man mehr oder weniger zufällig in den fünfziger Jahren durch ein tragisches Versehen aufmerksam. Einem Patienten Henry M., der unter extremen epileptischen Anfällen litt, wurde einseitig ein großer Teil des Temporallappens, von dem die epileptischen Anfälle ausgingen, chirurgisch entfernt. Darunter war auch der gesamte Hippocampus. Die Ärzte wussten vor der Operation nicht, dass der Hippocampus auf der anderen Seite des Gehirns bereits total verkümmert war. Die Epilepsie besserte sich, aber die Operation hatte eine von den Ärzten so nicht erwartete Nebenwirkung:

Henry M. konnte sich nach der Operation an überhaupt nichts mehr erinnern, was er erlebte und tat. Anfangs dachte man, er habe sein ganzes Gedächtnis verloren. Aber mit der Zeit zeigte sich, dass seine Ausfälle ganz spezifischer Natur waren. Die Beobachtungen, die man bei diesem Patienten machte, und die gezielten Untersuchungen, die man daraufhin mit ihm durchführte, ließen ein ganz anderes Bild vom Gedächtnis entstehen, als man es bis dahin hatte. H. M. ist zu einem der bestuntersuchten Fälle der Neurologie geworden und in die Geschichte der Neurowissenschaft eingegangen. Er hat viel zu unserem heutigen Wissen über das Gedächtnis beigetragen.

Henry hatte nämlich nicht sein gesamtes episodisches Gedächtnis verloren. Er konnte sich an Ereignisse, die längere Zeit zurücklagen, zum Teil noch recht gut erinnern, und zwar umso besser, je länger sie zurücklagen. Das ist gerade das Gegenteil von dem, was normalerweise der Fall ist. Menschen mit gesundem Gehirn erinnern sich besser an Geschehnisse, die noch nicht so lange her sind. Henry verfügte auch weitgehend noch über das normale Wissen über die Welt (semantisches Gedächtnis), seine Fähigkeit zu sprechen war erhalten (semantische Gedächtnis für die Wortbedeutungen und prozedurales Gedächtnis für die Anwendung der Syntax und Grammatik) und seine Intelligenz bewegte sich auf einem durchschnittlichen Niveau. Nur war alles immer völlig neu für ihn, was nach seiner Operation geschah. Er konnte Dinge für einige Sekunden behalten, aber er konnte sie nicht mehr zu einem dauerhaften Gedächtnisbesitz machen. Auch sein Bild von sich selbst war in der Vergangenheit verankert. Er konnte sich nicht mehr selbst im Spiegel erkennen, wohl aber auf alten Photos.

Verschiedene Untersucher führten mit Henry M. in den Jahren nach seiner Operation gezielt Untersuchungen durch und berichteten darüber (Scoville & Milner, 1957; Milner, 1965, 1967, 1972; Corkin,1968; Cohen & Corkin, 1981). Brenda Milner etwa bat ihn, einen Stern abzuzeichnen, den er im Spiegelbild vor sich sah. Das ist nicht ganz leicht, denn man muss lernen, die Bewegung immer gerade in die entgegengesetzte Richtung zu machen als normalerweise. Henry lernte das fast genau so schnell wie andere Personen seines Alters. Und er behielt die erlernte Fähigkeit. Er konnte schließlich spiegelbildlich zeichnen, aber er hatte jedes Mal keine Ahnung, dass er das schon jemals zuvor getan hatte. So war es auch mit anderen Aufgaben. Er konnte schwierige motorische Fertigkeiten lernen und verfügte dann über die Fähigkeit, aber für ihn war die Aufgabe jedes mal wieder völlig neu und unbekannt, ebenso wie die Versuchsleiter, mit denen er schon wiederholt zu tun gehabt hatte.

Später wurden ähnliche Untersuchungen auf weitere Patienten mit geschädigtem Hippocampus ausgedehnt. Es zeigte sich, dass bei amnestischen Patienten die Fähigkeit zum Neulernen nicht nur für motorische Fertigkeiten erhalten bleibt, sondern auch für kognitive Tätigkeiten wie Lesen in Spiegelschrift oder das Erlernen von Strategien bei vorher unbekannten Spielen oder beim Lösen von Puzzles (Cohen & Squire, 1980). Warrington und Weiskrantz (1973) konnten zeigen, dass auch der Vorgang, den wir heute Priming nennen, bei amnestischen Patienten erhalten ist. Die Patienten bekamen Bilder oder Worte in fünf Versionen vorgelegt. Am einen Extrem waren die Bilder so unvollständig gezeichnet, dass man sie ohne weitere Information nicht erkennen konnte. Am anderen Extrem waren die Bilder vollständig ausgeführt. Auch die amnestischen

Patienten konnten, nachdem sie die vollständigen Bilder und Worte gesehen hatten, die unvollständigen Bilder immer leichter erkennen und diese Fähigkeit zur Nutzung der erhaltenen Information blieb über längere Zeit erhalten. Später konnten Weiskrantz und Warrington (1979) auch noch zeigen, dass klassische Konditionierung bei amnestischen Patienten wie bei normalen Personen möglich ist.

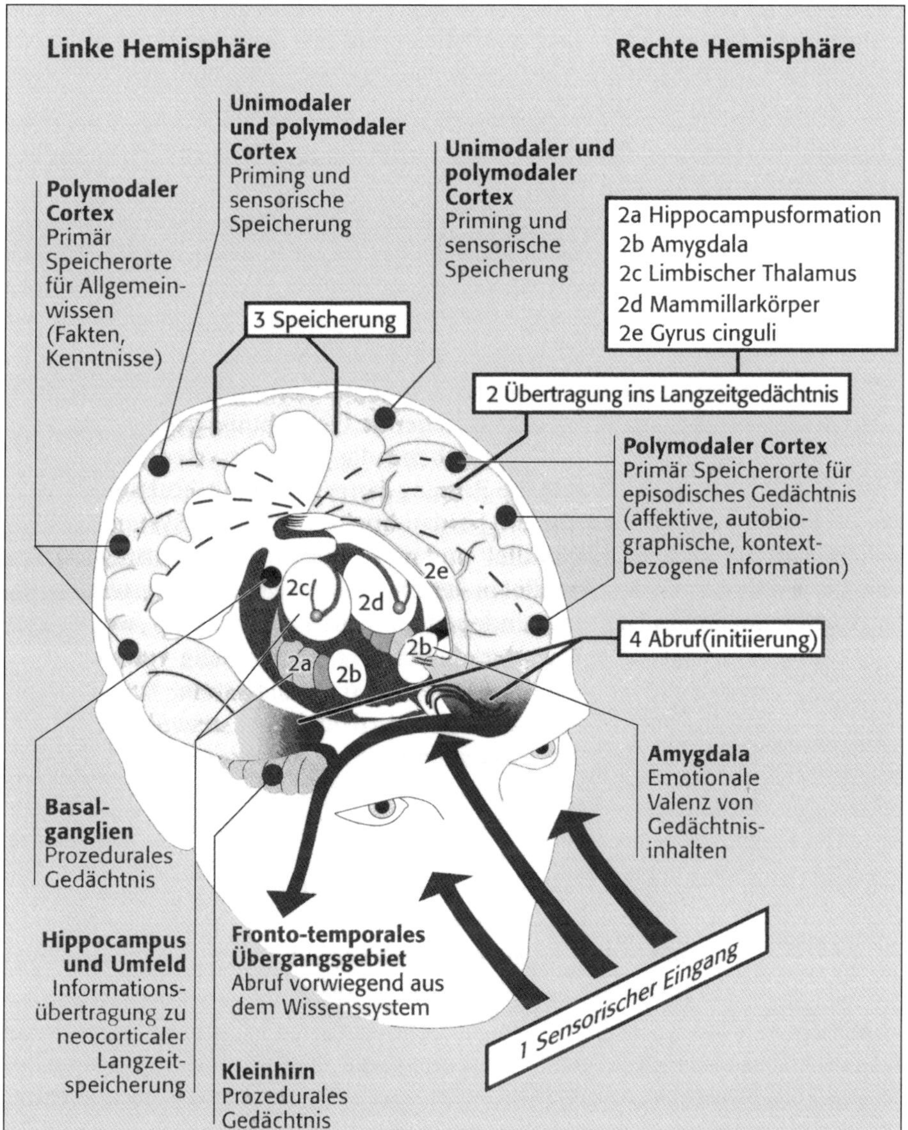

Abbildung 2.9: Überblick über die an den verschiedenen Gedächtnissystemen beteiligten Hirnregionen (aus Markowitsch, 2002, S. 104).

In der Summe führten diese und viele weitere Befunde zu der Erkenntnis, dass wir zwischen verschiedenen Formen des Gedächtnisses unterscheiden müssen (Squire, Knowlton & Musen, 1993; Squire & Zola, 1996, 1998). Squire führte die Unterscheidung von deklarativem (weil die Gedächtnisinhalte verbal deklarierbar sind) und prozeduralem Gedächtnis ein. Heute ist die Bezeichnung explizites und implizites Gedächtnis gebräuchlicher. All die bei H. M. erhaltenen Gedächtnisformen würden wir heute dem impliziten Gedächtnis zurechnen. Was durch Verlust oder Schädigung des Hippocampus verloren geht, entspricht nach heutiger Terminologie dem expliziten Gedächtnis. Auf die wichtige Unterscheidung von explizitem und impliziten Gedächtnis gehe ich wegen ihrer besonderen Bedeutung für die Psychotherapie unten noch ausführlicher ein.

Abbildung 2.9 gibt einen Überblick über die verschiedenen Hirnareale, die an der Gedächtnisbildung beteiligt sind. Dabei sind auch solche aufgeführt, die nicht zum Schaltkreis für die Bildung expliziter Gedächtnisinhalte gehören. Jedes Gedächtnissystem, also etwa das für das Lernen von Bewegungsabläufen, für Emotionen usw. hat seinen eigenen neuronalen Schaltkreis. Die Abbildung soll darüber hinaus schon einmal einen ersten allgemeinen Überblick über die Lokalisation wichtiger Hirnregionen geben, von denen nachfolgend immer wieder die Rede sein wird.

Dass der Hippocampus aber nicht einfach als der Ort betrachtet werden kann, an dem die erinnerbaren Gedächtnisinhalte aufbewahrt werden, zeigt sich daran, dass längere Zeit vor der Schädigung erworbene Gedächtnisinhalte zu einem großen Teil erhalten bleiben. Interessanterweise bleiben sie umso unbeeinträchtigter erhalten, je länger vor dem Ausfall des Hippocampus die Ereignisse ins Gedächtnis aufgenommen wurden. Je näher die Ereignisse an den Ausfall des Hippocampus heranrücken, desto schlechter wird das Gedächtnis dafür. Dies spricht dafür, dass der Hippocampus nicht nur entscheidend an der *Neubildung*, sondern auch noch über eine längere Zeit hin an der Konsolidierung expliziter Gedächtnisinhalte beteiligt ist (Squire, 1992; Squire & Kandel, 1999).

Schauen wir uns den neuronalen Schaltkreis, der an der Bildung neuer expliziter Gedächtnisinhalte beteiligt ist, einmal genauer an (Abbildung 2.10): Wenn wir irgendetwas erleben, gelangen zunächst über unsere Sinne Signale zum *visuellen, auditiven und somatosensorischen Cortex*. Dort werden sinnesspezifische Repräsentationen der Objekte und Ereignisse gebildet. Diese sinnesspezifischen Repräsentationen stellen einen ersten Verarbeitungsschritt dar. Sie werden weitergeleitet zu Konvergenzzonen im *rhinalen Cortex*, einer Region, die dem *Hippocampus* unmittelbar benachbart ist und deswegen auch als *parahippocampale Region* bezeichnet wird. Diese Konvergenzzonen integrieren die verschiedenen sinnesspezifischen Signale zu einer multimodalen Repräsentation der augenblicklichen Situation. Diese Repräsentationen haben eine gewisse Unabhängigkeit von den ursprünglichen Sinnesmodalitäten. Es sind gesamthaft wahrgenommene Situationen, nicht einzelne Sinneseindrücke, die schließlich bewusst wahrgenommen und behalten werden. Deswegen können aus Wahrnehmungen auch Konzepte werden, abstrakte Repräsentationen, die unabhängig von spezifischen Sinnesmodalitäten sind. Der Hippocampus bekommt Input von mehreren Konvergenzzonen im rhinalen Cortex und kann deswegen auch als eine Art Superkonvergenzzone betrachtet werden.

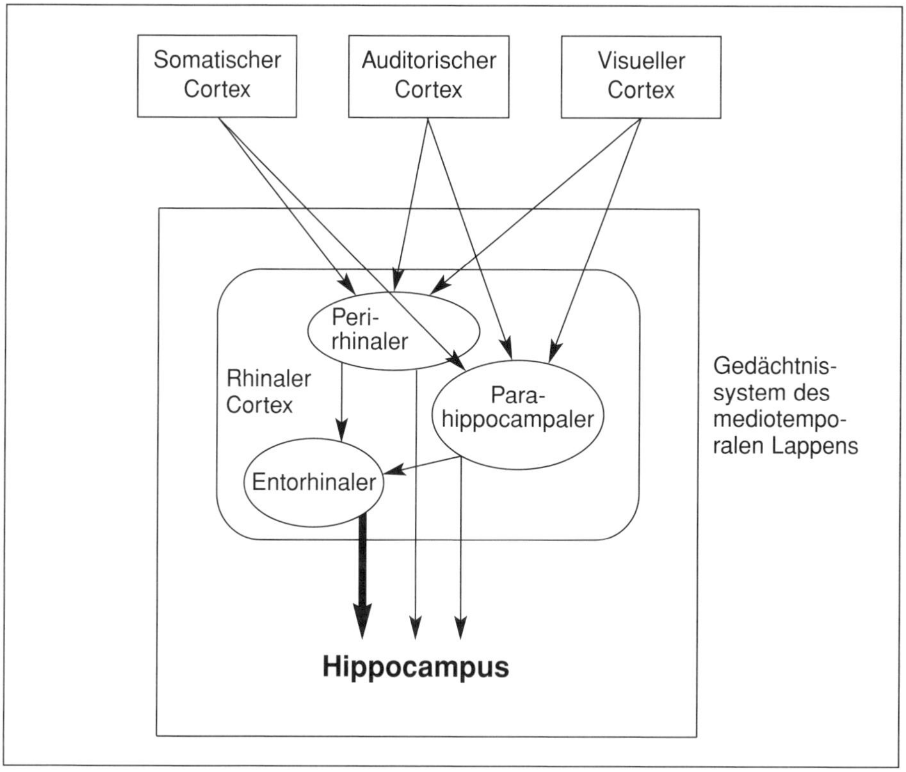

Abbildung 2.10: Der rhinale Cortex und der Hippocampus als hintereinander geschachtelte Konvergenzzonen, in denen Signale der verschiedenen Sinnessysteme integriert werden (nach LeDoux, 2002, S. 105).

Schon von den sinnesspezifischen corticalen Arealen, aber auch auf den verschiedenen Stufen der weiteren Signalverarbeitung gehen alle Signale immer auch an den *Thalamus*, die zentrale Schaltstation im Gehirn, die darüber entscheidet, ob die eingegangenen Signale wichtig genug sind, um weiterverarbeitet zu werden. Um diese Entscheidung treffen zu können, muss der Thalamus in dauernder enger Verbindung stehen mit jenen Regionen im *präfrontalen Cortex*, in denen unsere aktuellen Ziele und überdauernden motivationalen Bereitschaften repräsentiert sind. Bei hoher Bedeutsamkeit von Ereignissen werden schon auf dieser Stufe Regionen aktiviert, die mit positiven oder negativen Gefühlen verbunden sind, wie die *Amygdala* und der *ventromediale Teil des präfrontalen Cortex*. Abbildung 2.11 vermittelt eine Vorstellung von der Lage dieser an der Gedächtnisbildung beteiligten Regionen im Gehirn.

In gleich enger Verbindung steht der Thalamus jederzeit mit dem *zentralen Arbeitsspeicher*, an dem mehrere Regionen im präfrontalen Cortex beteiligt sind. Vom Arbeitsspeicher wird die *Aufmerksamkeit* zugewiesen, welche einkommende Signale erfahren, solange nicht plötzliche, unerwartete, vom Thalamus als wichtig bewertete Signale von

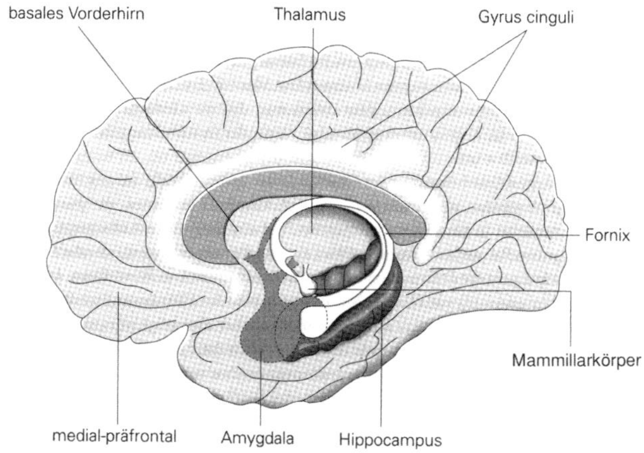

Abbildung 2.11: Lokalisation der an der Bildung erinnerbarer Gedächtnisinhalte beteiligten Hirnareale (aus Deneke, 2001, S. 79); Originalabbildung: Kolb & Wishaw (1990) Fundamentals of human neuropsychology (3rd ed.). New York: W. H. Freeman.

außen die Aufmerksamkeit auf sich ziehen. Die Möglichkeit, dass die Aufmerksamkeit jederzeit „von außen erobert" werden kann, ist überlebenswichtig, denn sonst könnte man, während der Arbeitsspeicher mit der Verarbeitung seiner selbstgenerierten Inhalte beschäftigt ist, unvermittelt in größte Gefahr geraten. Die Beteiligung jener Hirnareale, die den Arbeitsspeicher repräsentieren, an den nächsten Stufen der Signalverarbeitung ist Voraussetzung dafür, dass aus diesen Signalen überhaupt explizite Gedächtnisinhalte gebildet werden. Was gar nicht in den Arbeitsspeicher gelangt, dessen Signalverarbeitung mit der Qualität von Bewusstheit einhergeht, wird nicht dem Hippocampus zugeleitet und ist deswegen später nicht erinnerbar.

Die zweite wichtige Einflussquelle auf die Bildung expliziter Gedächtnisinhalte ist die *motivationale Bedeutsamkeit* der bewusst gemachten Wahrnehmungen. Sie wird gespiegelt in den Emotionen, welche die Wahrnehmungen begleiten. Damit kommen weitere Schaltkreise ins Spiel. Bewusst wahrgenommen wird alles, auf das sich unsere Aufmerksamkeit richtet. Für die Wahrnehmungen werden zunächst nur die AMPA- und GABA-Rezptoren (s. o.) der empfangenden Neuronen aktiviert. Diese Aktivierung geht blitzschnell und das erlaubt sehr schnell wechselnde Wahrnehmungen. Diese Rezeptoren haben aber noch nichts mit der Bildung von Gedächtnisinhalten zu tun. Erst wenn die an einem neuronalen Schaltkreis beteiligten Neurone immer wieder aktiviert werden, wenn die Wahrnehmung also andauert, werden die NMDA-Rezeptoren aktiviert. Über den dadurch eingeleiteten zellinternen „Second Messenger" Prozess wird die Übertragungsbereitschaft der an dem neuronalen Schaltkreis beteiligten Synapsen etwas längerfristiger (für Sekunden bis Minuten) verändert. Dadurch entsteht ein positiver Rückkopplungsprozess. Die bei fortdauernder Wahrnehmung eintreffenden Signale werden immer leichter übertragen und es kommt zu der weiter oben beschriebenen weiterreichenden zellinternen „Second Messenger“ Kaskade (cAMP-PKA-CREB, s. o.), die über die Transkription von Genen die Ausbildung weiterer Synapsen und über retrograde Second Messenger zum präsynaptischen Neuron die Erregungsübertragungsbereitschaften zwischen den beteiligten Neuronen massiv verstärkt. An dieser letzteren Kaskade, die für die Bildung langfristiger Gedächtnisinhalte am wichtigsten ist, sind aber nicht nur die NMDA-Rezeptoren beteiligt, sondern insbesondere ligandengesteuerte Rezeptoren. Das sind solche, die auf die Bindung von Neuromodulatoren wie Dopamin, Adrenalin, Acetylcholin und Serotonin spezialisiert sind.

Wenn während einer Wahrnehmung viel Dopamin im synaptischen Spalt verfügbar ist, bindet es an die *Dopaminrezeptoren* der postsynaptischen Zelle an und trägt zur Positivierung der Membran und damit zur Auslösung eines Aktionspotenzials bei. Gleichzeitig starten die Dopamin-Ionenkanäle von sich aus einen „Second Messenger“ Prozess, wie ich ihn gerade zuvor angesprochen habe. Die über die NMDA-Rezeptoren initiierte Gedächtnisbildung kann durch solche an den Dopaminrezeptoren ausgelösten „Second Messenger“ Kaskaden ganz massiv verstärkt werden. Dopamin wird von dopaminergen Neuronen ausgeschüttet. Das *Dopaminsystem* spielt eine zentrale Rolle für motivationale Anreize und für Belohnung (Berridge & Robinson, 1998; Rolls, 2000; s. dazu ausführlich Kap. 4). Man spricht sogar vom Dopaminsystem als dem Belohnungssystem. Der Hippocampus ist, wie auch der präfrontale Cortex und das ganze limbische System, mit dopaminergen Neuronen gut versorgt. Wenn nun gleichzeitig mit den Wahrnehmungen, um deren spätere Erinnerung es uns geht, das Dopaminsystem aktiviert ist – das ist z. B. der Fall, wenn starke motivationale Ziele aktiviert sind – dann wird über die Dopaminrezeptoren der an dem neuronalen Schaltkreis beteiligten Neuronen die Gedächtnisbildung sehr verstärkt. So kommt es, dass wir die Dinge viel leichter lernen, die wir gerne lernen wollen. Wenn man sich gerade frisch verliebt hat und die Telefonnummer des/der Angebeteten hört, braucht es vielleicht nur diesen einen „Lerndurchgang“, um diese Zahlen für lange im Gedächtnis zu behalten. Wenn man ganz sicher gehen will, sollte man die Zahlen allerdings zwischendrin memorieren, d. h. in den zentralen Arbeitsspeicher rufen, denn die Verweildauer im zentralen Arbeitsspeicher korreliert sehr hoch mit der späteren Erinnerung. Warum, sollte uns nach den vorangegangenen Ausführungen klar sein.

Nehmen wir für das Folgende einmal an, sowohl Aufmerksamkeit als auch motivationale Bedeutsamkeit seien gegeben. Das Ereignis, um dessen Aufnahme in unser Gedächtnis es geht, ist sehr wichtig für uns, löst ziemlich starke Gefühle aus und es füllt unser ganzes Bewusstsein aus.

Nun werden die mehrfach ingerierten Signale von den parahippocampalen Regionen weitergeleitet zu einer Inputregion des Hippocampus, dem *Gyrus dentatus*, und von dort über zwei weitere Regionen (CA3 und CA1 nach Brodman (s. Abbildung 2.12)) zu einer Outputregion, dem *Subiculum*. Von dort gibt es Projektionsbahnen zurück zu den Regionen im Parahippocampus und in den verschiedenen Cortexarealen, von denen die Signale kamen. Man spricht deshalb auch von neural *circuits*, neuronalen Schalt*kreisen*. Die Verbindungen zwischen den sinnesspezifischen Cortexarealen und dem Hippocampus sind fast alle reziprok, d. h. es geht immer hin und her.

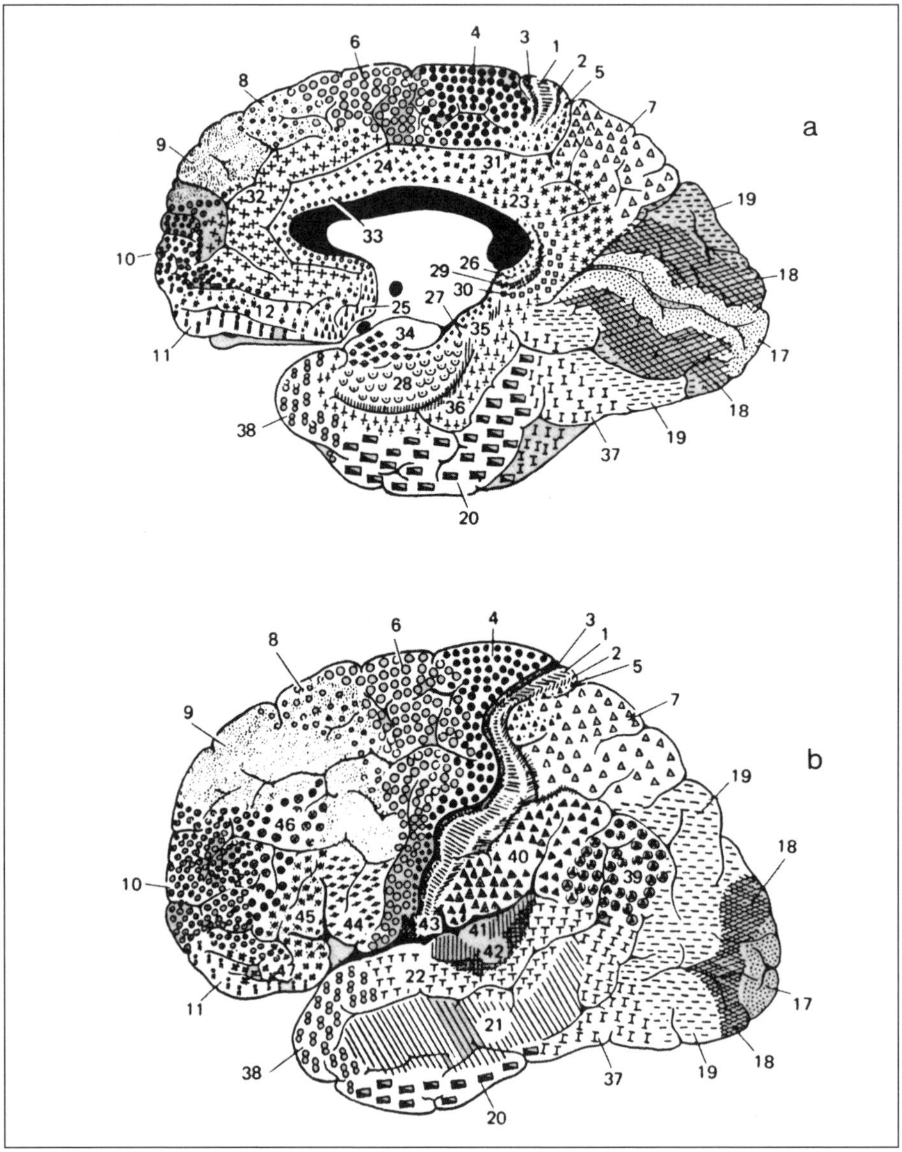

Abbildung 2.12: Überblick über die schon 1909 von Korbinian Brodman aufgestellte „zytoarchitektonische" Hirnkarte. Oben (a) die Innenansicht einer Cortexhälfte, unten (b) die Seitenansicht des Cortex. Grundlage der Einteilung war die charakteristische Struktur der Nervenzellen in dieser Region. Die Einteilung hat nichts mit den Funktionen dieser Areale zu tun. Sie wird von Hirnforschern aber immer noch zur Verständigung über die Gebiete im Gehirn benutzt, über die sie Aussagen machen. Die Angaben in Abbildung 2.8 über die Hirngebiete, die an der Wahrnehmung eines Stuhls beteiligt sind, beziehen sich z. B. auf diese Einteilung von Brodman (aus Roth, 1995, S. 50).

Die rückläufigen Verbindungen zwischen dem Hippocampus und anderen, vor allem cortikalen Regionen, führen dazu, dass auch dort die synaptischen Verbindungsstärken erhöht werden. So kommt es, dass im Laufe der Zeit explizite Gedächtnisinhalte zunehmend auch in den Regionen gespeichert werden, die an dem zuvor beschriebenen neuronalen Schaltkreis beteiligt waren. Der Hippocampus dirigiert gewissermaßen diesen Speicherungsprozess, aber er ist nicht, und zwar je länger umso weniger, der alleinige Speicherungsort.

Beim ersten Vorkommen eines Ereignisses verändern sich zunächst nur bestimmte synaptische Verbindungsgewichte im Hippocampus. Wenn sich das Ereignis oder Teile davon wiederholen, als Wahrnehmung oder als Erinnerung, nehmen die bei seinem ersten Auftreten veränderten Teile des Hippocampus an der Wiederherstellung des cortikalen Erregungsmusters teil, das beim ursprünglichen Ereignis aktiviert war. Jedes Wiederauftreten dieses Musters verändert die cortikalen Synapsen ein bisschen, und zwar immer in den Bereichen, die an der ursprünglichen Wahrnehmung beteiligt waren. Diese Vorgänge dauern auch im Schlaf an (Wilson & McNaughton, 1994; McNaughton, 1998; Nadasdy, Hirase, Czurko, Csicsvari & Buzsaki, 1999; Poe, Nitz, McNaughton & Barnes, 2000; Louie & Wilson, 2001).

Wilson und McNaughton (1994) erfassten mit einem sehr ausgeklügelten Verfahren das präzise Muster neuronaler Aktivität im Hippocampus bei Ratten, während sie eine neue Umgebung erkundeten. Später im Schlaf trat bei den Ratten dasselbe Aktivitätsmuster im Hippocampus wieder auf, so als ob sie von den Orten, die sie erkundet hatten, träumten. Es scheint eine Weiterverarbeitung des zuvor Erlebten im Schlaf stattzufinden und diese Weiterverarbeitung beinhaltet insbesondere auch eine Konsolidierung der Gedächtnisspuren. Konsolidierung heißt hier, dass immer mehr von den Hirnbereichen, die bei dem ursprünglichen Erlebnis aktiviert waren, in das Gedächtnis von diesem Ereignis einbezogen werden, indem allmählich auch dort synaptische Verbindungsgewichte verändert werden. Bontempi, Laurent-Demir, Destrade & Jaffard (1999) trainierten Mäuse in einer räumlichen Orientierungsaufgabe. Daran, so weiß man, ist der Hippocampus stark beteiligt. Sie erfassten die Hirnaktivität im Hippocampus und bestimmten cortikalen Regionen in verschiedenen Abständen seit dem Lernen, während sich die Mäuse wieder in derselben Aufgabensituation befanden. Zuerst war die Aktivität im Hippocampus besonders hoch und das Ausmaß dieser neuronalen Aktivität korrelierte mit der Gedächtnisleistung (wie gut und schnell die Mäuse den Weg fanden). Mit der Zeit ließ die Hippocampusaktivität während dieser Aufgabe nach und korrelierte nicht mehr mit der Gedächtnisleistung. Aber dafür stieg die cortikale Aktivität an und korrelierte schließlich mit der Gedächtnisleistung. Es findet mit der Zeit so etwas wie eine Verschiebung des Ortes statt, der für die Gedächtnisleistung hauptverantwortlich ist. Dieser Verschiebungsprozess erstreckt sich über längere Zeit. Je früher während dieses Verschiebungs- oder Konsolidierungsprozesses der Hippocampus ausfällt, umso weniger ist von dem Ereignis schon in anderen Hirnregionen gespeichert. Deshalb ist die Erinnerung für weit zurückliegende Ereignisse besser als für noch nicht so lang zurückliegende, wenn plötzlich der Hippocampus ausfällt.

Nach Nadel und Moscovitch (1997) dürfen diese Befunde jedoch nicht so interpretiert werden, dass der Hippocampus später überhaupt nicht mehr am Langzeitgedächtnis beteiligt ist. Das Gedächtnis werde vielmehr mit der Zeit durch Einbezug weiterer Hirnregionen immer besser abgestützt, so dass der Ausfall des Hippocampus schließlich von anderen Regionen kompensiert werden kann. Dafür, dass der ganze ursprünglich an einem Erlebnis beteiligte neuronale Schaltkreis an der Erhaltung eines Gedächtnisinhaltes beteiligt bleibt, spricht auch die bereits seit längerem bekannte Tatsache, dass man mit elektrischer Reizung von Neuronen im Temporallappen lebhafte Erinnerungen an weit zurückliegende Ereignisse auslösen kann. Offenbar wird dadurch der ganze ursprüngliche Schaltkreis aktiviert. Aber er kann eben immer noch auch vom Hippocampus aus aktiviert werden und das geht nur, wenn er an der Gedächtnisspur immer noch beteiligt ist.

Solche Beobachtungen haben Penfield und Perot (1963) in reicher Zahl berichtet. Sie machten ihre Beobachtungen bei der Operationsvorbereitung von Patienten, die an therapieresistenten epileptischen Anfällen litten und bei denen deshalb die Hirnteile, von denen die Anfälle ausgingen, operativ entfernt werden sollten. Um keine funktionell sehr wichtigen Bereiche wegzuoperieren, wurden zuvor die fraglichen Hirnareale mit feinen Elektroden stimuliert, um festzustellen, welche Funktion das jeweilige Areal hatte. Das ist für die Patienten bei vollem Bewusstsein erträglich, weil das Gehirn keine Schmerzfasern hat. So konnten die Patienten dem Operateur genau berichten, was sie erlebten, wenn ein bestimmtes Areal gereizt wurde.

Der Bericht von Penfield und Perot ist immer noch einer der eindrücklichsten und anschaulichsten Belege dafür, dass unserem Erleben und Verhalten neuronale Prozesse zu Grunde liegen. Beispielsweise konnten die Operateure durch Reizung bestimmter Stellen des morotischen Cortex Handbewegungen auslösen. Wenn man die Patienten dann fragte, weshalb sich ihre Hand bewegt hätte, waren einige überrascht darüber, dass sie sich bewegt hatte; einige erlebten die Bewegung als aufgezwungen, nicht als „ihre" Bewegung; einige wussten keine Antwort, aber andere sagten, sie hätten absichtlich die Hand gehoben. Die Erfahrung, etwas willentlich zu tun, kann offenbar durch Reizung einer bestimmten Stelle im Gehirn ausgelöst werden.

Das gilt für das ganz Spektrum subjektiver Erlebnisse. Während die Patienten auf dem Operationstisch lagen und ein klares Bewusstsein für diese Situation hatten, spürten sie plötzlich Veränderungen in ihrem Erleben. „Die Umgebungsgeräusche erschienen ihnen plötzlich lauter oder leiser, entfernter oder näher, optisch wahrnehmbare Objekte veränderten ihren Charakter, wurden klarer oder verschwommener, größer oder kleiner, schienen sich zu nähern oder zu entfernen; das Gegenwartgeschehen wurde plötzlich nach Art eines Deja-vu als besonders vertraut oder im Gegenteil als fremd und unwirklich erlebt, schließlich konnte es passieren, dass die Patienten unvermittelt von Gefühlen der Angst, Einsamkeit, Traurigkeit oder des Ekels überfallen wurden" (Deneke, 1999, hier nach 2. Aufl. 2001, S. 90).

Für die Frage des Gedächtnisses sind aber vor allem diejenigen Beobachtungen interessant, die sich auf durch die Elektrostimulation hervorgerufene Erinnerungen beziehen.

> „Knapp 8 % der Patienten fühlten sich nach elektrischer Temporallappenstimulation unvermittelt in die eigene Vergangenheit zurückversetzt. Sie hörten Stimmen von vertrauten Personen, lauschten einer Musik, die sie kannten und die sie auf Aufforderung dann auch nachsummen konnten oder sie erlebten komplexe Szenen, die, Jahre zurückliegend, plötzlich wieder ganz

> lebendig geworden zu sein schienen. Eine Patientin hatte z. B. in Verbindung mit der Musik, die in ihr angeregt worden war, plötzlich eine intensive Erinnerung an einen weihnachtlichen Kirchenbesuch in Amsterdam, wie er sich vor Jahren tatsächlich zugetragen hatte. Es war in der Kriegszeit. Sie sah viele kanadische Soldaten. (Später hat sie selbst einen kanadischen Soldaten geheiratet, mit dem sie nach Montreal auswanderte, wo sie dann Jahre später operiert wurde und diese Erinnerungen produzierte.) Es war, als wäre sie erneut in der Amsterdamer Kirche. Sie hörte den Chor und fühlte sich wie damals glücklich – obwohl sie sich gleichzeitig völlig bewusst war, in Montreal auf dem Operationstisch zu liegen." (Deneke, a. a. O., S. 90)

An solchen Erinnerungen ist offensichtlich ein sehr komplexer neuronaler Schaltkreis beteiligt, der viele cortikale Hirnareale einbezieht, aber offenbar auch den Hippocampus, von dem die Stimulierung ausgegangen war. Der Hippocampus bleibt also an Langzeiterinnerungen beteiligt.

Wenn wir die komplexen Schaltkreise, die Erinnerungen zu Grunde liegen, im Auge haben, können Erinnerungen, die Patienten in Psychotherapien berichten, nie einfach als objektive Wiedergabe dessen, was wirklich geschehen ist, angesehen werden. Schon das ursprüngliche Erleben eines Ereignisses ist von subjektiven Einflüssen wie Vorerfahrungen, Erwartungen, Überzeugungen und motivationalen Bereitschaften bestimmt, die alle auch vom sozialen Kontext abhängen. Noch mehr gilt der Einfluss solcher Faktoren für das, was das Gehirn als Erinnerungen produziert. Die subjektive Gewissheit und Lebhaftigkeit von Erinnerungen hat nichts mit ihrer objektiven Validität zu tun. In dem Moment, in dem das Gehirn die Erinnerung produziert, sind weitere neuronale Schaltkeise aktiv, die mit dem die Erinnerung hervorbringenden interagieren. Diese aus neurowissenschaftlicher Sicht selbstverständliche Skepsis gegenüber der objektiven „Richtigkeit" von Erinnerungen stimmt gut überein mit der Befundlage der Untersuchungen, in denen ausdrücklich die Validität von Erinnerungen geprüft wurde. Große öffentliche Aufmerksamkeit haben diesbezüglich wegen ihrer juristischen Relevanz für die Einschätzung der Validität von Zeugenaussagen die Untersuchungen von Loftus (1993) auf sich gezogen. Inzwischen weiß man aber auch viel über die neuronalen Grundlagen „falscher" Erinnerungen (Schacter et al., 1996; Schacter, Verfaellie & Pradere, 1996; Schacter, Norman & Koutstaal, 1998; Schacter & Curran, 2000)

Wenn man glaubt, mit Patienten ihre Lebensgeschichte zu rekonstruieren, wird in Wirklichkeit eine neue Geschichte geschrieben, jedenfalls so weit sich die Rekonstruktion auf Erinnerungen des Patienten und Deutungen des Therapeuten stützt und nicht auf objektivierte Fakten. Diese neue Geschichte ist maßgeblich bestimmt von den heutigen Determinanten des neuronalen Geschehens, und dies sind immer ganz andere als diejenigen, die das weit zurückliegende ursprüngliche Erleben bestimmt haben. Wenn ein Patient heute frühkindliche Erinnerungen berichtet, ist das bedeutsam, weil die Vorstellungen, die er als Erinnerungen empfindet, für ihn offensichtlich heute eine besondere Bedeutung haben. Sie sagen etwas über ihn heute aus und das kann für die Therapie wichtig sein. Aber sie sind keine verlässliche Auskunft darüber, was der Patient in einem bestimmten Alter tatsächlich erlebt hat. Valide Erinnerungen an Ereignisse vor dem vierten Lebensjahr sind ohnehin kaum möglich, weil der Hippocampus zu diesem Zeitpunkt in der Regel noch nicht genügend weit ausgereift ist, um explizite Gedächtnisinhalte bilden zu können.

Auf weitere Schlussfolgerungen für die Psychotherapie werde ich in dem Abschnitt über explizite und implizite psychische Prozesse weiter unten eingehen, weil dafür auch noch andere Gedächtnisarten berücksichtigt werden müssen. Nun wollen wir uns aber zunächst zwei weniger pervasiven Schaltkreisen zuwenden. Sie betreffen sehr spezifische Erlebniszustände. Die Befassung mit ihnen soll anschaulich nachvollziehbar machen, dass all unseren psychischen Prozessen spezifische neuronale Erregungsmuster zu Grunde liegen.

2.8.2 Musikalische Ergriffenheit

Ich hatte dieses Kapitel damit eingeleitet, wie erstaunlich es ist, dass eine binäre Abfolge von Magnetzuständen auf einer CD so etwas Schönes wie Musik hervorbringen kann. Tatsächlich liegen zwischen den Signalen auf einer CD und dem Erleben der Musik aber noch mehrere Transformationsprozesse: Die binären Signale auf der CD müssen wieder in analoge Signale, nämlich Schwingungen bestimmter Frequenzen zurückverwandelt und diese über das Gehör dem Gehirn zugeleitet werden. Im auditorischen Cortex gibt es neuronale „Karten“ für Töne unterschiedlicher Frequenzen. Solche neuronalen Karten sind tatsächlich ähnlich wie Landkarten aufgebaut. Sie haben nämlich eine räumliche Anordnung, die gewissermaßen die Welt der Töne topografisch ordnet. Kleine Gruppen von Nervenzellen sprechen auf Töne einer bestimmten Frequenz an. Diese Nervenzellen liegen unmittelbar beieinander. Rechts und links daneben liegen die Areale für die benachbarten höheren und tieferen Frequenzen. Abbildung 2.13 zeigt die Lage der „Tonkarte“ im menschlichen Cortex und stellt die topografische Anordnung nach Frequenzen vergrößert dar.

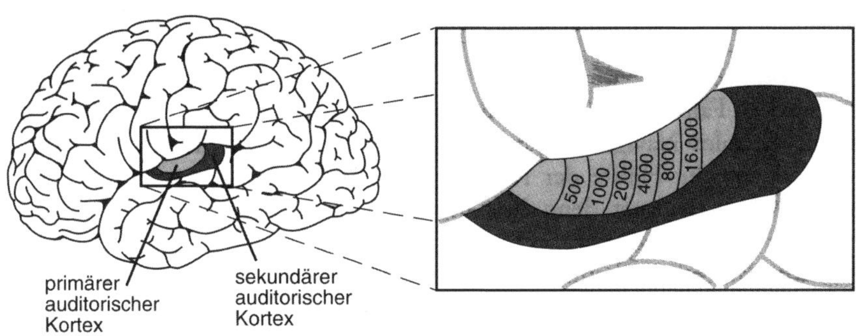

Abbildung 2.13: Lage von auditorischem Cortex und Tonkarte im menschlichen Gehirn. Im Bereich des Temporallappens kann man grob drei übereinander liegende Wülste, Windungen (*Gyrus temporalis superior, medius, inferior*) genannt, unterscheiden. Primäres Hörzentrum (hellgrau) und sekundäres Hörzentrum (dunkelgrau) liegen im oberen Temporallappen. Wie die vergrößerte Darstellung rechts zeigt, sind die Frequenzen (Angaben in Hz) in der primären Hörrinde landkartenförmig repräsentiert (aus Spitzer, 2002, S. 185).

Von solchen funktionsspezifischen neuronalen Karten gibt es sehr viele im Gehirn. Spitzer (2003) schätzt ihre Zahl auf etwa 700. Die bekannteste davon ist die Karte des somatosensorischen Cortex für die Körperoberfläche, die in Abbildung 2.14 dargestellt ist.

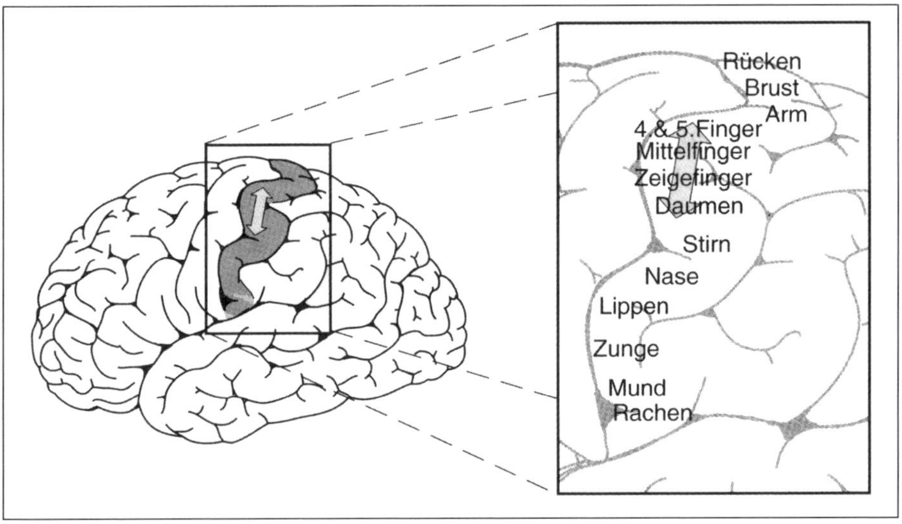

Abbildung 2.14: Karte der Körperoberfläche (so genannte somatotope Karte) auf der Postzentralwindung des linken Cortex (links grau hervorgehoben). Die im Gehirn repräsentierten Bereiche der Körperoberfläche sind nicht nur tatsächlich auf einer Fläche – der entsprechenden Karte – sinnvoll angeordnet; es besteht sogar ein Zusammenhang zwischen der Bedeutung des repräsentierten Gebiets und dem Platz auf der Karte. Wir tasten sehr genau mit den Fingern sowie mit den Lippen und der Zunge. Entsprechend ist auf der Karte der Körperoberfläche vergleichsweise sehr viel Platz für Hände, Lippen und Zunge. Der hellgraue Pfeil bezieht sich auf die Vergrößerung der neuronalen Repräsentation bestimmter Finger, wie sie durch intensives Training erreicht werden kann. Darauf wird weiter unten im Abschnitt über neuronale Plastizität noch eingegangen (aus Spitzer, 2002, S. 184).

Wie spezifisch solche neuronalen Karten durch Erfahrungen formbar sind, zeigt sich etwa darin, dass bei Geigern in dieser Tonkarte die Töne von Geigen stärker als die von Trompeten repräsentiert sind und bei Trompetern umgekehrt diejenigen von Trompeten stärker als diejenigen von Geigen. Das gilt allerdings erst dann, wenn das Instrument viele Jahre lang intensiv gespielt wurde. Abbildung 2.15 zeigt diesen Zusammenhang mit Daten aus einer Untersuchung von Pantev, Roberts, Schulz, Engelien und Ross (2001).

Je früher man mit dem intensiven Üben eines Instrumentes beginnt, desto mehr vergrößert sich das Areal, das im Gehirn für diese Töne reserviert wird. Die Korrelationen liegen immerhin bei r = .43, bei Musikern mit absolutem Gehör sogar bei r = .63 (Pantev et al., 1998). Es kommt dabei nicht so sehr auf die Dauer der musikalischen Ausbildung

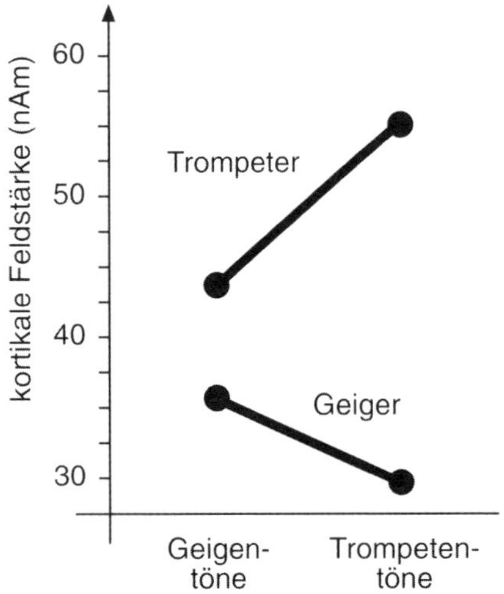

Abbildung 2.15: Platz für Geigen- und Trompetentöne bei Geigern und Trompetern (Daten aus Pantev et al. 2001). Dargestellt ist die gemessene und über beide Hirnhälften gemittelte cortikal verursachte Feldstärke des magnetischen Feldes, das durch die Aktivität von Neuronen entsteht. Geiger haben eine höhere Feldstärke bei Geigentönen, Trompeter bei Trompetentönen. Die Absoluthöhe der Aktivierung ist weniger entscheidend, könnte jedoch damit zusammenhängen, dass die von den Trompetern über Jahre gehörten Trompetentöne deutlich lauter sind als die von den Geigern gehörten Geigentöne (aus Spitzer, 2002, S. 190).

in Jahren an als darauf, wann mit dem Spielen des Instrumentes begonnen wurde. Bei Musikern, die schon vor dem Alter von neun Jahren begonnen haben, ist die Vergrößerung der musikinstrumentenspezifischen Areale besonders ausgeprägt. Bei Musikern insgesamt wird der auditorische Cortex durch Klaviertöne zu 25 Prozent mehr aktiviert als durch reine Sinustöne gleicher Frequenz. Dieser Unterschied besteht bei Nichtmusikern nicht. Er beruht darauf, dass Musiker solchen Tönen über lange Zeit hin viel mehr ausgesetzt sind als Nichtmusiker.

Der auditorische Cortex ist aber nur eines von vielen Hirnarealen, das funktionale Bedeutung für das Musizieren und Musikerleben hat. Je nach genauer musikalischer Betätigung werden bis zu zwölf auf bestimmte Funktionen spezialisierte Areale in die der jeweiligen Betätigung zu Grunde liegenden neuronalen Schaltkreise einbezogen. Tramo (2001) hat diese Areale in einer Übersicht zusammengestellt, die in Abbildung 2.16 wiedergegeben ist.

Man kann danach mit Fug und Recht sagen, dass an musikalischer Betätigung und intensivem musikalischen Erleben weite Teile des Gehirns beteiligt sind. Diese sind aber natürlich nicht immer alle aktiviert. Dirigieren braucht andere neuronale Schaltkreise als Tanzen, aktiv Musizieren andere als Musik passiv Rezipieren. Aber selbst an der passiven Rezeption von Musik sind komplexe Schaltkreise beteiligt und die Schaltkreise

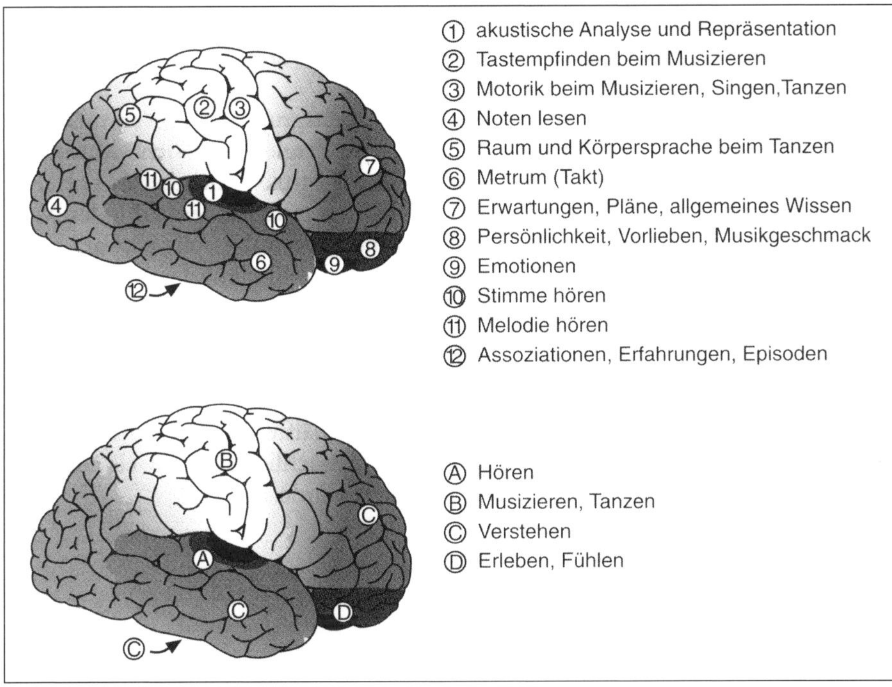

Abbildung 2.16: Das gesamte Gehirn macht Musik. In die Grosshirnrinde (von rechts betrachtet) sind unterschiedliche musikbezogene Funktionen eingezeichnet (nach Tramo 2001, S. 55), oben etwas feiner, unten in ganz grober Übersicht. (A) Die Analyse und Repräsentation von akustischem Input geschieht in der primären und sekundären Hörrinde sowie den umgebenden Strukturen des vor allem rechten Temporallappens. In der Nähe sind auch Melodie, Harmonie, Dynamik, Klangfarbe, Stimme, Tonleitern, Intervalle, Tonalität und Takt repräsentiert. (B) Die komplizierten Bewegungen beim Musizieren und Tanzen, die entsprechenden Eindrücke des Tastempfindens, aber auch die Bewegung beim Singen und beim Klopfen eines Rhythmus werden von motorischen und sensorischen Arealen geleistet. Nach vorne hin gehen die motorischen Areale über in solche, die für die Planung einerseits und das Verstehen von Musik andererseits zuständig sind. (C) In diesen frontalen Bereichen erkennen und programmieren wir Wiederholungen von Phrasen oder ganzen Stücken, haben allgemeines Wissen gespeichert und bemerken daher auch unerwartete musikalische Ereignisse (Tonartwechsel, Synkopen etc.). (D) Ebenfalls im Frontalhirn, jedoch weiter unten gelegen, sind Bereiche, die für den privaten Musikgeschmack, für Werte, aber auch für kulturelle Eigenarten und Stilrichtungen gleichsam zuständig sind. Diesen eng benachbart sind Bereiche des Gehirns, in denen emotionale Reaktionen und Ereignisse kodiert sind. Diese Bereiche sind mit tiefer im Gehirn liegenden weiteren emotionsverarbeitenden Strukturen (unter anderem dem so genannten „limbischen System“) eng verbunden und sorgen daher auch für die körperlichen Begleiterscheinungen von Musik, von der Gänsehaut im Rücken bis zum Weinen oder der Ausschüttung von opiatähnlichen Stoffen, den Endorphinen, über weite Teile des Gehirns (aus Spitzer, 2002, S. 209).

unterscheiden sich auch noch danach, wie man Musik hört. Bei musikalischen Laien ist beim Musikhören stärker die rechte Hirnhälfte aktiviert, bei aktiven Musikern eher die linke. Spitzer (2002) führt dies auf eine unterschiedliche Verarbeitungstiefe zurück.

Man kann Musik nebenbei hören, begleitend zu allen möglichen anderen Tätigkeiten, oder sich intensiv darauf konzentrieren. Wenn man das tut, kann man ganz besondere Erlebnisse haben, die durch die Musik induziert werden. Sloboda (1991) befragte 83 Personen – professionelle Musiker, Amateurmusiker und Nichtmusiker – nach körperlichen Reaktionen, die bei ihnen durch Musik ausgelöst würden. 90 Prozent der Befragten gaben an, dass bei ihnen bestimmte Stellen in bestimmten Musikstücken eine „Gänsehaut auslösen, die eiskalt den Rücken runterläuft". Das war die am häufigsten genannte körperliche Reaktion überhaupt. Bei genauerer Befragung stellte sich heraus, dass diese Reaktionen bei häufigem Hören des Stückes nicht abnahmen. Die meisten Personen konnten ein Musikstück benennen und darin die genaue Stelle, die die Gänsehaut auslöste.

Diese Befunde machten sich Blood und Zatorre (2001) zu Nutze für eine genauere Untersuchung des Gänsehautphänomens. Versuchspersonen waren zehn Musiker, die aus klassischen Musikstücken jeder für sich individuell eine Stelle benannten, die bei ihnen eine Gänsehaut auslösten. Für jeden wurde eine 90 Sekunden lange „gänsehautträchtige" Passage ausgewählt und zum Vorspielen bereitgestellt. Weil alle ganz andere Stücke ausgewählt hatten, konnten die Gänsehautpassagen der einen als Kontrolle für die anderen benutzt werden. Dadurch konnte sichergestellt werden, dass Unterschiede zwischen Gänsehaut- und Nichtgänsehautpassagen auf Gruppenebene nicht durch andere Aspekte der Musik bedingt sein konnten wie Tempo, Lautstärke, Dynamik usw.

Mittels Positronen-Emissions-Tomografie (PET), einem bildgebenden Verfahren, das optisch anzeigt, welche Hirnareale zu einem bestimmten Zeitpunkt wie stark aktiviert sind, wurde die Hirnaktivität während des Vorspielens der Gänsehaupassagen verglichen mit der während des Hörens der Nichtgänsehautpassagen. Es zeigte sich in einigen Hirnarealen eine signifikante Zunahme, in anderen eine Abnahme der Aktivität beim Anhören der Gänsehautpassagen. Die aktivierten und gehemmten Hirnareale sind in Abbildung 2.17 grau und schwarz hervorgehoben.

Die gefundenen Unterschiede lassen sich wie folgt zusammenfassen: Eine Zunahme der Aktivität fand sich im *ventralen Striatum* links, das für positive Bewertungen zuständig und beispielsweise auch dann aktiv ist, wenn ein Suchtstoff wie Kokain eingenommen wird, wenn man mit Heißhunger Schokolade isst oder wenn man mit einer attraktiven Person Blickkontakt hat (Breiter et al., 1997; Kampe, Frith, Dolan & Frith, 2001, Small, Zatorre, Dagher, Evans & Jones-Gotman, 2001). Auch im linken *dorsomedialen Mittelhirn*, dem *orbitofrontalen Cortex* sowie der *Insula*, die ebenfalls in Bewertungsvorgänge und emotionale Prozesse involviert sind, stieg die Aktivität an. Auch im *anterioren Gyrus cinguli*, der an Aufmerksamkeitsprozessen beteiligt ist, fand sich eine Zunahme der Aktivierung. Eine Aktivitätsabnahme (d. h. Hemmung) zeigte sich dagegen in der *Amygdala*, deren Aktivierung mit Angst verbunden ist, und im *ventromedialen präfrontralen Cortex*, der allgemein mit negativen Emotionen verbunden ist.

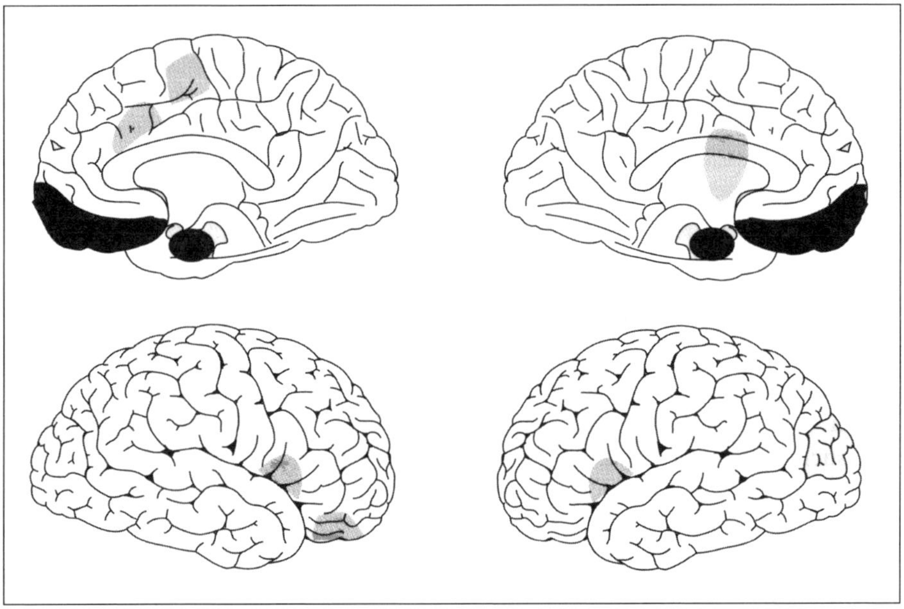

Abbildung 2.17: Schematische Darstellung einiger der von Blood und Zatorre (2001) berichteten durch das Erleben musikbedingter Gänsehaut aktivierter (hellgrau) bzw. deaktivierter (schwarz) Areale des Gehirns. Eine Aktivierung war u. a. im linken ventralen Striatum (oben rechts), in der Insel beidseits (unten), im rechten orbitofrontalen Cortex (unten links), dem anterioren Gyrus cinguli, dem supplementär-motorischen Areal (oben links) sowie dem Kleinhirn (jeweils beidseits, nicht dargestellt) zu verzeichnen. Bei Gänsehaut vermindert war dagegen die Aktivierung des rechten Mandelkerns, des linken Hippocampus-Mandelkern-Bereichs und des ventralen medialen präfrontalen Cortex (oben) (aus Spitzer, 2002, S. 397).

Diese Ergebnisse belegen sehr gut, was weiter oben herausgestellt wurde: *Neuronale Aktivität spielt sich in spezifischen Mustern von Aktivierung und Hemmung ab.* Diese Muster bestimmen, was wir erleben und tun. Wir haben hier ein Muster vor uns, das mit dem intensiven Erleben positiver und der Hemmung negativer Emotionen verbunden ist. Ähnliche Muster können auch durch andere Erfahrungen als Musik hervorgerufen werden. Dass diese Erfahrungen durch Musik ausgelöst wurden, hätte man dem vollständigen Aktivierungsmuster, das sich im PET zeigte, entnehmen können, denn selbstverständlich waren gleichzeitig auch die Hirnareale aktiviert, die beim Hören von Musik ganz allgemein aktiviert sind. Diese Aktivierungen schienen bei dem Vergleich jedoch nicht auf, weil auch in den Kontrollpassagen Musik gehört wurde.

Die Autoren der Studie schließen an ihren Ergebnisbericht einige bemerkenswerte Überlegungen an, die mir nicht nur für Musik zu gelten scheinen. Man könnte in den nachfolgend zitierten Passagen Musik jeweils auch durch andere höhere geistige, künstlerische, soziale Tätigkeiten oder Erfahrungen ersetzen.

> „Wir haben hiermit gezeigt, dass Musik neuronale Systeme für Belohnung und Emotionen aktiviert, die denen entsprechen, die auf spezifische biologisch relevante Stimuli wie beispielsweise Nahrung oder Sex antworten, bzw. künstlich durch Rauschdrogen aktiviert werden. Dies ist bemerkenswert, denn Musik ist streng genommen weder für das Überleben noch zur Reproduktion notwendig, ebenso wenig ist Musik eine Substanz im pharmakologischen Sinn. Die Aktivierung dieser Systeme des Gehirns durch einen Reiz vom Grad der Abstraktheit von Musik könnte eine emergente Eigenschaft der Komplexität menschlichen Denkvermögens sein. Möglicherweise hat die Ausbildung immer stärkerer anatomischer und funktioneller Verbindungen zwischen entwicklungsgeschichtlich älteren, überlebenswichtigen Systemen einerseits und neueren eher kognitiven Systemen andererseits, unsere Fähigkeit, abstrakten Reizen Bedeutung zu verleihen, verstärkt und damit unsere Fähigkeit vermehrt, aus diesen Reizen Freude abzuleiten. Die Tatsache, dass Musik die Eigenschaft besitzt, solche intensiven Glücksgefühle zu bewirken, und körpereigene Belohnungssysteme stimuliert, legt nahe, dass Musik, wenn sie auch für das Überleben der Art Mensch nicht unbedingt notwendig ist, doch einen deutlichen Beitrag zu unserem geistigen und körperlichen Wohlbefinden leisten könnte." (Blood & Zatorre, 2001, S. 11823, hier nach Spitzer, 2002, S. 397/398)

Das ist gewissermaßen eine neurowissenschaftliche Formulierung dessen, was Freud mit Sublimierung meinte. Es bleibt zu ergänzen, dass Musik, eine bestimmte Art von Musik, auch krank machen kann. Darauf werde ich in Kapitel 4 zu sprechen kommen. Musik gehört zu den vielen Lebenserfahrungen, die auf das Gehirn einwirken. Wir müssen uns ab jetzt nicht mehr wundern, wenn wir im Folgenden weitere Belege dafür erhalten, dass Lebenserfahrungen einen spezifischen verändernden Einfluss auf das Gehirn haben, der mit biologischen Methoden dokumentiert werden kann. Diese Einflüsse können glücklicher, aber sie können auch krank machen. Psychotherapie soll Menschen, die durch die Einwirkung von Lebenserfahrungen auf ihr Gehirn krank wurden, durch Einwirkung von Lebenserfahrungen auf das Gehirn wieder gesund machen. Das ist die Essenz von dem, was ich mit Neuropsychotherapie meine.

2.8.3 Verliebtheitsgefühle

Ehe wir uns wieder Fragen zuwenden, die von unmittelbarerer Relevanz für die Psychotherapie sind als Ergriffenheitsgefühle beim Musikhören, noch ein zweites, kürzeres Beispiel dafür, dass auch die intimsten persönlichen Gefühle eine ganz spezifische neuronale Grundlage haben. Danach, so hoffe ich, braucht es beim Leser keine Überzeugungsarbeit mehr dafür, dass alle Facetten des Seelenlebens, denen wir in der Psychotherapie begegnen, eine neuronale Grundlage haben und dass Psychotherapie, wenn sie möglichst wirksam sein will, von einer guten Kenntnis der Gesetzmäßigkeiten des neuronalen Geschehens profitieren kann.

In ihrer Studie „The neural basis of romantic love" haben Bartels und Zeki (2000) mit einer großen Rekrutierungsaktion zunächst 70 Personen ausfindig gemacht, die gerade schwer verliebt waren. Davon suchten sie die 17 allerverliebtesten aus. Die 17 Personen wurden um Photos ihres/r Liebsten und von drei guten Freunden gleichen Geschlechtes gebeten. Die Studie bestand dann darin, dass sich die verliebten Versuchspersonen die Photos ihres/r Liebsten und die der guten Freunde in permutierter Reihenfolge jeweils knapp 20 Sekunden anschauen und dabei intensiv an die betreffende Person denken sollten. Während dieser Zeiten wurden jeweils Aufnahmen der Hirnaktivität mit dem funktionellen Magnetresonanzimaging (fMRI) gemacht. Außerdem wurde die psychogalvanische Reaktion (PGR) gemessen und die Versuchspersonen schätzten auf einer neunstufigen Skala die Intensität ihrer Liebesgefühle und ihre sexuelle Erregung beim Anschauen der Bilder ein. In allen Maßen unterschieden sich die Gefühlsreaktionen auf die Photos der/s Geliebten im Vergleich zu denen auf die Freunde hochsignifikant. Die eigentliche Fragestellung war, ob und in welcher Hinsicht sich die Hirnaktivität beim Betrachten der Bilder unterschied. Durch sorgfältige Versuchsplanung wurde ausgeschlossen, dass eventuelle Unterschiede durch andere Einflussfaktoren bedingt sein könnten als durch die unterschiedlichen Gefühle beim Anschauen der Bilder.

Es zeigte sich, dass akuten Verliebtheitsgefühlen ein ganz spezifisches Muster von Aktivationen und Deaktivationen von Hirnarealen zu Grunde liegt, das sich von anderen Mustern, die mit positiven Emotionen verbunden sind, aber auch z. B. von dem bei sexueller Erregung deutlich unterscheidet. Das Muster beinhaltet cortikal eine verstärkte Aktivation der *medialen Insula*, des *vorderen cingularen Cortex* und subcortikal des *Nucleus caudatus* und des *Putamen*. Bei allen Regionen war die Aktivierung beidseitig. Deaktiviert waren der *hintere Gyrus cinguli* und die *Amygdala* beidseitig sowie rechtsseitig der *präfrontale, parietale und mediale Temporallappen*. Die deaktivierten Regionen entsprechen recht genau denen, die bei Zuständen von Trauer, Depression und Angst besonders aktiviert sind.

Die aktivierten Regionen überschneiden sich nur teilweise mit jenen, die in anderen Studien beim Betrachten attraktiver, aber unbekannter Gesichter oder bei anderen, mit positiven Emotionen verbundenen sozialen Interaktionen gefunden wurden. Am ehesten entsprach das in dieser Studie gefundene Aktivitätsmuster Zuständen der Euphorie, wie sie etwa durch Kokain ausgelöst werden können.

Insgesamt entsprach das bei akutem Verliebtheitsgefühl beobachtete Aktivitäts- und Hemmungsmuster keinen in irgendwelchen anderen bisherigen Untersuchungen gefundenen Mustern, auch solchen nicht, die bei der Untersuchung sonstiger positiver Emotionen gefunden wurden. Die Reize, die dieses spezifische Muster auslösten, waren für äußere Beobachter nicht unterscheidbar von den anderen Reizen, die es nicht auslösten. Immer handelte es sich um Photos von sympathisch aussehenden Personen. Es ging hier also nicht um Stimuli mit einer von außen zu definierenden Bedeutung, die eine bestimmte Reaktion auslösten. Es ging um eine ganz individuelle Bedeutung, die nur in der subjektiven Welt der einzelnen Versuchspersonen bestand, um ein höchst privates Gefühl, das hier zum Gegenstand einer wissenschaftlichen Untersuchung wurde. Die Untersuchung zeigt, dass durch den neurowissenschaftlichen Zugang auch solche sehr privaten Erlebnisse der wissenschaftlichen Untersuchung zugänglich gemacht werden können. Sie zeigt ferner, dass subjektive Erlebnisse, die nur in der Innenwelt eines Individuums Bedeutung haben, objektivierbare Korrelate auf der Ebene des neuronalen Geschehens haben.

Angesichts dessen, dass wir es in der Psychotherapie fortwährend mit solchen höchst individuellen subjektiven Bedeutungen zu tun haben, wäre es geradezu sträflich zu ignorieren, dass solche individuellen Bedeutungen eine spezifische neuronale Grundlage haben. Wenn wir bestimmte individuelle Bedeutungen ändern wollen, d. h. natürlich vor allem problematische oder problemerzeugende Bedeutungen, dann müssen wir ihre neuronalen Grundlagen ändern. Um diese Schlussfolgerung kommen wir angesichts der sich immer überzeugender auftürmenden neurowissenschaftlichen Befundlage nicht herum. Wenn wir die neuronalen Grundlagen von irgendetwas verändern wollen, sind wir sicher gut beraten, uns damit zu befassen, nach welchen Prinzipien sich neuronale Strukturen und Prozesse entwickeln und verändern. Das ist der Grund, weshalb ich glaube, dass sich die Psychotherapie zwangsläufig in Richtung einer Neuropsychotherapie entwickeln wird. Der Fortschritt der Neurowissenschaften ist nicht aufzuhalten. Er wird auch vor der Psychotherapie, wie sie bisher verstanden wurde, nicht halt machen. Heutige Psychotherapeuten können sich nur entscheiden, ob sie schon jetzt anfangen wollen, diese Entwicklung aktiv mitzuvollziehen und mitzugestalten, oder ob sie noch zuwarten wollen, bis es ganz unausweichlich wird, zur Kenntnis zu nehmen, dass sich die wissenschaftlichen Rahmenbedingungen der Psychotherapie entscheidend verändert haben.

Die Psychotherapie kann durch den Einbezug der Neurowissenschaft nur gewinnen. Was von den bisher entwickelten Vorgehensweisen wirklich wirksam ist, hat eine neuronale Grundlage. Wir werden durch den expliziten Bezug auf diese Grundlage mit der Zeit die letztlich zu Grunde liegenden Wirkungsmechanismen unserer Vorgehensweisen besser verstehen lernen. Wir wissen aus der Psychotherapieforschung und aus der Praxis teilweise bereits, *was* wirksam ist. Die Neurowissenschaft kann uns dabei helfen, besser zu verstehen, *warum* es wirksam ist. Eine neurowissenschaftliche Sicht des psychischen Geschehens, der Entwicklung und Aufrechterhaltung psychischer Störungen und des psychotherapeutischen Prozesses kann uns aber darüber hinaus auch Hinweise geben, wo noch unausgenutzte Potenziale der Psychotherapie liegen und wo wir auf dem falschen Weg sind. Sie kann uns also helfen, Irrwege aufzugeben und neue Vorgehensweisen zu konzipieren, die wir dann erproben und prüfen müssen, um so unsere Praxis Schritt für Schritt zu verbessern. Erste Schritte in diese Richtung können wir schon heute tun. Das versuche ich in diesem Buch. Aber die Möglichkeiten dazu werden immer besser werden, zum einen weil die Neurowissenschaft immer mehr dafür taugliche Erkenntnisse produzieren wird, und zum anderen und vor allem dann, wenn Psychotherapeuten, Psychotherapieforscher und Neurowissenschaftler anfangen werden, direkt zusammenzuarbeiten. Auch das dürfte nicht mehr in weiter Ferne sein.

Ein gutes Beispiel dafür, wie neurowissenschaftliche Befunde uns helfen können, die Wirkungsweise bestimmter therapeutischer Vorgehensweisen besser verstehen zu lernen und ihre Wirksamkeit eventuell noch zu verbessern, ist die Angst.

2.9 Angst

2.9.1 Die Amygdala als Angstzentrale

Wenn ich im Folgenden von den neuronalen Schaltkreisen der Angst spreche, dann ist damit zunächst einmal nicht Angst als subjektiv erlebtes Gefühl gemeint in dem Sinne, wie es bei den beiden vorangegangenen Beispielen der musikalischen Ergriffenheit und

Verliebtheit um subjektive Erlebniszustände ging. Es ist auch nicht in erster Linie Angst als klinisches Phänomen gemeint. Ich meine damit vielmehr das zentrale Alarm- und Abwehrsystem des Organismus, das bei Bedrohungen jeder Art aktiviert wird. Im Mittelpunkt dieses Gefahrenabwehrsystems steht die *Amygdala*, die zusammen mit dem *Hippocampus* im Temporallappen lokalisiert ist. Die zentrale Rolle der Amygdala bei der Reaktion auf bedrohliche Signale geht aus Abbildung 2.18 hervor, die ich nachfolgend erläutere.

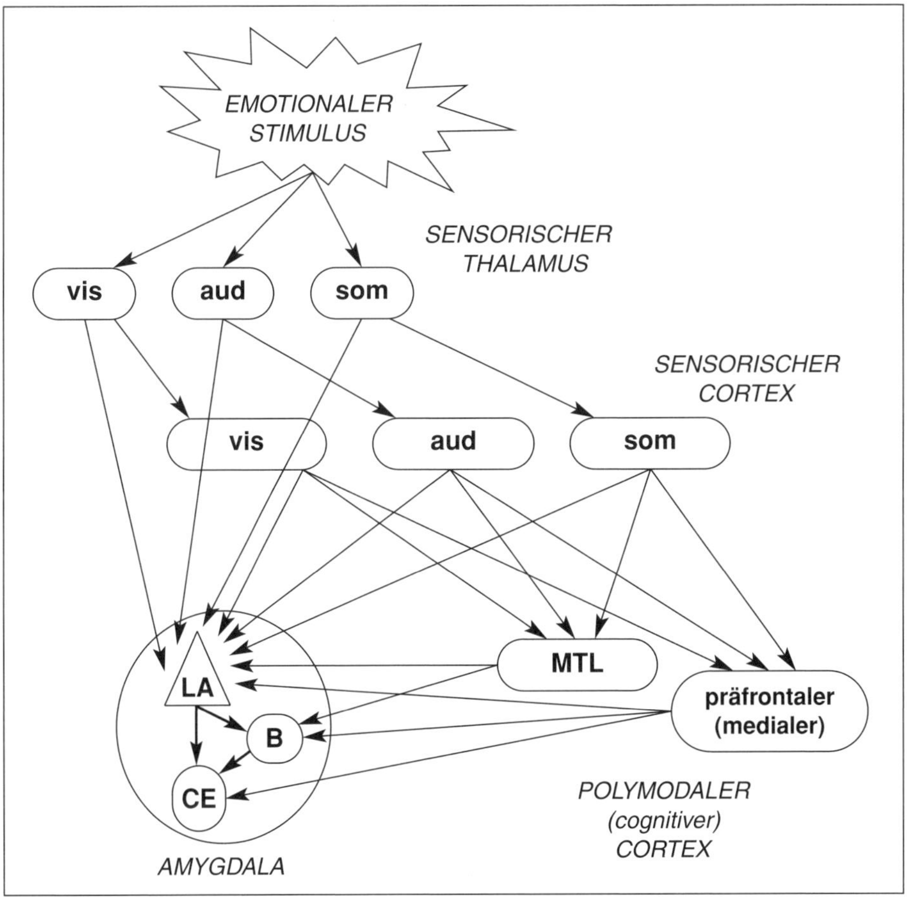

Abbildung 2.18: Die Amygdala erhält basale Informationen über Objekte und Ereignisse von sinnesverarbeitenden Regionen des Thalamus und komplexere Informationen von sinnesverarbeitenden Arealen des Cortex. Abkürzungen: vis = visuell; aud = autidiv; som = somatosensorisch; MTL = Mediotemporales Gedächtnissystem; LA = laterale Amygdala; B = Basale Amygdala; CE = Centrale Amygdala (nach LeDoux, 2002, S. 207).

Wenn wir mit einem plötzlichen Gefahrensignal konfrontiert werden – ein lauter Knall, etwas fliegt blitzschnell auf uns zu, etwas sticht uns unvermutet – wird dieses Signal (in der Abbildung als emotionaler Stimulus bezeichnet), nachdem es von den Sinnesorganen zum *sensorischen Thalamus* geleitet wurde – das ist die zentrale Schaltstation, der jeder Input ins Gehirn erst einmal zugeleitet wird – von dort blitzschnell, ohne Umweg über den *sensorischen Cortex*, in dem sonst zunächst einmal eingehende Wahrnehmungssignale verarbeitet werden, direkt zum lateralen Teil der Amygdala weitergeleitet. Das alles geschieht schneller als wir denken können. Noch ehe wir richtig wissen, was los ist, reagieren wir mit einem Abwehrreflex oder erstarren für einen Moment. Genau so schnell hat unser autonomes Nervensystem reagiert, schüttet Adrenalin aus, erhöht den Blutdruck und mobilisiert unser ganzes System für Schutz- oder Angriffsreaktionen. Diese blitzschnellen, reflexartigen Alarmreaktionen wurden vom zentralen Teil der Amygdala in Gang gebracht (Abbildung 2.19).

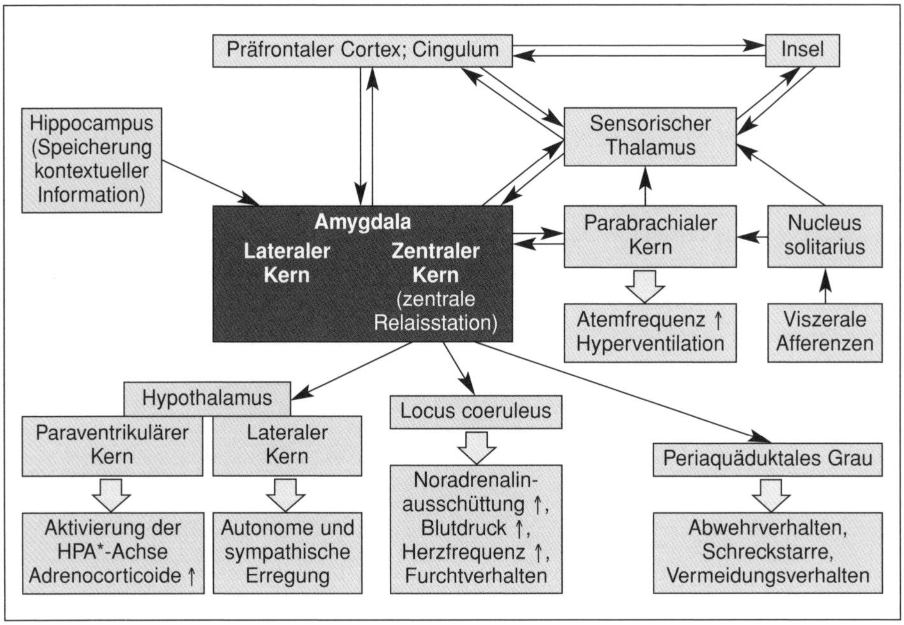

Abbildung 2.19: Überblick über die wichtigsten Verbindungen der Amygdala. Hier geht es insbesondere um die ausgehenden Verbindungen des zentralen Kerns. Bei Reizen, die eine Gefahr anzeigen, treten Verhaltensreaktionen wie Schreckstarre, Abwehr- und Vermeidungsverhalten, autonome und endokrine Reaktionen auf. Jede dieser Reaktionen wird von einem anderen Output des zentralen Kerns der Amygdala kontrolliert. Läsionen des ganzen zentralen Kerns blockieren das Auslösen all dieser Reaktionen, während Läsionen der einzelnen Outputbahnen nur die entsprechenden Reaktionen blockieren (Förstl, 2002, S. 251).

Eine Sekunde später fangen wir schon wieder an, zu entspannen. Inzwischen haben wir einen kleinen Jungen bemerkt, der einen Feuerwerkskörper entzündet hatte. In dieser Sekunde haben die Areale im sensorischen Cortex ihre Arbeit geleistet und die Situation genauer analysiert. Auch ihnen waren die Signale vom Thalamus zugeleitet worden. Die Cortexareale haben in ihre Analyse auch den Hippocampus (medialer Temporallappen) einbezogen, der auf die Verarbeitung von Kontextinformation spezialisiert ist und über den relevante Gedächtnisspuren aktiviert werden können wie etwa, dass es einen Tag vor Silvester ist.

Das ist der „langsame" Weg, der dafür ein genaueres Abbild der Situation produziert. Das Ergebnis ist Entwarnung. Es werden hemmende Signale an den lateralen und basalen Teil der Amygdala gesendet, die sie deaktivieren. Vom sensorischen Cortex sind die Signale auch an den mit Aufmerksamkeit und bewusster Handlungsplanung verbundenen Teil des *präfrontalen Cortex* geleitet worden, der nun das Geschehen aufmerksam verfolgt und die Entscheidung „no action required" trifft. Alles in allem hat der ganze Vorgang nur wenige Sekunden gedauert.

Ganz anders wäre es natürlich weitergegangen, wenn die genauere Analyse ergeben hätte, dass es sich um einen beginnenden Schusswechsel handelt. Die Amygdala wäre dann keineswegs deaktiviert worden, sondern hätte erst einmal weiter die Regie übernommen und schnelles Schutz- oder Fluchtverhalten in Gang gebracht. Sie wäre dabei zunehmend von den Ergebnissen der Detailanalyse, der bewussten Aufmerksamkeit und bewussten Entscheidungen unterstützt worden. Aber die brauchen ihre Zeit und inzwischen könnte man schon tot sein. Die Funktionen der Amygdala sind überlebenswichtig. Das darf man nie vergessen, wenn man sich mit den vielen unerwünschten Wirkungen befasst, welche die Amygdala auf das Seelenleben haben kann. Wir werden noch etliche davon kennen lernen.

Zu den Reizen, auf die die Amygdala von Natur aus besonders stark reagiert, gehören ängstliche, wütende und ärgerliche Gesichter (Breiter et al., 1996; Morris et al., 1996). Das gilt sogar dann, wenn diese Gesichter nicht bewusst wahrgenommen werden (Morris, Öhman & Dolan, 1999; Whalen et al., 1998). Wenn man das Gesicht nur ganz kurz, für wenige Millisekunden, darbietet und gleich darauf einen deutlichen, länger anhaltenden Reiz präsentiert, wird das Gesicht gar nicht bewusst wahrgenommen. Man spricht dann von einer Maskierung des ersten, vorangegangenen Reizes. Wir können auf Grund dieser Befunde sicher sein, dass in einer Psychotherapie die Amygdala des Patienten auf jedes kleinste Zeichen von Ärger in der Mimik des Therapeuten reagiert, auch wenn dieser Gesichtsausdruck nur sehr kurz war und vom Patienten gar nicht bewusst registriert wurde. Solche nicht bewusst, aber verhaltenswirksam werdende Wahrnehmungen sind eine wesentliche Grundlage der nonverbalen Interaktionsregulierung in Therapien (Merten, 1996; Krause, 1997).

Gesichter müssen nicht einmal ausdrücklich wütend aussehen, dass sie von der Amygdala als Bedrohung wahrgenommen werden. Weiße Amerikaner reagieren auf die Gesichter ihnen unbekannter Afroamerikaner mit verstärkter Amygdalaaktivität, d. h. sie erleben sie unbewusst als Bedrohung (Hart et al., 2000). Phelps et al. (2000) zeigten, dass die Stärke dieser Amygdalareaktion bedeutsam zusammenhing mit dem rassistischen Vorurteil, das die weißen Versuchspersonen gegen „Schwarze" hegten. Dabei war dieses Vorurteil nicht mit einer offenen Befragung, sondern mit einem impliziten Vorurteilstest erfasst worden.

Wenn wir von diesem Ergebnis aus generalisieren: Es gibt eine Tendenz, negative Einstellungen oder feindselige Impulse, die man gegen jemanden anderen hat, in den anderen hineinzuprojizieren. Wenn man dann dem anderen begegnet, reagiert die Amygdala so, als ob der andere etwas gegen einen im Schilde führte. Diese Vorgänge laufen überwiegend unbewusst ab, denn die Aktivität der Amygdala ist längst nicht immer von Bewusstsein begleitet. Diese unbewussten Vorgänge haben eine Wirkung nicht nur in der Beziehung mit dem anderen, sondern auch intrapsychisch. Eine dauernde Aktivierung der Amygdala durch als bedrohlich empfundene Reize kann zu anhaltenden Stressreaktionen und als Folge davon zu sehr schädlichen Folgen führen. Mehr dazu später.

Angesichts solcher unerwünschter Wirkungen muss man sich den großen Nutzen vergegenwärtigen, den diese hohe Mimiksensibilität der Amygdala hat. Personen mit geschädigter Amygdala sind nicht mehr in der Lage, die Emotionen zu erkennen, die andere mit ihrem Gesicht und der Stimme ausdrücken (Scott et al., 1997). Das ist für das Zusammenleben eine Katastrophe. Solche Personen trauen jedem Menschen in gleicher Weise, auch wenn höchstes Misstrauen und Vorsicht angebracht wären, und kommen damit in die größten Schwierigkeiten (Adolphs, Tranel & Damasio, 1998).

Die Amygdala wird unter natürlichen Bedingungen keineswegs nur dann aktiv, wenn plötzlich etwas Überraschendes geschieht, das gefährlich sein könnte, oder wenn Reize auftauchen, die Menschen von Natur aus zunächst einmal als bedrohlich wahrnehmen wie böse Gesichter, Schlangen usw. Sobald solche die Amygdala von Natur aus aktivierenden Reize wiederholt zusammen mit anderen Reizen auftreten, reagiert die Amygdala auch auf diese vorher ganz neutralen Reize, als ob sie eine Bedrohung wären. Dem liegt der Mechanismus der klassischen Konditionierung zu Grunde. LeDoux (2001, 2002) hat die Rolle der Amygdala bei der Ausbildung konditionierter Angstreaktionen über Jahre hin so gründlich untersucht, dass nur noch wenige Fragen offen bleiben.

2.9.2 Die Konditionierung von Angstreaktionen

Wie sich klassische Konditionierung auf der Ebene der Synapsen abspielt, lässt sich nach dem zu Beginn dieses Kapitels Berichteten leicht nachvollziehen. Ich will das an Hand von Abbildung 2.20 noch einmal erläutern.

Nehmen wir an, ein mäßig lauter Ton wirke auf das Gehirn ein. Er aktiviert Neuron A im auditorischen Thalamus (Input A in Abb. 2.20). Dieses Neuron alleine ist nicht in der Lage, eine Reaktion bei einem Neuron in der Amygdala auszulösen (C in Abb. 2.20). Jetzt folgt kurz nach dem Ton ein schmerzhafter elektrischer Schlag (Neuron B im somatosensorischen Thalamus). Die Aktivierung von Neuron B führt sofort zur Aktivierung von Neuron A im lateralen Teil der Amygdala, der seinen Input vom sensorischen Thalamus erhält. Jetzt sind die Bedingungen für die so genannte Hebbsche Plastizität erfüllt: Wenn A und C gemeinsam feuern, wird ihre Verbindung verstärkt. Nach wenigen gemeinsamen Aktivierungen von Neuron A und B ist die synaptische Verbindung so stark geworden, dass Neuron A alleine C aktivieren kann. Allein das Hören des Tons, ohne elektrischen Schlag, aktiviert nun die Amygdala.

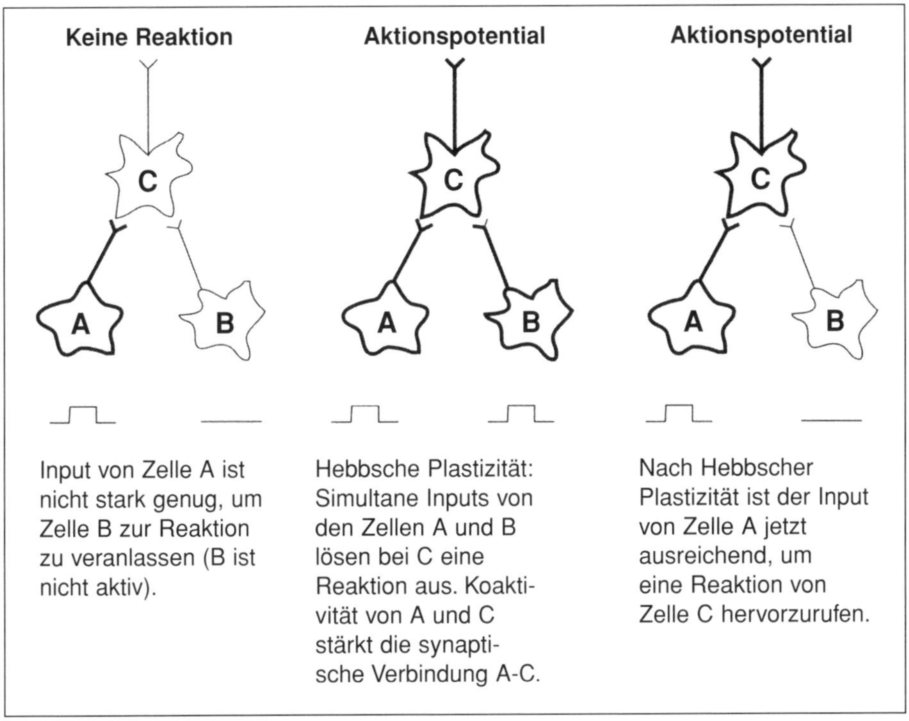

Abbildung 2.20: Entstehung klassisch konditionierter Reaktionen nach dem Modell der Hebbschen Plastizität. Erläuterungen im Text (LeDoux, 2001, S. 230).

Schauen wir uns noch einmal genauer an, was an der Synapse zwischen Neuron A und C geschieht. Wenn Neuron A durch den Ton aktiviert wird, schüttet es an seinem Axonterminal Glutamat aus. Aber das reicht nicht aus, um die AMPA-Rezeptoren auf den Dendriten von Neuron C zu aktivieren. Die GABA-Hemmung verhindert dies. Nun wird Neuron C durch den Schock von Neuron B aus aktiviert. Das vertreibt das den NMDA-Rezeptor von Neuron C blockierende Magnesium und öffnet diesen Rezeptor zusätzlich zu den AMPA-Rezeptoren. Nun kann ungehindert Kalzium in die postsynaptische Zelle einströmen und einen Second Messenger-Prozess (cAMP-PKA-CREB) innerhalb von Zelle C auslösen (s. dazu die Abbildungen 2.4 und 2.5 und die diesbezüglichen Erläuterungen weiter oben). Diese Kaskade chemischer Reaktionen innerhalb der Zelle resultiert darin, dass Transkriptionsfaktoren Gene im Zellkern aktivieren und sie veranlassen, bestimmte Proteine zu produzieren, welche die Verbindung zwischen präsynaptischem und postsynaptischem Neuron, also zwischen A und C, verstärken. Der Ton löst ab nun die gleiche Reaktion aus wie zuvor der elektrische Schlag.

Natürlich sind es im wirklichen Leben nicht elektrische Schläge, welche die Amygdala aktivieren, sondern wütende Gesichter, ein Überfall, eine verbale Drohung oder eine Erniedrigung. Und es ist auch nicht nur der eine Reiz vorhanden, von dem direkt die Bedrohung ausgeht, wie die Pistole, die fiese Bemerkung usw. So etwas findet immer in einem Kontext statt. Eine Ratte, die immer in einem bestimmten Käfig konditioniert wurde, indem sie kurz nach einem Ton einen elektrischen Schlag bekam, reagiert in Zukunft nicht nur auf den Ton mit Angst, sondern auch auf den Käfig. Sie vermeidet, sich dort aufzuhalten, so gut sie kann. Der Kontext ist mit konditioniert worden. Eine Frau, die in einem Parkhaus überfallen wurde, wird in Zukunft mit einiger Wahrscheinlichkeit nicht nur vor einem Überfall selbst verstärkte Angst haben, sondern sich auch in Parkhäusern sehr unwohl fühlen und sie nach Möglichkeit vermeiden.

Solche Kontextkonditionierungen laufen über den Hippocampus. Der Hippocampus ist darauf spezialisiert, Relationen und Konfigurationen in Raum und Zeit zu verarbeiten. Er versorgt die Amygdala in emotionalen Lernsituationen mit Kontextinformationen. Er leitet seine Signale nicht zum lateralen, sondern zum basalen Kern der Amygdala. Der basale Kern kommuniziert mit dem zentralen Kern der Amygdala und moduliert damit die Reaktion auf den Input vom lateralen Teil. Ein Tiger in freier Wildbahn bringt den zentralen Kern dazu, wild zu feuern; ein Tiger im Zoo ruft allenfalls eine viel schwächere Aktivität des zentralen Kerns hervor, die vielleicht als Faszination erlebt wird.

Über das Zusammenspiel von Hippocampus und Amygdala beim Erwerben von Angstreaktionen haben wir viel gelernt aus Beobachtungen an Patienten mit bestimmten Hirnschädigungen. Bechara et al. (1995) berichteten über ein klassisches Konditionierungsexperiment mit einem Patienten, dessen Amygdala ausgefallen, aber dessen Hippocampus in Ordnung war, und einem zweiten Patienten, bei dem der Ausfall genau umgekehrt war. Beiden wurden Serien von Bildern und Worten dargeboten. Einem dieser Reize folgte unvermittelt ein lautes Nebelhorn als unkonditionierter Reiz zur Auslösung einer Reaktion der Amygdala. Deren Output wurde mit einer Veränderung des Hautwiderstandes (PGR) erfasst. Die Patienten reagierten nach mehreren Versuchsdurchgängen bezeichnend unterschiedlich, als schließlich die Serie ohne das Nebelhorn präsentiert wurde: Der Patient ohne Amygdala aber mit intaktem Hippocampus konnte genau angeben, an welcher Stelle vorher das Nebelhorn gekommen war, aber er hatte an dieser Stelle überhaupt keine PGR-Reaktion. Bei ihm hatte keine Konditionierung stattgefunden. Der andere Patient hatte keine Ahnung, an welcher Stelle das Nebelhorn gekommen war, das beide Patienten gleich gut hören konnten. Aber er hatte an dieser Stelle einen starken PGR-Ausschlag. Seine Amygdala „wusste" also sehr wohl, an welcher Stelle das Nebelhorn gekommen war. Diese seltene Kombination zweier Fälle mit isolierten Schädigungen im Hippocampus und in der Amygdala zeigt sehr deutlich: Angstkonditionierung findet in der Amygdala statt. Daraus folgt etwas für die Psychotherapie sehr Wichtiges: Angstreaktionen können erworben werden ohne jede Beteiligung des Bewusstseins. Dass Angstreaktionen und Angstkonditionierung unter maßgeblicher Beteiligung der Amygdala stattfinden, ist inzwischen auch in Studien mit bildgebenden Verfahren (fMRI) bestätigt worden (LaBar, Gatenby, Gore, LeDoux & Phelps, 1998; Morris, Öhman & Dolan, 1998). In der Studie von Morris et al. (1998) wurde der konditionierte Stimulus sogar maskiert dargeboten, so dass er überhaupt nicht bewusst wahrgenommen wurde. Trotzdem bildete sich eine volle konditionierte Reaktion heraus.

Die Amygdala reagiert somit nicht nur auf bedrohliche Reize auch dann, wenn sie nicht bewusst wahrgenommen werden; sie bildet durch klassische Konditionierung und Kontextkonditionierung auch neue Angstreaktionen aus, ohne dass die betreffende Person diesen Vorgang bewusst erleben muss. Die Person weiß nicht, wie es dazu kommt, dass sie in bestimmten Situationen mit Angst reagiert, sie weiß nicht, wovor sie Angst hat. Es ist sogar ziemlich wahrscheinlich, dass die Person nicht einmal sagen würde, dass sie Angst hat, denn das wäre ja ein bewusst erlebtes Gefühl. Die Reaktion der Amygdala könnte sich einfach nur in verstärkter Aktivierung des autonomen Nervensystems und einer verstärkten Hormonausschüttung in der Nebennierenrinde zeigen und schädliche Wirkungen wie psychosomatische Symptome zeitigen, ohne dass die betroffene Person überhaupt bewusst Angst erlebt.

Angstreaktionen kann man also ausbilden, ohne dass sich die Aufmerksamkeit überhaupt dem Auslöser der Angst zugewandt hat. Die Auslöser von Angst sind im wirklichen Leben in der Regel auch ganz andere als in Konditionierungsexperimenten. Starke Angst haben wir vor allem dann, wenn wichtige motivationale Ziele bedroht werden, z. B. wenn wir irgendwo zu scheitern drohen, wenn uns ein wichtiger Verlust droht, wenn etwas auf uns zukommt, das wir mit allen Mitteln zu vermeiden trachten. Es ist keineswegs sicher, dass sich unsere Aufmerksamkeit diesen Quellen höchster Beunruhigung zuwendet und alle Kraft unserer bewussten Handlungsfähigkeit darauf verwendet wird, das Unheil abzuwehren oder möglichst gering zu halten. Das wäre rational sicher das Beste. Aber wir sind oft alles andere als rational. Wir vermeiden in solchen Situationen vielleicht erst recht, die Bedrohung voll ins Visier zu nehmen, weil das nun auch ganz bewusst das Gefühl starker Angst auslösen würde.

Aber die Neurone in der Amygdala feuern unabhängig davon, wohin unsere Aufmerksamkeit gerichtet ist. In solchen Situationen ist es viel wahrscheinlicher als in Konditionierungsexperimenten, dass die Bedrohung unserer Ziele sich über längere Zeiträume erstreckt, während derer unsere Amygdala dauernd feuert und in uns schließlich bleibenden Schaden anrichtet. Auf die gesundheitsschädigende Wirkung einer dauernd aktivierten Amygdala gehe ich weiter unten noch ein.

Es liegt auf der Hand, dass die Vorgänge in der Amygdala und ihre Zusammenhänge mit anderen neuronalen/psychischen Prozessen von höchster Relevanz für die Psychotherapie sind. Es sind nur zum kleineren Teil äußere Bedrohungen, welche die Amygdala aktivieren. Es sind die Bedeutungen, die unsere Lebenssituationen im Hinblick auf unsere motivationalen Ziele haben, die so bedrohlichen Charakter annehmen können, dass unsere Amygdala dauernd überaktiviert ist. Weder diese Bedeutungen noch die hinter ihnen stehenden motivationalen Ziele müssen uns bewusst sein, aber die Amygdala feuert unabhängig davon. Mit solchen Situationen sind wir in der Psychotherapie viel öfter konfrontiert als mit einer Überaktivierung der Amygdala durch Räuber, böse Gesichter oder anderes von außen kommendes Ungemach. Ich werde in Kapitel 4 diesen motivationalen Aspekt des neuronalen Geschehens vertiefen.

Die Möglichkeit, dass die Amygdala aktiviert sein kann, ohne dass wir ein Bewusstsein dafür haben, soll uns aber nicht aus dem Auge verlieren lassen, dass Angst auch ganz bewusst als Gefühl erlebt wird. Auch daran ist die Amygdala natürlich maßgeblich beteiligt, aber wir haben es dann mit einem erweiterten neuronalen Schaltkreis zu tun.

2.9.3 Angst als Gefühl

Nehmen wir an, eine Frau sei früher einmal in einem Parkhaus überfallen worden. Jetzt hat sie sich nach längerer Zeit wieder einmal in ein Parkhaus getraut. Es ist gegen ihre Erwartung sehr leer, sie ist ganz allein. Plötzlich hört sie Schritte, die näher kommen. Jetzt sind die aktuellen Sinneswahrnehmungen, die damals über den Hippocampus gebildeten expliziten Gedächtnisinhalte und die in der Amygdala gespeicherten konditionierten Angstreaktionen gleichzeitig aktiviert. Sie werden im Arbeitsspeicher, dem Ort unseres bewussten Erlebens, zu einem einheitlichen Erlebnis integriert. Das Resultat ist ein intensives Gefühl der Angst. Dass die Frau jetzt Angst erlebt, hängt eng damit zusammen, worauf ihre Aufmerksamkeit gerichtet ist.

Eine andere Frau ohne die traumatisierenden Vorerfahrungen könnte in dasselbe Parkhaus kommen und die Tatsache, dass es so leer ist, ruft bei ihr freudige Überraschung hervor. Ihr Arbeitsspeicher ist völlig damit ausgefüllt, was sie für die Gäste, die sie am Abend erwartet, kochen und was sie deswegen gleich einkaufen will. Sie nimmt die sich nähernden Schritte gar nicht bewusst wahr, obwohl ihr Gehör sie registriert. Ihre Aufmerksamkeit ist auf andere Dinge gerichtet.

Wir sehen hieran, dass explizite Erinnerungen und in der Amygdala gespeicherte emotionale Reaktionen den Arbeitsspeicher erobern können und damit bestimmen, womit das Bewusstsein ausgefüllt ist. Dies bestimmt dann, worauf sich die Aufmerksamkeit richtet. Das ist sehr sinnvoll. Systeme, die sich immer wieder unvorbereitet auf Situationen einließen, in denen sie negative Vorerfahrungen gemacht haben, wären nicht sehr überlebensfähig. Amygdala und Hippocampus arbeiten bei der Gefahrenabwehr in den meisten Fällen gut zusammen und dafür ist es notwendig, dass sie den bewussten Arbeitsspeicher erobern, wenn es auf Grund der in den verschiedenen Gedächtnissystemenen gespeicherten Vorerfahrungen gefährlich werden könnte. Bewusst erlebte Angst ist also Teil eines biologisch sehr sinnvollen Gefahrenabwehrsystems. Sie führt dazu, dass man alle mit Bewusstheit verbundenen Kapazitäten wie gezielte Aufmerksamkeit, Willen, Planen, überlegtes Handeln für die Gefahrenabwehr mobilisieren kann.

Objektiv befinden sich beide oben geschilderten Frauen in gleich großer Gefahr oder Sicherheit. Aber die von der Amygdala alarmierte und vom Hippocampus orientierte Frau wäre vorbereitet, wenn die Schritte tatsächlich von einem zum Überfall entschlossenen Mann herrührten. Sie würde sich vielleicht ins Auto flüchten und mit zitternden Fingern die Sicherheitsverriegelung der Türen betätigen. Die andere Frau würde durch einen tatsächlichen Überfall völlig überrumpelt.

Wenn es dagegen objektiv gar keine Gefahr gäbe, wenn die Schritte zu einer ganz harmlosen Person gehörten, wäre die zweite Frau besser dran. Sie würde guter Dinge ihre Geschäfte erledigen und hätte keine Zeit und Energie für eine objektiv überflüssige Gefahrenabwehr verschwendet. Wir wollen hier nicht darüber rechten, welche der beiden Frauen sich rationaler oder richtiger verhält. Darüber könnte man lange diskutieren. Was jemand in solchen Situationen für Gefühle hat, hängt nicht von rationalen Überlegungen, sondern von in der Amygdala gespeicherten Vorerfahrungen ab. Die kann man mit rationalen Argumenten nicht so leicht verändern, denn die Amygdala ist vom Arbeitsspeicher aus nicht direkt ansteuerbar wie etwa die Motorik.

Dafür ist ein Ungleichgewicht der Projektionsbahnen zwischen Amygdala und anderen Hirnregionen verantwortlich. Es gehen wesentlich mehr Projektionsbahnen von der Amygdala zu anderen Hirnregionen als umgekehrt (Amaral, Price, Pitkänen & Carmichael, 1992). Die Amygdala kann daher viele andere Hirnsysteme für das in Beschlag nehmen, was bei ihr gerade eine Erregung auslöst. Sie kann die Aufmerksamkeit auf emotional relevante Reize lenken, indem die kurzfristigen Objektpuffer im sensorischen Cortex auf solche Reize konzentriert werden, sie kann das Langzeitgedächtnis aktivieren und sie kann über stark ausgebildete Projektionsbahnen zum cingulären und orbitalen Cortex den Arbeitsspeicher „erobern“ (s. Abbildung 2.21)

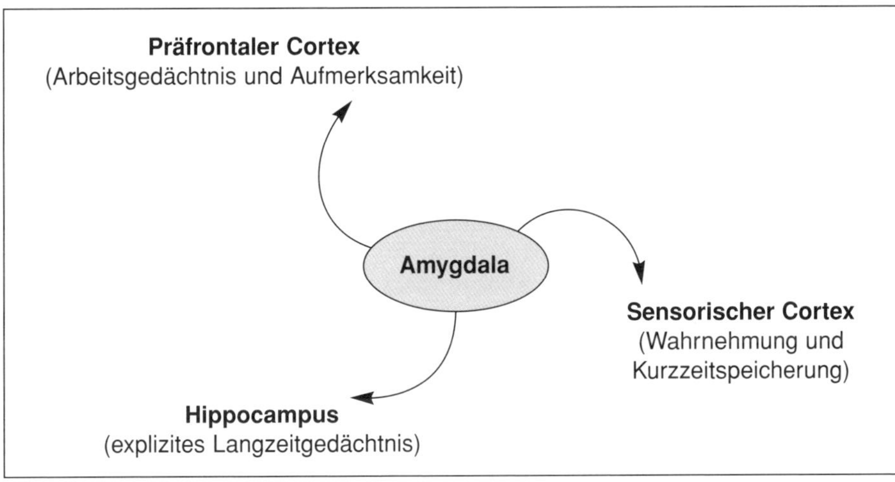

Abbildung 2.21: Bereiche der Amygdala projizieren zu zahlreichen Rindenbereichen. Darunter sind Projektionen zu allen Stadien der cortikalen sensorischen Verarbeitung, zum präfrontalen Cortex und zum Hippocampus und den angrenzenden Rindenbereichen. Über diese Projektionen hat die Amygdala Einfluss auf die laufende Wahrnehmung, auf mentale Vorstellungen, Aufmerksamkeit, Kurzzeitgedächtnis, Arbeitsgedächtnis und Langzeitgedächtnis sowie auf die verschiedenen Denkprozesse höherer Ordnung, die diese möglich machen (nach LeDoux, 2001, S. 308).

Dafür, dass sich eine Wahrnehmung, Erinnerung oder Vorstellung wirklich wie ein echtes Gefühl anfühlt, fehlt aber noch eine wichtige Komponente. Das ist die Erregung. Wenn wir ein starkes Gefühl haben, ist der Cortex insgesamt stark erregt. Die Amygdala hat wechselseitige Verbindungen mit den Erregungszentren im Hirnstamm. Eine besonders ausgeprägte Verbindung hat sie aber zum benachbarten Nucleus basalis, dessen Neurone insbesondere den Transmitter Acetylcholin ausschütten. Wenn der Basalkern aktiviert wird, schüttet er im gesamten Cortex Acetylcholin aus, was zu einer unspezifischen Erregungssteigerung führt. Alles was jetzt im Hirn abläuft, ist „heisser" als zuvor. Die cortikalen Zentren, welche die gegenwärtige Situation verarbeiten, sind übersensibilisiert.

Die Erregungssysteme haben ihrerseits wieder abgehende Verbindungen zur Amygdala und tragen damit zur Aufrechterhaltung ihrer Erregung bei. Es entsteht eine positive Rückkopplung, ein sich selbst aufrechterhaltender emotionaler Zustand. Deshalb dauert es auch einige Zeit, bis eine emotionale Erregung nach einer Veränderung der Situation wieder abgeklungen ist. Die Erregung selbst ist aber unspezifisch. Es kommt auf den Inhalt des Arbeitsspeichers an, wie sie interpretiert wird, d. h. welches Gefühl erlebt wird. Schachter und Singer (1962) hatten eine solche Mehrfachdetermination von Gefühlen schon vor langer Zeit postuliert, ohne damals auf eine so elaborierte neuronale Grundlage Bezug nehmen zu können, wie es heute möglich ist.

Obwohl die Dinge nun schon kompliziert genug sind, sind noch weitere Schaltkreise für das Gefühl der Angst zu berücksichtigen (s. Abbildung 2.19). Wenn die Amygdala aktiviert ist, führt dies auch zu körperlichen Reaktionen. Das motorische System reagiert mit Erstarrung, ängstlichem Gesichtsausdruck, Zittern, Flucht oder Kampf. Das autonome Nervensystem reagiert mit Anstieg des Blutdrucks, beschleunigtem Herzschlag und Schweißausbruch. Darüber hinaus kommt es zu hormonalen Reaktionsketten. Es werden Adrenalin, Cortisol und eine Fülle von Peptiden ins Blut ausgeschüttet. All diese körperlichen Reaktionen wirken wieder auf das Gehirn zurück. Damasio (2000) betrachtet diese Rückmeldungen des körperlichen Zustandes als „somatische Marker". Nach seinen Untersuchungen ist es insbesondere der orbitofrontale Cortex, der diese körperlichen Rückmeldungen zu somatischen Markern verarbeitet. Somatische Marker verleihen nach Damasio Objekten, Situationen, Ereignissen ihre affektive Bedeutung. Im orbitofrontalen Cortex werden die Gedächtnisspuren vergangener Ereignisse mit hoher affektiver Bedeutung assoziiert mit Repräsentationen der körperlichen Zustände, die sie damals ausgelöst haben. Das Ereignis bekommt diesen somatischen Zustand oder Marker als „Label". Das ermöglicht intuitive Entscheidungen, gewissermaßen „aus dem Bauch heraus", auf Grund früherer Erfahrungen. Tatsächlich gibt es aus mehreren Bereichen Hinweise, dass somatische Marker Einfluss auf die subjektiv erlebten Gefühle haben.

Ekman (1993) instruierte z. B. seine Versuchspersonen, bestimmte Gesichtsmuskeln zu bewegen. Sie wussten nicht, dass es genau diejenigen waren, die beim Ausdruck bestimmter Gefühle innerviert werden. Anschließend ließ er sie ihre Stimmung einschätzen. Sie schätzten die Stimmung viel positiver ein, wenn sie vorher diejenigen Muskeln bewegt hatten, die für den Ausdruck einer positiven Emotion charakteristisch sind, als wenn sie ihr Gesicht in eine Stellung für den Ausdruck einer negativen Emotion gebracht hatten. Es hilft demnach, erst einmal ein fröhliches Gesicht aufzusetzen, wenn man sich in eine bessere Stimmung bringen will.

Valins (1966) gab seinen Versuchspersonen, während er sie mit angstauslösenden Reizen konfrontierte, falsches Feedback über ihren Herzschlag. Zuerst ließ er sie ihren wirklichen Herzschlag hören, der ziemlich schnell war, wie es bei der Konfrontation mit angstauslösenden Reizen normal ist. Dann manipulierte er den rückgemeldeten Herzschlag so, dass die Versuchspersonen hörten, wie ihr Herzschlag ruhiger wurde. Als Ergebnis schätzten sie ihre Angst niedriger ein.

Nach Damasios Ergebnissen läuft der Einfluss dieser Rückmeldungen über den orbitofrontalen Cortex und führt so zu intuitiven Entscheidungen, die oft mit einem hohen Sicherheitsgefühl verbunden sind. Tatsächlich haben Personen mit Schädigungen im orbitofrontalen Cortex Schwierigkeiten, sich zu entscheiden, vor allem in Situationen, die zu komplex und unübersichtlich sind für eine genaue logische Analyse.

In der Tat ist es gerade bei einem Gefühl wie der Angst schwierig, sich vorzustellen, dass das Gefühl ohne die körperlichen Reaktionen und die aus ihnen entstehenden Rückmeldungen das Gleiche ist. Für all diese Einflüsse auf das subjektive Angstgefühl hat die Amygdala zentrale Bedeutung. Wenn sie ausfällt, fällt auch das nächste Bindeglied in der Kette aus. So entwickelte etwa der Patient aus der oben bereits angeführten Untersuchung von Bechara et al. (1995), der mit einem lauten Nebelhorn als Schreckreiz konditioniert werden sollte, dem aber beide Amygdalae fehlten, keine konditionierte autonome Reaktion im PGR, wie es sonst normal ist.

Ein Angstgefühl erfordert demnach mindestens vier Komponenten:

- Der Arbeitsspeicher muss involviert sein. Das ist nicht angstspezifisch. Ohne Beteiligung des Arbeitsspeichers kein bewusstes Erleben.
- Die Amygdala muss beteiligt sein.
- Es muss eine Aktivierung des Erregungssystems stattgefunden haben
- Es muss eine Rückmeldung angstspezifischer köperlicher Reaktionen erfolgen.

Wir sehen, dass Angstgefühle eine sehr breit abgestützte Basis im Gehirn haben. Mit Angstgefühlen ist es genauso wie mit allen anderen neuronalen Vorgängen: je öfter sie ablaufen, desto besser werden sie gebahnt. Ihre einzelnen Komponenten werden, wie wir gerade gesehen haben, in mehreren Gedächtnissystemen gleichzeitig gebahnt. Wie ist es nun mit Angstgefühlen, die so gut gebahnt sind, dass sie sehr leicht ausgelöst werden oder sogar spontan auftreten? Wir kommen mit dieser Frage in den Übergangsbereich zu psychischen Störungen. Wenn bei einer Person intensive Angstgefühle immer wieder auftreten, und zwar in Situationen, die für die meisten Menschen nicht angstbesetzt sind, und der Betreffende sehr darunter leidet, wird Angst zum klinischen Problem. Es stellt sich dann die für die Psychotherapie zentrale Frage:

2.9.4 Kann Angst gelöscht werden?

Wegen des Ungleichgewichtes der Projektionsbahnen zwischen Amygdala und dem präfrontalen Cortex (PFC) beeinflussen unsere Emotionen mehr den Inhalt unseres Bewusstseins, als dass wir bewusste Kontrolle über unsere Emotionen ausüben können. Viele Menschen wären überglücklich, wenn sie ihre Angstgefühle besser willentlich kontrollieren könnten. Das funktioniert deshalb nicht so gut, wie es vielleicht wünschbar wäre, weil die bisherige Entwicklung unseres Gehirns keine dafür ausreichenden Projektionsbahnen von den Arealen des PFC, die maßgeblich an Willensentscheidungen beteiligt sind, und der Amygdala herausgebildet hat. Es gibt zwar durchaus Verbindungen vom PFC, insbesondere von dessen orbitalen Teil, zur Amygdala, über die eine gewisse bewusste Emotionskontrolle möglich ist (Jackson, Malmstadt, Larson & Davidson, 2000). Aber um eine wirksame Kontrolle starker Angstreaktionen zu erreichen, ist ein Umweg notwendig, der zwar auch über das Frontalhirn läuft, aber nicht im Sinne eines direkten Willensaktes, wie wir etwa den Arm heben können, wenn wir es wollen.

Dass wir nicht alles direkt willentlich kontrollieren können, gehört zu unseren allgemeinen Lebenserfahrungen. Wer lange keinen Sport getrieben hat und darüber hinaus übergewichtig ist, kann sich mit aller Willensanstrengung nicht dazu bringen, mehrere Kilometer am Stück zu rennen. Er wird nach kurzer Zeit erschöpft aufgeben müssen. Trotzdem wäre es für ihn über einen Umweg möglich, dieses Ziel mit Willensanstrengung zu erreichen. Er müsste anfangen, mehrmals wöchentlich zu trainieren und gezielt weniger und gesünder zu essen. Schon nach zehn Wochen wäre die kurze Strecke, die er anfangs nur mit Mühe schaffte, für ihn ein Kinderspiel. Er hätte auf einem Umweg erreicht, was auf direktem Weg nicht möglich war. Er hat cortikale Kontrolle über etwas ausgeübt, das eigentlich willentlich nicht kontrollierbar erschien. Den Unterschied haben gezielt und wiederholt herbeigeführte Lernerfahrungen ausgemacht.

Auf diesem Umweg ist im Prinzip auch eine willentliche Veränderung von Angstreaktionen möglich. Nehmen wir an, eine Versuchsperson sei klassisch konditioniert worden, indem immer ein bestimmter Ton mit einem elektrischen Schlag gepaart wurde. Nach vielen solchen Paarungen reagiert sie allein auf das Hören des Tones mit einem Anstieg der Hautleitfähigkeit (PGR). Sie kann diese Reaktion des autonomen Nervensystems nicht willentlich unterdrücken. Auch wenn man ihr sagte, ab jetzt käme der Ton immer ohne elektrischen Schlag, würde sie noch mehrere Durchgänge lang mit einer PGR reagieren. Allerdings würde diese allmählich schwächer, bis sie ganz verschwindet. Wir sprechen in diesem Fall von Löschung.

Weil die unangenehme Angstreaktion zunächst erhalten bleibt, würde die Versuchsperson, wenn man es ihr freistellte, sich freiwillig wahrscheinlich gar nicht weiteren Versuchsdurchgängen aussetzen, sondern die Situation lieber vermeiden. Dieses Vermeiden resultiert aus dem Bemühen, Kontrolle über die Situation zu gewinnen. Das Bemühen, in irgendeiner Weise Kontrolle über die Angst zu gewinnen, spielt, wie wir in Abschnitt 4.4.2 sehen werden, eine wichtige Rolle bei der Ausbildung und Aufrechterhaltung von Angststörungen. Die Angstreaktion bliebe bei einer solchen Vermeidung erhalten. Im natürlichen Leben, außerhalb eines Labors, erfolgt eine Löschung gelernter Angstreaktionen deshalb nur dann, wenn sich die betreffende Person freiwillig immer wieder den angstauslösenden Situationen aussetzt und die dabei ausgelösten Angstreaktionen bewusst erträgt, bis sie allmählich schwächer werden. Im natürlichen Leben hat man aber meistens keine Garantie, dass gar nichts Schlimmes passieren wird, wenn man sich der Angstsituation aussetzt. Schon die Angst selbst kann als so schlimm empfunden werden, dass es gar kein unkonditioniertes aversives Ereignis mehr braucht, um die Kopplung Situation-Angst weiter zu verstärken. Man weiß gewissermaßen nie sicher, ob der Strom wirklich ausgeschaltet ist. Die Frau im Parkhaus kann nie ganz sicher sein, dass sie nicht noch einmal überfallen wird. Taucht nur ein weiteres Mal der unkonditionierte aversive Reiz auf (intermittierende Verstärkung), dauert es wesentlich länger, bis eine Angstreaktion gelöscht werden kann. Deshalb bleiben Angstreaktionen unter natürlichen Bedingungen oft so hartnäckig bestehen. Für eine Löschung wäre eine forcierte vielfache Konfrontation mit der angstauslösenden Situation ohne Kontrollbemühungen und ohne erneutes Eintreten der Befürchtungen erforderlich. Die Herbeiführung solcher korrektiven Erfahrungen bedarf oft einer therapeutischen Hilfestellung, aber im Prinzip könnte eine Löschung von Angstreaktionen auch in eigener willentlicher Regie erfolgen.

Was geschieht bei einer solchen Löschung von Angst auf neuronaler Ebene? Was geschieht mit den gut gebahnten synaptischen Übertragungsbereitschaften in der Amygdala? Werden sie gewissermaßen ausradiert oder zerfallen sie einfach wie die Gedächtnisspuren einer Telefonnummer, die wir lange nicht mehr benutzt haben?

Zum „Vergessen" sind die Zeiträume, in denen es zu einer wirksamen Löschung kommen kann, offensichtlich zu kurz. Und wie sollte „Ausradieren" aussehen nach dem, was wir über die Erregungsübertragung an den Synapsen bereits wissen? Gegen beides spricht auch die Tatsache, dass einmal gelöschte Angstreaktionen sofort in voller Stärke wieder auftreten können, sobald der unkonditionierte Reiz wieder auftritt oder sobald man in den Kontext zurückversetzt wird, in dem die ursprüngliche Konditionierung erfolgte. Das einmal gebahnte Erregungsmuster ist schnell wieder aktivierbar. Es muss in deaktivierter Form immer noch vorhanden sein.

Diese Überlegungen legen nahe, dass dem Vorgang der Löschung der Aufbau einer aktiven Hemmung zu Grunde liegt. Die einmal gebahnten Übertragungsbereitschaften in den an der Angstreaktion beteiligten Schaltkreisen bleiben bestehen, aber sie werden aktiv gehemmt. Diese Hemmung geht vom medialen präfrontalen Cortex aus (vorderer Cingularcortex und orbitale Region). Schädigungen in bestimmten Teilen dieser Region bei Ratten führen zu stark übersteigerten Angstreaktionen auf konditionierte Reize, Schädigungen in etwas anderen Teilen dazu, dass eine Löschung entweder gar nicht oder nur sehr verzögert erfolgt (Morgan & LeDoux, 1995; Garcia, Vuimba, Bandry & Thompson, 1999; Quirk, Russo, Barron & Lebron, 2000). Der mediale PFC und die Amygdala scheinen in einer reziproken Beziehung miteinander zu stehen. Starke Aktivierung der Amygdala schaltet den medialen PFC ab, aber umgekehrt kann über den medialen PFC die sonst von der Amygdala ausgehende Erregung anderer Hirngebiete gehemmt werden. Die betreffenden Teile des PFC sind maßgeblich beteiligt an der Anpassung des Verhaltens an sich ändernde Bedingungen, nicht nur durch Hemmung von Angstreaktionen, wenn sie nicht mehr erforderlich sind, sondern auch bei der Regulation anderer Emotionen (Jackson et al., 2000) und bei der Anpassung anderer Tätigkeiten an wechselnde Anforderungen. Schädigungen in diesem Gebiet führen zu stark perseverierendem Verhalten (Petrides, 1994; Damasio, 2000).

LeDoux (2001, 2002) vertritt dezidiert die Auffassung, dass bei der Löschung einer Angstreaktion nicht die in der Amygdala gespeicherte „implizite Erinnerung" selbst ausgelöscht wird, sondern dass die weiteren Auswirkungen dieser emotionalen Erinnerung vom PFC gehemmt werden. „Unbewusste Furchterinnerungen, die von der Amygdala gebildet wurden, scheinen unauslöschlich ins Gehirn eingebrannt zu sein. Sie bleiben uns wahrscheinlich ein Leben lang erhalten" (LeDoux, 2001, S. 272). Diese

Auffassung wird außer durch LeDouxs eigenen Untersuchungen auch durch die Ergebnisse einer Untersuchung von Gutberlet und Miltner (1999) gestützt. Sie fanden, dass nach einer erfolgreichen verhaltenstherapeutischen Behandlung einer Spinnenphobie zwar im Verhalten, im subjektiven Gefühl und in autonomen Reaktionen (Hautleitfähigkeit und Herzrate) bei der Konfrontation mit Spinnen keine Angstanzeichen mehr auftraten, aber sich die mit EEG gemessene Hirnaktivivität (P3-Amplitude) weiterhin so von der normaler Kontrollpersonen ohne Spinnenphobie unterschied wie vor der Therapie. Die Autoren interpretieren dies so, dass der oben angesprochene „schnelle" Weg der direkten Amygdala-Aktivierung ohne cortikale Vorverarbeitung des Reizes weiterhin aktivierbar bleibt, dass aber über den „langsamen" Weg eine cortikale Hemmung der weiteren Reaktionskette erfolgt. Diese Hemmung geht wahrscheinlich vom orbitofrontalen Cortex aus. Eine erfolgreiche Verhaltenstherapie baut dort neue Strukturen auf, welche die Angstreaktion schließlich wirksam hemmen. Man kann dann durchaus davon sprechen, dass die Angstreaktion beseitigt wurde, denn sie wird im Erleben und Verhalten nicht mehr spürbar oder erkennbar, sondern sie kann nur noch über eine Messung der Hirnaktivität nachgewiesen werden. Ohne solche Messung wüssten wir gar nichts davon, dass doch noch Spuren der alten Angstbereitschaft da sind.

Am gründlichsten hat sich LeDoux mit der Frage auseinander gesetzt, was eigentlich genau bei der Löschung von Angstreaktionen auf neuronaler Ebene geschieht. Er ist dabei auf eine sehr interessante Beobachtung gestoßen, die mir von großer allgemeiner Bedeutung zu sein scheint und die ich ihn deshalb in seinen eigenen Worten beschreiben und erläutern lassen will:

> „Ich hatte kürzlich ein wissenschaftliches Aha-Erlebnis, einen dieser seltenen, wunderbaren Momente, wo man auf Grund neuer Laborergebnisse einen Zusammenhang, der einem bis dahin ein Rätsel war, plötzlich vollkommen durchschaut. Greg Quirk, Chris Repa und ich maßen die elektrische Aktivität der Amygdala vor und nach der Konditionierung. Nach der Konditionierung verstärkten sich die elektrischen Reaktionen auf den CS, einen Ton, drastisch, und durch Löschung ging diese Steigerung wieder zurück. Da wir aber die Aktivität vieler einzelner Neurone maßen, konnten wir auch die Beziehungen zwischen den Zellen verfolgen. Die funktionellen Wechselwirkungen zwischen Neuronen nahmen infolge der Konditionierung zu, und die Wahrscheinlichkeit, dass zwei Zellen gleichzeitig feuerten, stieg drastisch an. Diese Wechselwirkungen äußerten sich sowohl in der Reaktion auf den Reiz als auch darin, dass die Zellen spontan feuerten, wenn nichts Besonderes geschah. Bei einigen dieser Zellen – und das ist höchst bemerkenswert – gingen diese funktionellen Wechselwirkungen nach der Löschung nicht zurück. Durch die Konditionierung waren offenbar „Zellverbände" entstanden, wie Donald Hebb sie nannte, und einige davon schienen gegen Löschung resistent zu sein. Wenngleich der Ton die Zellen nicht mehr zum Feuern veranlasste (sie waren gelöscht), blieben die funktionellen Wechselwirkungen zwischen den Zellen, die sich in ihrem spontanen Feuern äußerten, erhalten. Diese funktionellen Kopplungen halten die Erinnerung offenbar auch dann noch fest, wenn die äußeren Auslöser der Erinnerung (zum Beispiel phobische Reize) nicht mehr die Erinnerung und das mit ihr verknüpfte Verhalten (zum Beispiel phobische Reaktionen) aktivieren. Im Augenblick ist das noch reine Spekulation, doch geben die Beobachtungen Hinweise darauf, wie die Erinnerungen im Gehirn weiterleben können, während sie mit äußerlichen Reizen nicht erreichbar sind. Um diese Erinnerungen zu reaktivieren, bräuchte nur der Input zu den Zellverbänden verstärkt werden. Das leistet möglicherweise der Stress." (LeDoux, 2001, S. 271/2)

An anderer Stelle berichtet LeDoux über Untersuchungen, in denen er und seine Mitarbeiter fanden, dass Stress und Stresshormone konditionierte Angstreaktionen verstärken können. Daran knüpft er folgende Überlegungen an:

> „Aus der Tatsache, dass Stresshormone konditionierte Furchtreaktionen verstärken können, ergibt sich eine wichtige Folgerung für unser Verständnis von Angststörungen, speziell für die Frage, warum diese manchmal nach belastenden Erlebnissen auftreten oder sich verschlimmern, die mit der Angst anscheinend nichts zu tun haben. Schwach konditionierte Furchtreaktionen können bei Stress stärker werden. Die Reaktionen können aus zwei Gründen schwach sein: entweder weil sie schwach konditioniert waren oder weil sie vorher gelöscht oder durch irgendeine Behandlung zum Abklingen gebracht worden waren. Wie auch immer – ihre Stärke könnte durch Stress erhöht werden. So könnte eine Schlangenphobie, die seit Jahren abgeklungen ist, beim Tod eines nahe stehenden Menschen wieder auftreten. Eine milde Form von Höhenangst, die im Alltag keine Probleme verursacht, könnte sich unter verstärkendem Einfluss von Stress in pathologische Angst verwandeln. Der Stress hängt mit der auftretenden Störung nicht zusammen, sondern senkt die Schwelle für eine Angststörung, macht den Betroffenen anfällig für Angst, ohne jedoch die Art der Störung zu diktieren. Für diese sind vermutlich Befürchtungen und sonstige Auffälligkeiten verantwortlich, die in dem Betroffenen schlummern." (LeDoux, 2001, S. 266/7)

Es ist kein Grund ersichtlich, warum das, was LeDoux hier über die Grundlagen von psychischen Störungen in Form „latenter" cell assemblies und über den Zusammenhang von Stress und psychischen Störungen schreibt, nur für Angststörungen gelten sollte. Für Depressionen und manche andere Störungen erscheinen solche Zusammenhänge mindestens ebenso plausibel. Latent vorhandene cell assemblies können durch anhaltenden Stress gewissermaßen aus ihrem Schlummer „geweckt" werden, so dass unter Stress plötzlich psychische Störungen auftreten, bei denen man es schwer hat, einen unmittelbaren Zusammenhang zwischen der Art der Belastungen und der Art der Störung zu erkennen. Vor einer solchen Situation stehen wir in der klinischen Praxis andauernd. LeDoux ist auf diese Erklärungsmöglichkeiten durch grundlagenwissenschaftliche Untersuchungen gestoßen. Es könnte sein, dass uns hier die neurowissenschaftliche Grundlagenforschung hilft, ein großes Rätsel der klinischen Psychologie und Psychiatrie zu lösen, für das schon die wildesten Theorien aufgestellt wurden. LeDoux könnte durch seine intensive jahrelange Erforschung des Er- und Verlernens von Angstreaktionen auf etwas gestoßen sein, das von ganz allgemeiner Bedeutung, aber sehr schwer erkennbar und wissenschaftlich nachweisbar ist.

Ich werde in Kapitel 4 den Begriff Stress mit dem motivationalen System des Individuums verbinden und ihn als motivationale Inkongruenz spezifizieren. Es gibt aus etlichen Quellen Hinweise auf einen starken korrelativen Zusammenhang zwischen motivationaler Inkongruenz und psychischen Störungen, wie ich dort berichten werde. Wenn man die Bedrohung und Vereitelung wichtiger motivationaler Ziele als eine der wichtigsten Arten von Stress auffasst, dann zeigen die zitierten Passagen von LeDoux einen neurowissenschaftlich plausiblen Weg auf, wie der Zusammenhang von motivationaler Inkongruenz und psychischen Störungen zu Stande kommen kann.

Es bleibt dann noch die Frage offen, wie es zu den cell assemblies, die den psychischen Störungen zu Grunde liegen, überhaupt ursprünglich kommt. Bei LeDouxs Untersuchungen war dies kein großes Rätsel, weil es sich um experimentell herbeigeführte konditionierte Angstreaktionen handelte. Wie aber entstehen solche cell assemblies unter natürlichen Bedingungen? Wir können nicht davon ausgehen, dass alle psychischen Störungen durch klassische Konditionierung zu Stande kommen. Bei der klassischen Konditionierung werden im Repertoire des Individuums im Prinzip vorhandenen Reaktionen mit neuen Signalen gekoppelt. Bei vielen psychischen Störungen handelt es sich aber um Erlebnis- und Verhaltensweisen, die nicht zum normalen Repertoire von Menschen gehören. Sie haben eine emergente Qualität. Wir müssen daher noch erklären, wie es zu ganz neuartigen cell assemblies kommt. Das ist eine Frage, die nicht nur psychische Störungen betrifft, sondern die Ausbildung aller neuen Erlebnis- und Verhaltensweisen. Was ist die Grundlage für solche Neubildungen? Auf diese Frage werde ich in Kapitel 4 (Abschnitte 4.8 und 4.9) ausführlich eingehen.

Bevor ich diesen Abschnitt über die neuronalen Schaltkreise der Angst abschließe, muss ich noch darauf hinweisen, dass mit den vorangegangenen Ausführungen nicht die eigentlichen klinischen Angststörungen abgedeckt sind. Was zuvor ausgeführt wurde, gilt im klinischen Bereich am ehesten für Phobien. Nach Panksepp (1998) gibt es sehr überzeugende Hinweise darauf, dass an der Panikstörung, der generalisierten Angststörung und an Zwangsstörungen neuronale Schaltkreise beteiligt sind, die sich zwar mit den zuvor beschriebenen überlappen, die aber auch andere neuronale Strukturen einbeziehen. Darauf gehe ich in Kapitel 3 ausführlicher ein. Die allgemeinen Schlussfolgerungen, die wir aus dem zuvor Ausgeführten für die Psychotherapie ziehen können, sind jedoch von dieser Einschränkung nicht betroffen.

Schlussfolgerungen für die Psychotherapie

Wenn wir hier therapeutische Schlussfolgerungen aus dem, was bisher über die Veränderbarkeit von Angstreaktionen berichtet wurde, ziehen wollen, dann können wir zunächst feststellen: Der Ausdruck Löschung ist ein irreführender Ausdruck. Er sollte konsequent durch Hemmung ersetzt werden. In einer wirksamen Angstbehandlung wird Angst nicht gelöscht, sondern gehemmt. Für das therapeutische Vorgehen macht es einen großen Unterscheid, ob ich als Therapeut eine Löschung oder eine Hemmung anstrebe.

Wenn ich eine Angstreaktion löschen will, muss ich sie immer wieder hervorrufen, ohne dass etwas wirklich Schlimmes (Eintreten eines unkonditionierten aversiven Ereignisses oder einer Befürchtung) dabei passiert. Es kommt hauptsächlich darauf an, dass sich der Patient genügend oft der angstauslösenden Situation aussetzt, bis die Angstreaktion immer schwächer wird. Das verhaltenstherapeutische Habituationstraining entspricht am ehesten diesem Rationale. Nachdem wir aber wissen, dass die Amygdalareaktion in Wirklichkeit gar nicht habituiert, können wir auch bei diesem Vorgehen nicht an Habituation als zu Grunde liegendem Wirkmechanismus festhalten. Daraus, dass dieses Vorgehen recht gut wirkt, können wir schließen, dass auch dieses Vorgehen zu einer cortikalen Hemmung der Angst führt, obwohl es nicht so konzipiert ist. Das könnte z. B. dadurch erfolgen, dass der Patient aus den Instruktionen, die er erhält, und aus den Erfahrungen, die er macht, Schlüsse zieht, die sein Situationsverständnis so verändern, dass sich eine cortikale Hemmung der Angstreaktion entwickelt. Es wachsen allmählich seine Kompetenzerwartungen und seine Befürchtungen, was passieren könnte, erweisen sich als unbegründet. Es entstehen Kognitionen (als Interpretation dessen, was wirklich passiert), die das Auftreten von Angst hemmen.

Wenn wir die Therapie von vornherein als Hemmungsprozess konzipieren, würden wir ganz anders an die Sache herangehen. Wir würden uns überlegen, wie wir das Gehirn des Patienten in einen Zustand bringen können, der möglichst unvereinbar mit Angst ist, ehe wir ihn mit der angstauslösenden Situation konfrontieren. Das könnten sein:

- Eine sichere Bindungsbeziehung mit einem Kompetenz, Verständnis und persönliches Engagement ausstrahlenden Therapeuten
- Den Patienten mit möglichst vielen Wahrnehmungen versorgen, die einen positiven Wert für seine wichtigsten motivationalen Ziele haben
- Explizite Aktivierung wichtiger positiver motivationaler Ziele des Patienten, die ihn in eine möglichst starke Annäherungsorientierung bringen
- Gestaltung der Therapiesituation so, dass die positiven Fähigkeiten und Ressourcen, die der Patient in die Therapie mitbringt, zum Zuge kommen
- Auslösung möglichst vieler positiver Emotionen
- Steigerung der Kompetenzerwartung für das Bestehen der bevorstehenden Angstkonfrontation durch entsprechende Instruktionen (kognitive Vorbereitung: Was kann passieren, was kann ich dann machen), Klärung von Erwartungen und Befürchtungen, Vorgabe möglichst überzeugender Modelle, die das schon geschafft haben, oder persönliches „modeling with guided participation" nach Bandura (1977).
- Einüben positiver Selbstäußerungen und angstbewältigender Gedanken, damit der Patient sie in der Angstsituation leicht aktivieren kann.

Wenn möglichst viele dieser Bedingungen gleichzeitig aktiviert sind, befindet sich das Gehirn des Patienten in einem sehr wenig angstbereiten Zustand. In diesem Zustand sollte nun die wiederholte Konfrontation mit einschlägigen Erfahrungen erfolgen, die bisher Angst beim Patienten ausgelöst haben. Ziel ist die Ausbildung möglichst vieler gut gebahnter angsthemmender Synapsen. Das erfordert genügend viele und intensive Lerndurchgänge über längere Zeit hin (die Ausbildung neuer Synapsen durch Gentransskription erfordert Zeit, wie oben ausgeführt wurde), in denen immer wieder diese Kombination von Bedingungen verwirklicht ist.

Wenn man die Therapie als Aufbau einer Angsthemmung konzipiert, wird die Gestaltung des Kontextes, in dem die Konfrontation mit der Angstsituation erfolgt, zur wichtigsten therapeutischen Aufgabe. Die Herstellung eines optimalen cortikalen Kontextes, in dem dann der Angstschaltkreis durch Konfrontation mit angstauslösenden Erfahrungen aktiviert wird, ist eine sehr anspruchsvolle therapeutische Aufgabe, weil sie vollkommen auf den individuellen Patienten zugeschnitten sein muss. Wenn man Therapie als „etwas wegmachen“ konzipiert, steht man vor einer einfacheren Aufgabe, als wenn man das, was bisher da war (die Angstreaktion), mit etwas neuem ersetzen will, das an die Stelle der Angstreaktion tritt. „Etwas hinmachen“ ist anspruchsvoller als „etwas wegmachen“, aber es ist auch wirkungsvoller.

Natürlich gehen die Schlussfolgerungen, die ich hier aus der neurowissenschaftlichen Angstforschung gezogen haben, über das hinaus, was durch die vorgehend zitierten Untersuchungen abgedeckt ist: Diese haben ja mit Therapie selbst gar nichts zu tun. Es ist auch klar, dass die Angst, mit der es Therapeuten im Rahmen von Therapien zu tun haben, sich sehr oft nicht so klar an bestimmten Situationen festmachen lässt, wie es in allen angeführten Forschungsuntersuchungen der Fall ist. Die Angstzustände, mit denen man es in Therapien zu tun hat, haben sehr oft mit der Bedrohung wichtiger motivationaler Ziele der Patienten zu tun. Dieser Aspekt ist in der Forschung, über die ich hier berichtet habe, vollkommen ausgeklammert. Die hier noch fehlende motivationale Perspektive werde ich in Kapitel 4 hinzufügen. Erst danach ist es sinnvoll, zusammenfassende klinische Schlussfolgerungen zu ziehen.

Aber die Angst bot mir eine gute Gelegenheit, schon an dieser Stelle einmal exemplarisch aufzuzeigen, dass sich aus bestimmten Einzelbereichen neurowissenschaftlicher Forschung relevante klinische Schlussfolgerungen für die Psychotherapie ergeben können. Wir können von dem, was ich für die Angst ausgeführt habe, durchaus generalisieren: In Psychotherapien geht es sehr oft darum, etwas Problematisches wirksam zu hemmen, weil „Wegmachen“ oder „Ausradieren“ eben nicht geht. Das führt zu einer Verschiebung des Fokus von dem, was problematisch ist, zu dem, was an seine Stelle gesetzt werden soll. Hemmung bedeutet ja, einen anderen neuronalen Prozess an die Stelle des gehemmten zu setzen. Von diesem anderen neuronalen Prozess soll die Hemmung ausgehen. Das, was hemmen soll, muss aber aktiv hergestellt werden. Es muss möglichst oft aktiviert und gebahnt werden, damit es in Zukunft leichter aktivierbar ist als die zu hemmenden neuronalen Prozesse, deren Erregungsbereitschaften, wie wir gesehen haben, erhalten bleiben. Weil sie erhalten bleiben, müssen sie durch möglichst gut gebahnte andere Prozesse mit positiver Funktion und Auswirkung sicher in Schach gehalten werden. Neuronal heißt „etwas beseitigen“ etwas anderes an seine Stelle zu setzen. Auch das, was hemmen soll, muss zunächst aktiviert und gebahnt werden. Die hauptsächliche Aufgabe eines Therapeuten ist daher aktivieren und bahnen und dafür muss der Therapeut eine klare Vorstellung haben, was aktiviert und gebahnt werden soll. Klar ist auch, dass er dafür immer nur an das anknüpfen kann, was beim Patienten schon da ist, denn anderes kann er nicht aktivieren und bahnen. Diese Überlegungen führen in der Konsequenz zu einer ressourcenorientierten Betrachtungsweise. Der Therapeut muss sich mehr damit befassen, was er fördern will und wie er das am besten könnte, als damit, was er beseitigen will. In Kapitel 5 (Abschnitt 5.2) werde ich noch einmal ausführlich auf diese Schlussfolgerungen zu sprechen kommen.

2.10 Intentionales Handeln

Wir haben bis jetzt Schaltkreise behandelt, die ohne bewusste Zielsetzung und willentliche Kontrolle ablaufen. Solche Schaltkreise sind für die Psychotherapie sehr wichtig, weil es auch da vielfach um bewusst nicht kontrollierbare Abläufe geht. Aber natürlich ist das wesentlichste Kennzeichen des Menschen seine Fähigkeit zum bewussten Nachdenken und Handeln. Das gilt uneingeschränkt auch für Psychotherapiepatienten. Bewusste Reflektion und Kommunikation sowie intentionales Handeln sind die wichtigsten Grundlagen des therapeutischen Veränderungsprozesses, auch wenn darin unbewusste Prozesse eine wichtige Rolle spielen. Auf der anderen Seite gehen viele Menschen deswegen in Psychotherapie, weil es ihnen nicht gelungen ist, ihre Probleme mit zielorientiertem Handeln aus eigener Kraft zu lösen. Therapien, deren Vorgehen hauptsächlich darin besteht, den Patienten zum selbstständigen Bewältigen seiner Probleme mit zielorientiertem Handeln anzuleiten, die so genannten Problemlösungstherapien, gehören zu den wirksamsten Therapieverfahren überhaupt (Grawe, Donati & Bernauer, 1994, S. 436 ff.). Zielorientiertes Handeln ist für die Psychotherapie daher Voraussetzung und Ressource, Defizite darin können aber zugleich auch das zu verbessernde Problem sein.

Für zielorientiertes Handeln gibt es in der Psychologie gut ausgearbeitete Konzeptionen. Miller, Galanter und Pribram (1960) führten das Konzept von Zielhierarchien ein,

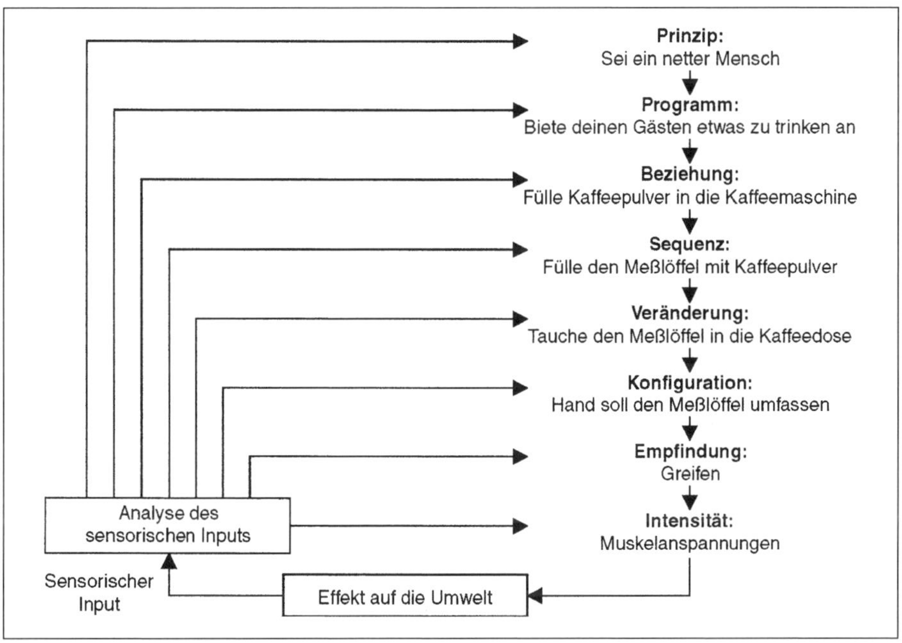

Abbildung 2.22: Beispiel für die kontrolltheoretische Sicht einer Alltagshandlung, die auf verschiedenen Regulationsebenen unterschiedlich definiert werden kann (aus Becker, 1995, S. 79).

zunächst noch ohne genaue Unterscheidung verschiedener Hierarchieebenen. Powers (1973) legte dann eine genaue Ausarbeitung von Zielhierarchien in Form hierarchisch organisierter Regelkreise vor. Abbildung 2.22 zeigt eine solche Zielhierarchie, angewandt auf die zielgeleitete Handlung „Bewirtung von Gästen".

Powers versuchte schon 1973, seine hierarchischen Regelkreise auf neuronaler Ebene zu spezifizieren, konnte das aber bei dem damaligen Stand der neurowissenschaftlichen Forschung nur für die untersten vier Ebenen verwirklichen. Er war aber fest überzeugt, dass es eines Tages möglich sein würde, auch für die höheren Regulationsebenen zu spezifizieren, wie sie neuronal verwirklicht werden. Heute, dreissig Jahre später, sind wir diesem Ziel sehr viel näher gekommen.

2.10.1 Die neuronale Repräsentation von Zielhierarchien

Stellen Sie sich einmal vor, Sie gingen ziellos durch Ihre Wohnung und ließen den Blick umherschweifen. Dort sehen Sie ungelesene Bücher, die Sie zum Lesen einladen, dort liegt ungeöffnete Post, die Sie öffnen und beantworten könnten, dort steht ein Klavier, das auf Sie wartet, dort der Fernseher, den Sie einschalten könnten, dort liegt ungewaschene Wäsche, dort steht eine Kaffeemaschine bereit, dort ein Bett, um ein Nickerchen zu machen, dort ein Telefon ... Der Bereich dessen, was Sie in jedem Moment tun könnten, ist riesig. All das hat einen Aufforderungscharakter für Sie, denn sonst stünde es dort nicht. Wenn Sie all dem gleichzeitig folgen wollten, entstünde entweder Chaos oder Lähmung im Gehirn. Es muss etwas in unserem Gehirn geben, das aus den schier unendlich vielen Möglichkeiten auswählt und dafür sorgt, dass wir dann eine Zeit lang erst einmal dabei bleiben. Gehirne, die über solche Strukturen nicht verfügten, wären dem Untergang geweiht.

Bei den meisten Tieren entsteht das Problem in dieser Form gar nicht. Ihr Verhalten ist zu einem großen Teil durch Instinkte festgelegt. Ihr innerer Zustand (Hunger z. B.) und die Umgebungsbedingungen bestimmen gemeinsam, was sie tun. Wie sie es tun, ist durch ihr artspezifisches Verhaltensrepertoire in ziemlich engen Grenzen festgelegt.

Die weitaus größere Flexibilität, die uns unser Gehirn ermöglicht, ist nur möglich geworden, weil sich parallell dazu Strukturen entwickelt haben, die unsere psychische Aktivität durch die Herausbildung und Verfolgung von Zielen ordnet. Nicht überraschend ist es derjenige Teil des Gehirns, in dem wir uns am meisten von anderen Säugetieren unterscheiden, der vor allem für zielorientiertes Handeln zuständig ist: Der präfrontale Cortex. Abbildung 2.23 gibt einen groben Überblick über das Frontalhirn.

Beim Menschen umfasst dieser Teil des Gehirns 29 % der Gehirnmasse, im Vergleich dazu bei der Katze 3.4 %, beim Hund 6.9 % und beim Schimpansen 17 %. Wir können schon von daher vermuten, dass dieser Teil des Gehirns besonders viel mit spezifisch menschlichen Qualitäten zu tun hat. Der PFC nimmt diese Funktionen in engster Zusammenarbeit mit anderen Hirnteilen wahr. Er ist extrem gut vernetzt. Abbildung 2.24 zeigt die wichtigsten Verbindungen innerhalb des PFC und zwischen bestimmten Arealen des PFC und anderen Hirnteilen.

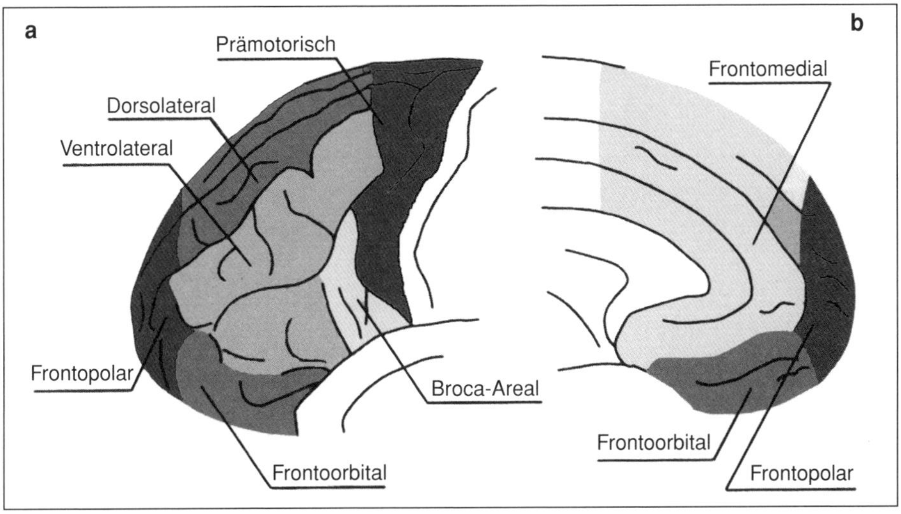

Abbildung 2.23: Schematische Darstellung von Subregionen des Stirnhirns.

a Lateralansicht, **b** Medialansicht. Bemerkung: die vorgenommene Einteilung ist grob-deskriptiv und berücksichtigt nur teilweise unser derzeitiges Wissen über feinere zytoarchitektonische und funktionelle Unterschiede zwischen frontalen Hirnregionen (aus Förstl, 2002, S. 23, © Springer-Verlag, Berlin).

Mit der Funktion des PFC für zielorientiertes Verhalten haben sich insbesondere Miller und Cohen (2001) in ihrer „integrative theory of prefrontal cortex functioning" befasst. Die nachfolgende Darstellung folgt im Wesentlichen ihrer Konzeption.

Der PFC besteht aus einer Reihe von Arealen, die untereinander eng verbunden sind. Sie senden und empfangen Projektionen von praktisch allen sensorischen und motorischen Systemen und subkortikalen Gebieten wie dem Hippocampus und der Amygdala. Der PFC erhält ausschließlich stark vorverarbeitete Signale über den inneren Zustand des Organismus und die äußere Welt. Sie kommen von den verschiedenen Bereichen des assoziativen Cortex. Basale Umgebungsinformation etwa über Farbe, Konturen, Größe, Bewegung wird im primären sensorischen Cortex verarbeitet. Ehe solche Signale den PFC erreichen, haben sie verschiedene Konvergenzzonen durchlaufen. Im PFC, insbesondere im lateralen und medial-dorsalen Teil werden multimodale Informationen verarbeitet, also wahrgenommene Situationen mit visuellen Objekten, Geräuschen, Gerüchen usw. Die Neurone in diesen Bereichen reagieren nicht auf Signale, die nur visuell, auditiv oder somatosensorisch sind, sondern sie sprechen erst an, wenn mehrere Sinnesmodalitäten das Neuron gleichzeitig stimulieren. Sie sind also spezialisiert auf multimodale Verarbeitung.

Ähnliches gilt für den Output des PFC. Er ist eng verbunden mit mehreren an der Steuerung der Willkürmotorik beteiligten Systemen, aber nicht mit dem primären motorischen Cortex. Der PFC steuert also das Verhalten über hierarchische Zwischenstufen, ebenso

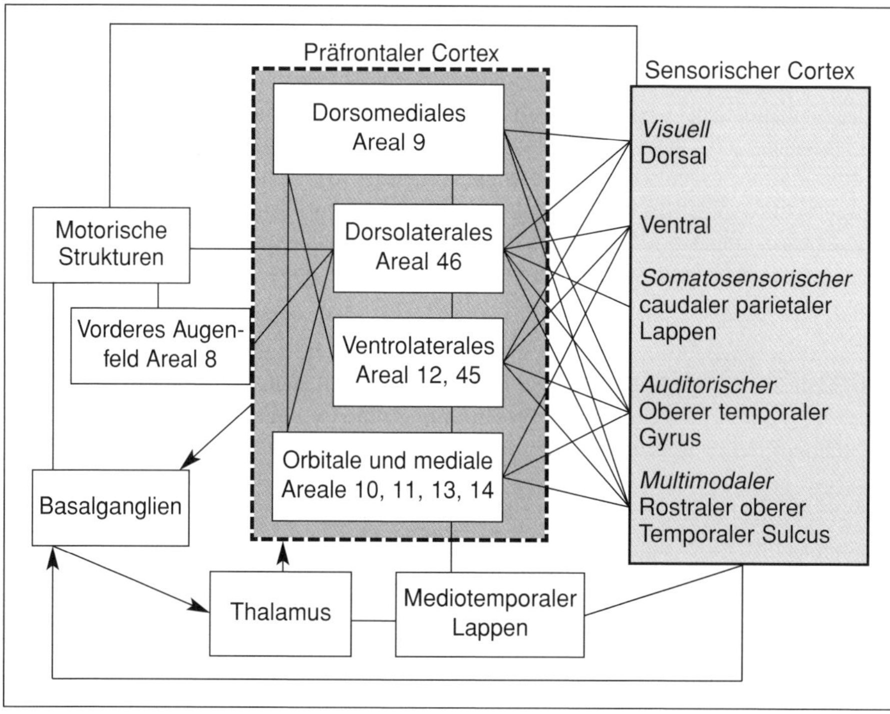

Abbildung 2.24: Schematisches Diagramm der inneren and äußeren Verbindungen des präfrontalen Cortex. Die Konvergenz des Inputs von vielen anderen Hirnsystemen und die engen wechselseitigen Verbindungen innerhalb des PFC geben ihm eine zentrale Rolle bei der Synthese des Inputs vieler verschiedener Hirnareale, wie es für die Generierung komplexen Verhaltens erforderlich ist (nach Müller & Cohen, 2001).

wie er seinen Input über solche hierarchischen Zwischenstufen erhält. Der dorsolaterale Teil, der das frontale Augenfeld enthält, ist wichtig für die willentliche Kontrolle der Augenbewegungen, was eng mit der Lenkung der Aufmerksamkeit zusammenhängt.

Der orbitale und mediale PFC hat enge Verbindungen mit dem Hippocampus, der Amygdala und dem Hypothalamus. Das ermöglicht funktionale Zusammenarbeit mit dem Langzeitgedächtnis einerseits und mit dem affektiven und motivationalen System andererseits. Der orbitofrontale Cortex ist in enger Zusammenarbeit mit der Amygdala maßgeblich an der emotionalen Bewertung dessen beteiligt, was gerade im Gehirn verarbeitet wird und bestimmt die motivationale Ausrichtung der Prozesse im Sinne von Annäherung und Vermeidung.

Ganz besonders ausgeprägt sind aber die engen wechselseitigen Verbindungen innerhalb des PFC. Das ermöglicht eine längerfristige Aufrechterhaltung von Repräsentationen im PFC unabhängig davon, ob sie gerade Zufuhr von den Sinnesmodalitäten erhalten. Diese Qualität ist besonders geeignet für die Repräsentation von längerfristigen Zielen.

Damit Ziele situationsadäquat top-down das Verhalten bestimmen können, muss der Organismus Informationen darüber haben, welches Verhalten unter welchen Bedingungen welche Wirkungen erzeugt. Er muss also über Regelwissen verfügen. Genau darauf scheint der PFC spezialisiert zu sein. Watanabe (1990, 1992) trainierte Affen darauf, dass sie bei bestimmten optischen oder akustischen Signalen eine Belohnung erhielten, einen Tropfen süßen Saft auf die Zunge. Er fand, dass etliche Neurone im lateralen PFC nur dann feuerten, wenn ein Ton eine Belohnung ankündigte. Der Ton allein konnte das Neuron nicht aktivieren. Analog verhielt es sich mit visuellen Reizen. Einige Neurone reagierten nur, wenn die Belohnung durch optische Reize angekündigt wurde, andere nur auf akustische Ankündigung, wieder andere reagierten auf beide Arten von Reizen. Zu ganz analogen Ergebnissen kamen auch Quintana und Fuster (1992), Bichot, Schall und Thompson (1996) sowie Asaad, Rainer und Miller (1998).

Es wurden sogar Neurone gefunden, die selektiv auf noch komplexere Wenn-dann-Regeln reagieren. In einer Untersuchung von White und Wise (1999) hatten Affen, um eine Belohnung zu erhalten, herauszufinden, wo ein bestimmtes visuelles Zielobjekt erscheinen würde. Sie boten den Affen kurz eines von vier Reizmustern an einem von vier möglichen Orten dar. Die Reizmuster kündigten an, wo das Zielobjekt schließlich erscheinen würde. Das ging nach zwei verschiedenen Regeln: Einmal kündigte die *Position* des Reizmusters an, wo das Zielobjekt erscheinen würde, ein anderes mal vermittelte die *Art* des Reizmusters diese Information. Etwa die Hälfte der Neuronen im lateralen PFC, von denen sie Ableitungen vornahmen, reagierte je nach Regel unterschiedlich. Auch diese Ergebnisse wurden durch weitere Untersuchungen bestätigt (Hoshi, Shima & Tanji, 1998; Asaad, Rainer & Miller, 2000; Wallis, Anderson & Miller, 2000) Natürlich reagieren die Neurone deshalb regelspezifisch, weil sie in eine ganze cell assembly eingebettet sind, sie reagieren nicht als einzelnes Neuron regelspezifisch. Die Regeln sind durch cell assemblies, nicht durch einzelne Neurone repräsentiert.

Es mag etwas befremdlich wirken, wenn gerade bei einem Hirnareal, das mit spezifisch menschlichen Qualitäten in Verbindung gebracht wird, wie dem PFC, auf Untersuchungen an Affen zurückgegriffen wird. Aber Untersuchungen zu Antworteigenschaften einzelner Neuronen gibt es beim Menschen aus ethischen und technischen Gründen nicht. Die Logik dieser Untersuchungen an Affengehirnen ist: Wenn wir bei Affen mit ihrem wesentlich weniger weit entwickelten PFC schon spezifische Neuronen für die Repräsentation von Regeln finden, können wir annehmen, dass es im menschlichen Gehirn umso eher solche auf komplexere Aufgaben spezialisierte Neuronen gibt. Immerhin stammen viele unserer heutigen Annahmen zur Erregungsübertragung an den Synapsen aus Untersuchungen an noch viel weniger weit entwickelten Organismen wie Meeresschnecken. Da ist der Weg zum Analogieschluss auf die Verhältnisse beim Menschen noch wesentlich weiter. Die Logik hinter diesen wissenschaftlichen Untersuchungen ist die, dass in der Evolution einmal gefundene Lösungen für Anpassungsprobleme, die sich sehr gut bewährt haben, beibehalten werden und die Grundlage bilden für die Herausbildung noch komplexerer Strukturen. Über Sprache, Bewusstsein und rationales Planen werden wir aus Untersuchungen an Affengehirnen wenig Erkenntnisse gewinnen können. Die soeben angeführten Untersuchungen zum Regellernen befinden sich in einem Grenzbereich, in dem die Generalisierbarkeit von Tieruntersuchungen auf den Menschen noch gerechtfertigt erscheint. Jenseits dieser Grenze sind wir auf andere Informationsquellen angewiesen wie Beobachtungen an hirnorganischen Patienten oder Untersuchungen mit EEG und bildgebenden Verfahren. Ohne diese neueren Untersuchungstechniken könnten wir über Funktionen des PFC oder des assoziativen Cortex heute noch nicht viel aussagen. Analogieschlüssen von Untersuchungen an Affengehirnen auf Prozesse beim Menschen können wir umso mehr vertrauen, je mehr sie durch solche anderen Informationsquellen bestätigt werden. Was die Bedeutung des PFC für das Regellernen angeht, liegen solche Bestätigungen aus anderen Quellen vor. Petrides (1990) konnte zeigen, dass bei Patienten mit Schädigungen im PFC das Erlernen von Regeln schwer beeinträchtigt war.

Die Befunde zeigen insgesamt, dass der PFC u. a. auf das Erlernen von Regeln spezialisiert ist. Wenn die Regel aktiviert ist, werden von den vielen einströmenden Wahrnehmungen solche bevorzugt beachtet, die für die Regel besonders relevant sind. Es werden bevorzugt solche Gedächtnisinhalte aktiviert und solche Verhaltensweisen generiert. Die Regel steuert also Aufmerksamkeit, Gedächtnisabruf und Verhalten. Wenn man bei Kartenspielern PET-Aufnahmen vom Gehirn machen könnte, würde man nach diesen Ergebnissen in ihrem PFC eine heftige Aktivität feststellen.

Wenn Regeln angewendet werden, erstreckt sich das über längere Zeit. Die neuronalen Repräsentationen der Regeln müssen deshalb über längere Zeit hinweg aktiviert bleiben, auch wenn Ablenkungen dazwischenkommen oder zwischendurch anderes Verhalten erforderlich ist. Dass die die Regel repräsentierende neuronale Aktivität über längere Zeit hin aufrechterhalten werden kann, wird inzwischen durch viele Untersuchungen bestätigt, neuerdings auch durch funktionales Neuroimaging beim Menschen (Cohen et al., 1997; Courtney, Ungerleider, Keil & Haxby, 1997; Prabhakaran, Narayanan, Zhao & Gabrieli, 2000).

Regeln sind wichtig für die Umsetzung von Zielen, aber sie reichen alleine nicht aus. Der Handelnde muss zusätzlich Wissen darüber haben, unter welchen Bedingungen eine Regel zur Zielerreichung führt und unter welchen nicht. Diese Rückmeldungsfunktion wird im PFC durch dopaminerge Projektionen erfüllt, die ihren Ursprung im ventralen Tegmentum und im Nucleus accumbens haben. Sowohl in lateralen als auch in ventromedialen Teilen des PFC gibt es verbreitet Neurone, die dann aktiv werden, wenn Belohnungen erwartet werden. Ihre Aktivität korreliert mit der Größe und Erwünschtheit der erwarteten Belohnung (Watanabe, 1996; Tremblay, Hollerman & Schultz, 1998; Tremblay & Schultz, 1999; Leon & Shadlen, 1999). Die Dopaminneurone feuern vor allem dann, wenn angenehme Konsequenzen überraschend auftreten, also z. B. früher oder intensiver als erwartet (Mirenowicz & Schultz, 1994, 1996). Mit fortschreitendem Lernen werden die Dopaminneurone immer früher aktiviert durch Ereignisse oder Reize, welche die Belohnung oder bei zielorientiertem Verhalten die Zielerreichung ankündigen. Allmählich, wenn die Belohnung/Zielerreichung schließlich wie erwartet eintritt, werden sie immer weniger aktiviert (Schultz, Apicella & Ljungberg, 1993). Wenn die Belohnung zu dem Zeitpunkt nicht eintritt, an dem sie erwartet wird, werden die Dopaminneurone sogar aktiv gehemmt (Hollerman & Schultz, 1998). Die Dopaminneurone kodieren somit eine Abweichung von den Erwartungen, sowohl in positive wie in negative Richtung (Montague, Dayan & Sejnowski, 1996; Schultz, Dayan & Montague, 1997; Schultz, 1998; Schultz & Dickinson, 2000; O'Doherty et al., 2000). Das durch die differenzielle Aktivität der Dopaminneurone kodierte Abweichungssignal gibt Feedback darüber, welches Verhalten zur Zielerreichung führt und welches nicht. Es spielt daher eine wichtige Rolle bei der Ausbildung situationsangepasster Strategien zur Zielerreichung.

Wenn eine Zielhierarchie einmal gut etabliert ist, wird sie zunehmend automatisiert und erfordert immer weniger bewusste Aufmerksamkeit. Das funktioniert so lange, wie die automatisierten Strategien zur Zielerreichung führen, solange also die erwarteten Rückmeldungen eintreffen. Werden die Ziele jedoch verfehlt, wird das innerhalb hierarchischer Regelkreise, wie Powers sie konzipierte, durch ein sog. „Inkongruenzsignal" rückgemeldet. Die soeben beschriebene differenzielle Rückmeldung der Zielerreichung durch dopaminerge Neuronen ist eine Möglichkeit, wie „motivationale Inkongruenz", also das Nichterreichen wichtiger Ziele, neuronal repräsentiert werden kann.

Zielorientiertes Verhalten ist motiviertes Verhalten. Darüber, wie der motivationale Aspekt des psychischen Geschehens neuronal repräsentiert ist, wird noch viel zu sagen sein. In Kapitel 4 werde ich ausführlich darauf eingehen. Hier wollen wir vorerst nur festhalten, dass es im menschlichen Gehirn neuronale Schaltkreise gibt, die alle Voraussetzungen erfüllen, um komplexes zielorientiertes Handeln zu realisieren. An diesen Schaltkreisen sind insbesondere Strukturen im PFC maßgeblich beteiligt. Die Schaltkreise sind sowohl afferent als auch efferent hierarchisch organisiert. Der PFC bietet die Voraussetzung für die längerfristige Repräsentation von Zielen und Regeln. Die Schaltkreise enthalten eine Rückmeldungskomponente, die anzeigt, ob das Ziel erreicht wird. Miller und Cohen (2001) fassen das Funktionieren dieser Schaltkreise wie folgt zusammen:

Wenn ein im PFC bereits repräsentiertes Ziel in den Arbeitsspeicher gelangt, dessen Inhalte durch die Qualität von Bewusstheit gekennzeichnet sind, werden durch selektive Aufmerksamkeit von allen möglichen Wahrnehmungen, die jeweils gemacht werden könnten, jene bevorzugt, die für das Ziel besonders relevant sind. Andere werden aktiv gehemmt. Dasselbe gilt für den Abruf von Gedächtnisinhalten und für die Aktivierung und Generierung von kognitiven und Verhaltensstrategien, die der Zielerreichung dienen. Diese selektive Bevorzugung bleibt so lange aufrechterhalten, wie das Ziel, bzw. Teile der Zielhierachie im Arbeitsspeicher repräsentiert bleiben. Diese Bevorzugung bedeutet, dass das Ziel mit der besonderen Qualität des bewussten, absichtsvollen Handelns verfolgt wird, also mit bewusster Aufmerksamkeit, bewusstem Nachdenken, Entscheiden, willentlicher Verhaltenskontrolle usw.

Eine zielgeleitete Handlung erstreckt sich über längere Zeit und lässt sich in eine Abfolge verschiedener Phasen einteilen. Dafür gibt es in der Psychologie gut ausgearbeitete Konzepte, wie etwa das Handlungsphasenmodell von Heckhausen, Gollwitzer und Weinert (1987), das so genannte „Rubikonmodell".

2.10.2 Die neuronalen Schaltkreise zur Realisierung von Handlungen

Abbildung 2.25 stellt die verschiedenen Phasen des handlungspsychologischen Phasenabfolgemodells von Heckhausen dar.

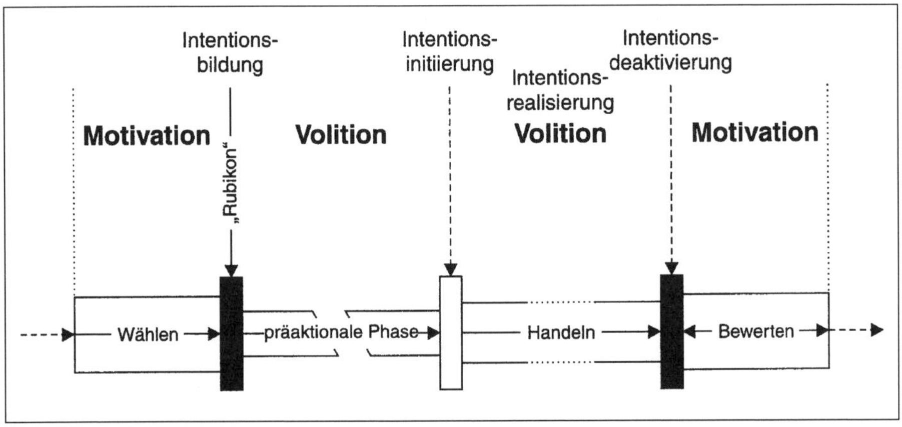

Abbildung 2.25: Das handlungspsychologische Phasenabfolgemodell („Rubikonmodell“) von Heckhausen. Die Abbildung wurde leicht verändert übernommen aus Gollwitzer (1987, S. 180).

Eine intentionale Handlung beginnt nach diesem Modell mit einer Motivationsphase, in der zwischen verschiedenen Zielen abgewogen wird. In diesen Prozess gehen Wünsche und Befürchtungen ein. Diese Phase des Abwägens und Wählens wird beendet mit der Intentionsbildung. Das ist der Übergang vom Wählen zum Wollen. Ab hier ist alles auf die Realisierung des Entschlusses, auf das Erreichen eines bestimmten Zieles, ausgerichtet. Es folgen planende Aktivitäten, wie das Ziel am besten erreicht werden kann und schließlich die Handlungsausführung, welche die Abschirmung der Intention gegenüber anderen konkurrierenden Intentionen beinhaltet. Schließlich endet die Handlung mit einer Bewertung der Handlungsfolgen im Hinblick auf das angestrebte Ziel.

Auch an der neuronalen Realisierung der verschiedenen Handlungsphasen ist der PFC maßgeblich beteiligt. Das wird schon daraus ersichtlich, dass etliche der Teilprozesse von Handlungen bei Patienten mit Schädigungen im Frontalhirn grob beeinträchtigt sind.

- Es fällt ihnen schwer, flexibel zwischen verschiedenen Strategien und Taktiken zu wechseln, wie es in der Planungsphase wichtig wäre.
- Sie sind leicht ablenkbar und außengelenkt; sie haben Mühe, den Aufmerksamkeitsfokus beizubehalten, bei der Sache zu bleiben, wie es für die innengelenkte intentionale Kontrolle erforderlich ist.
- PFC-Patienten sind oft konfus, sie lassen wichtige Teile einer Handlungsfolge fort, ihr Handeln wirkt unüberlegt und ungeplant.
- Intention und Verhalten stimmt bei ihnen oft nicht überein; sie wissen eigentlich, was sie tun sollten, aber unterlassen es oder tun stattdessen etwas anderes.

- Während ihr sonstiges Gedächtnis unbeeinträchtigt ist, ist ihr prospektives Gedächtnis, das Gedächtnis für das, was man sich vornimmt, für die Absichten und Pläne, massiv beeinträchtigt.

Während manche Autoren ein zentrales Exekutivsystem im PFC annehmen, das Handlungen plant, vorbereitet, kontrolliert und bewertet, argumentiert Goschke (1995, 2001) überzeugend dafür, dass an der Optimierung einer Handlung mehrere Kontrollsysteme miteinander kooperierend und konkurrierend beteiligt sind. Konkurrierend in dem Sinne, dass die Teilsysteme um die Beschlagnahmung der knappsten Ressource im Gehirn, des Arbeitsgedächtnisses mit seiner sehr beschränkten Kapazität, kämpfen. Wegen dieses „Nadelöhrs" können nicht mehrere Handlungen gleichzeitig mit allen Vorteilen der bewussten Handlungsplanung und -kontrolle ablaufen. Weil immer viele Ziele gleichzeitig aktiviert sind (s. dazu Kapitel 4), werden diejenigen, die momentan nicht den Arbeitsspeicher erobern konnten, im impliziten Funktionsmodus verfolgt (s. u.).

Bewusste Handlungen sind in dem hierarchischen Modell von Powers (s. Abbildung 2.22) nicht der obersten Regulationsebene zuzuordnen, sondern der zweitobersten, der Programmebene. Das bedeutet, dass das, was gerade bewusst reflektiert, entschieden, geplant und ausgeführt wird, immer von noch weiter oben in der Hierarchie angesiedelten Zielen bestimmt wird, und diese Ziele sind dem Handelnden in der Regel nicht bewusst. Unser subjektiv erlebtes Bewusstsein oder so etwas wie ein bewusstes, handelndes Ich sind nicht die obersten Kontrollinstanzen der psychischen Aktivität. Welche Teile der psychischen Aktivität im bewussten Kontrollmodus ablaufen, wird nicht von diesem selbst bestimmt, sondern ist das Ergebnis von jeweils vorangegangenen komplexen Bewertungsprozessen, die ihrerseits ohne Bewusstsein ablaufen. Darauf gehe ich etwas weiter unten ausführlicher ein.

Wie sieht nun der neuronale Ablauf bei einer willentlichen Handlung konkret aus? Bis vor kurzer Zeit nahm man an, dass der präfrontale und orbitale Cortex zusammen mit dem parietalen Cortex die Handlung vorbereitet und die entsprechenden Befehle an die prämotorischen und motorischen Cortexareale schickt, die dann über die Pyramidenbahn – sie ist der Hauptausgang des motorischen Cortex –, die Medulla oblongata und die spinalen Motorkerne die eigentliche Bewegung in Gang setzen. Inzwischen muss man annehmen, dass der Ablauf wesentlich komplexer ist. Die ursprünglichen Annahmen hatten nicht berücksichtigt, dass der PFC massiv mit den Basalganglien und mit dem limbischen System verbunden ist.

Nach Roth (2001) durchlaufen die vom PFC ausgehenden handlungsinitiierenden Signale vor Ausführung der Handlung zwei weitere komplexe Schaltkreise, die er als „dorsale Schleife" und „ventrale Schleife" bezeichnet. Ich werde hier die vielen Stationen, die an der Verarbeitung der handlungsinitiierenden Signale innerhalb dieser Schleifen beteiligt sind, nicht im Einzelnen aufführen, weil sie Hirnareale betreffen, die wir bis hierher noch gar nicht kennen gelernt haben und deren genaue Kenntnis für das Weitere nicht erforderlich ist. Genaue Ausführungen dazu finden sich bei Roth (2001, S. 397–405 sowie 415–426).

Sehr vereinfacht kann man sagen, dass innerhalb der dorsalen Schleife die Basalganglien die Funktion haben, aus einem riesigen Gedächtnis für die verschiedensten Handlungen durch selektive Enthemmung diejenigen Handlungen festzulegen, die in diesem Augenblick unter diesen Bedingungen in dieser Weise die vorgegebenen Intentionen am besten erfüllen. Erst nach dieser Überprüfung und Festlegung im Detail werden die Signale dann zur Ausführung an den motorischen Cortex gesandt.

Auf die Entscheidung, welche Handlungen die Basalganglien enthemmen, nimmt die ventrale Schleife Einfluss, an der vor allem Teile des limbischen Systems mitwirken. Über die Amygdala und das mesolimbische System nehmen Motive und Emotionen auf die endgültige Handlungsinitiierung Einfluss. In dieser Schleife werden gewissermaßen unsere Wünsche, Befürchtungen und Motive mit den gegebenen situativen Bedingungen abgeglichen, ehe sie bestätigt oder verworfen werden. An diesem Überprüfungsprozess ist auch der Hippocampus mit seinem Zugriff auf das explizite Gedächtnis beteiligt. Wir werden der dorsalen und ventralen Schleife noch einmal in Kapitel 3 in dem Abschnitt über Zwangsstörungen begegnen. In einem neuronalen Modell der Zwangsstörung von Baxter et al. (1996) spielt ein Ungleichgewicht zwischen der ventralen und dorsalen Schleife eine wichtige Rolle, die dort allerdings als direkter und indirekter Pfad bezeichnet werden.

2.11 Bewusstsein aus neuronaler Sicht

Von all diesen komplexen neuronalen Prozessen erleben wir bewusst nur, was mindestens für einige Sekunden zum Inhalt unseres Arbeitsspeichers wird. Das ist ein sehr geringer Teil der neuronalen Prozesse, die unser Erleben und Verhalten hervorbringen, denn der Arbeitsspeicher hat eine ziemlich beschränkte Kapazität. Mehr als eine Hand voll unterscheidbarer Inhalte hat darin nicht gleichzeitig Platz. Nach Baddeley (1986) besteht das Arbeitsgedächtnis aus einem visuell-räumlichen und aus einem phonologischen Kurzeitspeicher, die visuelle und akustische Informationen für einige Sekunden präsent halten, und aus einem zentralen, dem eigentlich verarbeitenden Teil. Dieser ist selbst wieder modular organisiert und hat Zugriff auf den übrigen Assoziationscortex, auf vorverarbeitete Sinnesinformationen von genügender Intensität und Dauer, auf das episodische und semantische Gedächtnis und auf die an der Handlungssteuerung beteiligten Systeme. Der Arbeitsspeicher ist im PFC lokalisiert. Er arbeitet eng zusammen mit dem anterioren Cingularcortex, der maßgeblich an der internen Steuerung der Aufmerksamkeit beteiligt ist. Der Inhalt des Arbeitsspeichers macht das aus, was wir als „Strom des Bewusstseins“ bezeichnen. Der Strom des Bewusstseins ist nicht nur mit den Komponenten bewusster Handlungen ausgefüllt, von denen zuletzt die Rede war; es können auch Wahrnehmungen, Gedanken, Vorstellungen, Empfindungen, Gefühle und Erinnerungen ohne Handlungsabsichten sein, die den jeweiligen Inhalt unseres Bewusstseins ausmachen.

Der Strom des Bewusstseins ist zeitlich durch Kontinuität und simultan durch Konsistenz gekennzeichnet. Beide kommen hauptsächlich dadurch zu Stande, dass die aktuellen Inhalte des Arbeitsspeichers zu einem erheblichen Teil bestimmen, was als Nächstes darin aufgenommen wird. Was gar nicht zu den Inhalten passt, die gerade den Arbeitsspeicher ausfüllen, wird nicht darin aufgenommen. Es wird nicht bewusst. So werden kognitive Dissonanzen (Festinger, 1957) vermieden. In Abschnitt 4.8 wird ausführlicher auf diesen und weitere Mechanismen zur Sicherung der Konsistenz im psychichen Geschehen eingegangen.

Die jeweils nächsten Inhalte des Arbeitsspeichers werden aber nicht nur von seinem aktuellen Inhalt bestimmt, sondern ein Platz im Arbeitsspeicher kann auch von außen erobert werden. Wesentlich dafür ist, was jeweils in den Fokus der Aufmerksamkeit gerät. Das Aufmerksamkeitssystem ist selbst ein komplexes System, an dem mehrere Hirnareale beteiligt sind. Über Aktivierung dieser anderen Komponenten des Aufmerksamkeitsschaltkreises kann der Arbeitsspeicher auch von außen in Beschlag genommen werden, durch Orientierungsreaktionen, durch unerwartete Wahrnehmungen, die vom Bewertungssystem als wichtig angesehen werden, durch somatosensorische Signale wie Schmerz, Hunger, Atemnot usw., vor allem aber durch Prozesse von hoher motivationaler Bedeutung, die bis dahin unbewusst abgelaufen sind.

Alle Formen des Bewusstseins sind an den assoziativen Cortex gebunden. Ein wesentliches Merkmal des assoziativen Cortex ist die Tatsache, dass die Verbindungen, die er innerhalb hat, diejenigen von und nach außen stark überwiegen. Auf eine afferente oder efferente Faser kommen etwa fünf Millionen intracortikale Fasern (Roth, 2001, S. 214). Die Anzahl der Verbindungen allein im assoziativen Cortex wird von Roth auf fünfhundert Billionen geschätzt. Daran knüpft er folgende Überlegungen an:

> „Nehmen wir einmal an, superintelligente und uns hoffnungslos überlegene Wesen mit Gehirnen, die von unseren radikal verschieden sind, würden auf die Erde kommen und unser Gehirn und seine Leistungen genau untersuchen. Diese Superwesen würden nach eingehendem Studium des menschlichen Cortex zu dem Schluss kommen, dass sich dieses System auf Grund seiner hochgradigen Binnenverdrahtung im Wesentlichen mit sich selbst beschäftigt. Reize bzw. Informationen dringen – so wird von ihnen festgestellt – zwar von außen in das System hinein und Erregungen verlassen es, aber dieser Effekt ist verschwindend klein gegenüber dem internen Geschehen. Die außerirdischen Hirnforscher werden daraus ein hohes Maß an Selbststeuerung ableiten. Sie werden vorhersagen können, dass sich in diesem Cortex eine eigene Vorstellungswelt aufbauen wird, die für den externen Beobachter mit den Geschehnissen außerhalb des Cortex irgendwie lose zusammenhängt. Für die Elemente innerhalb der cortikalen Vorstellungswelt wird diese Welt jedoch die Einzige sein, die existiert. Während für den Beobachter alle cortikalen Erlebnisse virtuell sind, werden die Binnenelemente, d. h. die Zustände des Cortex, diese virtuellen Vorgänge und damit sich selbst für die Wahrnehmungen realer Dinge bzw. für die Verursachung realer Bewegungen halten." (Roth, 2001, S. 214/5)

Roth sieht in der engen Vernetzung innerhalb des assoziativen Cortex die hauptsächliche neuroanatomische Grundlage für unser subjektives Erleben in all seinen Facetten. Sie ermöglicht es, interne Zustände zu generieren und aufrechtzuerhalten, die nur wenig auf Input von außen angewiesen sind. Denken wir an Beethoven oder Mozart beim Komponieren, an Albert Einstein, als er die Grundlagen für seine Relativitätstheorie ersann. Hier interagiert der Assoziationscortex mit sich selbst, nicht mit der Umwelt. Die meisten Dinge, mit denen der Mensch die Welt verändert hat, wurden zunächst als interne Zustände von Gehirnen erzeugt. Es war ein genialer Schritt der Evolution, solche

Gehirnzustände für den Betreffenden in Form von Gedanken und Vorstellungen erlebbar und über das Sprachsystem kommunizierbar zu machen. Das erleichtert erheblich ihre Umsetzung in die Realität, die wiederum in vielen Fällen die Fitness im evolutionsbiologischen Sinn erhöht hat. Dass wir diese Fähigkeiten auch für Dinge verwenden können, die uns evolutionsbiologisch keinen erkennbaren Vorteil verschaffen, wie bestimmte künstlerische Tätigkeiten, oder die für die Entwicklung der Menschheit sogar ein großes Risiko bedeuten, wie der Bau von Wasserstoffbomben, ist gewissermaßen ein evolutionäres Nebenprodukt.

Bewusstsein hervorzubringen, wie wir es an uns erleben, war sicher kein Selbstzweck der Evolution, sondern hatte evolutionär handfeste Vorteile, wie die Dominanz des Menschen auf der Erde täglich beweist. Es geht um die besonderen Fähigkeiten, die mit Bewusstsein einhergehen, die in der Evolution selegiert wurden, nicht um das subjektive Erleben an sich. Das subjektive Erleben hat nicht den Stellenwert, den es selbst uns täglich vorgaukelt. Es ist Produkt, nicht Produzent der Prozesse, die unser Selbst oder unsere Persönlichkeit konstituieren, und diese Prozesse verlaufen ganz überwiegend unbewusst.

Mit der oben zitierten Passage spricht Roth die große Diskrepanz an, die zwischen unserer subjektiven Erfahrung und dem Bild besteht, das sich ergibt, wenn man unser Gehirn als Teil der materiellen Welt mit objektivierenden Methoden untersucht. Subjektiv gibt es für uns nichts, das sich wirklicher anfühlt als der Strom unseres Bewusstseins, auch wenn wir gleichzeitig wissen, dass diese Erfahrungen Produkte von Prozessen sind, die subjektiv nicht erfahrbar sind. Eine der wesentlichen Qualitäten unseres Bewusstseins ist die, dass sich unser bewusstes Ich als Autor dessen fühlt, was wir denken, entscheiden und bewusst tun. Aber gerade das ist aus objektiver Perspektive eine Illusion. Was wir denken, entscheiden und tun, wird nicht von unseren bewussten Prozessen bestimmt, sondern von Prozessen, die zuvor ohne Bewusstsein abgelaufen sind.

Über diese nicht bewusst werdenden Prozesse im Gehirn wissen wir vor allem etwas durch die Ableitung der elektrischen Aktivität in bestimmten Hirnarealen. Diese hat den Vorteil einer sehr hohen zeitlichen Auflösung. Visuelle Erregung braucht vom Reizbeginn bis zur ersten feststellbaren Reaktion im primären visuellen Cortex etwa 60 Millisekunden. Die negative N1-Welle, die nach 100 Millisekunden bei der Registrierung evozierter Potenziale auftritt, zeigt bereits eine erste Bewertung der Wichtigkeit des Reizes an, denn sie ist umso größer, je wichtiger der Reiz für die betreffende Person ist.

Eine bewusste Wahrnehmung tritt frühestens 300 Millisekunden nach Reizbeginn auf. Bei sehr komplexen oder bedeutungsvollen Reizen kann es sogar eine Sekunde oder länger dauern, bis die Darbietung des Reizes bewusst wahrgenommen wird. In diesem Zeitraum vom Reizbeginn bis zur bewussten Wahrnehmung findet eine komplexe Verarbeitung der Reizeigenschaften, insbesondere auch eine Bewertung seiner aktuellen Bedeutung für den Organismus statt. Was wir wahrnehmen, ist das Endprodukt dieses Verarbeitungsprozesses, nicht der Prozess selbst. Bedeutungen werden also unbewusst konstituiert. Sie sind unserem Bewusstsein vorgegeben, sie werden nicht von ihm erzeugt. Wir erleben das aber meistens umgekehrt herum, weil wir normalerweise von dem vorangegangenen Bewertungsprozess nichts wissen.

Das Gehirn über die Sinnesorgane erreichende Reize – das ist eine riesige Zahl pro Zeiteinheit – werden kontinuierlich daraufhin bewertet, wie neu und wie wichtig sie sind. Diese Bewertung kann nur nach „Rücksprache“ mit den verschiedenen Gedächtnissystemen und den Hirnarealen, die an der Repräsentation motivationaler Ziele und emotionaler Bewertungen beteiligt sind, vorgenommen werden. Wenn auf neu und/oder wichtig entschieden wird, kommt es zu einer bewussten Wahrnehmung und es beginnt ein vertiefter Verarbeitungsprozess, der die Bedeutung noch genauer klärt und zunehmend auf die Beantwortung des Reizes Einfluss nimmt. Wenn von außen nicht Neues und Wichtiges kommt, generiert das Gehirn „von innen“, durch Rückgriff auf das Gedächtnis oder durch explorierendes Verhalten Inhalte des Bewusstseins. Welche Gesetzmäßigkeiten diese interne Generierung von Bewusstseinsinhalten bestimmen, ist eine hochinteressante, aber noch kaum untersuchte Frage. Einen Teil davon erleben wir als willentlich gesteuert, aber wir haben auch „spontane“ Einfälle, die für uns selbst überraschend kommen.

Auch diese interne Generierung von Bewusstseinszuständen ist motivational bestimmt. Die motivationalen Determinanten unseres psychischen Geschehens sind unentwegt aktiv, sie nehmen kontinuierlich Einfluss auf die Inhalte unseres Bewusstsein, zum einen, indem sie von außen eintreffende Reize als wichtig oder unwichtig bewerten, zum anderen, indem sie die interne Generierung der Bewusstseinsinhalte mitbestimmen. Von diesem kontinuierlichen Einfluss motivationaler Determinanten auf die Inhalte unseres Bewusstseins spüren wir nur das Ergebnis, aber nicht den determinierenden Prozess. Weil wir diesen ursächlichen Prozess nicht spüren, halten wir unsere bewussten Gedanken selbst für die wichtigsten Verursacher dessen, was wir als willentlich kontrollierbar erleben. Wir erleben kausale Zusammenhänge innerhalb unseres Bewusstseins, und zwar mit der Qualität von unmittelbarer Gewissheit. Aber die wichtigsten Determinanten dessen, was wir denken und tun, liegen in Wirklichkeit außerhalb unseres Bewusstseins. Sie haben ihren Einfluss schon ausgeübt, bevor wie etwas davon merken. Das ist eine provokante Feststellung. Am provokantesten und widersprüchlichsten zu unserem subjektiven Erleben ist die Feststellung, dass unsere bewussten Willensentscheidungen in Wirklichkeit gar keine bewusst getroffenen Entscheidungen sind.

2.12 Willensentscheidungen aus neuronaler Sicht

Halten Sie jetzt einmal beim Lesen für einen Augenblick inne und legen Ihre Hände neben das Buch. Sie sollen sich jetzt gleich entscheiden, welchen Ihrer Finger Sie wann innerhalb der nächsten halben Minute für einen Moment heben wollen. Sie sind in Ihrer Entscheidung völlig frei.

Wenn Sie diese kleine Übung ausgeführt haben, werden Sie das Gefühl haben, dass es völlig von Ihnen abhing, wann Sie welchen Finger gehoben haben und dass es Ihr Entschluss war, der zum Heben des Fingers führte. Sie fühlen sich als Verursacher der Fingerbewegung.

Das sind Sie natürlich auch. Aber in einem anderen Sinne, als Sie es erlebt haben. Tatsächlich ist nämlich der Entschluss zum Heben des Fingers in Ihrem Gehirn gefasst worden, und zwar bereits fast eine halbe Sekunde, bevor Sie ihn bewusst fassten. Hätte man soeben Ihre elektrische Hirnaktivität über dem prämotorischen Areal gemessen, so hätte man etwa 350 ms bevor Sie subjektiv den Entschluss fassten, den Finger zu heben, dort ein Bereitschaftspotenzial festgestellt, das anzeigt, dass die Handlung bereits eingeleitet wurde.

Versuche dieser Art sind zuerst von Benjamin Libet durchgeführt worden (Libet, 1978; Libet, Wright & Pearl, 1983). Libet wollte eigentlich nachweisen, dass der subjektive Entschluss dem körperlichen Vorgang vorausgeht. Er ging bei der Planung seines Experimentes von einer dualistischen Position aus. Er ließ seine Versuchspersonen einen Punkt beobachten, der sehr schnell um eine Art Uhr rotierte. Sie sollten sich merken, wo der Punkt gerade war, als sie ihre Entscheidung trafen, den Finger zu heben. Auf diese Weise konnte man den Zeitpunkt des Entschlusses genau bestimmen. Außerdem wurde das Bereitschaftspotenzial über dem prämotorischen Cortex gemessen. Ganz gegen seine Erwartungen musste Libet feststellen, dass das Bereitschaftspotenzial dem Entschluss bei all seinen Versuchspersonen vorausging mit einer Spannweite zwischen 150 und 1025 ms. Die zeitliche Reihenfolge von Bereitschaftspotenzial und Willensentschluss macht klar, dass es auf keinen Fall der Entschluss sein kann, der das Bereitschaftspotenzial auslöst. Libet interpretierte die tatsächlich gefundene Reihenfolge so, dass unseren Willensentschlüssen unbewusste Prozesse vorausgehen, welche den subjektiv erlebten Beschluss „Finger heben" vorbereiten. Unser Bewusstsein spiegelt uns also eine Kausalität vor, die mit den wirklichen Kausalverhältnissen nicht übereinstimmt.

Diese Ergebnisse haben verständlicherweise heftige Kontroversen ausgelöst. Es wurden etliche methodische Einwände vorgebracht, die den Befund in Zweifel zogen. Inzwischen haben jedoch Haggard und Eimer (1999) die Experimente noch einmal wiederholt mit etlichen Modifikationen, die den vorgebrachten methodischen Einwänden Rechnung trugen. Diesmal konnten die Versuchspersonen zusätzlich entscheiden, ob sie mit der rechten oder linken Hand reagieren wollten. Das Ergebnis blieb jedoch auch bei dieser methodisch verbesserten Anordnung genau gleich. Man muss davon ausgehen, dass unseren Willensentschlüssen unbewusste Prozesse vorausgehen, die nicht unserer bewussten Kontrolle unterliegen.

Es scheint so zu sein, dass unsere subjektiven Erfahrungen, ob es nun Wahrnehmungen oder Willensakte sind, durch ihnen unmittelbar vorausgehende unbewusste Verarbeitungsprozesse im Gehirn hergestellt werden und dass dieser Vorgang mindestens einige hundert Millisekunden in Anspruch nimmt. Das subjektive Erleben hinkt den verursachenden Hirnprozessen um einige hundert Millisekunden hinterher. Der Willensakt (Entschluss) wird mit dem subjektiven Erleben abgeschlossen, nicht eingeleitet.

Irritierend für unser Selbstverständnis ist das insofern, als daraus folgt, dass das, was wir denken, fühlen und tun, durch unbewusste Prozesse vorbereitet wird, über die wir keine bewusste Kontrolle haben. Auf den zweiten Blick ist der Sachverhalt weniger irritierend und provozierend. Wenn ich die vorbereitenden Prozesse als ebenso zu mir gehörig betrachte wie mein bewusstes Erleben, dann bin immer noch ich es, der die Entscheidungen trifft. Mein Selbst, meine Persönlichkeit besteht eben aus impliziten (unbewussten) und expliziten (bewussten) Anteilen. Meine Willensentscheidungen werden mir nicht von irgendetwas Fremden aufgezwungen. Die Determinanten meines Verhaltens sind meine eigenen Determinanten, auch so weit und so lange sie mir nicht bewusst sind. Ein Charakteristikum von gut reflektierten Willensentscheidungen ist es, dass ich sie als konsistent mit mir erlebe. Ich kann zu ihnen stehen. Die Erlebnisqualität eines aus vollem Herzen gefassten Entschlusses ist gewissermaßen die Bestätigung seiner Konsistenz mit meinen wichtigsten Werten. Ich kann mich dann zurecht als autonomer Autor dessen fühlen, was ich willentlich entscheide und tue. In die Autorenschaft sind meine impliziten Anteile eingeschlossen. Die Idee, dass Willensentscheide völlig frei wären in dem Sinne, dass sie gar nicht voraussehbar sind, ist tatsächlich eine Illusion. Es wäre auch schlimm um uns bestellt, wenn wir uns immer wieder in diesem Sinne frei entschieden. Die unbewussten Determinanten, die auf meine Willensentscheidungen Einfluss nehmen, – das sind vor allem meine höchsten Werte und motivationalen Ziele – wechseln zum Glück nicht von Tag zu Tag. Sie sind überdauernder Natur und sorgen für Kontinuität und Konsistenz in meinem Seelenleben. Sobald ich akzeptiere, dass mein Selbst wesentlich mehr umfasst als das, was mir bewusst ist, kann ich auch akzeptieren, dass meine Entscheidungen in dem Moment, wo ich sie subjektiv fälle, schon festgelegt waren, nämlich durch die implizite Seite meines Selbst.

2.13 Explizite und implizite psychische Prozesse

Die Unterscheidung von impliziten und expliziten psychischen Prozessen ist noch relativ jung. Sie wurde terminologisch durch Schacter (Graf & Schacter, 1985; Schacter, 1987) für die Unterscheidung von zwei grundverschiedenen Gedächtnisformen eingeführt, für die zunächst die Termini deklarativ und nicht-deklarativ verwendet worden waren. Abbildung 2.26 führt die verschiedenen Formen des Langzeitgedächtnisses auf,

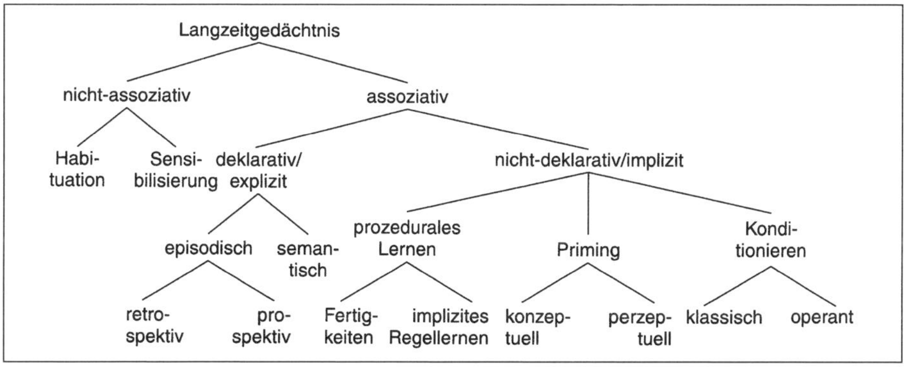

Abbildung 2.26: Taxonomie unterschiedlicher Formen des Langzeitgedächtnisses (aus Roth & Prinz: Kopf-Arbeit, 1996 © Elsevier GmbH, Spektrum Akademischer Verlag, Heidelberg).

die heute unterschieden werden und enthält ihre Zuordnung zum expliziten und impliziten psychischen Funktionsmodus.

Die Unterscheidung in einen expliziten und einen impliziten Funktionsmodus gilt nicht nur für das Gedächtnis, sondern auch für Wahrnehmungen, Lernen, Emotionen, Handlungssteuerung, Motivation, Emotionsregulation und das Beziehungsverhalten. All diese Funktionen können explizit, d. h. mit Beteiligung des Bewusstseins, mit darauf fokussierter Aufmerksamkeit, mit willentlicher Kontrolle, mit dem Gefühl, dass man selbst es ist, der das jetzt erlebt, ablaufen. Die Prozesse haben dann eine andere Qualität und Auswirkung, als wenn sie im impliziten Funktionsmodus ablaufen. Implizite Prozesse haben Vorzüge und Nachteile:

- Sie sind unabhängig von der Kapazitätsbeschränkung des Arbeitsspeichers, d. h. es können viele implizite Prozesse gleichzeitig ablaufen, ohne miteinander zu interferieren.
- Sie laufen in der Regel schnell und mühelos ab.
- Sie haben eine geringe Fehleranfälligkeit.
- Sie brauchen keine Aufmerksamkeit und Bewusstheit; die können sogar störend sein und den Ablauf beeinträchtigen.
- Sie sind meist an eine bestimmte Sinnesmodalität gebunden. Was man in der akustischen Modalität gelernt hat, ist nicht auf die visuelle übertragbar, während es für semantische Gedächtnisinhalte nicht so darauf ankommt, ob man sie ursprünglich über den akustischen oder den visuellen Schaltkreis eingespeichert hat.
- Sie können gar nicht oder nur schlecht willentlich kontrolliert werden.
- Sie werden meistens langsamer gelernt als explizite Gedächtnisinhalte, bei denen ein Lerndurchgang ausreichen kann. Sie brauchen unter Umständen viele Wiederholungen. Sie sind deswegen auch nur schwer veränderbar, wenn sie erst einmal eingespielt sind.
- Wenn überhaupt etwas von ihnen bewusst wird, dann nur grob und unscharf. Sie können nicht im Detail sprachlich berichtet werden (deshalb wurden sie ursprünglich als nicht-deklarative Prozesse bezeichnet).

Einige der impliziten Prozesse könnten auch bewusst ablaufen, tun es aber deswegen nicht, weil sie inzwischen automatisiert sind oder weil die sie auslösenden Reize zu schwach oder zu kurz waren, um die Wahrnehmungsschwelle zu überschreiten. Sie könnten relativ leicht in den expliziten Funktionsmodus überführt werden durch gezielte Lenkung der Aufmerksamkeit oder Steigerung der Reizintensität. Andere implizite Prozesse bleiben dagegen im Prinzip unbewusst, weil die Hirnareale, die an ihnen maßgeblich beteiligt sind, keine Verbindungen zum assoziativen Cortex haben. Wieder andere Prozesse verlaufen deswegen im impliziten Funktionsmodus, weil ihnen der prinzipiell mögliche Zutritt zum Arbeitsspeicher verwehrt wird. Das ist bei solchen Prozessen der Fall, die mit den aktuellen Inhalten des Arbeitsspeichers unvereinbar sind und die deswegen bei ihrer Bewusstwerdung eine scharfe Dissonanz oder Inkonsistenz im Arbeitsspeicher hervorrufen würden. Ihre „Verdrängung“ aus dem Bewusstsein vermeidet diese Inkonsistenz. Verdrängung gehört zu den Konsistenzsicherungsmechanismen, auf die in Abschnitt 4.8.2 ausführlicher eingegangen wird.

Beim Ablauf impliziter Prozesse sind andere Hirnareale aktiv als bei expliziten Prozessen. Wenn implizite Prozesse in den expliziten Funktionsmodus überführt werden sollen, ist es daher wichtig, eine Verbindung zu den Hirnarealen herzustellen, die mit der Qualität von Bewusstheit verbunden sind. Hauptsächliche Mittel dafür sind Steigerung der Reizintensität und -dauer sowie insbesondere eine gezielte Lenkung der Aufmerksamkeit auf diese Prozesse. Bei automatisierten Prozessen und zu schwacher Intensität der Reize ist dies ziemlich leicht zu bewerkstelligen; bei Prozessen, die deswegen im impliziten Funktionsmodus ablaufen, weil ihre Aufnahme in den Arbeitsspeicher bisher aktiv gehemmt wurde, ist dies u. U. sehr schwer, weil dafür eine starke Inkonsistenz hergestellt werden müsste, die vom Gehirn mit allen möglichen Mitteln vermieden wird (s. Abschnitt 4.8).

Schlussfolgerungen für die Psychotherapie

Wenn wir die Unterscheidung zwischen expliziten und impliziten psychischen Prozessen auf die Psychotherapie anwenden, ergibt sich folgendes Bild: Der für Neulernen und Umlernen geeignetere Funktionsmodus ist eindeutig der explizite. Der Patient kann zwar auch im impliziten Funktionsmodus neue Erfahrungen machen, aber sie verlangen sehr viele Wiederholungen, um einen Veränderungseffekt zu erzielen, und die neuen Erfahrungen bleiben auf die konkrete Situation bezogen. Sie sind viel schwerer generalisierbar als das, was man im expliziten Funktionsmodus lernt. Die Abläufe im impliziten Funktionsmodus sind meist sehr gut eingespielt. Wenn es sich um problematische Abläufe handelt, müsste man diese gut eingespielten Abläufe massiv unterbrechen und hemmen, um anderes Verhalten an ihre Stelle zu setzen. Dieses massive Unterbrechen würde aber unweigerlich die Aufmerksamkeit auf die gesetzte Störung lenken und damit wäre eine Verbindung zum expliziten Funktionsmodus hergestellt. Es wäre praktisch kaum möglich, die vielen notwendigen Wiederholungen der neuen, korrektiven Erfahrungen zu bewirken, ohne sich darüber mit dem Patienten zu verständigen, und damit wäre man bereits wieder im expliziten Modus. Die Bedeutung des impliziten Funktionsmodus für die direkte Herbeiführung therapeutischer Veränderungen im Sinne von Neulernen ist daher recht begrenzt.

Der explizite Funktionsmodus ist also kaum zu umgehen, wenn es um Neulernen geht. Nach Auffassung von Roth (2001) besteht die wichtigste Funktion des Bewusstseins sogar darin, Neulernen zu fördern. Neulernen bestehe darin, dass die Verknüpfungsmuster zwischen Neuronen verändert werden, und zwar in demjenigen Hirngebiet, das für die jeweilige Funktion zuständig ist. Für das neue Zusammenfügen oder die Neubildung neuronaler Gruppen spielt nach Roth das Arbeitsgedächtnis die wichtigste Rolle. Mit zunehmender Bahnung konsolidieren sich die neu herausgebildeten neuronalen Gruppen dann, so dass sie zunehmend weniger Kapazität des Arbeitsgedächtnisses brauchen und sich schließlich automatisieren. An ihrer Aktivierung sind dann zunehmend andere Hirnteile als das Arbeitsgedächtnis beteiligt. Tatsächlich zeigen bildgebende Verfahren, dass beim

Neulernen komplizierter kognitiver oder motorischer Aufgaben größere Areale des assoziativen Cortex eine erhöhte Aktivität zeigen. Mit zunehmender Übung und Vertrautheit verkleinern sich die aktivierten Areale, bis schließlich keine Aktivität im Cortex mehr feststellbar ist. Die Ausführung erfordert nun nicht mehr die Kapazität des Arbeitsspeichers.

Die mit dem expliziten Funktionsmodus verbundenen Qualitäten der bewussten Reflektion, Intentionsbildung, Planung, willentlichen Kontrolle und sprachlichen Kommunikation stellen für den therapeutischen Veränderungsprozess kostbare Ressourcen dar. Sie sind Instrumente für die Herbeiführung jener Erfahrungen, welche die neu anzulegenden neuronalen Gruppen, die die problematischen ersetzen oder hemmen sollen, bahnen. Weil eine Bahnung längere Zeit braucht, bis die synaptischen Verbindungen eine genügende Stärke erreicht haben, sind auf Seiten des Patienten kräftige Intentionen und die Aufrechterhaltung von Zielen über längere Zeit erforderlich, um die notwendigen Erfahrungen wiederholt herbeizuführen. Die Ausbildung, Förderung und Aufrechterhaltung entsprechender Ziele und Intentionen beim Patienten ist eine der wichtigsten Aufgaben des Therapeuten. Sie sind die notwendige Grundlage dafür, dass sich der Patient, einem Plan folgend, willentlich neuen, zunächst einmal unangenehmen Erfahrungen aussetzt, von denen eine positive Auswirkung auf seine Probleme erwartet werden kann. Für all dies werden die Qualitäten des expliziten Funktionsmodus gebraucht.

Die problematischen Abläufe, um deren Änderung es geht, laufen jedoch überwiegend im impliziten Funktionsmodus ab. Angstgefühle, Depressionen usw. werden eben gerade nicht als gewollt und steuerbar erlebt. Sie erobern den Arbeitsspeicher ungewollt vom impliziten Funktionsmodus aus und finden ihren Niederschlag in bewussten negativen Gefühlen und Gedanken. Ihr Ausgangspunkt sind aber Vorgänge im impliziten Funktionsmodus, d. h. Hirnareale außerhalb des assoziativen Cortex, wie z. B. die Amygdala. Die Veränderungen müssen hauptsächlich dort erfolgen bzw. sich auf die Vorgänge dort auswirken. Man kann daher sagen, dass ein wesentlicher Teil von Psychotherapie darin besteht, *den expliziten Funktionsmodus zu nutzen, um im impliziten System Veränderungen herbeizuführen.*

Welcher Art die Erfahrungen sein müssen, um die neuronalen Strukturen und Prozesse im impliziten System zu verändern, die den einzelnen psychischen Störungen und sonstigen Problemen zu Grunde liegen, muss durch störungs- und problemspezifische Forschung bestimmt werden. Dazu gibt es in der Psychotherapie inzwischen schon ziemlich gut elaboriertes Wissen und Know how, das zukünftig sicher noch weiter verbessert werden kann, vor allem wenn man die neuronalen Grundlagen der einzelnen Störungen besser versteht (s. dazu Kapitel 3). Für situationsgebundene Ängste hatten wir weiter oben herausgearbeitet, dass zu ihrer Veränderung eine wiederholte Konfrontation mit den Angstsituationen erforderlich ist, während sich das Gehirn in einem sehr wenig angstbereiten Zustand befindet. Durch diese Konstellation wird schrittweise eine Hemmung der Angstreaktion aufgebaut. Wir hatten dort gesehen, dass die wichtigste und schwierigste

Aufgabe des Therapeuten darin besteht, einen geeigneten cortikalen Kontext für die Konfrontation mit der Angstsituation herzustellen. Eine der wichtigsten Problemstellungen für den Therapeuten lautet bei einer Angstbehandlung also: Wie bringe ich als Therapeut das Gehirn des Patienten in einen möglichst wenig angstbereiten Zustand? Diese Frage stellt sich jedoch in allgemeinerer Form in jeder Therapie: Wie stelle ich als Therapeut im impliziten Funktionsmodus einen möglichst guten Kontext für die Arbeit im expliziten Funktionsmodus her?

Wir hatten weiter oben gesehen, dass das intentionale Handeln im expliziten Funktionsmodus innerhalb der Zielhierarchien von Powers (s. Abbildung 2.22) der zweitobersten Regulationsebene, der Programmebene, zuzuordnen ist. Über dieser Ebene ist die der situationsübergreifenden motivationalen Ziele angesiedelt. Diese nehmen im impliziten Funktionsmodus Einfluss auf die psychische Aktivität. Ihre Grundlagen werden sehr früh im Leben herausgebildet, differenzieren und verändern sich dann im Laufe der Entwicklung, aber in der Regel nicht als Ergebnis bewusster Entschlüsse, sondern unter dem Einfluss von Lebenserfahrungen. Die von diesen übergreifenden motivationalen Zielen bestimmten Zielhierarchien sind stark automatisiert und nehmen im impliziten Funktionsmodus einen pervasiven Einfluss auf die psychische Aktivität. Sie bestimmen zu einem sehr wesentlichen Teil das, womit sich ein Mensch im expliziten Funktionsmodus beschäftigt, was also den Inhalt seines Bewusstseins ausmacht.

Die den Inhalt seines Bewusstseins determinierenden Ziele sind dem Individuum aber in der Regel nicht bewusst. Viele von ihnen wären im Prinzip bewusstseinsfähig, sind aber einfach deswegen nicht im Bewusstsein repräsentiert, weil dieses mit anderen Dingen wie komplexen Alltagsgeschäften ausgefüllt ist. Andere motivationale Ziele würden aber bei ihrem Eintritt ins Bewusstsein Dissonanz auslösen, weil sie nicht konsistent mit dem sind, was sich bereits im Bewusstsein befindet. Das ist regelmäßig dann der Fall, wenn motivationale Ziele miteinander im Konflikt stehen. Wenn die eine Konfliktkomponente im Bewusstsein repräsentiert ist, würde das Dazutreten der zweiten Komponente eine bewusst erlebte Dissonanz auslösen, und wir wissen aus der Forschung zur kognitiven Dissonanz, dass das stark vermieden wird. Oft sind daher beide Konfliktkomponenten nicht im Bewusstsein repräsentiert, weil so am sichersten bewusste Inkonsistenz vermieden wird. Die motivationalen Ziele bestimmen dann unbewusst das, was das Individuum denkt, sich vornimmt, tut usw.

Wenn ich als Therapeut im expliziten Funktionsmodus mit dem Patienten interagiere, hat das immer einen Kontext in seinem impliziten Funktionsmodus. Der therapeutisch wichtigste Teil dieses Kontextes sind die motivationalen Ziele und impliziten emotionalen Bewertungen, die dauernd Einfluss darauf nehmen, was im expliziten Modus abläuft und möglich ist. Wenn ich also im expliziten Funktionsmodus bestimmte Ziele beim Patienten fördern will, wenn ich ihn dazu bringen will, dass er sich neuen, bisher vermiedenen Erfahrungen aussetzt, wenn ich möchte, dass er sich für die Behandlungsziele selbst engagiert und seine bewussten Möglichkeiten in den Dienst dieser Ziele stellt, dann muss ich dafür einen möglichst förderlichen motivationalen und emotionalen Kontext im impliziten Funktionsmodus schaffen.

Ich muss wichtige, beim Patienten bereits vorhandene Annäherungsziele aktivieren, die das, was ich in seinem expliziten Funktionsmodus hervorrufen und fördern möchte, „energetisieren". Ich muss den Patienten so oft wie möglich Wahrnehmungen machen lassen, die eine positive Bedeutung für seine wichtigsten motivationalen Ziele haben. Das kann im expliziten und im impliziten Funktionsmodus geschehen. Ich kann z. B. (explizit) Dinge ansprechen, die ein positives Licht auf ihn werfen und seinen Selbstwert erhöhen. Ich kann gleichzeitig (implizit) mit meinem nonverbalen Verhalten Wahrnehmungen auf seiner Seite bewirken, die eine Befriedigung für sein Bindungs- oder Kontrollbedürfnis bedeuten. Solche bedürfnisbefriedigenden Wahrnehmungen lösen positive Gefühle bei ihm aus und stärken seine Annäherungsbereitschaften. In diesen annähernden motivationalen und positiven emotionalen Kontext eingebettet, erscheinen die Probleme, die wir gleichzeitig im expliziten Funktionsmodus behandeln, für ihn weniger bedrohlich, eher bewältigbar, ihr aktives Angehen mehr im Sinne seiner eigenen Ziele. Problematische Inhalte im expliziten Funktionsmodus sollte ein Therapeut nur dann bearbeiten, nachdem er das Gehirn des Patienten mit impliziten und expliziten Mitteln in einen auf Annäherung ausgerichteten und emotional positiv gefärbten Zustand versetzt hat.

Diese Überlegungen zum motivationalen und emotionalen Kontext der Problembearbeitung gelten unabhängig von der Art des behandelten Problems und der Art des Vorgehens im expliziten Funktionsmodus. Aus der Perspektive dessen, was bei einer Therapie im Gehirn des Patienten vorgeht, wäre es ausgesprochen naiv, nur diejenigen Prozesse explizit zu konzipieren, die bei ihm bewusst ablaufen. Angesichts dessen, dass die meisten neuronalen Prozesse implizit ablaufen, und zwar gerade die entscheidend wichtigen motivationalen und emotionalen Prozesse, wäre dies, wie wenn man eine weite Landschaft durch einen schmalen Sehschlitz betrachtete. Was in der Therapie beim Patienten bewusst abläuft, ist nur ein kleiner Teil dessen, was insgesamt abläuft. Und das, was bewusst abläuft, wird massiv beeinflusst von dem, was gleichzeitig unbewusst abläuft. Ich muss als Therapeut immer zugleich im expliziten und im impliziten Funktionsmodus arbeiten. Meine eigenen impliziten Prozesse habe auch ich nicht unter bewusster Kontrolle und sie haben natürlich ebenso einen Einfluss auf den Patienten, aber ich kann mir durch explizite Therapieplanung ein Verständnis der impliziten Prozesse beim Patienten erarbeiten, das mich in die Lage versetzt, den bewusst steuerbaren Teil meines eigenen Verhaltens so auszurichten, dass ein möglichst guter motivationaler und emotionaler Kontext für die Problembearbeitung entsteht.

Weil dies problem- und methodenübergreifend gilt, muss die Ausbildung der Fähigkeiten zur Generierung eines veränderungsförderlichen Kontextes als wichtigster Teil einer Therapieausbildung angesehen werden. Aus der Perspektive, die ich hier auf der Basis der anzunehmenden neuronalen Vorgänge im Gehirn eingenommen habe, kann man zwei Schwerpunkte therapeutischer Arbeit unterscheiden: *Kontextgenerierung* und *Problembearbeitung*. Die beiden Aufgaben sind ineinander verwoben und müssen parallel verwirklicht werden. Dabei kann sowohl innerhalb einer Therapiesitzung als auch innerhalb der Therapie mal mehr der eine, mal mehr der andere Aspekt im Vordergrund stehen. Der Therapeut muss aber immer beide Gesichtspunkte im Auge haben.

Ich habe diese therapeutischen Überlegungen hier angestellt, weil sie sich unmittelbar aus der Architektur und Funktionsweise des Gehirns ergeben, über die ich zuvor berichtet habe. In den Kapiteln 4 und 5 werde ich für hier nur kurz angerissene Schlussfolgerungen noch breitere Grundlagen legen und die Schlussfolgerungen detaillierter ausführen.

2.14 Kovariation neuronaler und psychischer Aktivität

Bis hierhin haben wir uns mit der allgemeinen Funktionsweise des Gehirn befasst, wie sie für Menschen überhaupt gilt. Aber das Gehirn ist ein biologisches System, und alle biologischen Systeme sind durch Variabilität gekennzeichnet. Menschen unterscheiden sich in ihren Schuhgrößen, ihrer Muskelkraft, ihrer Intelligenz, ihrer physiologischen Erregbarkeit und in ihren verschiedenen Blutparametern. Da sollten sie sich auch in ihren neuronalen Strukturen und Prozessen voneinander unterscheiden. Natürlich tun sie das auch. Die Frage ist nun, ob Unterschiede der spezifischen neuronalen Aktivität in einer bestimmten Hirnregion mit Unterschieden in spezifischem Erleben und Verhalten kovariieren. Wenn die neuronalen Vorgänge wirklich das Erleben und Verhalten direkt hervorbringen, dann sollte es eine enge Korrelation der neuronalen mit der psychischen Aktivität geben. Kosslyn et al. (2002) sind dieser Frage in einer ausgezeichneten Übersichtsarbeit nachgegangen und haben die empirische Evidenz dazu zusammengetragen. Studien dazu sehen etwa folgendermaßen aus:

In einer Untersuchung von Kosslyn, Thompson, Kim, Rauch & Alpert (1996) wurden Versuchspersonen bestimmte Buchstaben genannt, z. B. A. Sie sollten die Augen schließen und sich den Buchstaben vier Sekunden lang als Grossbuchstaben möglichst intensiv vorstellen. Dann hörten sie eine bestimmte Eigenschaft, die den Buchstaben auszeichnen sollte, z. B. „gekrümmte Linien" und sollten angeben, ob sie zutrifft oder nicht. Bei A wäre die Antwort nein, bei B wäre sie ja. Es wurde die Richtigkeit und Geschwindigkeit der Antwort gemessen und der Blutfluss als Indikator für die Intensität der neuronalen Aktivität in denjenigen Hirnarealen, von denen man weiß, dass sie an visuellen Vorstellungen beteiligt sind. Bevor man neuronale Aktivität und Leistung miteinander korrelierte, wurden die Blutflussniveaus der 16 Versuchspersonen zunächst normalisiert (z-Transformation), um die interindividuellen Unterschiede im allgemeinen Niveau auszugleichen. Es wurde ein hoher korrelativer Zusammenhang zwischen der Stärke des Blutflusses im Brodman-Areal 17 und der Antwortgeschwindigkeit gefunden. Durch multiple Korrelationen konnte sichergestellt werden, dass es wirklich vor allem die Intensität der Aktivierung in diesem spezifischen Hirnareal war, die mit der Leistung korrelierte. Die Korrelation betrug $r = .93$! Das heißt, dass man bei Kenntnis der Aktivierung in einer für eine bestimmte psychische Funktion „zuständigen" Hirnregion Verhalten erstaunlich genau voraussagen kann.

Analoge Zusammenhänge fanden sich auch für andere Hirnregionen und andere Aufgaben. So etwa für die Aktivierung im occipitalen Cortex und Thalamus mit der Genauigkeit der Zuordnung von Gesichtern (Alexander et al., 1999), Aktivierung im Temporallappen mit der Leistung bei einer Worterkennungsaufgabe (Nyberg, McIntosh, Houle, Nilsson & Tulving, 1996) und der Aktivierung in der rechten Amygdala beim Anschauen eines emotionalen Films und späterer Gedächtnisleistung für das Gesehene (Cahill et al., 1996).

Klinisch besonders interessant sind Untersuchungen von Davidson und Mitarbeitern zum „affektiven Stil" (Davidson, 2000). Wenn man Versuchspersonen negativ-emotionale Bilder zeigte, z. B. solche, die Furcht oder Ekel hervorrufen, war die rechte präfrontale Region im EEG stärker aktiviert, bei positiv-emotionalen Bildern die linke Seite.

Das Ausgangsniveau der Hirnaktivität im Ruhezustand in diesen beiden Hirnbereichen kann als recht stabiles Persönlichkeitsmerkmal angesehen werden (interne Konsitenz über .90, Retest-Reliabilität zwischen .65 und .75 (Tomarken, Davidson, Wheeler & Kinney, 1992). Personen mit stärkerer linksseitiger Aktivität erleben mehr positive Emotionen, Personen mit stärkerer rechtsseitiger Aktivität mehr negative. Das gilt sowohl für ihre Antworten in einem Emotionsfragebogen als auch für ihre Reaktionen auf emotionale Filme (Henriques & Davidson, 1990; Wheeler, Davidson & Tomarken, 1993). Schon mit zehn Monaten reagierten Säuglinge mit stärkerer rechtsseitiger präfrontaler Hinaktivität gestresster auf eine kurfristige Abwesenheit ihrer Mutter als solche mit stärkerer linksseitiger Aktivität (Davidson & Fox, 1982).

In später durchgeführten Untersuchungen fanden Davidson, Jackson und Kalin (2000) auch bei Affen Zusammenhänge zwischen links- versus rechtsseitiger präfrontaler Aktivierung und emotionalen Reaktionen. Kalin, Shelton und Davidson (2000) fanden, dass Affen mit habituell stärkerer rechtseitiger präfrontaler Aktivierung einen höheren Spiegel des Stresshormons Cortisol hatten als stärker linksseitig aktivierte. In einer Studie von Davidson, Coe, Dolski und Donzella (1999) sagten die individuellen Unterschiede in der präfrontalen Asymmetrie sogar die Aktivität natürlicher Killerzellen im Ruhezustand und bei der Reaktion auf eine provozierte Herausforderung des Immunsystems voraus. Abercrombie et al. (1998) fanden bei depressiven Patienten eine Korrelation der Aktivierung in der rechten Amygdala zwischen .40 und .55 mit selbsteingeschätzten dispositionellen negativen Emotionen. In einer Studie von Irwin et al. (2002) trat beim Anschauen emotional negativer Bilder auf Gruppenebene im Mittel eine stärkere Aktivierung in der rechten Amygdala auf als bei neutralen Bildern. Innerhalb der Gruppe korrelierte das Ausmaß der Aktivierung in der rechten Amygdala darüber hinaus zu .61 mit dem selbsteingeschätzten dispositionellen negativem Affekt.

Es ist demnach nicht nur so, dass bestimmte Hirnregionen – praktisch immer in Zusammenarbeit mit anderen – für bestimmte Aspekte des Erlebens und Verhaltens zuständig sind, sondern dass Personen mit stärkerer Aktivität in diesen Bereichen auch das betreffende Erleben und Verhalten in stärkerem Ausmaß zeigen. Das legt folgende Schlussfolgerung nahe: Wenn es uns gelänge, bestimmte Hirnregionen oder neuronale Schaltkreise in diesen Regionen stärker zu aktivieren, sollte das dazu führen, dass damit korreliertes Erleben und Verhalten stärker auftritt. Umgekehrt gilt das auch: Eine Hemmung der neuronalen Aktivität in diesen Regionen sollte zu einem verringerten Auftreten des Erlebens und Verhaltens führen. Daran schließt sich die Frage an, ob und in welchem Ausmaß es möglich ist, das Gehirn mit gezielten Einwirkungen so zu verändern, dass solche spezifischen Wirkungen auf das Erleben und Verhalten auftreten. Die soeben berichteten korrelativen Zusammenhänge zwischen neuronaler und psychischer Aktivität sagen ja noch nichts über die Veränderbarkeit der neuronalen Aktivität aus. Für die Psychotherapie ist die entscheidende Frage, die sich an die berichteten Zusammenhänge anschließt: In welchem Ausmaß sind die neuronalen Strukturen und Prozesse, die psychischen Störungen und Problemen zu Grunde liegen, dauerhaft veränderbar?

2.15 Neuronale Plastizität

Ich bin auf die Frage der Plastizität des Gehirns in diesem Kapitel schon an mehreren Stellen en passant zu sprechen gekommen und habe im Einleitungskapitel bereits eine hohe neuronale Plastizität unterstellt. Trotzdem möchte ich hier noch einmal die für diese Frage relevanten Fakten und Überlegungen zusammenfassend behandeln und sie spezifisch auf die Möglichkeiten der Psychotherapie beziehen. Endgültig werden wir die Frage, wie weitgehend das Gehirn durch Psychotherapie verändert werden kann, erst beantworten können, wenn das, was ich unter Neuropsychotherapie verstehe, in breiter Weise angewendet wurde und die Auswirkungen auf das Gehirn mit angemessenen Methoden erfasst wurden.

Untersuchungen dazu, wie sich das Gehirn unter dem Einfluss psychotherapeutischer Interventionen verändert, liegen heute erst ganz vereinzelt vor. Ich hatte weiter oben in dem Abschnitt über Angst bereits eine Untersuchung von Gutberlet und Miltner (1999) erwähnt, in der die Veränderungen der EEG-Aktivität bei Patienten gemessen wurden, deren Spinnenphobie erfolgreich behandelt worden war. Es zeigte sich dort, dass die Amygdala weiterhin auf die phobischen Stimuli reagierte, dass aber im präfrontalen Cortex eine vor der Behandlung nicht vorhandene Aktivität feststellbar war. Sie wurde so interpretiert, dass dort neue Schaltkreise gebildet wurden, welche die Weiterleitung der Amygdalaaktivität wirksam hemmten.

Van der Kolk (1987) war wohl einer der ersten, der ausdrücklich Aspekte der Hirnaktivität vor und nach einer Psychotherapie als Erfolgskriterien erfasste. Er fand bei Patienten mit einer posttraumatischen Belastungsstörung nach einer Behandlung mit Eye movement desensitization (EMDR) eine erhöhte Stoffwechselaktivität im präfrontalen Cortex und eine verminderte Aktivität im limbischen System. Baxter et al. (1992; s. auch Schwartz, Toessel, Baxter, Martin & Phelps, 1996) fanden mittels funktionalem Magnetresonanzimaging, dass eine verhaltenstherapeutische Behandlung die Hirnaktivität bei Patienten mit Zwangsstörungen gleich stark veränderte wie eine medikamentöse

Behandlung. Zu einem analogen Ergebnis kamen zwei Untersuchungen von Brody, Saxena und Stoessel (2001) und von Martin, Martin, Rai, Santoch und Richardson (2001) bei Vergleichen von medikamentöser und interpersonaler Psychotherapie mit depressiven Patienten. In einer Einzelfallstudie, in der eine depressive, bipolare Patientin mit psychodynamischer Therapie behandelt wurde, stellten Viinamäki, Kuikka und Tiihonen (1998) im Laufe eines Jahres eine Normalisierung des Serotoninstoffwechsels fest, der bei einer zum Vergleich herangezogenen Gruppe unbehandelter Patienten mit gleicher Störung nicht zu beobachten war.

All diese Untersuchungen hatten allerdings keine Versuchspläne, die es wirklich erlaubten, die veränderte Hirnaktivität auf den Einfluss der Psychotherapie zurückzuführen. Die Symptomatik verändert sich bei Depressiven in der Regel nach einiger Zeit auch ohne therapeutische Behandlung und mit ihr mit aller Wahrscheinlichkeit auch die der Symptomatik zu Grunde liegende Hirnaktivität. Allein die Anwendung bildgebender Verfahren macht noch keine schlüssige Untersuchung aus. Es müsste in sehr viel besser kontrollierten Versuchsplänen untersucht werden, welche spezifischen Interventionen auf welche spezifischen Aspekte welcher Hirnaktivität einwirken und längerfristige Spuren hinterlassen. Es müsste auch gezeigt werden, dass das Ausmaß dieser neuronalen Veränderungen mit dem Ausmaß der Veränderungen der Symptomatik zusammenhängt, um den Schluss ziehen zu können, dass die Psychotherapie über die Veränderung neuronaler Strukturen und Prozesse die Veränderungen im Erleben und Verhalten bewirkt hat.

Es gibt aber inzwischen eine Studie, die diesen Anforderungen nahe kommt. Es handelt sich um eine kontrollierte Therapiestudie aus Schweden, die sich bezüglich Versuchsplanung und Auswertung auf hohem Niveau bewegt und deshalb schlüssige Aussagen erlaubt. Weil diese Studie als ein Meilenstein auf dem Weg zu einer neuropsychotherapeutischen Forschung in meinem Sinne angesehen werden kann, werde ich sie etwas ausführlicher darstellen.

Furmark et al. (2002) untersuchten 18 Versuchspersonen mit starker Angst vor öffentlichem Sprechen, die sie über einen Zeitungsaufruf zur Teilnahme an der Studie gewonnen hatten. Die ausgewählten Versuchspersonen erfüllten die Diagnosekriterien für eine soziale Phobie. Sie werden deshalb in der Studie als Patienten bezeichnet, was ich hier übernehme. Sie bildeten aus den 18 Personen Tripel mit möglichst gleichen Merkmalen und wiesen die Mitglieder der Tripel dann nach Zufall drei Behandlungsbedingungen zu:

1. Kognitive Verhaltenstherapie in Gruppen. Es fanden acht wöchentliche Therapiesitzungen a drei Stunden statt. Die Therapie bestand hauptsächlich aus Expositionsübungen in der Gruppe und Techniken der kognitiven Umstrukturierung mit Anleitung zur Durchführung entsprechender Übungen in der Realität (Hausaufgaben). Die Sitzungen wurden von zwei erfahrenen klinischen Psychologen geleitet, die zugleich dem Untersucherteam angehörten.
2. Pharmakotherapie: Die Versuchspersonen erhielten von einem erfahrenen Psychiater individuell angepasste Dosen des Serotoninwiederaufnahmehemmers Citalopram mit einer mittleren Dosis von 40mg. Der Psychiater kümmerte sich um die Compliance und um Nebeneffekte, gab aber ansonsten keine spezifischen therapeutischen Anweisungen wie etwa, sich den Angstsituationen auszusetzen.

3. Wartegruppe: Die dieser Gruppe zugewiesenen Versuchspersonen erhielten über den Zeitraum von acht Wochen überhaupt keine Behandlung.

Messungen wurden unmittelbar vor und nach der Therapie sowie ein Jahr danach vorgenommen. Vier Maße erfassten direkt die Angst vor öffentlichem Sprechen: Je ein Rating für Fear und Distress auf einer Skala von 0 bis 100 beim öffentlichen Sprechen, das Spielberger State Anxiety Inventory (STAI-S) sowie die Herzrate, während die Patienten einen Vortrag von zweieinhalb Minuten hielten. Zusätzlich füllten sie eine Batterie von Fragebögen zur Erfassung verschiedener Aspekte sozialer Angst aus: Die Social Phobia Scale (SPS), die Social Interaction Anxiety Scale (SIAS), den Personal Report on Confidence as Speaker (SPSQ) und die Global Assessment of Functioning Scale (GAF) in einer Selbstbeurteilungsform. Bei der Postmessung wurde zusätzlich ein Interview durchgeführt, in dem sich die Patienten zu ihren Behandlungserfahrungen und subjektiv erlebten Veränderungen äußern konnten.

Zur Erfassung der Hirntätigkeit während einer Konfrontation mit der Angstsituation wurden Aufnahmen mit einem PET-Scanner gemacht. Zwanzig Minuten vor Beginn der Aufnahmen wurden die Patienten instruiert, sich auf einen zweieinhalbminütigen Vortrag über eine Ferienreise vorzubereiten. Ihr Gehirn wurde gescannt, während sie ihren Vortrag hielten. Dabei stand eine Gruppe von 6 bis 8 Personen um die Scanner-Liege herum und beobachtete den Patienten schweigend. Dieser sollte die Zuhörer während

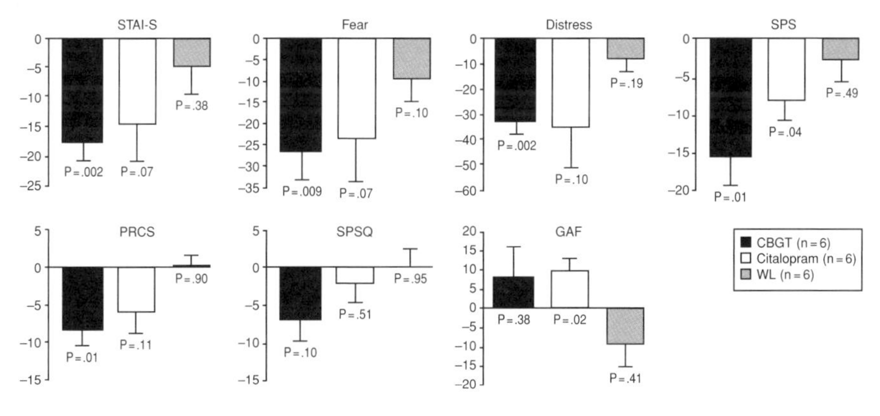

Anmerkung: CBGT = kognitiv-behaviorale Gruppentherapie, WL = Warteliste-Kontrollgruppe, STAI-S = Spielberger State Anxiety Inventory, SPS = Social Phobia Scale, PRCS = Personal Report on Confidence as a Speaker, PRSQ = Social Phobia Screening Questionnaire, GAF = Global Assessment of Functioning self-report. Die Herzrate und die Werte auf der „Social Interactional Anxiety Scale" veränderten sich nicht signifikant und sind nicht dargestellt.

Abbildung 2.27: Veränderungen der Mittelwerte und Standardfehler für die phobische Symptomatik während der neunwöchigen Therapiephase bzw. Wartezeit aus der Untersuchung von Furmark et al. (2002).

seines Vortrags anschauen. Zur Erhöhung der Beobachtungsangst wurde der Vortrag außerdem von einer Kamera aus ganz naher Distanz aufgenommen. Es wurden pro Vortrag fünfzehn zehnsekündige PET-Aufnahmen gemacht. Zur Erhöhung des „signal to noise ratio" wurden sowohl vor als auch nach der Therapie zwei Vortragsdurchgänge mit PET-Aufnahmen gemacht.

Vor der Therapie unterschieden sich die Gruppen in keinem der vielen erhobenen Maße, so dass die Ausgangsbedingungen für die drei Gruppen als gleich angesehen werden können. Abbildung 2.27 zeigt die Veränderungen in sieben der oben aufgeführten Maße, die während des Prä-Post-Zeitraumes von neun Wochen eintraten.

Die Kognitive Verhaltenstherapie bewirkte insgesamt die stärksten Prä-Post-Veränderungen. Sie sind für 5 der 7 Maße signifikant auf dem 5 %-Niveau. Für die Citalopramtherapie ergaben sich in zwei Maßen signifikante Veränderungen, für die Kontrollgruppe in keinem Maß. Zwischen der psychotherapeutischen und der pharmakologischen Bedingung gab es keine statistisch signifikanten Unterschiede, was aber bei einem N von 6 allein wegen fehlender statistischer Power so gut wie selbstverständlich ist. Wenn man die beiden Behandlungsgruppen poolte und sie mit der Kontrollgruppe verglich, ergaben sich in vier Maßen signifikante oder fast signifikante Unterschiede.

Die Patienten wurden nach ihren Werten in den neun aufgeführten Maßen in Responder und Nonresponder eingeteilt. Wer in 7 bis 9 Maßen eine positive Veränderung von über einer Standardabweichung hatte, wurde als „sehr gebessert" bewertet, für wen das in 4 bis 6 Maßen zutraf, wurde als „mäßig gebessert" eingestuft. Die übrigen Patienten wurden als „wenig gebessert" beurteilt. In beiden Behandlungsgruppen fielen jeweils 2 Patienten in diese drei Erfolgsgruppen. In der Kontrollgruppe fiel ein Patient in die Kategorie „mäßig gebessert". Die für unsere Fragestellung wichtigsten Ergebnisse beruhen auf einem Vergleich der Hirnaktivität der Responder mit den Nonrespondern, sowohl für jede Behandlungsgruppe getrennt als auch für die insgesamt 9 Responder (sehr und mäßig gebessert) mit den 9 Nonrespondern über die Gruppengrenzen hinweg.

Die erfolgreich behandelten Patienten hatten in dem Expositionstest nach der Behandlung eine signifikant verringerte Hirnaktivität in der Amygdala, im Hippocampus und umgebenden Gebieten des Temporallappens (rhinaler, parahippocampaler und periamygdaloider Cortex). In den beiden aktiven Behandlungsgruppen war die Aktivität in diesen Gebieten signifikant geringer gegenüber der Kontrollgruppe, besonders in der rechten Hirnhälfte. Ein Jahr nach der Behandlung unterschieden sich die zu diesem Zeitpunkt gebesserten von den nichtgebesserten Patienten immer noch signifikant durch eine verringerte Aktivität in der Amygdala, im zentralen Grau und im linken Thalamus. Die Hirnaktivität hatte sich durch die Behandlung also dauerhaft verändert und die Veränderung der Hirnaktivität korrelierte mit der Veränderung in den anderen Angstmaßen.

Die Abnahme der Hirnaktivität vom Prätest zum Posttest konnte den klinischen Status (Responder-Nonresponder) ein Jahr nach der Therapie signifikant voraussagen. Abbildung 2.28 zeigt die Abnahme der Hirnaktivität in vier Bereichen während der Behandlung für die nach einem Jahr erfolgreichen und nichterfolgreichen Patienten.

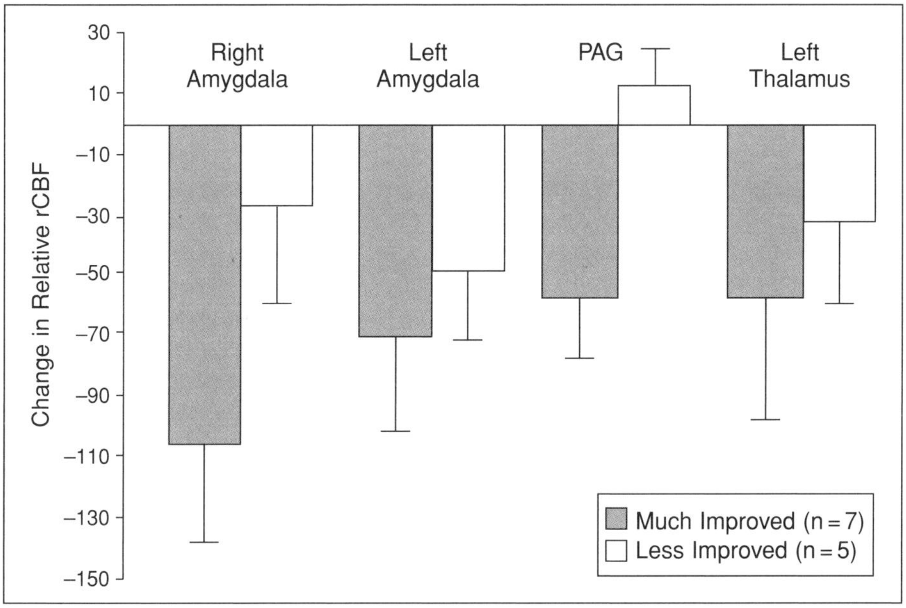

Abbildung 2.28: Veränderung der regionalen Hirndurchblutung (rCBF) nach der Behandlung in vier subcortikalen Hirnarealen. Diskriminanzanalytisch zeigte sich ein signifikanter Zusammenhang zwischen dem Ausmaß der anfänglichen Veränderung der Hirndurchblutung in diesen Regionen und dem klinischen Status der Patienten (much or less improved) ein Jahr nach der Behandlung. Ein guter Langzeiterfolg korrelierte mit einer größeren Abnahme der regionalen Hirndurchblutung während der Therapie. PAG = Periaquaeduktales Grau (nach Furmark, 2002, S. 432).

Dies ist der erste überzeugende direkte Nachweis, dass erfolgreiche Psychotherapie dauerhafte strukturelle Veränderungen im Gehirn herbeiführt und dass die klinische Besserung mit der Veränderung der Hirnaktivität einhergeht. Angesichts dessen, dass diese Veränderungen der Hirnaktivität im Vergleich zu den Kontrollpatienten und im Vergleich zu den Nonrespondern sogar bei dieser eigentlich viel zu geringen Fallzahl statistisch signifikant waren, muss davon ausgegangen werden, dass es sich um große Effekte handelt. Wenn man die in der Untersuchung angegebenen Werte in Effektstärken umrechnet, ergeben sich Effektstärken von sehr substanzieller Höhe. Es macht in diesem frühen Stadium der Forschung auf einer so schmalen Datenbasis noch keinen Sinn, die Höhe der Effektstärken numerisch zu beziffern, weil Effektstärken oft ein magisches Eigenleben zu führen beginnen, wenn man sie von den zu Grunde liegenden Untersuchungen trennt. Wichtig ist, dass die Effekte bei den Gegebenheiten dieser Untersuchung mindestens auf dem 1 %-Niveau signifikant waren.

In der Untersuchung wurden noch weitere interessante Beobachtungen gemacht. In einer anderen Untersuchung zuvor (Tillfors et al., 2001) hatte dieselbe Untersuchergruppe bei einem Vergleich sozialphobischer Patienten mit Normalpersonen bei einem ähnlichen Expositionstest Unterschiede in wesentlich mehr Hirnarealen gefunden als in jenen, in denen in dieser Untersuchung signifikante Veränderungen erzielt wurden. Die Hirnareale überlappten sich nur teilweise. Das lässt darauf schließen, dass die Therapie nur einen Teil der Hirnaktivität veränderte, die Sozialphobiker von Normalen unterscheidet.

Auch zwischen den beiden Therapiegruppen überlappten sich die Veränderungen nicht vollständig. Während die Veränderungen im Temporallappen weitgehend übereinstimmten, trat eine signifikante Reduktion der Hirnaktivität im zentralen Grau – das ist eine Hirnregion, die nach Behbehani (1995) an Vermeidungsverhalten beteiligt ist – nur bei den verhaltenstherapeutisch behandelten Patienten ein. Dafür hatte nur die Citalopram-Gruppe eine signifikante Verringerung im linken Thalamus. Furmark und Mitarbeiter vermuten, dass der erhöhte Serotoninspiegel die Thalamusaktivität dämpft und damit den erregenden Input vom Thalamus und anderen cortikalen Arealen zur Amygdala verringert. Die Autoren äußern die Vermutung, dass Psychotherapie und medikamentöse Therapie möglicherweise auf unterschiedlichem Wege zu ähnlichen Wirkungen führen. Die übereinstimmenden Veränderungen im Temporallappen bei beiden Therapien könnten gewissermaßen eine gemeinsame Endstrecke sein, die erreicht werden muss, um die klinischen Wirkungen zu erzielen. Der Weg dahin könnte jedoch bei den beiden verschiedenen Therapiearten ein anderer sein.

Die Untersuchung von Furmark et al. eröffnet uns einen Ausblick auf die Zukunft der Psychotherapieforschung. Mit an Sicherheit grenzender Wahrscheinlichkeit werden bald mehr Untersuchungen von dieser Art vorliegen, mit der Zeit auch an höheren Fallzahlen. Sie werden uns Hinweise darauf geben, wie, d. h. durch Einwirkung auf welche Hirnprozesse bestimmte therapeutische Vorgehensweisen ihre Wirkung erzielen. Auf Grund dessen werden wir viele Vorgehensweisen optimieren können, indem wir sie noch mehr darauf konzentrieren, auf was es für die Wirkung eigentlich ankommt. Die Untersuchung ist aber zugleich Beleg dafür, dass diese Zukunft bereits begonnen hat. Untersuchungsresultate wie die soeben berichteten können uns Psychotherapeuten anspornen. Es ist nicht nur eine Annahme, dass wir mit unseren Methoden das Gehirn verändern können; es ist eine Tatsache. Die Untersuchung von Furmark et al. wird in der Geschichte der Psychotherapieforschung dereinst einen besonderen Platz einnehmen, weil sie die Annahme in eine Tatsache transformiert hat.

Aber auch wenn es diese Untersuchung noch nicht gäbe, könnte man zuversichtlich sein, was die Möglichkeiten angeht, durch Psychotherapie das Gehirn zu verändern. Meine diesbezügliche Zuversicht beruht auf den vielen gesicherten Fakten über den engen kausalen Zusammenhang von neuronalen und psychischen Prozessen, von denen ich einige für die Psychotherapie besonders wichtige in diesem Kapitel berichtet habe. Sie gründet sich insbesondere auf die überzeugenden Hinweise darauf, dass das Gehirn auf Einflüsse ganz verschiedener Art mit einer enormen Anpassungsfähigkeit reagiert.

Ich hatte schon weiter oben darüber berichtet, dass bei Geige- und Gitarrespielern die Projektionsfelder im sensumotorischen Cortex für den zweiten bis fünften Finger der linken Hand im Vergleich zu „Normalpersonen" überentwickelt sind. Die Überentwicklung bildet sich zurück, wenn mit dem Spielen aufgehört wird. Die neuronale Struktur ist in diesem Fall also nutzungsabhängig. Geigespieler haben besser ausgebildete Projektionsfelder im primären auditorischen Cortex für Geigentöne, Trompeter bessere für Trompetentöne. Dieser Unterschied kommt offensichtlich durch intensivere Stimulation zu Stande.

Der Hippocampus ist, wie es oben schon kurz angesprochen wurde, außer für die Bildung neuer Gedächtnisinhalte insbesondere auch für die räumliche Orientierung wichtig (Hampson, Simeral & Deadwyler, 1999). Bei Ratten ist das sehr gut untersucht. Beim Menschen scheint es aber ganz ähnlich zu sein. Maguire, Frackowiak und Frith (1997) und Maguire et al. (1998) wiesen in Untersuchungen an Londoner Taxifahrern nach, dass vor allem der rechte Hippocampus bei erfolgreichem Navigieren mit dem Taxi im Londoner Verkehr hochgradig aktiviert ist. In einer Nachfolgeuntersuchung (Maguire et al., 2000) fanden sich sogar Hinweise auf eine Volumenvergrößerung des dorsalen Hippocampus bei Taxifahrern mit langjähriger Berufserfahrung.

Statt Musiker und Taxifahrer könnte man wahrscheinlich auch andere Spezialisten wie Weindegustatoren, Spitzenköche, Entertainer, Schachspieler usw. untersuchen und würde feststellen, dass ihre intensive Nutzung und Stimulierung bestimmter Hirnareale sich in strukturellen Veränderungen dieser Areale niederschlägt. Man kann davon ausgehen, dass es in den nächsten Jahren viele solche Untersuchungen geben wird. Mit aller Wahrscheinlichkeit wird man mit der Zeit feststellen, dass jede intensiv betriebene Tätigkeit sich in Form struktureller neuronaler Besonderheiten manifestiert.

Für die nutzungsabhängige Über- und Unterrepräsentation von Projektionsfeldern im Gehirn gibt es viele weitere Belege. Einer der ersten stammt von Merzenich et al. (1984). Sie fanden, dass es im Gehirn von Affen nach Amputation eines Fingers zu einer deutlichen Reorganisation der cortikalen Repräsentationszonen für die Finger kam. Die benachbarten Finger machten sich gewissermaßen die entstandene Lücke zu Nutze und usurpierten sie für sich selbst. Die Verschiebung der benachbarten Areale in das frei gewordene Areal dauerte einige Wochen. Ganz ähnliche cortikale Reorganisationen fanden Weiss et al. (2000) auch bei einem Mann, dem Ring- und Mittelfinger der rechten Hand amputiert werden mussten. Sie fanden eine deutliche Verschiebung der Projektionsfelder bereits zehn Tage nach der Amputation.

Cortikale Repräsentationen verändern sich aber nicht nur nach Verletzungen, sondern können auch durch gezieltes Training hergestellt werden. In einer Folgeuntersuchung zu der vorangegangenen Amputationsstudie zeigten Jenkins, Merzenich, Ochs, Allard & Guic-Robles (1990), dass die cortikalen Repräsentationszonen der Finger auch durch ein intensives Diskriminationstraining von einzelnen Fingern vergrößert werden können.

Klinisch besonders eindrucksvoll sind Untersuchungen zur trainingsinduzierten cortikalen Reorganisation bei Patienten mit schlaganfallbedingten Lähmungen. Liepert, Bauder, Miltner, Taub und Weiller (2000) führten bei 15 Patienten, die durch einen Schlaganfall eine einseitige Lähmung des Armes und der Hand erlitten hatten, über sechs Monate nach dem Schlaganfall, also nach einem Zeitraum, ab dem keine spontanen Verbesserungen mehr zu erwarten waren, eine so genannte „Constraint-Induced

Movement Therapy“ (auch bekannt als Taubsche Bewegungstherapie) durch. Über zwölf Tage hin wurde für 90 % der Wachzeit der gesunde Arm durch eine Schlinge immobilisiert. Mindestens sechs Stunden pro Tag wurden die Patienten intensiv in bestimmten Bewegungsaufgaben mit dem gelähmten Arm trainiert, die Alltagsaktivitäten widerspiegelten. Voraussetzung für das Training ist, dass noch eine geringe Restbeweglichkeit von Arm und Hand vorhanden ist. Bei allen Patienten kam es zu einer erheblichen Verbesserung der Gebrauchsfähigkeit von Arm und Hand, die über ein halbes Jahr nach dem Training erhalten blieb. Die cortikalen Repräsentationsareale der involvierten Muskeln wurden mit transkranieller Magnetstimulation gemessen. Vor der Therapie waren diese Areale in der gesunden Hirnhälfte deutlich größer als in der kranken. Die Verkleinerung des Repräsentationsareals in der kranken Hirnhälfte war vermutlich durch den Nichtgebrauch des Armes bedingt. Unmittelbar nach der Behandlung war das Areal in der kranken Hälfte stark vergrößert, was mit einer erhöhten Erregbarkeit und mit der deutlichen klinischen Verbesserung korrespondierte. Gleichzeitig wurde das entsprechende Areal in der gesunden Hirnhälfte etwas kleiner. Im Verlaufe eines halben Jahres normalisierte sich die durch das Training stark vergrößerte Repräsentation in der vom Schlaganfall betroffenen Hirnhälfte wieder auf das normale Maß. Rechte und linke Hirnhälfte glichen sich aneinander an. Diesen Rückgang der Erregbarkeit bei gleich bleibender Funktionsfähigkeit führen die Autoren auf eine „Verbesserung der effektiven Konnektivität der neuronalen Verbindungen“ zurück. Der Aufwand, den das Hirn bei gleich bleibender Leistung, erbringen muss, geht mit zunehmender Automatisierung zurück. Dies ist auch schon bei vielen anderen kognitiven Aktivitäten gefunden worden.

Bei Amputationen kommt es oft zu Phantomschmerzen. Flor (2003) berichtet über Untersuchungen, in denen sich zeigte, dass die Beeinträchtigung durch Phantomschmerzen mit dem Ausmaß der danach erfolgten cortikalen Reorganisation korreliert. Wenn Arm und Hand amputiert werden, besteht die Reorganisation oft darin, das die Repräsentationsfelder für das Gesicht und den Mund in die benachbarten, frei gewordenen Areale eindringen. Phantomempfindungen können dann gelegentlich sogar durch Berührungen im Gesicht ausgelöst werden. Die cortikale Repräsentation des Gesichtes ist nach einer solchen Reorganisation unsymmetrisch. Diese Asymmetrie kann jedoch durch einen geordneten sensorischen Einstrom in die Repräsentationszone des amputierten Gliedes wieder beseitigt werden. Durch die Benutzung einer Prothese, die die Muskeln am Stumpf elektrisch stimuliert („myoelektrische Prothese“) kann für einen solchen sensorischen Einstrom gesorgt werden. Das führte im Gegensatz zu einer nur optischen Prothese dazu, dass die Repräsentationsfelder im Cortex wieder symmetrisch wurden und der Phantomschmerz aufhörte. In einer kontrollierten Interventionsstudie erhielten Patienten mit Phantomschmerzen in dem amputierten Glied über acht am Stumpf angebrachte Elektroden nicht-schmerzhafte elektrische Stimulationen an wechselnden Orten und mit wechselnder Frequenz. Die Patienten sollten täglich über 90 Minuten hin den Ort oder die Frequenz erkennen und wurden für richtige Diskriminationsleistungen belohnt. Im Vergleich zu einer Aufmerksamkeitsplacebo-Kontrollgruppe verbesserte sich ihre Diskriminationsleistung signifikant und der Phantomschmerz ging um mehr als 60 % zurück. Die anfangs stark verschobene cortikale Repräsentation des Mundes wanderte zurück in ihre ursprüngliche symmetrische Position. Diskriminationsleistung, cortikale

Reorganisation und Schmerz waren signifikant miteinander korreliert. Das spricht dafür, dass die cortikale Reorganisation durch das Training der Diskriminationsfähigkeit bewirkt wurde und die cortikale Reorganisation wiederum die Abnahme der Schmerzen zur Folge hatte.

Schlussfolgerungen für die Psychotherapie

Die zuvor berichteten Ergebnisse sind nur eine Auswahl aus den inzwischen vorliegenden Befunden, die zeigen, dass das Gehirn sowohl auf schädigende als auch auf förderliche Einflüsse mit einer großen Anpassungsbereitschaft und -fähigkeit reagiert. Bei völliger Nichtaktivierung werden existierende neuronale Verbindungen erstaunlich schnell geschwächt. Die frei werdenden Hirnareale werden umgehend für andere Zwecke verwendet. Umgekehrt führen intensive wiederkehrende Einflüsse, die immer wieder dieselben Synapsen aktivieren, mit der Zeit nicht nur zu funktionellen, sondern auch zu strukturellen Veränderungen in den betreffenden Hirnarealen. Diese durch Bahnung entstandenen strukturellen Veränderungen gewährleisten eine dauerhaft erhöhte synaptische Übertragungsbereitschaft. Die gebahnten Prozesse laufen immer leichter ab und werden allmählich automatisiert. Die erhöhte Übertragungsbereitschaft bleibt allerdings nur solange erhalten, wie die betreffende Funktion auch benutzt wird. Sehr gut entwickelte Hirnstrukturen, die über längere Zeit nicht mehr genutzt werden, entwickeln sich zurück und damit nimmt die Leichtigkeit und Ausführungsqualität der zuvor durch diese Strukturen ermöglichten Prozesse ab.

Für die Psychotherapie sind die Befunde zu dieser großen Formbarkeit des Gehirns durch intensive Benutzung/Stimulierung oder Deaktivierung bestimmter Hirnareale, kurz als „neuronale Plastizität" bezeichnet, gute Nachrichten. Man kann das Gehirn durch genügend intensive Einflüsse so verändern, dass sich selbst tragende neue Strukturen entstehen, die Grundlage für dauerhaft verändertes Erleben und Verhalten sein können. Die Einflüsse, die so etwas bewirken können, müssen allerdings intensiv und lang anhaltend sein. Das zeigen praktisch alle vorliegenden Untersuchungen. In einer fMRI-Untersuchung von Karni et al. (1995) an normalen Versuchspersonen zeigte sich, dass das Üben einer einfachen motorischen Aufgabe über 10 bis 20 Minuten pro Tag erst nach drei Wochen zu einer nachweisbaren Veränderung in den betreffenden Hirnbereichen führte. In einer Untersuchung von Merzenich et al. (1996) an dyslektischen Kindern brauchte es ein tägliches zweistündiges Training über vier Wochen hin, bis eine signifikante Verbesserung der phonematischen Diskrimination erreicht war. Sporadisches und relativ kurzes Aktivieren von Prozessen bewirkt kein langfristiges Lernen. Nur intensive Bahnung der erwünschten Abläufe führt dazu, dass sie eine strukturelle Grundlage im Gehirn erhalten. Erst dann ist die Voraussetzung dafür gegeben, dass die therapieinduzierten Veränderungen sich selbst aufrechterhalten. Was die Intensität und Massierung therapeutischer Einwirkungen angeht, wird man in der Psychotherapie vielleicht umdenken müssen. Bei der Behandlung schlaganfallbedingter Lähmungen hat man erst dann wirklich deutliche Veränderungen erzielt, als man die „Dosis" therapeutischer Einwirkungen massiv erhöhte. Schlaganfallpatienten bekommen als Teil der Routineversorgung fast immer Physiotherapie, um die Lähmungen so weit wie möglich zu reduzieren. Das sind dann aber vielleicht ein bis zwei Stunden täglich. Diese Dosis reicht offenbar nicht aus, um im Gehirn wirklich neue, sich selbst aufrechterhaltende Strukturen aufzubauen. Erst eine Dosis von mindestens sechs Stunden täglich und die Unterdrückung der Beweglichkeit des gesunden Arms führte zu den viel besseren Ergebnissen mit der Taubschen Bewegungstherapie.

Es ist zurzeit noch ungeklärt, ob wir von solchen Befunden auf psychotherapeutische Einwirkungen generalisieren dürfen. Aber die Möglichkeit besteht, dass viele der heutigen therapeutischen Bemühungen, hartnäckiges Problemverhalten zu verändern, deshalb nicht zu besseren Erfolgen führen, weil die Einwirkungen zwar im Prinzip richtig, aber nicht intensiv und massiert genug sind. Einige verhaltenstherapeutische Techniken, wie etwa die massierte Expositionstherapie bei Angststörungen, sind vielleicht deswegen so erfolgreich, weil sie sehr gezielt und strukturiert, intensiv und lang anhaltend neuronale Schaltkreise aktivieren und bahnen.

Intensive, vielfach wiederholte Bahnung neuer Abläufe setzt die bewusste und willentliche Mitwirkung des Patienten voraus. Oft muss dafür am Anfang ein zuvor dominierender Vermeidungswiderstand überwunden werden. Erst mit vielen Wiederholungen wird dieser immer schwächer werden. Für eine bewusste, eigenmotivierte Mitwirkung muss der Patient genau informiert sein, was das Ziel der wiederholten Übungen/Bahnungen ist, wieso sie zu Wirkungen führen werden, die ihm selber wichtig sind, und worauf es bei ihrer Durchführung ankommt. Das erfordert zum einen eine Transparenz der angestrebten Ziele und des therapeutischen Vorgehens einschließlich seiner Begründungen. Zum anderen erfordert es, dass beim Patienten zuvor eine große, von seinen eigenen bereits vorhandenen motivationalen Zielen gespeiste Volitionsstärke dafür, sich willentlich immer wieder intensiv den neuen, bahnenden Erfahrungen auszusetzen, hergestellt wurde. Um so intensive wiederholte Erfahrungen überhaupt realisieren zu können, braucht es also einen die Problembearbeitung unterstützenden motivationalen Kontext. Diesen Kontext herzustellen und aufrechtzuerhalten, ist für die Herbeiführung der erwünschten Veränderungen ebenso wichtig wie die Durchführung angemessener problemspezifischer Interventionen. Wo immer neue Wahrnehmungs- und Denkweisen, neue Reaktionen auf emotionale Situationen, neue Coping- und Bewältigungsfähigkeiten aufgebaut werden sollen, um problematische zu ersetzen, zu hemmen und zu verdrängen, kommt es entscheidend darauf an, dass dies in einen positiven motivationalen und emotionalen Kontext eingebettet geschieht. In unseren ausgedehnten Prozessanalysen von Psychotherapien haben wir feststellen müssen, dass diese Voraussetzung sehr oft nicht gegeben ist. Wenn es nicht gelingt, einen solchen positiven Kontext der Problembearbeitung herzustellen, führt die Problembearbeitung praktisch regelmäßig nicht zu den erwünschten Wirkungen (Smith, Regli & Grawe, 1999; Smith & Grawe, 2003;

Gassmann & Grawe, zur Veröffentlichung eingereicht). Neulernen von der Intensität, dass es zu strukturellen Veränderungen im Gehirn führt, kann nicht gegen den Willen oder gegen den Widerstand des Patienten stattfinden. Es erfordert seine bewusste, willentliche, eigenmotivierte Mitwirkung. Es kann daher nur im expliziten Funktionsmodus stattfinden. Der implizite Funktionsmodus ist aber parallel dazu sehr wichtig für die Herstellung des förderlichen motivationalen und emotionalen Kontextes.

Die Untersuchungen zur neuronalen Plastizität führen noch zu einer anderen für die Psychotherapie sehr wichtigen Überlegung: Strukturelle Veränderungen im Gehirn entstehen erst als Ergebnis sehr intensiver, lang anhaltender Einwirkungen. Wie ich in der Einleitung bereits berichtet habe und wie es im nächsten Kapitel ausführlicher behandelt wird, gehen psychische Störungen sehr oft, wahrscheinlich sogar regelmäßig, mit strukturellen Veränderungen im Gehirn einher. Die Ausbildung dieser Strukturen im Gehirn setzt eine intensive Bahnung über einen längeren Zeitraum voraus. Diese Bahnungen gehen von realen Lebenserfahrungen aus, die der betreffende über einen längeren Zeitraum gemacht haben muss, und/oder von sehr oft wiederholten inneren Abläufen, die über längere Zeit stattgefunden haben. Solche Abläufe müssen zu dem jeweiligen Zeitpunkt eine wichtige Funktion im intrapsychischen System des betreffenden Menschen gehabt haben. Beides, die emotionale Bedeutung der Lebenserfahrungen und die Funktion oft wiederholter psychischer Abläufe ergibt sich aus ihrer Bedeutung für zu diesem Zeitpunkt aktivierte motivationale Ziele der betroffenen Person. Psychische Störungen entstehen nach dieser Überlegung in einem motivationalen Kontext, der ursächlich an den Bahnungen, die der Störung zu Grunde liegen, beteiligt ist.

Der motivationale Aspekt des neuronalen Geschehens ist eines von drei Themen, die eigentlich in dieses Kapitel gehört hätten, die ich aber gerade wegen ihrer besonderen Wichtigkeit darin noch nicht ausführlich behandelt habe. Ich habe diesen Themen eigene Kapitel gewidmet. Der motivationale Aspekt steht im Mittelpunkt des vierten Kapitels.

Eine zweite Frage, die ich in diesem Kapitel vorerst ausgeklammert habe, ist die, wie es überhaupt zur Bildung neuer neuronaler Erregungsmuster kommt. In dem Augenblick, in dem sich psychische Störungen neu herausbilden, entstehen neue neuronale Erregungsmuster. Wie kommt es genau zu dieser Aktualgenese psychischer Störungen? Wovon hängt es ab, dass sich solche neuen neuronalen Erregungsmuster etablieren? Auch diese für das Verständnis psychischer Störungen grundlegende Frage wird in Kapitel 4 behandelt.

Vorerst aufgeschoben habe ich in diesem Kapitel auch die Behandlung der neuronalen Schaltkreise, die den einzelnen psychischen Störungen zu Grunde liegen. Die neuronalen Grundlagen psychischer Störungen gehören ohne Zweifel zu dem, was Psychotherapeuten über das Gehirn wissen sollten. Wegen ihrer besonderen Wichtigkeit für die Psychotherapie habe ich dieser Frage ein eigenes Kapitel gewidmet, das nun unmittelbar folgt.

3 Neuronale Korrelate psychischer Störungen

3.1 Was kann man heute schon über neuronale Korrelate psychischer Störungen aussagen?

Wir können auf Grund der in Kapitel 2 berichteten Befunde davon ausgehen, dass den differenzierten Facetten unseres Erlebens und Verhaltens ebenso differenzierte und damit korrelierte Facetten im neuronalen Geschehen zu Grunde liegen. Das Erleben und Verhalten ist von Mensch zu Mensch sehr unterschiedlich. Das gilt auch für Menschen, die psychische Störungen entwickelt haben und es gilt auch für die Störungen selbst. Zwei depressive Menschen müssen nicht sehr viel miteinander gemein haben. Das gilt auch, wenn sie z. B. den gleichen Testwert im Beck-Depressionsfragebogen haben und wenn sie beide die Kriterien für die Diagnose „Majore Depression" im DSM-IV erfüllen. Ihre Depression kann völlig unterschiedlich aussehen. Bei dem einen kann sie mit etlichen weiteren Störungen einhergehen, bei dem anderen auf die Hauptsymptome einer Depression beschränkt sein. Bei dem einen kann es sich um einen rechthaberischen, aufbrausenden, bei dem anderen um einen geduldigen und sanftmütigen Menschen handeln. Wie wahrscheinlich ist es, wenn wir die Hirnaktivität dieser beiden Menschen „im Ruhezustand" durch einen Scanner sichtbar machen, dass wir miteinander übereinstimmende Bilder erhielten? Das wäre höchst unwahrscheinlich. Das gemeinsame Label Depression und die Tatsache, dass man das Gehirn bei beiden ohne besondere Beeinflussung aufgenommen hat, ist eine recht schwache Gemeinsamkeit zwischen zwei Menschen. Wenn wir von zwei Depressiven ein fMRI oder ein PET machen, können wir nach dieser Überlegung realistischerweise nicht erwarten, dass die Hirnaktivität beider viel miteinander gemein hat. Noch mehr gilt das, wenn der eine Depressive in New York und der andere in Bern untersucht wurde. Die Scanner, die Methoden, mit denen die Aufnahmen aufbereitet werden, die Kompetenz und Erfahrung der Untersucher, die zeitlichen, räumlichen, interpersonellen und bedeutungsmäßigen Bedingungen, unter denen die Aufnahmen gemacht werden, – das alles kann sich an beiden Orten unterscheiden und Einfluss darauf nehmen, was die einen und die anderen Untersucher darüber berichten, was sie über die Hirnaktivität von Depressiven herausgefunden haben. Wir werden daher im gegenwärtigen Stadium nicht erwarten können, dass verschiedene Untersuchergruppen, wenn sie das neuronale Geschehen bei Patienten mit einer bestimmten psychischen Störung untersuchen, zu ganz übereinstimmenden Ergebnissen gelangen. Wir werden schon zufrieden damit sein müssen, wenn wir sich wiederholende und bestätigende Gemeinsamkeiten in ihren Ergebnisaussagen finden. Das gilt umso mehr, als die untersuchten Stichproben wegen des hohen Untersuchungsaufwandes bisher zum Teil sehr klein sind. Da fällt die Individualität des einzelnen Patienten mehr ins Gewicht als bei sehr großen Stichproben.

Hinzu kommt, dass die Diagnosekriterien im DSM und der ICD strikt deskriptiv sind. In sie ist zwar viel Expertenwissen eingegangen, aber letztlich beruhen sie auf Konventionen. Wir können nicht davon ausgehen, dass diesen Konventionen Krankheitsbilder mit gleicher Ätiologie entsprechen. Wenn wir psychische Störungen nach gemeinsamer

Ätiologie definierten, würden wir vielleicht zu anderen Störungskategorien kommen. Dieser Weg ist deshalb vorerst aufgegeben worden, weil die ätiologischen Vorstellungen (psychoanalytische, lerntheoretische usw.) zu unterschiedlich waren, als dass man sich auf etwas Gemeinsames hätte einigen können.

Es könnte sich aber eine neue Lage ergeben, wenn man Störungen nach ihrer gemeinsamen neuronalen Grundlage definiert. Wir kämen dann vielleicht mit der Zeit zu funktionalen Definitionen und über sie schließlich vielleicht sogar zu ätiologischen Definitionen. Die beobachtbaren Symptome im Erleben und Verhalten wären dann Ausgangspunkte für den diagnostischen Prozess, die eigentliche Grundlage für die Diagnosestellung wären aber die zu Grunde liegenden neuronalen Prozesse und Strukturen.

Die nachfolgend berichteten Ergebnisse zu den neuronalen Korrelaten von fünf psychischen Störungen: der Depression, der Posttraumatischen Belastungsstörung, der Generalisierten Angststörung, der Panikstörung und der Zwangsstörung geben uns einige Hinweise, dass eine Neuabgrenzung von Subgruppen innerhalb der einzelnen Störungskategorien nach neuronalen Kriterien durchaus nützlich sein und in absehbarer Zeit realisiert werden könnte. Sie würden dann die bisherige relativ grobe deskriptive Unterteilung auf phänomenologischer Basis präzisierend ergänzen, in manchen Fällen vielleicht sogar längerfristig ersetzen. Wir werden auch Hinweise darauf erhalten, dass neuronale Merkmale bei einigen Störungen mit einiger Wahrscheinlichkeit zur Grundlage neuer differenzieller Indikationen werden könnten. Soweit sind wir aber noch nicht. Vorerst muss die Forschung und müssen auch wir von den vorhandenen Störungskategorien ausgehen. Mein nachfolgender Überblick orientiert sich also an den heute üblichen Störungskategorien.

Ich habe diese Vorüberlegung vorangestellt, um realistische Erwartungen zu wecken, was wir erwarten können, wenn wir auf Grund der heutigen diagnostischen Abgrenzungen Aussagen über die neuronalen Korrelate der einzelnen psychischen Störungen zu machen versuchen. Die Forschung dazu ist seit etwa zehn Jahren im Gange. Für die meisten Störungen, die in der psychotherapeutischen Praxis besonders oft vorkommen, liegen erst wenige Untersuchungen vor. Deren Ergebnisse können aus den gerade genannten Gründen nur als erste Hinweise, aber noch nicht als gesicherte Fakten aufgefasst werden. Zur Angst als Alarmzentrale, wie ich sie im zweiten Kapitel behandelt habe, liegen viele Untersuchungen vor. Aber für die klinischen Angststörungen verhält sich das anders. Dort sieht es am besten für die Posttraumatische Belastungsstörung (PTSD) aus. Bei ihr ist man schon zu recht klaren Schlussfolgerungen gekommen. Bei der Generalisierten Angststörung, der Panikstörung und der Zwangsstörung ist man wesentlich weniger weit, aber doch so weit, dass es lohnt, darüber zu berichten. Zu Phobien und Essstörungen ist die Befundlage so dürftig oder widersprüchlich, dass man noch zuwarten muss, ehe man eine einigermaßen begründete Zwischenbilanz ziehen kann. Zahlreichere Untersuchungen liegen zum Schmerz und zur Schizophrenie vor. Sie würden Stoff für reguläre Sammelreferate abgeben. Weil diese Störungen aber nicht zum Kerngebiet der Psychotherapie gehören, hielt ich es für die Zwecke dieses Buches nicht für sinnvoll, sie mit einzubeziehen. Am weitaus meisten Befunde liegen zur Depression vor. Wie nach den Vorüberlegungen zu erwarten, sind die Ergebnisse dazu nicht immer übereinstimmend. Aber die Befundlage ist so breit, dass sich doch schon mehrfach replizierte Befunde herausschälen, die als recht gut gesichert angesehen werden können.

Für alle psychischen Störungen wird sich die Befundlage in den nächsten Jahren rasch verbreitern, denn an vielen Orten sind dazu Untersuchungen im Gange. Was ich im Folgenden über die Befunde zu neuronalen Korrelaten der ausgewählten psychischen Störungen referiere, hat einen vorläufigen Charakter. Selbst für die am besten untersuchten Störungen bleiben noch viele Fragen offen. Weil es mir in diesem Kapitel vor allem darum geht, eine positive Perspektive dafür zu eröffnen, was die neurowissenschaftliche Forschung zum Verständnis psychischer Störungen beitragen kann, beginne ich mit der am besten untersuchten Störung, der Depression.

Was die Darstellung angeht, werde ich die Hirnregionen, die für bestimmte Störungen wichtig sind, die wir aber schon im 2. Kapitel genügend ausführlich kennen gelernt haben, nicht noch einmal eigens vorstellen. Auf Hirnregionen, die bisher noch nicht vorgekommen sind, werde ich dagegen so ausführlich eingehen, wie es für das Nachvollziehen ihrer jeweiligen Funktionen erforderlich oder nützlich ist.

3.2 Neuronale Korrelate der Depression

Von den vielen Untersuchern, welche das Gehirn von Depressiven untersucht haben, sticht einer, was Kontinuität und Breite des Forschungszugangs angeht, besonders heraus: Es ist der Psychologe Richard Davidson von der University of Wisconsin. Er bettet seine Betrachtungsweise der Depression ein in eine lange Serie von Forschungsuntersuchungen zum „Affective Style“ (Davidson, 2000) als einer grundlegenden neuronalen und psychologischen Disposition, die er schon 1982 zu untersuchen begonnen hat (Davidson & Fox,1982). Diese Dimension hat zunächst einmal noch nichts mit Depression zu tun, sondern betrifft zwei grundlegende, auf Annäherung und Vermeidung ausgerichtete neuronale Schaltkreise. Ich werde deshalb in Kapitel 4 im Zusammenhang mit dem motivationalen Aspekt des neuronalen Geschehens wieder auf Davidsons Konzeption zu sprechen kommen. Seit 1990 (Henriques & Davidson, 1990) hat Davidson in einer eindrucksvollen Untersuchungsreihe systematisch geprüft, welche Relevanz diese Dimension für die Depression hat. In Davidson, Pizzagalli, Nitschke und Putnam (2002) stellt er seine eigenen Forschungsergebnisse in den Kontext der insgesamt bis heute vorliegenden Forschungsergebnisse zu neuronalen Korrelaten der Depression. Weitere sehr fundierte Übersichten finden sich bei Drevets (1998, 2001) und Mayberg (1997).

Vier größere Hirngebiete sind besonders intensiv im Hinblick auf ihre Beteiligung an depressiven Störungen untersucht worden:

- Der Präfrontale Cortex (PFC)
- Der Anteriore Cingularcortex (ACC)
- Der Hippocampus
- Die Amygdala

Ich werde nachfolgend für jedes dieser Hirngebiete zunächst noch einmal seine Funktionen im neuronalen Geschehen ansprechen oder rekapitulieren und dann behandeln, in welcher Weise es am depressiven Geschehen beteiligt ist.

3.2.1 Welche Rolle spielt der Präfrontale Cortex bei der Depression?

Nach Miller und Cohens (2001) integrativer Theorie des PFC, die wir in Kapitel 2 bereits kennen gelernt hatten, ist eine seiner wichtigsten Funktionen die Repräsentation von Zielen und der Mittel zu ihrer Realisierung. Wenn man ein wichtiges positives Ziel verfolgt, bei dem die emotionale Befriedigung der Zielerreichung erst später eintreten wird, müssen das Ziel selbst und der damit verbundene positive Wert kontinuierlich neuronal repräsentiert sein und gegen ablenkende situative Einflüsse und konkurrierende Ziele aufrechterhalten werden. Das ist z. B. der Fall, wenn man das eigene Verhalten an einem moralischen Wert orientiert und anderweitigen Versuchungen widersteht. Aus Untersuchungen Damasios (1997) an Personen mit Schädigungen im ventromedialen PFC wissen wir, dass gerade diese Funktion der Orientierung an werthaltigen Zielen bei ihnen schwer gestört ist, während die Intelligenz erhalten ist. Sie werden gewissermaßen zu einer anderen Person.

Der Fall des Phineas Gage, der im Jahr 1848 fünfundzwanzigjährig beim Eisenbahnbau einen schrecklichen Unfall erlitt, ist zu einem der wichtigsten Fälle der Neurologie geworden, weil an ihm erstmals die verheerenden Folgen einer schweren Schädigung des PFC erkennbar wurden. Bei Sprengungsarbeiten schoss dem jungen Mann eine fast zwei Meter lange, mehr als drei Zentimeter dicke Eisenstange von der linken Wange schräg nach oben quer durch den Kopf, verließ diesen durch die Schädeldecke und flog noch dreissig Meter weiter. Erstaunlichweise überlebte Phineas Gage diesen Unfall. Er stand nach kurzer Zeit wieder auf, konnte vernünftig reden und im Stuhl sitzen und wurde zu einem Arzt gebracht, der diesen Fall in allen Einzelheiten sorgfältig dokumentierte. Während Phineas Gage vor dem Unfall als ein sehr besonnener, charakterstarker und zielstrebiger Mann galt, der sehr beliebt war – man hatte ihn deshalb trotz seines jungen Alters schon zum Vorarbeiter gemacht – veränderte sich sein Verhalten nach Verheilung der Wunde vollkommen. Wie sein Arzt berichtete, war danach bei ihm „das Gleichgewicht zwischen seinen geistigen Fähigkeiten und seinen animalischen Neigungen" gestört. Seine Ausdrucksweise war jetzt so gemein und abscheulich, dass man Frauen aus Rücksicht auf ihr Feingefühl riet, nicht zu lange in seiner Gegenwart zu verweilen. „Er ist jetzt launisch, respektlos, flucht manchmal auf die abscheulichste Weise, was früher nicht zu seinen Gewohnheiten gehörte, erweist seinen Mitmenschen wenig Achtung, reagiert ungeduldig auf Einschränkungen und Ratschläge, wenn sie seinen Wünschen zuwiderlaufen, ist gelegentlich entsetzlich halsstarrig und doch launenhaft und wankelmütig, macht ständig Zukunftspläne, die er, kaum gefasst, schon wieder fallen lässt" (nach Damasio, 1997, S. 31). Phineas Gage lebte danach ein unstetes, immer mehr abgleitendes Leben, bis er dreizehn Jahre später im Rahmen eines Status epilepticus starb.

Im PFC spielt sich viel von dem ab, was unsere Persönlichkeit ausmacht. Dazu gehören insbesondere die Ziele und Werte, an denen wir unser Verhalten orientieren. Es kann inzwischen als gut gesichert angesehen werden, dass die beiden Hälften des PFC dabei auf unterschiedliche Funktionen spezialisiert sind. Der linke PFC „beherbergt“ positive Ziele und generiert positive Emotionen, der rechte Vermeidungsziele und negative Emotionen. Eine solche Lateralisierung mit entsprechenden Auswirkungen im Verhalten ist schon im zehnten Lebensmonat feststellbar. Im Erwachsenenalter gehört eine laterale Asymmetrie bezüglich der spontanen und situativ auslösbaren Aktivität im linken und rechten PFC zu den stabilen Persönlichkeitsmerkmalen (Davidson, 2000). Bei den einen Menschen ist habituell der linke PFC stärker aktiviert und diese Personen erleben mehr positive Gefühle, bei den anderen dominiert die rechte PFC-Aktivität, was begleitet ist von mehr negativen Gefühlen. Bei letzteren lassen sich auch leichter situativ negative Gefühle auslösen. Dem liegt eine größere Reagibilität im rechten PFC zu Grunde. Negative Erlebnisse führen als Folge davon bei Menschen mit rechtsdominanter PFC-Aktivität zu stärkeren negativen Emotionen als bei linksseitig dominanten. Das heißt natürlich nicht, dass bei Menschen mit Dominanz der einen Seite die jeweils andere Seite nicht aktiviert werden kann. Hemmendes, vermeidendes Verhalten geht allgemein mit Aktivität im rechten PFC einher. Das wurde u. a. mit ereigniskorreliertem fMRI festgestellt (Garavan, Ross & Stein, 1999).

Bei Depressiven ist der linke PFC sowohl absolut als auch relativ zum rechten PFC unteraktiviert. Das entspricht dem Mangel an positiven Gefühlen und der geringen auf positive Ziele ausgerichteten Verhaltensaktivität. Die Hypoaktivität des linken PFC macht es für Depressive schwer, ihre automatisierten negativen Emotionen und Verhaltensweisen wie negative Grübeleien durch eine positive zielorientierte Aktivität zu verdrängen. Die von Davidson und Mitarbeitern immer wieder gefundene laterale Asymmetrie bei Depressiven ist inzwischen durch mehrere unabhängige Untersucher bestätigt worden (Debener et al., 2000; Gotlib, Ranganath & Rosenfeld, 1998; Reid, Duke & Allen, 1998).

Der orbitale und ventrale PFC sind auch an der Repräsentation von Belohnungen und Bestrafungen beteiligt. Die linke mediale Region des PFC reagiert besonders auf Belohnungen, die rechte auf Bestrafungen (O'Doherty, Kringelbach, Rollo, Hornak & Andrews, 2001). Kawasaki et al. (2001) stellten mit Tiefenelektroden bei der Vorbereitung auf Hirnoperationen fest, dass einzelne Neurone im rechten ventralen PFC speziell bei der Darbietung aversiver Bilder feuerten. Henriques, Glowacki und Davidson (1994) fanden bei subklinisch dysphorischen Studentinnen und Henriques und Davidson (2000) bei klinisch Depressiven eine unterschiedliche Antwortbereitschaft auf Belohnung und Bestrafung. Während Normalpersonen ihr Verhalten bei einer Aufgabe, bei der es um das richtige Erkennen von Objekten und Worten ging, sowohl änderten, wenn sie dafür mit Geld belohnt als auch wenn sie mit einem Verlust bestraft wurden, reagierten Depressive nicht auf Belohnungen, sondern nur auf Bestrafungen. Bei ihnen konnte also während des Versuches kein positives Ziel installiert werden, das verhaltenswirksam wurde. Nach einer erfolgreichen medikamentösen antidepressiven Behandlung nimmt die Aktivität im linken dorsolateralen PFC, in dem nach Davidson die Annäherungsziele repräsentiert sind, wieder signifikant zu (Kennedy et al., 2000). Die neuronale Aktivitätsverringerung ist also reversibel.

Eine besonders starke habituelle Überaktivierung des rechten PFC, die mit Vermeidung und negativen Emotionen einhergeht, scheint ein schlechtes prädiktives Zeichen für die medikamentöse Behandelbarkeit der Störung zu sein. Bruder et al. (2001) maßen das Ausmaß lateraler Asymmetrie bei depressiven Patienten, bevor sie mit einem Serotonin-wiederaufnahmehemmer (SSRI) behandelt wurden. Diejenigen Patienten, die erfolgreich auf die Behandlung ansprachen, hatten vor der Behandlung eine weniger stark ausgeprägte rechtsseitige Dominanz. In dieser Untersuchung war die rechtsseitige Überaktivierung allerdings nicht auf den PFC beschränkt, sondern erstreckte sich auch auf weiter hinten liegende rechtsseitige Cortexareale. Die Aktivität in diesen posterioren Regionen ist nach Ergebnissen von Heller und Nitschke (1998) mit negativem Arousal und Angst korreliert. Depression geht bekanntermaßen klinisch oft mit Angst einher. Die Ergebnisse von Bruder et al. könnten also bedeuten, dass Patienten mit *globaler* rechtsseitiger Aktivierung diese häufige Form der Komorbidität haben und dass diese komorbiden Patienten schlechter auf die Behandlung mit SSRI ansprechen.

Die geringe Aktivität des PFC bei Depressiven ist nicht nur linksseitig besonders ausgeprägt, sondern gilt auch für andere Teile des PFC. Die Tatsache, dass für den rechtsseitigen ventromedialen und dorsolateralen Teil immer wieder eine relativ stärkere Aktivierung als linksseitig gefunden wurde, steht dazu nicht im Widerspruch. Es handelt sich um eine *relative* Hyperaktivierung. Insgesamt ist der PFC bei Depressiven eher hypoaktiviert, was mit einer insgesamt verringerten Verhaltensaktivität von der Qualität einhergeht, auf die der PFC spezialisiert ist (bewusste Handlungsplanung, Steuerung planvollen Handelns, aktives Denken und Problemlösen usw.).

Die präfrontale Hypoaktivierung geht einher mit einer Volumenverringerung der grauen Masse im PFC. Diese wurde sowohl mit Neuroimagingmethoden als auch neuropathologisch gefunden. Coffey et al. (1993) fanden bei 48 stationären depressiven Patienten gegenüber 76 normalen Personen eine Verringerung des PFC-Volumens um 7 %. Rajkowska (2000) hat die Gehirne von Depressiven nach deren Tod neuropathologisch genau untersucht. Sie fand im Vergleich zu den Verhältnissen bei normalen Gehirnen eine noch deutlichere Volumenverringerung, die dadurch bedingt war, dass die Dichte großer, gut ausgebildeter Neuronen geringer und die Anzahl kleiner, schlecht ausgebildeter Neuronen höher war. Die Zelldichte variierte, je nachdem welche der sechs Cortexschichten untersucht wurde. Die Verringerung der Neuronendichte betrug zwischen 17 und 30 %. Auch die Dichte der Gliazellen hatte um 19 % abgenommen. Rajkowskas Ergebnisse deuten darauf hin, dass die Volumenverringerung durch eine Atrophie in Folge von Nichtbenutzung zu Stande kommt und nicht auf einen völligen Zellverlust zurückzuführen ist. Das lässt hoffen, dass die Volumenverringerung durch Aktivierung der verkümmerten Neuronen rückgängig gemacht werden kann.

Drevets et al. (1997) sowie Öngyr, Drevets und Price (1998) fanden bei Stichproben von unipolar und bipolar Depressiven, die in ihrer nahen Verwandtschaft weitere Depressive hatten, sogar verringerte PFC-Volumina zwischen 39 und 48 % und reduzierte Anzahlen von Gliazellen in der Größenordnung zwischen 24 und 41 %.

Diese sehr substanziellen Volumenverringerungen machen besonders deutlich, dass man den Gehirnen schwer depressiver Personen keine normalen Leistungen abverlangen kann, was absichtsvolles, vernünftiges, aktives Handeln und Problemlösen angeht. Dafür fehlen die strukturellen Voraussetzungen. Auch ihre Schwierigkeit, Freude an etwas zu finden, sich selbst für etwas zu motivieren, hat eine handfeste neuronale Grundlage.

Die vorliegenden Befunde sind bisher aber alle erst korrelativer Art. Es muss zunächst offen bleiben, ob ein verringertes PFC-Volumen u. U. eine Diathese für die Entwicklung einer Depression darstellt oder ob es Folge einer prolongierten Deaktivierung ist oder ob beides zutrifft. Die Befunde von Drevets, dass für Depressive mit einer Familiengeschichte von Depressionen die Volumenverringerungen besonders ausgeprägt waren, könnten dafür sprechen, dass hier ein familiäres Risiko vorliegt. Aber auch dann braucht es noch einschlägige Lebenserfahrungen, um die Gene zu exprimieren, die letztlich in einem so geringen PFC-Volumen resultieren. Die Ergebnisse von Rajkowska können eher so gedeutet werden, dass die Neurone im PFC durch Nichtbenutzung verkümmern. Eine anlagemäßige laterale Asymmetrie in Richtung einer rechtsseitigen Dominanz könnte ebenfalls ein Risikomerkmal für die Entwicklung einer Depression darstellen. Sie kann aber ebenso eine Folge negativer Lebenserfahrungen sein. Ich werde in Kapitel 4, wenn ich auf die Entstehung psychischer Störungen zu sprechen komme, auf diese Fragen von Ursache und Wirkung noch ausführlich eingehen. Für die Beantwortung dieser Fragen braucht es eine längsschnittliche Betrachtungsweise. Bei der Dynamik, mit der die neurowissenscnaftliche Forschung zur Depression betrieben wird, ist damit zu rechnen, dass es bald auch prospektive Längsschnittuntersuchungen geben wird, die in die soeben aufgeworfenen Fragen Licht bringen können.

3.2.2 Die Rolle des Anterioren Circularen Cortex (ACC) bei der Depression

Der ACC ist funktional keine einheitliche Region. Man kann ihn in mindestens zwei Subregionen unterteilen, die jede ihre eigenen Verbindungen mit anderen Hirnteilen haben, die sie für bestimmte Aufgaben prädestinieren. Die *affektive Subregion* hat starke Verbindungen zum limbischen System und ist maßgeblich beteiligt an der Regulierung autonomer und visceraler Reaktionen auf stressvolle Erfahrungen, sowie an der Regulation des Emotionsausdrucks und sozialer Verhaltensweisen. Die *kognitive Subregion* hat enge Verbindungen zum dorsolateralen PFC und zu motorischen Arealen. Sie ist vor allem beteiligt an der Verarbeitung kognitiv anforderungsreicher Informationen und an der Bestimmung dessen, wie auf eine bestimmte Situation reagiert werden soll (Devinsky, Morrell & Vogt, 1995; Thayer & Lane, 2000; Davidson et al., 2002). Für unsere Zwecke ist es jedoch nicht erforderlich, die Funktionen der beiden Subregionen getrennt zu behandeln, zumal sie stark miteinander interagieren.

Der ACC ist praktisch immer aktiviert, wenn man mit uneindeutigen, ungewissen Situationen und konflikthaften oder mehrdeutigen Anforderungen konfrontiert wird. Das ist bei kognitiven (Carter, Botwinick & Cohen, 1999; MacDonald, Cohen, Stenger & Carter, 2000) und motivationalen Konflikten (Rogers et al., 1999) der Fall, bei Aufgaben, die gleichzeitig miteinander unvereinbare Antworttendenzen provozieren (Pardo, Pardo, Janer & Raichle, 1990) oder wenn man unter ungewissen Entscheidungsbedingungen ein hohes Risiko eingehen muss (Critchley, Mathias & Dolan, 2001). All diese Situationen erfordern eine erhöhte Aufmerksamkeit und die Bereitstellung exekutiver Funktionen. Einige Autoren sehen als zentrale Funktion des ACC das Monitoring von Konflikten an (Botvinick, Braver, Barch, Carter & Cohen, 2001). Konflikt ist hier sehr weit zu verstehen. Der Ausdruck meint alle Situationen, in denen eine Unvereinbarkeit oder Interferenz gleichzeitig erfolgender Wahrnehmungen, Handlungstendenzen, Emotionen usw. enthalten ist. Er schließt z. B. Situationen ein, in denen man feststellt, dass man gerade einen Fehler gemacht hat, wenn also bei der Verfolgung von Zielen ein Inkongruenzsignal im Sinne von Powers (1973) entsteht (Miltner, Braun & Coles, 1997). Man könnte auch sagen: Der ACC wird immer aktiv, wenn irgendeine Art von Inkonsistenz in den gleichzeitig ablaufenden Prozessen auftritt. Dann sorgt der ACC dafür, dass erhöhte Verarbeitungsressourcen zur Verfügung gestellt werden, indem andere Hirnregionen an der Verarbeitung der schwierigen Situation beteiligt werden.

Der ACC ist also eine Art Überwachungssystem, das immer dann aktiv wird, wenn irgendeine Inkonsistenz im neuronalen Geschehen auftaucht. Sein Input sind eine drohende oder bereits eingetretene Interferenz von Reaktionen, Unvereinbarkeit bzw. Nichtübereinstimmung von Wahrnehmungen, Erwartungen und Zielen, Aktivierung miteinander konkurrierender oder einander ausschließender motivationaler Tendenzen u. Ä. Sein Output besteht darin, dass er zusätzliche Ressourcen mobilisiert. Dazu gehören die exekutiven Funktionen des Arbeitsspeichers und Willensanstrengung. Der ACC wird immer aktiv, wenn etwas schief zu gehen droht, wenn etwas nicht nach den eigenen Wünschen läuft, wenn man in eine Situation gerät, in der man lieber nicht sein möchte usw. Er mobilisiert dann alle zur Verfügung stehenden Kräfte, indem er andere Hirnareale, wie etwa den für die Repräsentation und Beibehaltung von Zielen „zuständigen“ dorsolateralen PFC in die Bewältigung der Situation einbezieht.

Bei Depressiven ist der ACC notorisch unteraktiviert (Drevets et al., 1997; George et al., 1997; Beauregard et al., 1998). Sie reagieren deshalb nicht mehr alert, wenn irgendetwas nicht in Ordnung ist oder gerade schiefgeht, und mobilisieren deshalb auch nicht mehr alle Ressourcen wie etwa Willensanstrengung, um an der bestehenden Situation etwas zu ändern. Die Nicht-mehr-Aktivierung des ACC zeigt an, dass sie resigniert haben, dass sie nicht mehr dabei sind, aktiv mit den Anforderungen der Umgebung fertig zu werden. Es könnte sein, dass die Hypoaktivierung des ACC auf eine aktive Hemmung durch den überaktivierten rechten dorsolateralen PFC (Vermeidungsziele) zurückgeht, denn diese beiden Hirnarealae haben enge wechselseitige Verbindungen.

Mit abklingender Depression steigt die ACC-Aktivität an (Bench, Frackowiak & Dolan, 1995; Buchsbaum et al., 1997; Mayberg et al., 1999). Auch nach einer medikamentösen antidepressiven Behandlung erhöht sich die ACC-Aktivität, bezeichnenderweise aber nur bei den Treatment Respondern (Mayberg et al., 1997; Pizzagalli et al., 2001). Von mehreren Autoren (Drevets et al., 2001; Ebert & Ebmeier, 1996; Mayberg, 1997) wird der ACC in enge Verbindung mit der Pathogenese und Symptomatologie der Depression gebracht. Der dorsale Teil des ACC wird dabei mehr mit der Beeinträchtigung der

Aufmerksamkeit und der exekutiven Funktionen in Verbindung gebracht, der ventrale Teil mit der emotionalen Abstumpfung, Anhedonie, der schweren Aktivierbarkeit und fehlenden Bewältigungsbereitschaft.

Das Zusammenspiel der verschiedenen Subregionen des ACC sowie zwischen ACC und PFC bei der Depression ist noch nicht genügend geklärt. Klar ist aber, dass diese beiden Hirnregionen eine zentrale Rolle bei der Pathogenese von Depressionen spielen. Davidson et al. (2002) vermuten sogar, dass es zwei verschiedene Subtypen von Depressionen geben könnte:

- einen ACC-Subtyp: Das wären Patienten, die resigniert haben, die keine Konflikte zwischen ihrem Zustand und den Anforderungen der Umwelt mehr wahrnehmen und bei denen kein Wille zur Veränderung feststellbar ist,
- und einen PFC-Subtyp: Das wären solche Patienten, die sehr wohl die Diskrepanz zwischen ihrem Zustand und den an sie gestellten Anforderungen erleben und sehr darunter leiden, die es aber nicht schaffen, die PFC-gebundenen Funktionen des zielgeleiteten Verhaltens so zu aktivieren, dass sich die Situation ändert.

Nach den bisher vorliegenden Befunden hat der PFC-Subtyp, bei dem eine stärkere Aktivierung und Aktivierbarkeit des ACC erhalten ist, bessere Aussichten auf einen Behandlungserfolg als der ACC-Subtyp (Mayberg et al., 1997; Pizzagalli et al., 2001; Wu et al., 1999). Das ist bisher allerdings nur für medikamentöse Behandlungen untersucht. Phänomenologisch ausgedrückt könnte man sagen, dass beim PFC-Subtyp eine größere Fähigkeit und Bereitschaft erhalten ist, sich trotz der depressiven Symptomatik vorhandenen Anforderungen zu stellen. Das sollte eigentlich auch oder gerade für psychologische Behandlungen eine günstige Voraussetzung sein. Wenn man einen Blick in die Zukunft riskieren will, könnte man sich vorstellen, dass es in nicht allzu ferner Zeit zur Routinediagnostik bei Depressiven gehören könnte, zu prüfen, wie ihr ACC auf Inkonsistenz erzeugende Anforderungen reagiert und dass davon differenzielle Behandlungsentscheidungen abhängig gemacht werden. Funktionale neuronale Charakteristiken könnten dann schließlich die bisherigen deskriptiven diagnostischen Abgrenzungen ersetzen oder sie ergänzen. Bis dahin ist zwar noch ein Weg zurückzulegen, aber er scheint prinzipiell gangbar. Man könnte experimentell gezielt prüfen, mit welchen psychologischen oder pharmakologischen Beeinflussungen man eine erloschene bzw. gehemmte ACC-Aktivität bei entsprechend ausgewählten depressiven Patienten reaktivieren oder enthemmen könnte. Ebenso gezielte Prüfungen könnten für den PFC-Subtyp vorgenommen werden. Das unmittelbar angestrebte Erfolgskriterium wäre eine spezifische Veränderung auf neuronaler Ebene. Es könnte geprüft werden, ob und bei wem sie wirklich eintritt und inwieweit diese neuronalen Veränderungen mit den letztlich angestrebten Veränderungen im Erleben und Verhalten einhergehen.

3.2.3 Wie sieht es mit dem Hippocampus Depressiver aus?

Der Hippocampus hat bei Patienten mit Majorer Depression ein um 8 bis 19 % geschrumpftes Volumen. Das ist ein sehr gut gesicherter Befund. Bei Davidson et al. (2002) findet sich ein Überblick über die dazu vorliegenden Studien. Nach einer Untersuchung von

Sheline, Sanghari, Mintun und Gado (1999) ist die Volumenreduktion mit der Gesamtdauer depressiver Phasen über das ganze Leben hin korreliert, aber nicht mit dem Lebensalter. Die Volumenreduktion des Hippocampus ist jedoch nicht nur ein Merkmal von Majoren Depressionen. Sie findet sich auch bei bipolaren Störungen (Noga, Vladar & Torrey, 2001), bei PTSD (Bremner et al., 1995, 1997; Stein, Koverola, Hanna Torchia & McClarty, 1997) und bei Borderlinepatienten (Driessen et al., 2000). Bei all diesen Störungen ist die Annahme plausibel, dass die Volumenreduktion des Hippocampus eine Folge von lang anhaltendem Stress sein kann (Sapolsky, 2000; Sheline, 2000). Der Hippocampus enthält viele Glucocorticoidrezeptoren, die ihn besonders empfindlich für einen dauerhaft erhöhten Spiegel des Stresshormons Cortisol machen. An und für sich sind die Glucocorticoidrezeptoren des Hippocampus Teil eines Regelkreises, der den Cortisolspiegel herunterreguliert, wenn er zu hoch wird. Dieser negative Feedbackmechanismus funktioniert bei Depressiven aber nicht (Pariante & Miller, 2001), so dass es zu einem dauerhaft zu hohen Cortisolspiegel kommt. Dass es zu einer Aufschaukelung statt zu einer Herunterregulierung des Cortisols kommt, kann an fortgesetztem, nicht reduzierbaren schwerem Stress liegen (s. dazu Kapitel 4, Abschnitt 4.5.2.2) und/oder daran, dass der Hippocampus infolge Schädigung diese Regelungsfunktion nicht genügend erfüllen kann. Es könnte durchaus beides gleichzeitig der Fall sein.

Die Volumenreduktion des Hippocampus kann durch Verlust sowohl von Neuronen als auch von Gliazellen als Folge des zu hohen Cortisolspiegels zu Stande kommen sowie durch stressbedingte Reduktion sowohl neurotropher Faktoren als auch der Neubildung von Neuronen. Der genaue Mechanismus der Volumenreduktion ist noch unklar. Ein dauerhaft zu hoher Cortisolspiegel korreliert jedenfalls tatsächlich mit einer hippocampalen Atrophie (Lupien et al., 1998). Insgesamt spricht recht viel dafür, dass das verringerte Hippocampusvolumen bei Depressiven letztlich auf psychosozialen Stress zurückgeht.

Diese Annahme ist umso plausibler, als neuronale Plastizität auch in umgekehrter Richtung gilt. Als Folge von antidepressiver medikamentöser Behandlung kommt es zur Bildung neuer Neuronen im Hippocampus (Chen, Raikoska, Du, Sraji-Bozorgrad & Manji, 2000; Malberg, Eisch, Nestler & Duman, 2000). Zur Neubildung von Neuronen im Hippocampus kommt es auch, wenn man Tiere einer reichhaltigen Umgebung voller positiver Einflüsse aussetzt (Kempermann, Kuhn & Gage, 1997; Gould, Tanapat, Rydel & Hastingo, 2000). Auch beim Menschen hat man nachgewiesen, dass es in ihrem Hippocampus – auch noch im Erwachsenenalter – zur Bildung neuer Neuronen kommen kann (Eriksson et al., 1998).

Allerdings schließen all diese Befunde nicht aus, dass der Hippocampus bei Depressiven auch schon vor Ausbruch der Depression kleiner als normal gewesen sein kann und dies eventuell zur Entwicklung der Depression beigetragen hat. Es könnte z. B. sein, dass ein von Natur aus „schwächerer" Hippocampus bei Stress weniger gut den Cortisolspiegel herunterreguliert und damit den betreffenden Menschen empfindlicher auf Stress reagieren lässt. Ein weiterer Weg, wie ein nicht gut funktionierender Hippocampus zur Entwicklung psychischer Störungen beitragen könnte, wäre eine schlechte Kontextregulation von Emotionen. Eine der wichtigsten Funktionen des Hippocampus besteht in der

Abstimmung des Verhaltens auf sich ändernde Kontexte. Dafür muss jeweils ein sehr enger und schneller Bezug zu bereits gespeicherten Kontexten hergestellt werden und genau darauf ist der Hippocampus spezialisiert. Etliche psychische Störungen wie Depressionen, Ängste, Borderlinestörung bestehen zu einem wesentlichen Teil darin, dass auf bestimmte Kontexte mit „falschen", d. h. nicht situationsangemessenen Emotionen reagiert wird. Das könnte mit daran liegen, dass ein schlecht entwickelter Hippocampus seine ureigenen Funktionen nicht gut erfüllt. Ein unterdurchschnittlich gut entwickelter Hippocampus wäre dann als Risikofaktor für die Entwicklung einer Depression und anderer psychischer Störungen anzusehen. Eine Zwillingsuntersuchung von Gilbertson et al. (2002) an Patienten mit PTSD weist in diese Richtung. In dieser Untersuchung wurde bei eineiigen Zwillingspaaren, deren einer Zwilling als Folge von Kampferfahrungen im Vietnamkrieg eine PTSD entwickelt hatte, auch bei seinem Zwillingsbruder, der kein Trauma und keine PTSD erlitten hatte, ein verkleinerter Hippocampus festgestellt. Dies spricht dafür, dass ein reduziertes Hippocampusvolumen schon vor der Entwicklung der Störung bestand und ihre Entwicklung begünstigte. Das könnte auch bei Depressiven der Fall sein, ist aber bisher mangels geeigneter Längsschnittstudien nicht geprüft worden. Welche kausale Funktion dem Hippocampus innerhalb der Entwicklung depressiver und anderer Störungen zukommt, wird sich nur durch prospektive Längsschnittstudien überzeugend klären lassen. Ein reduziertes Hippocampusvolumen könnte sowohl Mitursache als auch Folge depressiver Störungen sein. Beide kausalen Richtungen schließen einander nicht aus. Was man heute mit Sicherheit sagen kann, ist, dass der Hippocampus sich bei Depressiven in der Regel in einem schlechten Zustand befindet und dass es deutliche Hinweise darauf gibt, dass sich sein Zustand im Verlaufe einer erfolgreichen Behandlung verbessern kann. Die genauen funktionalen Zusammenhänge müssen noch besser geklärt werden.

3.2.4 Welche Rolle spielt die Amygdala bei der Depression?

Wir haben die Amygdala in Kapitel 2 hauptsächlich als Angstzentrale kennen gelernt. Diese Funktion der Amygdala kann als ein Spezialfall einer noch breiteren Funktion angesehen werden, nämlich einer kontinuierlichen Bewertung aller Reize, die auf einen einströmen, im Hinblick auf ihre Wertigkeit für die motivationalen Ziele. Die Amygdala lenkt die Aufmerksamkeit auf emotional-motivational wichtige Reize und sorgt für ihre gründliche Verarbeitung durch Erhöhung des cortikalen Erregungsniveaus und wachsames Monitoring der Umgebung. Sie wird insbesondere aktiviert durch überraschende, uneindeutige und ungewisse Situationen. Weil Unsicherheit mit Gefahr einhergehen kann, geht die Aktivierung der Amygdala oft mit negativen Emotionen einher (Davis & Whalen, 2001, Holland & Gallagher, 1999).

Bei Depressiven ist die Amygdala sehr oft vergrößert, und zwar als Folge einer andauernden Überaktivierung. Es wurde eine erhöhte Stoffwechselaktivität der Amygdala bei Depressiven sowohl im Wachzustand (Drevets et al., 1992; Drevets, 2001) als auch im Schlaf (Ho et al., 1996; Nofzinger et al., 1999) gefunden, was sehr für eine dauernde Übererregung spricht. Die Überaktivierung schlägt sich auch in neuropathologischen

Veränderungen nieder, wie Hrdina, Demeter, Vu, Stonyi und Palkovits (1993) sie im Gehirn Depressiver fanden, die sich suizidiert hatten. Die Amygdala ist bei Depressiven nicht nur chronisch überaktiviert, sondern auch situativ besonders leicht aktivierbar, z. B. wenn sie mit angsterfüllten Gesichtern konfrontiert werden (Yurgelun-Todd et al., 2000).

Drevets et al. (1992) und Abercrombie et al. (1998) fanden darüber hinaus eine signifikante Korrelation zwischen Aktivierung der Amygdala und Schwere der Depression bzw. Ausmaß negativer Emotionen bei depressiven Patienten. Nach einer erfolgreichen antidepressiven medikamentösen Therapie reduzierte sich das Aktivationsniveau der Amygdala auf ein normales Niveau. Bei Patienten mit einer Familiengeschichte von Depressionen blieb die Überaktivierung der Amygdala allerdings erhalten (Drevets et al., 1992). Das könnte man als Anzeichen dafür ansehen, dass bei diesen Patienten eine erhöhte Aktivationsbereitschaft der Amygdala zu den Risikofaktoren gehört, welche die Entwicklung einer Depression begünstigen. Bei Bremner et al. (1997) zeigte sich, dass zunächst erfolgreich medikamentös behandelte Patienten nach Absetzen des Medikamentes dann einen Rückfall erlitten, wenn sie schon davor eine erhöhte Aktivierung der Amygdala im Vergleich mit jenen Patienten hatten, die keinen Rückfall erlitten. Die Amygdala scheint nach diesen Ergebnissen eine bedeutsame funktionale Rolle auf dem Weg in eine Depression zu spielen. Wir wissen aus epidemiologischen Längsschnittstudien, dass die hohe Komorbidität von Depression und Angststörungen vor allem dadurch zu Stande kommt, dass sich bei den meisten Patienten zunächst eine Angststörung und erst auf dieser Grundlage dann zusätzlich eine Depression entwickelt (Alloy et al., 1990; Schulte, 2000; Nutt, Ballenger, Sheehan & Wittchen, 2002).

Wir wissen aus Kapitel 2 bereits, welche wichtige Rolle die Amygdala als Angstzentrale spielt. Sie scheint diese Rolle auch dann nicht zu verlieren, wenn es zusätzlich zur Ausbildung einer Depression kommt. Wenn die Amygdala dauernd überaktiviert ist, geht das mit erhöhter Angstbereitschaft und Erwartung negativer Ereignisse einher. Ins Gedächtnis werden demnach hauptsächlich negative Inhalte eingespeichert. Diese können dann sehr leicht in Form von sorgevollen Grübeleien abgerufen werden. Die Amygdala könnte daher wesentlich daran beteiligt sein, dass Depressive so stark mit negativen Gedanken beschäftigt sind.

Bewertung und Schlussfolgerungen für die Psychotherapie

Wir haben gesehen, dass das Gehirn bei einer Depression massiv in Mitleidenschaft gezogen ist. Wenn man das Gehirn als Organ des Menschen betrachtet wie sein Herz, seine Nieren usw., könnte man bei einer Depression durchaus von einer Organkrankheit sprechen. Das Organ ist gegenüber seiner Beschaffenheit bei Gesunden strukturell und funktionell stark geschädigt. Biologisch orientierte Psychiater, die psychische Störungen ohnehin als Krankheiten des Gehirns auffassen, könnten die berichteten Befunde als Wasser auf ihre Mühlen interpretieren. Im Lichte dessen, was ich in Kapitel 2 über das Gehirn ausgeführt habe, sind die Befunde jedoch anders zu sehen. Sie bestätigen noch einmal, was wir schon wussten:

Allen psychischen Prozessen liegen spezifische neuronale Strukturen und Vorgänge zu Grunde. Da gibt es keinen Unterschied zwischen gesund und krank. Es wäre mit den zuvor berichteten Befunden über die Funktionsweise des Gehirns und die Parallelität psychischer und neuronaler Prozesse völlig unvereinbar gewesen, hätten sich für depressive Störungen nicht massive Abweichungen vom normalen neuronalen Geschehen gefunden.

Wie die Abweichungen zu Stande kommen und ob und wie sie behoben werden können, ist eine Frage für sich. Es spricht sehr wenig dafür, dass es sich um einen endogenen Krankheitsverlauf handelt, der allenfalls mit Medikamenten und anderen medizinischen Maßnahmen beeinflusst werden könnte. Das Gehirn ist darauf spezialisiert, sensorische Informationen aus der Umwelt zu verarbeiten und den Organismus gegenüber der Umwelt so zu positionieren, dass seine Integrität, sein Überleben und die Weitergabe seiner Gene gesichert ist. Alle Hirnregionen, die bei einer Depression negativ betroffen sind, haben zentrale Funktionen bei der Auseinandersetzung mit der Umgebung. Weil sie so stark betroffen sind, ist es angemessen, bei der Depression von einer schweren Krankheit zu sprechen. Aber gerade weil die betroffenen Hirnregionen so zentrale Funktionen in der Auseinandersetzung mit der Umgebung haben, kann ihr Zustand nicht losgelöst von den Interaktionen dieses spezifischen Gehirns mit seiner spezifischen Lebensumgebung betrachtet werden.

Die Ausführungen in Kapitel 2 haben gezeigt, dass sich das Gehirn unter dem Einfluss konkreter Lebenserfahrungen zu dem entwickelt, was es ist. Es gibt keinen Grund dafür, das bei der Depression anders zu sehen. Das Gehirn Depressiver ist unter dem Einfluss konkreter Lebenserfahrungen in den Zustand geraten, in dem es sich zu dem Zeitpunkt befindet, an dem es die Symptome einer Depression hervorbringt. Sicher ist diese Entwicklung auch von der genetischen Ausstattung des Individuums bestimmt, aber es braucht spezifische Lebenserfahrungen, um die für eine Depression bereit machenden Gene zu exprimieren. Die berichteten Befunde geben viele Hinweise darauf, dass Stress, d. h. eine Überforderung der zum jeweiligen Zeitpunkt vorhandenen Anpassungs- und Bewältigungsmöglichkeiten, eine wesentliche funktionale Rolle bei der Pathogenese der Depression spielt.

Sehr aufschlussreich für die Bedeutung stresshafter Lebenserfahrungen für die Pathogenese von Depressionen ist eine Untersuchung von Heim et al. (2000). In dieser Studie wurden vier verschiedenen Gruppen von Frauen zwischen 18 und 45 Jahren miteinander verglichen:

- Frauen *mit* der aktuellen Diagnose Majore Depression *mit* einer Geschichte von sexuellem und/oder physischem Missbrauch in der Kindheit
- Frauen *ohne* Depression *mit* einer Geschichte von sexuellem und/oder physischem Missbrauch in der Kindheit
- Frauen *mit* der aktuellen Diagnose Majore Depression *ohne* eine Geschichte von sexuellem und/oder physischem Missbrauch in der Kindheit
- Frauen *ohne* die aktuelle Diagnose Majore Depression *ohne* eine Geschichte von sexuellem und/oder physischem Missbrauch in der Kindheit

Untersucht wurde, wie die Frauen heute als Erwachsene, also viele Jahre nach den Missbrauchserfahrungen, auf einen Stresstest reagierten. Dieser bestand in einem Vortrag und Kopfrechnen vor Publikum mit einer zehnminütigen Vorbereitungszeit. Gemessen wurden die Herzrate und die beiden Stresshormone ACTH (Adrenocorticotropes Hormon) und Cortisol über einen Zeitraum von 90 Minuten, beginnend 15 Minuten vor dem Test.

Die depressiven Frauen mit Missbrauchserfahrungen hatten in allen Stressindikatoren die weitaus stärkste Stressreaktion. Der ACTH-Spiegel war bei ihnen sechsfach höher als bei den nichtdepressiven Frauen ohne Missbrauchserfahrungen. Am zweitstärksten war der ACTH-Anstieg bei den nichtdepressiven Frauen mit Missbrauchserfahrungen. Intensive Missbrauchserfahrungen in der Kindheit bedeuten zweifellos einen intensiven Stress. Diese frühen Stresserfahrungen führen dazu, dass die Betroffenen auf spätere Belastungen mit viel stärkerem Stress reagieren als Personen ohne solche stresssensitisierenden traumatischen Vorerfahrungen. Das Risiko, bei diesen Voraussetzungen eine psychische Störung zu entwickeln, wenn dann im späteren Leben weitere stressvolle Lebenserfahrungen hinzukommen, ist stark erhöht. In einer Untersuchung von Bremner, Southwick, Johnson, Yehuda und Charney (1993) zeigte sich, dass vor allem solche Vietnamkriegsveteranen eine PTSD als Folge der Kriegserfahrungen entwickelten, die eine Vorgeschichte von Missbrauchserfahrungen in der Kindheit hatten.

Bemerkenswerterweise hatten in der Untersuchung von Heim et al. depressive Frauen ohne kindliche Missbrauchserfahrungen normale Stressreaktionen. Das weist noch einmal darauf hin, wie wichtig es ist, verschiedene Subgruppen von Depressiven nach funktionalen Charakteristiken zu unterscheiden. Es gibt auch einen anderen Weg in die Depression als den über eine erhöhte Stressintoleranz auf Grund traumatischer Lebenserfahrungen. Einer der Hauptwege in eine Depression ist aber sicher der von traumatisierenden Lebenserfahrungen über einen erhöhten Cortisolspiegel zu einem geschädigten Hippocampus. Dieser und die erworbene Stressintoleranz können als Diathese-Faktoren für die Entwicklung einer depressiven Störung angesehen werden. Als weitere Diathese-Faktoren kommen eine überreagible Amygdala und eine laterale rechtseitige Dominanz im PFC in Frage.

Auch solche prädisponierenden Merkmale sind aber immer schon Ergebnis einer zuvor erfolgten Genexpression und bei dieser haben wiederum Lebenserfahrungen eine wichtige Rolle gespielt. Die hier berichteten Befunde zur neuronalen Plastizität bei Depressiven sowie das, was wir aus der Psychotherapieforschung über die psychologische Beeinflussbarkeit von Depressionen wissen, geben uns allen Grund zu der Annahme, dass spezifische Lebenserfahrungen auch das potenteste Mittel sind, um das Gehirn von Depressiven aus seinem geschädigten Zustand wieder in einen gesünderen Zustand zu überführen.

Sowohl für die Entwicklung in eine Depression als auch für die aus ihr heraus gilt, dass Einflüsse über längere Zeit hin auf das Gehirn einwirken müssen, um solche strukturellen Veränderungen in negative und positive Richtung zu bewirken, wie sie für Depressionen gefunden wurden. Weder das Depressivwerden noch das Gesunden geschieht von heute auf morgen. Es beruht auf der Expression von Genen und die braucht ihre Zeit.

Für beide Prozesse, die Genexpression, die der Entwicklung in die Depression zu Grunde liegt, und für die Genexpression, die wieder aus ihr herausführt, gibt es bis jetzt keine Studien, die den Prozess des Zusammenspiels von Lebenserfahrungen und neuronalen Veränderungen gezielt zu erfassen versucht haben. Für den Prozess in die Depression hinein bräuchte es prospektive Längsschnittstudien mit Hochrisikogruppen, für den Prozess aus der Depression heraus prospektive kontrollierte Therapiestudien. Zum Glück kann man ziemlich sicher sein, dass es bald solche Studien geben wird, denn es muss schon als eindrucksvoll bezeichnet werden, was bisher in so kurzer Zeit auf diesem Gebiet geleistet wurde.

Viel zu erwarten für die Psychotherapie von Depressiven ist auch von Studien, die das Zusammenspiel der beteiligten Hirngebiete, PFC, ACC, Hippocampus und Amygdala, noch besser klären. Die Forschung über die Rolle dieser Areale für die Depression hat sich bisher hauptsächlich jeweils auf eines der Areale beschränkt. Es ist jedoch bekannt, dass diese Areale aufs Engste zusammenwirken. Über die negativen und positiven Rückkopplungsprozesse zwischen den beteiligten neuronalen Schaltkreisen, welche in die Depression hinein und aus ihr herausführen, ist noch wenig bekannt. Solches Wissen bräuchten wir aber, um ganz gezielt intervenieren zu können. Wo etwa kann man den Hebel ansetzen, um einen deaktivierten ACC wieder zu aktivieren? Wenn er von einer anderen Hirnregion, etwa vom rechten PFC aktiv gehemmt wird, müsste man den Hebel an anderer Stelle, nämlich beim überaktiven Vermeiden ansetzen, als wenn seine Inaktivität anderweitig bedingt ist. Wegen der engen Vernetzung der neuronalen Prozesse, an denen diese Hirnregionen beteiligt sind, wird man wahrscheinlich mit einer Intervention, die einen der beteiligten Schaltkreise wirksam verändert, weit reichende Auswirkungen auch auf die anderen Hirngebiete erreichen können. Man könnte sich vorstellen, dass man je nach Ausgangslage bei verschiedenen funktionalen Subtypen den Hebel an anderer Stelle ansetzt, nämlich dort, wo man bei diesem Subtyp die besten Interventionsmöglichkeiten sieht, dass aber der Effekt auf das Gesamtsystem sich schließlich nicht so sehr unterscheidet, weil eben durch die Veränderung an einer Stelle ein Veränderungsinput auch in die anderen, damit vernetzten Schaltkreise gegeben wird.

Dies könnte auch die gegenwärtige Befundlage zu den verschiedenen Behandlungsformen der Depression erklären. Mit kognitiv-behavioraler Therapie nach Beck, mit der Interpersonalen Therapie nach Klerman und Weissman, mit der auf Förderung verstärkender Aktivitäten ausgerichteten Therapie nach Lewinsohn werden im Endergebnis weitgehend vergleichbare Effekte erzielt (Grawe, Donati und Bernauer, 1994). Die Therapien setzen den Hebel aber alle an anderen Stellen an. Darüber hinaus scheint es so zu sein, dass diese Therapien jeweils besser bei solchen Depressiven wirken, die für den Ansatzpunkt dieser Therapie die besseren Voraussetzungen mitbringen: Die kognitive Therapie bei Patienten mit weniger ausgeprägten kognitiven Verzerrungen, die Interpersonale Therapie bei Patienten mit insgesamt besser erhaltenen Beziehungen. Die Therapien nutzen offenbar die noch nicht so stark beeinträchtigten Funktionen, um einen verändernden Input in das vernetzte Gesamtsystem zu geben. Für diese Sichtweise sprechen auch die Ergebnisse einer Untersuchung von Bruder et al. (1997). Sie gaben depressiven Patienten in beide Ohren gleichzeitig (dichotisches Hören) zwei verschiedene Silben, die jeweils aus einem Konsonanten und einem Vokal bestanden. Versuchspersonen unterscheiden sich bei einer solchen Aufgabe darin, mit welchem der beiden Ohren sie die Silben genauer erkennen. Normale Rechtshänder erkennen mit dem rechten Ohr genauer. Das bedeutet, dass sie den Reiz besser mit der linken Hirnhälfte verarbeiten. Depressive Patienten, die bei einer kognitiven Therapie erfolgreich abschnitten, erkannten bei einem Test vor der Therapie die Silben mit dem rechten Ohr doppelt so genau wie Patienten, die bei der späteren Therapie erfolglos abschnitten. Gute linkshemisphärische Verarbeitung verbalen Materials im Gehirn war in dieser Untersuchung der beste Prädiktor für den Erfolg bei einer Therapie, bei der es stark auf die verbale Verarbeitung ankommt, etwa wenn die Stichhaltigkeit irrationaler Annahmen behandelt wird usw. Bei einer nonverbalen Unterscheidungsaufgabe fand sich in dieser Untersuchung kein Unterschied.

Jacobson, Martell und Dimidjian (2001) sehen den gemeinsamen Wirkmechanismus aller erfolgreichen psychologischen Depressionstherapien darin, dass sie wieder positive Verhaltensaktivitäten aufbauen. Auf neuronaler Ebene wäre hier die Aktivierung des brachliegenden linken PFC der gemeinsame Ansatzpunkt aller psychologischen Interventionen, die sich bisher als wirksam zur Depressionsbehandlung erwiesen haben. In dieser absoluten Form lässt sich diese Interpretation der Forschungsbefunde wohl nicht aufrechterhalten, aber es könnte sein, dass eine Aktivierung positiver Annäherungsziele und positiver Emotionen im linken PFC einer der am leichtesten zu realisierenden Veränderungsinputs in das komplexe Depressionsnetzwerk ist, der de facto bei fast allen psychologischen Therapien ins Spiel kommt, auch wenn ihr Rationale das gar nicht ausdrücklich als Wirkmechanismus vorsieht.

Bei allen Depressionstherapien gibt es aber auch Patienten, die davon nicht profitieren. Wir wissen bis heute recht wenig darüber, inwieweit es sich bei diesen „Nonrespondern“ um behandlungsspezifische Nonresponder handelt, die bei einer anderen Therapie eventuell besser abgeschnitten hätten, oder um Patienten, die allgemein schwer zu behandeln sind. Es wäre sehr wünschenswert, mehr systematisches Wissen über die neuronalen Charakteristiken solcher Nonresponder zu gewinnen. Es liegen einige Befunde über Charakteristiken solcher Patienten vor, die bei medikamentösen Therapien schlecht abgeschnitten haben. Diese habe ich oben referiert. Es fehlen uns aber solche Informationen für Nonresponder bei den verschiedenen psychologischen Therapieansätzen, wenn man von der gerade zitierten Untersuchung von Bruder et al. einmal absieht. Solche Informationen hätten für die differenzielle Indikationsstellung einen großen Wert. Sie könnten auch helfen, gezielt ganz neue Vorgehensweisen zu entwerfen, welche die neuronalen

Charakteristiken von depressiven Patienten einerseits als Ressourcen nutzen und andererseits vermeiden, dort anzusetzen, wo es wenig Aussicht auf Erfolg hat.

Was die Zukunft der Behandlungsmöglichkeiten für depressive Störungen angeht, darf man wohl vorsichtig optimistisch sein. Einerseits zeigen die neuronalen Befunde, dass es sich wirklich um eine schwere Störung mit strukturellen Hirnveränderungen handelt. Andererseits wird sich unser Verständnis der neuronalen Grundlagen von Depressionen schnell weiter verbessern und es sieht so aus, dass auch in diesem Bereich eine große neuronale Plastizität besteht. Man kann sich durchaus vorstellen, dass in zwanzig Jahren Depressive routinemäßig ganz anders diagnostiziert werden als heute, nämlich systematisch auch im Hinblick auf neuronale Charakteristiken, die wichtige Hinweise auf die aussichtsreichsten Therapiemöglichkeiten geben.

Schon heute kann man meiner Ansicht nach aber auf Grund der vorliegenden neurowissenschaftlichen und psychologischen Befunde Depressionsbehandlungen anders konzipieren, als es bisher üblich ist. Ich werde dies an dieser Stelle noch nicht ausführen, weil ich dafür im nächsten Kapitel zunächst noch vorbereitende Grundlagen legen muss. Die ganze neurowissenschaftliche Forschung zur Depression hat bisher eine große Schwäche: Sie lässt die motivationale Dimension des neuronalen Geschehens zu sehr außer Acht. Aus meiner Sicht kann man, wenn man die depressiven Veränderungen nicht ausdrücklich zum motivationalen Geschehen in Beziehung setzt, kein angemessenes Verständnis von Depressionen gewinnen und bleibt deshalb auch bei den Interventionen unterhalb des eigentlich Möglichen. Ich werde diese Frage in Kapitel 4, wenn es um die Entstehung psychischer Störungen geht, wieder aufgreifen. Die Depression wird mir auch dort als bevorzugtes Beispiel dienen, um meine Auffassung zur Entstehung, Aufrechterhaltung und Behandlung psychischer Störungen möglichst detailliert zu elaborieren.

3.3 Neuronale Korrelate der Posttraumatischen Belastungsstörung (PTSD)

Aktuelle Übersichten zu neuronalen Korrelaten der PTSD finden sich bei Wessa und Flor (2002), Flatten (2003) und Fujiwara und Markowitsch (2003). Ähnlich wie für Depressionen wurden für die PTSD spezifische strukturelle und funktionelle Veränderungen im Gehirn gefunden. Bremner et al. (1995) fanden bei Vietnamkriegsvetranen mit einer PTSD ein um 8 % gegenüber einer gematchten Kontrollgruppe reduziertes Volumen des rechten Hippocampus. In anderen Hirnregionen fanden sich keine Unterschiede. Bei einer anderen Stichprobe von Psychiatriepatienten, die danach ausgewählt worden waren, dass sie in der Kindheit physisch oder sexuell missbraucht worden waren, fanden sie gegenüber einer gematchten Kontrollgruppe eine Volumenverringerung des linken Hippocampus um 12 % (Bremner et al., 1997). Alle Patienten, die nach diesem Kriterium ausgewählt worden waren, erfüllten die Kriterien einer PTSD. Auch in dieser Untersuchung fanden sich in anderen Hirnarealen keine strukturellen Unterschiede. Beide Stichproben hatten eine massive Komorbidität mit anderen psychischen Störungen. Warum in der einen Untersuchung der rechte und in der anderen der linke Hippocampus verkleinert war, ist unklar. Gurvits et al. (1996) fanden bei einer Stichprobe von Patienten mit einer chronischen PTSD nach vorangegangener Traumatisierung im Kindesalter sogar eine 20 bis 25 %-ige Volumenreduktion des Hippocampus. Obwohl die Untersuchungen in ihren genauen Prozentzahlen der Volumenverringerung nicht übereinstimmen und die teilweise vorhandenen Seitendifferenzen bisher ungeklärt blieben, muss es doch als hochwahrscheinlich angesehenen werden, dass eine schwere PTSD mit einer Schädigung des Hippocampus einhergeht.

Es wird inzwischen durch mehrere Untersuchungen bestätigt, dass sexueller und physischer Missbrauch in der Kindheit zu einer Volumenverringerung des Hippocampus führen kann (z. B. Stein, Koverola, Hanna, Torchia & McClarty, 1997). Man ist sich auf Grund der angeführten Befundlage bis vor kurzem ziemlich sicher gewesen, dass die festgestellten Schädigungen des Hippocampus bei PTSD-Patienten wie bei Depressiven auf einen zeitweise oder dauerhaft zu hohen Cortisolspiegel zurückzuführen sind (Bremner, 1999a; 2001; s. dazu auch die im Abschnitt zur Depression referierte Studie von Heim et al., 2000). Die Bedeutung von frühkindlichen Stresserfahrungen für die spätere Ausbildung psychischer Störungen gilt jedoch nicht nur für die PTSD und für die Depression, sondern für psychische Störungen allgemein. Ich werde auf diesen Punkt noch einmal ausführlicher in Kapitel 4 eingehen, in dem ich meine Vorstellungen zur Entwicklung psychischer Störungen ausführen werde.

Frühkindlich erlittene traumatische Erfahrungen prädisponieren generell zur späteren Herausbildung psychischer Störungen. Personengruppen mit einer solchen Vorgeschichte haben oft mehrere psychische Störungen, die dann mehr im Vordergrund des Beschwerdebildes stehen können als die Kriterien für eine PTSD, die ebenfalls erfüllt sind. Traumatische Erfahrungen können aber natürlich auch später im Leben erlitten werden und zu einer PTSD führen. In diesen Fällen steht öfter die PTSD selbst im Vordergrund und wird als Primärdiagnose gegeben, während gleichzeitig allerdings oft auch die Kriterien für eine oder mehrere andere Störungen erfüllt sind.

Gegenüber anderen psychischen Störungen hat eine PTSD, die durch ein bestimmtes traumatisches Ereignis im Erwachsenenalter ausgelöst wird, die Besonderheit, dass der unmittelbare Auslöser der Störung ersichtlich ist. Man kann daher an dieser Störung den pathogenetischen Prozess besonders gut studieren. Wenn man größere Personengruppen untersucht, die alle dieselbe traumatische Erfahrung gemacht haben, treten bei den einen posttraumatische Belastungsstörungen auf, bei den anderen aber nicht. Was lag näher, als diese Gruppen akribisch im Hinblick auf alle denkbaren Unterschiede zu untersuchen?

Wir wissen aus solchen Untersuchungen, dass vermehrt solche Personen als Erwachsene eine PTSD entwickeln, die schon traumatischen Vorerfahrungen in der Kindheit hatten (Bremner et al., 1993) und dass sie auf die gleichen belastenden Ereignisse mit viel stärkeren hormonalen Stressreaktionen reagieren als Personen ohne diese Vorbelastungen (Heim et al., 2000). Man hat bisher angenommen, dass diese vermehrte Ausschüttung von Stresshormonen zu der Schrumpfung des Hippocampus führt, die man bei

PTSD-Patienten regelmäßig feststellt. Diese Annahme muss jedoch auf Grund neuer Forschungsergebnisse modifiziert werden.

Gilbertson et al. (2002) haben eine methodisch sehr überzeugende Untersuchung an 70 eineiigen Zwillingspaaren durchgeführt. Bei 24 Paaren hatte ein Zwilling als Folge von Kampferfahrungen im Vietnamkrieg eine chronische, schwere PTSD entwickelt. Von den 46 anderen Zwillingspaaren hatte jeweils einer auch Kampferfahrungen im Vietnamkrieg, aber keine PTSD entwickelt. Es fand sich beim Vergleich zwischen den beiden Zwillingsgruppen mit und ohne PTSD der erwartete kleinere Hippocampus bei dem jeweiligen Zwilling mit PTSD (gemessen mit einem fMRI). Überraschenderweise hatte aber der jeweils andere Zwilling ohne traumatische Erfahrungen einen gleich kleinen Hippocampus. Zwillingspaare, von denen einer eine PTSD hatte, hatten beide in gleicher Weise einen signifikant kleineren Hippocampus als eineinige Zwillingspaare, von denen keiner eine PTSD hatte. Darüber hinaus war die Schwere der PTSD in der Gruppe mit einem PTSD-Zwilling nicht nur (mit $r = -.64$) signifikant negativ mit der Größe des Hippocampus bei dem betroffenen Zwilling korreliert, sondern auch (mit $r = -.70$) mit der Größe des Hippocampus bei seinem Zwillingsbruder ohne PTSD.

Die Ergebnisse dieser Studie sprechen dafür, dass ein anlagemäßig kleinerer Hippocampus ein genetisches Risiko für die Ausbildung einer PTSD darstellt. Gilbertson et al. führen als zusätzliches Argument für diese Interpretation der Ergebnisse Untersuchungen an Mäusen und Affen an, die gezeigt hatten, dass Tiere mit einem anlagemäßig kleineren Hippocampus in Konditionierungsexperimenten stärkere Furchtreaktionen und einen erhöhten Cortisolspiegel zeigen. Das spricht dafür, dass Menschen mit einem weniger leistungsfähigen (kleineren) Hippocampus besonders leicht konditionierte Fuchtreaktionen erlernen und bei besonders traumatisierenden Erfahrungen prolongierte Angstreaktionen ausbilden können. Die Tatsache, dass der jeweilige PTSD-Zwilling nicht einen noch kleineren Hippocampus als sein Bruder hatte, spricht dagegen, dass zusätzlich ein toxischer Einfluss von erhöhten Stresshormonen zu einer Verkleinerung des Hippocampus bei PTSD-Patienten beiträgt. Wenn ein erhöhter Level von Stresshormonen den Hippocampus noch über die anlagemäßige Verkleinerung hinaus zusätzlich geschädigt hätte, hätte man bei den PTSD-Zwillingen einen noch kleineren Hippocampus finden müssen als bei ihren Brüdern. Das war jedoch nicht der Fall.

Diese Ergebnisse stellen die bisher gängige Interpretation der Tatsache, dass PTSD-Patienten im Durchschnitt einen verkleinerten Hippocampus haben, in Frage. Der kleinere Hippocampus ist offenbar nicht eine Folge von traumatischen Erfahrungen, sondern die Ursache dafür, dass die belastenden Erfahrungen nicht besser verarbeitet werden können. Er ist danach die Ursache dafür, dass es überhaupt zu einer Traumatisierung mit ihren langfristigen schädlichen Folgen kommt. Es ist sicher verfrüht, auf Grund einer einzigen Untersuchung so weit reichende Schlussfolgerungen zu ziehen. Aber in der Untersuchung von Gilbertson et al. ist sehr sorgfältig bedacht worden, ob die Ergebnisse nicht auch anders, mehr im Sinne der bisherigen Annahmen, interpretiert werden können. All diese anderen Interpretationsmöglichkeiten werden durch die Fakten ausgeschlossen. Es könnte daher sein, dass wir durch weitere Untersuchungen zu einem Umdenken gezwungen werden. Es müssen nicht immer schädliche Lebenserfahrungen sein, die zu strukturellen Veränderungen im Gehirn führen, sondern es können auch anlagemäßige strukturelle Besonderheiten ihres Gehirns sein, die es manchen Menschen schwerer machen, mit ungünstigen Lebenserfahrungen fertig zu werden, als anderen. Es schließt sich daran gleich die Frage an, ob dies vielleicht nicht nur bei der PTSD so ist, sondern ob das auch auf andere Störungen zutreffen könnte. Vorerst müssen wir uns dafür offen halten, dass es so sein könnte. Das würde das bisherige Ergebnisbild differenzieren. Die Tatsache, dass unkontrollierbarer Stress sich sehr ungünstig auf das Gehirn auswirken kann, ist so gut gesichert, dass dieser Zusammenhang mit neuen Ergebnissen nicht hinfällig wird (s. dazu Kapitel 4). Aber die Zusammenhänge könnten sich durch vermehrte Hinweise, dass auch ein umgekehrter Einfluss besteht, als noch wesentlich komplexer erweisen, als es bisher angenommen wurde.

Unabhängig von dieser ungeklärten ätiologischen Frage kommt es für die Aktualgenese einer PTSD vor allem darauf an, wie ein traumatisches Ereignis ins Gedächtnis eingespeichert wird. Wenn man die Ergebnisse sehr vieler Untersuchungen auf einen Nenner bringt, kann man sagen, dass das Trauma übermäßig gut in das implizite Gedächtnis eingespeichert wird, aber defizitär in das explizite Gedächtnis und dass die Folgeerscheinungen der PTSD zu einem wesentlichen Teil auf eine Dissoziation des impliziten und expliziten Traumagedächtnisses zurückgehen (van der Kolk, Fisler & Bloom, 1996; van der Kolk, Burbridge & Suzuki, 1997; von Hinckeldey & Fischer, 2002; Wessa & Flor, 2002). Weil der Hippocampus für die Bildung expliziter Gedächtnisinhalte eine entscheidende Funktion hat, wäre diese Auffassung, dass die Ausbildung einer PTSD ursächlich auf eine mangelhafte Abspeicherung im expliziten Gedächtnis zurückgeht, sehr gut vereinbar mit Gilbertson et al.'s Befund, dass Personen mit anlagemäßig kleinerem Hippocampus ein besonderes Risiko dafür haben, eine PTSD zu entwickeln.

Ein traumatisches Ereignis stellt einen extrem intensiven Angstreiz dar, der zu einer sehr starken unmittelbaren Reaktion der Amygdala und dort zu einer nur schwer wieder zu löschenden Konditionierung an die mit dem Ereignis verbundenen visuellen, akustischen und anderen Sinnesreize führt. Diese in die Amygdala eingravierten Gedächtnisspuren können in der Folge sehr leicht immer wieder in voller Stärke durch entsprechende Geräusche, Gerüche, Bilder aktiviert werden, ohne dass es zu einer Löschung kommt. Aus den Ausführungen zur Angst in Kapitel 2 wissen wir bereits, dass in der Amygdala gespeicherte Angstreaktionen ganz generell nicht gelöscht, sondern allenfalls gehemmt werden können. Personen, die eine PTSD entwickeln, unterschieden sich von anderen dadurch, dass es bei ihnen nicht zu einer solchen Hemmung kommt.

Ebenfalls aus Kapitel 2 wissen wir bereits, dass eine solche Hemmung überwiegend vom orbitofrontalen Cortex aus möglich ist, der dabei eng mit dem Hippocampus zusammenarbeitet. Der Hippocampus ist u. a. für die Verarbeitung und Speicherung von Kontextinformationen zuständig. Es gehört zur Symptomatologie der PTSD, dass davon Betroffene die Erinnerung an alles, was mit dem traumatischen Ereignis zusammenhängt, bewusst vermeiden. Das ist jedoch nicht nur eine motivationale Frage, sondern beruht auch auf einem Nicht-besser-können. Bei ihnen ist objektiv der Abruf expliziter traumarelevanter Gedächtnisinhalte erschwert. Sie wollen sich nicht nur an das Erlebte nicht erinnern, sie können es auch nicht so gut wie Personen, die nach solchen Erfahrungen keine PTSD entwickeln. Bei Personen, die eine PTSD entwickeln, kommt es, so wird aus den vorliegenden Befunden geschlossen, in der Zeit unmittelbar nach dem Ereignis zu einer mangelhaften Enkodierung des Erlebten ins episodische Gedächtnis. Ursache dafür können sein:

- ein bereits vorgeschädigter Hippocampus,
- die Beeinträchtigung der akuten Gedächtnisbildung durch einen zu hohen Level von Stresshormonen,
- die vermiedene Auseinandersetzung mit dem Erlebten.

Der normale Verarbeitungsprozess nach schlimmen Erfahrungen sieht in der Regel so aus, dass man das Erlebte immer noch einmal nahestehenden Personen erzählt, sich immer wieder vergegenwärtigt, was genau geschehen ist, es gewissermaßen immer wieder noch einmal durchlebt, diesmal aber in einem anderen, nicht mehr akut bedrohlichen Kontext. Im Rahmen dieses Verarbeitungsprozesses ist der Hippocampus besonders aktiviert. Auch später, im Schlaf, und noch über einen Zeitraum von Wochen hin findet eine weitere Abspeicherung der Erfahrungen statt, wobei immer mehr ursprünglich an dem Ereignis beteiligte Hirnregionen einbezogen werden. Dieser Prozess der Bildung expliziter Gedächtnisinhalte für die traumatische Erfahrung findet bei Personen, die eine PTSD entwickeln, offenbar nicht in ausreichendem Maße statt.

Gleichzeitig sind aber im impliziten Gedächtnis, hauptsächlich in der Amygdala, Gedächtnisspuren gebildet worden, die immer wieder leicht durch konkrete sinnesspezifische Reize, körperliche Zustände usw. aktiviert werden können. Normalerweise würden diese Reize, wenn sie später wieder auftreten, durch den Kontext, der im Rahmen des normalen Verarbeitungsprozesses im expliziten Gedächtnis gebildet wird, „entschärft". Es findet eine Entwarnung statt. Sie beruht auf dem inzwischen gebildeten Kontext, der den Reizen ihre bedrohliche Bedeutung nimmt. Wenn dieser Kontext, also die genaue Verortung des Geschehenen in Raum und Zeit, unter nicht mehr bedrohlichen Bedingungen, nicht blitzschnell mitaktiviert wird, wenn wieder entsprechende Reize auftauchen, kommt es nicht zur Hemmung der leicht hervorrufbaren Aktivierung der Amygdala. Ein gut funktionierender Hippocampus ist für das Kontextumlernen, das im Rahmen des normalen Verarbeitungsprozesses nach einem schrecklichen Erlebnis erfolgt, entscheidend wichtig. Wenn der Hippocampus durch eine Vorschädigung oder durch eine aktuelle funktionale Blockade (s. dazu Fujiwara & Markowitsch, 2003) in seiner Funktionsfähigkeit beeinträchtigt ist, kommt es nicht zur Bildung eines leicht abrufbaren expliziten Kontextgedächtnisses. Nach „normaler" Verarbeitung wird bei der Aktivierung der Gedächtnisspuren in der Amygdala dieses Kontextgedächtnis sofort mitaktiviert, stellt die neue Situation in den jetzigen, nicht bedrohlichen Kontext und hemmt damit die gerade anlaufende Angstreaktion. Die eigentliche Hemmung des zentralen Kerns der Amygdala geht vom PFC aus, der eine Bewertung der Gesamtsituation auf Grund der aktuell eingehenden Wahrnehmungen und der aktivierten Gedächtnisinhalte vornimmt. Selbstverständlich verlaufen all diese Prozesse so schnell, dass nicht sie, sondern nur ihr Ergebnis bewusst wird.

Die empirische Befundlage stimmt mit dieser Sicht der Dinge gut überein. Bei PTSD-Patienten ist nicht nur der Hippocampus strukturell und funktionell deutlich beeinträchtigt, sondern es sind auch Dysfunktionen des medialen und präfrontalen Cortex festgestellt worden, wenn man die Patienten mit traumarelevanten Reizen konfrontierte (Bremner, 1999b). Interessanterweise fand sich in einer Untersuchung von Shin et al. (1997) bei einer solchen Konfrontation mit traumarelevanten Reizen eine gleichzeitige Deaktivierung des für die Sprachverarbeitung wichtigen Broca-Areals. Dieselbe Beobachtung machte van der Kolk (1997a). Es leuchtet nach diesen Befunden sehr ein, dass es eine wohltuende therapeutische Wirkung auf Menschen mit traumatischen Lebenserfahrungen hat, wenn man sie über ihre belastenden Erlebnisse ausführlich schreiben lässt. Pennebaker (1993) hat dabei erstaunlich positive Auswirkungen nicht nur auf das Wohlbefinden, sondern auch auf das Immunsystem und auf die körperliche Gesundheit gefunden.

Nach diesen Befunden sollte man bei PTSD-Patienten eine Abnahme der Symptomatik vor allem dann erwarten, wenn es gelingt, die Dissoziation von explizitem und implizitem Traumagedächtnis zu beseitigen. Indem man durch therapeutische Maßnahmen, die letztlich alle ein Wiedererleben und immer wiederholtes Verarbeiten der traumarelevanten Reize in einem Sicherheit gebenden Kontext beinhalten, ein voll ausgebildetes explizites Traumagedächtnis herstellt, schafft man die Voraussetzung dafür, dass die impliziten Gedächtnisinhalte, die Angstreaktionen in der Amygdala, allmählich immer wirksamer gehemmt werden. Dafür ist eine wiederholte Konfrontation mit den auslösenden sinnesspezifischen Reizen erforderlich, nachdem ein gut elaboriertes explizites Traumagedächtnis hergestellt wurde. Der Aufbau der Hemmung ist keine Frage von Einsicht, sondern eine Funktion der Häufigkeit, mit der angstauslösende Reize und angsthemmender Kontext gleichzeitig aktiviert werden. Dass zum angsthemmenden Kontext auch eine Sicherheit gebende Umgebung, vertrauensvolle Therapiebeziehung, Aktivierung positiver motivationaler Ziele usw. gehören, versteht sich nach dem in Kapitel 2 dazu bereits Gesagten von selbst.

Eine Besonderheit der PTSD-Behandlung gegenüber anderen Störungen liegt in der Herausbildung eines gut ausgearbeiteten expliziten Traumagedächtnisses. Dies kann als eine im eigentlichen Sinne störungsspezifische Komponente wirksamer PTSD-Behandlungen angesehen werden, während andere Wirkfaktoren wie die Therapiebeziehung, der ressourcenorientierte Kontext, die Konfrontation mit der problematischen Situation in einem die problematischen Reaktionen hemmenden Kontext bei der Behandlung anderer Störungen eine ebenso große Rolle spielen wie bei der PTSD.

Die Sichtweise, die sich aus der neurowissenschaftlichen Forschung zur PTSD ergibt, stimmt in einem geradezu erstaunlichen Maße überein mit dem Störungsverständnis, zu dem die psychologische Störungs- und Therapieforschung ohne Bezug auf die neurowissenschaftliche Forschung gelangt sind (Ehlers, 1999; Ehlers & Clark, 1999). Bei Ehlers heißt es: „Es wird nun angenommen, dass bei der PTSD das Trauma-Gedächtnis ungenügend elaboriert (d. h. in seiner Bedeutung verarbeitet) und ungenügend in seinen Kontext von Zeit, Raum, vorangegangenen und nachfolgenden Informationen und anderen autobiografischen Erinnerungen integriert wurde. Somit ist der semantische Abrufsweg relativ schwach, die resultierende Erinnerung hat keinen zeitlichen Kontext („Hier-und-Jetzt"-Qualität), ist nicht mit späteren Informationen verbunden (z. B. „Ich bin nicht gestorben") und wird leicht durch passende Reize ausgelöst" (1999, S. 17). Das intrusive Wiedererleben hat genau die Qualitäten, die das implizite Gedächtnis kennzeichnen: Es werden sensorische Eindrücke erlebt, so als fänden sie jetzt statt, nicht als seien sie eine Erinnerung an früher Geschehenes. Entsprechend unmittelbar werden die Gefühle und körperlichen Reaktionen erlebt. Das Wiedererleben kann durch alle möglichen Reize ausgelöst werden, die mehr oder weniger zufällig mit dem Trauma verbunden waren (konditioniert wurden), die also eigentlich keine bedeutungsvolle Beziehung zu dem Trauma haben. All diese Qualitäten kommen aus neuronaler Sicht dadurch zu Stande, dass hier direkt neuronale Erregungsbereitschaften in der Amygdala und umliegenden Regionen ohne Beteiligung des Hippocampus aktiviert werden. Nach Ehlers stehen diese ungewollten wahrnehmungsartigen Erinnerungen im starkem Kontrast zur Schwierigkeit von PTSD-Patienten, sich willentlich vollständig an das traumatische Ereignis zu erinnern. Im Lichte dessen, was oben über die Verkleinerung und Dysfunktion des Hippocampus berichtet wurde, kann das unabhängig davon immer wieder konstatierte defizitäre autobiografische Traumagedächtnis von PTSD-Patienten nicht überraschen, sondern entspricht genau den Erwartungen.

Die PTSD kann damit als gutes Beispiel dafür gelten, wie durch Kombination von psychologischer und neurowissenschaftlicher Erforschung der Störungsgrundlagen ein breit abgestütztes Verständnis der Störungszusammenhänge erarbeitet werden kann, das Therapeuten schließlich befähigt, die konkrete Behandlung auf der Grundlage dieses Störungsverständnisses flexibel auf die besonderen Belange des einzelnen Patienten zuzuschneiden. Das Störungsverständnis gibt vor, welche Elemente in der Behandlung auf jeden Fall verwirklicht werden müssen, damit es zu einer wirksamen Reduktion der Störung kommt. Der Therapeut vereint dieses störungsspezifische Wissen in der konkreten Behandlung dann mit seinem allgemeinen Veränderungswissen, das auch andere Merkmale des Patienten als das der Störung für die Therapieplanung berücksichtigt. Die Behandlung zweier Patienten mit PTSD kann dann konkret recht unterschiedlich aussehen, obwohl den Behandlungen die gleichen Wirkannahmen und das gleiche Störungsverständnis zu Grunde gelegt werden.

Die neurowissenschaftlichen Untersuchungen zur PTSD sind über ihren Beitrag zum spezifischen Verständnis dieser Störung auch aufschlussreich für die Pathogenese psychischer Störungen ganz allgemein. Bei den untersuchten PTSD-Stichproben wurde jeweils eine massive Komorbidität festgestellt. Fast alle untersuchten Patienten hatten eine oder sehr oft sogar mehrere andere klinische Störungen. Das gilt besonders für Patienten, die nach dem Kriterium von Missbrauchserfahrungen in der Kindheit ausgewählt worden waren. Diese massive Komorbidität spricht eine klare Sprache: Traumatisierende, d. h. unkontrollierbaren Stress verursachende Lebenserfahrungen spielen für die Entwicklung psychischer Störungen, und zwar auch anderer Störungen als der PTSD selbst, eine ganz zentrale Rolle. Bei anderen Störungen ist die Quelle des unkontrollierbaren Stresses oft viel weniger offensichtlich als bei der PTSD. Am Beispiel der PTSD können wir besonders gut sehen: Es ist nicht das schlimme Ereignis an sich, das zu einer Störung führt. Wenn wir von extremen Traumata wie schlimmster Folter oder Zuschauen müssen, wie Familienangehörige grausam getötet werden, einmal absehen – bei diesen Erfahrungen entwickeln bis zu 50 % eine PTSD – dann reagieren auf dasselbe katastrophale Ereignis, wie etwa auf den Zusammenbruch des World Trade Centers, zwischen 7 und 15 % der davon Betroffenen mit einer PTSD. Etwa 8 bis 9 von 10 Personen werden damit fertig, ohne eine Störung zu entwickeln. Es sind also zum überwiegenden Teil Personenmerkmale, die darüber entscheiden, ob sich eine PTSD entwickelt oder nicht. Die Begriffe Trauma, traumatisch, traumatisierend und Stress müssen deshalb sehr sorgfältig verwendet werden. Ein schlimmes Ereignis wird in der Regel nur für eine Minderzahl der davon Betroffenen zu einem Trauma, indem es eine nicht abklingende neuronal-physiologische Stressreaktion mit dauerhaften schädlichen Folgen auslöst.

Erst wenn man das Ereignis zu der individuellen Person mit ihren besonderen motivationalen Zielen, Fähigkeiten und Bewältigungsformen in Beziehung setzt, kann man die Entwicklung einer psychischen Störung wirklich nachvollziehen. Die Störung bleibt auch nach ihrer Entstehung Teil des Nervensystems, das sie hervorgebracht hat und kontinuierlich weiter hervorbringt. Aus neuronaler Sicht sind die Strukturen des Gehirns, die eine Störung hervorbringen und aufrechterhalten, so sehr ein integraler Teil dieses Gehirns, der auch in viele andere neuronale Schaltkreise eingebunden ist, dass es kurzsichtig erscheint, bei einer Intervention nur die Störung an sich und nicht die neuronale Umgebung, in die sie eingebettet ist, zu berücksichtigen. Ich werde auf diese für die Psychotherapie psychischer Störungen äußerst wichtigen Fragen in Kapitel 5 ausführlich eingehen.

3.4 Neuronale Korrelate der Generalisierten Angststörung

Angststörungen können als eine fehlgeschlagene Emotionsregulation angesehen werden. Es entstehen starke Emotionen in Situationen, in denen sie nach allgemeiner Auffassung unangemessen sind. Angst ist mit erhöhtem Arousal und einer erhöhten Aktivität des sympathischen Nervensystems verbunden. Aus neuronaler Sicht entsteht normales, gut angepasstes Verhalten aus einem Zusammenspiel von Erregung und Hemmung. Aus dieser Sicht kann man unangemessene Angst auch als Defizit der hemmenden Aktivität des parasympathischen Nervensystems ansehen. Wenn unangemessene Angst auftaucht, kann dies dadurch bedingt sein, dass Hemmprozesse nicht funktionieren, die normalerweise das Entstehen von Angst in diesem Kontext unterdrücken. Diese Sicht wird von Thayer und Lane in ihrem „Model of neurovisceral integration in emotion regulation and dysregulation" (2000) auf Angststörungen eingenommen. Bei Friedman und Thayer (1998) wird diese Sicht auf die Panikstörung angewandt und bei Thayer, Friedman und Borkovec (1996) auf die Generalisierte Angststörung. Als Indikator für gelungene und misslungene Angstregulation sehen die Autoren vor allem die *Variabilität der Herzrate* an. Sie wird gesteuert von einem komplexen neuronalen Schaltkreis, den die Autoren als „Centrales Autonomes Netzwerk" (CAN) bezeichnen. Andere Autoren wie Devinsky, Morrell und Vogt (1995) haben es als „Anteriore Exekutive Region" (AER) oder auch als rostrales limbisches System bezeichnet. Dieses System spielt nach Thayer und Lane eine zentrale Rolle bei der Emotionsregulation. An ihm sind der anteriore circulare (ACC), der insulare und der orbitofrontale Cortex beteiligt, weiter die Amygdala, das zentrale Grau, das ventrale Striatum und Kerne im autonomen Hirnstamm. In PET-Studien wurde immer wieder gefunden, dass einzelne Bereiche dieser AER beim Erleben nomaler und pathologischer Emotionen besonders aktiviert sind (Reiman, 1997).

Einige der an diesem System beteiligten Regionen und einen Teil ihrer Funktionen im psychischen Geschehen haben wir zuvor bereits in anderen Zusammenhängen kennen gelernt. Das gilt insbesondere für die Amygdala, den orbitofrontalen Cortex und den ACC. Was die Funktionen des ACC angeht, müssen hier einige Ergänzungen zu dem bereits weiter oben im Abschnitt zu den Depressionen dazu Ausgeführten hinzugefügt werden. Wir hatten den ACC bisher vor allem als einen Inkonsistenz-Monitor kennen gelernt, der Aufmerksamkeit und die Ressourcen des bewussten Kontrollmodus dorthin lenkt, wo sie im Moment besonders gebraucht werden, um Interferenzen im neuronalen System zu bewältigen. Der ACC spielt aber auch eine wichtige Rolle für das bewusste Erleben von Emotionen (Reiman, 1997). Lane et al. (1998) lösten bei 12 gesunden Frauen durch Filme und Erinnerungen verschiedene Emotionen aus. Die Fähigkeit zum differenzierten bewussten Erleben komplexer Emotionen wurde mit einer „Level of Emotional Awareness Scale“ gemessen. Die Werte auf dieser Skala korrelierten signifikant mit der Aktivierung des ACC (Brodman Areal 24) beim Erleben der Emotionen. Der ACC scheint demnach maßgeblich auch an der Verarbeitung emotionaler Informationen in sozialen Kontexten bis zum bewussten Erleben eines bestimmten Gefühls beteiligt zu sein. Er ist daran aber sicher nicht allein beteiligt sondern als Teil des CAN oder der AER. Für einen anderen Teil dieses emotionsregulierenden Systems, den insularen Cortex, fanden Lane und Thayer (s. Thayer & Lane, 2000) eine signifikante Korrelation zwischen dessen Aktivierung und einer eingeschränkten Herzratenvariabilität.

Nach Devinsky, Morrell und Vogt (1995) bewertet die AER die motivationale Bedeutung externer und interner Reize. Sie generiert auf den Kontext bezogene Emotionen und entsprechendes Verhalten durch Aktivierung der einen und Hemmung anderer vorhandener Erregungsbereitschaften. Die Hemmung ist dabei mindestens ebenso wichtig wie die Aktivierung. Die verschiedenen Regionen des CAN oder der AER haben wechselseitige Verbindungen miteinander, die schnelle negative und positive Feedbackprozesse ermöglichen. Die negative Rückkopplung ist besonders wichtig, um die emotionalen Reaktionen in einem bestimmten Variabilitätsbereich zu halten. Wenn die Hemmung durch negative Rückkopplung nicht funktioniert, kommt es durch positive Rückkopplung zu emotionaler Dysregulation. Angststörungen können nach Thayer und Lane als eine solche Dysregulation aufgefasst werden.

Ein wichtiger Output des CAN ist das Zusammenspiel von sympathischer und parasympathischer Erregung, das über den Vagusnerven und die stallata ganglia den Herzschlag innerhalb von Sekunden sehr flexibel beschleunigt oder verlangsamt je nach den situativen Anforderungen. Eine hohe Flexibilität der Herzrate ist Kennzeichen einer guten Anpassungsfähigkeit. Eine sich an situative Anforderungen variabel anpassende Herzrate geht einher mit flexibler Aufmerksamkeit, guter Emotionsregulation und flexibler psychophysiologischer und verhaltensmäßiger Reaktionsbereitschaft. Normalerweise wird vom Vagusnerven eine dauernde hemmende Kontrolle über die Herzrate ausgeübt. Diese tonische Hemmung verhindert, dass das Herz dauernd übererregt reagiert.

Thayer, Friedman und Borkovec (1996) fanden in einem experimentellen Vergleich von Patienten mit Generalisierter Angststörung (GAD) mit Normalpersonen, dass GAD-Patienten im Vergleich zu Normalpersonen eine tonische Einschränkung der Herzratenvariabilität hatten. Ein zweiter Befund war, dass beide Versuchsgruppen in einer experimentellen Phase, in der sie zehn Minuten lang über einen individuell bestimmten Bereich von Sorgen grübeln sollten, eine phasische Reduktion der Herzratenvariabilität hatten. Sorgenvolles Grübeln geht also allgemein mit einer eingeschränkten Herzratenvariablilität einher. Thayer und Lane interpretieren ihre Befunde als Auswirkung positiver Rückkopplungsprozesse im CAN und als Zusammenbruch der normalerweise dort stattfindenden Regulation durch negative Rückkopplung, die eine Dysregulation in Richtung dauernder Übererregung verhindert. Bei der GAD kommt es ihrer Ansicht nach zu einer Dysregulation im CAN, die in einem Zusammenbruch der tonischen Hemmung der Herzrate durch den Nervus vagus resultiert, so dass es zu einer dauernden Übererregung des Herzens kommt. Friedman und Thayer (1998) erklären damit auch die Herzsymptome bei der Panikstörung. Wir wollen hier aber zunächst bei der GAD bleiben. Auch bei der GAD können einige ihrer funktionellen Besonderheiten und insbesondere ihr Leitsymptom, das „Worrying“, mit der tonischen Übererregung und der dadurch eingeschränkten Herzratenvariabilität in Verbindung gebracht werden.

GAD-Patienten antworten auf neue, nicht bedrohliche Reize mit einer eingeschränkten Orientierungsreaktion. Eine gut funktionierende Orientierungsreaktion ist wichtig, um schnell und angepasst auf neue Situationen reagieren zu können. Dafür habitutiert die Orientierungsreaktion bei GAD-Patienten langsamer. Beides schränkt ihre situative Anpassungsfähigkeit ein. GAD-Patienten sind andauernd hypervigilant und scannen ihre Umgebung auf Gefahren. Bei ihnen ist praktisch andauernd das Vermeidungssystem aktiviert. Vermeidungsziele können aber nie wirklich erreicht werden (s. dazu auch Abschnitt 4.7.5). Sie erfordern eine dauernde Wachsamkeit und binden die Aufmerksamkeit. Das schränkt die Fähigkeit der GAD-Patienten ein, ihre Aufmerksamkeit anderen Reizen von positiverer Bedeutung zuzuwenden. Die dauernde Beschäftigung mit drohenden Gefahren, für die keine aktiv handelnde Abwehr möglich ist, weil sie hauptsächlich in der Vorstellung existieren, führt zu einer starken Einschränkung des tatsächlichen Verhaltens. Das reduziert die Möglichkeiten, Erfahrungen zu machen, welche die Befürchtungen eindeutig unbegründet erscheinen lassen. Die ganze Aktivität mündet so immer mehr in das „Worrying“, das dauernde grüblerische sich Sorgen machen.

GAD-Patienten sind zwar permanent auf die Wahrnehmung von Gefahren ausgerichtet. Wenn sie aber wirklich mit bedrohlichen Reizen konfrontiert werden, reagieren sie mit kognitiver Vermeidung. Es findet keine vertiefte Verarbeitung der bedrohlichen Information statt. Ihr Herzschlag wird bei antizipatorischer Erwartung bedrohlicher Reize zunächst langsamer, beschleunigt sich bei ihrem Eintritt und habituiert bei Wiederholung der Reize nur sehr langsam. Auch dies entspricht einer Defensivreaktion, die mehrfach bei Personen mit starker antizipatorischer Angst gefunden wurde. Aus dieser Sicht hat das Worrying, das ganz im Vordergrund stehende Leitsymptom der GAD, eine Vermeidungsfunktion. Es bindet die Aufmerksamkeit und verhindert eine Auseinandersetzung mit den für die motivationalen Ziele des Individuums wirklich bedeutsamen Aspekten der realen Lebenssituation. Der GAD-Patient lässt sich nicht auf emotionale Erfahrungen ein und verhindert damit korrektive emotionale Erfahrungen.

Zusammengefasst haben GAD-Patienten eine abgeschwächte Orientierungsreaktion auf neue Reize, sie habituieren schlecht selbst auf harmlose Reize, sie reagieren mit einer konditionierten Verlangsamung des Herzschlags bei Erwartung bedrohlicher Reize und einer Beschleunigung des Herzschlags beim Eintreten dieser Reize. In all dem unterscheiden sie sich von Personen ohne Angststörung. Bei GAD-Patienten liegt eine Störung der Aufmerksamkeitsregulation und der Emotionsverarbeitung vor. Die Störung besteht in einer Unfähigkeit, das Bedrohungs- und Vermeidungssystem abzuschalten, wenn objektiv keine Bedrohung vorliegt. Das führt zu dauernder Übererregung und Angst. Sie können keine Sicherheit erleben, wenn sie in Wirklichkeit in Sicherheit sind. Ihre emotionale Reagibilität ist eingeschränkt, ihre emotionale Empfindsamkeit ist abgestumpft (Sollers, Mueller & Thayer, 1997).

Thayer und Lane (2000) berichten darüber, dass sie bei einer relativ kleinen Stichprobe von Patienten mit Generalisierter Angststörung nach einer kognitiv-behavioralen Behandlung eine Zunahme der Herzratenvariabilität beobachteten, die von einer Verbesserung der Symptomatik begleitet war und auch zwei Jahre nach Ende der Behandlung noch anhielt. Wenn man die Herzrate als Output des CAN betrachtet, spricht dies dafür, dass durch die Behandlung dauerhafte Veränderungen in diesem für die Emotionsregulation wichtigen neuronalen Schaltkreis bewirkt wurden, und zwar aller Wahrscheinlichkeit nach durch Aufbau angsthemmender Prozesse. Thayer und Lane betonen in ihrem Modell ganz generell die Wichtigkeit hemmender Prozesse für eine gute, kontextbezogene Emotionsregulation.

3.5 Neuronale Korrelate der Panikstörung

Dass die Herzratenvariabilität auch bei der Panikstörung eingeschränkt ist, wurde soeben schon kurz berichtet (s. Friedman & Thayer, 1998). Die Herzsymptome, die sehr oft zum Beschwerdebild der Panikstörung gehören, können in ähnlicher Weise, wie es gerade für die Generalisierte Angststörung ausgeführt wurde, als Ergebnis einer Dysregulation im CAN angesehen werden. Die Panikstörung ist jedoch durch weitere neuronale Charakteristika gekennzeichnet.

Wiedemann et al. (1999) verglichen in einer experimentellen Untersuchung die hirnelektrische Aktivität von 23 Patienten mit Panikstörung ohne gleichzeitiges Vorhandensein einer Depression mit der einer gesunden Kontrollgruppe. Es wurde die elektrische Aktivität über verschiedenen Hirnregionen gemessen, und zwar im Ruhezustand sowie beim Betrachten vier verschiedener Arten von Bilder, die sich in ihrem emotionalen Aufforderungscharakter unterschieden: Emotional neutrale Bilder (Pilze), erotische Bilder, Bilder von Spinnen und Bilder von einem schrecklichen Unfall. Das Unfallbild wurde als besonders relevant für das Auslösen einer panikspezifischen Reaktion betrachtet. Alle Patienten füllten zusätzlich verschiedenen Angst- und Depressionsfragebögen aus und beurteilten auf einem semantischen Differenzial den Bedeutungsgehalt, den die

Bilder für sie hatten. Tatsächlich beurteilten die Panikpatienten die Unfallbilder, und nur diese, signifikant negativer als die Kontrollpersonen.

Es fand sich für die Panikpatienten, nicht aber für die Kontrollpersonen, eine signifikant stärkere Aktivierung im rechten als im linken Frontalhirn sowohl in der Ruhephase als auch beim Anschauen der Bilder mit Ausnahme der emotional neutralen Pilzbilder. Wir wissen aus den zuvor bereits ausführlich berichteten Untersuchungen der Arbeitsgruppe um Davidson, dass eine rechtsseitige laterale Asymmetrie regelmäßig bei Depressiven gefunden wird und dass sie als eine Überaktivierung des Vermeidungssystems interpretiert werden kann. In dieser Untersuchung hatten die Untersucher sorgfältig darauf geachtet, dass die Panikpatienten nicht gleichzeitig auch depressiv waren. Die stärkere rechtsseitige Aktivierung bei den Patienten dieser Untersuchung zeigt daher, dass auch bei Panikpatienten besonders leicht negative Emotionen und Vermeidungstendenzen ausgelöst werden können. Schon die Versuchssituation allein, die die Patienten auch in der Selbstbeurteilung als aversiver einschätzten als die Kontrollpersonen, reichte dafür aus. Aber auch alle Bilder mit einem emotionalen Aufforderungscharakter, selbst die mit einem nicht angstspezifischen sondern erotischen Gehalt, führten zu einer stärkeren rechtsseitigen Aktivierung. Nur bei dem ausdrücklich emotional neutralen Bild unterschieden sich die Panikpatienten nicht von den Kontrollpersonen. Bemerkenswert ist auch, dass innerhalb der Panikgruppe, nicht aber in der Kontrollgruppe, die laterale Asymmetrie zwar signifikant mit den Angstwerten der SCL-90-R und im STAI-S korrelierten, nicht aber mit dem Depressionswert im BDI. Die in dieser Untersuchung gefundene laterale Asymmetrie kann also nicht auf Konfundierung mit Depression zurückgeführt werden, sondern ist unabhängig von Depression auch ein spezifisches Merkmal von Patienten mit Panikstörung. Klinisch macht es natürlich Sinn, dass bei Panikpatienten solche neuronalen Schaltkreise, die mit negativen Emotionen und einer vermeidenden Ausrichtung der psychischen Prozesse einhergehen, besonders gut gebahnt und leicht aktivierbar sind.

Zu beachten ist, dass die Messungen nicht während eines Panikanfalls vorgenommen wurden. Die Ergebnisse sagen also nichts darüber aus, wie es im Gehirn während eines Panikanfalls aussieht. Da wäre zu erwarten, dass die Amygdala massiv beteiligt wäre. Das macht die Ergebnisse allerdings eher noch interessanter. Auch unabhängig vom Leitsymptom der Panikstörung unterscheiden sich Panikpatienten von Normalen in ihrem neuronalen Funktionieren. Bei ihnen können besonders leicht negative Gefühle und Vermeidungsreaktionen ausgelöst werden. Dies könnte ein vorbereitender Schritt auf dem Weg zu einem Panikanfall sein. Am Zustandekommen des Panikanfalls selbst ist dann wahrscheinlich eine Dysregulation im CAN, wie sie im vorigen Abschnitt behandelt wurde, maßgeblich beteiligt. Aus dieser Sicht könnte die laterale Asymmetrie im frontalen Cortex einen Ansatzpunkt für therapeutische Interventionen bei Panikpatienten darstellen. Es ginge darum, die Bereitschaft, auf alle möglichen emotionalen Situationen vermeidend und negativ zu reagieren, durch geeignete therapeutische Maßnahmen zu hemmen. Dazu müssten zunächst neuronale Schaltkreise aktiviert werden, von denen ein solcher hemmender Einfluss ausgehen kann. Es müsste sich dabei um Schaltkreise handeln, die etwas mit Annäherung und positiven Emotionen zu tun haben.

Auf eine ähnliche therapeutische Schlussfolgerung sind wir nun schon mehrfach gestoßen: Um unerwünschte Reaktionen zu hemmen, erscheint es notwendig, zunächst einen positiven Kontext aufzubauen, von dem die Hemmung ausgehen kann. Wenn das gelungen ist, muss für die Bahnung der Hemmung immer wieder in diesem positiven Kontext eine Konfrontation mit Situationen erfolgen, in denen die unerwünschte Reaktion aktiviert wird, bis die Hemmung die Aktivierung schließlich überwiegt. Es könnte sich hier um ein grundlegendes therapeutisches Prinzip handeln, das auf viele Störungen störungsspezifisch angewandt werden kann, das aber störungsübergreifend gültig ist.

Eine ganz andere Perspektive auf die Panikstörung nimmt Panksepp (1998, Kap. 14) ein. Er stellt eine enge Verbindung zwischen dem neuronalen System, das dem Zustand von Panik zu Grunde liegt, und einem „Separation Distress System" her. Dieses „Trennungsangstsystem", das bei vielen jungen Säugetieren dann aktiviert wird, wenn sie allein gelassen werden, ist inzwischen bei Tieren gut untersucht worden. Es überlappt sich stark mit dem System, das als Bindungssystem bezeichnet wird. Auf die neuronalen Grundlagen dieses Systems werde ich in Kapitel 4 noch eingehen.

Die Aktivierung des Trennungsangstsystems äußert sich im Verhalten zunächst in „isolation calls" oder „distress vocalizations" (DV), also in klagenden Lauten, dem Weinen sehr ähnlich. Der natürliche Auslöser für DVs ist plötzlich eintretendes Alleinsein. Bei länger andauerndem Alleinsein kommt es schließlich zu depressionsähnlichem Verhalten. Der neuronale Schaltkreis, der den Klagelauten und den damit verbundenen Emotionen zu Grunde liegt, kann an verschiedenen Stellen des Gehirns durch elektrische Stimulation aktiviert werden. Dies ist inzwischen bei mehreren Säugetierarten bis hin zu Primaten genau untersucht worden. Panksepp bezeichnet diesen neuronalen Schaltkreis explizit als PANIK-System. Er macht genaue Angaben, von welchen Hirnarealen aus dieser Schaltkreis durch Elektroden aktiviert werden kann. Diese Areale liegen zu einem guten Teil jenen sehr nahe, durch deren Aktivierung Schmerz ausgelöst wird, was Panksepp zu der Vermutung führt, dass sich das Paniksystem phylogenetisch aus dem Schmerzsystem entwickelt haben könnte.

Neurochemisch kann das PANIK-System vor allem durch den Neurotransmitter Glutamat und durch das Neuropeptid CRF aktiviert werden, und zwar sogar dann, wenn das Tier nicht sozial isoliert ist. Gedämpft bzw. deaktiviert wird es durch Opiate sowie durch die Neuropeptide Oxytocin und Prolaktin. Wenn das PANIK-System erst einmal aktiviert ist, kommen viele weitere Transmitter als Modulatoren ins Spiel, aber sie können das System nicht alleine aktivieren.

Panksepp trennt das PANIK-System klar vom Furchtsystem, das durch angeborene, antizipatorische und konditionierte Angstreaktionen gekennzeichnet ist. Ein wichtiges Argument dafür ist, dass beide Systeme auf unterschiedliche chemische Stoffe ansprechen. Das Furchtsystem spricht auf Benzodiazepine an, nicht aber das PANIK-System. Bei Opiaten ist es umgekehrt. Das trizyklische Antidepressivum Imipramin wirkt symptommindernd nicht nur bei Depressionen, sondern auch bei Panikstörungen. Es ist aber auch hochwirksam zur Reduzierung von „distress vocalizations" bei Tieren. Librium und Valium dagegen wirken auf das Furchtsystem, zur Behandlung von Panikstörungen haben sie sich aber als unwirksam erwiesen. Ähnliches gilt für die Serotoninwiederaufnahmehemmer (SSRI). Trizyklische Antidepressiva haben auch einen positiven Effekt bei der Behandlung von „Schulphobien", bei denen das Trennungsangstsystem eine wichtige Rolle spiele.

Weitere Argumente, die Panksepp für eine Trennung der beiden Angstsysteme anführt, sind Gemeinsamkeiten in der Symptomatik von Panikanfällen und akuter Trennungsangst: Schwächegefühle, Kloss im Hals, Atemnot und das Gefühl, plötzlich verlassen, allein und hilflos zu sein. Er führt als Argument auch eine Untersuchung Torgersens (1986) an, die gezeigt habe, dass Patienten mit Panikstörung oft eine Vorgeschichte von Trennungsangst in der Kindheit haben.

Dem nahe liegenden Einwand, dass die Panikstörung viel mit anderen Angststörungen gemeinsam hat und oft mit anderen Angststörungen einhergeht, begegnet Panksepp so, dass es eine teilweise Überlappung in den Schaltkreisen und eine Interaktion zwischen ihnen gebe. Es sei beispielsweise nur natürlich, mit antizipatorischer Angst auf das Drohen erneuter Panikanfälle zu reagieren (Angst vor der Angst). Bei der Angst vor der Angst ist das Furchtsystem und nicht das Paniksystem aktiviert.

Die berichteten Befunde und verschiedenen Sichtweisen der Panikstörung zeigen, dass noch viel Forschung notwendig ist, bis die neuronalen Grundlagen der verschiedenen Angststörungen hinreichend geklärt sind. Die Frage, in welchem Ausmaß ihnen gemeinsame und/oder getrennte neuronale Schaltkreise zu Grunde liegen, ist bisher erst unzureichend geklärt. Dass mit der unterschiedlichen Symptomatik unterschiedliche neuronale Korrelate einhergehen, erscheint nach allem, was wir bisher über das Gehirn wissen, eigentlich klar. Die hohe Komorbidität von Angststörungen miteinander spricht wiederum für ein relativ hohes Maß an Gemeinsamkeiten in den neuronalen Grundlagen der Pathogenese dieser Störungen. Es bleibt ein wichtiges Ziel zukünftiger Forschung, zu klären, wie groß die neuronalen Gemeinsamkeiten und Unterschiede der verschiedenen Angststörungen sind. Sollten an ihnen tatsächlich ganz unterschiedliche Hirnregionen und neuronale Schaltkreise beteiligt sein, wäre es vielleicht vorteilhaft, dies schon bei der Kategorisierung von Angststörungen zu berücksichtigen. Es könnten sich daraus eventuell auch neue, bisher nicht schon geläufige Hinweise für unterschiedliche therapeutische Interventionen bei den verschiedenen Angststörungen ergeben. Eine wichtige offene Frage ist auch, worin sich Patienten, die auf die bisher entwickelten therapeutischen Vorgehensweisen nicht gut ansprechen, auf neuronaler Ebene von jenen unterscheiden, die davon profitieren. Sind die neuronalen Ursachen für Misserfolge störungsspezifischer Natur oder finden sich neuronale Gemeinsamkeiten für die Nonresponder?

3.6 Neuronale Korrelate der Zwangsstörung

Zu neuronalen Korrelaten der Zwangsstörung liegen zwar schon recht viele Veröffentlichungen vor, aber sie stammen zum allergrößten Teil von derselben Arbeitsgruppe um Baxter an der University of California in Los Angeles. Die Arbeitsgruppe hat seit ihren ersten Veröffentlichungen zu neuronalen Korrelaten der Zwangsstörung (Baxter et al., 1987) ihre Fallbasis von sehr geringen Fallzahlen ausgehend zwar kontinuierlich verbreitert, aber viele der Veröffentlichungen beruhen offensichtlich auf sich stark überschneidenden Patientenstichproben, so dass die verschiedenen Veröffentlichungen dieser Arbeitsgruppe nicht als unabhängige Replikationen angesehen werden können. Stellt man diese Sachlage in Rechnung, ist die empirische Aussagebasis für neuronale Korrelate der Zwangsstörungen noch recht schmal. Übersichten finden sich bei Baxter et al. (1996, 1997) und Saxena et al. (2001).

Alle Autoren, die sich zu den neuronalen Korrelaten von Zwangsstörungen geäußert haben, stimmen darin überein, dass bei Zwangsstörungen ein bestimmter neuronaler Schaltkreis, an dem der orbitofrontale Cortex, die Basalganglien und der Thalamus beteiligt sind, hyperaktiviert ist (Baxter et al., 1997; Insel, 1988; Modell, Mountz, Curtis & Greden, 1989; Rapoport und Wise, 1988; Rauch et al., 1994; Swerdlow, 1995). Baxter hat auf Grund dieser Befunde ein neuronales Modell der Zwangsstörung entwickelt, das in Abbildung 3.1 wiedergegeben ist.

Wenn man die Strichstärken in der Abbildung nicht berücksichtigt, kann die Abbildung zunächst als ein allgemeines Modell gesehen werden, wie bereits im Repertoire des Organismus vorhandene Verhaltensprogramme gestartet werden. Den dorsolateralen, mehr

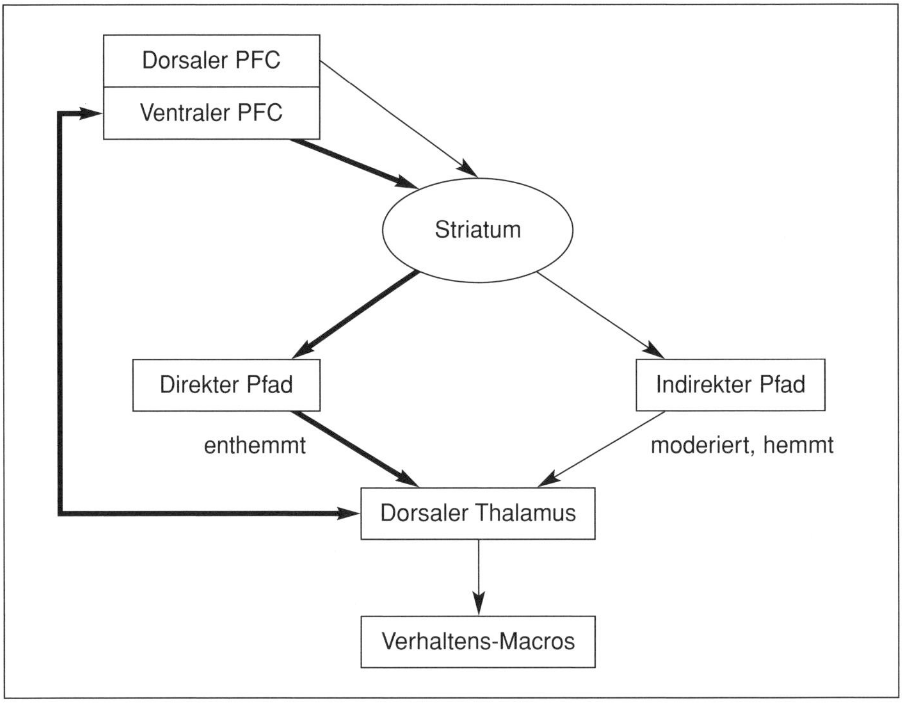

Abbildung 3.1: Neuronales Modell der Zwangsstörung nach Baxter et al. (1997, S. 594). Dünne Linien bedeuten Hemmung, dicke Linien Aktivierung bzw. Enthemmung. Die Strichstärke soll die Stärke der synaptischen Erregungsübertragung im Fall der Zwangsstörung darstellen.

mit dem assoziativen Cortex verbundenen und den ventralen, mehr mit dem limbischen System verbundenen Teil des Präfrontalen Cortex (PFC) haben wir in den vorangegangenen Teilen schon ausführlich kennen gelernt. Von diesen Teilen des PFC ausgehende Impulse werden über verschiedene Kerne der Basalganglien zum Thalamus geleitet und bewirken dort entweder eine Freischaltung oder Hemmung von Verhaltensprogrammen. Weil wir die Basalganglien bisher noch gar nicht kennen gelernt haben, ihnen aber für die Zwangsstörung eine sehr wichtige Rolle zugeschrieben wird, werde ich zunächst auf diese Hirnstruktur und ihre Verbindungen etwas genauer eingehen. Ich orientiere mich dabei an Gall, Kerschreiter und Mojzisch (2002).

Die Basalganglien sind eine uneinheitliche Region, die aus verschiedenen Kernen besteht. Die wichtigsten sind:

- Das *Striatum*, bestehend aus dem Nucleus caudatus und dem Putamen und einem ventralen Teil. Das Putamen erhält seinen Input hauptsächlich vom somatosensorischen und motorischen Cortex, der Nucleus caudatus vom präfrontalen, temporalen, parietalen und cingulären Cortex und das ventrale Striatum vom limbischen System.
- Das *Pallidum*, das in einen dorsalen (Globus pallidus) und einen ventralen Teil unterteilt wird. Das Pallidum erhält hemmenden Input vom Striatum und erregenden Input vom Nucleus subthalamicus sowie erregenden und hemmenden Input vom Thalamus. Der Globus pallidus externus hat viele efferente, vor allem hemmende Projektionen zum Nucleus subthalamicus, zum Globus pallidus internus, zum Striatum und zum Nucleus reticularis thalami.
- Der *Nucleus subthalamicus*. Er erhält seinen Input haupsächlich vom motorischen Cortex und sein Output ist vorwiegend erregend. Der Nucleus subthalamicus ist Teil des so genannten indirekten Pfades vom PFC zum Thalamus, von dem weiter unten die Rede sein wird. Er verbindet das Striatum über den Globus pallidus externus mit dem Globus pallidus internus und der Substantia nigra.
- Die *Substantia nigra*. Auch die Substantia nigra wird unterteilt in zwei Teile: die Substantia nigra reticulata und die Substantia nigra compacta. Die Substantia nigra reticulata hat ähnlichen Input wie der Globus pallidus internus und projiziert ihrerseits über den Thalamus zum prämotorischen und präfrontalen Cortex. Die Substantia nigra compacta hat viele dopaminerge Neurone (die Degeneration dieser Neurone spielt eine entscheidende Rolle bei der Parkinsonschen Erkrankung). Sie erhält ihren Input vom Striatum und moduliert ihrerseits die Erregung im Striatum und im Cortex.

Der in Abbildung 3.1 schematisch dargestellte neuronale Schaltkreis zwischen präfrontalem Cortex und Thalamus ist also eine extreme Vereinfachung. Die dazwischengeschalteten Basalganglien, von denen nur das Striatum explizit aufgeführt ist, sind für sich allein schon ein hochkomplexes Netzwerk, dessen Funktionen längst noch nicht voll verstanden sind.

Neuronale Impulse von den verschiedenen Teilen des PFC gelangen parallel, auf zwei verschiedenen Wegen über die Basalganglien zum Thalamus. Diese beiden Wege entsprechen der ventralen und dorsalen Schlaufe, denen wir in Kapitel 2 im Abschnitt über die Realisierung von Handlungen schon einmal begegnet waren. Innerhalb dieser beiden

Schlaufen gibt es jeweils einen direkten und einen indirekten Pfad. Der direkte Pfad aktiviert bereitliegende Verhaltensprogramme, der indirekte Weg hemmt sie. Normalerweise besteht eine Balance zwischen Erregung/Freischaltung und Hemmung, was mit der flexiblen, situationsangepassten Initiierung und Beendigung von Verhalten einhergeht. Wenn diese Balance an irgendeinem Punkt dieser parallelen Schaltkreise gestört wird, kann das schwerwiegende Auswirkungen auf das Verhalten haben. Die Huntingtonsche Krankheit und das Tourette-Syndrom werden z. B. als Auswirkung eines tonischen Ungleichgewichts in Richtung Erregung aufgefasst, die Symptome der Parkinsonschen Krankheit mit einem Überwiegen des indirekten Pfades.

Nach Baxters Vorstellung ist bei der Zwangsstörung der neuronale Tonus in dem direkten Pfad vom orbitalen PFC über die Substrukturen der Basalganglien zum Thalamus stärker als der im indirekten Weg. Es werden auf diesem direkten Weg „Verhaltens-Makros" in Gang gesetzt. Unter Makros versteht Baxter komplexe situationsspezifische Verhaltensprogramme, die in halbautomatischer Weise in bestimmten Situationen aktiviert werden. Bei Zwangsstörungen betreffen solche Makros oft territoriale und soziale Verhaltensweisen um Themen wie Aggression, Hygiene oder Sexualität herum. Bei der Zwangsstörung werden nach Baxter Fragmente solcher Makros aktiviert, ohne dass eigentlich die situativen Bedingungen dafür vorliegen. Die Überaktivität im direkten Pfad durch die Basalganglien führt zu einer Enthemmung im Thalamus, was dann in einer sich aufschaukelnden Wechselwirkung zwischen Thalamus und orbitofrontalem Cortex zu einem impulsgesteuerten Verhalten führt, das schwer zu stoppen ist. Der neuronale Tonus im indirekten, hemmenden Pfad ist zu schwach, um diese Impulse zu unterdrücken, abzuschwächen oder zu beenden.

Weil dieser direkte Weg innerhalb der ventralen Schlaufe seinen Ausgangspunkt im mit Emotionen befassten orbitofrontalen Cortex hat und der indirekte Weg innerhalb der dorsalen Schlaufe im mehr an der Initiierung von geplantem, reflektiertem Verhalten beteiligten dorsolateralen PFC, sieht Baxter eine der Hauptursachen der Zwangsstörung in einer Überaktivierung des orbitofrontalen Cortex. Hier sind Emotionen im Gange, die durch zielorientiertes, vernünftiges, reflektiertes, willentliches Verhalten, das vom dorsolateralen Cortex ausgehen sollte, nicht in Schach gehalten werden können. Die vom überaktivierten orbitofrontalen Cortex ausgehenden Impulse führen dann über die Basalganglien zur Zwangssymptomatik. Wegen der ursächlichen Rolle unkontrollierbarer Emotionen macht es auch nach diesem neuronalen Modell Sinn, die Zwangsstörung den Angststörungen zuzurechnen. Die an ihr beteiligten Schaltkreise unterscheiden sich allerdings erheblich von denen bei den anderen Angststörungen.

Für Baxters neuronales Modell gibt es einige unterstützende empirische Befunde. In zwei empirischen Untersuchungen an Patienten mit Zwangsstörungen war das Ausmaß der Aktivierung im orbitofrontalen Cortex signifikant mit der Aktivierung im Nucleus caudatus einerseits und der Aktivierung im Thalamus andererseits korreliert (s. Baxter et al., 1997). Eine solche Korrelation bestand nur bei Patienten mit Zwangsstörungen, nicht aber bei Depressiven oder bei Normalpersonen. Der Zusammenhang ist also spezifisch für die Zwangsstörung. Interessanterweise fanden sich solche Korrelationen vor der

Behandlung nur für solche Zwangspatienten, die dann bei einer kognitiven Verhaltenstherapie oder einer medikamentösen Therapie erfolgreich abschnitten. Nach der Behandlung korrelierte die Aktivität in den betreffenden Hirnarealen nicht mehr miteinander. Das spricht dafür, dass die Korrelationen ein für die Zwangssymptomatik spezifisches Muster der Hirnaktivität anzeigen, das dann durch die Behandlung wirksam aufgelöst wurde.

Hochinteressant ist der Befund, dass sich dieses Muster nur für die späteren Treatmentresponder, nicht aber für die Nonresponder fand. Es scheint eine Untergruppe von Patienten mit Zwangsstörungen zu geben, für die Baxters Annahmen über zwangsspezifische neuronale Schaltkreise nicht zutreffen. Diese Untergruppe sprach weder auf Verhaltenstherapie noch auf medikamentöse Therapie an. Die neuronalen Grundlagen der Zwangssymptomatik bei dieser prognostisch ungünstigen Untergruppe sind vorerst ein Rätsel. Baxter und seine Mitarbeiter konnten bisher keine anderen Merkmale als das bei ihnen nicht vorhandene Hirnaktivitätsmuster finden, in denen sich diese Patienten von den Respondern unterschieden. Es fehlen bisher also auch Hinweise, wo man bei diesen Patienten ansetzen könnte, um auch bei ihnen einen Therapieerfolg zu erzielen.

In einer weiteren Studie dieser Arbeitsgruppe (Saxena et al., 2001) wurde eine Stichprobe reiner Zwangspatienten mit einer Stichprobe von Patienten, die nur eine majore Depression hatten, und mit einer Stichprobe, die sowohl eine Zwangsstörung als auch eine Depression hatten, verglichen. Es zeigte sich bei allen depressiven Patienten, sowohl mit als auch ohne Zwangsstörung, eine signifikante Hypoaktivität im Hippocampus. Diese war nicht nur durch die Volumenreduktion des Hippocampus bedingt, die in sehr vielen Studien immer wieder bei Depressiven gefunden wurde (s. dazu den Abschnitt über Depression), sondern es bestand darüber hinaus, auch wenn man das Volumen durch Standardisierung ausschaltete, eine verminderte Aktivität im Hippocampus. Außerdem korrelierte das Ausmaß der Depression für alle Patienten signifikant negativ mit der Aktivität im Hippocampus. Die Hypoaktivität des Hippocampus kann demnach auch nach dieser Studie als ein sehr stabiles Merkmal des depressiven Zustandes angesehen werden. Erstaunlicherweise war in dieser Studie bei den Zwangspatienten nur die Aktivität im Thalamus erhöht, nicht aber, wie eigentlich erwartet, auch im orbitofrontalen Cortex und im Nucleus caudatus. Um die Verwirrung voll zu machen, hatten die komorbiden Patienten im Vergleich zu den reinen Zwangspatienten sogar einen reduzierten Stoffwechsel im Thalamus und im Nucleus caudatus.

Die Autoren ziehen aus dieser unerwarteten und verwirrenden Befundlage die Schlussfolgerung, dass man wahrscheinlich zwischen verschiedenen Typen von Zwangsstörungen unterscheiden muss und dass man nicht für eigentlich ganz unterschiedliche Zwangssymptome gleiche Hirnmuster erwarten darf. Dies leuchtet nach den Befunden zur Spezifität der Zusammenhänge zwischen neuronalem und psychischem Geschehen, für die ich in Kapitel 2 mehrere Beispiele angeführt habe, unmittelbar ein. Nach Leckman, Grice, Boardman und Zhang (1997) muss man zwischen mindestens drei Symptomfaktoren bei der Zwangssymptomatik unterscheiden. Rauch et al. (1998) fanden für diese drei Symptomfaktoren tatsächlich unterschiedliche Hirnaktivitätsmuster. Für Patienten mit erhöhter Ausprägung auf Faktor 1 (Zwangsgedanken aggressiven Inhalts und Kontrollzwänge) fand sich eine erhöhte Aktivierung im Striatum, für Faktor 2 (Zwanghaftes Ordnen und Wiederholen), bestand dagegen eher eine Tendenz zur Hypoaktivierung dieser Region und für Faktor 3 (Angst vor Verunreinigung, zwanghaftes Säubern) fand sich eine erhöhte Aktivität im Anterioren Cirgularen Cortex und im orbitofrontalen Cortex. Wenn man alle Patienten, welche die Diagnosekriterien einer Zwangsstörung erfüllen, in einen Topf wirft und ihre Hirnaktivität mittelt, kann man nach diesen Befunden kaum mit replizierbaren Ergebnissen rechnen, weil die Stichproben dann von Untersuchung zu Untersuchung wahrscheinlich sehr unterschiedlich zusammengesetzt sind. Auch dies, dass für unterschiedliche Arten der Zwangssymptomatik unterschiedliche funktionale Zusammenhänge im neuronalen Geschehen anzunehmen sind, ist aber eine wichtige Erkenntnis. Sie könnte bedeuten, dass man bei den verschiedenen Arten von Zwangsstörungen den therapeutischen Hebel an verschiedenen Stellen ansetzen müsste.

Die berichteten Befunde zur Zwangsstörung geben uns interessante Hinweise. Sie können aber noch nicht als gesicherte Fakten angesehen werden. Sie zeigen vor allem, dass noch viel mehr Forschung nottut, bis die neuronalen Grundlagen von Zwangsstörungen einmal verstanden sein werden. Auch hier haben wir wieder Hinweise darauf erhalten, dass die Erforschung der neuronalen Korrelate psychischer Störungen uns zu der Einsicht bringen könnte, dass unsere heutigen diagnostischen Unterscheidungen noch nicht optimal sind, weil sie nicht den tatsächlich zu Grunde liegenden funktionalen Zusammenhängen entsprechen.

Therapeutisch können wir aus der Majorität der berichteten Befunde und aus dem am weitesten entwickelten neuronalen Modell, dem von Baxter, am ehesten die Schlussfolgerung ziehen, dass es auch bei der Zwangsstörung darauf ankommt, hemmende Strukturen zu fördern oder aufzubauen. Dafür gäbe es zwei Ansatzstellen:

1. Hemmung der negativen Emotionen, die vom orbitofrontalen Cortex über die Basalganglien und den Thalamus das Zwangsverhalten in Gang bringen und aufrechterhalten.
2. Förderung positiver zielorientierter Aktivität und damit Stärkung der hemmenden Impulse, die vom dorsolateralen PFC aus auf dem indirekten Pfad die auf dem direkten Weg erfolgende Enthemmung im Thalamus verhindern oder ausbalancieren könnten.

Beides wird wohl bei der als besonders wirksam geltenden Intervention, der Reizkonfrontation mit Reaktionsverhinderung, bis zu einem gewissen Grade erreicht, kann aber vielleicht auch auf anderem Wege realisiert werden. Immerhin hat sich auch eine rein kognitive Therapie der Zwangsstörung als sehr wirksam erwiesen (Emmelkamp & van Oppen, 2000). Eine deutliche Verbesserung unserer heutigen störungsspezifischen Behandlungsmöglichkeiten bei Zwangsstörungen wird aber wohl erst dann möglich werden, wenn die der Störung zu Grunde liegenden funktionalen Zusammenhänge besser verstanden sind.

3.7 Welchen Nutzen können wir aus der neurowissenschaftlichen Forschung zu psychischen Störungen für die Psychotherapie ziehen?

Wenn wir uns fragen, welchen konkreten Nutzen wir als Psychotherapeuten *schon heute* aus der Forschung zu den neuronalen Korrelaten psychischer Störungen ziehen können, gelangen wir für die einzelnen Störungen zu verschiedenen Antworten.

Für die Depression legen die dazu vorliegenden neurowissenschaftlichen Foschungsergebnisse eine Sichtweise nahe, die sich erheblich von der heute am besten ausgearbeiteten psychologischen Depressionstheorie, der kognitiven Theorie von Beck (eine Neufassung dieser Theorie findet sich in Clark & Beck, 1999), unterscheidet. Becks kognitive Theorie (1967, 1979) hat sich als enorm fruchtbar erwiesen, indem sie eine nahezu unüberschaubare Anzahl von Forschungsuntersuchungen initiiert hat. Beck selbst hat kürzlich versucht, die inzwischen aufgehäuften Forschungsergebnisse auf die Kernaussagen seiner Theorie zu beziehen und zu prüfen, inwieweit sie durch diese Ergebnisse bestätigt oder eher nicht bestätigt werden (Clark & Beck, a. a. O.). Dieses Unterfangen an sich sowie die Akribie und Nüchternheit, mit der es durchgeführt wurde, ehren den Wissenschaftler Beck und unterscheiden ihn wohltuend von den vielen Gurus in der Psychotherapie. Man darf als Wissenschaftler mit Befriedigung zur Kenntnis nehmen, dass Beck inzwischen zum meistzitierten Autor in den Sozialwissenschaften geworden ist, noch vor Freud, der diese Liste lange Zeit angeführt hatte.

Als ich den Forschungsüberblick von Clark und Beck in einem Seminar zusammen mit Studierenden gründlich durchgearbeitet und mich von der erdrückenden Fülle der berichteten Forschungsresultate erholt hatte, stellte sich eine mich selbst überraschende Feststellung ein: Becks ursprüngliche Theorie wird durch die Forschungsergebnisse in einem erstaunlich geringen Maße bestätigt. Es gibt eigentlich wenig, was dafür spricht, dass depressionsspezifische kognitive Schemata eine wichtige ursächliche Rolle in der Pathogenese der Depression spielen und sie spielen auch keine entscheidende funktionale Rolle für die Herbeiführung therapeutischer Veränderungen. Veränderungen des depressiven Zustandes können gleich gut erzielt werden, wenn man den kognitiven Schemata keine Beachtung schenkt. Zwar ist die kognitive Therapie nach Beck (s. Hautzinger, 1998) eine der wirksamsten Depressionstherapien, aber die Bearbeitung kognitiver Schemata scheint für die eintretenden Effekte nicht die wichtige Rolle zu spielen, die ihr im Therapiekonzept zugemessen wird. Die vorliegenden Forschungsergebnisse rufen nach einem anderen theoretischen Bezugsrahmen, in dem sie sich besser integrieren lassen als in Becks kognitiver Theorie.

Wenn man die Befunde zu den neuronalen Korrelaten der Depression hinzunimmt, werden die Zweifel an der Erklärungskraft von Becks kognitiver Theorie noch größer. Wie soll man die Schrumpfung und Unterfunktion des Hippocampus mit der Aktivität kognitiver Schemata erklären? Wie soll die laterale Asymmetrie im präfrontalen Cortex durch kognitive Schemata bedingt sein, wenn eine solche Asymmetrie schon im zehnten Lebensmonat besteht? Braucht es die Annahme depressionsspezifischer kognitiver

Schemata, um den Zusammenhang zwischen traumatischen Lebenserfahrungen in der Kindheit mit dem Überschuss an Stresshormonen bei Depressiven zu erklären? Wie lässt sich die nachgewiesene therapeutische Wirkung des Neurotransmitters Serotonin mit der kognitiven Theorie erklären? Mir scheint es überfällig, die Befunde aus den verschiedenen Forschungsbereichen in einem neuen theoretischen Kontext zu integrieren. Beck hat sehr wichtige Merkmale der Depression herausgearbeitet, aber seine Theorie scheint mir ihre Funktion als Quelle von Forschungsfragestellungen erfüllt zu haben. Es sind so viele neue Befunde hinzugekommen – dazu gehören auch die neurowissenschaftlichen –, dass es einen neuen Anlauf braucht, um sie alle in einem theoretischen Rahmen zu integrieren.

Angesichts dessen, dass die Langzeiterfolge bei den heute vorherrschenden Behandlungsformen der Depression sehr zu wünschen übrig lassen – die Rückfallraten nach zwei Jahren liegen sowohl für medikamentöse als auch für psychologische Therapien, mit einem leichten Vorteil für die psychologischen Therapien, zwischen 60 und 80 % (Elkin, 1994) – haben wir allen Grund, uns nach langfristig besser wirkenden Therapiemöglichkeiten umzuschauen. Dazu gehört natürlich auch, die heute vorherrschenden Sichtweisen der Depression in Frage zu stellen und solche mit größerer Erklärungskraft zu entwickeln. Die neurowissenschaftlichen Befunde gehören zukünftig mit zu den Fakten, die eine gute Depressionstheorie erklären muss. Die hier referierten Forschungsbefunde sprechen dafür, dass eine Imbalance zwischen Annäherung und Vermeidung eine wesentliche funktionale Rolle für das Entstehen und für die Aufrechterhaltung depressiver Störungen spielt. Ich werde in Kapitel 4 ausführlich auf den motivationalen Aspekt bei der Genese psychischer Störungen eingehen. Wenn man Depressionen aus motivationaler Perspektive betrachtet, ergeben sich die Umrisse einer neuen Sichtweise der Depression, die sich deutlich von Becks kognitiver Theorie der Depression unterscheidet. Eine kleine Vorschau darauf habe ich schon mit dem Fallbeispiel in der Einleitung gegeben. Die in Kapitel 4 referierten Forschungsbefunde bilden die wissenschaftliche Grundlage für das in diesem Fallbeispiel beschriebene therapeutische Vorgehen.

Für die Depression schätze ich den Nutzen, den wir als Psychotherapeuten aus der neurowissenschaftlichen Forschung ziehen können, also als sehr hoch ein. Aus unserer eigenen therapeutischen Praxis haben wir Hinweise darauf, dass deutlich bessere Behandlungserfolge bei Depressionen erzielt werden können, wenn man dem motivationalen Aspekt von Annäherung und Vermeidung stärkere Beachtung schenkt. Das muss aber natürlich noch gründlich mit angemessenen Forschungsplänen geprüft werden.

Auch für die PTSD können wir aus der neurowissenschaftlichen Befundlage schon heute Nutzen für die Psychotherapie ziehen, wenn auch in anderer Weise als für die Depression. Bei der PTSD stützen die neurowissenschaftlichen Befunde die Sichtweise, die in den letzten Jahren in der Psychologie zu dieser Störung entwickelt wurde. Das gedächtnispsychologische Modell von Ehlers und Clark (1999) lässt sich sehr gut mit der neurowissenschaftlichen Befundlage vereinen. Beide Forschungszweige kommen übereinstimmend zu dem Ergebnis, dass eine Dissoziation zwischen explizitem und implizitem Traumagedächtnis den Kern dieser Störung ausmacht. Angesichts dessen, dass hier zwei bisher weitgehend getrennt voneinander arbeitende Forschungsrichtungen zu einer erstaunlich übereinstimmenden Sichtweise gelangt sind, können wir uns einigermaßen sicher sein, dass wir mit der Konzeption dieser Störung auf dem richtigen Weg sind. Für den praktisch arbeitenden Therapeuten gibt es Handlungssicherheit, wenn ihm die Forschung so eindeutige Vorgaben macht, woran er arbeiten muss, um einem Patienten mit PTSD möglichst gut zu helfen. Auch bei dieser Störung gibt es noch viel zu klären, insbesondere wie mit der massiven Komorbidität der PTSD mit anderen Störungen therapeutisch am besten umgegangen werden sollte, aber man kann zuversichtlich sein, dass hier weitere Fortschritte erzielt werden können, nachdem der Kern dieser Störung einmal offengelegt wurde.

Was die drei anderen Angststörungen angeht, über die ich berichtet habe, sehe ich für keine dieser Störungen vorerst einen vergleichbaren praktischen Nutzen, den die Psychotherapie schon heute aus den neurowissenschaftlichen Befunden ziehen könnte. Die psychologische Forschung ist bei diesen Störungen weiter vorangeschritten als die neurowissenschaftliche. Es gibt aus meiner Sicht derzeit keinen Grund, an den psychologischen Behandlungskonzepten, die dazu entwickelt und geprüft wurden, wichtige Änderungen vorzunehmen. Dafür ist die neurowissenschaftliche Befundlage zu jeder dieser Störungen bisher zu wenig eindeutig. Das kann sich allerdings ändern, wenn die neurowissenschaftlichen Untersuchungen zu diesen Störungen zunehmen, und das ist in den nächsten Jahren mit Sicherheit zu erwarten.

Die Psychotherapeuten wären in meinen Augen gut beraten, wenn sie die neurowissenschaftliche Forschung in diesen Bereichen aufmerksam zu verfolgen begännen, denn es gibt bei diesen Störungen viele offene Fragen, in denen die neurowissenschaftliche Forschung zur Klärung beitragen könnte. Dazu gehört das Verhältnis der Angststörungen zueinander, die Unterteilung der jetzigen diagnostischen Kategorien in Subgruppen mit gemeinsamen funktionalen Merkmalen, die Erarbeitung differenzieller Indikationskriterien, die Aufklärung der Ursachen für therapeutische Misserfolge und die ganze Frage der Komorbidität der Angststörungen miteinander und mit anderen Störungen. Schon die bisherige Forschung hat zu diesen Fragen einzelne Hinweise geliefert, die aber noch zu unsicher und uneindeutig sind, um daraus schon Konsequenzen ziehen zu können. Es würde mich sehr überraschen, wenn dies in den nächsten Jahren so bliebe.

Störungsübergreifend kann man aber doch eine wichtige Erkenntnis aus der bisherigen neurowissenschaftlichen Forschung zur Angst und zu den Angststörungen mitnehmen: Es hat störungsübergreifend immer wieder Hinweise darauf gegeben, dass Angst und die anderen Symptome von Angststörungen als Ergebnis einer dysfunktionalen Aufmerksamkeits- und Emotionsregulation aufzufassen sind. Sie gehen mit einer Überaktivierung des Vermeidungssystems einher, wenn sie nicht sogar darauf beruhen, und sie sind gekennzeichnet durch einen Mangel an kontextbezogener Hemmung. Vieles spricht dafür, dass Angstbehandlung zum wesentlichen Teil als Herstellung und Bahnung einer kontextbezogenen Hemmung anzusehen ist. Dafür muss u. a. die Aufmerksamkeit umgelenkt werden auf das bisher Vermiedene. Aufmerksamkeit befindet sich jedoch *motiviert* dort, wo sie sich befindet. Ihre Umlenkung geschieht deshalb gegen die bestehenden motivationalen Tendenzen. Das aktiviert unweigerlich das bei Angstpatienten ohnehin übermäßig leicht aktivierbare Vermeidungssystem. Es braucht also ein Gegengewicht zur Vermeidung, einen das Annäherungssystem stärkenden Kontext. Ohne einen solchen Annäherungskontext kann die Aufmerksamkeit nicht umgelenkt und keine Hemmung der Angstreaktionen aufgebaut werden.

Mit den Begriffen Annäherung und Vermeidung bewegen wir uns im motivationalen System des Patienten. Seine Annäherungs- und Vermeidungsbereitschaften werden über seine individuellen motivationalen Ziele aktiviert. Wenn wir feststellen, dass das Vermeidungssystem eines Patienten überaktiviert ist, wie es für die Panikstörung und die Depression direkt nachgewiesen wurde und wie es durch die Befunde für die Generalisierte Angststörung sehr nahegelegt wird, müssen wir uns fragen, wie es zu dieser Überaktivierung kommt. Das ist eine Frage, die wir ohne Bezug auf das individuelle Motivationssystem des Patienten nicht klären können. Die Frage, wie es zur Entwicklung der Störung gekommen ist, nimmt Bezug auf die neuronalen Schaltkreise, die vor Entwicklung der Störung das psychische Geschehen bestimmt haben, und zwar annähernd wie vermeidend. Der der Störung zu Grunde liegende neuronale Schaltkreis hat sich unter dem Einfluss der zuvor bestehenden, mit dem Motivationssystem verbundenen neuronalen Schaltkreise entwickelt. Diese interagieren danach mit dem neu entwickelten Schaltkreis, der der Störung zu Grunde liegt, aber sie verschwinden nicht. Wenn die Störung bestehen bleibt, gehören sie zum aufrechterhaltenden Kontext der Störung. Aus neuronaler Perspektive können wir eine Störung nicht loslösen von dem sie umgebenden neuronalen System, mit dem sie unweigerlich interagiert. Es ist mit der im Gehirn vorherrschenden Vernetztheit unvereinbar, die Störungsabläufe als abgekoppelt vom sonstigen neuronalen Geschehen zu betrachten. Und das sonstige neuronale Geschehen ist motiviert, und zwar vom ersten bis zum letzten Atemzug eines Menschen.

Auch wenn psychische Störungen neuronale Merkmale aufweisen, die sie vom normalen neuronalen Geschehen abheben, bleiben sie in das sonstige neuronale Geschehen eingebettet und existieren nicht unabhängig davon. In der störungsspezifischen Forschung – das gilt für die neurowissenschaftliche wie für die psychologische gleichermaßen – ist aus methodischen Gründen kein Platz für die Berücksichtigung individueller motivationaler Kontexte. Wenn man zwanzig depressive Patienten in einen Scanner legt und ihre Hirnaktivität mit der von zwanzig Normalpersonen vergleicht, steht die mit dem Versuchsplan hergestellte Gemeinsamkeit der Versuchsgruppe, die depressive Symptomatik, im Mittelpunkt des Forschungsinteresses. Die die individuellen Motive und sonstige individuelle Merkmale der Versuchspersonen repräsentierenden neuronalen Strukturen und Prozesse variieren frei und stellen allenfalls störende Einflüsse oder Fehlervarianz dar. Die Aussagen, die aus Untersuchungen dieser Art resultieren, müssen zwangsläufig von den motivationalen Besonderheiten der Versuchspersonen absehen. Mit hunderten solcher Untersuchungen entsteht dabei aber mit der Zeit so etwas wie eine Scheinwelt, wie wenn es die untersuchten Störungen losgelöst von dem Menschen gäbe, der sie hat. In der Forschungsliteratur wiederholt sich derselbe Prozess, der sich auf der Ebene der einzelnen Untersuchung abspielt. Es wird nur das thematisiert, was man untersucht hat, und das sind störungsspezifische Besonderheiten. Das kann man natürlich nicht kritisieren, denn es ist aus methodischen Gründen ganz unvermeidlich. Vermieden werden muss aber, dass das Bewusstsein für das verloren geht, was man aus methodischen Gründen ausgeklammert hat. Dass eine Störung in Wirklichkeit in jedem

Einzelfall unter dem Einfluss dessen entstanden ist, was aus methodischen Gründen zur Fehlervarianz erklärt werden musste, nämlich das ganze individuelle Leben der untersuchten Person, muss anschließend wieder hinzugedacht werden.

Dass sie nicht einfach Träger einer Störung, sondern individuelle Personen mit ganz individuellen Lebensmotiven, Werthaltungen, Lebensgeschichten usw. untersuchen, ist den meisten Untersuchern sicher klar und kommt vielleicht auch darin zum Ausdruck, wie sie die Person während der Untersuchung behandeln. Dokumentiert und weiterverarbeitet werden aber die Störungsmerkmale und nicht die individuellen Besonderheiten und nur darüber werden schließlich Aussagen gemacht. Neurowissenschaftler, die das Gehirn untersuchen, verhalten sich ähnlich wie Röntgenologen, die Aufnahmen der Lunge begutachten. Daran ist im Prinzip auch nichts auszusetzen, denn es wäre für den Zweck der Untersuchung wirklich ziemlich überflüssig, mitzudenken, was das wohl sonst für ein Mensch sein mag, dessen Lunge man da vor sich hat. Wenn man aber auf Grund neurowissenschaftlicher Untersuchungen Aussagen über die Natur menschlicher Depressionen machen will, gerät man doch in einen etwas anderen Bereich. Es wäre dann schon wünschenswert, das, was man nicht untersuchen konnte, wenigstens mitzudenken. Ich bin in der neurowissenschaftlichen Literatur zu psychischen Störungen praktisch nirgendwo einer Stelle begegnet, aus der ein explizites Bewusstsein dieser Sachverhalte hervorging oder in denen diese Problematik ausdrücklich angesprochen wurde.

Wenn wir uns fragen, welchen Nutzen wir aus den neurowissenschaftlichen Untersuchungen zu psychischen Störungen ziehen können, dürfen wir diese Ausblendungen natürlich nicht übernehmen, sondern müssen das dort Ausgeblendete ergänzen, indem wir Fragen stellen und zu beantworten versuchen, die in den vorliegenden Untersuchungen nicht gestellt wurden. Diese Fragen gehen über die psychischen Störungen hinaus, sind aber sehr wichtig für ihr Verständnis. Wie ist das Verhältnis psychischer Störungen zum sonstigen neuronalen Geschehen? Wie kommt es überhaupt, dass das Gehirn psychische Störungen hervorbringt? Unter welchen Bedingungen kommt es dazu? Wieso entwickeln sich bei den einen Menschen gar keine psychischen Störungen, bei anderen aber gleich mehrere? Wovon hängt es ab, welche psychische Störung sich entwickelt? Wie hängen psychische Störungen überhaupt mit dem ganzen sonstigen Leben eines Menschen zusammen? Als praktizierende Therapeuten stellen wir uns diese Fragen nicht in allgemeiner Form, sondern bezogen auf einen ganz konkreten Patienten. Es dauert auch erst einmal, ehe wir überhaupt zu Fragen dieser Art kommen.

Wenn wir als Therapeuten einem Patienten gegenübersitzen, tauchen zuerst ganz andere Fragen auf. Was sitzt mir da eigentlich für ein Mensch gegenüber? Was bewegt ihn, was will er von mir? Wie lebt er, was hat ihn in diese Lage gebracht? Wir machen uns erst einmal ein Bild von diesem Menschen und seiner Lebenssituation und versuchen dann, seine Probleme darin einzubetten, ihre Bedeutung für ihn auf diesem Hintergrund zu verstehen. Der Patient ist für uns viel mehr als ein Träger von Symptomen. Er ist ein Mensch mit Wünschen und Befürchtungen, Hoffnungen und Enttäuschungen, Gelungenem und Misslungenem, sympathischen und weniger sympathischen Seiten.

Wie sollen wir nach dem zuvor Ausgeführten nun über einen Patienten denken? Sollen wir uns fragen, ob sein Hippocampus wohl geschrumpft ist, welche Seite seines Frontalhirns stärker aktiviert ist, was seine Amygdala wohl gerade macht? Das sind durchaus Fragen, die wir uns im Verlaufe der diagnostischen Abklärung stellen könnten und vielleicht sogar sollten. Aber als Erstes sollten wir uns fragen, was diesen Menschen bewegt. Die Frage, was einen Menschen positiv und negativ bewegt, was er anstrebt und was er vermeidet und wie gut ihm das gelingt, ist für die Psychotherapie die wichtigste Frage von allen. Warum das so ist und was das mit seinen psychischen Störungen zu tun hat, wird das Thema des nächsten Kapitels sein.

Weil sich die neurowissenschaftliche Forschung mit den spezifisch menschlichen Motivationen bisher kaum befasst hat, wird es im Folgenden weniger neurowissenschaftlich zugehen als bisher. Ich werde zwar immer wieder darauf eingehen, was die Neurowissenschaften zum motivationalen Aspekt des psychischen Geschehens beizutragen haben, soweit es dazu wissenschaftliche Befunde gibt. Ich werde aber ab nun auch stärker auf Befunde aus der Psychologie Bezug nehmen und auf Ergebnisse unserer eigenen Forschungsarbeiten, denn mit den Fragen, um die es jetzt geht, befassen sich meine Mitarbeiter und ich schon seit vielen Jahren.

4 Bedürfnisbefriedigung und psychische Gesundheit

4.1 Menschliche Grundbedürfnisse

Wir wissen jetzt recht viel über das Gehirn, aber wir wissen noch wenig, was uns helfen könnte, einen Menschen zu verstehen. Um einen Menschen zu verstehen, müssen wir etwas darüber wissen, was ihn im Positiven wie im Negativen bewegt, was seine Wünsche, Ziele, Pläne, Werte, was seine Befürchtungen und Abneigungen sind. Es ist zwar für einen Psychotherapeuten sehr nützlich, genaue Vorstellungen darüber zu haben, wie das psychische Geschehen abläuft und wie das auf neuronaler Ebene verwirklicht wird, aber ohne Vorstellungen darüber, worauf die psychischen Prozesse ausgerichtet sind, fehlt der Aspekt, der den Inhalten des menschlichen Lebens ihre Bedeutungen verleiht. Die Welt der Bedeutungen erschließt sich erst unter motivationalem Aspekt. Das ist nicht nur aus einer hermeneutischen Perspektive so, sondern auch aus einer naturwissenschaftlich-biologischen.

Das organismische Funktionieren aller Arten ist in der Evolution so selegiert worden, dass es unter den Lebensbedingungen dieser Art das Überleben und die Weitergabe der Gene sichert. Die Beschaffenheit der Art gibt vor, was sie für das Überleben und die Reproduktion braucht. Wenn die Lebensumgebung diese objektiven Anforderungen – wir könnten auch sagen: die Bedürfnisse der Art – nicht erfüllt, gedeiht der einzelne Organismus nicht gut und scheidet aus dem Selektionsprozess aus. Die menschliche Art verfügt offenbar über eine hervorragende biologische Fitness. Sie vermehrt sich massenhaft und gibt ihre Gene im Übermaß weiter. Sie kann das, weil sie sich selbst eine gesellschaftliche und kulturelle Umgebung geschaffen hat, die das ermöglicht. Auch für den einzelnen Menschen gilt: Wenn seine Beschaffenheit und seine Lebensumgebung gut übereinstimmen, gedeiht er gut. Was sind nun die Bedingungen, die erfüllt sein müssen, dass ein Mitglied der menschlichen Art gut gedeiht? Welche Anforderungen muss die materielle, gesellschaftliche und kulturelle Umgebung erfüllen, damit es einem Menschen gut geht? Anders herum formuliert: Was sind die spezifischen Grundbedürfnisse des Menschen, deren Erfüllung gewährleistet sein muss, damit er sich wohl fühlen und gut entwickeln kann?

Viele Antworten darauf liegen auf der Hand: Er muss Luft zum Atmen haben, genügend Nahrung, um Hunger und Durst zu stillen, muss eine bestimmte Köpertemperatur halten können, braucht ein bestimmtes Quantum an Schlaf usw. Der Mensch teilt diese biologischen Bedürfnisse mit anderen Lebewesen. Es sind aber nicht diese Grundbedürfnisse, die uns als Psychotherapeuten interessieren. Unsere Frage ist: gibt es beim Menschen über diese biologischen Bedürfnisse hinaus spezifische psychische Grundbedürfnisse, solche, die alle Menschen gemein haben, die erfüllt sein müssen, damit es ihm gut geht, damit er eine gute psychische Gesundheit hat? Dies ist letztlich eine empirische Frage, die wir beantworten können, wenn wir danach schauen, unter welchen Bedingungen Menschen eine gute und unter welchen eine schlechte psychische Gesundheit haben.

Damit Grundbedürfnisse sicher erfüllt werden, hat die Evolution vorgesorgt. Sie hat die Organismen so beschaffen, dass sie Durst bekommen, wenn ihr Organismus für sein Funktionieren mehr Flüssigkeit, Hunger, wenn er Nahrung, müde wird, wenn er Schlaf braucht usw. Wenn ein Mangelzustand auftaucht, wird die Aktivität des Organismus automatisch so ausgerichtet, dass der Mangelzustand behoben wird. Durst löschen wird zu einem Ziel und Trinkbares zu einem Zielobjekt. Durst, Ziel und mögliche Zielobjekte sind im Organismus physiologisch und/oder neuronal repräsentiert. Für Hunger, Durst, Schlaf, Sexualität usw. sind die entsprechenden physiologischen Regelkreise und neuronalen Schaltkreise gut untersucht (Panksepp, 1998). Gibt es auch für psychische Bedürfnisse analoge Regelkreise oder irgendeine Art der neuronalen Repräsentation? Bei existenziell wichtigen Grundbedürfnissen sollten wir eigentlich nach dem, was wir jetzt über das Gehirn wissen, annehmen, dass in der Evolution neuronale Strukturen und Mechanismen herausgebildet wurden, die auf eine Erfüllung dieser artspezifischen Vorgaben ausgerichtet sind. Bevor wir zur Frage der neuronalen Repräsentation kommen, ist aber erst einmal zu klären, was überhaupt als ein so wichtiges Grundbedürfnis in Frage kommt, dass dafür in der neuronalen Hardware des Menschen geeignete Strukturen selegiert wurden.

Welche psychischen Grundbedürfnisse für eine gute psychische Gesundheit und ein gutes Wohlbefinden erfüllt sein müssen und wie sich diese Grundbedürfnisse im menschlichen Verhalten auswirken, ist von verschiedenen Standpunkten aus immer wieder verschieden beantwortet worden. Gerade Begründer von Therapieschulen haben hierzu Antworten gegeben und ganze Menschenbilder darum herum aufgebaut. Weil es um menschliche Grundwerte geht, können sich die Gemüter über diese Frage sehr erhitzen.

In meinen Augen kommt man als Psychotherapeut um diese Frage tatsächlich nicht herum, denn auch wer sich diese Frage nicht explizit stellt, trägt ein implizites Menschenbild in sich, zu dem sehr wesentlich auch implizite Annahmen darüber gehören, was das Glück und Unglück von Menschen ausmacht. Es ist klar, dass solche Annahmen die Wahrnehmung anderer Menschen bestimmen und damit auch, welche impliziten Annahmen ein Therapeut an seine Patienten heranträgt. Da ist es schon besser, sich diese Frage ganz explizit zu stellen. Es muss ja nicht ganz automatisch so sein, dass bei Wertefragen die kritische Vernunft dem Glauben Platz macht. Gerade die Dinge, die einen persönlich angehen, sollten es am ehesten Wert sein, zum Gegenstand wissenschaftlichen Fragens, Erkundens und Klärens zu werden.

Die Frage, ob und welche Grundbedürfnisse erfüllt sein müssen, damit es uns als Menschen gut geht, ist eine solche Frage, die uns sehr persönlich angeht. Für einen Beruf, dessen zentraler Gegenstand menschliches Unglück ist, ist es aber darüber hinaus eine zentrale Frage der Profession. Es gibt viele Hinweise darauf, dass eine schwere und dauerhafte Verletzung von Grundbedürfnissen letztlich die wichtigste Ursache für die Entwicklung psychischer Störungen ist und auch für deren Aufrechterhaltung eine wichtige Rolle spielt. Ich werde diese Zusammenhänge in diesem Kapitel möglichst genau herausarbeiten und mit empirischen Befunden belegen.

Um Annahmen, welche Rolle menschliche Grundbedürfnisse im psychischen Geschehen spielen, empirisch prüfen zu können, muss in einem ersten Schritt entschieden werden, von welchen Grundbedürfnissen man ausgehen will. Die Auswahl ist gewaltig. Von McDougall (1932) angefangen über Murray (1938), Maslow (1967), Heckhausen (1980), Gasiet (1980) bis hin zu Epstein (1990), Ford (1992) und Deci und Ryan (2000) findet man dazu allein schon in der empirisch orientierten Psychologie die vielfältigsten Vorschläge und Begründungen, von den Konzepten der verschiedenen Therapieschulbegründer wie Freud, Adler, Sullivan und Rogers einmal ganz abgesehen. Angesichts dieser Fülle unterschiedlicher Konzepte wird man kaum davon ausgehen können, dass es auf die Frage nach den basalen menschlichen Motivationen die eine gültige und endgültige Antwort gibt. Alle Konzeptionen haben den Charakter von Annahmen und nicht von gesichertem Wissen. Annahmen, für die keine stichhaltigen empirischen Argumente angeführt werden können, scheiden für mich aus dem Kreis der Bewerber aus.

Unter psychischen Grundbedürfnissen verstehe ich Bedürfnisse, die bei allen Menschen vorhanden sind und deren Verletzung oder dauerhafte Nichtbefriedigung zu Schädigungen der psychischen Gesundheit und des Wohlbefindens führen. Damit scheiden schon einmal einige der aufgeführten Ansätze aus. Viele der in der Psychologie untersuchten Motive haben nicht den Stellenwert von Grundbedürfnissen. Das gilt z. B. für das Macht- und das Leistungsmotiv (Heckhausen, 1980). Es ist sicher so, dass viele Menschen nach Macht und Leistung streben. Aber vielen Menschen geht es auch sehr gut ohne Macht und ohne Leistung. Manchmal geht es ihnen sogar so gut, dass sich die anderen, denen Leistung sehr wichtig ist, dadurch ausgesprochen provoziert fühlen. Wenn man schaut, wie viel Schokolade und Parfüm auf der Welt verkauft wird, könnte man leicht auf ein allgemeines Bedürfnis nach Süßem und nach Wohlgeruch schließen. Aber es gibt wenig Hinweise darauf, dass die Nichtbefriedigung dieser Bedürfnisse krank macht.

Es hat viele Jahre gedauert, bis sich für mich aus dem reichhaltigen Angebot an Konzepten allmählich eine besonders überzeugende Antwort darauf herausschälte, was man beim Menschen als psychische Grundbedürfnisse ansehen kann. Meine Vorstellungen dazu wurden klarer, nachdem ich mit Seymour Epsteins „Cognitive-Experiential Self-Theory (CEST)“ (1990, 1993) vertraut geworden war. Es waren zunächst andere Aspekte von Epsteins Theorie als seine spezifischen Annahmen über Grundbedürfnisse, die ich besonders attraktiv fand, etwa die gute Vereinbarkeit mit Powers' Kontrolltheorie, die Annahme zweier verschiedener Funktionsmoden der psychischen Aktivität und seine Konzeption von motivationalen Schemata. Die von ihm vorgeschlagenen vier Grundbedürfnisse schienen mir zunächst nur als eine von mehreren Möglichkeiten. Das hat sich in der Zwischenzeit geändert, und zwar umso mehr, je intensiver ich mich mit der neuronalen Grundlage dieser Bedürfnisse und mit der empirischen Evidenz für ihre Bedeutung für Wohlergehen und Gesundheit befasst habe. Die neurobiologische Forschung hat gezeigt, dass zumindest drei der vier von Epstein vorgeschlagenen Grundbedürfnisse ganz tief in der Beschaffenheit des menschlichen Nervensystems verankert sind. Man kann in meinen Augen über die genaue Definition dieser Bedürfnisse und ihre Abgrenzung voneinander unterschiedlicher Meinung sein, aber man kann nicht an ihrer existenziellen Bedeutung für den Menschen zweifeln. Ich werde das im Folgenden nachvollziehbar zu machen versuchen. Epstein unterscheidet vier Grundbedürfnisse:

- ein Bedürfnis nach Orientierung, Kontrolle und Kohärenz
- ein Bedürfnis nach Lust
- ein Bedürfnis nach Bindung
- ein Bedürfnis nach Selbstwerterhöhung.

Das Bedürfnis nach Bindung war im ersten Entwurf seiner Theorie noch nicht enthalten. Er fügte es erst später zu und das war gut so, denn es gehört zu den am besten belegten Grundbedürfnissen. Ich halte Epsteins Konzeption der Grundbedürfnisse in einem Punkt für veränderungsbedürftig. Dieser Punkt ist allerdings recht essenziell, denn er hängt mit einem ganz zentralen Prinzip des psychischen Funktionierens zusammen, das man nicht einfach einem der vier aufgeführten Grundbedürfnisse zuordnen kann. Er betrifft das, was Epstein als Bedürfnis nach Kohärenz bezeichnet und was ich nachfolgend als Konsistenzprinzip bezeichnen werde.

4.2 Konsistenzregulation als Grundprinzip des psychischen Funktionierens

Der Begriff Konsistenz bezieht sich auf einen Zustand des Organismus. Er meint die *Übereinstimmung bzw. Vereinbarkeit der gleichzeitig ablaufenden neuronalen/psychischen Prozesse*. Die Grundbedürfnisse beziehen sich auf Erfahrungen, die der Organismus in seiner Interaktion mit der Lebensumgebung macht. Ihnen können bestimmte Wahrnehmungen zugeordnet werden, die im Hinblick auf das jeweilige Bedürfnis eine positive oder negative Bedeutung haben. Das ist bezüglich Konsistenz nicht der Fall. Konsistenz bezieht sich auf die Relationen intrapsychischer Prozesse und Zustände untereinander. Bedürfnisse werden befriedigt oder verletzt durch einschlägige sensorische Erfahrungen. Es gibt aber keine spezifischen sensorischen Erfahrungen, die ein Bedürfnis nach Konsistenz befriedigen. Obwohl der menschliche Organismus Zustände von Konsistenz stark bevorzugt und viele Mechanismen entwickelt hat, um Inkonsistenz zu vermeiden, obwohl also das psychische System sich so verhält, als ob es nach Konsistenz strebe und obwohl dauerhafte Zustände von Inkonsistenz Wohlergehen und Gesundheit stark beeinträchtigen, kann Konsistenz nicht einfach neben die anderen Grundbedürfnisse gestellt werden. Man könnte eher von einem grundlegenden Prinzip der innerorganismischen Regulation sprechen, das allen Einzelbedürfnissen übergeordnet ist. Wenn man Grundbedürfnisse als Erfordernisse der menschlichen Existenz ansieht, als Bedingungen dafür, dass ein Mensch gut gedeihen kann, dann könnte man auch ein „Streben nach Konsistenz“ als ein menschliches Grundbedürfnis bezeichnen. Ich ziehe es aus den genannten Gründen jedoch vor, bei der Konsistenz von einem Grundprinzip des psychischen Funktionierens zu sprechen. Sie ist eine Anforderung oder Bedingung für ein gutes psychisches Funktionieren und damit auch eine Bedingung für eine gute Befriedigung der Grundbedürfnisse. Wenn diese Bedingung schwer verletzt wird, hat das weitreichende Folgen für das Wohlergehen des betreffenden Menschen.

Dass *Konsistenzregulation* eine sehr wichtige Rolle im psychischen Geschehen spielen muss, ist mir im Rahmen der Arbeit an meinem letzten Buch „Psychologische Therapie“ (Grawe, 1998) klar geworden. Schon dort war ich auf Grund der vorliegenden neurowissenschaftlichen und psychologischen Befunde davon ausgegangen, dass dem psychischen Geschehen sehr viele parallel ablaufende Prozesse zu Grunde liegen und dass sich damit die Frage der Vereinbarkeit dieser Prozesse miteinander stellt. Nachdem ich erst einmal angefangen hatte, mir diese Frage zu stellen, wurde mir immer klarer, dass die Regulation der gleichzeitig ablaufenden neuronalen Prozesse von ganz grundlegender Bedeutung für die Sichtweise des psychischen Funktionierens ist. Diese Frage hat mich seitdem nicht mehr losgelassen. Heute kann ich wesentlich mehr empirisch fundierte Argumente für die Bedeutung der Konsistenzregulation im psychischen Geschehen, für die psychische Gesundheit und letztlich auch für die Psychotherapie anführen, als es mir damals möglich war.

Die Konsistenzregulation kann nicht losgelöst von der zielorientierten Aktivität des Organismus betrachtet werden und diese ist wiederum maßgeblich auf die Befriedigung der Grundbedürfnisse ausgerichtet. Deshalb hängen Konsistenzregulation und Bedürfnisbefriedigung eng miteinander zusammen. Das Bindeglied zwischen ihnen ist das Konstrukt der *Kongruenz,* die Übereinstimmung zwischen aktuellen motivationalen Zielen und realen Wahrnehmungen. Um Klarheit zu schaffen, wie ich diese Konstrukte verstehe und voneinander unterscheide, werde ich im nächsten Abschnitt zunächst einmal die Rolle der Grundbedürfnisse und der Konsistenzregulation im psychischen/neuronalen Geschehen zueinander ins Verhältnis setzen und konzipieren, in welcher Weise sie das Erleben und Verhalten eines Menschen bestimmen. Erst nachdem ich diesen Überblick gegeben habe, werde ich die einzelnen Teile dieser Konzeption ausführlich begründen.

4.3 Grundbedürfnisse, Konsistenzregulation, motivationale Schemata und Inkongruenz

Die nachfolgende Darstellung knüpft an eine Sichtweise des psychischen Funktionierens an, die ich in meinem letzten Buch „Psychologische Therapie“ (Grawe, 1998) entwickelt habe. Diese Sichtweise ist hergeleitet aus Befunden und Modellen, die in der empirisch ausgerichteten Psychologie weite Akzeptanz besitzen. Sie beinhaltet u. a., dass die psychische Aktivität von Zielen bestimmt ist, dass sich im Verlaufe der psychischen Entwicklung Schemata herausbilden, die gewissermaßen als Ordnungsmuster der psychischen Aktivität angesehen werden können, und dass die zielgeleitete psychische Aktivität hierarchisch organisiert ist. Diese Auffassungen stellen sozusagen „Mainstreampsychologie“ dar. Nicht ganz so sehr im Mainstream ist die Auffassung, dass die Ziele, die ein Mensch im Laufe seines Lebens herausbildet, letztlich der Befriedigung bestimmter Grundbedürfnisse dienen. Diese Sicht und die Festlegung auf bestimmte Grundbedürfnisse hebt sich etwas aus der Mainstreampsychologie ab, bewegt sich aber durchaus in ihrem Rahmen. Beispiele für solche Konzeptionen sind Epsteins (1990) „Cognitive-Experiential Self-Theory“ und die „Self-Determination Theory“ von Deci und Ryan (2000).

Dass im psychischen System gleichzeitig immer sehr viele Prozesse parallel ablaufen, wird wahrscheinlich von den wenigsten Psychologen bestritten, aber was für Konsequenzen sich daraus für das psychische Funktionieren ergeben, ist nur in wenigen psychologischen Ansätzen ausdrücklich thematisiert worden. Eine Ausnahme davon sind konnektionistische Ansätze, die die Annahme einer massiv distributiv-parallelen Informationsverarbeitung zur Grundlage ihres theoretischen und methodischen Zugangs gemacht haben (z. B. Rumelhart & McClelland, 1986; Caspar, 1992). Das Konstrukt der Konsistenz stellt den Aspekt der Vereinbarkeit der vielen gleichzeitig ablaufenden psychischen Prozesse ins Zentrum und stellt damit eine Verbindung von konnektionistischen Grundannahmen und solchen Modellen her, die sich mit der Konflikthaftigkeit und Dissonanz psychischer Prozesse befassen. Solche Ansätze haben in der Psychologie eine lange Tradition (z. B. Miller, 1944; Festinger, 1957). Sie gehören gegenwärtig aber nicht zu den besonders virulenten Forschungsgebieten.

Die spezifische Sicht von Konsistenz, die ich nachfolgend über den in meinem letzten Buch ausgeführten Stand hinaus entwickle, ist in dieser Art neu und kann insofern als ein eigener theoretischer Ansatz angesehen werden. Wenn ich im Folgenden von Konsistenztheorie oder konsistenztheoretisch spreche, meine ich die nachfolgend entwickelte Sicht des psychischen Funktionierens. Diese Sicht hat viele Elemente mit anderen theoretischen Ansätzen gemein, von denen sie meist auch übernommen wurden. Als ganze ist sie jedoch neu. Bei der Entwicklung dieses Ansatzes hat von Anfang an eine neurowissenschaftliche Sicht des psychischen Geschehens Pate gestanden (Grawe, 1998), aber die neurowissenschaftliche Begründung dieser Sichtweise erschien mir selbst zu wenig detailliert und in die Tiefe gehend ausgearbeitet. Nachdem ich in den vorangegangenen Kapiteln die Grundlage dafür gelegt habe, werde ich in diesem Kapitel nun die konsistenztheoretische Sicht des psychischen Funktionierens unter möglichst engem Bezug auf seine neuronalen Grundlagen detailliert elaborieren, um sie am Ende dieses Kapitels auf die Entstehung psychischer Störungen anzuwenden und im nächsten Kapitel auf die Problemstellungen der Psychotherapie.

Bevor ich ins Detail gehe, gebe ich in diesem Abschnitt zunächst einen Überblick über die wichtigsten Konstrukte der Konsistenztheorie und ihre Zusammenhänge miteinander. In Abbildung 4.1 ist der Kern des konsistenztheoretischen Modells im Überblick dargestellt.

Das Erleben und Verhalten eines Menschen wird unmittelbar von seinen *motivationalen Schemata* bestimmt. Die motivationalen Schemata sind die Mittel, die das Individuum im Laufe seines Lebens entwickelt, um seine *Grundbedürfnisse* zu befriedigen und sie vor Verletzung zu schützen. Entsprechend gibt es *annähernde* und *vermeidende* motivationale Schemata. Wächst ein Mensch in einer Umgebung auf, die ganz auf die Befriedigung seiner Bedürfnisse eingestellt ist, wird er hauptsächlich annähernde motivationale Ziele entwickeln und erwirbt viel Erfahrung mit ihrer positiven Befriedigung. Dazu gehören entsprechende Erwartungen und ein differenziertes Verhaltensrepertoire zur Realisierung der Ziele unter verschiedenen Bedingungen. Wächst ein Mensch dagegen in einer Umgebung auf, in der seine Grundbedürfnisse immer wieder verletzt, bedroht oder enttäuscht werden, entwickelt er Vermeidungsschemata, um sich vor weiteren Verletzungen zu schützen. In einer tatsächlich verletzenden Umgebung kann Vermeidung als angepasstes Verhalten angesehen werden. Stark ausgeprägte Vermeidungsschemata verstellen jedoch später den Weg zur positiven Bedürfnisbefriedigung auch in Situationen, die eigentlich dafür geeignet wären, weil die Situationen eher die besser gebahnten vermeidenden als annähernde Tendenzen aktivieren.

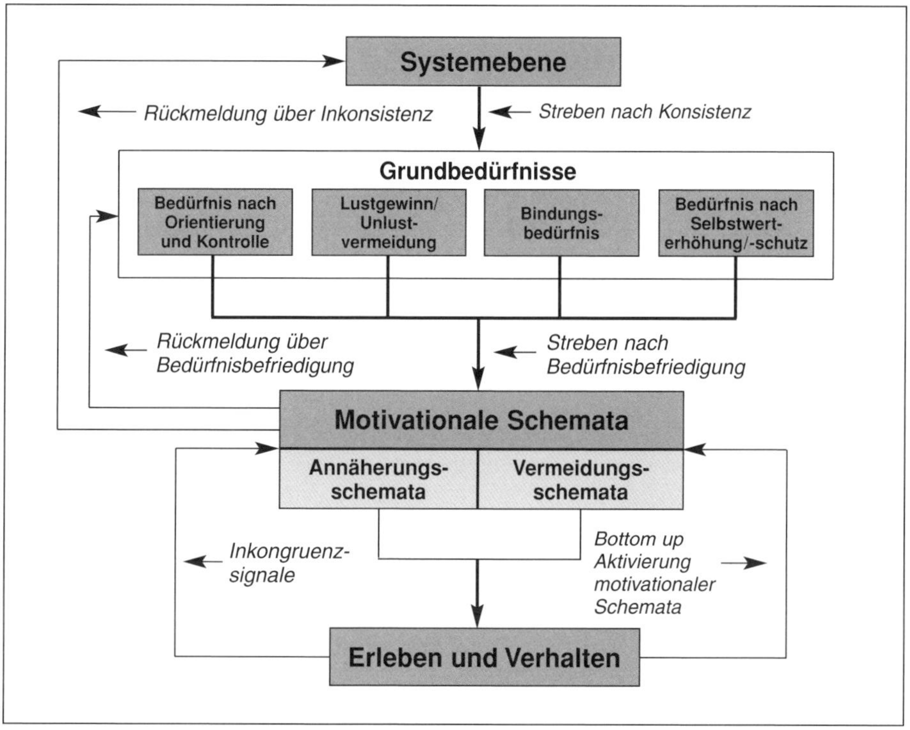

Abbildung 4.1: Das konsistenztheoretische Modell des psychischen Geschehens. Erläuterungen im Text.

Auf der untersten Ebene des Modells, der des situativen Erlebens und Verhaltens, entstehen im Verlaufe der Interaktionen des Individuums mit seiner Umgebung kontinuierlich Wahrnehmungen darüber, inwieweit die jeweils aktivierten motivationalen Ziele erreicht oder verfehlt werden. Diese Rückmeldungen werden in Übereinstimmung mit Powers' Kontrolltheorie (1973) als *Inkongruenzsignale* bezeichnet. Zielerreichung geht mit positiven Emotionen, Inkongruenz mit negativen Emotionen einher.

Überwiegt die Vermeidung die Annäherung, d. h. hemmen die stärker gebahnte Vermeidungstendenzen die gleichzeitig aktivierten, aber schwächer gebahnten Annäherungstendenzen, entstehen Inkongruenzsignale bezüglich der unerfüllten Annäherungsziele. In diesem Fall besteht eine *Annäherungsinkongruenz*. Wenn es nicht gelingt, die befürchteten Erfahrungen zu vermeiden, wenn also das Schlimme wirklich eintritt, entsteht *Vermeidungsinkongruenz*.

Annähernde und vermeidende Tendenzen können auch gleichzeitig aktiviert werden und sich gegenseitig hemmen. In diesem Fall kann von einem motivationalen Konflikt oder von *motivationaler Diskordanz* gesprochen werden. Es kommt zu Inkongruenzsignalen bezüglich beider, also annähernder und vermeidender Ziele. Motivationale Konflikte führen also zu Inkongruenz. Diskordanz kann auch zwischen gleichzeitig aktivierten

Annäherungszielen (Annäherungs/Annäherungs-Konflikten) oder gleichzeitig aktivierten Vermeidungszielen (Vermeidungs/Vermeidungs-Konflikten) bestehen.

Diskordanz und *Inkongruenz* stellen zwei besonders wichtige Formen von *Inkonsistenz* im psychischen Geschehen dar. Diskordanz meint die Nichtvereinbarkeit zweier oder mehrerer gleichzeitig aktivierter motivationaler Tendenzen, Inkongruenz die Nichtübereinstimmung der realen Erfahrungen mit den aktivierten motivationalen Zielen. In beiden Fällen sind gleichzeitig neuronale Erregungsmuster aktiviert, die nicht miteinander vereinbar sind. In Abschnitt 4.8 werden wir weitere Beispiele für Inkonsistenzen im psychischen Geschehen kennen lernen. Diskordanz und Inkongruenz sind für die psychische Gesundheit deswegen besonders wichtig, weil sie mit der Aktivierung wichtiger motivationaler Ziele verbunden sind, und die Aktivierung wichtiger Ziele geht immer mit starken Emotionen einher.

Die zielorientierte Aktivität, die Inkongruenzsignale und die sie begleitenden Emotionen können im expliziten und im impliziten Funktionsmodus, also bewusst und unbewusst, ablaufen. Eine kontinuierliche oder sich andauernd wiederholende Verfehlung der Annäherungs- und Vermeidungsziele führt zu einem hohen *Inkongruenzniveau*. Das geht einher mit einem andauernd erhöhten Pegel negativer Emotionen. Wenn diese Emotionen bewusst erlebt werden, können das etwa Angst, Enttäuschung oder Ärger sein. Wir wissen aus den Ausführungen zu Angstreaktionen in Kapitel 2, dass sich Emotionen nicht nur als subjektiv erlebtes Gefühl äußern, sondern dass ihre Aktivierung zu einer ganzen Kaskade physiologischer, hormoneller und neuronaler Reaktionen führt, unabhängig davon, ob ein subjektiv klar erlebtes Gefühl eintritt. Ein erhöhtes Inkongruenzniveau ist daher als ein höchst komplexer Stresszustand anzusehen. Den negativen Auswirkungen eines dauerhaft zu hohen Stresslevels sind wir schon an mehreren Stellen begegnet. Ich werde in Abschnitt 4.5.2 auf das Verhältnis von Inkongruenz und Stress ausführlich eingehen.

Wenn wir das Modell in Abbildung 4.1 als ganzes betrachten, gibt es zwei „Beweger" des psychischen Geschehens: das Streben nach Kongruenz und das Streben nach Konsistenz. Das psychische Geschehen ist fortwährend darauf ausgerichtet, Wahrnehmungen im Sinne aktivierter motivationaler Ziele zu machen. Hinter den motivationalen Zielen stehen die Grundbedürfnisse. Sie nehmen nicht direkt auf das Verhalten Einfluss, sondern über die motivationalen Ziele, die sich um sie herum entwickelt haben. Ziele und Verhalten sind im Unterschied zu Grundbedürfnissen auf konkrete Situationen oder Klassen von Situationen bezogen. In ihnen unterscheiden sich die Menschen auf Grund ihrer Lebenserfahrungen voneinander, in den Grundbedürfnissen jedoch nicht. Wie jeder Mensch zwei Arme und zwei Beine hat, hat jeder Mensch die gleichen Grundbedürfnisse. Wie sich die Arme und Beine von Menschen unterscheiden, können sich Menschen in der absoluten und relativen Ausprägung der Grundbedürfnisse unterscheiden.

Während der Organismus damit befasst ist, Wahrnehmungen im Sinne aktivierter Ziele herbeizuführen, kommt es wegen der Vielzahl der daran beteiligten Prozesse immer wieder zu Konstellationen, in denen gleichzeitig miteinander unvereinbare neuronale Prozesse aktiviert sind. Solche immer wiederkehrenden Zustände aktueller Inkonsistenz sind unvermeidlich. Inkonsistenz ist dadurch gekennzeichnet, dass sich die gleichzeitig aktivierten Prozesse in ihrem Ablauf gegenseitig behindern. Deshalb beeinträchtigt Inkonsistenz die Wirksamkeit der Auseinandersetzung mit der Umgebung. Inkonsistenz, die längere Zeit aufrechterhalten bleibt, resultiert daher zusätzlich in Inkongruenz und damit in einer beeinträchtigten Bedürfnisbefriedigung.

Inkonsistenz ist ein Zustand, der vom Organismus stark vermieden wird. Das menschliche psychische System hat alle möglichen Mechanismen herausgebildet, um Inkonsistenz zu vermeiden oder zu beseitigen. Diese Mechanismen haben, wie alle anderen psychischen Abläufe, eine neuronale Grundlage. Darauf gehe ich in Abschnitt 4.8 ein. Wenn man Inkongruenz als eine spezifische Form der Inkonsistenz betrachtet, weil gleichzeitig miteinander unvereinbare psychische Prozesse, nämlich Ziele, Erwartungen und reale Wahrnehmungen aktiviert sind, kommt man zur Formulierung, dass das Streben nach Konsistenz die eigentliche bewegende Kraft im neuronalen/psychischen Geschehen ist. Das Streben nach Konsistenz, bzw. das Verhindern oder die Reduktion von Inkonsistenz, wird nur ausnahmsweise als bewusstes Ziel oder Motiv erlebt. Konsistenzregulation findet ganz überwiegend unbewusst statt und durchzieht so sehr das ganze psychische Geschehen, dass es angemessen erscheint, von einem obersten oder pervasiven Regulationsprinzip im psychischen Geschehen zu sprechen.

Die Grundbedürfnisse definieren nach dieser Sicht die Kriterien, nach denen sich Konsistenz im psychischen Geschehen zu bemessen hat. Sie sind gewissermaßen Vorgaben, welche die Evolution dem menschlichen psychischen System gemacht hat. Wenn es diese Vorgaben erfüllt, gedeiht der Mensch, fühlt sich wohl, ist bei guter Gesundheit und wird sich mit höherer Wahrscheinlichkeit reproduzieren.

Eine gute Befriedigung der Grundbedürfnisse kann nur erreicht werden, wenn das Individuum flexible, erfolgreiche Mechanismen der Konsistenzregulation entwickelt. Aus dieser Sicht sind auch die motivationalen Schemata eines Menschen Mittel der Konsistenzregulation. Immer wenn ein Zustand von Inkongruenz auftritt, werden mit den betreffenden Zielen auch die Mittel, Pläne, Verhaltensweisen aktiviert, die sich bisher als geeignet erwiesen haben, Inkongruenz unter den gegebenen Bedingungen herabzuregulieren. Umgebungsbezogenes, zielorientiertes Verhalten ist jedoch nicht die einzige Möglichkeit, Inkonsistenz herabzuregulieren. Weil systeminterne Inkonsistenz einer guten Bedürfnisbefriedigung abträglich ist, kann man davon ausgehen, dass ein psychisches System im Verlaufe seiner Entwicklung Mechanismen herausbildet, die drohende Zustände zu großer Inkonsistenz verhindern oder, wenn sie eingetreten sind, herabregulieren. Für solche *Konsistenzsicherungsmechanismen* sind in der Psychologie unterschiedliche Begriffe gebildet worden, wie etwa Abwehrmechanismen, Coping, Emotionsregulation usw. Es handelt sich um Mechanismen, die ganz überwiegend automatisiert und ohne Bewusstsein ablaufen. Auch psychische Störungen bilden sich nach dieser Betrachtungsweise im Zuge der Konsistenzregulation heraus. Diese für die klinische Bedeutung der Konsistenztheorie zentrale Annahme wird in den Abschnitten 4.8 und 4.9 behandelt.

Traumatische Inkongruenzerfahrungen haben dauerhafte schädliche Auswirkungen. Sie führen zu einem Überwiegen von Vermeidungsschemata. Diese behindern die Möglichkeiten der positiven Bedürfnisbefriedigung und können so zu einem permanent erhöhten

Inkongruenzniveau führen. Dieses geht mit schlechtem Wohlbefinden und schlechter psychischer Gesundheit einher. Traumatische Inkongruenzerfahrungen können darüber hinaus zu strukturellen und funktionellen Schäden im Gehirn führen und damit die Fähigkeit des Individuums einschränken, spätere Belastungen im Leben positiv zu bewältigen. Abschnitt 4.9 behandelt, wie diese Folgeschäden früherer Inkongruenzerfahrungen in späteren aktuellen Situationen erhöhter Inkonsistenz im psychischen Geschehen zur Ausbildung psychischer Störungen führen können.

In den nachfolgenden Abschnitten werden die einzelnen Teile dieser theoretischen Sichtweise detaillierter ausgeführt. Ich beginne mit einer genaueren Begründung der Wichtigkeit der oben aufgeführten Grundbedürfnisse für die inhaltliche Ausrichtung des psychischen Geschehens und für die psychische Gesundheit.

4.4 Das Bindungsbedürfnis

Jahrzehntelang in der Wissenschaft kaum thematisiert, von Freud als Derivat des Lustprinzips in die zweite Reihe gestellt, von Epstein erst nachträglich für genügend wichtig gefunden, um als Grundbedürfnis in seine Theorie aufgenommen zu werden, hat das Angewiesensein des Menschen auf nahe Bezugspersonen es in der Wissenschaft schwer gehabt, in seiner entscheidenden Bedeutung für das menschliche Wohlergehen erkannt und anerkannt zu werden. Heute kann das Bindungsbedürfnis als das empirisch am besten abgesicherte Grundbedürfnis angesehen werden, gerade auch aus einer neurobiologischen Sicht. Noch immer aber spielt es in den vorherrschenden Theorien über die Entstehung psychischer Störungen bei Weitem nicht die Rolle, die ihm auf Grund der Faktenlage zukommt.

Sullivan (1953) hatte mit seiner interpersonalen Theorie der Psychiatrie zwar bereits explizit den zwischenmenschlichen Aspekt als Ursache psychischer Störungen in den Mittelpunkt gestellt, aber er versäumte es, seine Sicht durch empirische Forschung zu erhärten und verstand es nicht, andere dafür zu begeistern. So brauchte es noch einmal fast zwanzig Jahre, bis Bowlby (1969, 1973, 1975, 1976, 1983, 1988) mit seiner Bindungstheorie einen Pflock einschlug, der so unübersehbar in der wissenschaftlichen Landschaft stand, dass man nicht mehr daran vorbeikam. Bowlby postulierte als Erster explizit ein angeborenes Bedürfnis, die physische Nähe einer primären Bezugsperson zu suchen und aufrechtzuerhalten.

4.4.1 Vom Bindungsbedürfnis zu Bindungsstilen

Bowlby hat den Kern seiner Bindungstheorie in drei zentralen Postulaten zusammengefasst:

1. „Wenn ein Individuum darauf vertraut, dass eine Bindungsfigur verfügbar ist, wann immer es das wünscht, dann neigt dieses Individuum weniger zu intensiver oder chronischer Furcht als eine andere Person, die dieses Vertrauen aus irgendwelchen Gründen nicht besitzt.

2. Vertrauen in die Verfügbarkeit einer Bindungsperson oder das Fehlen desselben entwickeln sich nach und nach in den Jahren der Unreife – Kleinkindzeit, Kindheit und Jugend –, und was immer sich an Erwartungen in diesen Jahren entwickelt, bleibt für den Rest des Lebens relativ unverändert bestehen.
3. Die mannigfaltigen Erfahrungen in Bezug auf die Zugänglichkeit und Reaktionsbereitschaft von Bindungsfiguren, die unterschiedliche Individuen in den Jahren der Unreife entwickeln, sind ziemlich genaue Reflektionen der Erfahrungen, die diese Individuen tatsächlich bereits gemacht haben.“ (Bowlby, 1976, S. 246)

Bowlby bezeichnete den Niederschlag dieser Erfahrungen als „inneres Arbeitsmodell“. Innerhalb des konsistenztheoretischen Modells entspricht dieses innere Arbeitsmodell ungefähr den motivationalen Schemata, die um das Bindungsbedürfnis herum entwickelt werden. Das Kind verinnerlicht seine frühen dyadischen Beziehungserfahrungen. Sie schlagen sich in seinem impliziten Gedächtnis in Form von Wahrnehmungs-, Verhaltens-, emotionalen Reaktionsbereitschaften und motivationalen Bereitschaften nieder. Auch Youngs (1994) „Early Maladaptive Schemata“ kann man großenteils als Niederschlag solcher frühen Beziehungserfahrungen ansehen. Welche motivationalen Schemata sich aus den Beziehungen zu den primären Bezugspersonen in der frühen Kindheit entwickeln, hängt maßgeblich von der Verfügbarkeit und der Einfühlsamkeit dieser ersten Bezugspersonen ab. In einer guten Bindung sind die Bezugspersonen ein immer erreichbarer Zufluchtsort, der physische Nähe, Schutz, Sicherheit und Trost bietet. Ungünstige motivationale Schemata entwickeln sich nach diesen Vorstellungen dann, wenn entweder die Erreichbarkeit der Bezugspersonen nicht gegeben ist oder wenn auf Seiten der Bezugspersonen mangelnde „Feinfühligkeit“ besteht, wenn also die Bezugspersonen entweder konsistent oder inkonsistent-unvorhersehbar nicht zugänglich sind.

> „Die Abweisung führt zu einer emotionalen Entfremdung des Kindes von der Bindungsperson, die Unvorhersagbarkeit macht es übermäßig abhängig von ihr, d. h. das Bindungssystem ist wegen der Angst vor Verlust der Bindungsperson chronisch aktiviert. In einer ungestörten Bindungsbeziehung erhält das Kind Trost, Fürsorge und Schutz, wenn es danach verlangt, es kann aber auch seiner Neugier und seinen sozialen Wünschen nach neuen Bekanntschaften nachgehen, ohne von der Bindungsperson ungebührlich gehindert oder gar dafür bestraft zu werden.“ (Grossmann, 1990, S. 232)

Bowlbys Mitarbeiterin Mary Ainsworth (Ainsworth, Blehar, Waters & Wall, 1978) entwickelte ein standardisiertes Beobachtungsverfahren zur Untersuchung, wie Kinder auf Trennung von ihren primären Bezugspersonen reagieren. Dabei werden in der Regel Kinder zwischen 11 und 20 Monaten untersucht. Mit diesem Beobachtungsverfahren wurden später auch von vielen anderen Arbeitsgruppen empirische Untersuchungen zum Bindungsverhalten durchgeführt (s. dazu die Überblicke bei Schmidt & Strauss (1996) sowie bei Strauss & Schmidt (1997)).

Aus diesen Untersuchungen schälten sich vier immer wieder vorkommende *Bindungsmuster* heraus, die nach den gerade vorangegangenen Überlegungen gewissermaßen als Momentaufnahme der bis dahin entwickelten Konstellation motivationaler Schemata der untersuchten Kinder angesehen werden können:

1. Kinder mit *sicherem* Bindungsverhalten. Sie reagieren mit Beunruhigung auf eine Trennung von der Mutter und suchen sofort ihre Nähe, wenn sie wiederkommt. Dieses Bindungsmuster geht mit einem guten Urvertrauen einher und ermöglicht die Entwicklung konfliktfreier Annäherungsschemata zur Befriedigung des Bindungsbedürfnisses.
2. Kinder mit *unsicherer Bindung und vermeidendem* Beziehungsverhalten. Sie vermeiden nach einer Trennung Nähe und Kontakt zur Mutter und reagieren schon auf die Trennung selbst nicht mit der bei sicher gebundenen Kindern üblichen Beunruhigung. Bei diesem Bindungsmuster überwiegen die Vermeidungsschemata die Annäherungsschemata. Das Individuum setzt sich keinen Verletzungen mehr aus, indem es sich auf Nähe nicht mehr einlässt. Der Preis dafür ist eine schlechte positive Befriedigung des Bindungsbedürfnisses.
3. Kinder mit *unsicherer Bindung und ambivalentem* Beziehungsverhalten. Diese Kinder sind während der Trennung sehr verängstigt und wechseln nach Rückkehr der Mutter zwischen einer aggressiven Ablehnung des Kontaktes und der Suche nach Nähe. Diese Kinder sind nach der Trennung ganz mit der Beziehung beschäftigt und unfrei für andere Aktivitäten. Dieses Bindungsmuster ist durch konflikthafte motivationale Schemata gekennzeichnet. Bei Nähe entstehen Befürchtungen, sie zu verlieren, und bei fehlender Nähe entsteht Angst vor dem Alleinsein.
4. Kinder mit *unsicherer Bindung und desorganisiert/desorientiertem* Beziehungsverhalten. Diese Kinder reagieren auf Trennung von und Rückkehr der Bindungsperson mit bizarren und stereotypen Verhaltensweisen. Dieses Bindungsmuster kommt weniger häufig vor als die anderen. Es beruht auf einer schweren Verletzung des Bindungsbedürfnisses durch eine fehlende oder missbrauchende Beziehung zu einer primären Bezugsperson mit schwerwiegenden Folgen für die intrapsychische Regulation (s. unten).

In den Untersuchungen von Ainsworth et al. (1978) zeigten zwei Drittel der Kinder ein sicheres Bindungsmuster. Immerhin hat aber ein Drittel der Kinder einer unausgelesenen (amerikanischen) Population schon im Alter zwischen 11 und 20 Monaten ein Beziehungsverhalten, das stark durch Vermeidung und/oder negative Emotionen gekennzeichnet ist. Diese Kinder haben also bereits in diesem jungen Alter rudimentäre Vermeidungsschemata, die auf den weiteren Verlauf ihrer Beziehungserfahrungen ungünstigen Einfluss nehmen. Main, Kaplan und Cassidy (1985) haben Kinder, deren Bindungsmuster zwischen 11 und 20 Monaten untersucht worden waren, etwa fünf Jahre später, im Alter von sechs Jahren, nachuntersucht. Es zeigte sich, dass bei etwa 80 % der Kinder das Bindungsmuster über diesen Zeitraum stabil geblieben war. Waters, Merrick, Treboux, Crowell und Albersheim (2000) erhoben den Bindungsstil bei Kindern im Alter von 12 Monaten und dann wieder 20 Jahre später. Die Zuordnung zu einem sicheren versus unsicheren Bindungsstil stimmte in 72 % der Fälle überein. Änderungen im Bindungsstil konnten in den meisten Fällen mit gravierenden negativen Lebensereignisse wie Scheidung oder Depression der Eltern in Verbindung gebracht werden. Beckwith, Cohen und Hamilton (1999) konnten in den meisten Fällen plausible lebensgeschichtliche Ursachen für Veränderungen des Bindungsstils in negative und positive Richtungen ausmachen.

Zwischen Kindern mit sicherem und unsicherem Bindungsmuster fanden sich in Untersuchungen im Vorschulalter bedeutsame Unterschiede im Spielverhalten, im sozialen Kontaktverhalten, in der Ausgewogenheit und Flüssigkeit der Kommunikation sowie in Autonomie und Selbstvertrauen (Erickson, Sroufe & Egeland, 1985; Grossmann, Grossmann, Sprangler, Suess & Unzne, 1985; Main, Kaplan & Cassidy, 1985; Renken, Egeland, Marvinney, Mangelsdorf & Sroeufe,1989). Die Unterschiede waren immer zu Gunsten der Kinder mit sicherem Bindungsmuster.

Die Beziehungserfahrungen eines Menschen schon in den ersten Lebensmonaten legen also die Grundlage für motivationale Schemata, die dann ihrerseits schon sehr früh auf das Beziehungsverhalten des Kindes so Einfluss nehmen, das eine diese Schemata bestätigende Rückmeldung wahrscheinlich ist. Einen entscheidenden Einfluss darauf hat die Verfügbarkeit und insbesondere die Feinfühligkeit der primären Bindungspersonen des Säuglings und Kleinkindes. Deren Feinfühligkeit wiederum ist wenigstens zum Teil ein Resultat ihrer eigenen frühkindlichen Beziehungserfahrungen. Benoit und Parker (1994) untersuchten den Bindungsstil von Müttern mit dem Adult Attachment Interview, einem inzwischen sehr viel eingesetzten Instrument zur Erfassung von Bindungsmustern bei Erwachsenen. Sie konnten aus der Kenntnis des so festgestellten Bindungsstils der Mutter in 81 % der Fälle voraussagen, was für eine Bindungsqualität diese Mütter mit ihrem Kind hatten. Sogar der Bindungsstil der Grossmutter sagte zu 75 % das Bindungsmuster ihrer Enkel voraus! Zu ähnlichen Ergebnissen kamen auch Main et al. (1985) sowie Grossmannn et al. (1989).

4.4.2 Neurobiologie des Bindungsbedürfnisses

Das Bindungsbedürfnis gehört sicher zu den Grundbedürfnissen des Menschen. Aber der Mensch teilt dieses Grundbedürfnis mit anderen sozial lebenden Tieren. Es liegen inzwischen Untersuchungen zu vielen Tierarten vor, am besten untersucht sind Rhesusaffen. Die Untersuchungen zeigen, dass auch für diese Tiere das Bindungsbedürfnis ein Grundbedürfnis darstellt, dessen Nichtbefriedigung schwerwiegende Schäden verursacht. Die neurobiologischen Untersuchungen werfen ein ganz neues Licht auf das Bindungsbedürfnis auch beim Menschen. Sie lassen Bowlbys Konzeption fast in einem anthropomorphistischen Licht dastehen. Das Bindungsbedürfnis ist in der Neurobiologie und Physiologie des Menschen viel tiefer verankert, als die an Menschen dazu durchgeführten Untersuchungen ahnen ließen. Ich werde deshalb auf die Untersuchungen an Tieren etwas ausführlicher eingehen. Sie machen erst verständlich, wieso ungünstige Bindungserfahrungen so verheerende Auswirkungen auf die psychische Gesundheit haben, wie ich es im nächsten Abschnitt berichten werde.

Wenn man junge sozial lebende Tiere wie etwa Küken oder junge Rhesusaffen in einer fremden Umgebung alleinlässt, zeigen sie ein typisches Muster von Reaktionen, das man zusammenfassend als Protestreaktion bezeichnet hat. Hervorstechend sind vor allem dem Weinen ähnliche wiederholte Klagelaute, in der Literatur als „distress vocalizations“ oder „isolation calls“ bezeichnet, verstärkte motorische Aktivität und wachsames Absuchen der Umgebung. Der Herzschlag ist beschleunigt, die Körpertemperatur steigt und es werden vermehrt Stresshormone ausgeschüttet. Der neuronale Schaltkreis, der diesen Reaktionen zu Grunde liegt, ist inzwischen gut untersucht (Panksepp, 1998, S. 265–271). Panksepp bezeichnet ihn als PANIK-Schaltkreis und bringt ihn auch mit der klinischen Panikstörung in Verbindung. Ich hatte darauf bei der Behandlung der Panikstörung in Abschnitt 3.5 bereits hingewiesen.

Man weiß über diesen Schaltkreis deshalb gut Bescheid, weil es relativ leicht zu untersuchen war, in welchen Hirnregionen man durch Reizung mit Elektroden die typischen Klagelaute auslösen kann. Der Schaltkreis nimmt seinen Ausgangspunkt beim zentralen Grau, ganz in der Nähe des Schmerzzentrums, weshalb Panksepp vermutet, dass sich das „Trennungsschmerz"-System phylogenetisch aus dem Schmerzsystem entwickelt haben könnte. Klagelaute können auch durch Reizung im medialen Zwischenhirn, besonders im dorsomedialen Thalamus, und weiter vorne im ventralen Septum, im Bettkern und der Stria terminalis ausgelöst werden, bei manchen Arten auch ganz vorne im anterioren circularen Cortex und an bestimmten Stellen der Amygdala. Dieser Schaltkreis überlappt sich erheblich mit denen, die an der Ausschüttung von Stresshormonen (CRF) und an der Endorphinausschüttung beteiligt sind. Endorphine (körpereigene Opiate) vermindern die Klagelaute, CRF intensiviert sie. Mit zunehmendem Alter nimmt die leichte Aktivierbarkeit dieses Schaltkreises ab, bei Männchen stärker als bei Weibchen, was offenbar mit dem Unterschied im Testosteronspiegel zusammenhängt, denn Testosterongaben reduzieren schon bei jungen Tieren die Klagelaute. Panksepp sieht darin eine Mitursache dafür, dass Frauen mehr weinen als Männer und dass sie häufiger eine Panikstörung entwickeln.

Auch die chemischen Stoffe, die die Aktivität dieses Schaltkreises besonders wirksam modulieren können, sind gut bekannt. Transmitter, welche die Glutamatrezeptoren, besonders die NMDA-Rezeptoren, stimulieren, sind am besten geeignet, den Schaltkreis zu aktivieren. Durch Glutamatgaben können Klagelaute sogar dann aktiviert werden, wenn das Tier gar nicht allein ist. Eine nicht ganz so starke, aber auch deutlich aktivierende Wirkung hat CRF.

Eine das Trennungsangstsystem beruhigende bzw. hemmende Wirkung haben außer Opiaten die Neuropeptide Oxytocin und Prolactin. Oxytocin und körpereigene Opiate spielen interessanterweise auch eine wichtige Rolle auf der anderen Seite der Bindungsbeziehung, nämlich bei der Aktivierung von mütterlichem Fürsorgeverhalten. Sie können nach Panksepp als „prime movers" der Herstellung und Aufrechterhaltung sozialer Bindungen bei Säugetieren angesehen werden. Bei einer gut funktionierenden Bindungsbeziehung wird auf beiden Seiten viel von diesen Neuropeptiden ausgeschüttet. Diese Stoffe haben gleichzeitig eine gedächtnisfördernde Wirkung. Alle Wahrnehmungen, die bei der engen physischen und affektiven Interaktion, die eine positive Bindungsbeziehung kennzeichnen, entstehen – dazu gehören Gerüche, Berührungen, Laute, Anblicke, Körpergefühle – werden besonders gut im Gedächtnis gespeichert und konsolidiert. Deswegen können diese Gedächtnisspuren – es handelt sich hier natürlich um synaptische Übertragungsbereitschaften in impliziten Gedächtnissystemen – durch einschlägige Wahrnehmungen sehr leicht wieder aktiviert werden. Wenn ein Kind mit Angst oder Schmerzen im Schoß oder Arm seiner Mutter Zuflucht gefunden hat, wird eine ganze neuronale Kaskade aktiviert, zu der die Ausschüttung von Oxytozin und Opiaten gehört. Dieses durch eine gute Bindungsbeziehung gebahnte Reaktionsmuster hemmt schlagartig das zuvor aktivierte Muster von Angst oder anderen negativen Emotionen. Fehlt eine positive Bindungsbeziehung, kommt es nicht zur Bahnung dieser Reaktionsbereitschaften/Gedächnisinhalte. Ein solches Kind ist daher viel schwerer zu beruhigen. Seine negativen Emotionen können viel schlechter wieder herunterreguliert werden. Weil sich bei ihm keine gute Emotionsregulation im affektiven Austausch mit einer primären Bezugperson etablieren konnte, fehlen später, wenn die Regulation der Emotionen in der intimen Bindungsbeziehung bei sicher gebundenen Kindern zunehmend in Selbstregulation übergeht, in seinem impliziten Gedächtnis entsprechende Reaktionsbereitschaften. Eine Unfähigkeit, negative Emotionen zu regulieren, ist Kennzeichen fast aller psychischer Störungen. Die neurobiologische Bindungsforschung macht es sehr wahrscheinlich, dass die Grundlagen für dieses Defizit und Risiko für die spätere Ausbildung einer psychischen Störung bereits sehr früh in der Ontogenese eines Menschen gelegt werden, lange bevor irgendwelche erinnerbaren Gedächtnisinhalte entstehen. Es macht aus dieser Perspektive wenig Sinn, in einer Therapie nach Ereignissen in der Lebensgeschichte zu forschen, von denen das individuelle Unglück seinen Ausgang nahm. Was die motivationalen Schemata und sonstigen Reaktionsbereitschaften, die um das Bindungsbedürfnis herum entwickelt werden, angeht, müssen wir davon ausgehen, dass die ihnen zu Grunde liegenden zwischenmenschlichen Vorgänge nicht erinnerbar sind. Die Beziehungen mit den primären Bezugspersonen reichen normalerweise natürlich über den nicht erinnerbaren Zeitraum (die ersten drei bis vier Lebensjahre) hinaus und spätere Ereignisse können dann vielleicht erinnert werden. Solche Ereignisse stellen aber in der Regel nicht die eigentliche Ursache des Unglücks dar, sondern sind ein Glied in einer Kette, die viel früher begann.

Die bei positiven Bindungsinteraktionen ausgeschütteten chemischen Stoffe haben übrigens auch eine stark hemmende Wirkung auf aggressives Verhalten. Panksepp sieht darin den Grund dafür, dass in Kulturen, in denen viel körperliche Nähe und Berührung zwischen Erwachsenen und Kindern und frühe voreheliche körperliche Intimität üblich ist, ein viel geringeres Maß an Aggressivität besteht als in Kulturen, die körperliche Nähe und frühen Sex eher unterdrücken und bestrafen.

Bindungsmuster sind das Resultat wiederkehrender Beziehungserfahrungen, die das Kind mit seinen primären Bezugspersonen macht. Diese Beziehungserfahrungen schlagen sich einerseits in spezifischen Konstellationen annähernder und vermeidender motivationaler Schemata nieder, die später das Erleben und Verhalten in nahen Beziehungen bestimmen. Andererseits – und das macht die ganz besondere Bedeutung der Bindungsbeziehung für die psychische Gesundheit aus – führen die frühen Bindungserfahrungen auch zur Herausbildung neurophysiologischer Schaltkreise, die wichtig sind für die spätere Emotionsregulation und die Regulation neurophysiologischer Parameter.

Wie tief Verletzungen des Bindungsbedürfnisses in die Neurophysiologie eingreifen, wird aus Untersuchungen deutlich, in denen man junge Tiere einer länger dauernden Trennung von ihrer Mutter ausgesetzt hat (Amini et al., 1996). Die anfängliche Protestreaktion, die weiter oben beschrieben wurde, geht bei anhaltender Trennung in eine

„Verzweiflungsreaktion“ über, die in vielem das Gegenteil der Protestphase ist. Die motorische Aktivität, die Klagelaute und Laute überhaupt, der Kontakt und das Spielen mit anderen Tieren lassen nach, die Tiere haben eine schlaffe Körperhaltung, einen traurigen Ausdruck, nehmen kaum noch etwas zu sich. Es tritt auch ganz neues Verhalten auf wie Hin-und-herschaukeln und sich an sich selber Schmiegen. Das Verhalten dieser Tiere hat große Ähnlichkeit mit dem Hospitalismussyndrom, wie Rene Spitz (1945) es beschrieben hat. Physiologisch ist der Verzweiflungszustand bei anhaltender Trennung durch verlangsamten, unregelmäßigen Herzschlag, erniedrigte Körpertemperatur, verringertem Sauerstoffverbrauch, Gewichtsverlust, verringerte REM-Phasen im Schlaf bei erhöhtem Arousal, durch eine verringerte Ausschüttung von Wachstumshormonen und eine verschlechterte Immunabwehr gekennzeichnet (Amini et al., 1996).

Bei Tieren, die bereits früh in ihrem Leben längere Zeit von der Mutter getrennt wurden, ist die Verzweiflungsreaktion bei späteren Trennungen viel stärker. Es findet also eine Sensibilisierung statt. Verzweiflungsreaktionen tauchen nicht nur bei noch ganz jungen und unreifen Tieren auf. Auch erwachsene weibliche Rhesusaffen, die im Gegensatz zu den männlichen Tieren lebenslang weiter in derselben Gruppe bleiben, können noch mit einer Verzweiflungsreaktion auf eine eine längerfristige Trennung von ihrer Mutter reagieren (Suomi, Eisele, Grady & Harlow, 1975).

Tieruntersuchungen geben uns auch näheren Aufschluss darüber, wie die interorganismischen affektiv-körperlichen Interaktionen zwischen Mutter und Kind die spätere intraorganismische Regulation des Kindes beeinflussen. Myron Hofer (1984) hat bei Ratten sehr genau die verschiedenen Komponenten der „Verzweiflungsreaktion“ untersucht, zu der es bei anhaltendem fehlenden körperlichen Kontakt mit der Mutter kommt. Er fand mehrere spezifische Regelkreise. Die Herzrate der Rattensäuglinge wurde reguliert durch die Verfügbarkeit mütterlicher Milch, ihr Schlaf-Wach-Rhythmus durch die Abstände, in denen die Mutter sie säugte; die Sekretion von Wachstumshormon hing ab von dem Ausmaß an taktiler Stimulierung, das die Säuglinge seitens der Mutter erfuhren; das Aktivitätsniveau der Säuglinge wurde reguliert von der körperlichen Wärme der Mutter, von Geruchsreizen und taktiler Stimulierung. Wenn ein einzelner dieser Aspekte auf Seiten der Mutter sich änderte, hatte dies eine spezifische Wirkung auf jeweils einen physiologischen Parameter des Säuglings und nur auf diesen. Diese Befunde führten Hofer (1987) zu der Schlussfolgerung, dass die auf Trennung folgende Verzweiflungsreaktion sich in Wirklichkeit aus einer Reihe voneinander unabhängiger Prozesse zusammensetzt, die jeder einen eigenen Regulationsmechanismus haben.

Auf Grund dieser und ähnlicher Befunde kommen Autoren wie Hofer (1984), Field (1985) und Kraemer (1992) zu der Schlussfolgerung, dass das Nervensystem sozial lebender Säugetiere nach der Geburt zunächst im Sinne offener homöostatischer Regelkreise funktioniert, die einen Input von außen brauchen, damit eine systeminterne Homöostase aufrechterhalten werden kann. Dieser Input kommt durch den sozialen Kontakt und die Synchronisierung des affektiven und körperlichen Austausches in der Bindungsbeziehung zu Stande. Aus dieser Sicht hängen die Auswirkungen einer Trennung von der Bindungsperson davon ab, wie weit sich beim Kind zuvor bereits intraorganismische physiologische Regelkreise entwickelt haben, die eine Homöostase ohne Input von außen ermöglichen. Bei lang anhaltender Trennung sind die Auswirkungen deshalb viel schwerwiegender als bei kürzeren Trennungen. Wenn ein Kind mit einer Mutter aufwächst, welche die Qualitäten guten mütterlichen Fürsorgeverhaltens vermissen lässt, können sich bei ihm keine guten intraorganismischen physiologischen und emotionalen Regelkreise entwickeln. Es reagiert daher auf Trennung mit einer stärkeren Verzweiflungsreaktion und bei späteren Belastungssitutionen gerät es leichter in einen dysregulierten Zustand.

Noch extremer als das Verzweiflungssyndrom sind die Folgen, wenn Rhesusaffen in dauerhafter Isolierung von irgendeiner Bindungsfigur aufwachsen. Kraemer (1992) beschreibt diesen als Isolierungssyndrom bezeichneten Zustand folgendermaßen: Die Tiere haben schwerwiegende soziale Defizite; sie können zum Beispiel den Gesichtsausdruck anderer Tiere nicht für ihr eigens Verhalten nutzen; sie sind unfähig zu normalen Interaktionen mit anderen Tieren. Das gilt sowohl für Paarungsverhalten als auch für mütterliches Verhalten. Wenn man so traumatisierte weibliche Tiere künstlich befruchtete und sie gebaren, ignorierten sie ihr Junges oder töteten es sogar. Die Tiere saugen und beissen an sich selbst, schlagen sich selbst, schlagen ihren Kopf gegen harte Gegenstände und drücken sich selbst die Augen aus. Sie sind unvoraussehbar gewalttätig gegen andere Tiere, wie es normalerweise bei Rhesusaffen nicht vorkommt. Auch ihr Ess- und Trinkverhalten ist völlig gestört. Diese Störungen konnten etwas abgeschwächt werden, wenn man die gestörten Tiere mit normalen, aber jüngeren Tieren zusammenbrachte, aber im Grossen und Ganzen waren die Störungen irreversibel. Auch bei den Tieren, bei denen die „Therapie" durch jüngere normale Tiere noch am besten gewirkt hatte, traten unter belastenden Bedingungen die Störungen sofort wieder auf.

Man kann die Aussagekraft dieser Tieruntersuchungen mit dem Argument in Frage stellen, dass solche extremen Verletzungen des Bindungsbedürfnisses beim Menschen praktisch nicht vorkommen. Das ist glücklicherweise wahr. Aber die Untersuchungen sind trotzdem geeignet zu zeigen, dass Primaten und mit allergrößter Wahrscheinlichkeit auch oder gerade der Mensch für eine einigermaßen normale Entwicklung unbedingt eine Bindungsbeziehung braucht. Er ist unverzichtbar darauf angewiesen und deswegen ist das Bindungsbedürfnis zu Recht als ein Grundbedürfnis anzusehen.

Unter Bedingungen, wie sie in der menschlichen Realität vorkommen, geht es nicht um das völlige Fehlen von Personen, die als Bindungsfiguren in Betracht kommen, sondern um die Qualität der Bindungsbeziehungen. Man hat in Tierversuchen auch Bedingungen simuliert, wie sie beim Menschen durchaus unter alltäglichen Umständen vorkommen können. Andrews und Rosenblum (1991; s. auch Rosenblum & Andrews, 1994) verglichen in einer prospektiven experimentellen Untersuchung zwei Gruppen von Rhesusaffen. In der einen Bedingung war immer reichlich Nahrung vorrätig, so dass sich die Mütter nicht auf Nahrungssuche begeben mussten und viel Zeit für ihre Jungen hatten. In der anderen Bedingung wechselten Phasen reichlich vorhandener Nahrung alle zwei Wochen mit einer Bedingung ab, in der die Mütter mehrere Stunden am Tag auf Nahrungssuche gehen mussten, um satt zu werden. Während dieser Zeit konnten sie sich nicht um ihre Jungen kümmern, sondern ließen sie für Stunden allein. Diese abwechselnden Phasen begannen, als die Jungen drei Monate alt waren und wurden über

14 Wochen beibehalten. Unmittelbar nach diesen 14 Wochen zeigten die Jungen, die ihre Mutter immer wieder für Stunden vermisst hatten, weniger Erkundungs- und Spielverhalten in einer neuen Umgebung als die Jungen, die Ihre Mutter immer für sich gehabt hatten. Die Notwendigkeit der Nahrungssuche hatte dazu geführt, dass die Jungen weniger sicher an ihre Mutter gebunden waren. Dies war nicht nur ein vorübergehender Effekt. Mit drei Jahren reagierten die zweieinhalb Jahre davor zeitweise von ihrer Mutter getrennten Jungen im Vergleich zu den anderen immer noch signifikant stärker auf (erregende) Noradrenalingaben und signifikant schwächer auf (hemmende, beruhigende) Serotoningaben. Im Alter von vier Jahren fanden sich bei ihnen signifikant höhere Konzentrationen des Corticotropin Releasing Factors (CRF) in der cerebralen Flüssigkeit (Coplan et al., 1996). Die relativ milde Störung der Bindungsbeziehung hatte zu einer langfristig erhöhten Stressanfälligkeit geführt.

Die am besten untersuchte experimentell hergestellte Störung der Bindungsbeziehung ist die, dass junge Rhesusaffen nicht mit ihrer Mutter oder einer anderen erwachsenen Bindungsfigur aufwachsen, sondern mit anderen jungen Rhesusaffen. Suomi (1999, 2000, 2001) berichtet über die Ergebnisse einer größeren Anzahl von Studien. Die Peers müssen unter diesen Bedingungen füreinander eine Doppelfunktion wahrnehmen, die von Bindungsfiguren und die von Spielgefährten. Unter diesen Bedingungen aufwachsende Rhesusaffen sind im Vergleich zu mit der Mutter aufwachsenden retardiert in ihrem Spiel- und Kontaktverhalten, sie landen am Ende der Dominanzhierarchie in gemischten Affengruppen, sie reagieren sowohl verhaltensmäßig als auch, was den Level von Stresshormonen und noradrenergen Neurotransmittern angeht, empfindlicher auf Alleinsein als normal aufgewachsene Junge und diese Unterschiede bleiben langfristig bis in die Adoleszenz und ins Erwachsenenalter bestehen.

Darüber hinaus sind mit Peers und ohne Mutter aufgewachsene männliche Rhesusaffen impulsiver und aggressiver, wenn sie in die Pubertät kommen, sie trinken mehr Alkohol, wenn er verfügbar ist, entwickeln eine größere Alkoholtoleranz, haben einen niedrigeren Spiegel des zentralen Serotoninmetaboliten 5-HIAA, sie brauchen höhere Dosen von Anästhetika, um sediert zu werden und haben bei PET-Aufnahmen im gesamten Gehirn einen erhöhten Glucoseumsatz. Tiere mit niedriger 5-HIAA-Konzentration in der Cerebralflüssigkeit sind in Affenkolonien auch die Tiere, die abends als Letzte einschlafen. All dies sind Hinweise für eine dauernde Übererregung. Sie kann, weil es sich um experimentelle Studien handelt, auf das Fehlen einer sicheren Bindungsbeziehung zurückgeführt werden. Diese Effekte halten bis ins Erwachsenenalter an.

Weibliche Rhesusaffen, die mit Peers und ohne Mutter aufwachsen, zeigen weniger gegenseitiges Körperpflegeverhalten als mit der Mutter aufgewachsene und sind schlechte Mütter, die ihr Junges vernachlässigen oder sogar misshandeln. Das gilt besonders gegenüber ihrem ersten Jungen. Bei späteren Jungen verbessert sich ihr mütterliches Fürsorgeverhalten deutlich. Der ventrale Kontakt mit ihren Jungen ist aber auch dann noch geringer und gerade dieser ventrale Kontakt scheint bei einer guten Bindungsbeziehung besonders intensiv zu sein (Suomi, 1999). Bei den weiblichen Tieren wurden im Übrigen dieselben Stoffwechselbesonderheiten festgestellt wie bei den männlichen. Higley, Suomi und Linnoila (1996) brachten weibliche Rhesusaffen, die sich vorher nicht kannten, in neu gebildeten sozialen Gruppen zusammen. Die Stellung, welche die Tiere in der sich entwickelnden Dominanzhierarchie erreichten, konnte mit erstaunlicher Genauigkeit mit der vorher festgestellten 5-HIAA-Konzentration in ihrer Cerebralflüssigkeit vorausgesagt werden. Es besteht demnach einerseits ein bedeutsamer Zusammenhang zwischen Bindungserfahrungen und Vorhandensein von Serotonin, das eine hemmende und beruhigende Wirkung im neuronalen Geschehen hat, und andererseits ein bedeutsamer Zusammenhang zwischen verfügbarem Serotonin und Sozialverhalten. Tiere mit mehr verfügbarem Serotonin haben insgesamt bessere soziale Beziehungen.

Auf Grund der mehrfach gemachten Beobachtung, dass ohne Mutter aufwachsende Rhesusaffen einen dauerhaft erniedrigten Serotoninstoffwechsel haben, tat sich die Arbeitsgruppe von Suomi, der etliche der experimentellen Studien an Rhesusaffen durchgeführt hat, kürzlich mit der Arbeitsgruppe des Genforschers Lesch zusammen, der vor einigen Jahren beim Menschen ein Serotonin-Transportergen (5-HTT) identifiziert hatte (Lesch et al., 1996). Lesch und Mitarbeiter hatten gefunden, dass eine geringe Expression dieses Gens zu einer geringeren serotonergen Funktion führt. Bennett et al. (1998; s. auch Suomi, 2000) führten bei jedem der von Suomi untersuchten Rhesusaffen, die ohne und mit Mutter aufgewachsen waren, eine Genotyp-Analyse durch. Erwartet wurde, dass Affen mit dem bezüglich der Genexpression weniger effizienten „kurzen" HTT-Allel eine geringere Serotoninkonzentration in der Cerebralflüssigkeit haben würden gegenüber Affen mit dem effizienteren „langen" HTT-Allel. Tatsächlich war dies der Fall, aber nur für die ohne Mutter aufgewachsenen Affen! Bei Affen, die normal mit ihrer Mutter aufgewachsen waren, die also eine normale Bindungsbeziehung genossen hatten, spielte der Genotyp keine Rolle für den späteren Serotoninstoffwechsel. Bei den Affen mit einem genetischen Risiko für eine serotonerge Unterfunktion wurde dieses Risiko durch eine sichere Bindungsbeziehung ausgeglichen. Das genetische Risiko kam nicht zum Tragen. Erst unter dem Stress einer fehlenden sicheren Bindung – in Begriffen der Konsistenztheorie würden wir von einer schweren Inkongruenz bezüglich des Bindungsbedürfnisses sprechen – wurde der genetische Nachteil wirklich realisiert. Bei den Affen mit dem für die Serotoninproduktion vorteilhafteren langen HTT-Allel führten die ungünstigen Lebensumstände nicht zu einer serotonergen Funktionseinschränkung. Sie waren durch ihren günstigen Genotyp geschützt vor dieser spezifischen schädlichen Auswirkung einer fehlenden sicheren Bindungsbeziehung.

Dies ist wohl eines der ersten Male, dass an einem höchst relevanten Beispiel konkret gezeigt werden konnte, wie eine differenzielle Genexpression durch günstige versus ungünstige Lebensbedingungen zur Grundlage für eine langfristige Schädigung der psychischen Gesundheit werden kann. Wenn einmal mehr Untersuchungen dieser Art vorliegen werden, wird uns der Entstehungsprozess psychischer Störungen von der genetischen Ausstattung über eine lange Serie von schützenden und schädigenden Lebenserfahrungen bis zur Aktualgenese der Störung immer klarer nachvollziehbar werden.

In den bisher referierten Untersuchungen ging es immer um die nachteiligen Auswirkungen einer fehlenden oder schlechten Bindungsbeziehung. Suomi (1987, 1991) hat jedoch auch eine sehr eindrucksvolle Untersuchung vorgelegt, in der gezeigt wurde, was eine sehr gute, sichere Bindungsbeziehung für das spätere Leben des Kindes im positiven

Sinne bewirken kann. Bei seinen jahrzehntelangen Untersuchungen mit großen Affenkolonien war Suomi aufgefallen, dass es Rhesusaffen gibt, die von Natur aus, auf Grund ihrer genetischen Ausstattung, übermäßig leicht erregbar und störanfällig sind. Er züchtete nun gezielt solche „Risikoaffen“ und Affen mit normaler Erregbarkeit um mit ihnen die nachfolgend beschriebene Untersuchung durchzuführen.

Die beiden Gruppen von Affen wurden gleich nach ihrer Geburt einer Ersatzmutter zugewiesen, die für die nächsten sechs Monate die Mutterrole für das Junge übernahm. Die Ersatzmütter teilten sich ebenfalls in zwei Gruppen auf. Die eine Gruppe bestand aus solchen Tieren, die bei der vorangegangenen Aufzucht von Jungen durch ganz besonders fürsorgliches, optimales mütterliches Bindungsverhalten aufgefallen waren. Ich werde sie nachfolgend als „Supermütter“ bezeichnen. Die andere Gruppe bestand aus Tieren, die zuvor durchschnittliches mütterliches Verhalten gezeigt hatten. Alle jungen Rhesusaffen in diesem Versuch wurden also nicht durch ihre biologische Mutter, sondern durch eine Ersatzmutter aufgezogen. Die Jungen mit normaler Erregbarkeit unterschieden sich in ihrer Entwicklung nicht in Abhängigkeit davon, ob sie von einer normalen Mutter oder von einer Supermutter aufgezogen wurden. Beide Gruppen entwickelten sich normal. Dramatische Unterschiede in der Entwicklung fanden sich aber für die Risikokinder, je nach dem ob sie von einer Supermutter oder von einer normalen Mutter bemuttert wurden. Die Jungen der normalen Mütter zeigten das Verhalten, das auf Grund der langjährigen Beobachtungen an solchen Risikokindern erwartet wurde. Sie zeigten wenig Explorationsverhalten und reagierten übermäßig ängstlich schon auf kleine Störungen. Die Risiko-Jungen, die durch die Supermütter bemuttert wurden, entwickelten sich dagegen ganz ausgezeichnet. Sie waren entwicklungsmäßig den normalen Jungen sogar voraus. Sie verließen ihre Mütter früher, zeigten mehr Explorationsverhalten und reagierten mit weniger Störungen auf das Abstillen, nicht nur im Vergleich zu den anderen Risikokindern, sondern auch im Vergleich zu den Jungen mit normaler Erregbarkeit. Sie zeigten alle Anzeichen einer ganz besonders sicheren Bindungsbeziehung mit ihrer Ersatzmutter. Später in ihrer Entwicklung, nachdem alle Jungen von ihren Müttern getrennt worden waren, waren sie besonders fähig, mit anderen Affen Allianzen einzugehen und die meisten von ihnen erreichten in der Dominanzhierarchie ihrer jeweiligen Gruppe Spitzenpositionen. Die von normalen Müttern aufgezogenen Risikokinder landeten dagegen in der Regel am unteren Ende der Dominanzhierarchie.

Später, als die weiblichen Tiere dieses Versuchsplanes selber Mütter wurden, zeigten die Tiere, die von einer besonders fürsorglichen Mutter großgezogen worden waren, unabhängig davon ob es sich um ursprüngliche Risikokinder oder um normale gehandelt hatte und unabhängig vom mütterlichen Stil ihrer biologischen Mutter, ebenfalls besonders fürsorgliches Mutterverhalten gegenüber ihren eigenen Jungen. Der mütterliche Stil wird also über Generationen hinweg weitergegeben, und zwar nicht auf genetischem Weg, sondern über die Bindungserfahrungen, die ein weibliches Junges mit seiner „psychologischen“ Mutter macht (Suomi & Levine, 1998). Dass das mütterliche Bindungsverhalten, das eine Mutter gegenüber ihren eigenen Jungen zeigt, hochsignifikant von den Bindungserfahrungen abhängt, die sie selbst mit ihrer psychologischen Mutter gemacht hat, unabhängig davon, ob dies ihre biologische Mutter oder eine Ersatzmutter war, wird durch mehrere weitere Untersuchungen an Rhesusaffen bestätigt (Champoux, Byrne, Delizio & Suomi, 1992; Fairbanks, 1989). Insbesondere das Ausmaß des ventralen Kontaktes hat sich als ein stabiles transgeneratives Merkmal erwiesen. Diese Befunde stimmen bemerkenswert gut überein mit den Ergebnissen der oben bereits angeführten Untersuchungen an Menschen, die ebenfalls besagen, dass der Bindungsstil über Generationen hinweg weitergegeben wird.

Die neurobiologischen Untersuchungen zum Bindungsverhalten wurden bisher fast alle an Tieren, meist an Rhesusaffen, durchgeführt und nicht am Menschen. Die Gründe dafür sind offensichtlich. Man könnte derartige experimentelle Untersuchungen aus ethischen Gründen an Menschen nicht durchführen. Gerade das zeigt aber schon die enorme Bedeutung von Bindungserfahrungen für das spätere Wohlergehen eines Menschen.

Wie aussagekräftig sind solche Untersuchungen an Affen für den Menschen? Die Untersuchungsergebnisse können sicher nicht einfach auf den Menschen übertragen werden, und zwar hauptsächlich, weil beim Menschen etwas hinzukommt, was man bei Tieren nicht untersuchen kann. Rhesusaffen werden z. B. kaum ein „inneres Arbeitsmodell“ ihrer Beziehungen mit anderen Affen im Sinne von Bowlby aufbauen. Untersuchungen zu den mehr kognitiven Aspekten des Bindungsgeschehens können nur an Menschen durchgeführt werden.

Das Bindungsgeschehen spielt sich andererseits zu einem Zeitpunkt im Leben ab, zu dem die kognitiven Fähigkeiten des Menschen noch nicht so eine große Rolle spielen und es betrifft u. a. sehr basale neurophysiologische Mechanismen, in denen Rhesusaffen und Menschen in einem sehr hohen Grade übereinstimmen. Was die Auswirkungen von Bindungserfahrungen auf diese basalen neurophysiologischen Reaktionsmuster angeht, haben die Untersuchungen an Rhesusaffen wahrscheinlich eine recht hohe Aussagekraft auch für den Menschen. Bei Braun et al. (2002) werden aus tierexperimentellen Untersuchungen zur neuronalen Entwicklung in Phasen besonders hoher neuronaler Plastizität gleich nach der Geburt recht weitreichende Folgerungen für die Entstehung und Behandlung psychischer Störungen beim Menschen gezogen. Solche Schlüsse erscheinen umso berechtigter, je mehr sich in den Bereichen, in denen es sowohl Untersuchungen an Menschen als auch an Tieren gibt, übereinstimmende Ergebnisse finden.

Weiter oben habe ich über eine Untersuchung Suomis an Rhesusaffen mit einem ungünstigen, übererregbaren Temperament berichtet, die sich dann vortrefflich entwickelten, wenn sie von einer besonders fürsorglichen und kompetenten Mutter großgezogen wurden. Eine analoge Untersuchung mit einem damit gut übereinstimmenden Ergebnis gibt es auch an menschlichen Neugeborenen. Van den Boom und Hoeksma (1994) untersuchten Extremgruppen gering und hoch irritierbarer Neugeborener. Sie fanden, dass die Mütter der irritierbaren Säuglinge ihr Kind während der ersten sechs Lebensmonate weniger stimulierten, sich ihm gegenüber weniger feinfühlig verhielten und insgesamt weniger involviert waren. Ungünstige Temperamentsmerkmale des Kindes hatten also einen ungünstigen Einfluss auf die sich entwickelnde Bindungsbeziehung. Van den Boom (1994) führt dies darauf zurück, dass die mütterliche Interaktionskompetenz durch das problematische Verhalten des Säuglings negativ beeinflusst wird. Säuglinge, die viel schreien und schwer zu beruhigen sind, machen in der Interaktion mit ihren Bindungspersonen weniger Kontrollerfahrungen, denn die Bezugspersonen reagieren auf diese Kinder weniger responsiv. Das hat mit der Zeit Einfluss auf das innere Arbeitsmodell, das das Kind von seinen Beziehungen entwickelt. Das angeborene Temperament eines Kindes kann also einen ungünstigen Einfluss auf seine Bindungserfahrungen nehmen (s. dazu ausführlicher Pauli-Pott & Bade, 2002).

Van den Boom (1994) konnte nun in einer experimentellen Interventionsstudie zeigen, dass diese ungünstige Wechselwirkung zwischen Temperament und realen Lebenserfahrungen durch gezielte Interventionen durchbrochen werden kann. Auch in dieser Studie zeigte sich zunächst wieder, dass hoch irritierbare Säuglinge mit hoher Wahrscheinlichkeit eine unsichere Bindung entwickelten. Das galt jedoch nur für die Säuglinge der Kontrollgruppe. In der Experimentalgruppe wurde mit gezielten Maßnahmen die mütterliche Feinfühligkeit verbessert. Nach neun Monaten zeigten die Kinder dieser Mütter eine größere explorative Kompetenz und insgesamt mehr positives Verhalten. Nach zwölf Monaten gab es in der Experimentalgruppe deutlich mehr sicher gebundene Kinder als in der Kontrollgruppe.

Die Untersuchungen Suomis und van den Booms führen beide zu der Schlussfolgerung, dass negative Bindungserfahrungen nicht einfach ein unabwendbares Schicksal sind, wenn man ungünstige Gene mit auf die Welt bringt oder wenn man eine nicht ganz optimale Bezugsperson hat. Der ungünstige Zirkel kann mit gezielten Maßnahmen durchbrochen werden. Das ist gerade bei der hohen Übereinstimmung des Bindungsstils über mehrere Generationen hinweg, die man bei Affen und Menschen gefunden hat, eine tröstliche Erkenntnis.

Eine logische Konsequenz aus diesen Ergebnissen wäre, schon sehr früh präventiv auf die Bindungskompetenz von Müttern und Vätern von Risikokindern Einfluss zu nehmen, z. B. durch ein „Feinfühligkeitstraining“. In Ulm läuft gegenwärtig eine kontrollierte Längsschnittstudie, in der genau das versucht wird. Eltern von sehr früh geborenen Kindern wird durch gezielte Maßnahmen wie Feinfühligkeitstraining, bindungsorientierter unterstützender Einzeltherapie, Gruppendiskussionen mit anderen Eltern in derselben Lage und mit Hausbesuchen geholfen, den besonderen Schwierigkeiten, die sich aus der Unreife ihres Kindes ergeben, gerecht zu werden, damit es nicht zur Entwicklung einer unsicheren Bindung kommt (Brisch, 2002). Solche präventiven Interventionsangebote wären sicher auch nützlich für Eltern, die selbst einen unsicheren Bindungsstil haben, damit sie besser auf ihre Aufgabe vorbereitet sind und wissen, worauf es ankommt, damit ihr Kind einen sicheren Bindungsstil entwickeln kann. In diesem Bereich könnten breit angelegte Präventionsprogramme wahrscheinlich eine viel segensreichere Wirkung entfalten als etwa präventive Programme gegen das Rauchen und andere gesundheitsgefährdende Verhaltensweisen. Die Verhinderung unsicherer Bindungsmuster durch primär und sekundär präventive Maßnahmen wäre ein sehr lohnendes Gebiet für die Gesundheitspsychologie. Man muss es wohl darauf zurückführen, dass die entsprechenden Befunde aus der Bindungsforschung noch sehr jung sind, dass in diesem Bereich nicht schon mehr unternommen worden ist. Was psychische Störungen angeht, könnten mit begrenzten Mitteln durch präventive Maßnahmen in den allerersten Lebensmonaten wahrscheinlich viel größere Effekte erzielt werden, als sie durch die viel teureren Maßnahmen erreicht werden, die dann notwendig werden, wenn es um die negativen Langzeitfolgen unsicherer Bindungsmuster geht. Um diese Langzeitfolgen von Verletzungen des Bindungsbedürfnisses geht es im nachfolgenden Abschnitt.

4.4.3 Verletzungen des Bindungsbedürfnisses und ihre Folgen für die psychische Gesundheit

Welche Folgen haben Verletzungen des Bindungsbedürfnisses für die psychische Gesundheit? Ich werde diese Frage nachfolgend in drei Schritten beantworten:

1. Wie kommen unsichere Bindungsstile zu Stande?
2. Welchen Einfluss hat der Bindungsstil eines Menschen auf sein Wohlergehen in der frühen und mittleren Kindheit?
3. Welchen Einfluss hat der Bindungsstil auf die Entwicklung psychischer Störungen im Erwachsenenalter?

Die Anzahl der Untersuchungen zum Bindungsstil ist in den letzten Jahren viel zu groß geworden, als dass ich zu diesen Fragen einen einigermaßen vollständigen Überblick geben könnte. Gute allgemeine Überblicke finden sich bei Carlson und Sroufe (1993) und in dem Handbuch von Cassidy und Shaver (1999). Über die für die Psychotherapie besonders relevanten Aspekte der Bindungsforschung kann man sich am besten bei Strauss, Buchheim und Kächele (2002) informieren. Wenn ich im Folgenden eine Aussage nicht anderweitig belege, bezieht sie sich auf dort berichtete Untersuchungen, für die sich dort auch genaue Literaturangaben finden.

4.4.3.1 Wie kommen unsichere Bindungsstile zu Stande?

Bei der genauen Beobachtung der primären Bezugspersonen, d. h. meistens der Mütter unsicher gebundener Kinder im Säuglings- und Kleinkindalter hat man Folgendes gefunden:

- Sie reagierten in vielen Alltagssituationen zu Hause weniger einfühlsam auf das Kind, und zwar von Anfang an.
- Sie reagierten verzögert und weniger gefühlvoll auf das Kind.
- Mütter unsicher-vermeidend gebundener Kinder wiesen ihr Kind oft zurück, wenn es von sich aus Kontakt zu ihnen aufnehmen wollte, obwohl sie es insgesamt gleich viel berührten. Sie drückten ihre Liebe zum Kind mehr mit Küssen als mit Im-Arm-Halten und „Knuddeln" aus. Wenn ihr Kind beim freien Spielen einmal traurig wirkte, zogen sich die Mütter von ihrem Kind zurück.
- Mütter unsicher-ambivalent gebundener Kinder unterbrachen ihre Kinder öfter in ihrer Aktivität, ignorierten sie andererseits bei anderen Gelegenheiten und zeigten ein insgesamt inkonsistentes Verhalten gegenüber dem Kind. Sie hielten ihr Kind offensichtlich gerne im Arm, gingen aber nicht zuverlässig auf die Kontaktwünsche des Kindes ein, wenn es solche zeigte. Sie gingen wenig auf eigene Initiativen des Kindes ein.

Insgesamt waren die Mütter unsicher gebundener Kinder im Vergleich zu den Müttern sicher gebundener Kinder wesentlich weniger gut abgestimmt auf das Kind, weniger emotional involviert in den Austausch mit dem Kind, reagierten weniger auf die Signale des Kindes und waren oft intrusiv. Diese Ergebnisse wurden in sehr vielen Untersuchungen immer wieder bestätigt. Eine gute Zusammenfassung dazu findet sich bei Carlson und Sroufe (1993). Diese Ergebnisse beruhen überwiegend auf Untersuchungen an normalen Mittelklassefamilien.

Es gibt jedoch auch Untersuchungen an Unterschichtfamilien mit chaotischen Familienverhältnissen, in denen die Kinder regelrecht misshandelt wurden. Diese Kinder wurden sehr oft emotional und physisch zurückgewiesen, aggressiv und feindselig behandelt, verbal und emotional bedroht und es wurde insgesamt sehr wenig auf sie eingegangen. Kinder, die unter solchen Bedingungen aufwuchsen, entwickelten viel häufiger als Kinder aus gematchten Unterschichtfamilien ohne Kindsmisshandlung einen unsicheren Bindungsstil. Die Zahlenangaben variieren zwischen den verschiedenen Untersuchungen zwischen 50 und 100 %. In einer dieser Untersuchungen (Carlson, Cicchetti, Barnett & Braunwahl, 1989) betrug der Prozentsatz der Kinder, die einen unsicheren Bindungsstil entwickelten, bei den misshandelten Kinder 80 % und bei den Kindern einer gematchten Kontrollgruppe 19 %.

Was sind die Ursachen für mütterliches Beziehungsverhalten, das letztlich in einem unsicheren Bindungsstil ihres Kindes resultiert? Eine Hauptursache dafür sind die Beziehungserfahrungen, welche die Mutter selbst mit ihrer Mutter gemacht hat. In mehreren Studien (Main, Kaplan & Cassidy, 1985; Ricks, 1985) wurde mit verschiedenen Methoden und Untersuchungsstichproben immer wieder gefunden, dass Mütter unsicher gebundener Kinder selbst einen unsicheren Bindungsstil haben und ihre eigenen Mütter als nicht fürsorglich und nicht kompetent als Mutter empfunden haben. Dieser Zusammenhang ist sehr gut erklärlich. Die Zurückweisung und fehlende Verlässlichkeit, die unsicher gebundene Kinder seitens ihrer primären Bezugspersonen erfahren, gehen mit intensiven Emotionen einher. Für das Kind gibt es zu diesem Zeitpunkt nichts Wichtigeres im Leben als die mütterliche Zuwendung. Wenn es im Alter von wenigen Monaten schon so etwas wie motivationale Ziele gibt, dann gehört die Herbeiführung mütterlicher Zuwendung sicher zu den wichtigsten Zielen eines kleinen Kindes. Wenn es bezüglich dieses Zieles immer wieder schlimme Inkongruenzerfahrungen macht, weil es dieses Ziel nicht unter seiner eigenen Kontrolle mit einiger Verlässlichkeit herbeiführen kann, erlebt es immer wieder intensive negative Emotionen. Zu diesem Zeitpunkt ist noch keine von der Beziehung zur Mutter unabhängige intrapsychische Emotionsregulation etabliert. Die Mutter fällt für die Herabregulierung der Emotionen jedoch aus. Sie reagiert eben gerade nicht einfühlsam auf diese Emotionen, sondern trägt mit ihren abweisenden, unsicheren und inkompetenten Reaktionen auf das emotionale Verhalten des Kindes eher noch zu einer Intensivierung der negativen Emotionen bei. Grossmann und Grossmann (1991) haben z. B. gefunden, dass sich Mütter unsicher-vermeidender Kinder abwenden, wenn ihr Kind traurig ist. Das Kind bleibt mit seinen Gefühlen allein. Eine der regelmäßigen Begleiterscheinungen eines unsicheren Bindungsstils ist daher eine schlechte Emotionsregulation. Weil sie selbst keine gute Emotionsregulation mit ihrer Mutter gelernt hat, kann eine Mutter mit unsicherem Bindungsstil ihrem eigenen

Kind nicht gut helfen, mit seinen negativen Emotionen in einer guten Weise fertig zu werden. Gutes Bindungsverhalten und gute Emotionsregulation lernt man offenbar am besten in einer guten Bindungsbeziehung. Wer eine solche nicht hatte, kann nicht weitergeben, was er/sie selbst nicht erfahren hat. Jedenfalls haben es Eltern, die selbst keine sichere Bindungsbeziehung mit ihren Eltern entwickeln konnten, viel schwerer, ihren Kindern gute Eltern zu sein als Eltern, die das Glück hatten, in einer sicheren Bindungsbeziehung aufzuwachsen.

Eine weitere Hauptursache dafür, dass Eltern für ihr Kind keine gute Bindungsbeziehung gestalten können, sind psychische Störungen der Eltern. Das gilt ganz besonders für Depressionen. In einer Studie von Sameroff, Seifer und Zax (1982) zeigte sich, dass schon ganz kleine Säuglinge depressiver Eltern sich schwerer beruhigen können und weniger differenzierte Emotionen haben als Kinder von Eltern, die andere (körperliche) Krankheiten hatten. Später zeigten sich auch negative Auswirkungen auf die Autonomieentwicklung der Kinder. In mehreren Studien fanden sich hochsignifikante Zusammenhänge zwischen verschiedenen Arten der Depression auf Seiten der Eltern und unsicherem Bindungsstil auf Seiten ihrer Kinder (Gaensbauer, Harmon, Cytryn & McKnew, 1984; Radke-Yarrow, Cummings, Kuczynski & Chapman, 1985; Radke-Yarrow, 1991; Zahn-Waxler, Cummings, McKnew, Daveport & Ragke-Yarrow, 1984). Die höchsten Zusammenhänge wurden für bipolare Störungen gefunden. Die negativen Auswirkungen der elterlichen Psychopathologie waren nicht nur kurzfristiger Art, sondern hielten längerfristig an. Auch in diesen Studien zeigte sich, dass die Emotionsregulation einen zentralen Aspekt einer Bindungsbeziehung darstellt. Depressive haben offensichtlich selbst keine gute Emotionsregulation und sind sehr mit sich selbst beschäftigt. Sie sind deshalb unfähig, ihre Aufmerksamkeit dauerhaft dem Zustand ihrer Kinder zuzuwenden und unabhängig von ihrem eigenen Befinden emotional responsiv auf deren jeweilige Zustände und Bedürfnisse einzugehen. Wie sollte ein Kind von einer akut depressiven Mutter lernen, wie man negative Gefühle bewältigt?

4.4.3.2 Welchen Einfluss hat der Bindungsstil eines Menschen auf sein Wohlergehen in der frühen und mittleren Kindheit?

Drei Arbeitsgruppen, nämlich die von Maine und Mitarbeitern, Sroufe und Mitarbeitern und von Grossmann und Grossmann haben Längsschnittstudien durchgeführt, in denen untersucht wurde, wie sich Kinder mit sehr früh (zwischen 12 und 18 Monaten) festgestelltem sicherem und unsicherem Bindungsstil in der Kindheit weiterentwickeln. Es liegen dazu sehr viele Einzelveröffentlichungen vor, die ich hier nicht alle einzeln zitiere, sondern deren Ergebnisse ich zusammenfassend berichte. Detaillierte Angaben dazu finden sich bei Carlson und Sroufe (1993), Grossmann und Grossmann (1991), Main, Kaplan und Cassidy (1985) und Sroufe, Carlson und Shulman (1993).

Wenn man sicher und unsicher gebundene Kinder im Verlauf ihrer Entwicklung in verschiedenen Altersabschnitten miteinander vergleicht, ergeben sich praktisch in allen untersuchten Aspekten jeweils deutliche Vorteile zu Gunsten der sicher gebundenen Kinder. Wichtig ist dabei, dass diese anderen Merkmale im Blindverfahren erhoben wurden, also ohne dass die jeweiligen Beurteiler oder Untersucher wussten, ob es sich nach dem unabhängig davon erhobenen Kriterium um ein sicher oder unsicher gebundenes Kind handelte. Die Unterschiede zu Gunsten der sicher gebundenen Kinder betreffen ihr Selbstvertrauen, ihr Selbstwertgefühl, ihre Selbstwirksamkeitserwartungen, ihre Resilienz (Robustheit) bei Belastungen und insbesondere ihr zwischenmenschliches Beziehungsverhalten und die Qualität ihrer Beziehungen mit Gleichaltrigen. Sicher gebundene Kinder werden von Peers und Lehrern als sozialer orientiert, beziehungsfähiger, empathischer und beliebter eingeschätzt als unsicher gebundene. Sie können ihre Impulse, Wünsche und Gefühle besser zum Ausdruck bringen, insbesondere auch negative Gefühle. Ihre größere Robustheit bei Belastungen zeigt sich nicht nur im beobachtbaren Verhalten, sondern auch auf physiologischer Ebene. Gunnar, Brodersen, Nachmias, Buss und Rigatuso (1996) fanden bei ängstlich gehemmten zweijährigen Kindern eine stärkere Cortisolreaktion nach einer psychischen Belastungssituation, wenn sie einem der unsicher gebundenen Bindungsstile als dem sicher gebundenen angehörten.

Obwohl unsicher-vermeidende und unsicher-ambivalente Kinder beide im Vergleich zu den sicher gebundenen jeweils schlechter abschnitten, gab es zwischen ihnen doch bemerkenswerte Unterschiede. Beide wurden von ihren Lehrern als abhängig beurteilt, aber die unsicher-vermeidenden Kinder konnten ihre Wünsche gegenüber dem Lehrer schlechter zum Ausdruck bringen. Sie taten es entweder indirekt oder warteten eine ganz sichere Situation ab. Wenn sie einmal irgendwie in Not waren, etwa wenn sie sich wehgetan hatten, wenn sie enttäuscht oder gestresst waren, wagten sie es nicht, sich an den Lehrer zu wenden. Vermeidende Kinder riefen bei ihren Lehrern gehäuft bestrafende Reaktionen hervor. Die Lehrer verlangten von ihnen mehr Disziplin, kontrollierten sie mehr, erwarteten weniger Bereitwilligkeit von ihnen, zeigten ihnen gegenüber weniger Wärme und mehr Ärger als gegenüber anderen Kindern. Die Kinder reproduzierten in ihren Beziehungen mit diesen für sie wichtigen Erwachsenen also ähnliche Beziehungen, wie sie sie von zu Hause her kannten.

Wenn sie ein anderes Kind in Schwierigkeiten sahen, reagierten unsicher-vermeidende Kinder wenig einfühlsam und unterstützend und verhielten sich oft sehr unangemessen und verletzend, indem sie z. B. ein weinendes Kind hänselten oder sich lustig über ein Kind machten, das sich wehgetan hatte. Die Beziehungen mit ihren Peers waren gehäuft feindselig und aggressiv oder aber sehr distanziert. Wenn man sie mit Spielpartnern zusammenbrachte, tendierten sie dazu, die anderen auszunutzen, sie abzuwerten und verhielten sich ihnen gegenüber feindselig bis hin zum Schlagen und physischen Bestrafen. Sie nahmen jeweils die Rolle des Täters ein. Auch in dieser Hinsicht perpetuierten sie das ihnen wohlbekannte Muster von Zurückweisung und Isolierung.

Unsicher-ambivalente Kinder hielten sich dagegen möglichst immer in der Nähe des Lehrers auf. Sie warteten jeweils darauf, dass der Lehrer initiativ wurde, also sie z. B. zum Mitmachen einlud. Die Lehrer waren ihnen gegenüber fürsorglicher und duldsamer als gegenüber den anderen Kindern, ließen ihnen mehr durchgehen, nahmen ihnen etwas ab usw. In Spielsituationen mit anderen Kindern überließen sie den anderen die Initiative und ließen sich führen. Wenn andere Kinder sie drangsalierten oder unterdrückten, ließen sie sich das gefallen. Sie nahmen jeweils die Rolle des Opfers ein. Auch sie perpetuierten das Muster, das sie von Haus aus kannten.

Diese Unterschiede zwischen sicher und unsicher gebundenen Kindern einerseits und zwischen unsicher-vermeidend und unsicher-ambivalent gebundenen Kindern blieben im Wesentlichen auf allen Stufen: Kindergarten, Vorschule, Grundschule, höheren Schulstufen und in Feriencamps bis in die Adoleszenz erhalten. Kinder mit verschiedenen Bindungsstilen machen also im Anschluss an das erste Lebensjahr, in dem sich der Bindungsstil im Wesentlichen herausbildet, sehr unterschiedliche Lebenserfahrungen. Diese Lebenserfahrungen finden ihren Niederschlag in differenziellen Wahrnehmungsbereitschaften, motivationalen Bereitschaften, emotionalen Reaktionsbereitschaften und einem unterschiedlichen Verhaltensrepertoire. Immer sind es die sicher gebundenen Kinder, die die positiveren Lebenserfahrungen machen, deren Niederschlag im Gedächtnis dazu führt, dass sich die Wahrscheinlichkeit für weitere positive Erfahrungen noch weiter erhöht. Bei ihnen kommt durch die frühen positiven Bindungserfahrungen also ein positiver Rückkopplungsprozess in Gang, der mit positiven Kontrollerfahrungen, selbstwerterhöhenden Erfahrungen und positiven Emotionen verbunden ist. Bei ihnen kommt es also auf der Grundlage der frühen positiven Befriedigung ihres Bindungsbedürfnisses dazu, dass in der Folge auch ihre anderen Grundbedürfnisse gut befriedigt werden. Das Resultat ist eine insgesamt positive Entwicklung und eine gute psychische Gesundheit.

Bei Kindern mit ausgeprägt unsicherem Bindungsmuster kommt es genau zu einer gegenteiligen Entwicklung. Sie entwickeln kein gutes soziales Repertoire und keine gute Emotionsregulation, keine positiven Erwartungen hinsichtlich dessen, was sie von andern Menschen zu erwarten haben und machen nicht die Erfahrung, dass sie mit ihrem eigenen Verhalten positive Wahrnehmungen im Sinne ihrer unmittelbaren Ziele und Bedürfnisse bewirken können. Die Summe dieser Erfahrungen ist nicht gerade selbstwerterhöhend. Bei ihnen wird also nicht nur ihr Bindungsbedürfnis nicht gut befriedigt, sondern in der Folge auch nicht ihr Kontrollbedürfnis. Statt zu selbstwerterhöhenden und emotional positiven Erfahrungen kommt es zum genauen Gegenteil. Bei ihnen werden die Grundbedürfnisse nicht nur nicht gut befriedigt, sondern sie werden kontinuierlich verletzt. Jede Verletzung führt zu Gedächtnisspuren, die die nachfolgenden Aussichten auf eine positive Bedürfnisbefriedigung noch verschlechtern. Nach einigen Jahren hat sich bei ihnen entweder eine Schemastruktur herausgebildet, in der stabile Vermeidungsschemata die Annährungstendenzen deutlich überwiegen, oder eine Schemastruktur, in der annähernde und vermeidende Tendenzen andauernd so sehr im Konflikt miteinander stehen, dass weder die Annäherung noch die Vermeidung jemals wirklich erfolgreich realisiert werden. In der Sprache der Konsistenztheorie ist in beiden Fällen das Resultat ein permanent hohes Inkongruenzniveau.

Beim desorganisierten Bindungsmuster, das wegen seinem weniger häufigen Vorkommen nicht so oft ausdrücklich untersucht wurde, waren die Auswirkungen der Verletzungen des Bindungsbedürfnisses, wenn sie einmal ausdrücklich untersucht wurden, noch gravierender. Die Herausbildung eines unsicheren Bindungsstils im Kleinkindalter legt damit bereits sehr früh im Leben die Grundlage für eine dauerhafte weitere Nichtbefriedigung des Bindungsbedürfnisses und für eine in der Folge fast zwangsläufig erfolgende Verletzung auch der anderen Grundbedürfnisse. Wenn ein hohes Inkongruenzniveau wirklich die wichtigste Grundlage für die Aktualgenese psychischer Störungen darstellt, wie es die Konsistenztheorie annimmt, sollte man bei der referierten Befundlage annehmen, dass es bei Personen mit einem unsicheren Bindungsstil im Erwachsenenalter zu einer stark gehäuften Ausbildung psychischer Störungen kommt. Die dazu vorliegenden Untersuchungsergebnisse werden im nächsten Abschnitt dargestellt.

4.4.3.3 Welchen Einfluss hat der Bindungsstil auf die Entwicklung psychischer Störungen im Erwachsenenalter?

Der Zusammenhang zwischen Bindungsmustern und psychischen Störungen bei Erwachsenen ist seit etwa zehn Jahren empirisch untersucht worden. Als Methode zur Erfassung des Bindungsstils wird dabei fast immer das Adult Attachment Interview (AAI) eingesetzt, das in einem semistrukturierten Interview die aktuelle Repräsentation der Bindungserfahrungen in der Vergangenheit und Gegenwart erfasst. Das Interview fokussiert auf die Erinnerung früherer Bindungsbeziehungen, den Zugang zu bindungsrelevanten Gedanken und Gefühlen sowie die Beurteilung der Befragten zum Einfluss der Bindungserfahrungen auf ihre weitere Entwicklung. Das Interview wird nicht nur nach dem Inhalt, sondern auch nach der Kohärenz des Gesagten und im Hinblick auf minimierte oder unterregulierte Affekte ausgewertet (Buchheim & Strauss, 2002). Aus dem AAI resultiert eine Zuordnung zu fünf Bindungstypen, deren drei erste mit denen von Ainsworth et al. (1978) definierten korrespondieren, die aber etwas anders benannt sind. Die fünf Typen sind: 1. Sicher autonome Personen (F = free to evaluate), 2. Unsicher-distanzierte Personen (Ds = dismissing), 3. Unsicher-verstrickte (E = enmeshed/ preoccupied), 4. Personen mit ungelöstem Trauma/ungelöster Trauer (U = unresolved), 5. Nicht klassifizierbare Personen (CC = cannot classify). Tabelle 4.1 gibt einen Überblick über die Ergebnisse von 11 Untersuchungen über den Zusammenhang zwischen so festgestellten Bindungsmustern und psychischen Störungen.

Die in der Tabelle aufgeführten Untersuchungen mit kleinen Fallzahlen können sicher nur mit Zurückhaltung interpretiert werden. Drei Studien wurden jedoch an größeren Stichproben durchgeführt und erlauben deshalb besser fundierte Ergebnisaussagen. In der Untersuchung von Fonagy et al. (1994) an 85 psychiatrischen Patienten hatten 90 % der Patienten ein unsicheres Bindungsmuster. In der Untersuchung von Adam (1994) an 132 psychiatrisch auffälligen Jugendlichen lag der Anteil sicher gebundener Jugendlicher bei 20 %. In einer Metaanalyse über 14 Untersuchungen mit einer Gesamtzahl von 688 Patienten kamen van Ijzendoorn und Bakermans-Kranenburg (1996) zu folgender Verteilung der Patienten auf die Bindungstypen: Unsicher-vermeidend (dismissing) 41 %, unsicher-ambivalent (enmeshed/preoccupied) 46 %, sicher gebunden 13 %. In der Normalbevölkerung liegt der Anteil sicher gebundener Personen, wenn das Bindungsmuster mit dem Adult Attachment Interview festgestellt wird, jeweils bei etwa 60 %. In dieser Metaanalyse lag er bei 59.2 %. In den Untersuchungen von Fonagy und Ijzendoorn lag der Anteil sicher gebundener Personen in den klinischen Stichproben im Vergleich dazu nur bei oder nahe bei 10 %!

Tabelle 4.1: Studien zum Zusammenhang zwischen spezifischen Bindungsmustern und psychischen Störungen (Strauss & Schmidt, 1997, S. 9).

Autoren	Stichprobe	Ergebnisse
Dozier (1990)	14 schizophrene, 28 depressive Patienten	vermehrte Bindungsunsicherheit in beiden Gruppen, häufiger bei den Schizophrenen
Dozier et al. (1992)	21 schizophrene, 19 depressive Patienten	bei den Schizophrenen vergleichsweise häufiger distanzierte Bindung
Carnelley et al. (1994)	25 depressive Patienten	Bindungsmuster sagt spätere Beziehungsfähigkeit besser vorher als Schweregrad der Depression
Harris & Bifulco (1991)	Reanalyse der Waltharnstow-Studie (225 Frauen)	Depressive waren fünf von sechs B-Mustern nach Bowlby zuzuordnen (zwanghafte Fürsorge = 60 %)
Cole & Kobak (1991)	65 Studentinnen und Studenten mit Essstörungen u./o. depressiver Symptomatik	ausschliesslich Essstörungen – distanziertes Muster; ausschliesslich Depression – ambivalentes Muster; Essstörung + Depression – beide Muster
Fonagy et al. (1994)	85 psychiatrische Patienten	90 % davon unsicher gebunden; hoher Anteil unverarbeiteter Missbrauchserlebnisse bei Borderlinepatienten
Patrick et al. (1994)	12 Patienten mit Borderlinestörungen, 12 Patienten mit Dysthymie	12 Borderlinepatienten vs. 4 dysthyme mit verwickelter Bindung: bei 6 Borderline-Patienten gegen 0 dysthymen Patienten Anzeichen für unaufgelöste Traumata
Sperling et al. (1991)	24 Borderlinepatienten	Borderline-Population im Vergleich zu stud. Population überwiegend unsicher gebunden; abhängiger Bindungsstil in der Borderlinepopulation ist mit weniger Pathologie verbunden
Adam (1994)	132 psychiatrisch auffällige Jugendliche	80 % unsicher gebunden, erheblicher Anteil Suizidgefährdeter
van Ijzendoorn (zit. n. Scheidt & Waller, 1996)	Metaanalyse von AAI-Ergebnissen	Anteil unsicherer Bindung in klinischen Populationen 41 % unsicher-vermeidend; 46,5 % unsicher-ambivalent; 12,5 % sicher: entsprechend in Vergleichsgruppe „Gesunder“: 23,2 % vs. 17,6 % vs. 59,2 %
De Ruiter & van Ijzendoorn (1992)	Übersicht über Studien zu Agoraphobie	Anteil der ambivalenten Muster unter Agoraphobikern sehr hoch, aber nicht spezifisch für die Störung

Dozier, Stovall und Albus (1999) haben versucht, dieses Globalbild für verschiedene Störungen zu differenzieren. Sie analysierten dafür fünf Studien, die in der Metaanalyse von van Ijzendoorn und Bakermans-Kranenburg nicht eingeschlossen waren. Die resultierende Verteilung der AAI-Bindungstypen auf verschiedene klinische Störungen ist in Tabelle 4.2 enthalten.

Tabelle 4.2: Diagnostische Gruppen und Bindungsklassifikationen (Verteilung der Kategorien: F = sicher, E = verstrickt, Ds = distanziert) und der desorganisierten Kategorie (U = ungelöstes Trauma/ungelöster Verlust) (Strauss, Buchheim & Kächele, 2002, S. 222).

Störungsbild	Autoren	F	E	Ds	F	E	Ds	U
Affektive Störungen								
unipolar								
depressive Symptomatik	Cole-Detke u. Kobak 1996	4	6	4				
gemischt	Rosenstein u. Horowitz 1996	0	22	10	0	19	8	6
Major Depression	Tyrell u. Dozier 1997	5	1	0	3	1	0	2
Dysthymie	Patrick et al. 1994	2	4	6				
bipolar	Tyrell u. Dozier 1997	0	0	7	0	0	3	4
gemischt	Fonagy et al. 1996	18	41	13	9	6	5	52
schizoaffektiv	Tyrell u. Dozier 1997	1	1	6	1	0	5	2
Angststörungen	Fonagy et al. 1996	7	29	8	2	1	3	38
Komorbide Gruppen								
Ess-Störung und Depression	Cole-Detke u. Kobak 1996	4	10	5				
Verhaltensauffälligkeiten und Depression	Rosenstein u. Horowitz 1996	0	3	9	0	1	6	5
Borderline-Störung	Fonagy et al. 1996	3	27	6	2	1	1	32
	Patrick et al. 1994	0	12	0				

Die ersten drei Zahlenkolonnen der Tabelle 4.2 beziehen sich auf eine Auswertung, bei der nur zwischen F (sicher), E (enmeshed) und Ds (dismissing) unterschieden wird, die nächsten vier Kolonnen auf eine Auswertung, bei der auch die Kategorie U (Unresolved trauma) berücksichtigt wird. Aus der Tabelle ist leicht zu ersehen, dass die Häufigkeiten für die unsicheren Bindungstypen E, Ds und U wesentlich höher sind als für den sicheren Bindungstyp F. Abbildung 4.2 stellt die bei der ersten Auswertungsart resultierenden Häufigkeiten etwas übersichtlicher grafisch dar.

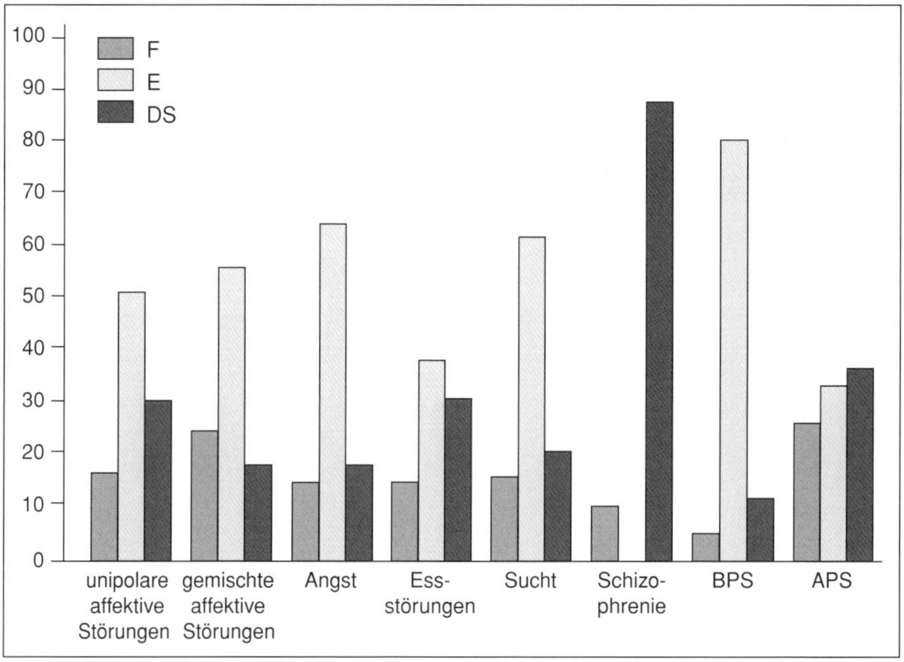

Abbildung 4.2: Prozentuale Verteilung von AAI-Klassifikationen in unterschiedlichen Stichproben (F = sicher; E = verstrickt; Ds = distanziert; BPS = Borderline-Persönlichkeitsstörung; APS = Antisoziale Persönlichkeitsstörung) (Strauss, Buchheim & Kächele, 2002, S. 283).

Bei dieser übersichtlicheren Darstellung wird ersichtlich, dass der Anteil sicher gebundener Patienten bei den meisten Störungen etwas über 10 % liegt. Bei der Mehrheit der Störungen überwiegt der unsicher-verstrickte Bindungstyp deutlich den vermeidenden, bei der Borderline-Störung ist das ganz extrem. Bei der Schizophrenie herrscht allerdings umgekehrt in einem noch extremeren Ausmaß der vermeidende Bindungstyp vor.

Abbildung 4.3 stellt das Bild dar, das resultiert, wenn man in die Auswertung der fünf von Dozier et al. analysierten Studien die Kategorie U = unresolved trauma einbezieht. Die Häufigkeitsverteilung besagt, dass sich bei den meisten Störungen für 70 bis 90 % der Patienten deutliche Hinweise auf schwerwiegende traumatische Erfahrungen ergeben, wenn sie über ihre Beziehungsgeschichte erzählen. Der viel geringere Wert für unipolare Depressionen kann nicht als verlässlich angesehen werden. Er bezieht sich, wie aus Tabelle 4.2 hervorgeht, auf ganz geringe Fallzahlen. Die zum Teil sehr geringen Fallzahlen sind bisher überhaupt ein Problem für das Bemühen, die Verteilung der Bindungstypen für verschiedenen Störungen zu differenzieren. Die genauen Prozentzahlen jeder einzelnen Untersuchung sind jeweils abhängig von den besonderen Merkmalen der untersuchten Stichprobe, vom Schweregrad der Störungen usw. Solche Stichprobenunterschiede sind in den bisherigen Metaanalysen nicht berücksichtigt. Wenn einmal Untersuchungsergebnisse für viel größere, repräsentative Stichproben vorliegen werden,

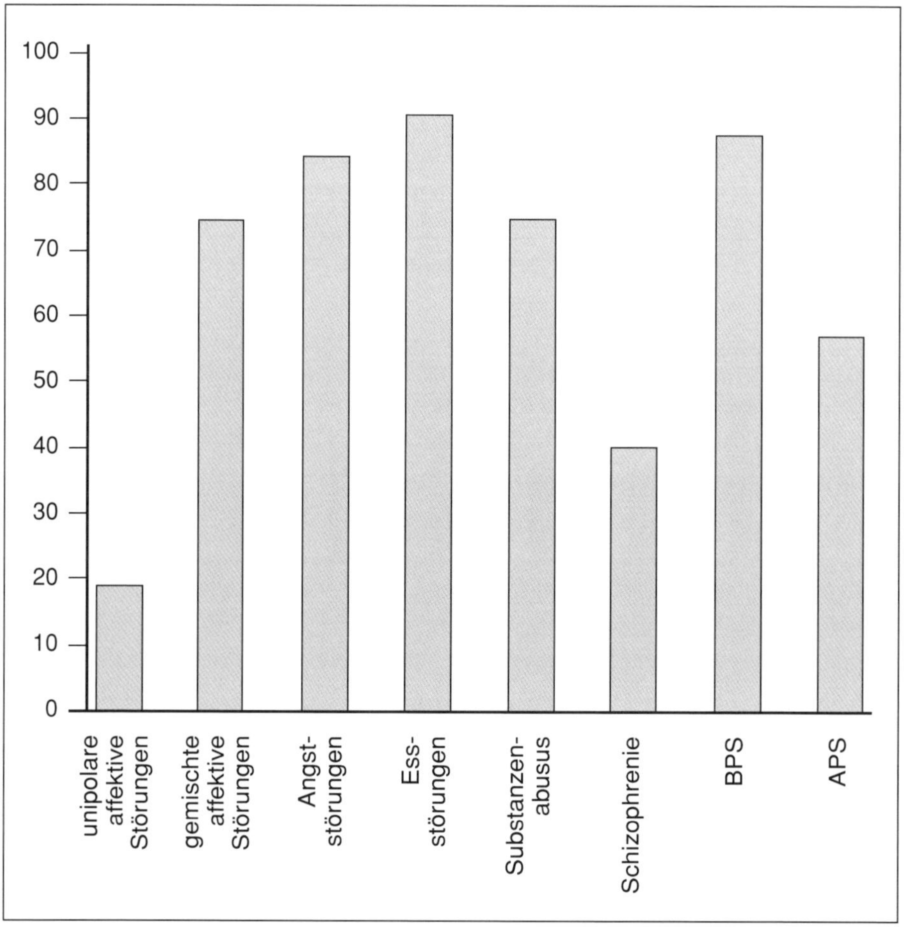

Abbildung 4.3: Prozentualer Anteil von Personen mit einem „unresolved trauma" in unterschiedlichen klinischen Stichproben (BPS = Borderline-Persönlichkeitsstörung; APS = Antisoziale Persönlichkeitsstörung) (Strauss, Buchheim & Kächele, 2002, S. 286).

wird es sich zeigen, ob es überhaupt einen Zusammenhang zwischen Art der Störung und Art des Bindungsmusters gibt. Es könnte ja auch sein, dass ein unsicheres Bindungsmuster zwar für die Entwicklung einer psychischen Störung prädisponiert, dass es aber von ganz anderen Faktoren abhängt, welche spezifische Störung sich ausbildet.

Möglicherweise sind die bisherigen Unterscheidungen unsicherer Bindungsmuster auch zu wenig differenziert für spezifischere Analysen. Pilkonis (1988) und Strauss, Lobo-Drost und Pilkonis (1999) haben ein Ratingverfahren für eine differenziertere Unterscheidung von sieben Bindungsprototypen entwickelt, um damit innerhalb der verschiedenen Diagnosegruppen Untergruppen mit unterschiedlichen Bindungsmustern voneinander unterscheiden zu können. Die differenzierteren Unterscheidungen wurden insbesondere auch deswegen für notwendig gehalten, um prüfen zu können, ob Patienten mit unterschiedlichen Bindungsprototypen verschieden auf Psychotherapie an sich und auf unterschiedliche therapeutische Vorgehensweisen ansprechen (Meyer & Pilkonis, 2002).

Auch mit dieser feineren Unterscheidung zwischen sieben Bindungsprotoptypen fand sich als Hauptergebnis zunächst einmal wieder ein starkes Vorherrschen unsicherer Bindungsmuster bei Patienten mit psychischen Störungen. Diesmal beruht das Ergebnis auf einer großen Stichprobe einer multizentrischen Studie an 528 Patienten, die sich in stationärer Psychotherapie befanden (Schauenburg & Strauss, 2002). Abbildung 4.4 stellt dar, wie sich die Patienten auf die Bindungsprototypen verteilen.

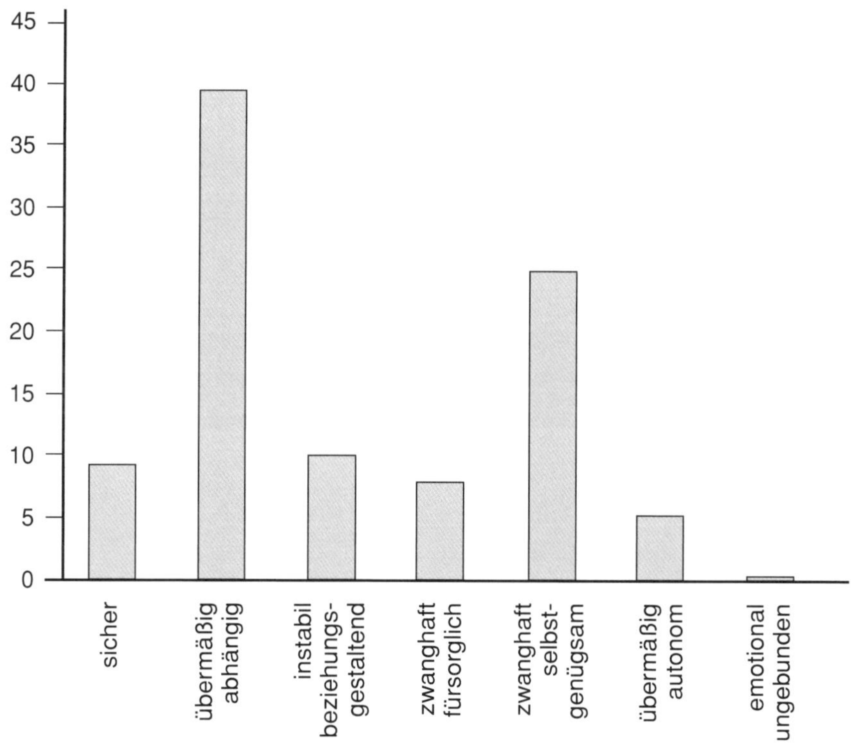

Abbildung 4.4: Verteilung der Bindungsprototypen in einer Stichprobe von 528 Patienten in stationärer Psychotherapie (in %) (Strauss, Buchheim & Kächele, 2002, S. 285).

Diese Ergebnisse gelten explizit für eine Psychotherapieklientel. Sie beziehen sich auf die Ergebnisse eines Bindungsprototypeninterviews vor Beginn einer stationären psychotherapeutischen Behandlung. Danach sind weniger als zehn Prozent der Patienten, mit denen es Psychotherapeuten in stationärem Setting alltäglich zu tun haben, sicher gebunden. Wenn man das vorherrschende Bindungsmuster, das ein Mensch entwickelt, als Niederschlag seiner realen Beziehungserfahrungen auffasst, heißt dieses Ergebnis, dass fast alle Psychotherapiepatienten ihr Grundbedürfnis nach einer sicheren Bindungsbeziehung in ihren lebensgeschichtlich wichtigsten Beziehungen nicht gut befriedigen konnten. Wenn man hinzunimmt, dass in der Normalbevölkerung etwa 60 % ein sicheres Bindungsmuster haben, drängt sich der Schluss auf, dass die Nichtbefriedigung oder sogar Verletzung ihres Bindungsbedürfnisses bei diesen Menschen wesentlich dazu beigetragen hat, dass sie psychotherapiebedürftig wurden.

Diese kausale Interpretation der im Erwachsenenalter gefundenen korrelativen Zusammenhänge zwischen unsicherem Bindungsmuster und Vorhandensein einer psychischen Störung erscheint mir deswegen berechtigt, weil man wegen der zuvor berichteten Untersuchungen der Bindungsvorgänge in den ersten Monaten nach der Geburt mit großer Sicherheit davon ausgehen kann, dass die Verletzung des Bindungsbedürfnisses zuerst da war und dass sie und ihre unmittelbaren Folgen einen ursächlichen Einfluss auf die ungünstige Entwicklung genommen haben, die Kinder mit einem unsicheren Bindungsstil von ihrem ersten Lebensjahr bis ins Erwachsenenleben durchlaufen. Wenn man alle Befunde zusammennimmt, über die ich zuvor berichtet habe, kann man keinen vernünftigen Zweifel daran haben, dass es Verletzungen des Bindungsbedürfnisses sind, die schließlich über viele weitere Schritte zu psychischen Störungen führen, und nicht umgekehrt die Störungen es sind, die zum unsicheren Bindungsstil führen. Ein unsicherer Bindungsstil ist nach den hier insgesamt berichteten Befunden zum Bindungsbedürfnis als der größte Risikofaktor für die Ausbildung einer psychischen Störung anzusehen, den wir bis heute kennen. Mir ist kein einziges Merkmal aus der gesamten ätiologischen Forschung zu psychischen Störungen bekannt, für das eine auch nur annähernd so hohe prognostische Bedeutung gefunden wurde wie für unsichere Bindungsmuster.

Schlussfolgerungen für die Psychotherapie am Beispiel der Depression

Bindungsstile sind nach dem, was zuvor berichtet wurde, ziemlich stabil. Wir haben keinen Grund zu der Annahme, dass ein Depressiver, der mit einem Antidepressivum oder mit kognitiv-behavioraler Therapie nach Beck behandelt wird und am Ende der Therapie nicht mehr depressiv ist, gleichzeitig mit den anderen eintretenden Veränderungen auch seinen Bindungsstil wechselt. Das ist bisher nie gezeigt worden und ist auch sehr unwahrscheinlich, wenn man sich überlegt, was der Begriff Bindungsmuster genau meint.

Beim Bindungsmuster handelt es sich um lebenslang eingeschliffene Gedächtnisinhalte. Sie betreffen die Reaktionen auf Stress, die Emotionsregulation, automatisierte Wahrnehmungsbereitschaften, die automatisierte nonverbale Beziehungsregulation, vom ersten Lebensjahr an gebahnte, im impliziten Gedächtnis gespeicherte Vermeidungsreaktionen usw. Man müsste an Magie glauben, wollte man annehmen, dass all diese vollkommen automatisierten und dem Bewusstsein entzogenen Komponenten eines unsicheren Bindungsmusters wirksam verändert werden, wenn man 16 Sitzungen lang nach Beck kognitive Schemata bearbeitet oder medikamentös den Serotoninspiegel hebt. Wenn man vernünftigerweise nicht daran glaubt, weil man ja gar keine Anstalten unternommen hat, das Bindungsmuster gezielt therapeutisch zu bearbeiten, kommt man zu der Schlussfolgerung, dass ein unsicheres Bindungsmuster, wenn es vor der Therapie vorhanden war, auch nach einer erfolgreichen störungsspezifischen Therapie weiterhin vorhanden ist.

Es ist auch kein Grund ersichtlich, warum es die Funktion eines Risikofaktors für die Ausbildung einer psychischen Störung verloren haben sollte. Wenn es aber als Risikofaktor fortwirkt, sollte man sich eigentlich nicht wundern, wenn es in der Mehrzahl der Fälle nach einer zunächst erfolgreichen störungsspezifischen Depressionstherapie wieder zu einem Rückfall kommt. Nach dem Modell der Konsistenztheorie bleibt bei einem Menschen mit ausgeprägt unsicherem Bindungsmuster, wenn seine vermeidenden oder konflikthaften motivationalen Schemata, die sich um das Bindungsbedürfnis herum entwickelt haben, in der Therapie nicht ausdrücklich bearbeitet werden, eine der wichtigsten Inkonsistenzquellen bestehen. Die Aktivität dieser motivationalen Schemata manifestiert sich vor allem in den gegenwärtigen interpersonalen Beziehungen des Patienten. Patienten mit unsicheren Bindungsmustern haben in der Regel neben ihren psychopathologischen Symptomen im engeren Sinne auch Probleme in ihren zwischenmenschlichen Beziehungen. Zu berücksichtigen wären in der Therapie auch die unmittelbaren Folgen, welche die Verletzungen des Bindungsbedürfnisses in den ersten Lebensjahren zurückgelassen haben. In Frage kommen nach den zuvor berichteten Ergebnissen vor allem eine verminderte Stresstoleranz, eine schlechte Emotionsregulation, geringe Selbstwirksamkeitserwartungen und ein schlechtes Selbstwertgefühl.

Nach den zuvor berichteten Ergebnissen ist davon auszugehen, dass acht bis neun von zehn Psychotherapiepatienten neben ihrer im Vordergrund stehenden Störung auch ein unsicheres Bindungsmuster haben, das sich in all den eben aufgeführten zusätzlich vorhandenen Problemen manifestieren kann. Diese zusätzlich vorhandenen Probleme werden sich von Patient zu Patient unterscheiden. Sie können daher nicht alle in einem störungsspezifischen Manual berücksichtigt werden. Wenn sich die Therapie eng auf die Behandlung der Störung beschränkt, bleiben die zusätzlich vorhandenen Inkonsistenzquellen unbehandelt und stellen einen bleibenden Nährboden für die Entwicklung psychischer Störungen dar. Sie können sogar den Behandlungserfolg überhaupt verhindern, wenn die behandelte Störung weiterhin eine Funktion zur Herabregulierung von Inkonsistenz hat oder wenn der Patient für die Behandlung schlecht motiviert ist, weil sich das Behandlungsziel zu wenig mit seinen eigenen Anliegen deckt.

Diese von den Resultaten der Bindungsforschung ausgehenden Überlegungen werden durch Forschungsuntersuchungen zu den Therapiezielen von Psychotherapiepatienten gestützt. An unserer Psychotherapieambulanz in Bern erheben wir seit über zwanzig Jahren zu Beginn der Behandlung die Ziele, die der Patient selbst in seiner Therapie anstreben will. Für jedes dieser Ziele – meistens sind das etwa drei Ziele – wird ein Goal Attainment Scaling (Kiresuk & Lund, 1979) durchgeführt, um den Behandlungserfolg an der Erreichung dieser Ziele zu messen. Auf der Basis von über tausend so erhobenen Therapiezielen entwickelten wir eine Taxonomie von Therapiezielen, das „Berner Inventar von Therapiezielen (BIT)" (Grosse Holtforth, 2001; Grosse Holtforth & Grawe, 2002a). Die Taxonomie ist hierarchisch gegliedert. Auf oberster Ebene werden fünf Kategorien von Therapiezielen unterschieden, nämlich

1. Problembewältigung/Symptomreduktion (P),
2. Interpersonale Ziele (I),
3. Wohlsein (W),
4. Orientierung/Sinnfindung (O) und
5. Selbstentwicklung/Selbstwert (S).

Tabelle 4.3 führt auf, wie sich die wichtigsten drei Therapieziele von 383 Patienten unserer Psychotherapieambulanz auf diese fünf Kategorien verteilen.

Tabelle 4.3: Die Verteilung der drei wichtigsten Therapieziele von 383 Psychotherapiepatienten auf die fünf Oberkategorien des Berner Therapiezielinventars. Erläuterungen im Text. Es sind nur die wichtigsten Kombinationen aufgeführt.

P	I	W	O	S	N	%	% zus.
P	I				69	18 %	18 %
	I				57	15 %	33 %
P	I			S	51	13 %	46 %
	I			S	49	13 %	59 %
P					33	9 %	68 %
P				S	30	8 %	76 %
...	...	...	...	...	...	...	...
59 %	75 %	13 %	11 %	46 %	383	100.0	100.0

Nur bei 9 % der Patienten beschränken sich die Therapieziele auf Problembewältigung/Symptomreduktion. Deutlich mehr Patienten, nämlich 15 % haben nur Interpersonale Ziele. Die häufigste Kombination von Therapiezielen ist mit 18 % die von Problembewältigung und Interpersonalen Zielen. Bei 13 % kommen zu dieser Kombination noch Selbstentwicklungsziele hinzu. Bei immerhin 28 % der Patienten gehört die Problembewältigung/Symptomreduktion überhaupt nicht zu ihren eigenen Therapiezielen. Die häufigsten Behandlungsanliegen von Psychotherapiepatienten liegen im interpersonalen Bereich (75 %), Problembewältigung/ Symptomreduktion folgt mit 59 % erst an zweiter Stelle, wenn sie auch in den Fällen, in denen dieses Ziel genannt wird, am häufigsten als wichtigstes Therapieziel eingeordnet wird.

Der Befund, dass 75 % aller ambulanten Psychotherapiepatienten Behandlungsanliegen im zwischenmenschlichen Bereich haben, korrespondiert sehr gut mit dem zuvor berichteten Befund aus der Bindungsforschung, dass über 80 % aller Psychotherapiepatienten ein unsicheres Bindungsmuster haben. Das früh erworbene unsichere Bindungsmuster führt offenbar später im Leben zu Schwierigkeiten in den zwischenmenschlichen Beziehungen, mit denen die Betroffenen selbst nicht fertig werden. Beide Befunde zeigen von unterschiedlichen Seiten aus auf, dass eine Psychotherapie, die sich auf die Behandlung der im Vordergrund stehenden psychischen Störung beschränkt, in den meisten Fällen weder aus objektiver, wissenschaftlicher Sicht noch aus der Problemsicht der Patienten eine ausreichende Therapie darstellt.

Ich hatte dies schon in der Einleitung mit meinem Fallbeispiel einer depressiven Patientin zu zeigen versucht. Tatsächlich scheint dies bei Depressiven in besonderem Maße der Fall zu sein. Abbildung 4.5 zeigt in einer vergleichenden Gegenüberstellung die Therapieziele von Patienten, für die eine Angststörung, und von Patienten, für die eine depressive Störung nach DSM-IV diagnostiziert wurde.

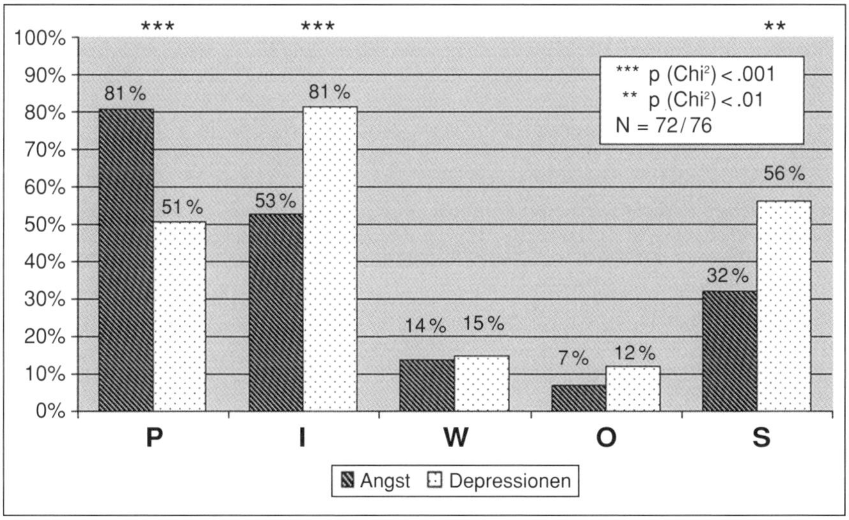

Abbildung 4.5: Vergleichende Gegenüberstellung der Therapieziele von Patienten mit einer Angststörung und mit einer depressiven Störung. P = Problem- und Symptombewältigung; I = Interpersonale Ziele/Probleme; W = Wohlsein; O = Orientierung; S = Selbstwert/Selbstentwicklung (Grosse Holtforth, 2001).

Wir sehen, dass sich die Therapieziele von Depressiven anders über die Kategorien verteilen als die von Angstpatienten. Bei ihnen gibt es aus ihrer Sicht mehr Problembereiche außerhalb ihrer eigentlichen psychopathologischen Symptomatik als bei Angstpatienten. Ähnliche Unterschiede zwischen den Therapiezielen von Patienten mit Angststörungen und Depressionen wurden in weiteren Untersuchungen mit anderen Patientenstichproben gefunden (Faller & Gossler, 1998; Berking, Jacobi & Masuhr, 2001; Grosse Holtforth, Reubi, Ruckstuhl, Berking & Grawe, in Druck; Berking, Grosse Holtforth, Jacobi & Kröner-Herwig, in Druck; Grosse Holtforth, Schulte, Grawe, Wyss & Michalak, zur Veröffentlichung eingereicht).

Bei Depressiven ist die Behandlung mit einem störungsorientierten Manual nach diesen Ergebnissen als unangemessener anzusehen als bei Patienten mit Angststörungen. Eine solche Behandlung wird etlichen der Probleme, die sie selbst als wichtig ansehen, nicht gerecht. In Termini der Konsistenztheorie ausgedrückt, lässt eine nur störungsorientierte Behandlung bei Depressiven in besonderem Maße wichtige Inkonsistenzquellen außer Acht, vor allem auch solche im interpersonalen Bereich.

Nach meiner Auffassung ist der hier aufgezeigte Sachverhalt der wichtigste Grund dafür, dass die heute vorherrschenden Depressionstherapien eine sehr bescheidene langfristige Wirksamkeit haben. Jeder, der in der klinischen Praxis steht, wird immer wieder damit konfrontiert, dass depressive Patienten ganz gehäuft wieder behandlungsbedürftig werden, auch wenn sie schon psychotherapeutisch oder medikamentös behandelt wurden. Wenn man die wissenschaftliche Depressionsliteratur liest, gewinnt man jedoch einen ganz anderen Eindruck. Danach sieht es so aus, als würden Depressionen mit den heutigen Methoden besonders wirksam behandelt.

Man wird in der Forschungsliteratur zur Depressionsbehandlung mit einschüchternden Effektstärken konfrontiert. Sie liegen in Größenordnungen von über 2 oder sogar über 3, und Effekte von diesem Ausmaß werden in Behandlungszeiträumen von etwa zehn Wochen erreicht. Wenn man im Hinterkopf hat, dass Smith, Glass und Miller (1980) eine durchschnittliche Effektstärke für psychotherapeutische Behandlungen von .85 berechnet hatten, muss man zu dem Eindruck kommen, dass Depressionen offenbar zu den ganz besonders gut zu behandelnden Störungen zählen. Im Bemühen, sich den Widerspruch zwischen der Befundlage aus den Forschungsuntersuchungen und dem Eindruck aus der klinischen Praxis zu erklären, kommt man fast zwangsläufig zu der Schlussfolgerung, dass die wieder behandlungsbedürftig werdenden Depressiven eben nicht mit den wirklich wirksamen Therapien behandelt wurden und dass sie deshalb wieder behandlungsbedürftig werden. Wenn sie endlich einmal mit einer der wirksamen Depressionstherapien behandelt würden, für die so hohe Effektstärken gefunden wurden, würden sie schon geheilt. Es wäre schön, wenn es so wäre, aber leider beruht diese Schlussfolgerung auf einer Illusion.

Wir haben an unserem Institut soeben eine Metaanalyse abgeschlossen, in der wir 77 zwischen 1980 und 2001 veröffentlichte kontrollierte Depressionsstudien analysiert haben (Gallati, 2003). Berücksichtigt wurden sowohl Studien, die nur pharmakologische Behandlungen untersuchten (N = 29 mit insgesamt 5.352 Patienten), als auch solche, die nur psychologische Therapien untersuchten (N = 24 mit insgesamt 1.297 Patienten), als auch Studien, in deren Versuchsplan psychologische und pharmakologische Behandlungen miteinander verglichen wurden (gemischte Studien N = 24 mit insgesamt 2.668 Patienten). Die Behandlungen dauerten durchschnittlich zehn Wochen, die psychotherapeutischen Behandlungen hatten durchschnittlich 13 Sitzungen. Für jede Behandlungs- und Kontrollbedingung berechneten wir für jedes in der Studie erhobene Maß Prae-Post-Effektstärken.

Tatsächlich waren die Prae-Post-Effektstärken nach einer durchschnittlich zehnwöchigen Therapie sehr hoch im Vergleich zu den Prae-Post-Effektstärken, wie sie sonst für Psychotherapie gefunden wurden. Beträgt die durchschnittliche Prae-Post-ES für verschiedene Formen von Psychotherapie bei ganz verschiedenen Störungen 1.21 (Grawe, Donati & Bernauer, 1994), so liegt sie bei der pharmakologischen Behandlung von Depressiven im Durchschnitt bei 2.11. Für die Serotoninwiederaufnahmehemmer Venlafaxin und Paroxetin ergaben sich sogar ES von über 3! Abbildung 4.6 gibt einen Überblick über die Effektstärken, die wir für die verschiedenen Antidepressiva errechnet haben.

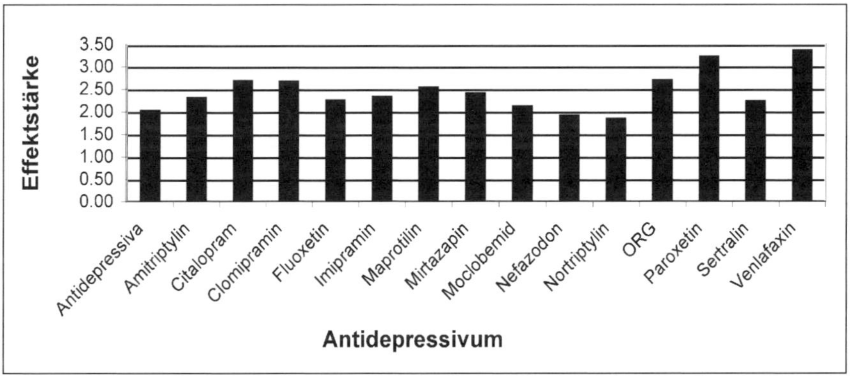

Abbildung 4.6: Überblick über die mittleren Effektstärken für die verschiedenen Antidepressiva. Die erste Säule gibt die durchschnittliche ES über alle Antidepressiva an (nach Gallati, 2003).

Abbildung 4.6 dürfte bei Vertretern der Pharmaindustrie auf breites Wohlgefallen stoßen, zumal wenn man die Effektstärken für psychotherapeutische Behandlungen danebenstellt (Abbildung 4.7).

Die mittleren Effektstärken für die verschiedenen psychotherapeutischen Behandlungsformen liegen zwar deutlich niedriger als für die pharmakologischen Behandlungen, aber doch deutlich über den Effektstärken, wie sie sonst für Psychotherapie festgestellt wurden.

Aus diesen Befunden scheinen sich drei Schlüsse zu ergeben, nämlich

1. Depressionen können im Vergleich zu anderen Störungen besonders gut behandelt werden.
2. Medikamentöse Therapie ist die Methode der ersten Wahl.

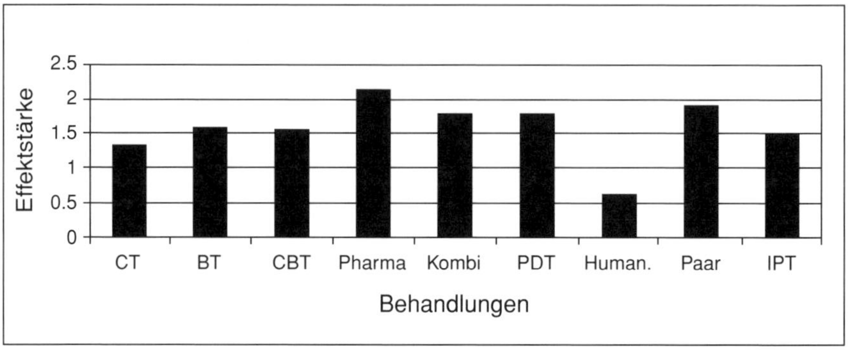

Abbildung 4.7: Überblick über die durchschnittlichen ES für alle untersuchten Behandlungsformen bei Depressiven. CT = Cognitive Therapien; BT = Behaviorale Therapien; CBT = Cognitiv-Behaviorale Therapien; Pharma = Pharmakotherapien; Kombi = Kombiniert psychologische und pharmakologische Therapien; PDT = Psychodynamische Therapien; Human. = Humanistisch-Existenzielle Therapien; Paar = Paar-/Partnertherapien; IPT = Interpersonale Psychotherapie (nach Gallati, 2003).

3. Psychotherapie wirkt bei Depressiven sehr gut, wenn auch nicht so gut wie Antidepressiva. Zwischen den verschiedenen Formen der Psychotherapie gibt es keine großen Wirkungsunterschiede.

Das sind genau die Botschaften, die auf psychiatrischen Kongressen, begleitet von einem großen Werbeaufwand der Pharmaindustrie, den Kongressbesuchern und der Öffentlichkeit vermittelt und angehenden Psychiatern in ihrer Ausbildung als gesichertes Wissen präsentiert werden. Die wirkliche Befundlage sieht allerdings völlig anders aus. Jede der drei Aussagen ist unrichtig und müsste geradezu in ihr Gegenteil verkehrt werden.

Der Eindruck der guten Wirksamkeit entsteht dadurch, dass bei Depressionen in einem Zeitraum von zehn Wochen auch ohne spezifische Behandlung sehr starke Verbesserungen auftreten. Das Ausmaß dieser „spontanen Remissionen“, in denen auch Placebo-Effekte eingeschlossen sind, ist bei Depressiven ganz besonders groß. In den Studien, in denen die Wirkung von Medikamenten untersucht wurden, traten in den jeweiligen Kontrollgruppen über alle erhobenen Maße hinweg Veränderungen von ES = 1.59 auf! Allein diese spontanen, d. h. ohne gezielte Therapie auftretenden Verbesserungen sind schon deutlich größer als die Effekte, die sonst für wirksame Psychotherapien gefunden wurden. Wenn man diese nicht auf das untersuchte Medikament zurückgehenden Veränderungen von der mittleren ES in den Behandlungruppen von 2.11 abzieht, bleibt ein Nettoeffekt von ES = .52. Das ist der wahre durchschnittliche Effekt medikamentöser Behandlungen bei Depressiven. Bei einem speziell für die Erfassung der Medikamentenwirkung bei Depressiven entwickelten Maß, der Montgomery-Asberg Depression Rating Scale

(MADRS), die nur in Pharmastudien verwendet wurde, ergab sich über alle Behandlungsgruppen hinweg eine ES von 1.88. Das sieht wie eine sehr respektable Effektstärke aus. Aber die ES in derselben Skala in den jeweiligen Kontrollgruppen betrug 1.82. Es verbleibt ein Nettoeffekt von ES = .06.

Zusätzlich ist zu bedenken, dass in den in diese Metaanalyse einbezogenen pharmakologischen Behandlungsgruppen 25 % der Patienten die Behandlung abbrachen, in den psychologischen Behandlungen jedoch nur 13 %. Abbrecher stellen Misserfolge dar, gehen aber nicht in die Effektstärkenberechnung ein. Hohe Abbrecherraten führen daher zu einer beschönigenden Effektstärke. Sie treiben die Prae-Post-Effektstärken in die Höhe, weil nur von den verbleibenden Therapiebeendern Prae-Post-Werte vorliegen. Die Therapiebeender sind eine positive Selektion aus allen Patienten, bei denen die Behandlung angewendet wurde. Die doppelt so hohe Abbrecherrate begünstigt also bei einem Effektstärkenvergleich die pharmakologischen Behandlungen gegenüber den psychologischen.

In den Studien zu psychologischen Behandlungen ergab sich für die jeweiligen Kontrollgruppen über alle in diesen Studien erhobenen Maße hinweg eine ES von .97. Die Nettoeffektstärke für die verschiedenen psychologischen Therapieformen kann man ausrechnen, wenn man von den in Abbildung 4.7 aufgeführten Effektstärken jeweils .97 abzieht. Es bleibt dann für die reine Kognitive Therapie eine Nettoeffektstärke von .36, für die kognitiv-behaviorale Therapie von .57, für die Interpersonale Therapie nach Klerman und Weissman von .50, für gegenwartsorientierte psychodynamische Kurztherapien von .79 und für Paartherapien von .96. Das ist ein recht anderes Bild von der Wirksamkeit der verschiedenen Therapieformen bei Depressionen, als es in einem Grossteil der Literatur vermittelt wird. Aus dieser Perspektive sind die Therapieformen, die sich stärker den zwischenmenschlichen Problemen von Depressiven widmen, eher sogar wirksamer als jene Therapien, die sich mehr auf ihre spezifischen Störungskomponenten ausrichten.

Für alle vergleichenden Aussagen zwischen den Therapieformen muss man aber zunächst prüfen, ob der Effektstärkenvergleich wirklich auf vergleichbaren Grundlagen beruht. Bei dem Effektstärkenvergleich zwischen pharmakologischen und psychologischen Therapien werden Äpfel mit Birnen verglichen, wie man es der Methode der Metaanalyse oft vorgeworfen hat. Es werden nämlich in den beiden Arten von Studien völlig unterschiedliche Kriterien des Therapieerfolges zu Grunde gelegt.

Abbildungen 4.8 a und b stellen die Häufigkeiten gegenüber, mit denen in pharmakologischen und psychologischen Studien bestimmte Messmittel eingesetzt wurden. Die Unterschiede sind offensichtlich: In den Pharmastudien wurden praktisch nur Symptommaße eingesetzt, und zwar fast nur aus Fremdbeurteilungsperspektive. Diese Maße erzielen auch ohne Behandlung (in den Kontrollgruppen) mit Abstand die höchsten Effektstärken (s. Abbildung 4.9). Sie eigenen sich daher besonders gut dafür, die Behandlung in einem guten Licht erscheinen zu lassen.

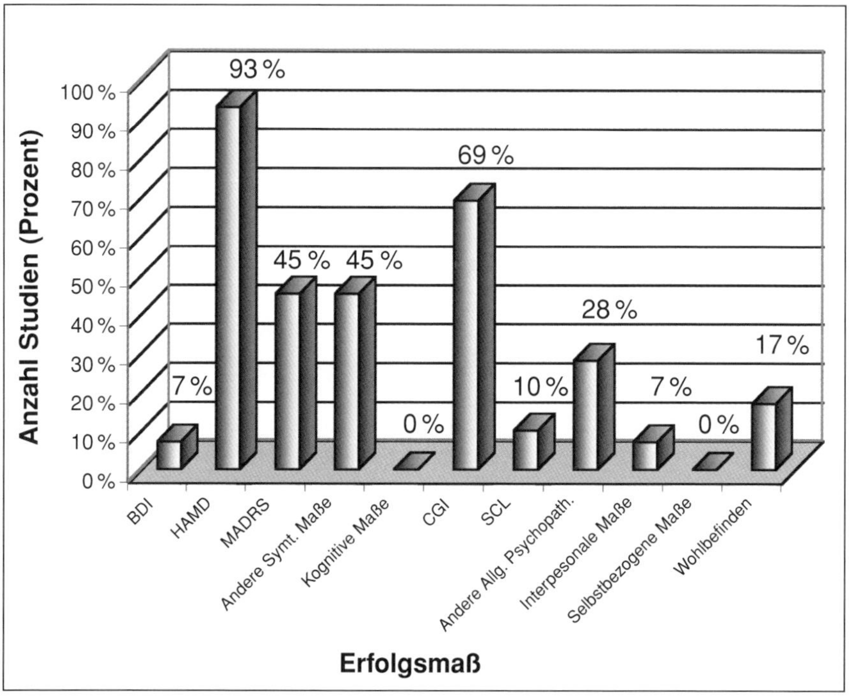

Abbildung 4.8a: Häufigkeiten der Verwendung bestimmter Messmittel in Studien, in denen nur pharmakologische Behandlungen untersucht wurden. BDI = Beck Depressionsinventar, HAMD = Hamilton Rating Scale for Depression, MADRS = Montgomery-Asberg Depression Rating Scale, CGI = Clinical Global Impression, SCL = Symptom Check List (Gallati, 2003, S. 63).

Für die Sicht des Patienten selbst interessierten sich die Untersucher der Pharma-Studien gar nicht. Hervorstechende Merkmale der psychischen Verfassung Depressiver wie ihr kognitives Funktionieren, ihr Selbstwertgefühl, ihr subjektives Wohlbefinden und der gesamte interpersonale Bereich werden in Pharma-Studien durchweg völlig ausgeblendet. Das sind aber genau die Maße, in denen ganz allgemein nur geringere Veränderungen auftreten. Abbildung 4.9 führt die mittleren Effektstärken auf, die für die verschiedenen Veränderungsmaße über alle Behandlungsgruppen aller 77 Studien hinweg gefunden wurden. Wir sehen, dass die Maße sehr unterschiedlich veränderungssensitiv sind. Pharma-Studien beschränken sich zum allergrößten Teil auf die drei Veränderungsmaße, in denen ganz allgemein, d. h. auch in Kontrollgruppen, die größten Veränderungen auftreten. Das sind die Hamilton-Skala, die MADRS und die Skala für Clinical Global Impression (CGI). Die Pharma-Studien erreichen deshalb eine so hohe mittlere Effektstärke, weil sie sich in ihrer Messung genau auf diejenigen Bereiche beschränken, in denen auch ohne gezielte Behandlung die stärksten Veränderungen auftreten. Veränderungen im kognitiven Funktionieren und im Selbstwertgefühl sind viel schwerer zu erzielen

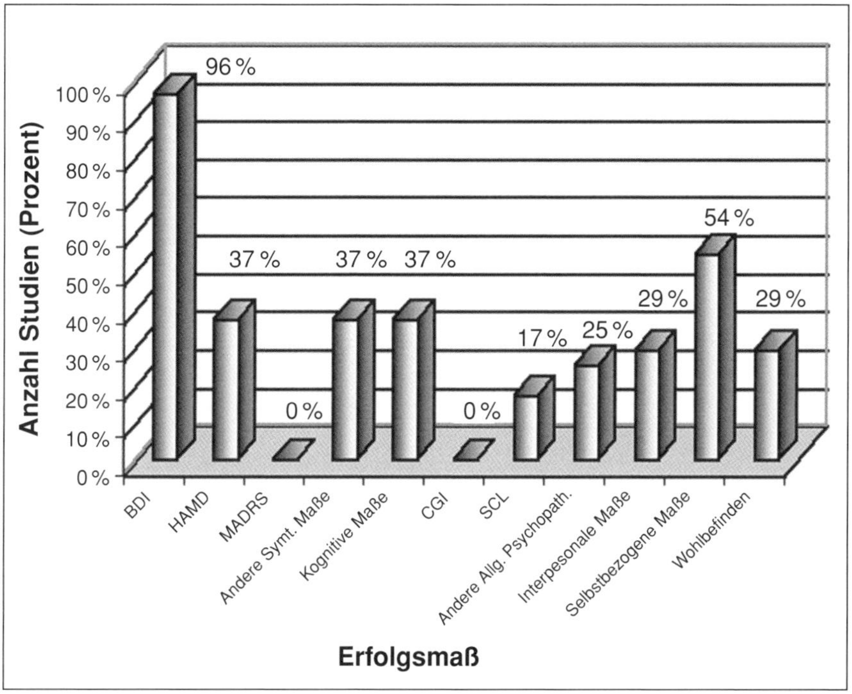

Abbildung 4.8b: Häufigkeiten der Verwendung bestimmter Messmittel in Studien, in denen nur psychologische Behandlungen untersucht wurden. BDI = Beck Depressionsinventar, HAMD = Hamilton Rating Scale for Depression, MADRS = Montgomery-Asberg Depression Rating Scale, CGI = Clinical Global Impression, SCL = Symptom Check List (Gallati, 2003, S. 44).

als solche in der Leitsymptomatik. Die psychologischen Therapien schneiden deshalb, aber nur deshalb, auf den ersten Blick schlechter ab, weil sie auch in solchen Bereichen Messungen erhoben haben.

Der eingeschränkte Blick, der in den reinen Pharma-Studien eingenommen wird, zeigt sich auch darin, dass in keiner dieser Studien über eine Katamnese berichtet wurde, während das in immerhin 30 der 48 anderen Studien der Fall war. Dieser eingeschränkte Blick hängt offensichtlich mit einem weiteren Aspekt zusammen, in dem sich Pharma-Studien und Psychotherapiestudien auffällig unterscheiden: Alle Pharma-Studien bis auf eine wurden von der Pharma-Industrie finanziert. Alle psychologischen Studien wurden mit öffentlichen Forschungsmitteln finanziert.

Wegen der drastischen Unterschiede in dem, was in den psychologischen und pharmakologischen Studien gemessen wurde, verbieten sich vergleichende Aussagen, weil sonst eben wirklich Äpfel mit Birnen verglichen würden. Aber es gibt auch einige Maße, die in allen drei Studientypen eingesetzt wurden. Das ist der Fall für das Beck Depressionsinventar, die Hamilton-Ratingskala, und die SCL-90 als Maß

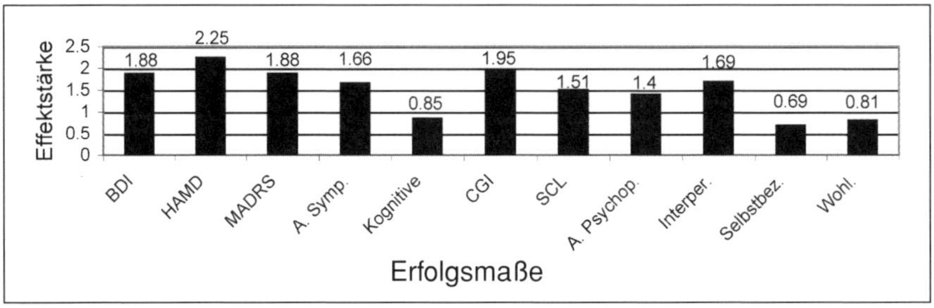

Abbildung 4.9: Höhe der mittleren Effektstärken, die sich für die verschiedenen Veränderungsmaße über alle 77 Studien hinweg ergeben. BDI = Beck Depressionsinventar, HAMD = Hamilton Rating Scale for Depression, MADRS = Montgomery-Asberg Depression Rating Scale, A.Symp. = Andere Maße für Depressionssymptomatik, CGI = Clinical Global Impression, SCL = Symptom Check List, A. Psychop. = Andere Maße für psychopathologische Symptombelastung, Interper. = Maße für Interpersonale Probleme, Selbstbez. = Maße für Selbstwert und Selbstbild, Wohl. = Maße für Wohlbefinden (Gallati, 2003, S. 99).

für die allgemeine psychopathologische Symptombelastung. Für diese Maße ist es eher gerechtfertigt, die Höhe der Effektstärken miteinander zu vergleichen, auch wenn die Häufigkeiten, mit denen sie bei den verschiedenen Therapiearten erhoben wurden, sich unterscheiden. Bei zweien dieser Vergleiche fanden sich für die pharmakologischen Behandlungsgruppe geringere Effektstärken als für die psychologischen Behandlungen, nämlich für das BDI (1.26 vs. 1.66) und für die SCL-90-R (1.11 vs. 1.43), bei einem Maß, nämlich für die Hamilton-Ratingskala, eine höhere (2.83 vs. 2.08). Diese Fremdratingskala bezieht sich sehr stark auf körperliche und physiologische Merkmale der Depression. Es leuchtet ein, dass in diesem Aspekt Medikamente eine stärkere von außen sichtbare Wirkung erzielen. Im subjektiven Empfinden des Patienten ist das aber nicht so, denn auch BDI und SCL-90-R beziehen sich zu einem guten Teil auf körpernahe Vorgänge.

Die Anlage der Pharma-Untersuchungen macht sehr deutlich, dass die Untersucher sich überhaupt nicht dafür interessierten, was für Veränderungen in der psychischen Verfassung und im Leben des Patienten durch das Medikament bewirkt wurden. Es dringt den Untersuchungen aus allen Poren, dass die Untersucher und ihre Auftraggeber einzig an einem „wissenschaftlichen" Beweis einer möglichst großen Wirksamkeit des jeweiligen Medikamentes interessiert waren. Wenn Wissenschaft irgendetwas mit Neugier und entdecken wollen zu tun hat, dann liegen diese Untersuchungen außerhalb dessen, was man im Allgemeinen unter Wissenschaft versteht.

Wir wissen daher heute trotz großem finanziellen Aufwand fast nichts darüber, was antidepressive Medikamente eigentlich wirklich im psychischen System ausrichten. Das wäre aus neurowissenschaftlicher Perspektive eigentlich eine faszinierende Frage, insbesondere unter der Perspektive einer gezielten pharmakologischen Vorbereitung und Förderung von Lernprozessen, die durch psychologische

Beeinflussungsmethoden herbeigeführt werden. Wir werden in diesem Kapitel noch mehrfach sehen, dass die natürlich im Gehirn produzierten Neurotransmitter beim Lernen eine entscheidende Rolle spielen. Es liegt eigentlich nahe, dass man Lernprozesse durch gezielten medikamentösen Einfluss auf die Verfügbarkeit bestimmter Neurotransmitter an bestimmten Stellen des Gehirns fördern und hemmen können sollte. Das sollte man auch zu therapeutischen Zwecken nutzen können. Das setzt aber eine genaue Kenntnis der Vorgänge im Gehirn voraus und erfordert eine sehr genaue Planung und Kontrolle der Lernerfahrungen, denen der Patient in dem lernbereit gemachten Zustand seines Gehirns ausgesetzt werden soll. Hierin sehe ich den wirklichen zukünftigen Nutzen von Psychopharmaka, nicht in der jetzigen, weitgehend „blinden" oder gießkannenmäßigen Berieselung des Gehirns mit Stoffen, von deren genauer Auswirkung auf die psychischen Prozesse man bisher wenig weiß, weil man sie noch gar nicht zum Gegenstand gezielter Fragestellungen gemacht hat. In diesem Bereich ist seriöse Grundlagenforschung erforderlich. Von der undifferenzierten Legitimationsforschung, die bis jetzt vorherrscht, ist für ein besseres Verständnis der Wechselwirkung zwischen künstlich hergestellten Neurotransmittern und spezifischen Lebenserfahrungen/Lernprozessen wenig zu erwarten.

Eine wegen der hohen Dropoutrate „geschönte" Effektstärke von .52 ohne überzeugenden Nachweis der langfristigen Wirksamkeit stellt der Wirksamkeit medikamentöser Depressionstherapien wahrlich kein gutes Zeugnis aus. Wir wissen aus Vergleichsstudien, wie etwa der NIMH-Depressionsstudie (Elkin, 1994), in denen Katamnesen vorgenommen wurden, dass es um die Langzeitwirkung von Antidepressiva ganz schlecht bestellt ist und dass Antidepressiva gerade in dieser Hinsicht psychologischen Therapien unterlegen sind. Der Kontrast zwischen dieser objektiven Befundlage und den Versprechungen der Pharmaindustrie könnte größer nicht sein. Wer in der klinischen Praxis steht oder wer Bekannte hat, die über die Jahre hin immer wieder klinisch depressiv werden, hat zwar im Grunde schon gewusst, was von diesen Versprechungen zu halten ist, aber es kann in der fachlichen und öffentlichen Diskussion um den Nutzen von Psychopharmaka doch nützlich sein, die Wirksamkeitsnachweise auch zahlenmäßig auf ihre wirkliche Größenordnung herunterzuholen. Auch eine halbe Effektstärke ist mehr als kein Effekt, aber sie ist kein Grund zum Jubeln.

Bei der Interpretation der Befundlage muss beachtet werden, dass die absolute Höhe der Effektstärken bei der Therapie von Depressiven zunächst einmal wirklich eindrucksvoll ist. Es treten kurzfristig tatsächlich starke Verbesserungen der Symptomatik ein. Für den einzelnen Patienten kommt es nicht in erster Linie darauf an, worauf die Veränderung in Wirklichkeit zurückgeht, sondern darauf, dass sie überhaupt eintritt. Auch wenn sie auf allen Therapien gemeinsame Wirkfaktoren oder auf so genannte Spontanremissionen zurückgeht, handelt es sich für den Patienten um eine wirkliche Verbesserung. Außerdem muss berücksichtigt werden, dass im Vorangegangenen immer von durchschnittlichen Effektstärken für ganze Behandlungsgruppen die Rede war. Innerhalb der Behandlungsgruppen können einige Patienten sehr gut auf die Behandlung angesprochen haben, während bei anderen eine bescheidene oder gar keine positive Wirkung auftrat. Für die einen

Patienten kann die medikamentöse Therapie also sehr segensreich gewirkt haben, während die Wirkung bei anderen zu wünschen übrig ließ. Es kann also durchaus sein, dass bei einem Teil der Patienten – und dann natürlich auch bei dem Therapeuten, der sie behandelt hat – bei Therapieende der Eindruck besteht, eine sehr wirksame Therapie erhalten zu haben. Die erheblich nüchternere Einschätzung der spezifischen Wirksamkeit der einzelnen Therapien auf der Basis der vorliegenden Forschungsergebnisse ergibt sich dadurch, dass von den „Brutto-Effekten" die Placeboeffekte und Spontanremissionen abgezogen werden und dass die hohe Rückfallrate und Abbrecherquote in Rechnung gestellt wird. Der daraus resultierende behandlungsspezifische „Netto-Langzeiteffekt" der einzelnen Therapieformen kann im Vergleich zum subjektiven Erleben erfolgreich behandelter Patienten und ihrer Therapeuten unmittelbar zum Abschluss der Behandlung sehr bescheiden aussehen. Für die Bewertung des spezifischen Wertes der einzelnen Behandlungsformen ist diese nüchterne Betrachtung allerdings die einzig angemessene.

Bei einer solchen nüchternen Betrachtung der objektiven Ergebnislage fehlt jede Grundlage dafür, für die medikamentösen Depressionstherapien eine bessere Wirksamkeit in Anpruch zu nehmen als für psychologische. Eher ist es umgekehrt. Wenn man die höhere Dropoutrate und die schlechtere Langzeitwirkung der medikamentösen Behandlung berücksichtigt, kommt man eher zu der Schlussfolgerung, dass eine psychologische Therapie die Methode der ersten Wahl bei der Behandlung von Depressionen ist und dass Medikamente nur in Kombination mit einer psychologischen Therapie oder erst dann eingesetzt werden sollten, wenn Psychotherapie nicht zum gewünschten Erfolg geführt hat. Am ehesten könnte man für eine kombinierte Behandlung plädieren, um eine möglichst baldige Symptomreduktion zu erreichen und um mögliche positive Wechselwirkungen der beiden Therapieformen zu nutzen, die allerdings noch nicht zweifelsfrei gesichert sind.

Grund zum Jubeln haben aber auch die Vertreter der psychologischen Therapieformen nicht. Die Faktenlage für die verbreitetsten psychologischen Depressionstherapien, die kognitiv-behaviorale Therapie nach Beck und die IPT nach Klerman und Weissmann sieht, schonungslos betrachtet, so aus:

Etwa 25 % der depressiven Patienten, denen im Rahmen kontrollierter Therapiestudien eine störungsorientierte Therapie angeboten wird, lehnen die Behandlung ab. Die Gründe dafür sind nicht erforscht. Ein möglicher Grund ist, dass sie die ihnen in Aussicht gestellte Behandlung als nicht angemessen empfinden. Wenn man bedenkt, was sie selbst für Therapieanliegen haben (s. o.), ist ihr Entschluss, eine ganz auf die Störung bezogene Behandlung nicht mitzumachen, nachvollziehbar. Andere Gründe für den Abbruch, die nichts mit der Art der Behandlung zu tun haben, sind natürlich auch möglich. Von den verbliebenen 75 % brechen nach unserer Metaanalyse c. 13 %, nach Hautzinger und de Jong-Meyer (1996) 25 % der Patienten die Behandlung im Behandlungsverlauf ab. Die Gründe dafür können gleicher Natur sein wie bei denen, die die Behandlung gar nicht erst beginnen. Es kann aber auch sein, dass nicht die inhaltlichen Therapieziele der Grund für den Abbruch sind, sondern das konkrete therapeutische Vorgehen, bei dem der Beziehungsgestaltung nicht die Beachtung geschenkt wird, wie es bei Menschen, die in ihrem Bindungsbedürfnis schwer verletzt sind, ratsam wäre. Von den verbleibenden c. 64 % erreichen etwa 50 % eine klinisch signifikante Veränderung (Gortner, Gollan, Dobson & Jacobson, 1998). Von den verbleibenden 32 % kurzfristig erfolgreich behandelten Patienten haben c. 60 % innerhalb von zwei Jahren einen Rückfall (Elkin, 1994).

Die Gesamtrechnung führt also zu folgendem Ergebnis: Von 100 behandlungsbedürftigen Depressiven wird 13 bis 14 mit den heute als besonders wirksam geltenden psychologischen Depressionstherapien dauerhaft geholfen. Angesichts fehlender signifikanter Wirksamkeitsunterschiede zwischen den psychologischen Therapieformen (Rush & Thase, 1999) stellt sich zusätzlich die Frage, inwieweit ihre Effekte tatsächlich jeweils auf das unterstellte therapeutische Rationale zurückgehen. Jacobson, Martell und Dimidjian (2001) vertreten die Auffassung, dass die Wirkung aller psychologischen Depressionstherapien wesentlich darauf zurückzuführen ist, dass sie das Annäherungssystem des Patienten wieder aktivieren. Obwohl die Autoren für ihre Auffassung keine neurowissenschaftlichen Argumente anführen, führt eine neurowissenschaftliche Betrachtung der Depression zu einer recht ähnlichen Sichtweise. Ich werde später darauf zurückkommen.

Was die Behandlung depressiver Störungen angeht, haben wir bei der referierten Befundlage allen Grund, nach Konzepten Ausschau zu halten, die zu wirksameren Behandlungen führen könnten. Ansatzpunkte für wirksamere Behandlungen sehe ich zum einen in dem, was in Kapitel 3 zu den neuronalen Korrelaten depressiver Störungen berichtet wurde. Dafür müssen aber erst ganz neue Konzepte und Vorgehensweisen entwickelt werden. Andere, schon jetzt realisierbare Ansätze für Wirksamkeitssteigerungen sehe ich darin, dass die Inkonsistenzquellen, die bei Depressiven offensichtlich zusätzlich zu ihren depressiven Symptomen vorhanden sind, konsequent und genügend intensiv angegangen werden. Dazu gehört vor allem, aber nicht nur, der Bereich der interpersonalen Beziehungen des Patienten. Interpersonale Gesichtspunke müssen aber auch stärker dafür berücksichtigt werden, wie die Behandlungsziele angegangen werden. Auf solche Konsequenzen aus der hier entwickelten Sichtweise werde ich in Kapitel 5 ausführlicher eingehen.

In der Neufassung von Becks kognitiver Theorie der Depression, auf die ich weiter oben schon einmal eingegangen bin, wird ätiologischer Forschung zur Depression breiter Raum eingeräumt (Clark & Beck, 1999). Dass Verletzungen des Bindungsbedürfnisses oder unsichere Bindungsstile irgendetwas mit der Pathogenese von Depressionen zu tun haben könnten, wird in dem Buch nirgendwo reflektiert. Ich erwähne das hier nicht, um die Autoren dieses Buches zu kritisieren. Ich habe oben schon meine Wertschätzung für ihre wissenschaftliche Arbeit zum Ausdruck gebracht. Ich erwähne das, weil es zeigt, wie sehr eine zu einseitig verfolgte Störungsperspektive dazu führen kann, dass man aus einer ganz anderen Richtung kommende Befunde in ihrer Bedeutung übersieht. Die Bindungsforschung hat zunächst einmal nichts spezifisch mit der Störung Depression zu tun. Aber wahrscheinlich kann sie mehr zum Verständnis der Entstehung von Depressionen beitragen als die Theorie der depressogenen kognitiven Schemata.

Angesichts des sehr hohen Zusammenhangs zwischen unsicheren Bindungsmustern und psychischen Störungen erscheint es an der Zeit, dass dem zwischenmenschlichen Aspekt nicht nur in den ätiologischen Modellen zu den verschiedenen psychischen Störungen, sondern auch bei der Entwicklung evidenzbasierter Therapiemanuale stärkere Beachtung geschenkt wird, als das bisher der Fall war. Der zwischenmenschliche Aspekt ist nicht nur aus der subjektiven Perspektive der Patienten von größerer Bedeutung, als es in den meisten Manualen zum Ausdruck kommt, sondern auch nach dem Forschungsstand zu den einzelnen Störungen. Für die Depression gibt es auch außerhalb der Bindungsforschung Forschungsergebnisse, die sehr nahe legen, dass die Entwicklung dieser Störung oft etwas mit den zwischenmenschlichen Beziehungen des betroffenen Menschen zu tun hat. Untersuchungsergebnisse dazu findet man bei Anderson, Beach und Kaslow (1999), Dill und Anderson (1999), Holahan, Moos und Bonin (1999) sowie bei Roberts und Monroe (1999). Es ist nicht so recht nachvollziehbar, wieso die dort berichteten Forschungsergebnisse nicht für die Behandlung depressiver Patienten genutzt werden. In dem sehr viel verwendeten Depressionsmanual von Hautzinger (1998) hat der interpersonale Aspekt einen sehr geringen Stellenwert inne. Mehr Beachtung wird ihm zwar bei der Interpersonellen Therapie nach Klerman und Weisman geschenkt (Schramm, 1996), aber auch bei diesem Manual kann man kaum von einer intensiven und gezielten Bearbeitung problematischer innerer Arbeitsmodelle im Sinne von Bowlby oder motivationaler Schemata im Sinne der Konsistenztheorie sprechen. Um den weit reichenden Folgen eines lebenslangen unsicheren Bindungsmusters Rechnung zu tragen, müsste im Einzelfall viel genauer analysiert werden, welche problematische Konstellation von annähernden und vermeidenden motivationalen Schemata in den zwischenmenschlichen Beziehungen des Patienten jeweils aktiviert wird und zu welchen weiteren Quellen von Inkonsistenz es als Folge der negativen Bindungserfahrungen in diesem individuellen Fall gekommen ist. Dazu würden etwa eine geringe Stresstoleranz und schlechte Emotionsregulation, ungünstige Konsistenzsicherungsmechanismen und eine schlechte Selbstwertregulation gehören. Zur Beantwortung der Frage nach weiteren Inkonsistenzquellen müssen allerdings weitere Grundbedürfnisse berücksichtigt werden als nur das Bindungsbedürfnis. Der nächste Abschnitt befasst sich mit dem Kontrollbedürfnis, dem ebenfalls eine große Rolle für die Entwicklung psychischer Störungen zukommt.

4.5 Das Bedürfnis nach Orientierung und Kontrolle

4.5.1 Der Kontrollaspekt durchzieht das ganze psychische Geschehen

Nach Epstein (1990) ist das Bedürfnis nach Orientierung und Kontrolle das grundlegendste Bedürfnis des Menschen. Jeder Mensch entwickle ein Modell der Realität, an das er seine realen Erfahrungen assimiliert. Das innere Arbeitsmodell nach Bowlby wäre ein solches Modell für die Beziehungserfahrungen. Es ist ein wichtiger Teil dessen, was Epstein als Realitätskonzeption bezeichnet. Für Epstein ist die Konzeption der Realität, die ein Mensch auf Grund seiner Lebenserfahrungen herausbildet, gleichbedeutend mit dem Selbst eines Menschen, das er in seiner Interaktion mit der Umgebung aufrechtzuerhalten versucht. Wichtigstes Instrument dieses Selbst in seiner Auseinandersetzung mit der Umgebung sind die motivationalen Schemata, die sich als Niederschlag der realen Lebenserfahrungen herausbilden. Wenn das Verhalten im Sinne von Powers (1973) dauernd darauf ausgerichtet ist, Wahrnehmungen im Sinne der jeweils aktualisierten Ziele herbeizuführen, heißt das gleichzeitig, dass man Kontrolle über diese Wahrnehmungen anstrebt. Die realen Lebenserfahrungen gehen notwendigerweise entweder mit der Erfahrung einher, dass man erreicht, was man jeweils angestrebt hat, oder dass man es nicht erreicht. Man macht also notwendigerweise positive oder negative Kontrollerfahrungen. Der Kontrollaspekt ist mit der zielorientierten Aktivität untrennbar verbunden. Wahrnehmungen im Sinne aktualisierter Ziel anstreben heißt Kontrolle anstreben. Man kann auf Kontrolle nicht verzichten, wenn man überleben will, wenn man irgendein Bedürfnis befriedigen will. Kontrolle ist ein pervasiver, unabdinglicher Aspekt des psychischen Geschehens.

Je nach den Lebenserfahrungen, die das Individuum bezüglich seines Kontrollbedürfnisses (vor allem in seiner frühen Kindheit) macht, entwickelt es eine Grundüberzeugung darüber, ob Voraussehbarkeit und Kontrollmöglichkeit besteht, ob es sich lohnt, sich einzusetzen und zu engagieren und inwieweit das Leben einen Sinn macht. Rotters (1966) Konstrukt der Kontrollüberzeugungen bezieht sich auf diese Grundüberzeugung.

Zum Kontrollbedürfnis und zu den sich um dieses Bedürfnis herum entwickelnden Kontrollüberzeugungen gibt es eine so umfangreiche Literatur, dass es nicht möglich ist, hier einen vollständigen Überblick darüber zu vermitteln. Es gibt dazu buchstäblich eher tausende als hunderte Forschungsuntersuchungen. Ich gehe daher nur auf diejenigen Punkte ein, die für die Psychotherapie besonders wichtig sind. Einen ausgezeichneten einführenden Überblick zum Konzept der Kontrolle gibt Flammer (1990), während man bei Wegner und Pennebaker (1993) einen Überblick über Forschungstrends erhält, die mit den vielen Aspekten mentaler Kontrolle zu tun haben.

Allein das Ausmaß an theoretischer und empirischer Forschungsarbeit, das den Konzepten der Kontrolle, Kontrollerwartungen und Kontrollüberzeugungen gewidmet wurde, zeigt an, dass diese Begriffe sich auf einen unübersehbaren Teil der menschlichen Existenz beziehen. Dies spricht nach Flammer (1990, S. 114/115) dafür,

> „ein entsprechendes Bedürfnis anzunehmen, d. h. anzunehmen, dass die Menschen spontan bereit sind, Aufwand zu erbringen, um Kontrolle zu erlangen, zu erhalten und zu erhöhen. Dieses Bedürfnis ist nicht auf die möglichen Wirkungen als solche gerichtet, sondern auf ihre Kontrolle (...) Ich unterscheide Kontrollbedürfnis von Kontrollgrundbedürfnis. Das Kontrollgrundbedürfnis ist angeboren, äußert sich aber immer in konkreten Zusammenhängen, bezieht sich auf konkrete Inhalte und Ziele. Diese konkreten Ziele sind dem Individuum auf Grund seiner Sozialisation zugänglich. Man könnte auch sagen, dass sich das Kontrollgrundbedürfnis im Lauf der Sozialisation in bestimmten Inhalten oder Zielen als Kontrollbedürfnis materialisiert, an bestimmte Szenarien bindet und dadurch vervielfältigt und spezifisch wird. Der Kontrollbedürfnisse sind viele, aber es gibt nur ein Kontrollgrundbedürfnis."

Oesterreich begründet in seinem Buch „Handlungsregulation und Kontrolle“ (1981, S. 130 und 132) die Annahme eines Kontrollbedürfnisses mit einer biologischen Überlegung:

> „Man muss davon ausgehen, dass jedes Lebewesen bzw. jede Art das Bestreben hat, sich selbst bzw. die eigene Art zu erhalten (...) Es geht darum, das Handeln (...) so zu lenken, dass eine Vielfalt von unterschiedlichen Handlungsmöglichkeiten (Aktivitätsmöglichkeiten) erhalten bleibt. Aus der Notwendigkeit, dass Lebewesen das Bestreben nach Überleben haben, kann (...) die Annahme abgeleitet werden, dass höherentwickelte Lebewesen ein Kontrollstreben haben. Es besteht darin, das Verhalten so einzurichten, dass die Regulierbarkeit im Lebensraum erhalten bleibt.“

Es geht also beim Kontrollbedürfnis nicht nur darum, in der aktuellen Situation Kontrolle auszuüben, sondern auch darum, sich vorbereitend einen möglichst großen Handlungsspielraum zu erhalten.

> „Das Kontrollbedürfnis wird befriedigt durch die Bereitstellung möglichst vieler freier Handlungsalternativen in möglichst wichtigen Wertbereichen. Der Mensch, der nach Kontrolle strebt, strebt nach Handlungsspielraum, nach Reserven, um gegebenenfalls wichtige Ziele erreichen zu können. Das Kontrollbedürfnis kann durch die einschlägige aktuelle Kontrollmeinung befriedigt werden, es braucht nicht das aktuelle Kontrollieren zu sein“ (Flammer, 1990, S. 117).

Menschen, die das Bedürfnis haben, sich durch Sparen einen möglichst großen zukünftigen Handlungsspielraum aufrechtzuerhalten, haben offensichtlich ein hohes Kontrollbedürfnis. Das Verfügenkönnen über Geld kann als Sicherung eines generaliserten Handlungsspielraums „für alle Fälle“ aufgefasst werden. Bei anderen Menschen ist ihr Bezug zum Geld eher durch das Bedürfnis bestimmt, sich damit möglichst viele lustbetonte Erfahrungen zu verschaffen. Sie geben ihr Geld z. B. für kulinarische Genüsse, Reisen und andere schöne Erlebnisse aus. Wieder andere benutzen Geld als Mittel zur Befriedigung des Bedürfnisses nach Selbstwerterhöhung, indem sie ein prestigeträchtiges Auto fahren, teure Kleider tragen, ein imposantes Haus besitzen usw. Wer auf Geld angewiesen ist, um sein Bindungsbedürfnis, zu befriedigen, ist schon ärmer dran, aber auch das ist nicht so ungewöhnlich.

Positive Kontrollerfahrungen, also die Erfahrung, dass man mit dem eigenen Verhalten erfolgreich Wirkungen im Sinne bestimmter Ziele herbeiführen konnte, führen zu positiven Kontrollüberzeugungen im Sinne von Rotter (1966) oder zu positiven Selbstwirksamkeitserwartungen im Sinne von Bandura (1977). Aus dieser Formulierung wird noch einmal deutlich, dass die Unterstellung eines Kontrollbedürfnisses zum zentralen Kern der Kontrolltheorie von Powers (1973) gehört, von der ich das Konstrukt der Inkongruenz entlehnt habe: Verhalten ist nach Powers und verwandten Theorien darauf ausgerichtet, Wahrnehmungen im Dienste bestimmter Ziele herbeizuführen. Wenn das gelingt, wird das Kontrollbedürfnis befriedigt; wenn nicht, entsteht Inkongruenz. Inkongruenz geht also immer mit einer Nichtbefriedigung oder Verletzung des Kontrollbedürfnisses einher.

Das Kontrollbedürfnis ist also ein Bedürfnis, etwas zu können, was zur Herbeiführung und Aufrechterhaltung der eigenen Ziele wichtig ist. Es bezieht sich auf den Kompetenzaspekt der psychischen Aktivität. Etwas nicht im Sinne eigener Ziel kontrollieren können, was einem sehr wichtig ist, stellt eine schwerwiegende Verletzung des Grundbedürfnisses nach Kontrolle dar. Psychische Störungen, die der Patient natürlicherweise als nicht von ihm kontrollierbar erlebt, stellen also immer eine Verletzung des Kontrollbedürfnisses dar. Wann immer wir in der Therapie dem Patienten etwas an die Hand geben, das ihm hilft, mit seinen Problemen besser umzugehen oder sie zu bewältigen, stellen wir eine positive Kontrollerfahrung her und lindern damit die Verletzung des Kontrollbedürfnisses.

Wirksame störungs- und problemspezifische therapeutische Interventionen führen immer auch zu einer besseren Befriedigung des Kontrollbedürfnisses. Das verringert das Inkongruenzniveau im psychischen Geschehen und resultiert in einem verbesserten Wohlbefinden. Auch wenn sich eine Therapie ganz darauf beschränkt, dem Patienten bei der Bewältigung seiner vorherrschenden Störung zu helfen, hat sie über eine Verringerung des Inkongruenzniveaus immer auch generalisierte positive Auswirkungen auf sein Wohlbefinden.

Kontrolle hat auch eine kognitive Komponente. Wirksame Kontrolle setzt voraus, dass man einen zutreffenden Überblick über die Situation hat. Das ist mit dem Bedürfnis nach Orientierung gemeint. Überhaupt nicht zu wissen, was los ist, kann unerträglich sein, insbesondere wenn es um einen selbst und um Dinge geht, die einem wichtig sind. Klarheit darüber zu gewinnen, was mit einem los ist und was man tun kann, um die eigene Situation zu verbessern, stellt daher ebenfalls eine positive Erfahrung im Hinblick auf das Kontrollbedürfnis dar. Daher können auch klärungsorientierte Therapien zu einer besseren Befriedigung des Kontrollbedürfnisses führen und darüber weitreichende Auswirkungen auf das Wohlbefinden haben. Am besten wäre es unter dem Aspekt des Kontrollbedürfnisses aber natürlich, wenn der Patient in der Therapie sowohl die Erfahrung macht, dass er besser versteht als auch die, dass er tatsächlich besser Kontrolle ausüben kann, indem er seine Probleme besser beherrscht oder bewältigt. Beides zusammen hätte einen kumulativen positiven Effekt auf seine Kontrollüberzeugungen, Selbstwirksamkeitserwartungen und auf sein Wohlbefinden.

Am Anfang eines Menschenlebens ist das Kontrollbedürfnis sehr eng mit dem Bindungsbedürfnis verquickt. Wenn der Säugling und das Kleinkind die Erfahrung macht, dass er zuverlässig mit seinem eigenen Verhalten erwünschte Reaktionen bei der Mutter bewirken kann, dass er Einfluss darauf hat, wann und wie sie sich ihm zuwendet und wenn er erfährt, dass er sich ihr mit seinen Wünschen, Bedürfnissen und Zuständen verständlich machen kann, sind das alles positive Kontrollerfahrungen, die schließlich in der Summe zu positiven Kontrollüberzeugungen und Selbstwirksamkeitserwartungen führen. Eine verfügbare, feinfühlige und responsive Bindungsperson ist in dieser ersten Lebensphase für die Befriedigung des Kontrollbedürfnisses genau so wichtig wie für die Befriedigung des Bindungsbedürfnisses. Das meiste, was in dieser Phase zwischen Mutter und Kind geschieht, hat gleichzeitige Bedeutung für das Bindungs- und das Kontrollbedürfnis. Das gilt auch im Negativen. Verletzungen des Bindungsbedürfnisses bedeuten zugleich auch Verletzungen des Kontrollbedürfnisses.

Das liegt daran, dass das Kind in diesem Alter praktisch noch nichts alleine tun kann. Es ist in allem, was ihm in dieser Phase schon wichtig ist, auf eine Bindungsperson angewiesen. Das gilt auch für die Regulation von Lust und Unlust. Wenn ihn etwas drückt, wenn ihm zu kalt ist, wenn er hungrig ist, kann der Säugling nur über eine feinfühlige

Bindungsperson Kontrolle auf diese negativen Zustände ausüben. Gerade das macht viel von der enormen Bedeutung der Bindungsbeziehung aus. Es geht dabei nicht nur um die physische Nähe zur Bindungsperson. Die Bindungsbeziehung ist zugleich der Ort, an dem in dieser Lebensphase Kontrolle und Ohnmacht, Lust und Unlust erfahren und reguliert werden. Erst mit wachsender Selbstständigkeit werden Lust und Unlust, Kontrolle und Ohnmacht auch außerhalb der Bindungsbeziehung erfahren. Die Bedürfnisse differenzieren sich und werden in ihrer Befriedigung und Verletzung mit der Zeit teilweise voneinander unabhängig. Aber nur teilweise: Wenn jemand im Erwachsenenalter intensive Unlust erlebt, etwa starke Schmerz- oder Angstzustände, wird gleichzeitig mit dem Wunsch, den Unlustzustand zu beenden, auch das Kontrollbedürfnis aktiviert. Wenn man selbst etwas tun kann, um den Schmerz zu kontrollieren, wird er als weniger schlimm erlebt, als wenn man sich ihm ausgeliefert fühlt. Die Inkongruenz im Bezug auf das Lustbedürfnis und auf das Kontrollbedürfnis kumulieren sich. Zum Schmerz oder zur Angst kommt noch das Gefühl von Hilflosigkeit hinzu und beides zusammen ist schlimmer als der Schmerz allein. In dieser Situation wird in der Regel auch noch das Bindungsbedürfnis aktiviert. Es entsteht der intensive Wunsch nach einer kompetenten Person, die sich dem eigenen Unglück engagiert zuwendet und in der Lage ist, den unerträglichen Zustand zu beenden. Wenn das gelingt, macht man gleichzeitig positive Erfahrungen im Hinblick auf das aktivierte Bindungsbedürfnis und das Bedürfnis nach Reduktion der Unlust. Ob man auch positive Kontrollerfahrungen macht, hängt davon ab, inwieweit man an der Verringerung des Unlustzustandes aktiv beteiligt wird.

Das Kontrollbedürfnis ist immer aktiviert, wenn wichtige Ziele betroffen sind. Befriedigungen des Kontrollbedürfnisses führen praktisch immer zu einer Verbesserung des Zustandes und Vereitelungen und Verletzungen zu einer Verschlechterung. Wenn jemand sich einer schweren Herzoperation unterziehen muss, sind sein Bedürfnis nach Reduktion von Unlust (Schmerzen, Schwächegefühl, Angst) und sein Bindungsbedürfnis (gegenüber dem medizinischen Personal) aktiviert. Dass auch sein Kontrollbedürfnis aktiviert ist, erkennt man an den positiven Auswirkungen, die es auf den Heilungsverlauf hat, wenn man den Patienten vor der Operation gründlich über alle Aspekte der Operation und der Zeit danach aufklärt und ihm nach der Operation Gelegenheit gibt, aktiv an seiner Genesung mitzuwirken (Baltensperger & Grawe, 2000). Die sorgfältige Operationsvorbereitung befriedigt das Bedürfnis nach Orientierung und Kontrolle und diese Bedürfnisbefriedigung (Inkongruenzverringerung) wirkt sich positiv auf den Zustand des Patienten aus, obwohl der Patient zu den rein medizinischen Aspekten der Operation und der Nachbetreuung gar nichts beitragen kann. Bei allen psychologischen Therapien spielt eine bessere Befriedigung des Kontrollbedürfnisses eine wichtige Rolle als Wirkfaktor. So wird etwa bei der psychologischen Tinnitustherapie an den Ohrengeräuschen wenig geändert. Der Patient lernt aber neue Wege damit umzugehen, und erlangt so eine gewisse Kontrolle über etwas, das ihm intensive Unlust gemacht hat. Das führt zu einer deutlichen Verringerung der subjektiven Beeinträchtigung. Ganz ähnlich verhält es sich bei Schmerztherapien. Die medizinischen Maßnahmen bei Rückenschmerzen bewirken allein ziemlich wenig. Ihre Effektstärke liegt bei .2. Werden mit dem Patienten jedoch zusätzlich psychologische Maßnahmen durchgeführt, die ihm bessere Bewältigungsstrategien ermöglichen und positive Aktivitäten fördern, liegt die Effektstärke über verschiedene Erfolgsmaße gemittelt bei etwa .7 (Kröner-Herwig, 2000). An den eigentlichen organischen Ursachen des Schmerzes hat sich wenig geändert. Aber die größere Kontrolle wirkt sich über die Befriedigung des Kontrollbedürfnisses auf die subjektive Beeinträchtigung und das Schmerzempfinden aus. Auch hier zeigt sich wieder die enge Wechselwirkung zwischen den Grundbedürfnissen. Die Befriedigung des Kontrollbedürfnisses zieht eine Reduktion von Unlust nach sich, diese verstärkt das Gefühl von Kontrolle usw.

Trotz ihrer engen Interaktion macht es Sinn, verschiedene Grundbedürfnisse voneinander zu unterscheiden, denn Kontrolle hat im späteren Leben, anders als beim Säugling, nicht immer etwas mit Bindung zu tun, sondern z. B. mit Leistung im Beruf. Sie hat auch nicht immer etwas mit Lust zu tun und Lust erlebt man nicht nur in einer Bindungsbeziehung. Hilflos zu sein ist schlimm, keine nahe Bezugsperson zu haben ist schlimm, unter Schmerzen oder Angst zu leiden ist schlimm. Aber es ist nicht dasselbe, auch wenn es oft aneinander gekoppelt auftritt. Die Grundbedürfnisse haben im Gehirn ihre eigenen neuronalen Schaltkreise, die aber stark miteinander verbunden sind und sich gegenseitig aktivieren können. Wenn man aversiven Erfahrungen ausgesetzt ist, wird man immer das Bedürfnis haben, daran etwas ändern zu können. Das Bedürfnis nach Reduktion der Unlust und das Kontrollbedürfnis sind gleichzeitig aktiviert. Es handelt sich aber um zwei unterschiedliche neuronale Schaltkreise, auch wenn beide oft gleichzeitig aktiviert sind und miteinander interagieren. Die Schaltkreise aktivieren sich vor allem gegenseitig, wenn es zu schlimmen Verletzungen eines Grundbedürfnisses kommt. Weil sich um alle Grundbedürfnisse herum im Laufe des Lebens auch Vermeidungsschemata entwickeln, kommt es zu schweren Verletzungen nur, wenn diese Schutzmechanismen nicht wirksam waren, wenn also die Kontrolle versagt hat. Verletzungen der drei anderen Grundbedürfnisse bedeuten daher in den allermeisten Fällen auch eine Verletzung des Kontrollbedürfnisses. Wenn Inkongruenz im Hinblick auf irgendeines der Grundbedürfnisse entsteht, stellt sich immer die Frage nach ihrer Kontrollierbarkeit. Inkongruenz aktiviert also immer das Kontrollbedürfnis. Wir kommen damit zu der für die konsistenztheoretische Konzeption der Entstehung psychischer Störungen sehr wichtigen Frage der unmittelbaren und langfristigen Folgen von Inkongruenz.

4.5.2 Kontrollierbare und unkontrollierbare Inkongruenz

Der Begriff Inkongruenz, wie ich ihn in der Konsistenztheorie verwende, meint Abweichungen zwischen den Wahrnehmungen der Realität auf der einen Seite und aktivierten Zielen, Erwartungen und Überzeugungen auf der anderen Seite. Er ist eine der möglichen Formen von Inkonsistenz im psychischen Geschehen. Inkonsistenz meint die Unvereinbarkeit, Diskrepanz, Nichtübereinstimmung gleichzeitig aktivierter psychischer/neuronaler Prozesse. Das Besondere an der Inkongruenz liegt darin, dass sie sich auf die Interaktion zwischen Individuum und Umgebung bezieht. Die psychischen Prozesse, die miteinander inkongruent sind, beinhalten auf der einen Seite immer die realen Wahrnehmungen, die das Individuum mit seinen Sinnen macht. Die Wahrnehmungen haben über die Ziele, Erwartungen und Überzeugungen immer einen Bezug auf die

Grundbedürfnisse. Kongruente Wahrnehmungen bedeuten eine Bedürfnisbefriedigung, inkongruente das Gegenteil. Nach der Kontrolltheorie von Powers (1973) ist das psychische System von seiner grundlegenden Funktionsweise her andauernd darauf ausgerichtet, Wahrnehmungen im Sinne aktivierter Ziele zu machen. Diese Grundannahme habe ich in der Konsistenztheorie übernommen. Wie die Bezeichnung „Kontrolltheorie" aussagt, ist eine andauernde Kontrolle erforderlich, um die Wahrnehmungen in Übereinstimmung mit den Zielen zu bringen oder zu halten. Inkongruente Wahrnehmungen aktivieren das Kontrollbedürfnis. Weil Zustände völliger Kongruenz, also völlige gleichzeitige Befriedigung aller Grundbedürfnisse, höchst selten sind, ist das Bedürfnis nach Kontrolle fast immer mehr oder weniger stark aktiviert. Auch bezüglich des Bedürfnisses nach Kontrolle, bzw. bezüglich der darum herum entwickelten motivationalen Ziele, macht das Individuum kontinuierlich mehr oder weniger kongruente Wahrnehmungen. Wenn eine Situation als kontrollierbar bewertet wird, d. h. wenn das Individuum seine Möglichkeiten, die aktuelle Situation besser mit seinen Zielen in Einklang zu bringen, positiv beurteilt, wird das Kontrollbedürfnis befriedigt; wenn eine im Hinblick auf eines der Grundbedürfnisse inkongruente Situation als unkontrollierbar empfunden wird, wird das Kontrollbedürfnis verletzt.

Was ich zuvor gesagt habe, bezieht sich nicht nur auf die positive Befriedigung der Grundbedürfnisse, sondern auch auf den Schutz vor ihrer Verletzung. Das Individuum entwickelt auf Grund seiner Lebenserfahrungen Annäherungs- und Vermeidungsziele. Für diese beiden verschiedenen Arten von Zielen bestehen unterschiedlich gute Kontrollmöglichkeiten. Bei Annäherungszielen kann man ein klares Ziel vor Augen haben. Bewegungen auf das Ziel hin kann man relativ gut kontrollieren, weil man weiß, wo es hingehen soll. Vermeidungsziele beinhalten dagegen ein Wegbewegen von etwas. Es gibt kein klares Ziel, das man im Auge haben kann, weil das Ziel negativ definiert ist. Festzustellen, dass etwas nicht da ist, erfordert ein ständiges Monitoring. Man kann nie sicher sein, das Ziel erreicht zu haben, man darf mit der Aufmerksamkeit nicht nachlassen. Bei Annäherungszielen ist es viel leichter zu beurteilen, wie weit man noch vom Ziel entfernt ist und wann man es erreicht hat. Vermeidungsziele sind noch aus vielen anderen Gründen ungünstiger als Annäherungsziele. Darauf gehe ich weiter unten noch ausführlicher ein. Hier geht es mir um die Kontrollierbarkeit. Inkongruenz bezüglich Vermeidungszielen ist viel schwerer kontrollierbar als Annäherungsinkongruenz und beinhaltet daher höheren psychischen Aufwand und ein höheres Risiko für Verletzungen des Kontrollbedürfnisses.

Um Inkongruenzen zwischen wahrgenommener Realität und Zielen zu entdecken und zu überwachen, braucht es so etwas wie einen „Komparator". Powers hat in seiner Theorie einen solchen Komparator postuliert, aber wenig darüber sagen können, wie der kontinuierliche Vergleichsvorgang zwischen Wahrnehmungen und Zielen vor sich geht. Gray und McNaughton (1996) haben im Rahmen der genaueren Ausarbeitung von Grays (1982) neuropsychologischer Angsttheorie einen solchen Komparator auf neuronaler Ebene genauer spezifiziert. Es sind daran die vielen Regionen des limbischen und assoziativen Cortex beteiligt, deren Beteiligung an den kontinuierlichen Bewertungsprozessen, die im psychischen System andauernd ablaufen, wir nun schon in verschiedenen Zusammenhängen kennen gelernt haben. Input des Komparators sind:

- Die aktuellen sensorischen Informationen über die gegenwärtige Situation.
- Die nächsten geplanten Schritte im laufenden „Ausführungsprogramm" (prospektives Gedächtnis). In diesem sind implizit die gerade aktivierten Ziele enthalten.
- Im Gedächtnis gespeicherte Regelhaftigkeiten in dem gerade relevanten Realitätsbereich (Zusammenhangswissen).
- Im Gedächtnis gespeicherte instrumentellen Verhaltens-Wirkungs-Kontingenzen als Niederschlag der autobiografischen Lerngeschichte.

Der Komparator formt auf Grund dieser Inputs aus den sensorischen Informationen einerseits und aus dem expliziten und impliziten Gedächtnis permanent Erwartungen, wie es von der momentanen Situation aus weitergehen wird. Man erlebt diese Erwartungen sehr deutlich, wenn jemand auf einem Instrument eine bekannte Melodie übt und plötzlich stockt. Das eigene Gehirn produziert beim Hören einer Melodie kontinuierlich die als Nächstes erwarteten Töne und wenn ein falscher kommt, kann das eine recht schmerzhafte Inkongruenz hervorrufen. Dasselbe geschieht beim Autofahren und bei allen anderen alltäglichen Aktivitäten. Das Gehirn produziert unentwegt erwartete Szenarien, wie es von der jetzigen Sekunde aus weitergehen wird. Solange die sensorischen Informationen mit diesen prospektiven Entwürfen übereinstimmen, solange also keine Inkongruenzsignale im Komparator eintreffen, bleibt das Kontrollbedürfnis deaktiviert. Alles läuft glatt und bewegt sich im Erwartungsrahmen. Die psychische Aktivität wird von gut gebahnten und situativ gut angepassten neuronalen Erregungsmustern bestimmt. Es wird allerdings in einer solchen Situation auch nichts Neues gelernt. Die Dopaminneurone, die auf Abweichungen von den Erwartungen reagieren und deren Aktivierung die Stärkung neuer synaptischer Verbindungen erleichtert (s. dazu Abschnitt 2.3) sind nicht aktiviert (s. u.).

Wenn man als Vater oder Mutter ein eigenes Kind bei einem Konzert vorspielen hört, erlebt man diesen Prozess, dass unser Gehirn unentwegt eine Vorschau auf das unmittelbar Kommende produziert, sehr intensiv. Man hat das Kind zu Haus unentwegt üben gehört und kennt die kritischen Stellen ganz genau. Wenn es überraschend glatt über eine dieser kritischen Stellen hinwegkommt, wenn also die Erwartungen übertroffen werden, feuern die Dopaminneurone. Wenn es im negativen Sinne überraschend nicht im Sinne unserer Erwartungen weitergeht, wenn sich das Kind überraschend verspielt, werden sie aktiv gehemmt. Ich hatte in Abschnitt 2.12 bereits über diese neuronale Kodierung der Abweichung von Erwartungen in positive und negative Richtung durch Aktivierung und Hemmung dopaminerger Neurone berichtet. Diese differenzielle Aktivität der Dopaminneurone kann zusätzlich zu den bei Gray und McNaughton berücksichtigten Schaltkreisen als wichtiger Teil des Komparators angesehen werden.

Wenn man selbst in einer Situation der Handelnde ist, gehören zu den Erwartungen, die in den Komparator eingehen, sehr wesentlich auch die eigenen Kontroll- bzw. Selbstwirksamkeitserwartungen für die jeweilige Situation. Wenn es unerwartet weitergeht, wenn also überraschend etwas ganz Neues auftritt, wenn etwas Aversives zu geschehen oder etwas Erwünschtes nicht einzutreten oder verloren zu gehen droht, aktiviert der Komparator das Kontrollbedürfnis. Wie es jetzt weitergeht, hängt von dem aus den Bewertungsprozessen resultierenden Inkongruenzsignal im Bezug auf die Kontrollziele und Kontrollerwartungen ab. Sind wichtige Ziele bedroht und die Kontrollierbarkeit wird gering bewertet, entsteht Angst. In der Terminologie von Gray und McNaughton wird das Behavioral Inhibition System (BIS) aktiviert.

Inkongruenz kann also als Output des Komparators angesehen werden. Was ich hier als Inkongruenz bezeichne, wird in der Literatur oft als Stress bezeichnet, so etwa im Diathese-Stress-Modell der Genese psychischer Erkrankungen. Der Begriff Stress ist Teil der Umgangssprache geworden und Stress zu haben, ist nichts, was dem Selbstwertgefühl Abbruch tun müsste. Deshalb ist es vielleicht nicht unklug, Patienten gegenüber von Stress zu sprechen, wenn man Inkongruenz meint. Aber Stress ist ein unscharfer Begriff und im wissenschaftlichen Kontext muss eine schärfere Terminologie verwendet werden. Wenn jemand sagt „Ich habe Stress", ist nicht klar unterschieden zwischen der auslösenden Situation, dem Stressor, und der Reaktion darauf, der Stressantwort. Stressor und Stressreaktion können nicht als unabhängig voneinander betrachtet werden. Was für den einen unerträglicher Lärm ist, macht dem anderen überhaupt nichts aus. Belastung kann nicht unabhängig von dem Belasteten definiert werden. Ein großer Teil der Stressforschung ist an Tieren vorgenommen worden. Bei ihnen wird ein Stressor durch Manipulation der äußeren Bedingungen eingeführt, also z. B. durch unkontrollierbare elektrische Schläge, durch Entzug der Mutter usw. Im natürlichen Leben von Menschen sind Stressoren aber in der Regel nicht physikalisch zu definieren, sondern es handelt sich um psychosoziale oder psychologische Stressoren. Der Stressor ist hier die Bedeutung, welche die Situationen für das betreffende Individuum hat und die Bedeutung ist abhängig von den Zielen, Erwartungen, Werten und Überzeugungen des Individuums.

Mit den differenziellen Auswirkungen von kontrollierbarem und unkontrollierbarem Stress auf die neuronalen Strukturen befasst sich Huether (1998) in einer Arbeit, die viel zum Verständnis der möglichen Auswirkungen von Inkongruenz beiträgt. Seine Ausführungen dazu, was unter psychologischem Stress zu verstehen ist, fügen sich nahtlos in mein Verständnis von Inkongruenz ein:

> „Most of our current knowledge on the consequences of the activation of the central stress responsive systems on the brain is derived from animal experiments using various kinds of physical stressors. The predominating stressors in the life of socially organized mammals and especially humans, however, are psychosocial conflicts. Psychosocial stress is not just another, but a totally different kind of stress. The difference between physical (or physiological) and psychosocial (or psychological) stressors is a simple but fundamental one: Physiological stressors elicit a stress response because a certain objectively existing, environmental or physical force is strong enough to disrupt the counterregulatory machanisms available to an individual. Psychological stressors elicit a stress response because the subjective perception and interpretation of often rather subtle and ambigous changes of the outer world come in flagrant variance with the expectations, beliefs or assumptions made by an individual on the basis of its previous experiences. Whereas physiological stress is caused by changes in the world outside the brain, *the very root of psychological stress resides inside the brain:* Whether or not and to what extent a stress response will be elicited, is dependent on a subject's interpretation of the changes perceived from its outside world.
>
> *If the previously acquired basic beliefs and assumptions of an individual about the world are imcompatible with its current perception of the world, this individual will experience a*

sustained, more or less controllable, stress reaction, until either its perception of the external world or ist beliefs and assumptions about the world are corrected to better fit with one another." (Huether, 1998, S. 298, Hervorhebungen von mir, K. G.)

Huether spricht hier im letzten Absatz genau das an, was ich unter Inkongruenz verstehe, eine Unvereinbarkeit gleichzeitig aktivierter psychischer Prozesse, wovon einer dieser Prozesse die Wahrnehmung der Realität beinhaltet. Mein Konzept von Inkongruenz stimmt vollkommen damit überein, wie Huether einen psychologischen Stressor definiert. Wenn Huether von Stress oder Stressor spricht, spricht er über Inkongruenz in meinem Sinne. Weiter sagt Huether, dass so verstandene Inkongruenz eine Stressreaktion auslöst, die so lange andauert, wie die Inkongruenz/der Stress bestehen bleibt. An einer späteren Stelle sagt er dann auch noch, dass neuronale Erregungsmuster, durch die die Inkongruenz/der Stress wirksam beseitigt wird, durch die Reduktion der Inkongruenz/des Stresses verstärkt und gebahnt werden. Ich betone diese Übereinstimmung, weil es zum Thema Inkongruenz so gut wie keine neurophysiologischen Untersuchungen gibt, zum Thema Stress aber sehr viele.

Nach Huether ist das Gehirn gleichzeitig der Entstehungs- und der Auswirkungsort von Stress, d. h. im Gehirn entstehender Stress wirkt auf das Gehirn zurück und verändert dessen Strukturen. Wie stark die Stressreaktion ist und wie stark ihre kurz- und langfristigen Auswirkungen sind, hängt nach Huether in erster Linie von der Kontrollierbarkeit des Stressors/der Inkongruenz ab. In meinen nachfolgenden Ausführungen zu kontrollierbarer und unkontrollierbarer Inkongruenz stütze ich mich, soweit ich nicht ausdrücklich andere Arbeiten anführe, vor allem auf die zitierte Arbeit von Huether, ohne die zahlreichen von ihm zitierten Arbeiten eigens anzuführen. Die genaue Grundlage der Aussagen ist in den vielen von ihm herangezogenen Originalstudien enthalten, die in seiner Arbeit nachgeschlagen werden können.

4.5.2.1 Folgen kontrollierbarer Inkongruenz

Als kontrollierbaren Stress empfindet man eine Belastung oder Anforderung in der Regel dann, wenn man glaubt, sie im Prinzip bewältigen zu können, wenn man aber des dafür notwendigen Verhaltens noch nicht so sicher ist, dass die Anforderung überhaupt keine Stressreaktion mehr auslöst. Man könnte eine solche Situation z. B. als Herausforderung empfinden. Die Anfangsphase der Stressreaktion ist bei kontrollierbarem und unkontrollierbarem Stress identisch. Die neue, unerwartete, herausfordernde oder bedrohende Situation löst zunächst einmal im Zuge der Bewertung der Situation als Inkongruenzsituation eine unspezifische Erregung in weiten Teilen des assoziativen Cortex und des limbischen Systems hervor. Von dort aus werden über absteigende Bahnen tiefer gelegene Hirnteile aktiviert, insbesondere das zentrale noradrenerge System, das vom Locus coeruleus seinen Ausgang nimmt und von dort Nervenbahnen in das gesamte Gehirn aussendet (s. Abbildung 4.10).

Das ausgeschüttete Adrenalin hat auf fast alle Regionen des Gehirns Einfluss, auf den gesamten Cortex, auf den Hypothalamus, das Kleinhirn und den Hirnstamm. Außerdem

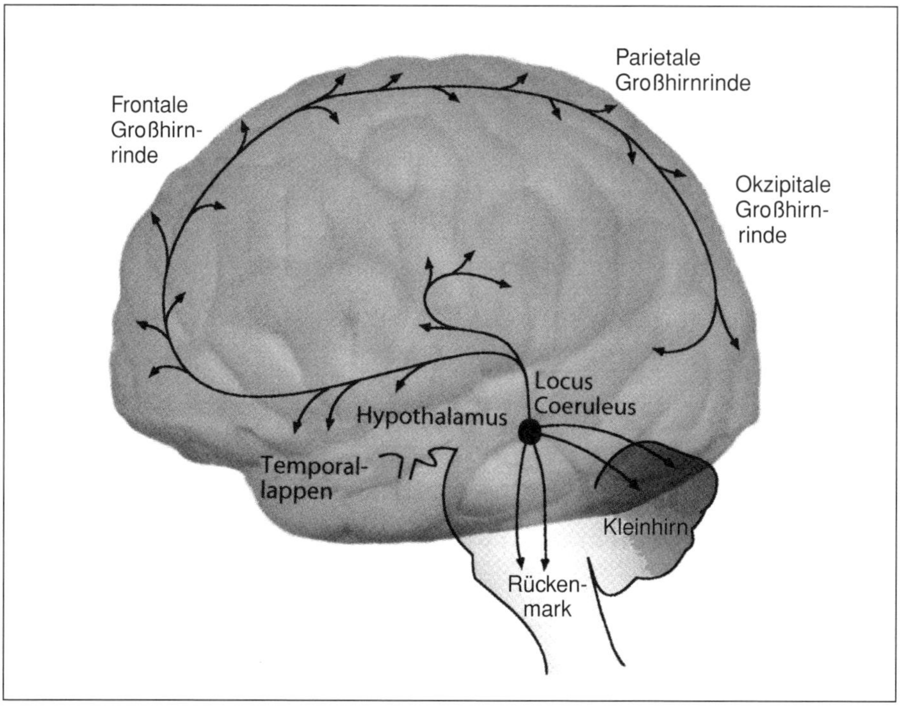

Abbildung 4.10: Das noradrenerge System (nach Andreasen, 2002, S. 96).

wird das sympathische Nervensystem aktiviert. Durch die Adrenalinausschüttung wird die Erregung des assoziativen Cortex und des limbischen Systems nicht nur beibehalten, sondern noch gesteigert. Wenn die Summe der Erregungen eine bestimmte Schwelle überschreitet, werden die neurosekretorischen Kerne des Hypothalamus aktiviert. Es kommt zur Ausschüttung des Corticotropin Releasing Faktors (CRF) und von Vasopressin, welche die Hypothalamus-Hypophysen-Nebennierenrindenachse (HHNA) aktivieren, so dass es schließlich zur Ausschüttung von Cortisol kommt. Zu dieser prolongierten Stressreaktion kommt es jedoch nur bei unkontrollierbarem Stress. Wenn die Inkongruenz kontrollierbar erscheint, energetisiert die zunächst unspezifische Erregung das Verhalten. Das kann eine Reduktion der Inkongruenz bewirken. Dadurch werden die dem inkongruenzreduzierenden Verhalten zu Grunde liegenden neuronalen Erregungsmuster gebahnt. Die unspezifische Erregung ist damit abgebaut und es kommt nicht oder nur geringfügig zur Aktivierung der HHNA.

Weil sich das Adrenalin über das gesamte Gehirn ausbreitet und weil nicht nur Neurone adrenerge Rezeptoren haben, sondern auch Gliazellen und Endothelzellen der Blutgefäße im Gehirn gut versorgt sind mit solchen Rezeptoren, kommt es im Zuge einer kontrollierbaren Stressreaktion zu einer ganzen Fülle von Reaktionsketten, die schließlich sehr positive Auswirkungen haben. Im Einzelnen: Die Stimulation der neuronalen adrenergen Rezeptoren macht das Gehirn lernbereiter, Synapsen können leichter gebahnt werden. Die Stimulation der adrenergen Rezeptoren an den Blutgefäßen führt im Gehirn zu einer erhöhten Aufnahme von Glucose und einem erhöhten Energiestoffwechsel. Aktivierung der adrenergen Rezeptoren an den Astrozyten, das ist eine bestimmte Form von Gliazellen, führt ebenfalls zur verstärkten Ausschüttung von Glucose. Das ist wichtig, weil bei erhöhter regionaler neuronaler Aktivität in dieser Region ein erhöhter Glucosebedarf besteht. Darüber hinaus bilden die so stimulierten Astrozyten verschiedene neurotrophe Faktoren. All diese Prozesse führen gemeinsam dazu, dass die während der Bewältigung der Inkongruenz aktivierten neuronalen Verbindungen stabilisiert und neu entstehende neuronale Verbindungen besonders gut gebahnt werden. Wiederholte Konfrontation mit der gleichen Art von Inkongruenzsituation führt als Folge dieser Prozesse dazu, dass das die Inkongruenz abbauende Verhalten bzw. die ihm zu Grunde liegenden neuronalen Erregungsmuster immer besser gebahnt werden. Schließlich ruft diese Art von Situationen überhaupt keine Stressreaktion mehr hervor, weil im Repertoire des Individuums inzwischen leicht aktivierbare Erregungsmuster vorhanden sind, die in einer solchen Situation sofort abgerufen werden können, ohne dass überhaupt eine nennenswerte Inkongruenz entsteht.

Was ich soeben in Anlehnung an Huether beschrieben habe, stellt einen der zentralen neuronalen Lernmechanismen dar. Neue Bewältigungsmöglichkeiten werden verstärkt und gebahnt durch die Reduktion einer in diesem Moment bestehenden Inkongruenz. „As long as the activation of the central stress system can be terminated by a cognitive, emotional or behavioral reaction, the neural circuits involved in this response become facilitated“ (Huether, 1998, S. 302). Huether beschreibt hier die genauen Mechanismen, die Edelmans Prozess der „Selektion neuronaler Gruppen“ zu Grunde liegen. Gerald Edelman (1987) hat in seiner „Theorie der Selektion neuronaler Gruppen“ die Bildung neuer Verhaltens- und Erlebnisweisen so erklärt: In einer Situation der psychischen/neuronalen Instabilität, in der kein bereits etabliertes neuronales Erregungsmuster – er nennt es neuronale Gruppe – da ist, das die bestehende Spannung abbauen kann – Stress oder Inkongruenz stellen eine solche Spannung dar –, fluktuiert die neuronale Aktivität zunächst einmal zwischen verschiedenen möglichen Zuständen hin und her. Da noch keiner dieser neuen Zustände – mit Zuständen sind hier neuronale Konstellationen gemeint – gebahnt ist, zerfallen diese neu gebildeten Konstellationen schnell wieder, bis schließlich unter dem Einfluss der in diesem Moment einwirkenden Bedingungen eine Konstellation entsteht, die zu einer Reduktion des Spannungszustandes führt. Die Spannungsreduktion verstärkt und bahnt dieses soeben neu entstandene neuronale Erregungsmuster. Wenn sich dieser Ablauf wiederholt, tritt das neu gebildete Muster immer schneller und leichter auf und wird immer besser gebahnt, bis es schließlich zum festen Repertoire des Individuums gehört. Wichtig ist hier, dass es um die Bildung ganz neuer neuronaler Muster geht, denen qualitativ neue Erlebnis- oder Verhaltensweisen entsprechen. Es geht nicht um Verstärkung in dem Sinne, dass ein bereits im Repertoire vorhandenes Verhalten zukünftig häufiger auftritt. Darin liegt ein sehr wesentlicher Unterschied zu dem, was in den behavioralen Lerntheorien bei der instrumentellen Konditionierung unter Verstärkung verstanden wird.

Wenn man immer wieder herausfordernden Inkongruenzsituationen ausgesetzt wird, die man mit Anstrengung bewältigen kann, ergibt sich ein wichtiger zusätzlicher positiver

Effekt über die Bewältigung dieser einen Inkongruenz hinaus. Die Effizienz des noradrenergen Systems wird durch wiederholte Konfrontationen mit herausfordernden, aber bewältigbaren Inkongruenzsituationen gesteigert. Das geschieht auf mehrfache Weise: Die Feuerrate der noradrenergen Neurone erhöht sich, d. h. sie werden leichter aktivierbar. Die Synthese, Speicherung und Ausschüttung von Noradrenalin an den Endigungen der noradrenergen Neurone wird effizienter. Man hat sogar in manchen Hirnteilen, insbesondere im Cortex, ein Sprießen der Axone noradrenerger Neurone und eine Intensivierung der neoradrenergen Innervierung festgestellt. Wenn sich ein Mensch immer wieder komplexen, vielfältigen Herausforderungen stellt, dann führt dies über die Herausbildung immer komplexerer und differenzierterer neuronaler Schaltkreise zu einer optimalen Expression seines genetischen Potenzials. Ohne das Annehmen solcher Herausforderungen würde es gar nicht zur vollen Ausschöpfung seiner genetischen Möglichkeiten kommen.

An Tieren hat man genauer untersucht, wie weitgehend sich das Gehirn durch solche immer neuen Herausforderungen verändern kann. Man hat die Experimentaltiere einer „angereicherten Umgebung" ausgesetzt mit immer neuen Möglichkeiten, Neues zu explorieren. Die Exploration einer neuen Umgebung ist immer mit einer erhöhten cortikalen Erregung und einer erhöhten Aktivität des zentralen noradrenergen Systems verbunden. Ratten, die unter solchen besonders herausfordernden und stimulierenden Umgebungsbedingungen aufwuchsen, hatten als Ergebnis im Vergleich zu normal aufwachsenden Ratten schließlich einen dickeren Cortex, besser ausgebildete Blutgefäße im Gehirn, eine erhöhte Anzahl von Gliazellen, vergrößerte Verzweigungen der Pyramidenneurone und eine höhere Dichte von Synapsen im Cortex. Kurz: Sie hatten ein besser ausgebildetes, effizienteres Gehirn. Inkongruenz ist also im Prinzip nichts Schlechtes, nämlich dann nicht, wenn sie kontrollierbar bleibt. Sie treibt die Entwicklung neuronaler Strukturen voran. Sie ist gewissermaßen der Motor der psychischen Entwicklung, der Antrieb dazu, die eigenen Möglichkeiten immer weiter über den jeweils erreichten Stand hinaus zu entwickeln, das Potenzial, das einem die Natur mitgegeben hat, so gut wie möglich auszuschöpfen.

Die letzten Sätze würden gut in ein Lehrbuch der humanistischen Psychologie passen. Sie ergeben sich aber direkt aus der neurobiologischen Stressforschung. Wiederholte Erfahrungen mit dem Aushalten von begrenztem Stress kann sehr positive Auswirkungen auf die spätere Stresstoleranz haben, vor allem wenn sie sehr früh im Leben erfolgen. Junge Ratten wurden während der dreiwöchigen Stillphase gleich nach der Geburt jeden Tag für 15 Minuten von der Mutter weggenommen und allein in einen anderen Käfig getan (Muneoka, Mikuni, Ogawa, Kitera & Takahashi, 1994; Ogawa et al, 1994). Diese Behandlung ruft bei den jungen Ratten eine Stressreaktion hervor. Nach 15 Minuten wurden sie jeweils wieder zur Mutter zurückgegeben, die sie mit ihrem mütterlichen Verhalten schnell wieder beruhigen konnte. Diese Behandlung dauerte 21 Tage. Die wiederholt einem solchen begrenzten Stress ausgesetzten Ratten waren später, als sie älter waren, weniger furchtsam in einer neuen Umgebung und zeigten eine geringere hormonale Stressreaktion gegenüber verschiedenen Stressreizen als die ohne solche Stresserfahrungen aufgewachsenen Tiere der Kontrollgruppe. Bei den Experimentaltieren funktionierte insbesondere die negative Rückkopplung zwischen dem erreichten

Level der glucocorticoiden Stresshormone und der Hemmung der Hypothalamus-Hypophysen-Nebennierenrinden-Achse (HHNA) effizienter, welche normalerweise verhindert, dass es zu einem immer höheren Spiegel von Glucocorticoiden kommt. Gerade diese negative Rückkopplung ist bei unkontrollierbarem anhaltendem Stress außer Kraft gesetzt, so dass es zu einem dauerhaft erhöhten Glucocorticoidspiegel mit all seinen negativen Auswirkungen auf das Gehirn kommt. Die verbesserte negative Rückkopplung durch eine erhöhte Sensitivität für Glucocorticoide und die dadurch abgeschwächte HHNA-Reaktion hielt lebenslang an. Die Behandlung der Ratten während ihrer ersten 21 Lebenstage hatte gewissermaßen wie ein „Stressimpfungstraining“ (Meichenbaum, 1993) gewirkt. Dies zeigt nicht nur, wie sehr das Gehirn, vor allem in der ersten Lebensphase, noch durch Lebenserfahrungen dauerhaft formbar ist, sondern es zeigt auch, dass es falsch ist, Kinder von jeglichem Stress fernzuhalten. Wenn man das tut, erwerben sie keine Erfahrungen im Umgang mit Stress und sind später umso stressanfälliger.

Dass dies mit großer Wahrscheinlichkeit auch für Menschen gilt, wird durch bereits etwas ältere Untersuchungsergebnisse zu den Zusammenhängen zwischen elterlichem Erziehungsverhalten und psychischer Gesundheit nahe gelegt. Parker (1979a, 1979b, 1981, 1983) ließ Gruppen von depressiven und ängstlichen Patienten ihre Eltern nachträglich hinsichtlich ihres Erziehungsverhaltens gegenüber dem Patienten, als er noch ein Kind war, beurteilen. Eingeschätzt wurde die positive Fürsorglichkeit und das Ausmaß an einschränkender Kontrolle, das das Kind seitens der Eltern erfahren hatte. Patienten mit Angststörungen und mit Majorer Depression schätzten ihre Eltern nachträglich als kontrollierender und einschränkender und gleichzeitig als weniger fürsorglich ein als die Versuchspersonen einer gematchten Kontrollgruppe. Sie hatten also weniger Gelegenheit zu freier, uneingeschränkter Exploration mit elterlichem Rückhalt als sicherer Basis und damit weniger Gelegenheit, positive Kontrollerfahrungen in begrenzten Stresssituationen zu machen. Bei nichtklinischen Versuchspersonen fanden sich signifikante Korrelationen zwischen dem Ausmaß an einschränkender Kontrolle durch die Eltern in der Kindheit und schlechtem Selbstwertgefühl, höherer Ängstlichkeit, mehr Depressivität und höherem Neurotizismus im Erwachsenenalter.

Nicht nur positive Kontrollerfahrungen in Stresssituationen haben günstige Auswirkungen auf die spätere Entwicklung. Mineka, Gunnar und Champoux (1986) untersuchten bei jungen Rhesusaffen die Auswirkungen von Kontrollerfahrungen im Umgang mit positiven Dingen wie Nahrung, Trinken oder kleinen Leckerbissen. In der Experimentalgruppe konnten die jungen Affen über diese positiven Dinge frei verfügen. Sie hatten Kontrolle darüber, wann sie essen, trinken oder sich belohnen wollten. Die Affen der Kontrollgruppe erhielten all das nach einem Plan der Versuchsleiter, unabhängig von ihrem eigenen Verhalten. Die Bedingungen dauerten von der Geburt an zwölf Monate an. Ab dem achten Monat wurden die Affen unter verschiedenen Testbedingungen beobachtet. Die Affen mit den positiven Kontrollerfahrungen waren insgesamt weniger ängstlich. Sie explorierten mutiger in neuen Spielsituationen, sie habituierten schneller, als sie mit einem angsterregenden Roboter konfrontiert wurden und sie zeigten mehr aktives Copingverhalten, als sie für eine zeitlang von ihren Peers getrennt wurden.

Wer in der Kindheit viele positive Kontrollerfahrungen macht, wird auf dieser Grundlage mit einiger Wahrscheinlichkeit die Überzeugung entwickeln, dass er Kontrolle hat und ausüben kann, wenn es für ihn wichtig ist. Zusammenhänge zwischen positiven Kontrollüberzeugungen und allen möglichen Aspekten einer guten psychischen Gesundheit sind so oft und mit so einhelligem Ergebnis untersucht worden, dass ich die Ergebnisse hier sehr kurz zusammenfassen kann. Detaillierte Angaben dazu finden sich bei Flammer (1990).

Personen mit hohen internalen Kontrollüberzeugungen haben eine höhere Lebenszufriedenheit, sie fühlen sich wohler, haben mehr Selbstvertrauen und sind resistenter gegen Stress. Wenn man sich einer Situation unkontrollierbar ausgeliefert fühlt, werden dieselben unangenehmen Reize, wie etwa Lärm oder Schmerzen, als deutlich unangenehmer erlebt, als wenn man denselben Reizen ausgesetzt wird im Bewusstsein, sie vermeiden, abstellen oder verringern zu können, wenn man wollte. Wer also mit guten Kontrollerwartungen durchs Leben geht, mit dem Gefühl, mit Schwierigkeiten und aversiven Dingen schon fertigwerden zu können, wenn sie auftreten, wird nicht nur wirklich besser fertig mit Belastungssituationen, sondern er leidet von vornherein auch weniger unter ihnen. Hohe Kontrollerwartungen haben also einen ausgesprochen protektiven Wert und sind ein wichtiger Bestandteil seelischer Gesundheit.

All diese Befunde sind gut vereinbar mit der Annahme, dass Menschen und auch höher entwickelte Säugetiere ein Grundbedürfnis nach Kontrolle haben. Wenn dieses Bedürfnis gut befriedigt wird, entwickeln sie sich insgesamt besser, werden robuster, stressresistenter und gesünder. Es ist in diesem Abschnitt nicht um Verletzungen des Kontrollbedürfnisses gegangen, sondern um die Folgen positiver Kontrollerfahrungen in der ersten Lebensphase auf das spätere Leben. Diese Folgen sind rundweg positiv. Frühe positive Kontrollerfahrungen führen später zu mehr positiven Lebenserfahrungen.

4.5.2.2 Folgen unkontrollierbarer Inkongruenz

Wenn ein Individuum in einer herausfordernden oder bedrohlichen Inkongruenzsituation kein Mittel findet, die Inkongruenz mit eigener Aktivität zu reduzieren, bleibt die erhöhte Erregung, wie sie zuvor beschrieben wurde, bestehen und eskaliert weiter, bis es schließlich zur Aktivierung der HHNA und zur Glucocorticoidausschüttung kommt. Glucocorticoide können leicht die Bluthirnschranke durchdringen und an die Glucocorticoidrezeptoren der Neuronen und Gliazellen binden. Normalerweise kommt dadurch ein negativer Rückkopplungsprozess in Gang, der die weitere Ausschüttung von Stresshormonen herunterreguliert. Wir hatten oben gesehen, dass dieser Rückkopplungsmechanismus, der das Gehirn vor den Auswirkungen eines dauerhaft zu hohen Cotisolspiegels schützt, durch ein „Stressimpfungstraining" dauerhaft gestärkt werden kann, was die spätere Empfindlichkeit auf Stress reduziert.

Wenn nun aber die unkontrollierbare Stresssituation anhält – stellen wir uns etwa einen schlimmen physischen oder sexuellen Missbrauch eines Kindes vor – wird der negative Rückkopplungsmechanismus durchbrochen und es kommt zu einer eskalierenden

Dysregulation. Die Erregung steigt immer weiter an und mit ihr die Glucocorticoidausschüttung. Die Mechanismen, die nun in Gang kommen, wirken nicht so schnell wie die noradrenerge erste Stressreaktion. Sie wirken nämlich über eine veränderte Genexpression (s. als Hintergrund zum folgenden Kap. 2.3). Es wird die Bildung von cAMP unterdrückt und damit das in Gang kommen der „Second Messenger" Kaskade verhindert, die sonst durch die noradrenerge Stimulierung aktiviert würde. Der cerebrale Energiestoffwechsel wird herabgedrosselt ebenso wie die Bildung neurotropher Faktoren und die Neubildung von Synapsen. Das Übermaß an Glucocorticoiden schädigt die aktivierten Glutamatsynapsen und die Pyramidenzellen im Hippocampus, die die höchste Dichte von Glucocorticoidrezeptoren haben. Auch die noradrenergen Axone und Nervenendigungen im Cortex sind sehr empfindlich auf Cortisol und beginnen zu degenerieren. Auf der Verhaltensebene kann ein zu hoher Spiegel an Glucocorticoiden zur Löschung zuvor erworbener Verhaltensweisen führen.

Eine prolongierte unkontrollierbare Stresssituation, die die HHNA-Achse aktiviert, führt also zu einer Destabilisierung zuvor bereits gebildeter neuronaler Verbindungen. Es tritt genau das Gegenteil ein wie bei kontrollierbarem Stress. Mit der Destabilisierung vorhandener neuronaler Erregungsmuster werden auch die Verhaltensweisen betroffen, denen diese neuronalen Erregungsmuster zu Grunde liegen. Es kommt also zu einer allgemeinen Destabilisierung des neuronalen/psychischen Geschehens.

Huether sieht darin letztlich einen adaptiven Mechanismus des neuronalen Systems. Weil sich die in dieser Stresssituation aktivierten Verhaltensweisen nicht als geeignet erwiesen hätten, den Stress zu kontrollieren, sei es sinnvoll, sie zu löschen, damit sie durch andere, wirksamere ersetzt werden könnten. Es komme auf diese Weise zu einem gründlicheren Um- und Neulernen als beim kontrollierbaren Stress. Diese Argumentation leuchtet auf einer abstrakten Ebene ein, etwa wenn man die von Huether unterschiedenen beiden Stressreaktionen in Analogie zu Piagets (1976) Prinzipien der Assimilation und Akkommodation setzt, die ja auch eine begrenzte und eine grundlegendere Neuanpassung meinen.

Huethers Argumentation hat jedoch nur den instrumentellen, bewältigungsorientierten Lernaspekt im Auge, das kontextbezogene problemorientierte Coping. Das Lernen neuer instrumenteller Verhaltensweisen ist in einer solchen prolongierten Stresssituation allein schon deswegen sehr beeinträchtigt, weil für die Herausbildung umgebungsbezogen Verhaltens der Hippocampus außerordentlich wichtig ist und der ist, wie wir zuvor gesehen haben, in einer solchen Situation gerade nicht in einem lernbereiten Zustand. Aber das heißt nicht, dass in einer solchen Situation unkontrollierbaren Stresses nicht andere Lernformen ablaufen wie etwa klassische Konditionierung und Sensibilisierung. Andere an der Stressreaktion beteiligte Hirnareale, wie etwa die Amygdala, befinden sich sehr wohl in einem lernbereiten Zustand. Die neuronalen Schaltkreise, die in dieser Stresssituation aktiviert sind, werden dadurch, dass sie so stark aktiviert sind, selbst besser gebahnt und werden konditioniert an die Bedingungen, die die Stressreaktion ausgelöst haben.

Wenn wir uns eine fortgesetzte Situation schweren physischen oder sexuellen Missbrauchs oder eine schwere Vernachlässigung eines Kindes als Inkongruenz- oder Stressquelle vorstellen, ist nicht so leicht zu sehen, worin der Anpassungswert der Reaktionen liegen könnte, die in solchen Situationen tatsächlich auftreten, es sei denn, man würde allem einen Anpassungswert zuschreiben, was die Situation für das Individuum in irgendeiner Weise erträglicher macht wie etwa Dissoziationen oder ein Herunterfahren aller instrumentellen Aktivitäten und Interaktionen mit der Umgebung, wie es Depressionen charakterisiert. Nach Huethers Argumentation wäre es konsequent, solche im Allgemeinen als Störungen klassifizierten Reaktionen als Anpassungsformen an unkontrollierbaren Stress aufzufassen. Verstärkt und gebahnt würden die neu entstehenden neuronalen Erregungsmuster dadurch, dass sie eine unerträgliche, unkontrollierbare Inkongruenz wenigstens momentan verringern oder etwas besser kontrollierbar machen. Es werden aber in der Regel keine gut organisierten instrumentellen Verhaltensweisen sein, die unter solchen Bedingungen entstehen, weil dafür, wie zuvor beschrieben, die neuronalen Bedingungen ungünstig sind. Verstärkt wird in einer solchen Situation alles, was in irgendeiner Weise die unerträgliche Inkonsistenz herabreguliert. Das System ist in dieser Situation mit sich selbst beschäftigt, nicht mit der Bewältigung der Umgebung. Wenn man überhaupt von Bewältigung sprechen will, ginge es in dieser Situation im Sinne von Lazarus (1984) um emotionsorientiertes und nicht um problemorientiertes Coping. Gelernt wird in einer solchen Situation aber vor allem der durch den Stressor ausgelöste Zustand selbst, und das ist primär Angst.

Angst ist die natürliche Reaktion auf eine bedrohliche unkontrollierbare Inkongruenzsituation, also eine Situation, in der wichtigste Ziele schwer bedroht oder verletzt werden, ohne dass man etwas dagegen tun kann. Die Reaktionsmuster, die Huether als Reaktion auf unkontrollierbaren Stress beschreibt, sind ein zentraler Teil des Reaktionssystems, das im Zentrum von Grays (1982; Gray & McNaughton, 1996) neuropsychologischer Angsttheorie steht, aber sie sind nur ein Teil, nämlich derjenige, der sich auf die hormonelle Stressreaktion bezieht. Das Reaktionssystem, das in einer solchen Situation aktiviert wird, ist komplexer. Gray bezeichnet es als Behavioral Inhibition System (BIS). An dem neuronalen Schaltkreis, der das BIS ausmacht, sind das Septum, der Hippocampus und der Papezsche Schaltkreis beteiligt. Dieser beinhaltet dopaminergen Input zum präfrontalen Cortex, absteigenden Input vom assoziativen Cortex in das septo-hippocampale System, aufsteigenden cholinergen Input in dieses System, noradrenergen Input zum Hypothalamus und noradrenerge Verbindungen zum Locus coeruleus.

Das BIS wird aktiviert, wenn der Komparator (s. o.) eine bedrohliche Situation anzeigt. Die Bedrohung kann im Eintreten von etwas sehr Aversivem oder im Verlust von etwas, das einem sehr wichtig ist, bestehen. Das BIS ist eng verbunden mit dem ventromedialen und dorsolateralen Teil des rechten präfrontalen Cortex, die maßgeblich an negativen Emotionen und an der Repräsentation von Vermeidungszielen beteiligt sind. Es werden Vermeidungsziele aktiviert und das ganze System stellt sich auf Abwehr und Vermeidung ein. Die emotionale Reaktion auf die Bedrohung ist Angst. Angst ist hier weder im Sinne von situationsbezogener Furcht noch im Sinne von Panik zu verstehen, sondern als antizipatorische Angst. Die unmittelbare erste Reaktion des BIS auf eine bedrohliche Situation ist eine Einschränkung der Aufmerksamkeit, eine Hemmung des motorischen Verhaltens, intensiviertes Explorieren der Umgebung und eine Vorbereitung der hypothalamus-gesteuerten motorischen Systeme auf eventuell notwendig werdendes rasches Flucht- oder Angriffsverhalten.

Die weitere Entwicklung der emotionalen Reaktion hängt vor allem von der wahrgenommenen Kontrollierbarkeit der Situation ab. Wenn keine Kontrolle möglich ist oder zumindest subjektiv nicht möglich erscheint, auch kein Vermeiden, entsteht die Abfolge von Reaktionen, die Seligman in seinen Untersuchungen zum Paradigma der gelernten Hilflosigkeit beschrieben hat (Overmier & Seligman, 1967; Seligman & Maier, 1967). Seligmann, betrachtete die von ihm beobachtete Reaktionskette seiner Versuchstiere als Analogie für die Entwicklung einer Depression, weil das am Ende schließlich resultierende Verhalten der Tiere in manchem dem von depressiven Menschen glich, aber Barlow (1988) und Mineka und Zinbarg (1996) sehen darin vor allem einen wichtigen Beitrag zum Verständnis von Angst. Wenn Tiere wiederholt unkontrollierbaren elektrischen Schocks ausgesetzt werden, zeigen sie nämlich zunächst ein Verhalten, das viel mehr Ähnlichkeit mit Angst als mit Depression hat. Erst in einer späteren Phase erfolgt so etwas wie Resignation und Depression. Wichtig an den Untersuchungen Seligmans, die später von vielen anderen Forschern repliziert wurden, ist in unserem Zusammenhang, dass nicht die aversiven Schocks an sich das zu menschlicher Angst und Depression in Analogie gesetzte Verhalten hervorriefen, sondern die Unkontrollierbarkeit der Schocks. Tiere, die ebenso viele Schocks erhielten, die aber Kontrolle darüber hatten, zeigten nicht dieselben „Symptome“ (Maier & Seligman, 1976).

Alloy, Kelly, Mineka und Clements (1990) konzipieren die immer wieder beobachtete Abfolge von Reaktionen auf unkontrollierbare aversive Stimulierung als einen Weg von der Angst hin zur Depression. Wenn jemand sich noch unsicher ist über seine Fähigkeit, Kontrolle über eine Bedrohung auszuüben, gerät er zunächst in einen Zustand erregter Angst. Alloy et al. bezeichnen diese Phase als „ungewisse Hilflosigkeit“. Wenn die unkontrollierbare Inkongruenz anhält, geht dieser Angstzustand über in einen gemischt ängstlich-depressiven Zustand („sichere Hilflosigkeit“), um schließlich in einem depressiven Zustand, der durch tiefe „Hoffnungslosigkeit“ gekennzeichnet ist, zu enden.

Chorpita und Barlow (1998) sind der Meinung, dass Angst und Depression einen generellen emotionalen Faktor gemeinsam haben, der weitgehend Grays Angstdefinition entspricht. Schon 1984 hatten Watson und Clark eine solche grundlegende Disposition zum Erleben negativer emotionaler Zustände postuliert. Inzwischen wird diese Sichtweise gestützt durch Befunde aus Untersuchungen von Clark und Watson (1991) und von Brown, Chorpita und Barlow (1998), die in einer faktorenanalytischen Untersuchung an 350 ambulanten Patienten einen solchen übergreifenden Faktor über die diagnostischen Abgrenzungen zwischen den verschiedenen Angst- und affektiven Störungen des DSM-IV hinweg gefunden haben. Das Syndrom der Generalisierten Angststörung lud am höchsten auf diesem durch negative Emotionen gekennzeichneten Generalfaktor. Zuvor hatten schon Arrindell, Pickersgill, Merckelbach und Ardon (1991) bei einer Stichprobe von 432 Patienten mit verschiedenen Angststörungen in einer konfirmatorischen Faktorenanalyse zweiter Ordnung einen Generalfaktor gefunden, auf dem alle Primärfaktoren, die eher den Unterkategorien der Angststörungen entsprachen, recht hoch luden.

Chorpita und Barlow (1998) sehen einen Prozess von der Angst in die Depression. Am Anfang dieses Prozesses steht eine als unkontrollierbar erlebte Bedrohung und vorangetrieben wird dieser Prozess durch eine fortbestehende unkontrollierbare Inkongruenz. Diese Auffassung wird gestützt durch die Tatsache, dass Angststörungen in der Regel Depressionen vorausgehen und nicht umgekehrt (Angst, Vollrath, Merikangas & Ernst, 1990; Di Nardo & Barlow, 1990). Chorpita und Barlow sehen in dieser Disposition zu negativen Emotionen einen allgemeinen Risikofaktor für die Entwicklung von Angst- und affektiven Störungen und schreiben Verletzungen des Kontrollbedürfnisses in der frühen Kindheit eine ursächliche Rolle für die Genese dieser Disposition zu. Für sie sind Erfahrungen von Unkontrollierbarkeit aversiver Ereignisse in der Kindheit einer der wichtigsten Vulnerabilitäsfaktoren. Sie weisen dabei auch ausdrücklich auf die Wichtigkeit der Erfahrungen hin, die das Kind in seinen frühen Bindungsbeziehungen macht.

Am offensichtlichsten ist die Bedeutung von Verletzungen des Kontrollbedürfnisses für die Pathogenese der posttraumatischen Belastungsstörung. Es gehört zum Begriff des Traumas, dass es sich um ein unkontrollierbares aversives Ereignis handelte, von dem die Störung ihren Ausgang nimmt. Nach der in diesem Abschnitt und in dem zu Verletzungen des Bindungsbedürfnisses entwickelten Sichtweise können aber sehr viele Störungen von ihrer Pathogenese her eigentlich auch als posttraumatischen Belastungsstörungen angesehen werden, und zwar deswegen, weil die meisten Verletzungen des Kontrollbedürfnisses in der frühen Kindheit stattfinden, in der das Kind wegen seiner Abhängigkeit von erwachsenen Betreuungspersonen in besonderer Weise gegenüber solchen Verletzungen wehr- und schutzlos ist. Empirisch findet sich für Patienten mit posttraumatischen Belastungsstörungen, und noch mehr für Patientengruppen mit Missbrauchserfahrungen in der Kindheit, eine sehr hohe Komorbidität. Das beweist, wie sehr frühe Erfahrungen der Unkontrollierbarkeit von Inkongruenz für die spätere Entwicklung psychischer Störungen prädisponieren. Bei den meisten Patienten, die solche frühen Verletzungen ihres Kontrollbedürfnisses erfahren haben, gehören diese Traumata nicht zur Definition der Störung, und es ist auch für einen Psychotherapeuten nicht immer leicht, zuverlässige Auskunft über solche traumatischen Erfahrungen zu erhalten, weil die Erinnerung des Patienten nicht in die Zeit hineinreicht, in der diese Verletzungen erfolgten, oder die Erinnerungen daran werden vermieden. In den wissenschaftlichen Untersuchungen, die sich dieser Frage gewidmet haben, hat man aber fast immer Hinweise auf Verletzungen des Kontrollbedürfnisses gefunden. Weitere Ergebnisse dazu, als ich hier berichtet habe, findet man etwa bei Chorpita und Barlow (1998) und bei Traue (1998). Letztlich können alle Untersuchungen zu Verletzungen des Bindungsbedürfnisses, die ich in den Abschnitten 4.4.2 und 4.4.3 angeführt habe, auch als Belege für Verletzungen des Kontrollbedürfnisses angesehen werden, weil Verletzungen des Bindungsbedürfnisses immer mit der Erfahrung der Unkontrollierbarkeit des Verhaltens der Bindungsperson einhergehen.

Verletzungen des Kontrollbedürfnisses rufen also nicht nur unmittelbar Angst und Stress hervor, sondern diese unmittelbaren Reaktionen lassen als Ergebnis von Sensibilisierung und Konditionierung Spuren zurück, die später im Leben zur Grundlage der Entwicklung psychischer Störungen werden können. Ich erinnere in diesem Zusammenhang an die auf Seite 152 bereits berichtete Untersuchung von Heim et al. (2000), in der depressive Frauen mit Missbrauchserfahrungen in der Kindheit bei einem Stresstest im Erwachsenenalter eine um das Sechsfache höhere Ausschüttung von adrenocorticotropem Hormon und Cortisol hatten als depressive Frauen ohne Missbrauchserfahrungen. In dieser Untersuchung hatten auch Frauen mit Missbrauchserfahrungen, die nicht depressiv waren, eine stärkere Stressreaktion als die Frauen ohne Missbrauchserfahrungen. Missbrauchserfahrungen sind Verletzungen des Kontrollbedürfnisses par excellence.

Die angeführten Untersuchungen zeigen in großer Eindeutigkeit, dass Verletzungen des Kontrollbedürfnisses Gift für die psychische Gesundheit sind. Wie wichtig das Kontrollbedürfnis bei Patienten mit Angststörungen ist, zeigt sich auch darin, dass bei diesen Störungen ein verzweifeltes Bemühen um Kontrolle oft zu den Leitsymptomen der Störung gehört. Das zwanghafte Grübeln bei der Generalisierten Angststörung und die Kontrollzwänge bei der Zwangsstörung können als dysfunktionale Versuche angesehen werden, Kontrolle über etwas zu gewinnen, was außer Kontrolle geraten ist. Bei anderen Angststörungen spielt Kontrolle in Form von Vermeiden eine zentrale Rolle. Schulte (2000) sieht in dem fehlschlagenden Bemühen, Kontrolle über die Angst zu gewinnen, die wichtigste Ursache für das Persistieren von Angststörungen. „Es sind im wesentlichen drei Mechanismen, die dafür verantwortlich zu sein scheinen, dass die Ängste persisitieren: ‚Angststabilisierung durch Vermeiden von Angst‘, ‚Angststabilisierung durch übermäßige Bekämpfung der Angst‘ und ‚Angststabilisierung durch übermäßige Beachtung der Angst‘. Gleichzeitig sind diese Prozesse für die Entstehung weiterer Symptome verantwortlich“ (Schulte, 2000, S. 397). Das Kontrollbedürfnis scheint somit sowohl für die Genese als auch für die Aufrechterhaltung von Angststörungen eine entscheidende funktionale Rolle zu spielen.

Auch die Depression fügt sich gut in das in diesem Abschnitt entwickelte Bild einer fortgeschrittenen Reaktion auf Verletzungen des Kontrollbedürfnisses. Die Deaktivierung des anterioren circularen Cortex, der bei der zielorientierten Auseinandersetzung mit der Umgebung eine große Rolle spielt, weist darauf hin, dass der Patient gewissermaßen „den Löffel abgegeben“ hat. Er hat seine Bemühungen um Kontrolle aufgegeben. Sein Vermeidungssystem ist gleichzeitig auf das Höchste aktiviert und versetzt ihn in eine generalisierte Schutz- und Abwehrhaltung, indem er sich auf nichts mehr einlässt, auch nicht auf das klare Erleben von Gefühlen, denn auch dafür wird der ACC gebraucht. Eine solche generalisierte Schutzhaltung ist, wenn man keinerlei Hoffnungen mehr darauf hat, Kontrolle ausüben zu können, nicht ganz unverständlich. Seine überaktivierte Amygdala und der ebenfalls überentwickelte rechte ventromediale PFC geben Zeugnis von der lang anhaltenden Aktivierung negativer Emotionen, welche den Weg in die Depression begleitet haben. Sein geschrumpfter Hippocampus gibt Zeugnis von den Schädigungen, welche die im Zuge einer langanhaltenden unkontrollierbaren Inkongruenz viel zu oft und im Übermaß ausgeschütteten Stresshormone an den dortigen Neuronen und Synapsen angerichtet haben.

Wenn wir das Leben eines Patienten als Geschichte seiner Kontrollerfahrungen betrachten, öffnet sich uns eine Tür zum Verständnis dessen, wie es zu den Störungen, unter denen er heute leidet, gekommen sein könnte.

4.6 Das Bedürfnis nach Selbstwerterhöhung und Selbstwertschutz

4.6.1 Das Bedürfnis nach Selbstwerterhöhung als spezifisch menschliches Bedürfnis

> „People want to feel good about themselves. They want to believe that they are competent, worthy, and loved by others. This desire for self-enhancement is regarded as so fundamental to human functioning that it was dubbed the ‚master sentiment' by William McDogall (1932) and ‚the basic law of human life' by the renowned athropologist Ernest Becker (1971). Many other figures of historical (e. g., Allport, 1943; Cooley, 1902; Mead, 1934) and contemporary (e. g., Baumeister, 1991; Greenwald, 1980; Schlenker, 1985; Steele, 1988; Tesser, 1988) prominence have endorsed the belief that a drive to achieve a positive self-image is, in the words of William James (1890), a direct and elementary endowment of human nature." (Brown, 1993, S. 117)

Wir könnten die Liste der in diesem Zitat genannten Autoren, die das Bedürfnis nach Selbstwerterhöhung an die oberste Stelle der menschlichen Bedürfnisse setzen, noch durch viele Namen verlängern. In der Psychotherapie wäre an erster Stelle Alfred Adler (1920, 1927) zu nennen, der das Streben nach Überwindung eines Minderwertigkeitsgefühls als wichtigste Motivationsquelle des Menschen ansah.

Das Bedürfnis nach Selbstwerterhöhung und Selbstwertschutz sticht tatsächlich unter den anderen hier postulierten Grundbedürfnissen hervor; aber nicht dadurch, dass es wichtiger als die anderen Grundbedürfnisse wäre, sondern dadurch, dass es sich um ein spezifisch menschliches Bedürfnis handelt. Auch Ratten, Affen und andere höher entwickelte Säugetiere haben, wie wir gesehen haben oder noch sehen werden, ein Bindungsbedürfnis, ein Kontrollbedürfnis und ein Bedürfnis nach Lustgewinn und Unlustvermeidung. Die Selbstwertregulation setzt jedoch Qualitäten voraus, die nur dem Menschen eigen sind. Dazu gehören ein Bewusstsein seiner selbst als Individuum und die Fähigkeit zu reflexivem Denken. Ohne diese Fähigkeiten sind kein Selbstbild und Selbstwertgefühl möglich. Das Selbstbild entwickelt sich in Interaktion mit anderen Menschen und ein sehr wesentlicher Teil dieser Interaktion besteht aus sprachlicher Kommunikation. Das Selbstbild – für das explizite Selbstbild gilt dies noch mehr als für das implizite – ist zu einem wesentlichen Teil das Ergebnis sprachlicher Kommunikation und selbstreflexiver Prozesse, die ihrerseits wieder auf verinnerlichter Sprache beruhen.

Ein Bedürfnis nach Selbstwerterhöhung kann es daher erst geben, wenn sich ein bewusstes Selbst entwickelt hat, das über diese Qualitäten verfügt. In der Phylogenese hat allein der Mensch diesen Entwicklungsstand erreicht und in der Onthogenese des Menschen dauert es etliche Jahre, bis diese Qualitäten so weit entwickelt sind und ein Kind seiner selbst so bewusst geworden ist, dass es z. B. Scham empfinden, sich in seiner Ehre gekränkt fühlen oder in anderer Weise in seinem Selbstwertempfinden verletzt werden kann. Die sensorischen Informationen müssen dafür, dass sie beim Vergleich mit den im Selbstbild enthaltenen Sollwerten in einem Komparator auf höchster Hierarchieebene als Selbsterhöhung oder Selbstabwertung empfunden werden können, zuvor eine vielfache Transformation durchlaufen haben. Erst im Zuge dieser Transformation der Signale wird schließlich ihre Bedeutung für den Selbstwert generiert. Weil im Zuge der mehrstufigen Verarbeitung in die „Selbstwertsignale" sehr viele Bewertungen einfließen, die aus dem verarbeitenden System selbst stammen und nicht schon den ursprünglichen sensorischen Signalen zu Eigen sind, sind Selbstwertreaktionen immer in hohem Maße subjektiv. Nach dem hierarchischen Modell von Powers (1973) oder Epsteins Cognitive-Experiential Self-Theory (1990) handelt es sich bei der Selbstwertregulation um Regelkreise auf der höchsten Stufe der hierarchischen Informationsverarbeitung. Wir müssen davon ausgehen, dass die neuronalen Schaltkreise der Selbstwertregulation komplexer sind als alle Schaltkreise, die wir bisher behandelt haben. Dies ist wohl auch der Grund dafür, dass zur Selbstwertregulation bisher überhaupt keine neurowissenschaftlichen Forschungsarbeiten vorliegen. Der Gegenstand ist offenbar zu komplex, als dass man ihn mit heutigen neurowissenschaftlichen Methoden mit Aussicht auf Erfolg angehen könnte.

Was wir bis heute über das Bedürfnis nach Selbstwerterhöhung und Selbstwertschutz empirisch fundiert aussagen können, stammt ganz überwiegend aus sozialpsychologischen Untersuchungen mit erwachsenen menschlichen Versuchspersonen. Hierin liegt ein weiterer Unterschied gegenüber den anderen Grundbedürfnissen. Bei ihnen ist es durchaus möglich, Untersuchungen an Tieren oder sehr kleinen Kindern durchzuführen. Die Tieruntersuchungen sind dabei vor allem aufschlussreich dafür, wie die Regulation der jeweiligen Bedürfnisse auf neuronaler Ebene realisiert wird. Die Untersuchungen an kleinen Kindern haben uns gezeigt, dass die Befriedigung oder Verletzung dieser Bedürfnisse bereits in der allerersten Lebensphase von großer Bedeutung für die spätere psychische Gesundheit sein kann. Beim Bedürfnis nach Selbstwerterhöhung und Selbstwertschutz sind solche Untersuchungen nicht nur aus methodischen, sondern auch aus inhaltlichen Gründen nicht möglich. Im Alter von wenigen Monaten, in dem das Bindungs- und Kontrollbedürfnis bereits verletzt werden können, hat ein menschlicher Säugling noch gar kein Selbst und Selbstbild entwickelt, das auf- oder abgewertet werden könnte. Allerdings können negative Erfahrungen, die ein Kind bezüglich seines Bindungs- und Kontrollbedürfnisses macht, starken Einfluss auf das sich entwickelnde Selbst nehmen und dazu führen, dass das Kind von vornherein schon ein negatives Selbstbild und ein schlechtes Selbstwertgefühl entwickelt. Ein solcher Mensch verhält sich dann später oft selbstabwertend und stellt damit in Frage, ob es wirklich eine allgemeine Tendenz zur Selbstwerterhöhung gibt, wie in dem eingangs aufgeführten Zitat behauptet wird. Mit dieser Frage befasst sich der nächste Abschnitt.

4.6.2 Gibt es wirklich eine allgemeine Tendenz zur Selbstwerterhöhung und zum Selbstwertschutz?

Wenn das Streben nach Erhöhung des Selbstwertgefühls ein so zentrales menschliches Motiv ist, warum haben dann so viele Menschen ein schlechtes Selbstwertgefühl und, vor allem, warum werten sich solche Personen sehr oft auch noch selber ab? Warum wählen sie von sich aus bevorzugt Interaktionspartner, die schlecht über sie denken

(Swann, 1990, 1992)? Warum ziehen sie sich aus Beziehungen, in denen der andere sie positiv bewertet, sogar zurück (De La Ronde & Swann, 1993)? Mit diesem „Puzzle of low self-regard“ (Baumeister, 1993) haben sich Sozialpsychologen in den letzten Jahren intensiv auseinander gesetzt.

Wie kann es überhaupt zu einem schlechten Selbstwertgefühl kommen? Sullivan (1953) gibt darauf folgende Antwort: Was solle sich ein kleines Kind für einen Vers darauf machen, wenn die Beziehung zu seiner primären Bezugsperson schlecht sei, wenn seine Bedürfnisse von der Bindungsperson nicht oder nur sehr unzureichend befriedigt würden? In der Denkwelt eines Kindes gebe es zwei Alternativen: Ich bin gut und Mutter ist schlecht oder ich bin schlecht und Mutter ist gut. Für ein kleines Kind, das ganz von seiner Mutter abhängig ist, sei die erste Alternative die weitaus schlimmere. Das Kind sei seiner schlechten Mutter hilflos ausgeliefert ohne Hoffnung, dass es selber etwas zur Besserung der Situation tun könne. Die dazu passenden Gefühle wären ständige Enttäuschung, Angst oder Wut auf die Mutter und/oder Hoffnungslosigkeit. Die andere Alternative sei relativ besser: Wenn das Kind das Verhalten der Mutter auf sein eigenes „schlechtes“ Verhalten attribuiere, wenn es seine Erfahrungen also so verarbeite, dass es nicht wert sei, besser behandelt zu werden, dann sei das zwar nicht mit angenehmen Gefühlen verbunden, aber doch mit der Hoffnung, dass es das vielleicht selbst ändern könne. Es bliebe ein gewisses Gefühl der Kontrolle.

Ein kleines Kind, dessen Bindungsperson seine Bedürfnisse nicht befriedigt, wird also dazu neigen, sich selbst als Grund dafür wahrzunehmen und sich schlecht und wertlos zu fühlen. Dies wäre sogar zu erwarten, wenn das Kind nicht tatsächlich auch entsprechende Botschaften von seiner Bindungsperson bekäme. Es wird aber wahrscheinlich solche Botschaften bekommen, denn ein unsicher-vermeidendes Kind ist in vieler Hinsicht keine Freude für seine Mutter. Die Mutter hat kein Bewusstsein dafür, dass das Verhalten des Kindes an ihrer mangelnden Verfügbarkeit und Feinfühligkeit liegt, und wird die Gründe für die unbefriedigende Beziehung beim Kind suchen. Sie wird vielleicht Botschaften senden wie „Warum bist Du nicht so, wie andere Kinder sind!“ U. U. wird sie das Kind auch beschimpfen und es oft kritisieren. Über Identifizierungslernen internalisiert das Kind diesen Umgang mit sich selbst und entwickelt mit der Zeit ein stabil-negatives Selbstbild und Selbstwertgefühl.

Die Entwicklung eines schlechten Selbstwertgefühls ist nach dieser Überlegung durchaus mit der Annahme vereinbar, dass Menschen nach Selbstwerterhöhung streben. Es braucht zur Realisierung dieses Bedürfnisses aber auch eine geeignete Umgebung. Wenn wir in Rechnung stellen, dass das Bedürfnis nach Selbstwerterhöhung nicht das einzige Grundbedürfnis ist, das befriedigt werden will, können wir auch ohne Sullivans Überlegung erklären, wie es dazu kommt, dass Menschen manchmal scheinbar alles tun, um ein schlechtes Selbstwertgefühl aufrechtzuerhalten.

Dies ist nicht eigentlich ihr Ziel, sondern es ist ein Mittel im Dienste anderer Bedürfnisse. Die Gründe dafür sind nicht geheimnisvoller, als wenn jemand sich trotz eines vorhandenen Grundbedürfnisses nach einer nahen Beziehung so verhält, dass es nicht zu solchen Beziehungen kommt. Die Ursachen liegen in beiden Fällen darin, dass auf Grund verletzender Erfahrungen um dieses Grundbedürfnis herum überwiegend Vermeidungsschemata statt intentionaler Schemata entwickelt wurden, und dass das eine Bedürfnis im Interesse eines anderen oder mehrerer anderer „geopfert" wird. Man kann menschliches Verhalten in den meisten Fällen nicht angemessen verstehen, wenn man nicht in Rechnung stellt, dass nicht nur jeweils einem, sondern gleichzeitig allen Bedürfnissen Rechnung getragen werden muss. Man muss also jeweils die „Gesamtbilanz" im Auge haben.

Das „Ausführungsorgan" der Bedürfnisse sind die zu seiner Erfüllung entwickelten motivationalen Schemata. Sie haben nicht nur den Bedürfnissen, sondern auch der Umgebung Rechnung zu tragen. Die Schemata sind nach Epstein schematisierte Erfahrungen oder Hypothesen, wie unter diesen Bedingungen – dieser Mutter z. B. – das jeweilige Bedürfnis befriedigt werden kann. Wenn sich keines der versuchten Mittel bewährt, können auch keine Invarianzen aus solchen Mitteln und Erfahrungen gebildet werden. Es kommt also nicht zur Ausbildung von geeigneten Annäherungsschemata.

Es ist aber nicht einfach so, dass die zur Ausbildung dieser Schemata geeignete anregende Umgebung fehlt, sondern es ist so, dass die Versuche des Individuums, durch sein Verhalten in oder von der Umgebung bedürfnisbefriedigende Reaktionen zu bewirken, vergeblich sind. Jeder vergebliche Versuch muss nach unseren bisherigen Vorstellungen zum zielorientierten psychischen Funktionieren zu negativen Gefühlen führen. Das könnte etwa Enttäuschung sein. Der Mensch hat aber, wie wir bei der Behandlung des Bedürfnisses nach Lustgewinn und Unlustvermeidung noch sehen werden, ein Bestreben, negative Emotionen zu vermeiden, vor allem wenn sie ihm ohne Kontrollmöglichkeit zugefügt werden. Das Individuum wird daher statt anstrebender Schemata solche entwickeln, wie es das Erleiden von Enttäuschungen des jeweiligen Bedürfnisses vermeiden kann. Für dieses Bedürfnis relevante Situationen lösen deshalb nach einiger Zeit keine im Verhalten mehr erkennbaren Annäherungsreaktionen aus, sondern sie aktivieren die Vermeidungsschemata. Es sieht dann so aus, als sei das Verhalten aktiv auf die Herbeiführung eines Sollzustandes ausgerichtet, der eigentlich mit dem jeweiligen Grundbedürfnis unvereinbar ist. Der „Gewinn" liegt für das Individuum bei anderen Grundbedürfnissen: Es vermeidet Schmerzen und es übt selbst Kontrolle aus, über das, was mit ihm geschieht.

Man kann an diesen Überlegungen sehen, wie wichtig die begriffliche Differenzierung zwischen Ziel und Bedürfnis ist. Ohne Erfahrungen haben Bedürfnisse keine Ziele. Ziele sind immer umgebungsbezogen (hierbei zählt auch der eigenen Körper zur Umgebung). Sie sind immer auf etwas bezogen. Das gilt selbst dann, wenn sie schematisiert sind. Die schematisierten Zielkomponenten motivationaler Schemata sind Invarianten aus konkreten Erfahrungen. Wenn ein Mensch das Ziel entwickelt, sich vor Abwertungen und Enttäuschungen zu schützen, heißt das nicht, dass er kein Bedürfnis nach Selbstwerterhöhung hat. Er hat nur keine umgebungsbezogenen Ziele zur Realisierung seines Bedürfnisses entwickelt.

Solche Ziele hätten sich als Invarianten aus positiven bedürfniserfüllenden Erfahrungen herausbilden können. Wenn es solche Erfahrungen aber nicht gegeben hat oder wenn sie viel seltener und schwächer als verletzende Erfahrungen waren, dann werden durch entsprechende Situationen die Vermeidungsschemata schneller und stärker aktiviert als die nur rudimentär, d. h. durch nur wenige Erfahrungen begründeten Annäherungsschemata. Die das Vermeidungsschema repräsentierenden neuronalen Erregungsmuster hemmen die das Annäherungsschema repräsentierenden. Die psychische Aktivität wird von Vermeidungszielen bestimmt. Diese Vermeidungsziele werden nicht im Interesse des Bedürfnisses nach Selbstwerterhöhung verfolgt, sondern im Interesse der anderen Grundbedürfnisse, keine Schmerzen zu erleiden, Kontrolle zu haben und überhaupt eine nahe Beziehung zu haben.

Das Bedürfnis nach Selbstwerterhöhung ist damit aber nicht verschwunden. Seiner Realisierung stehen nur die stark entwickelten Vermeidungsschemata entgegen und die Tatsache nur sehr schwach entwickelter Annäherungsschemata zur Befriedigung dieses Bedürfnisses. Wir haben bei Menschen mit schlechtem Selbstwertgefühl, das sie offenbar aktiv aufrechterhalten, eine analoge Situation vor uns wie bei Patienten mit unsicher-vermeidendem Bindungsmuster. Selbstwerterhöhende Gedanken, Wünsche, Phantasien werden durch die Vermeidungsschemata ebenso abgeblockt wie offenes selbstwerterhöhendes Verhalten. Entsprechende Impulse werden aus dem bewussten Erleben ausgeklammert. Personen mit schlechtem Selbstwertgefühl verhalten sich daher so, als hätten sie ein eigenständiges Bestreben nach Aufrechterhaltung oder Verifizierung eines negativen Selbstbildes. Von etlichen sozialpsychologischen Autoren wird die „Verifizierung" eines bestimmten Selbstbildes als ein eigenständiges Motiv konzipiert.

> „Self-verification theory assumes that as people mature, they learn that their relationships proceed most smoothly when others see them as they see themselves – even if they see themselves negatively. For example, people discover that those who develop overly positive appraisals may become disappointed and disgruntled with them. Through repeated exposure to this fact of life, people come to associate self-verifying evaluations with feelings of authenticity and non-verifying evaluations with feelings of uneasiness or bemusement. Eventually, these epistemic concerns become functionally autonomous (Allport, 1937) of the interpersonal or pragmatic concerns that originally produced them and people verify for either epistemic or pragmatic reasons. Thus for example, a man with low self-esteem may seek negative evaluations either because he fears the social consequences of being appraised in an overly positive fashion or because his past experiences have convinced him that he should expect to encounter such evaluations. Thus, both epistemic and pragmatic considerations may motivate people to seek self-verifying appraisals, even if this means displaying a preference for unfavorable evaluations." (De La Ronde & Swann, 1993, S. 149/150)

Was hier als Gehalt der verification theory beschrieben ist, können wir mit dem, was ich gerade zuvor ausgeführt habe, gut erklären. Das „Puzzle of low self-regard" (Baumeister, 1993), die zunächst einmal paradox erscheinende Tatsache, dass Personen mit schlechtem Selbstwertgefühl dieses Selbstwertgefühl aktiv aufrechtzuerhalten scheinen, ist mit unseren bisherigen Vorstellungen und mit der Annahme eines Grundbedürfnisses nach Selbstwerterhöhung und Selbstwertschutz gut vereinbar.

Für Personen mit gutem Selbstwertgefühl stehen die Annahme eines Strebens nach Selbstwerterhöhung und die Tendenz zur Aufrechterhaltung des bestehenden Selbstbildes ohnehin nicht im Konflikt miteinander. Erklärungsbedürftig erscheint nur das Verhalten von Personen mit schlechtem Selbstwertgefühl. Eine angemessene Konzeption dieses Phänomens ist für die Psychotherapie sehr wichtig, weil viele Psychotherapiepatienten auch Selbstwertprobleme haben und eine Verbesserung des Selbstwertgefühls wohl von den meisten Psychotherapeuten als ein erstrebenswertes Therapieziel angesehen wird.

Die aktive Aufrechterhaltung eines schlechten Selbstwertgefühls kann nach diesen Überlegungen als Resultat vorwegnehmend schützender Vermeidungsstrategien im Dienste der Schmerzvermeidung, des Kontrollbedürfnisses und des Konsistenzprinzips gesehen werden. Die Existenz dieser Vermeidungsstrategien heißt jedoch nicht, dass die betreffenden Personen nicht gleichzeitig dennoch ein Bedürfnis nach selbstaufwertenden Wahrnehmungen haben. Es gibt nämlich empirische Hinweise darauf, dass auch Personen mit schlechtem Selbstwertgefühl noch selbstwerterhöhende Verhaltenstendenzen haben, wenn sie nicht offen dazu stehen müssen.

Wenn Personen mit niedrigem Selbstwertgefühl in Experimenten Gelegenheit erhalten, 1. sich selbst, 2. Personen, mit denen sie gemeinsame Merkmale haben und 3. Personen ohne gemeinsame Merkmale zu bewerten, dann nutzen sie sie, um die Personen, mit denen sie durch gemeinsame Merkmale verbunden sind, besonders positiv zu bewerten. Sich selbst und die fremden anderen bewerten sie gleichzeitig nicht positiv. Personen mit positivem Selbstwertgefühl haben diese Tendenz nicht. Sie bewerten hauptsächlich ihre eigenen Leistungen positiv und die der anderen im Vergleich schlechter (Brown, Collins & Schmidt, 1988). Wenn Personen mit schlechtem Selbstwertgefühl glauben gemacht wurde, sie hätten gemeinsame Merkmale mit sehr attraktiven Personen, wie etwa am gleichen Tag Geburtstag, dann bewerteten sich die Personen mit negativem Selbstwertgefühl danach attraktiver. Bei Personen mit positivem Selbstwertgefühl tritt eine solche „stellvertretende Selbstwerterhöhung“ nicht auf. Man könnte sagen, sie haben sie nicht nötig (Brown, Novick, Lord & Richards, 1992).

Menschen neigen überhaupt dazu, sich aufzuwerten, indem sie sich mit erfolgreichen, attraktiven anderen identifizieren (Cialdini & De Nicholas, 1989). College-Studenten sprechen vom Football-Team ihrer Universität öfter in der Wir-Form, wenn das Team gewonnen, als wenn es verloren hat (Cialdini et al., 1976). Nach Brown (1993) ist diese Tendenz besonders stark bei Menschen mit niedrigem Selbstwertgefühl. Für sie seien Nationalstolz, Identifizierung mit Helden, mit Mannschaften im Sport usw. Möglichkeiten einer indirekten Selbstaufwertung.

Diese Phänomene sprechen dafür, dass das Bedürfnis nach Selbstwerterhöhung bei Personen mit schlechtem Selbstwertgefühl nicht einfach erloschen ist. Für den therapeutischen Zugang zu solchen Personen sind die berichteten Befunde nicht unerheblich. Bei ihnen muss vielleicht erst nach Wegen einer indirekten Selbstwerterhöhung gesucht werden, mit der sie sich nicht offen identifizieren müssen, ehe sie aufnahmebereiter für direkte selbstwerterhöhende Rückmeldungen werden.

Epstein und Morling (1995) sind der Auffassung, dass das implizite Funktionssystem zunächst einmal spontan zu selbstwerterhöhenden Reaktionen neigt und das explizite System dann einen Kompromiss zwischen dem Bedürfnis nach Selbstwerterhöhung und dem Konsistenzprinzip (Übereinstimmung der Wahrnehmung mit der bisherigen Erfahrung) herstellt. Für diese Auffassung gibt es tatsächlich empirische Bestätigungen.

Swann, Hixon, Stein-Seroussi & Gilbert (1990) störten z. B. die höhere kognitive Verarbeitung, die das explizite Funktionssystem kennzeichnet, dadurch, dass sie ihre Versuchspersonen einen Partner unter großem Zeitdruck wählen ließen. Die potenziellen Partner unterschieden sich darin, wie positiv sie die Versuchsperson zuvor bewertet hatten. Unter Zeitdruck wählten alle Versuchspersonen die Person als Partner aus, die sie vorher positiv bewertet hatte. Wenn die Versuchspersonen mehr Zeit hatten, wählten diejenigen mit niedrigem Selbstwertgefühl eher solche Personen als Partner, die sie vorher negativ beurteilt hatten. Die Tendenz zu selbstverifizierendem Verhalten scheint daher mehr mit dem expliziten Funktionsmodus und die zu selbstwerterhöhendem Verhalten mehr mit dem impliziten Funktionsmodus verbunden zu sein.

Dieser Unterschied zwischen implizitem und explizitem Verarbeitungsmodus wurde in einer unabhängigen Untersuchung von Epstein und Morling (1995) mit einem ganz anderen Versuchsplan bestätigt. Bei ihnen war der Grad der positiven oder negativen Bewertung durch den potenziellen Partner feiner abgestimmt. Bei dieser feineren Abstimmung wählten die Versuchspersonen, wenn sie genügend Zeit für eine explizite Verarbeitung hatten, die Person als Partner, die sie etwas, aber nicht viel besser als sie sich selbst beurteilt hatten. Die explizit elaborierte Reaktion wurde von Epstein und Morling als ein Kompromiss aus der Tendenz zur Selbstwerterhöhung und der Verifikationstendenz im Dienste des Konsistenzprinzips interpretiert.

Epstein sieht darin eine Bestätigung seiner allgemeinen Auffassung, dass das Verhalten grundsätzlich als ein Kompromiss zwischen der Befriedigung verschiedener Bedürfnisse anzusehen ist. Oft komme Verhalten, das dem einen Bedürfnis dient, auch einem oder mehreren anderen Bedürfnissen zugute. Die Bedürfnisse könnten jedoch auch im Konflikt miteinander stehen und dann müsse im Verhalten ein Kompromiss zwischen den verschiedenen Ansprüchen gefunden werden.

Die unterschiedlichen selbstbewertenden Reaktionen im impliziten und expliziten Funktionsmodus sind wahrscheinlich auch eine Mitursache dafür, dass Verhaltenstests, Selbstbeurteilungen und Fremdbeurteilungen des Selbstwertes einer Person in der Regel nur gering übereinstimmen (Savin-Williams & Jacquish, 1981). Was man mit einem der vielen Fragebögen zur Messung des Selbstwertgefühls erfasst, dürfte den im expliziten Gedächtnis gespeicherten Komponenten des Selbstbildes entsprechen. Dieses explizite Selbstbild muss nicht mit dem impliziten Selbstwertgefühl übereinstimmen, das man aus dem Verhalten und den Emotionen eines Patienten erschließen kann.

Das implizite Selbstwertgefühl könnte daher wichtiger dafür sein, was jemand in realen Situationen wirklich tut. Weinberger und McClelland (1990) berichten darüber, dass aus TAT-Geschichten erschlossene Motive – diese sollten mehr den impliziten Motiven entsprechen – das reale Verhalten von Menschen in ihrem Leben besser voraussagten als Motivmaße, die auf Selbstbeurteilungen beruhten.

Die unterschiedlichen Selbstwertreaktionen im impliziten und expliziten Funktionsmodus legen auch Schlussfolgerungen für die therapeutische Praxis nahe. Therapeuten sollten sich danach vor allem darauf ausrichten, die impliziten Selbstwertreaktionen ihrer Patienten zu verändern. Hier sollte deswegen ein besserer therapeutischer Ansatzpunkt sein, weil nach den gerade berichteten Ergebnissen im impliziten Funktionsmodus leichter selbstwerterhöhende Reaktionen aktiviert werden können. Gerade bei Menschen mit schlechtem Selbstwertgefühl sollte man danach zunächst vor allem auf implizitem Wege versuchen, auf das Selbstwertgefühl einen positiven Einfluss zu nehmen. Man sollte Selbstbewertungen also zunächst nicht explizit thematisieren, sondern den Patienten im Sinne einer prozessualen Aktivierung zunächst implizit selbstwerterhöhende Wahrnehmungen machen lassen, die er nicht ausdrücklich auf sich selbst beziehen muss.

Nicht nur die Tendenz zur Selbstwerterhöhung ist empirisch gut abgesichert, sondern auch eine allgemeine Neigung zum Selbstwertschutz. Sedikides und Green (2000) haben in einer Serie von Studien nachgewiesen, dass Personen selbstwertabträgliche Aussagen viel schlechter erinnern als selbstwerterhöhende. Diese Tendenz ist umso stärker, je wichtigere Merkmale der Person sie betreffen. Sie reagieren selbst dann so, wenn die Bedrohung des Selbstwertes nicht real, sondern nur hypothetisch ist. Verschlechterungen der Gedächtnisleistung traten in ihren Experimenten regelmäßig dann auf, wenn die Versuchspersonen mit Aussagen konfrontiert wurden, die drei Bedingungen erfüllten: Sie mussten dem Selbstwert abträglich sein, sie mussten sich auf die Versuchsperson selbst beziehen und sie mussten Selbstaspekte betreffen, die den Versuchspersonen wichtig waren. In allen anderen experimentellen Bedingungen, wenn also die Aussagen eine andere Person betrafen, wenn sie nicht so wichtige Aspekte des Selbst betrafen oder wenn es sich um positive Aussagen handelte, war die Gedächtnisleistung unauffällig oder sogar besonders gut. Sedikides und Green interpretieren diese Resultate im Sinne eines „inconsistency-negativity neglect models“:

> „The present investigation portrays the self as a system that will reject inconsistent information only to the extent that this information is both central and negative. This empirical generalization is compatible with Greenwald's (1980) view of the self as a closely guarded operating system that controls in a totalitarian manner inconsistent or negative information (i. e., the ego bias of beneffectance). Additionally, the present investigation portrays the self system as having an exceedingly low threshold of inconsistency-negativity potential for highly valued (i. e., central and positive) self-beliefs“ (Sedikides & Green, 2000, S. 918).

In einer umfassenden Metaanalyse von Untersuchungen zur Selbstwerterhöhung und zum Selbstwertschutz kommen Campbell und Sedikides (1999) zu dem Schluss, dass die Tendenzen zur (annähernden) Selbstwerterhöhung und zum (vermeidenden) Selbstwertschutz unterschiedlichen Gesetzen gehorchen. Die Tendenz zur Selbstwerterhöhung ist z. B. eingeschränkt, wenn die Personen sich mit objektiv verifizierbaren Merkmalen beschreiben sollen, wenn sie sich mit einer konkreten anderen Person vergleichen sollen oder wenn sie mit einer nahe stehenden Person interagieren. Die Tendenz zum Selbstwertschutz ist größer bei Personen mit starker Leistungsorientierung, mit externen Kontrollerwartungen und mit einer hohen Selbstachtung. Sie ist ganz besonders ausgeprägt bei Personen mit narzistischen Persönlichkeitszügen. Wir werden später noch sehen (s. Abschnitt 4.7.3), dass Annäherung und Vermeidung ganz allgemein unterschiedlichen Gesetzen gehorchen und auch unterschiedliche neuronale Grundlagen haben. Die Tendenz zur Selbstwerterhöhung kann als Teil des Annäherungssystems und die zum Selbstwertschutz als Teil des Vermeidungssystems betrachtet werden.

4.6.3 Selbstwerterhöhung und psychische Gesundheit

Wir können nach dem soeben Berichteten davon ausgehen, dass Menschen ganz allgemein eine Tendenz zur Selbstwerterhöhung haben. Die einen realisieren sie offen, andere eher verdeckt. Nach der positiven Funktion, die wir der Befriedigung von Grundbedürfnissen für die psychische Gesundheit bisher zugeschrieben haben, sollte man annehmen, dass Menschen, die dieses Bedürfnis besser realisieren, die also Gelegenheiten zur Selbstwerterhöhung auch wirklich wahrnehmen, insgesamt eine bessere psychische Gesundheit haben.

Die empirischen Ergebnisse stützen diese Annahme. Selbstwerterhöhendes Verhalten ist sogar dann mit psychischer Gesundheit korreliert, wenn es über das hinausgeht, was durch die realen Gegebenheiten gerechtfertigt wäre. Es haben zwar viele Autoren die Auffassung vertreten, eine unverzerrte Wahrnehmung der Realität, wie sie ist, sei Voraussetzung für eine gesunde Persönlichkeitsentwicklung (Haan, 1977; Vaillant, 1977; Jourard & Landsman, 1980). Aber die Empirie sagt etwas anderes. Gesunde Menschen neigen zu Selbstwertillusionen wie übrigens auch zu Kontrollillusionen. Es ist eher Zeichen einer guten psychischen Gesundheit, wenn man in Maßen unrealistische Kognitionen und Wahrnehmungen erzeugt, die das Bedürfnis nach Selbstwerterhöhung und Kontrolle befriedigen. Überblicke über den diesbezüglichen empirischen Forschungsstand findet man bei Nisbett und Ross (1980), Taylor und Brown (1988) sowie bei Colvin und Block (1994). Die Untersuchungen, die fanden, dass die meisten Menschen eine Tendenz zu positiven Selbstwertillusionen haben, sind so zahlreich, dass ich hier nicht auf einzelne Untersuchungen eingehe, sondern kurz zusammenfasse:

Wenn Personen sich selbst beschreiben sollen, wählen sie dafür viel mehr positive als negative Attribute. Die meisten Menschen stellen sich positiver und weniger negativ dar als den Durchschnitt. Eine weit überwiegende Mehrheit hält sich z. B. für einen überdurchschnittlich guten Autofahrer. Das ist logisch nicht möglich. Die meisten Menschen hegen also diesbezüglich Illusionen. Wenn Personen sich mit anderen vergleichen sollen, dann benutzen sie für den Vergleich ihre positiven Merkmale und nicht ihre Schwächen. Wenn sie sich selbst auf Persönlichkeitsdimensionen beurteilten und gleichzeitig von einem unabhängigen Beobachter beurteilt wurden, war die Selbstbeurteilung bei den meisten Personen viel positiver als bei der Fremdbeurteilung. Diese verklärenden Beurteilungstendenzen werden etwas abgeschwächt auch auf Freunde und Partner angewandt. Auch diese werden besser als der Durchschnitt dargestellt.

Positive Informationen über einen selbst erinnert man darüber hinaus besser und verarbeitet sie schneller als negative. Erfolge werden besser erinnert als Misserfolge. In der Erinnerung stellen Versuchspersonen ihre Leistungen besser dar, als sie waren. Negative Selbstaspekte, werden, wenn sie nicht zu übersehen sind, in der Bedeutung herabgespielt. Diejenigen Bereiche, in denen man nicht so gut abschneidet, stellt man als nicht so wichtig dar.

Was ich eben berichtet habe, bezieht sich auf die Mehrzahl der Versuchspersonen in den jeweiligen Untersuchungen. Die einzige Ausnahme von diesem selbstwerterhöhenden Trend sind Depressive und Personen mit einem niedrigen Selbstwertgefühl. Diese nehmen ausgeglichener positive *und* negative Aspekte bei sich wahr, stimmen in ihrer Selbstbeurteilung mehr mit Fremdbeurteilern überein, erinnern positive und negative selbstwertrelevante Situationen gleichermaßen usw.

Es sind also die seelisch Gesunden, die eine verzerrte Realitätswahrnehmung bezüglich sich selbst haben und nicht diejenigen mit schlechterer seelischer Gesundheit. Gesunde Menschen neigen zur Selbstwerterhöhung, wenn sie Gelegenheit dazu bekommen. Das spricht sehr für ein allgemeines Grundbedürfnis nach Selbstwerterhöhung. Die meisten Menschen befriedigen dieses Bedürfnis, wenn sie Gelegenheit dazu erhalten. Es ist ein Zeichen guter seelischer Gesundheit, wenn man sich etwas übertrieben positiv sieht und sich selbst positiver beurteilt als andere. Man muss sich Sorgen um die Menschen machen, die das nicht tun, und nicht umgekehrt.

Man sollte also als Therapeut keine absolut realistische Selbstsicht des Patienten anstreben, sondern ihn darin unterstützen, wenn er sich selbst erhöht, auch wenn das objektiv etwas übertrieben erscheint. Natürlich hat das seine Grenzen. Es gilt natürlich nicht für Patienten, deren Störung darin besteht, dass sie sich fortwährend in einem Ausmaß selbst erhöhen, dass sie damit ihre anderen Grundbedürfnisse gefährden, wie etwa Patienten mit narzisstischen Persönlichkeitsstörungen.

Taylor und Brown (1988) berichten auch über Untersuchungen zu unrealistischem Optimismus. Die meisten Personen glauben z. B., dass sie selbst Unglücke wie an Krebs zu erkranken, einen schlimmen Autounfall zu haben, Opfer eines Gewaltverbrechens zu werden, arbeitslos zu werden usw. weniger wahrscheinlich treffen werden als andere Personen. Das gilt auch zur positiven Seite hin. Die meisten Personen glauben, dass es ihnen in der Zukunft gut gehen wird, auch wenn sie die Aussichten für andere negativer beurteilen. Die Mehrzahl glaubt auch, dass sie glücklicher sind als andere. Wieder sind es die Depressiven, die diesen unrealistischen Optimismus nicht teilen.

Allgemein kann man also feststellen, dass Menschen dazu neigen, sich bezüglich ihrer Grundbedürfnisse ein Stück weit „in die Tasche zu lügen“. Sie machen sich vor, dass es um ihre Bedürfnisse besser bestellt ist, als es tatsächlich der Fall ist. Offenbar haben diese Gedanken und Verhaltenstendenzen eine, wenn auch natürlich begrenzte, bedürfnisbefriedigende Funktion. Sie führen bei den betreffenden Personen zu positiveren Gefühlen, als sie eigentlich gerechtfertigt wären.

Indem aber die Illusionen zu realen positiven Wirkungen führen, haben sie den Charakter einer sich selbst erfüllenden Prophezeiung. Sie bringen die Personen in einen besseren Zustand. In diesem Zustand funktionieren sie im Durchschnitt besser als ohne das Vorhandensein der Illusionen und das trägt dazu bei, dass ihre Bedürfnisse besser befriedigt werden. Das wiederum bringt sie in einen besseren Zustand … Dieser sich selbst aufrechterhaltende positive Rückkopplungsprozess scheint ein wesentlicher Aspekt des normalen seelischen Funktionierens zu sein. Wenn er nicht mehr funktioniert, ist das Grund zur Besorgnis. Die Tatsache, dass man bei Depressiven keine Tendenz zur Selbstwerterhöhung mehr feststellt, kann eingebettet werden in die Tatsache, dass bei ihnen ganz allgemein keine Annäherungstendenzen mehr festgestellt werden. Das Annäherungssystem ist bei ihnen wie lahm gelegt. Wir haben in Kapitel 3 bei den neuronalen Korrelaten der Depression gesehen, dass der linke präfrontale Cortex, der eine wichtige Rolle im Annäherungssystem spielt (s. dazu auch Abschnitt 4.7.2) bei Depressiven deaktiviert ist. So wie Depressive keine lustvollen Erfahrungen mehr herzustellen versuchen, versuchen sie auch nicht mehr, sich selbst zu erhöhen. Beides hängt wahrscheinlich mit der starken Überaktivierung des Vermeidungssystems zusammen, welche das Annäherungssystem aktiv hemmt.

Es ist wahrscheinlich, dass die fehlende Tendenz zur Selbstwerterhöhung bei Depressiven mit zur Aufrechterhaltung des depressiven Zustandes beiträgt, aber es ist unwahrscheinlich, dass sie als Ursache für ihn angesehen werden kann. Ganz allgemein kann man annehmen, dass Verletzungen des Selbstwertbedürfnisses zur Inkonsistenz im psychischen Geschehen beitragen und damit das Risiko für die Ausbildung psychischer Störungen erhöhen. Alsaker (1997; Alsaker & Olweus, 2003) konnte zeigen, dass Ablehnung und Drangsalierung durch Gleichaltrige in der Adoleszenz mit Selbstabwertungen und Depression korrelieren. Depressive Jugendliche berichten häufiger als nichtdepressive darüber, von Gleichaltrigen zurückgewiesen und isoliert zu werden und machen öfter schlechte Erfahrungen mit Gleichaltrigen (Alsaker & Flammer, 1996). Das sind alles Verletzungen des Selbstwertgefühls, aber sie sind nicht einfach von außen zugefügt, sondern hängen selbst wieder mit dem eigenen Verhalten des Jugendlichen zusammen. In den Studien zu den späteren Folgen schlechter Bindungserfahrungen in der frühen Kindheit hat man immer wieder gefunden, dass Kinder mit unsicherem Bindungsstil später in den Beziehungen mit Gleichaltrigen Erfahrungen machen und Rollen einnehmen, die dem Selbstwert ganz und gar nicht zuträglich sind. Verletzungen des Selbstwertbedürfnisses sind daher in der Regel ein Glied in einer negativen Entwicklung, die ihren Ausgang ursprünglich von Verletzungen des Bindungs- und Kontrollbedürfnisses nahm. Verletzungen des Selbstwertbedürfnisses sind, vor allem nach der frühen Kindheit, wenn die Erfahrungen mit Gleichaltrigen eine immer größere Rolle für den Selbstwert spielen, sicher eine sehr wichtige Quelle von Inkonsistenz im psychischen Geschehen. Akute Verletzungen des Selbstwertes können aktuell zu so hohen Inkonsistenzspannungen führen, dass sie mit zu den auslösenden Bedingungen für die Aktualgenese einer psychischen Störung werden, aber sie können damit nicht als die eigentliche Ursache für die Entwicklung der Störung angesehen werden. Die Tatsache, dass Menschen mit psychischen Störungen in der Regel ein schlechtes Selbstwertgefühl haben, kann nur als Ergebnis eines interaktiven Prozesses verstanden werden, in dem sowohl die Störung und ihre sonstigen Ursachen zum schlechten Selbstwertgefühl als auch Verletzungen des Selbstwertbedürfnisses zur Ausbildung von Störungen beitragen.

4.7 Das Bedürfnis nach Lustgewinn und Unlustvermeidung

4.7.1 Die gut-schlecht-Bewertung: ein ständig aktiver Monitor des psychischen Geschehens

Ein kleines Kind ist auf dem Spielplatz hingefallen und hat sich weh getan. Sein Bindungsbedürfnis ist aktiviert. Es will zu seiner Mutter rennen, um dort Trost und Schutz zu finden. Es schaut sich suchend um und kann sie nicht erblicken. Jetzt wird auch das Bedürfnis nach Orientierung und Kontrolle aktiviert: Wo ist sie, wie komme ich zu ihr, wie kann ich sie auf meine Not aufmerksam machen? Das Kind fängt unter dem Einfluss seines Kontrollbedürfnisses laut an zu weinen. Es erlebt negative Emotionen: Es tut ihm weh, es fühlt sich alleingelassen, es bekommt Angst. Seine ganze Aktivität ist darauf ausgerichtet, diese Unlustgefühle zu beenden.

Dieses Beispiel zeigt uns, dass in ganz alltäglichen Situationen fast immer mehrere Bedürfnisse gleichzeitig aktiviert sind. In dieser Situation ist zusätzlich zum Bindungs- und Kontrollbedürfnis noch ein weiteres Bedürfnissystem aktiviert, das wir noch nicht behandelt haben, das aber wohl das offensichtlichste aller Bedürfnisse ist: das nach Lustgewinn und Unlustvermeidung. Es ist wohl von allen hier postulierten Grundbedürfnissen das pervasivste und das unserem Erleben am besten zugängliche. Kaum einer wird Widerspruch einlegen gegen die Behauptung, dass wir im Allgemeinen angenehme Zustände anstreben und unangenehme vermeiden. Bei näherer Betrachtung stellt sich jedoch gerade dieses besonders offensichtliche Bedürfnis als besonders komplex heraus und gibt zu Fragen Anlass, die über die Lust/Unlustregulation hinausführen (s. dazu Abschnitt 4.7.7 „Jenseits des Lustprinzips“).

Teil dieses basalen und komplexen Motivationssystems ist eine automatische Bewertung aller Erfahrungen hinsichtlich der Qualität „gut – schlecht“. Diese Bewertungsdimension durchzieht alle Aspekte des menschlichen Erlebens. Wenn man irgendwelche Objekte menschlicher Erfahrung hinsichtlich all ihrer möglichen Eigenschaften mit semantischen Differenzialen beschreiben bzw. einschätzen lässt, resultiert bei Faktorenanalysen dieser Einschätzungen als erste Dimension des „semantischen Raums“ regelmäßig ein Bewertungsfaktor (Osgood & Suci, 1955; Ertel, 1967). Wenn man zwischenmenschliche Interaktionen einschätzen lässt, ergibt sich als erste Dimension des „Interpersonalen Raumes“ immer ein Faktor „emotional positiv (Liebe) versus emotional negativ (Hass)“ (Benjamin, 1974; Kiesler, 1983).

Die Bewertungsreaktion auf einen Stimulus hat eine spezifische neuronale Grundlage. Wenn man Versuchspersonen mit Diskriminationsaufgaben konfrontiert – man spielt ihnen z. B. eine längere Serie von zwei verschiedenen Tönen vor, in der der eine Ton viel seltener vorkommt als der andere, und bittet sie, sich zu merken, wie oft der seltenere Ton vorkommt – dann löst das hervorgehobene Ereignis, der seltenere Ton, im EEG 300 ms nach Darbietung des Reizes ein stärkeres elektrisches Potenzial aus als die häufigeren Töne. Man nennt dieses positive elektrische Potenzial, das nach etwa 300 ms seinen Gipfel erreicht, die P300-Komponente des ereigniskorrelierten Potenzials. Sie gilt als Anzeichen dafür, dass der Reiz erkannt und diskriminiert wurde.

Wenn man analoge Untersuchungen mit emotional bedeutsamen Reizen durchführt, z. B. indem man in einer Reihe von Bildern mit wohlschmeckenden Nahrungsmitteln vereinzelt ein aversives, ekelhaftes darbietet, dann zeigt sich bei den ereigniskorrelierten Potenzialen für diesen mit den anderen Reizen bewertungsmäßig inkonsistenten Stimulus nach etwa 650 ms ein so genanntes Late Positive Potenzial (LPP) (Cacioppo, Priester & Berntson,1993). Es zeigt an, dass dieser Reiz hinsichtlich seiner bewertungsmäßig abweichenden Qualität erkannt wurde. Natürlich ist die bewertungsmäßige Verarbeitung nicht unabhängig von der schneller erfolgenden Identifizierung und Diskriminierung des Reizes, sondern sie baut auf ihr auf. Die bewertungsmäßige Verarbeitung dauert aber länger als die reine Identifizierung und es sind u. a. andere Hirnregionen an ihr beteiligt. Während die P300-Komponente symmetrisch in beiden Hirnhälften ist, ist das LPP stärker in der rechten Hirnhälfte (Cacioppo, Crites & Gardner, 1996). Wenn bestimmte Reize, in diesem Fall verschiedene Arten von Gemüse und andere Nahrungsmittel, danach beurteilt werden sollten, ob es sich um Gemüse oder nicht handelt, waren die ereigniskorrelierten Potenziale symmetrisch in beiden Hirnhälften. Wenn dieselben Reize aber danach beurteilt werden sollten, ob sie gut schmecken oder nicht, war das LPP unsymmetrisch in der rechten Hirnhälfte stärker. Bei der bewertungsmäßigen Verarbeitung kommen also zusätzliche Verarbeitungsprozesse hinzu, an denen vor allem Regionen in der rechten Hirnhälfte beteiligt sind (Crites & Cacioppo, 1996). Diese Lateralisierung der bewertungsmäßigen Reizverarbeitung ist unabhängig davon, ob es sich um positive oder aversive Reize handelt.

Die emotionale Bewertung von Reizen erfolgt, ebenso wie die Identifizierung und Diskriminierung, automatisch und ist kein bewusster Vorgang. Wie ein Reiz bewertet wird, hängt nicht einfach von seinen objektiven Merkmalen ab, sondern von den Vorerfahrungen und dem momentanen Zustand des bewertenden Individuums. Ein kalter Luftstrom wird als angenehm empfunden, wenn einem zu heiss ist, aber als unangenehm, wenn man ohnehin schon friert. Chili-Pfeffer wird von Menschen, die daran nicht gewöhnt sind, als unangenehm bis unerträglich empfunden, aber für über eine Milliarde Menschen stellt er einen Genuss dar, auf den sie nicht verzichten mögen. Diese positive Bewertung wird gelernt. Auch mexikanische Kinder mögen zunächst keinen Chili-Pfeffer. Die Umkodierung der Bewertung erfolgt bei ihnen in der Regel im Alter zwischen vier und sieben Jahren (Rozin & Schiller, 1980). Kinder mögen auch nicht den Geschmack von Kaffee, Bier oder Wein, aber für Erwachsene des westlichen Kulturkreises gehören sie zu den bevorzugten Genussmitteln. Es ist sehr bemerkenswert, dass ein solches Geschmacksumlernen bei Tieren nicht oder nur in wenigen Ausnahmefällen stattfindet (Rozin, 1990, 1999). Hinter dem Geschmacksumlernen steckt offenbar ein komplexer Vorgang, für den Motive wie der Wunsch nach Zugehörigkeit, Kompetenz und Selbstwertmotive eine wichtige Rolle spielen. Der Stoff an sich und die Reaktionen, die er an den Sinneszellen auslöst, bleiben gleich. Auf dem Weg von den Sinneszellen zum Komparator durchläuft das Signal jedoch mit zunehmender Akkulturation immer komplexere Transformationen. Es gehen darin zunehmend Bewertungen ein, die mit hedonistischer Qualität im eigentlichen Sinne nichts zu tun haben, sondern von wichtigen motivationalen Schemata bestimmt werden. Das Bier schmeckt schließlich trotz seiner Bitterkeit, weil man auch zu denen gehören möchte, die es trinken. Was den „Bewertungskomparator" schließlich erreicht, ist ein mehrfach transformiertes und integriertes Signal, das nicht mehr viel mit der ursprünglichen Sinnesempfindung gemein hat. Aber nach dem Umlernen löst die Sinnesempfindung selbst eine positive hedonistische Reaktion aus und Biertrinken wird nicht nur angestrebt, sondern auch als lustvoll erlebt.

Es fällt uns in der Regel leicht, unter Integration sehr unterschiedlicher Gesichtspunkte zu einer gut-schlecht-Bewertung zu gelangen und wir machen von solchen integrativen Bewertungen u. U. wichtige Konsequenzen abhängig. Oft wird die gut-schlecht-Bewertung sogar auf einer Skala quantifiziert, wie etwa beim Eiskunstlaufen oder beim Turmspringen, und die Entscheidung über Medaillen wird von dieser quantitativen Bewertung abhängig gemacht. Auch Weinexperten drücken ihre Bewertung der Güte von Weinen im Rahmen von Degustationen auf Skalen aus, die etwa von 10–20 (Weinwisser, Wine Spectator) oder von 50–100 (Parker/Wine Advocate) gehen. Diese Bewertungen können unmittelbar Annäherungs- (nämlich Kauf-) oder Vermeidungsverhalten aktivieren. Als der „Weinpapst" Robert Parker den Chateau Montrose 1990 – der Chateau Montrose hatte bis dahin auf der Parker-Skala üblicherweise so zwischen 90 und 93 Punkten erreicht – völlig unerwartet mit 100 Punkten bewertete, war dieser Wein auf der ganzen Welt innerhalb einer Woche ausverkauft, obwohl von den Käufern noch niemand Gelegenheit gehabt hatte, ihn selbst zu probieren. Positive Bewertungen aktivieren das Bedürfnis nach Lustgewinn und führen zu Annäherungsverhalten, das gilt nicht nur innerhalb ein-und derselben Person, wie wir noch ausführlich sehen werden, sondern, wenn der Bewertung Vertrauen geschenkt wird, auch interpersonal. In diesem Fall war das Vertrauen gerechtfertigt. Der Chateau Montrose 1990 erwies sich als einer der besten je erzeugten Weine und ist heute bereits Legende.

Wein, dessen Wohlgeschmack erst gelernt werden muss, ist auch ein gutes Beispiel für die qualitative Differenziertheit der Kriterien, die in den Verarbeitungsprozess einer gut-schlecht-Bewertung einfließen können. Genießen wir, wie Robert Parker sein Urteil über den Chateau Pichon Lalande 1982, einen weiteren legendär gewordenen Wein, begründet:

> „Wer mit seiner Sammlung von 82ern eine Weinprobe veranstalten möchte und außerdem eine Spielernatur hat, kann sein ganzes Geld darauf setzen, dass sich als Favorit der 82er Pichon Lalande herausstellt, denn er scheint immer besser zu werden und jedesmal, wenn ich ihn koste, von einem Höhepunkt zum nächsten zu gelangen. Bei einem ersten Eindruck schien es ihm an Struktur zu fehlen, so dass ich meinte, er würde nicht so gut werden wie der 81er. Wie sehr habe ich mich geirrt! Nachträglich musste ich meine Notizen nicht nur von den Fassproben, sondern auch aus den ersten Proben nach der Abfüllung aufwerten. Es ist schwer zu glauben, aber seither ist er noch besser geworden. Vielleicht wird der 86er ja den 82er noch überflügeln, der aber ist ein so genussvoller und verführerischer Pauillac, wie ich ihn nur je gekostet habe. Sein Bukett zeigt unglaubliche Reife und großartige Frucht – einen Duft, den man selbst erlebt haben muss. Auf der Zunge ist dieser Wein ungeheuer eindrucksvoll mit samtigem, reichhaltigem, konzentriertem Geschmack, makelloser Ausgewogenheit und einem verlockenden, hochreifen Charme, den er von Anfang an in sich gehabt haben muss. Alle diese Qualitäten weisen darauf hin, dass er im Laufe der nächsten 4 bis 8 Jahre nur noch besser werden kann. Er schmeckt heute schon so herrlich, dass es eine Sünde wäre, würde ich denjenigen meiner Leser, die ein paar Flaschen davon besitzen, nicht den Rat geben, sich jetzt eine davon zu genehmigen. Dieser Wein ist einfach zauberhaft – es gibt kein anderes Wort dafür. Wird er noch besser? Ich glaube schon, aber einen solchen faszinierenden Wein sollte man bald trinken." (Parker, 1992, S. 261)

All dies wird schließlich integriert in einer Bewertung von 99 Punkten auf der Parker-Skala, die Parker einige Jahre danach auf 100 Punkte hinaufkorrigierte. Wohl dem, der ein paar Flaschen von diesem Wein im Keller hat.

Nicht nur manche körperlichen, sondern auch viele geistige Genüsse müssen erst gelernt werden oder es muss ein Umlernen stattfinden, ehe die entsprechenden Reize positiv bewertet werden. Viele Menschen finden Free Jazz schrecklichen Krach, aber es gibt Jazzliebhaber, für die dieselben Töne höchsten Genuss bedeuten. Voraussetzung für die

Entwicklung dieser Genussfähigkeit ist sehr häufiges Hören. Musikgenuss hat viel mit dem Eintreten und Nichteintreten von Erwartungen zu tun, die implizit gelernt werden (Kubovy, 1999). Bei eingängigen Melodien ist es leicht, solche Erwartungen herauszubilden, aber Musik, die zu wenig Überraschungen enthält oder deren implizites Regelsystem zu simpel gestrickt ist, wird von anspruchsvolleren Musikhörern als langweilig empfunden. Für ungeübte Jazzhörer sind die Töne in einem Freejazzstück völlig unvoraussehbar und damit fehlt die Grundlage für das Erleben der Spannung, die aus dem Eintreten und Nichteintreten von Erwartungen resultiert, und damit auch die Grundlage dafür, dass die Musik für den Betreffenden bedeutungsvoll werden kann. Für einen geübten Freejazzhörer sind die Töne auch in einem neuen Stück nicht völlig unvoraussehbar. Er bildet beim Hören Erwartungen und kann das Spiel der Musiker mit dem Erfüllen und Nichterfüllen dieser Erwartungen als außerordentlich spannungsvoll genießen. Aber das Hören dieser Musik erfordert volle Konzentration und wer solche Musik wie einen Schlager nebenbei hören möchte, dem bleibt ihre Schönheit verschlossen. Was hier über die Schönheit beim Hören gesagt wurde, gilt analog auch für das Sehen können von Schönheit in der bildenden Kunst.

Ob etwas als schön, angenehm, wohlschmeckend empfunden wird, liegt also nicht nur an dem jeweiligen Wahrnehmungsobjekt, sondern zu einem sehr wesentlichen Teil auch an dem, was der Wahrnehmende an es heranträgt. Die alte Volksweisheit „Schönheit liegt im Auge des Betrachters“ übertreibt zwar, denn es gibt auch objektive Merkmale von Schönheit, jedenfalls innerhalb einer Kultur, aber sie hat einen wahren Kern.

Zu den geistigen Genüssen zählt Kubovy (1999) auch die Freude am Entdecken, Herausfinden und Bestätigen. Das Objekt dieser Tätigkeiten ist das noch Unbekannte. Das Lesen von Kriminalromanen, das Lösen von Puzzles, das Reisen in fremde Gegenden und Kulturen, aber auch die wissenschaftliche Tätigkeit und das Erfinden gehören zu diesen Genüssen. Schließlich gehört zu den geistigen Genüssen die Freude an eigenen Kompetenzen. Man muss nicht unbedingt ein Virtuose sein, um Freude an einer eigenen Fähigkeit haben zu können. Es reicht schon, etwas besser zu können als zuvor oder das Gefühl zu haben, dass man etwas wirklich gut kann. Was man gut kann, tut man im Allgemeinen gern. Man ist intrinsisch motiviert, es zu tun. Der Inbegriff des intrinsisch motivierten Zustandes und damit ein intensiver geistiger Genuss ist der Zustand, den Csikszentmihalyi (1990) als „flow experience“ bezeichnet hat:

> „One of the main forces that affects consciousness adversely is psychic disorder (or psychic entropy) – that is, information that conflicts with existing intentions, or distracts us from carrying them out (…) The opposite state from the condition of psychic entropy is optimal experience. When the information that keeps coming into awareness is congruent with goals, psychic energy flows effortlessly. There is no need to worry, no reason to question one's adequacy. But whenever one does stop to think about oneself, the evidence is encouraging: ‚You are doing allright.‘ … We have called this state the *flow experience*, because this is the term many of the people we interviewed used in their descriptions of how it felt to be in top form.“ (p. 36, p. 39–40)

Was Csikszentmihalyi hier beschreibt, ist aus der Perspektive der Konsistenztheorie ein momentaner Zustand von völliger Konsistenz der gleichzeitig ablaufenden psychischen Prozesse. Aktuelle Wahrnehmungen und Ziele stimmen völlig miteinander überein und die ablaufende psychische Aktivität wird durch keine konkurrierenden Intentionen gestört. Nach der Konsistenztheorie wäre dies ein Moment optimaler psychischer Gesundheit. Solche Zustände von völliger Konsistenz werden im Allgemeinen immer nur für begrenzte Zeiträume erreicht. Aber die Konsistenztheorie ist mit Csikszentmihalyis Flow-Konzept insofern sehr kompatibel, als sie eine möglichst große Konsistenz psychischer Prozesse als Grundlage einer guten psychischen Gesundheit ansieht. Zustände von „psychic disoder" oder „psychic entropy", wie Csikszentmihalyi den Zustand von Inkonsistenz nennt, haben dagegen einen negativen Einfluss auf die psychische Gesundheit.

Die angeführten Beispiele sollten deutlich machen, dass die Bewertung nach der Lust-Unlustqualität von Wahrnehmungen und Tätigkeiten, die im psychischen System permanent automatisch erfolgt, sich durchaus nicht nur auf lustvolle körperliche Erfahrungen bezieht, sondern ganz allgemein darauf, ob etwas als positiv oder negativ erlebt wird. Sie sollten auch zeigen, dass es sich in den meisten Fällen um einen komplexen Bewertungsprozess handelt, bei dem auch die anderen Grundbedürfnisse bzw. die zu ihrer Befriedigung oder ihrem Schutz entwickelten motivationalen Schemata ins Spiel kommen. Wenn das eingangs dieses Kapitels als Beispiel angeführte Kind seine Mutter wiedergefunden hat und von ihr in den Arm genommen wird, wird dies von dem Kind als Ergebnis der gut-schlecht-Bewertung als sehr positiv erlebt werden. Die Befriedigung des Bindungsbedürfnisses, das Wiedergewinnen von Kontrolle werden als ähnlich positiv erlebt, wie wenn Schmerz nachlässt. Von Mutter getröstet werden und das Nachlassen von Schmerz sind qualitativ unterschiedliche Erfahrungen, weil unterschiedliche Ziele angesprochen sind, im Hinblick auf die die zuvor bestehende Inkongruenz abnimmt. Aber in der Bewertung, ob es sich um positive oder negative Erfahrungen handelt, besteht kein prinzipieller Unterschied.

Es kann auch zu Diskrepanzen zwischen der Lust/Unlust-Bewertung und Inkongruenzsignalen im Bezug auf Ziele kommen, die einem anderen Bedürfnis dienen. Stellen wir uns einen Langstreckenläufer vor, der noch ein ganzes Stück vom Ziel entfernt ist, dessen Muskeln bereits heftig schmerzen und der große Atemnot verspürt. Wenn der Läufer trotz dieser intensiven Unlustgefühle weiterläuft und versucht, sogar noch schneller zu werden, beweist er damit, dass die Lust/Unlustregulation nicht unbedingt die oberste Maxime im psychischen Geschehen ist. Wenn sie es wird, ist es für den Betreffenden meistens tragisch und führt zu intensivem Leiden. Damit werden sich die Abschnitte 4.7.4 und 4.7.5 befassen. In Abschnitt 4.7.6 wird ausführlicher auf Konstellationen eingegangen, in denen die Inkongruenzsignale bezüglich Lust/Unlust, von denen hier die Rede war, diskrepant sind mit den Inkongruenzsignalen bezüglich anderer aktivierter motivationaler Ziele.

4.7.2 Funktionale Zusammenhänge zwischen der gut-schlecht-Bewertung und Annäherung/Vermeidung

Wenn ein Reiz oder eine Situation positiv oder negativ bewertet wird, – dies geschieht, wie gesagt, ganz automatisch – werden damit – ebenfalls automatisch – Annäherungs- oder Vermeidungstendenzen aktiviert. Die Bewertungsfunktion wird von Autoren wie

Lang (1995), Gray (1982) und Gray und McNaughton (1996) als integraler Teil zweier motivationaler Systeme angesehen, nämlich eines Annäherungssystems (Behavioral Activation System (BAS)) und eines Vermeidungssystems (Behavioral Inhibition System (BIS)).

Tatsächlich bestehen zwischen emotionaler Bewertung und Ausrichtung der psychischen Aktivität enge funktionale Zusammenhänge. Wenn man im Kino gerade einen Furcht einflößenden Gruselfilm gesehen hat und hört beim Herausgehen aus dem Kino plötzlich einen lauten Knall, hat man eine stärkere Schreckreaktion, als wenn man zuvor einen sehr amüsanten, positive Gefühle auslösenden Film gesehen hat. In beiden Fällen wird durch den Knall das Vermeidungssystem aktiviert, aber wenn man zuvor schon negative Emotionen erlebt hat, ist die Aktivierung des Vermeidungssystems schon vorgebahnt und die Schreckreaktion fällt stärker aus. Man nennt diesen Vorgang *motivationales Priming*. Negative emotionale Reize bahnen Assoziationen, Repräsentationen und Verhaltensprogramme im Vermeidungssystem, positive Reize im Annäherungssystem. Das motivationale Priming ist mit einer Vielzahl von emotionalen Vordergründen als unabhängiger Variable und dem Lidschlagreflex als abhängiger Variable untersucht worden. Die Ergebnisse sind eindeutig: Ob der emotionale Vordergrund nun durch Gerüche, Bilder, Töne oder Vorstellungen hergestellt wird, immer führt ein emotional negativer Vordergrund zu einer stärkeren Schreck- oder Schutzreaktion, während ein emotional positiver Vordergrund die Aktivierung des Vermeidungssystems abschwächt (s. zusammenfassend Ito & Cacioppo, 1999).

Dass emotionale Reize nicht nur eine emotionale Bewertung hervorrufen, sondern gleichzeitig auch Verhaltenstendenzen, zeigt sich auch in der Gesichtsmuskulatur. Wenn Versuchspersonen aufgefordert werden, sich positive oder negative Ereignisse ihres Lebens in Erinnerung zu rufen und vorzustellen, kann man mit dem Elektromyogramm (EMG) Aktivierungen und Hemmungen bestimmter Gesichtsmuskeln feststellen, von denen man weiß, dass sie beim mimischen Ausdruck bestimmter positiver oder negativer Emotionen innerviert sind. Wenn man sich traurige Situationen vorstellt, ist der Augenbrauenmuskel stärker und der Wangenmuskel schwächer aktiviert, als wenn man sich glückliche Momente vorstellt (Schwartz, Fair, Salt, Mandel & Klerman, 1976). Dasselbe gilt, wenn man sich vorstellt, dass jemand eine Meinung vertritt, die der eigenen zuwiderläuft (Cacioppo & Petty, 1979). Diese Reaktionen sind nicht offen beobachtbar, sondern nur mit dem EMG feststellbar. Sie zeigen eine automatisierte Aktivierung bzw. Hemmung bestimmter annähernder oder vermeidender Verhaltensprogramme an.

In einer Studie von Chen und Bargh (1999) sollten die Versuchspersonen Worte, die auf einem Bildschirm erschienen, möglichst schnell als „gut“ oder „schlecht“ beurteilen, indem sie einen Hebel entweder zu sich hinzogen oder von sich wegstießen. Die Versuchspersonen waren beim Hinziehen des Hebels schneller, wenn sie positive Worte beurteilten. Umgekehrt waren sie beim Wegstoßen schneller, wenn sie negative Worte zu beurteilen hatten. Die Bewegung „hin zu sich“ wird hierbei dem Annäherungssystem zugerechnet, weil sie z. B. mit der Nahrungsaufnahme gekoppelt ist, und die Bewegung „weg von sich“ dem Vermeidungssystem. Ähnliches fand man für Kopfbewegungen.

Förster und Strack (1996) ließen Versuchspersonen beim Enkodieren positiver und negativer Wörter entweder mit dem Kopf nicken (eine bejahende Bewegung) oder den Kopf schütteln (verneinen). Diejenigen, die beim Enkodieren genickt hatte, erkannten bei einem späteren Test die positiven Wörter schneller, diejenigen, die den Kopf geschüttelt hatten, die negativen Wörter.

Auch umgekehrt besteht ein enger funktionaler Zusammenhang zwischen Annäherung und Vermeidung einerseits und emotionaler Bewertung andererseits. Cacioppo, Priester und Berntson (1993) boten ihren Versuchspersonen neutrale chinesische Schriftzeichen, die sie nicht kannten, dar, während sie den Arm beugten (Annäherung) oder während sie den Arm streckten (Vermeidung). Diejenigen Schriftzeichen, die während einer Armbeugung dargeboten worden waren, wurden später von den Versuchspersonen positiver beurteilt als diejenigen, die während des Armstreckens dargeboten worden waren. Neumann und Strack (2000) fanden in einer Serie von Studien ganz analoge Resultate. Ihre Versuchspersonen ordneten positive Wörter schneller der richtigen Kategorie zu, während sie den Arm beugten, und negative Wörter, während sie den Arm streckten. Dass man die Armbeugung als Aktivierung des Annäherungssystems und das Armstrecken als Aktivierung des Vermeidungssystems interpretieren kann, wird dadurch unterstützt, dass analoge Resultate auch mit einer anderen Art der „hin zu“ und „weg von“ Bewegung gefunden wurden. Wenn die Darbietung so erfolgte, dass die Worte auf dem Bildschirm näher zu kommen schienen, wurden positive Worte schneller zugeordnet, wenn sie sich zu entfernen schienen, wurden negative Worte schneller zugeordnet.

All diese Befunde gemeinsam können so interpretiert werden: Psychische Prozesse laufen leichter und schneller ab, wenn die Bewertung gut-schlecht kompatibel ist mit der Verhaltensausrichtung Annäherung-Vermeidung. Man könnte dies auch so ausdrücken: Wenn Bewertung und Verhaltensausrichtung konsistent miteinander sind, arbeitet das psychische System effizienter; wenn sie inkonsistent miteinander sind, behindern/hemmen sich die gleichzeitig ablaufenden Prozesse gegenseitig und die Effizienz des Systems bei der Bewältigung von Anforderungen wird beeinträchtigt. Dies ist eine der Kernannahmen der Konsistenztheorie. Sie wird durch die Empirie insgesamt sehr breit abgestützt. Ich habe hier nur exemplarisch einige Untersuchungen aufgeführt. Es gibt weit mehr Untersuchungen mit ähnlichen Resultaten. Hinweise auf weitere solche Untersuchungen finden sich in den zitierten Arbeiten.

Während diese Interpretation der Resultate eher von theoretischer Bedeutung ist, hat das durch diese Untersuchungen aufgezeigte und eindeutig bestätigte Phänomen des motivationalen Priming unmittelbare praktische Relevanz für die Psychotherapie. Wenn man das Vermeidungssystem auf die eine oder andere Weise aktiviert, richtet sich die ganze psychische Aktivität vermeidend aus und negative Bewertungen werden gefördert/erleichtert. Dasselbe gilt mit umgekehrten Vorzeichen für das Annäherungssystem. Je stärker das Annäherungssystem auf die eine oder andere Weise aktiviert wird, desto leichter laufen andere auf Annäherung und positive Bewertung ausgerichtete Prozesse ab. In einer Psychotherapie werden naturgemäß sehr oft Dinge behandelt, die vom Patienten negativ bewertet werden. Die berichteten Ergebnisse legen nahe, dass dadurch ein motivationales Priming zu Gunsten des Vermeidungssystems erfolgt. Das ist eigentlich in hohem Maße unerwünscht, weil das Ziel der Therapie fast immer die Stärkung der positiven Seiten des Patienten ist, also eine anstrebende Ausrichtung seiner psychischen Aktivität auf positive Ziele und eine Zunahme seiner positiven Emotionen. Die eher ungünstige Aktivierung des Vermeidungssystems lässt sich allerdings kaum vermeiden, wenn eine echte Auseinandersetzung mit den Dingen seines Lebens erfolgen soll, die vom Patienten negativ bewertet werden. Wenn die Aktivität des Vermeidungssystems in der Theapie aber überwiegt, ist kaum zu sehen, wie dadurch positive Ziele erreicht werden können. Diese Überlegung führt zu der Schlussfolgerung, dass es für das Erreichen der Therapieziele sehr wichtig ist, dass der Therapeut dafür sorgt, dass das Annäherungssystem des Patienten in der Therapie so oft und intensiv aktiviert wird, wie es bei der Notwendigkeit, die Probleme zu behandeln, möglich ist. Ich werde in Kapitel 5 ausführlich auf diese Schlussfolgerung eingehen und behandeln, wie die therapeutischen Konsequenzen daraus genauer aussehen können.

Weil das Anstreben positiver Ziele und Zustände und das Vermeiden negativer für das Wohlbefinden, die psychische Gesundheit und für das Zustandekommen der Wirkungen von Psychotherapie von entscheidender Bedeutung ist, müssen vor dem Ziehen verbindlicher Schlussfolgerungen jedoch noch etliche weitere Fragen bezüglich Annäherung und Vermeidung gründlich geklärt werden. Dazu gehört das Verhältnis dieser beiden Motivationssysteme zueinander. Stehen sie in einem Gegensatzverhältnis? Schließen sie einander aus, hemmen sie einander oder sind sie unabhängig voneinander? Mit diesen Fragen befasst sich der nächste Abschnitt.

4.7.3 Annäherung und Vermeidung als zwei unabhängige Motivationssysteme

In psychologischen Modellen des semantischen und interpersonellen Raumes (s. o.) wird die Bewertungsdimension als bipolare Dimension mit zwei gegensätzlichen Polen und einem neutralen Mittelpunkt konzipiert. Bei dieser Konzeption kann etwas nur entweder gut oder schlecht sein, aber nicht beides gleichzeitig. Wir haben gerade gesehen, dass die Bewertung funktional eng mit der Verhaltensausrichtung Annäherung/Vermeidung verbunden ist. Ein bipolares Modell legt daher nahe, dass das Verhalten entweder annähernd oder vermeidend ausgerichtet ist. Diese bipolare Konzeption hält einer näheren Prüfung nicht stand.

Sowohl von neurowissenschaftlichen als auch von psychologischen Autoren werden das Annäherungs- und das Vermeidungssystem als zwei getrennte Motivationssysteme konzipiert. Sie interagieren zwar mit einer Tendenz zur wechselseitigen Hemmung miteinander, aber sie können jedes für sich unabhängig voneinander aktiviert werden und beruhen auf jeweils eigenen neuronalen Substraten und Mechanismen (Gray & McNaughton, 1996; Cacioppo, Gardner & Berntson, 1997). Diese Unabhängigkeit und die Tatsache, dass gut und schlecht subjektiv als Gegensätze empfunden werden, scheinen im Widerspruch miteinander zu stehen. Wir empfinden aber auch kalt und warm als gegensätzlich, obwohl Kälte- und Wärmeempfindungen eine unterschiedliche neurophysiologische Grundlage haben.

Ich hatte in Abschnitt 3.2.1 über die neuronalen Korrelate der Depression bereits über die Ergebnisse zur asymmetrischen Aktivierung des linken und rechten ventromedialen und dorsolateralen Cortex bei Depressiven berichtet. Der dorsolaterale PFC ist maßgeblich an der Repräsentation von Annäherungs- (linker PFC) bzw. Vermeidungszielen (rechter PFC) beteiligt, der ventromediale PFC an der Generierung von positiven (links) und negativen Emotionen (rechts). Diese Hirnregionen sind wichtige Teile dessen, was Gray und McNaughton (1996) als BAS und BIS bezeichnen. An diesen Systemen sind allerdings nicht nur anteriore, sondern auch posteriore Hirnregionen beteiligt sowie die Amygdala, der Circularcortex, der Hypothalamus und das sympathische Nervensystem.

Hinweise auf die Existenz zweier verschiedener Reaktionssysteme, eines verbunden mit einer Tendenz zu positiven Emotionen und Annäherungsverhalten, eines verbunden mit der Tendenz zu negativen Emotionen und Vermeidungsverhalten gibt es nicht nur aus der neurowissenschaftlichen Forschung, sondern auch aus der Temperamentsforschung, der Persönlichkeitsforschung und der Emotionsforschung (Diener & Lucas, 1999; Ito & Cacioppo, 1999). Es ist unzweifelhaft, dass diese differenziellen Tendenzen zu positiven oder negativen Emotionen zu einem wesentlichen Teil angeboren sind (Tellegen et al., 1988). Dabei sind jeweils mehrere Gene beteiligt. Beim Vermeidungssystem scheinen diese Gene einen additiven Effekt zu haben, d. h. je mehr von diesen Genen man hat, umso sicherer wird man eine ausgeprägte Tendenz zu negativen Emotionen haben. Für die Tendenz zu positiven Emotionen und Annäherung scheint dagegen eine spezifische Sequenz bestimmter Gene erforderlich zu sein. Nach Zwillingsstudien ist die Tendenz zu positiven Emotionen offenbar stärker als die zu negativen Emotionen auch von Umwelteinflüssen bestimmt (Baker et al., 1992).

LaGasse, Gruber und Lipsitt (1989) konnten aus dem Saugverhalten von zwei Tage alten Neugeborenen das Ausmaß späteren gehemmten Verhaltens voraussagen. Davidson und Fox (1989) teilten zehn Monate alte Kinder nach ihrem Ruhe-EEG in mehr linksseitig Aktivierte und mehr rechtsseitig Aktivierte ein. Später wurden die Kinder für eine Minute von ihrer Mutter getrennt. Die Säuglinge, die während dieser Zeit weinten, bei denen durch die Trennung also leichter negative Gefühle ausgelöst werden konnten, hatten eine stärkere rechtsseitige Aktivierung im EEG als die Kinder, die ruhig blieben. Diese differenzielle Reaktionstendenz bleibt bestehen. Davidson (1993) beobachtete 31 Monate alte Kinder in einer Spielsituation mit anderen kleinen Kindern. Die Kinder wurden auf Grund ihres beobachteten Verhaltens in Gehemmte und Nichtgehemmte eingeteilt. In einem Ruhe-EEG, das fünf Monate später abgeleitet wurde, hatten die gehemmten Kinder eine stärkere rechtsseitige und die nichtgehemmten Kinder eine stärkere linksseitige Hirnaktivität. Personen, die eine stärkere rechtseitige Aktivierung im Ruhe-EEG haben, haben auch eine stärkere rechtsseitige Aktivierung, wenn sie mit negative Emotionen auslösenden Reizen konfrontiert werden, d. h. sie reagieren auch stärker auf emotional negative Situationen.

Die Tendenz zu positiven und negativen Emotionen scheint also ein recht stabiles Persönlichkeitsmerkmal zu sein. Costa und McCrae (1988) ließen den Ehepartner die Neigung ihres Mannes oder ihrer Frau zu positiven oder negativen Emotionen einschätzen. Sechs Jahre später ließen sie sich die Versuchspersonen selbst hinsichtlich dieser Neigung einschätzen. Die beiden sechs Jahre auseinander liegenden und von verschiedenen Beurteilern vorgenommenen Einschätzungen korrelierten immerhin um .50 miteinander. Die relative Stabilität dieser differenziellen Reaktionstendenzen reicht also bis ins Erwachsenenalter hinein.

Nach Gray (1981) ist das BAS die neurophysiologische Grundlage des Persönlichkeitsfaktors Extraversion und das BIS die Grundlage des Faktors Neurotizismus. Diese beiden Faktoren werden sowohl nach Eysencks (1981) zweidimensionalem Persönlichkeitsmodell als auch nach Costas und McCraes (1992) Modell der „Big Five“ Persönlichkeitsfaktoren als voneinander unabhängige Persönlichkeitsdimensionen konzipiert. Diese beiden Persönlichkeitsfaktoren, ihre weitgehende Unabhängigkeit und ihr differenzieller Zusammenhang mit der Neigung zu positiven und negativen Emotionen sind empirisch breit abgestützt (Diener & Lucas, 1999). Es ergibt sich daraus das in Abb. 4.11 dargestellte Bild.

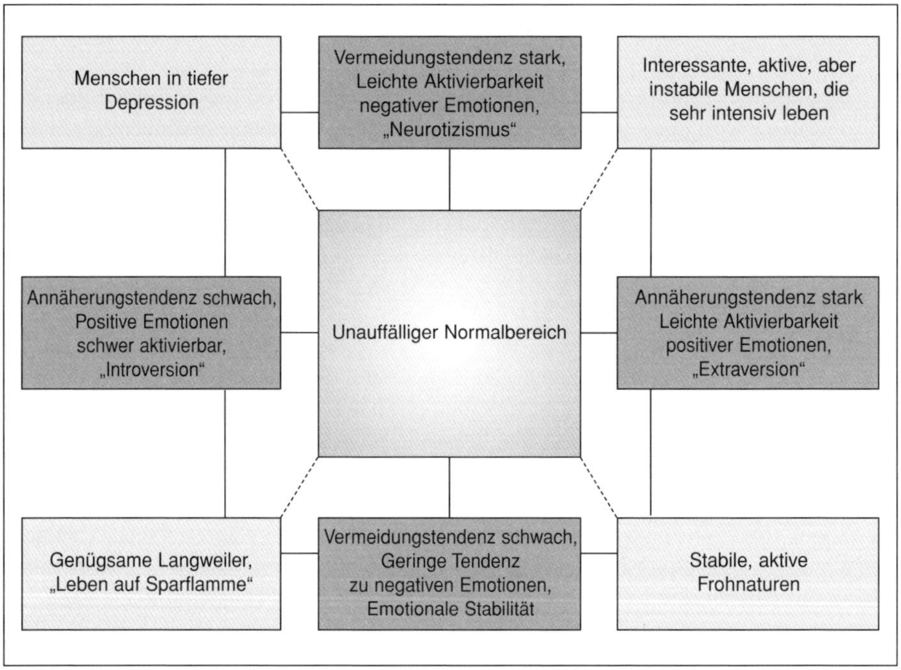

Abbildung 4.11: Die beiden unabhängigen Motivationssysteme Annäherung und Vermeidung und ihr Zusammenhang mit den Persönlichkeitsfaktoren Extraversion und Neurotizismus. Aus der Kombination der Pole der beiden Dimensionen resultieren vier „Extremtypen“, die an den vier Ecken des Quadrates mit einer Kurzbeschreibung charakterisiert sind. Da wir von einer Normalverteilung beider Dimensionen ausgehen können, bewegen sich die allermeisten Menschen in einem eher unauffälligen „Normalbereich“ bezüglich dieser beiden Motivationstendenzen. Klinisch relevant sind vor allem die Teile der beiden oberen Quadranten, die ausserhalb des Normalbereiches liegen.

Nach Grays (1981) Modell sind Extravertierte empfänglicher für Belohnungen und lassen sich leichter in eine positive Stimmung versetzen. Neurotiker reagieren dagegen stärker auf Bestrafungen und geraten durch negative Ereignisse leichter in eine schlechte Stimmung. Diese Voraussage wurde von Headey und Wearing (1989), Larsen und Ketelaar (1991) sowie Magnus, Diener, Fujita und Parot (1993) mit etwas unterschiedlichen Versuchsanordnungen empirisch bestätigt. Die Tendenz zu negativen Emotionen und vermeidender Verhaltensausrichtung, die von Gray als BIS konzipiert wurde, überschneidet sich nicht nur stark mit dem Persönlichkeitsfaktor Neurotizismus. Beide Konzepte überschneiden sich auch stark mit dem von Clark und Watson (1991) und von Brown, Chorpita und Barlow (1998) in faktorenanalytischen Untersuchungen von Korrelationen zwischen den verschiedenen Symptomen der DSM-Diagnosekategorien gefundenen Generalfaktor „Disposition zu negativen Emotionen", von dem weiter oben (Abschnitt 4.5.2.2) schon die Rede war. Dieser Faktor bildet nach Chorpita und Barlow (1998) die gemeinsame Grundlage für die spätere Herausbildung von Angststörungen und Depressionen. Elliot und Thrash (2002) prüften explizit, ob man die im Vorhergehenden aufgeführten unterschiedlichen Konstrukte wirklich im Sinne zweier unabhängiger Faktoren auffassen kann. Sie erhoben dafür per Fragebogen an 167 Versuchspersonen die Variablen Extraversion und Introversion (gemessen mit dem NEO-FFI), die Neigung zu positiven bzw. negativen Emotionen (gemessen mit Watson und Clarks (1993) General Temperament Scales) sowie BAS und BIS (gemessen mit den von Carver und White (1994) dafür entwickelten Skalen). Tabelle 4.4 stellt die resultierende Faktorenmatrix dar. Es resultieren tatsächlich genau die beiden erwarteten Faktoren. Elliot und Thrash bezeichnen sie als Annäherungstemperament und Vermeidungstemperament und meinen damit genau das, was zuvor ausgeführt wurde.

Tabelle 4.4: Faktorenmatrix mit dem Ergebnis der zitierten Untersuchung von Elliot und Thrash (2002) zur Berechtigung der Annahme zweier Temperamentstypen. Die den jeweiligen Faktor charakterisierenden Faktorladungen sind fett gedruckt. BAS = Behaviorales Aktivierungssystem; BIS = Behaviorales Inhibitionssystem (Elliot & Thrash, 2002, S. 808).

Faktorladungen				
	Faktor			
	Vermeidungs Temperament		**Annäherungs-Temperament**	
Variable	**Varimax**	**Oblimin**	**Varimax**	**Oblimin**
Extraversion	–.23	–.13	**.85**	**.84**
Neurotizismus	**.86**	**.84**	–.28	–.17
Positive Emotionalität	–.26	–.16	**.84**	**.83**
Negative Emotionalität	**.92**	**.93**	–.11	.01
BAS	.08	.18	**.81**	**.84**
BIS	**.80**	**.82**	–.02	.08

Betrachten wir alle berichteten Befunde zusammen, so ergibt sich folgendes Bild: Es gibt eine genetische Grundlage für eine Disposition zu negativen Emotionen und zu einem auf Abwehr, Hemmung und Vermeidung ausgerichteten Verhalten mit einer spezifischen neuronalen Grundlage. Neugeborene mit dieser Disposition sind insgesamt störanfälliger. Sie reagieren auf Belastungen wie umschriebene Frustrationen/Verletzungen ihres Bindungs- und Kontrollbedürfnisses und auf Unlust auslösende Reize, die von Kindern mit geringer Ausprägung dieser Disposition noch ohne größere Irritationen ertragen werden, mit starken negativen Emotionen. Sie befinden sich daher öfter und über längere Zeitspannen in einem negativen emotionalen Zustand und sind mehr vermeidend statt auf positive Exploration und Interaktion ausgerichtet. Es besteht dadurch ein erhöhtes Risiko, dass sie mit ihren Betreuungspersonen in ein negatives Interaktionsmuster geraten, weil sich diese durch „das schwierige Kind" überfordert und frustriert fühlen. Ich hatte weiter oben (Abschnitt 4.4.2) über eine Untersuchung von van den Boom und Hoeksma (1994) berichtet, in der für solche Risikokinder mit erhöhter Erregbarkeit tatsächlich eine solche ungünstige Entwicklung der Bindungsbeziehung gefunden wurde. Dadurch machen die Kinder noch mehr emotional negative Erfahrungen, so dass es zu einer eskalierenden Aufschaukelung kommen kann, die in einem prolongierten Stresszustand resultiert mit der Ausschüttung schädigender Stresshormone, wie es oben im Abschnitt über „Folgen unkontrollierbarer Inkongruenz" behandelt wurde.

Dieser Ablauf ist allerdings kein Automatismus. Die Disposition beinhaltet nur ein erhöhtes Risiko für einen solchen ungünstigen Ablauf, der später in einer psychischen Störung enden kann. Der Ablauf kann durch positive Einflüsse der Umgebung im Ansatz unterbunden oder unterbrochen und in eine andere Richtung gelenkt werden. Ich hatte oben im Abschnitt über „Neurobiologie des Bindungsbedüfnisses" eine Untersuchung von Suomi (1991) referiert, in der Rhesusaffen mit genetisch ungünstigen Voraussetzungen, wie sie der hier besprochenen Disposition zu negativen Emotionen wohl weitgehend entsprechen, von einer ganz besonders fürsorglichen Mutter großgezogen wurden, mit der sie eine sehr gute Bindungsbeziehung entwickelten. Diese Affen waren nach einem halben Jahr der Vergleichgruppe mit günstigeren genetischen Voraussetzungen in ihrer Entwicklung und Robustheit sogar voraus. Ihr als Risiko drohendes negatives Schicksal konnte also nicht nur verhindert, sondern sogar ins Gegenteil verkehrt werden. Auch van den Boom (1994) konnte in einer experimentellen Interventionsstudie zeigen, dass die Entwicklung einer ungünstigen Bindungsbeziehung mit besonders erregbaren Kindern durch ein gezieltes Feinfühligkeitstraining der Mütter erfolgreich verhindert werden konnte.

Wenn es als Ergebnis der Interaktion zwischen einer ererbten Disposition zu negativen Emotionen und einer nicht so optimalen Umgebung in der kindlichen Entwicklung gehäuft zu negativen Emotionen und über motivationales Priming zu einem Vorherrschen des Vermeidungsmodus kommt, nimmt dies Einfluss auf die Entwicklung der motivationalen Schemata, die das Kind Schritt für Schritt zur Befriedigung und zum Schutz seiner Grundbedürfnisse entwickelt. In der Entwicklung vorherrschender Vermeidungsschemata liegt das größte Risiko einer angeborenen Tendenz zu negativen Emotionen, denn wenn sich erst einmal mächtige Vermeidungsschemata entwickelt haben, werden negative Emotionen nicht nur durch ungünstige Lebensbedingungen ausgelöst, sondern durch die umgebungsbezogene Aktivität des Individuums von ihm selbst erzeugt.

4.7.4 Die Entwicklung von motivationalen Zielen

Die Grundbedürfnisse haben neuronale Grundlagen, die ein Mensch mit auf die Welt bringt. Sie ermöglichen ihm, von Anfang an sein beschränktes Verhaltensrepertoire so einzusetzen, dass diese Bedürfnisse befriedigt werden. In der sehr eingeschänkten, von der Natur gewissermaßen vorhergesehenen Umgebung eines Neugeborenen reicht ein sehr kleines genetisch festgelegtes Verhaltensrepertoire (z. B. Schreien, Saugen, Strampeln) dafür zunächst aus. Auch die Ziele, denen dieses Verhaltensrepertoire dient, sind genetisch vorgegeben. Das ändert sich jedoch sehr schnell. Kann es ganz zu Anfang noch irgendeine Person sein, die seine Bedürfnisse befriedigt, so sind es schon nach ganz kurzer Zeit nur ganz wenige Betreuungspersonen oder sogar nur eine einzige, die dafür am besten geeignet ist. Nicht Nähe zu irgendeiner Person, sondern Nähe zu dieser einen Person wird das Ziel, das der Säugling anstrebt. Das Ziel bekommt über die sensorischen Wahrnehmungen ein Gesicht, einen Geruch, eine Stimme usw. Nähe zu dieser einen bestimmten Person wird zu einem ersten konkreten Annäherungsziel. Mit diesem Ziel entwickeln sich auch erste für diese Dyade spezifische Mittel, mit denen der Säugling Nähe herzustellen versucht. DeCasper und Fifer (1980) haben gezeigt, dass schon ein dreitägiger Säugling die Geschwindigkeit seiner Saugbewegungen dafür einsetzen kann, die Stimme seiner Mutter statt die einer fremden Frau zu hören zu bekommen. Er macht damit erste Kontrollerfahrungen. Es entwickelt sich die Keimzelle eines motivationalen Schemas mit dem Oberziel „Nähe der Mutter“ und dem Unterziel „die Stimme von Mutter hören“ und dem dafür geeigneten Mittel „in einem bestimmten Rhythmus saugen“. Dieses Schema wird sich schnell weiter differenzieren. Das Gesicht von Mutter, ihre näher kommenden Schritte, ihre Art, sich dem Kind zuzuwenden, werden zu weiteren Unterzielen, und auch die Mittel, mit denen das Kind auf seine Mutter Einfluss nehmen kann, differenzieren sich. Es werden neuronale Erregungsmuster herausgebildet, welche die Ziele, Unterziele und Mittel repräsentieren. In Kapitel 2 und im Abschnitt über das Bindungsbedürfnis haben wir gesehen, wie die cell assemblies, die diese einzelnen Komponenten des sich herausbildenden Annäherungsschemas repräsentieren, immer fester zu einem neuronalen Netzwerk zusammengebunden werden, indem sich die Synapsen zwischen den daran beteiligten Neuronen verstärken und vermehren. Oxytozin und Dopamin, die beim Zusammensein mit Mutter vermehrt ausgeschüttet werden, machen die Synapsen übertragungsbereiter und ermöglichen „Second Messenger“ Kaskaden, welche die beim Zusammensein mit Mutter aktivierten Synapsen selektiv verstärken und zwischen den gleichzeitig aktivierten Neuronen zusätzliche Synapsen bilden. Mit jedem Zusammensein mit Mutter werden die an diesem motivationalen Schema beteiligten neuronalen Verbindungen weiter verstärkt, so dass sich mit der Zeit sehr leicht aktivierbare neuronale Erregungsbereitschaften herausbilden. Sie gehören schließlich zu den Zellverbänden mit der höchsten Erregungsbereitschaft überhaupt, so dass sie schließlich spontan aktiv werden können, auch wenn das Schema nicht durch den Anblick oder die Stimme von Mutter aktiviert wird. Das Kind erlebt einen Wunsch, ein Sehnen nach Mutter. Das Ziel des gut gebahnten Annäherungsschemas ist spontan aktiv geworden. Das Ziel wird auch dann leicht aktiviert, wenn ein Bedürfniszustand wie Hunger oder Frieren besteht, der schon oft von Mutter behoben wurde. Das Kind spürt Hunger oder fühlt sich allein, das Ziel „Mutter soll kommen“ wird aktiviert, die

Lautäußerungen, die sich bisher als geeignet erwiesen haben, Mutter herbeizurufen, werden hervorgebracht, die Aufmerksamkeit wird darauf ausgerichtet, ob irgendetwas von Mutter zu sehen oder zu hören ist. Wenn Mutter erscheint, löst ihr Anblick positive Emotionen aus. Wir haben ein Annäherungsschema in Aktion vor uns.

Um die Grundbedürfnisse herum entwickeln sich schon ab den ersten Lebenstagen umgebungsbezogene Ziele. Es sind ab da diese motivationalen Ziele, die konkret das Verhalten und auch die emotionalen Bewertungen bestimmen. Grundbedürfnisse realisieren sich über diese Ziele, sie bestimmen nicht direkt das Verhalten. Grundbedürfnisse sind trotzdem nicht nur eine Abstraktion. Ihnen liegen neuronale Mechanismen zu Grunde, die ein Mensch mit auf die Welt bringt. Diese neuronalen Mechanismen machen den Menschen bedürftig nach bestimmten Lebenserfahrungen. Diese in bestimmten angeborenen neuronalen Mechanismen begründete Bedürftigkeit nach bestimmten Lebenserfahrungen meine ich mit dem Begriff Grundbedürfnisse.

Beim Selbstwertbedürfnis entsteht diese Bedürftigkeit nach bestimmten Lebenserfahrungen erst, nachdem sich auf der Grundlage der angeborenen Mechanismen unter dem Einfluss von Lebenserfahrungen eine komplexe neuronale Struktur herausgebildet hat, die wir Selbst und Selbstbild nennen. Der Bezug auf angeborenen neuronale Mechanismen ist hier weniger direkt. Aber alle Menschen entwickeln auf Grund der mitgebrachten neuronalen Mechanismen schließlich ein Selbst und Selbstbild, ebenso wie sie schließlich auch Sprache entwickeln. So wie Sprache eine spezifisch menschliche Fähigkeit ist, die eine neuronale Struktur erfordert, die nur dem menschlichen Gehirn zu Eigen ist, ist das Selbstwertbedürfnis ein spezifisch menschliches Bedürfnis, das eine neuronale Struktur erfordert, die zwar bei der Geburt noch nicht vorhanden ist, die sich aber bei jedem Menschen entwickelt. Das Bedürfnis nach Selbstwerterhöhung und Selbstwertschutz erfüllt die Voraussetzungen für ein Grundbedürfnis genauso wie die anderen Grundbedürfnisse, auch wenn es sich erst in einer späteren Lebensphase entwickelt. Es ist allen Menschen gemein und wenn es nicht befriedigt wird, hat das negative Auswirkungen auf das Wohlbefinden und die psychische Gesundheit.

Vermittelt werden die Lebenserfahrungen über die Ziele, die sich unter dem Einfluss der angeborenen neuronalen Mechanismen herausgebildet haben. Motivationale Ziele sind die Vermittler zwischen den allen Menschen gemeinsamen neuronalen Mechanismen, die ihn bedürftig nach bestimmten Erfahrungen seitens der Umwelt machen, und der Umgebung. Angestrebt werden durch die motivationalen Ziele bestimmte Transaktionen mit der Umgebung.

Wie gut die Grundbedürfnisse eines Menschen befriedigt werden, hängt zum einen davon ab, wie gut geeignet die motivationalen Ziele, die er herausbildet, sind, um in seiner Lebensumgebung dieses Bedürfnis wirklich befriedigende Lebenserfahrungen zu machen. Das Selbstwertbedürfnis kann in verschiedenen Lebensumgebungen auf sehr verschiedene Weise befriedigt werden. In einer europäischen Familie der oberen Mittelschicht wird das Ziel, gute Leistungen zu erbringen, der Selbstwerterhöhung im Allgemeinen sehr zuträglich sein. In einem Slum, in dem krimineller Lebenserwerb von klein auf die heranwachsenden Kinder umgibt, ist das Ziel, möglichst cool zu sein, dem Selbstwertgefühl vermutlich zuträglicher. Eine Determinante für eine gute Bedürfnisbefriedigung ist also ein gutes Matching zwischen Grundbedürfnis und motivationalem Ziel unter Berücksichtigung der Lebensumgebung.

Wenn man einmal ein motivationales Ziel herausgebildet hat, hängt die Bedürfnisbefriedigung im weiteren davon ab, wie gut die Lebenserfahrungen, die man tatsächlich macht, mit diesem Ziel übereinstimmen. Sind sie damit kongruent, wird das Bedürfnis befriedigt, sind sie inkongruent, bleibt das Bedürfnis unbefriedigt, auch wenn das Ziel selbst prinzipiell sehr geeignet wäre, um damit in dieser Lebensumgebung das Bedürfnis zu befriedigen. Inwieweit es jemandem gelingt, seine motivationalen Ziele zu realisieren, hängt wesentlich von den Ressourcen ab, die ihm dafür zur Verfügung stehen. Zu den Ressourcen gehören insbesondere seine Fähigkeiten, die er als Mittel zur Realisierung dieses Ziels einsetzen kann, und die objektive Beschaffenheit der Umgebung. Eine wenig fürsorgliche Mutter ist keine gute Umgebung, um positive Wahrnehmungen für das Ziel „bewirke, dass Mutter sich Dir liebevoll zuwendet" zu machen. Die tatsächlichen Lebenserfahrungen des Kindes werden meistens mit diesem Ziel inkongruent sein, weil die Mutter das Kind in bedürftigen Momenten immer wieder nicht beachtet oder zurückweist.

Das Nichterreichen von Annäherungszielen aktiviert negative Emotionen. Damit wird zugleich eine vermeidende Verhaltensausrichtung aktiviert. Die psychische Aktivität richtet sich in Situationen, in denen dies immer wieder geschehen ist, zukünftig vermeidend aus. Sie wird darauf ausgerichtet, zu vermeiden, dass die negativen Emotionen wieder auftreten. Dazu müssen die Abläufe, die zuvor zu den negativen Emotionen geführt haben, vermieden werden. Dazu gehört insbesondere das zuvor gezeigte Annäherungsverhalten. Dies wird zukünftig gehemmt. Damit kann die Nichtbeachtung und Zurückweisung wirksam vermieden werden. Der damit verbundene Schmerz tritt nicht ein. Es erfolgt ein Vermeidungslernen. Verstärkt wird dabei die Hemmung des Annäherungsverhaltens. Als Ergebnis dieses Vermeidungslernens, das mit der immer leichteren Aktivierung von Vermeidungszielen und einer immer besser gebahnten Hemmung des Annäherungsverhalts einhergeht, werden die negativen Emotionen, die zuvor durch die Zurückweisung ausgelöst wurden, zwar vermieden, aber das ursprüngliche Annäherungsziel „bewirke, dass Mutter sich dir liebevoll zuwendet" wird nicht realisiert. Durch die Hemmung des Annäherungsverhaltens wird zwar die akute Verletzung vermieden, aber nicht die Inkongruenz im Bezug auf das Annäherungsziel. Je ausgeprägter und generalisierter die Vermeidung ist, desto mehr wird auf Befriedigung des Bindungsbedürfnisses ausgerichtetes Annäherungsverhalten gehemmt. Der Gewinn liegt in der dadurch ermöglichten Kontrolle, der Verlust in der Nichtbefriedigung des Bindungsbedürfnisses. Wenn sich diese Abläufe in der Bindungsbeziehung stetig wiederholen, ist das Resultat ein vermeidender Bindungsstil. Nähe in intimen Beziehungen wird zukünftig vermieden.

Diese ganzen Abläufe sind infolge ihrer hundert- oder tausendfachen Bahnung völlig automatisiert. Sie sind von einem mächtigen Vermeidungsziel bestimmt, aber diese Tatsache und das, was vermieden wird, sind dem Betreffenden nicht bewusst, weil es eben vermieden und nicht Gegenstand seines bewussten Erlebens wird. Zusätzlich zu dem, dass die Abläufe völlig automatisiert sind, etablieren sie sich bereits in den allerersten Lebensjahren, in dem noch gar kein reflexives Bewusstsein für die eigenen Ziele bestehen kann. Der Betreffende wird daher später nicht auf Grund seines subjektiven Erlebens sagen können „ich vermeide zurückgewiesen zu werden, wenn ich mich nähebedürftig fühle“. Er kennt den Zustand „sich nähebedürftig fühlen“ gar nicht, jedenfalls nicht so wie sicher gebundene Menschen, und er kennt auch nicht den Schmerz der Zurückweisung. Beides wurde früh durch aktive Hemmung aus seinem Erleben ausgeblendet. Ungefähr so dürfte sich entwickeln, was wir aus der Außenperspektive einen vermeidenden Bindungsstil nennen.

In dem soeben geschilderten Fall sind wir davon ausgegangen, dass das Kind ganz überwiegend die Erfahrung gemacht hat, dass es von seiner Mutter nicht beachtet oder zurückgewiesen wird. Wenn diese Erfahrung nicht so durchgängig ist, sondern wenn die Mutter sich mal so und mal so verhält, wird sich eine andere Konstellation von motivationalen Zielen entwickeln. Ab und zu, nämlich dann wenn die Mutter ihre Aufmerksamkeit ganz bei dem Kind hat, wird das Ziel „bewirke, dass Mutter sich dir liebevoll zuwendet“ sehr gut erreicht. Umso schmerzhafter ist es für das Kind, wenn die Mutter sich bei einem nächsten Mal ganz anders verhält. Das Kind weiß nie, woran es ist. Es hat nicht selbst die Kontrolle darüber, wie seine Annäherungsversuche ausgehen werden, weil das vom Zustand der Mutter abhängt. Das Kind kann nie sicher sein, dass Mutter für es da ist, wenn es sie braucht. Mutter ist vielleicht physisch anwesend, aber nicht auf die Bedürfnisse des Kindes bezogen, sondern mit sich selbst beschäftigt. Auch in diesem Fall wird das Bindungsbedürfnis verletzt, noch mehr aber das Kontrollbedürfnis. Der Zustand intimer Nähe mit Mutter tritt zwar immer wieder ein, aber nicht unter Kontrolle des Kindes. Bei dieser Konstellation wird das Kind sehr darauf ausgerichtet sein, Kontrolle zu gewinnen. Es wird sich immer wieder vergewissern, dass Mutter da ist. Seine Aufmerksamkeit ist ständig damit beschäftigt. Es wird immer wieder testen, ob Mutter reagiert. Wenn sie weggeht, ist das ein Alarmsignal, vor allem im Hinblick auf das Kontrollbedürfnis. Das Kind wird kein Vermeidungsziel „lass dich nicht auf Nähe ein“ oder „unterdrücke deinen Wunsch nach Nähe“ entwickeln. Ganz im Gegenteil: Es wird ständig besorgt sein, ob Mutters Nähe wirklich gesichert ist. Das Annäherungsziel bleibt ständig aktiviert, aber gleichzeitig etabliert sich ein Vermeidungsziel „sorge dafür, dass Mutters Nähe nicht verloren geht“. Ein solches Kind wird klammernd-anhänglich sein und überaus empfindlich mit leicht erregbaren negativen Gefühlen auf Verlust von Mutters Nähe reagieren. Es ist gleichzeitig annäherungs- und vermeidungsmotiviert. In diesem Fall wird das Annäherungsverhalten nicht vom Vermeidungsziel gehemmt, wie es beim Beispiel zuvor der Fall war, sondern „Suche Nähe“ und „Vermeide Verlust von Nähe“ sind gleichzeitig aktiviert. Das Kind bleibt ständig in ängstlicher Spannung. Es macht nicht die Erfahrung sicherer Kontrolle über das, was ihm am wichtigsten ist. Es entwickelt keine sicheren Kontrollerwartungen, wird aber ständig mit dem Thema Kontrolle beschäftigt sein, immer darum bemüht, drohenden Verlust zu vermeiden. Diese Konstellation würden wir von außen als unsicher-ambivalenten Bindungsstil bezeichnen. Kennzeichen dieser Konstellation ist die immer wiederkehrende gleichzeitige Aktivierung von Annäherungs- und Vermeidungszielen. Diese Konstellation wird später dazu führen, dass die betreffende Person durchaus starke bewusste Wünsche nach Nähe hat und auch Nähe sucht, aber ständig besorgt ist, ob die Nähe erhalten bleibt und sich vorwegnehmend ständig versichert, dass sie nicht verloren geht.

Welche Konstellation von Annäherungs- und Vermeidungszielen sich bei einem Menschen in der frühen Kindheit um das Bindungs-, Kontroll- und Lust-/Unlustbedürfnis herum entwickelt, ist von vielen Faktoren abhängig. Wer als genetische Mitgift eine Neigung zu ängstlicher Erregbarkeit mitbekommen hat, wird bei gleicher Umgebung eher mehr und stärkere Vermeidungsziele entwickeln, als wenn er genetisch kein Vermeidungstemperament mitbekommen hätte. Aber die genetische Mitgift tritt vom ersten Lebenstag an in Interaktion mit der Umgebung. Es besteht zwar eine erhöhte Wahrscheinlichkeit dafür, dass die Umgebung auf eine ungünstige genetische Mitgift überfordert reagiert und sich daraus Interaktionsmuster entwickeln, in denen sich zunehmend Vermeidungsziele entwickeln (van den Boom & Hoeksma, 1994). Aber wenn das Kind Glück hat, trifft es auf eine gelassene, feinfühlige Mutter in guter psychischer Verfassung und entwickelt mit ihr eine enge positive Bindungsbeziehung. Dann wird die genetische Mitgift „entschärft". Es kommt nicht zur Expression des ungünstigen genetischen Potenzials, sondern das Kind entwickelt von diesem „sicheren Hafen" aus Annäherungsschemata, die zur Grundlage einer guten Bedürfnisbefriedigung und psychischen Gesundheit werden (Suomi, 1987, 1991; van den Boom, 1994)

Die spezifischen Konstellationen motivationaler Schemata, die sich um die Grundbedürfnisse entwickeln können, sind unendlich viel reichhaltiger und vielfältiger, als mit der Unterscheidung von drei oder vier Bindungsstilen differenziert werden kann. Menschen sind nicht einfach sicher, vermeidend oder ambivalent gebunden. Das ist eine grobe Unterscheidung, die für Forschungszwecke einen Nutzen hat. Wenn wir es aber in der klinischen Praxis mit individuellen Menschen zu tun haben, können sich die Menschen, die in eine dieser drei Kategorien eingeordnet würden, in ihrer individuellen Konstellation annähernder und vermeidender Schemata sehr stark voneinander unterscheiden. Menschen machen als kleine Kinder in der Regel nicht nur Beziehungserfahrungen mit einer Person. Sie entwickeln in verschiedenen Beziehungen unterschiedliche Interaktionsmuster. Das heißt, die Beziehungserfahrungen, die in ihren motivationalen Schemata ihren Niederschlag finden, sind sehr viel reichhaltiger, als es in allen hier genannten Beispielen zum Ausdruck kam. In verschiedenartigen Situationen mit verschiedenen Interaktionspartnern können daher bei ein und demselben Menschen unterschiedliche motivationale Ziele angesprochen werden. Dementsprechend sind auch seine emotionalen Bewertungen je nach Situation und Person sehr unterschiedlich. Auch bei Menschen mit ausgeprägten Vermeidungstendenzen gibt es daher in aller Regel positive Ziele, an die man anknüpfen kann, wenn man ihnen zu einer insgesamt besseren Befriedigung ihrer Grundbedürfnisse verhelfen will.

4.7.5 Die funktionale Bedeutung von Annäherungs- und Vermeidungszielen

Annäherungs- und Vermeidungsziele sind nach dem oben Gesagten keine Gegenpole, der eine mit einem positiven, der andere mit einem negativen Vorzeichen. Es handelt sich vielmehr um qualitativ unterschiedliche Zieltypen. Carver und Scheier (1998) versuchen, dies mit der in Abbildung 4.12 wiedergegebenen Grafik zu veranschaulichen.

Während es bei Annäherungszielen darum geht, die Diskrepanz zu einem positiv bewerteten Ziel zu verringern, geht es bei Vermeidungszielen darum, die Diskrepanz zu einem negativ bewerteten Ziel zu maximieren. Carver und Scheier sprechen bei Vermeidungszielen deshalb auch von „Antizielen".

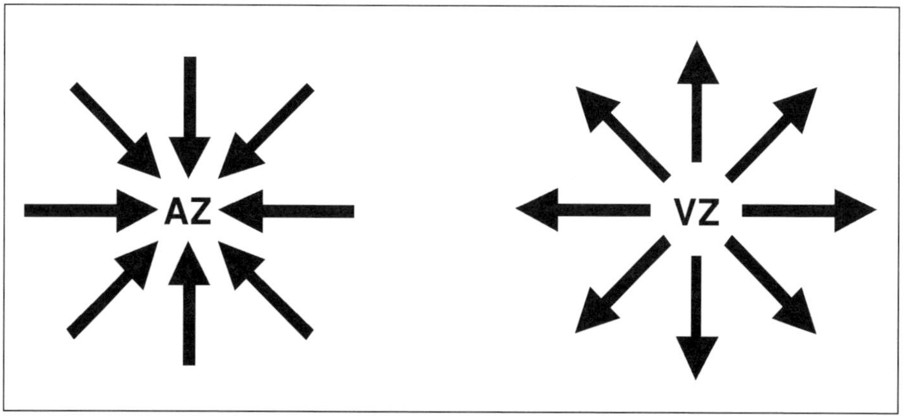

Abbildung 4.12: Ziele und „Antiziele" nach Carver und Scheier (1998).

Beim Anstreben eines positiven Zieles ist es ziemlich leicht festzustellen, ob man dem Ziel nähergekommen ist und man kann das Ziel auch wirklich erreichen. Annäherungen an das Ziel sind in der Regel mit positiven Emotionen verbunden, ganz besonders dann, wenn sie schneller oder größer sind als erwartet (Carver, Lawrence & Scheier, 1996). Der Weg zum Ziel kann in kleine Schritte/Unterziele aufgeteilt werden, die viel eher erreichbar sind als das Endziel. Auch das Erreichen dieser Zwischenziele kann schon positive Emotionen auslösen. Man kann sich vornehmen, bestimmte Handlungen zu unternehmen, die einen dem Ziel näher bringen. Man kann sich auf das Ziel konzentrieren und etwas dafür tun, dessen Erfolg oder Wirksamkeit feststellbar ist. Annäherungsziele kann man mit intrinsischer Motivation verfolgen. Das fördert die Ausrichtung der Aufmerksamkeit auf erfolgs- und verbesserungsrelevante Informationen.

Vermeidungsziele erfordern dauernde Kontrolle sowie verteilte statt fokussierte Aufmerksamkeit. Man kann sie nie ganz erreichen. Selbst wenn man eine Gefahr erfolgreich abgewehrt hat, kann man nie sicher sein, dass nicht eine andere Gefahr von einer anderen Seite droht. Bei Vermeidungszielen muss man immer auf der Hut sein. Wenn ein kleines Kind Mutters Nähe anstrebt, weiß es, was es dafür tun kann, und kann entspannen, wenn das Ziel erreicht ist. Wenn das Kind das Ziel hat „Vermeide den Verlust von Mutters Nähe", muss es ständig alles im Auge haben, was geschieht. Immer könnte drohen, dass Mutter geht, zu sehr anderweitig beschäftigt ist usw. Wenn das Kind sich intrinsisch motiviert in ein Spiel vertieft, könnte Mutter plötzlich weg sein. Es muss also immer einen Teil seiner Aufmerksamkeit darauf richten, was mit Mutter ist. Aktivierte Vermeidungsziele binden Aufmerksamkeit und sind von ängstlicher Anspannung begleitet.

Diese durch das Vermeidungsziel gebundene Aufmerksamkeit fehlt dann für die Bewältigung positiver Anforderungen. Positive Emotionen kommen allenfalls in Form von Erleichterung vor, dass das Befürchtete nicht eingetreten ist. Aber das heißt ja nicht, dass es nicht im nächsten Moment eintreten könnte. Jemand, der die Ziele hat „fall nicht unangenehm auf", „mach nichts falsch" wird sich auf einem gesellschaftlichen Ereignis die ganze Zeit angespannt fühlen, sich gehemmt verhalten und u. a. mit selbstbezogenen Kognitionen beschäftigt sein. Wenn ihm wirklich ein Missgeschick passiert, indem er vielleicht ein Glas umstößt oder eine ungeschickte Bemerkung macht, ist für ihn die Katastrophe eingetreten und er wird von negativen Emotionen überflutet. Derjenige, der auf dasselbe Ereignis mit dem Ziel geht, sich möglichst gut zu unterhalten, wird etwas ganz anderes erleben und mit großer Wahrscheinlichkeit hinterher zufriedener sein.

Vermeidungsziele ermöglichen also keine effiziente Zielverfolgung und keine echte Zielerreichung. Sie binden viel Energie und Aufmerksamkeit und dennoch hat man nie das Zufriedenheitsgefühl, etwas erreicht zu haben. Ihre Aktivierung ist ganz überwiegend von negativen Emotionen begleitet. Sie führen insgesamt zu einer beeinträchtigten Bedürfnisbefriedigung, denn in dem Ausmaß, in dem die psychische Aktivität von Vermeidungszielen bestimmt ist, ist sie nicht frei für die Verfolgung von Annäherungszielen. Wirkliche Bedürfnisbefriedigung wird nur über die Realisierung von Annäherungszielen erreicht.

Auf Grund dieser qualitativen Unterschiede zwischen Annäherungs- und Vermeidungszielen ergibt sich die Schlussfolgerung, dass Vermeidungsziele ungünstige Ziele sind, was die Möglichkeit der Zielerreichung und ihre Funktion für eine gute Bedürfnisbefriedigung angeht. Es gibt zwar eine natürliche Tendenz, Unangenehmes zu vermeiden, die jedem Menschen eigen ist, und diese stellt einen wichtigen Schutzmechanismus dar, wenn wirkliche Gefahr droht. Wenn das Vermeiden jedoch zu einem überdauernden Ziel wird, das bestimmt, wie man die Umgebung primär wahrnimmt und bewertet und wie man sich mit ihr auseinander setzt, wird man im Leben wenig Positives erreichen und erleben. Das Verfolgen von Vermeidungszielen geht nicht nur an sich schon mit häufigeren negativen Emotionen einher, weil die Wahrnehmung ja darauf ausgerichtet ist, Negatives auszumachen, um es abwehren und vermeiden zu können. Die Vermeidungsaktivität steht darüber hinaus der Realisierung von Annäherungszielen im Wege. Menschen mit ausgeprägten Vermeidungszielen oder sogar einem Überwiegen von Vermeidungszielen gegenüber Annäherungszielen sollten daher insgesamt weniger positive Emotionen erleben und eine schlechtere Bedürfnisbefriedigung haben. Als Folge davon ist zu erwarten, dass sie ein schlechteres Wohlbefinden und letztlich auch eine schlechtere psychische Gesundheit haben.

Wir haben diese Annahmen in den letzten Jahren mit eigens dafür entwickelten Messmitteln gezielt geprüft und sie alle bestätigt gefunden. Über viele Jahre hin sind an unserer Psychotherapeutischen Praxisstelle in Bern im Rahmen der Erstellung klinischer Fallkonzeptionen mit der Methode der Plananalyse (Grawe & Caspar, 1984; Caspar, 1989) und der Schemaanalyse (Grawe, Grawe-Gerber, Heiniger, Ambühl & Caspar, 1996) aus dem beobachtbaren Verhalten des Patienten seine wichtigsten Annäherungs- und Vermeidungsziele erschlossen worden. Von diesen individuellen Zielen, die nach

Analyse der Therapeuten das tatsächliche Verhalten der Patienten maßgeblich bestimmten, ausgehend, haben wir einen „Fragebogen zur Analyse motivationaler Schemata (FAMOS)" entwickelt (Grosse Holtforth & Grawe, 2000, 2002b). Dieser erfasst mit 14 Skalen für Annäherungsziele und mit 9 Skalen für Vermeidungsziele diejenigen motivationalen Ziele, die sich bei Psychotherapiepatienten als besonders wichtig erwiesen haben. Der Patient/Proband schätzt für jedes Annäherungsitem (Beispiele: „meinen Freiraum zu haben", „umsorgt zu werden") ein, wie wichtig ihm das ist, und für jedes Vermeidungsitem (Beispiel: „mich zu blamieren", „kritisiert zu werden"), wie schlimm das für ihn wäre. Der Fragebogen ist vor allem für die Zwecke der klinischen Praxis entwickelt worden, um sich schnell ein Bild von den wichtigsten motivationalen Zielen eines Patienten machen zu können. Abbildung 4.13 zeigt das Auswertungsprofil des FAMOS für eine mittelschwer depressive Beispielpatientin.

Man sieht auf den ersten Blick, dass für diese Patientin das Annäherungsziel einer intimen Bindungsbeziehung ganz besonders wichtig ist. Gleichzeitig hat sie große Angst vor Trennung und Alleinsein. Auslöser ihrer depressiven Episode war, dass ihr Mann eine Außenbeziehung begonnen hatte. Bei dieser Konstellation von motivationalen Zielen wird auf Anhieb ersichtlich, dass dieses Ereignis maximale Inkongruenz bei ihr hervorrufen musste. Ein weiteres besonders wichtiges Annäherungsziel der Patientin ist Anerkennung und Bestätigung. In diesem Bereich sozialer Bewertung hat sie aber auch ihre schlimmsten Befürchtungen und Vermeidungsziele. Sie vermeidet vor allem Vorwürfe und Kritik sowie Versagen. Außerdem vermeidet sie sehr stark Spannungen in zwischenmenschlichen Beziehungen. Allein aus diesem Profil wird ersichtlich, dass sich diese Patientin durch die Untreue ihres Mannes in einer sehr akuten Konfliktsituation befindet. Es werden dadurch ihre wichtigsten Annäherungs- und Vermeidungsziele gleichzeitig stark aktiviert und sie erlebt im Hinblick auf mehrere Annäherungs- und Vermeidungsziele gleichzeitig starke Inkongruenz. Nach allem, was zuvor über Bedürfnisbefriedigung, motivationale Ziele und Inkonsistenz gesagt wurde, ergibt sich, dass es dieser Frau aktuell sehr schlecht gehen sollte. In ihrem psychischen Geschehen herrscht derzeit ein sehr hohes Maß an Inkonsistenz und das ist nach der Konsistenztheorie eine akute Risikosituation für die Ausbildung psychischer Störungen. Hintergrund dafür ist aber die längerfristige Struktur motivationaler Ziele, wie sie mit dem FAMOS ökonomisch erfasst werden kann. Auf den Zusammenhang zwischen Inkonsistenz und der Ausbildung psychischer Störungen wird weiter unten noch ausführlicher eingegangen (Abschnitte 4.8 und 4.9).

Die Auswertung des FAMOS ergibt außer den Skalenwerten für die einzelnen motivationalen Ziele auch Summenwerte für die Gesamtausprägung von Annäherungs- und Vermeidungszielen und einen Wert für das Verhältnis zwischen Vermeidung und Annäherung. Diese Summenwerte sind für Forschungsuntersuchungen ein gutes Maß dafür, ob ein Mensch in seinem zielorientierten Verhalten eher vermeidungs- oder annäherungsorientiert ist. Wir haben diese Summenwerte für größere klinische und nichtklinische Stichproben mit anderen Maßen korreliert, um zu prüfen, ob die oben gemachten Annahmen empirisch gestützt werden.

Ein erstes sehr wesentliches Ergebnis ist, dass Annäherungs- und Vermeidungsziele nicht signifikant miteinander korrelieren. Das bestätigt noch einmal die Unabhängigkeit

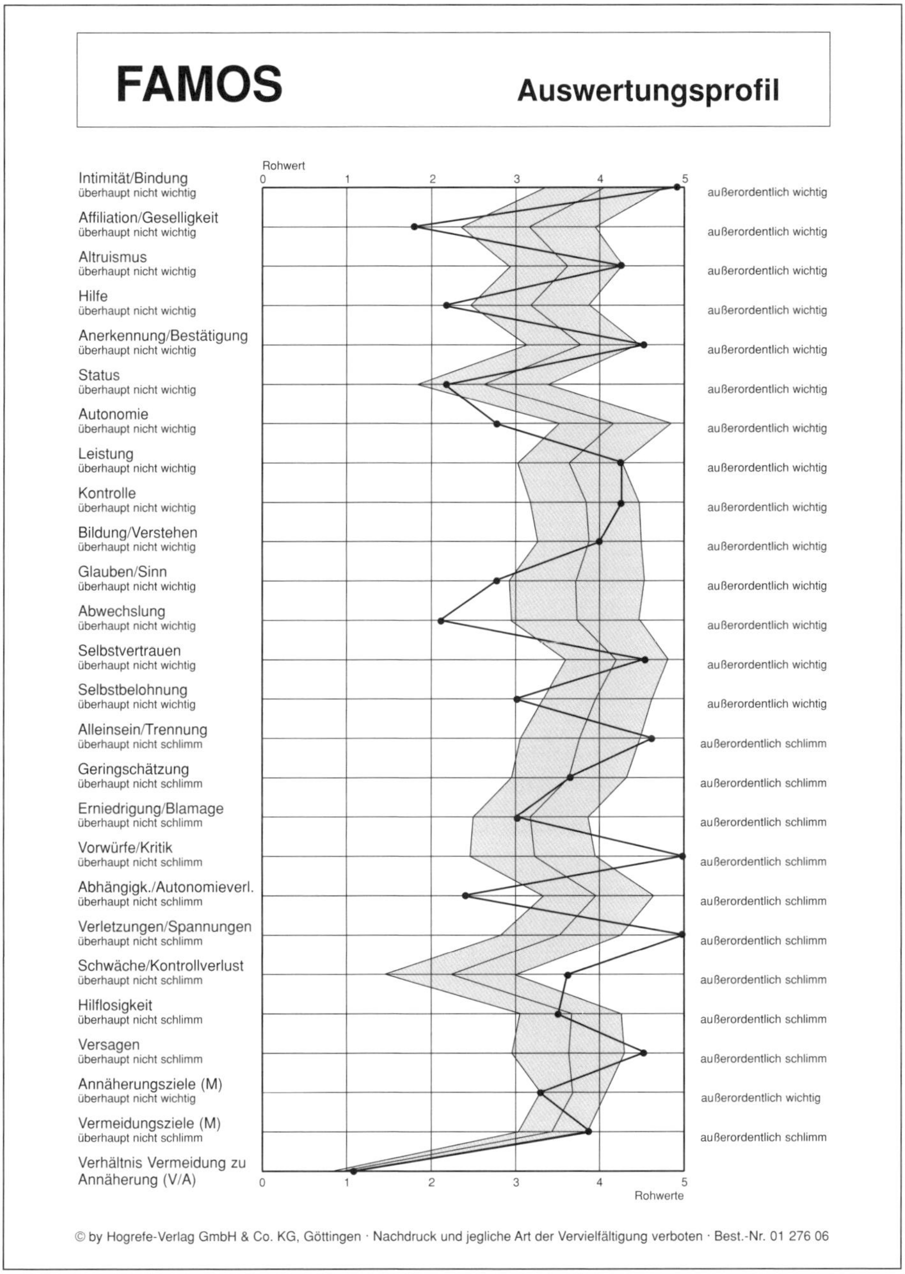

Abbildung 4.13: Auswertungsprofil des FAMOS. Die dünne Linie im grau schattierten Bereich gibt den Mittelwert einer Stichprobe von Psychotherapiepatienten an, der grau schattierte Bereich eine Standardabweichung oberhalb und unterhalb des Mittelwertes. Die dicke Linie stellt das Profil des Patienten vor diesem Hintergrund dar (Grosse Holtforth & Grawe, 2002).

des Vermeidungs- und Annäherungssystems, über die weiter oben berichtet wurde. Jemand, der viele Vermeidungsziele hat, kann gleichzeitig ausgeprägte Annäherungsziele haben oder nur schwache.

Wenn jemand viele Vermeidungsziele hat, wirkt sich das aber negativ darauf aus, wie gut er seine Annäherungsziele realisieren kann. Wir haben neben dem FAMOS noch ein weiteres Messinstrument, den „Inkongruenzfragebogen (INK)" entwickelt (Gosse Holtforth & Grawe, 2003; Grosse Holtforth, Grawe & Tamcan, 2004). In diesem wird für dieselben Items wie im FAMOS eingeschätzt, wie gut es dem Betreffenden gelingt, dieses Ziel zu realisieren. Bei Vermeidungszielen bedeutet dies, wie gut es ihm gelingt, den in dem jeweiligen Item angesprochenen aversiven Zustand zu vermeiden. Auch für dieses Messinstrument können Summenwerte für „Annäherungsinkongruenz" und „Vermeidungsinkongruenz" über alle Annäherungs- und Vermeidungsskalen hinweg gebildet werden. Das Ausmaß der Vermeidung im FAMOS korreliert bei einer gemischten Stichprobe von 1 021 Probanden (Normalpersonen und klinisch gestörte Patienten) hochsignifikant mit .31 mit der Inkongruenz bezüglich der Annäherungsziele im INK. Für das Verhältnis von Vermeidung zu Annäherung im FAMOS, die „Vermeidungsdominanz", beträgt die Korrelation sogar .40. Vermeidungsziele haben also eine deutliche negative Auswirkung auf die Realisierung von Annäherungszielen. Vermeidungsziele hemmen die Annäherungsaktivität.

Wegen dieser hemmenden Auswirkung auf die Realisierung von Annäherungszielen sollten ausgeprägte Vermeidungsziele einhergehen mit schlechterem Wohlbefinden. Auch diese Annahme bestätigt sich. Die empirischen Korrelationen zwischen Vermeidungsdominanz im FAMOS mit verschiedenen Befindensmaßen sind hochsignifikant in der erwarteten Richtung. Vermeidungsdominanz korreliert bei einer gemischten klinischen Stichprobe von Patienten unterschiedlicher Institutionen mit der Skala „Positive Lebenseinstellung" des „Berner Fragebogens zum Wohlbefinden (BFW)" (Grob, 1995) zu –.38, mit der BFW-Skala Selbstwertgefühl zu –.37 und der BFW-Skala Depressivität zu .26. Alle Korrelationen sind bei einem N von 304 hochsignifikant. Mit dem Summenwert für Symptombelastung (GSI) der SCL-90-R korreliert die Vermeidungsdominanz bei einer Stichprobe von 70 Psychotherapiepatienten zu .37. Mit dem Gesamtwert im Unsicherheitsfragebogen von Ullrich de Muynck und Ullrich (1977) korreliert die Vermeidungsdominanz sogar zu .55. Personen, die überwiegend Vermeidungsziele haben, zeichnen sich insbesondere durch eine hohe soziale Unsicherheit aus. Sie erleben in sozialen Situationen hauptsächlich negative Gefühle und haben starke Probleme in interpersonalen Beziehungen. Der Summenwert für das Ausmaß interpersonaler Probleme im Inventar Interpersonaler Probleme (IIP) von Horowitz, Strauss und Kordy (1994) korreliert mit Vermeidungsdominanz zu .43.

Nach all dem ist es nicht überraschend, dass Psychotherapiepatienten im Vergleich zu einer Normalstichprobe in fast allen FAMOS-Vermeidungsskalen signifikant höhere Werte haben (s. dazu ausführlicher Grosse Holtforth & Grawe, 2002b, dort finden sich zu allen aufgeführten Korrelationen auch nähere Angaben über Stichroben und weitere methodische Details.). Abbildung 4.14 stellt die Korrelationen zwischen der Dominanz von Vermeidungszielen und anderen Variablen zusammenfassend dar.

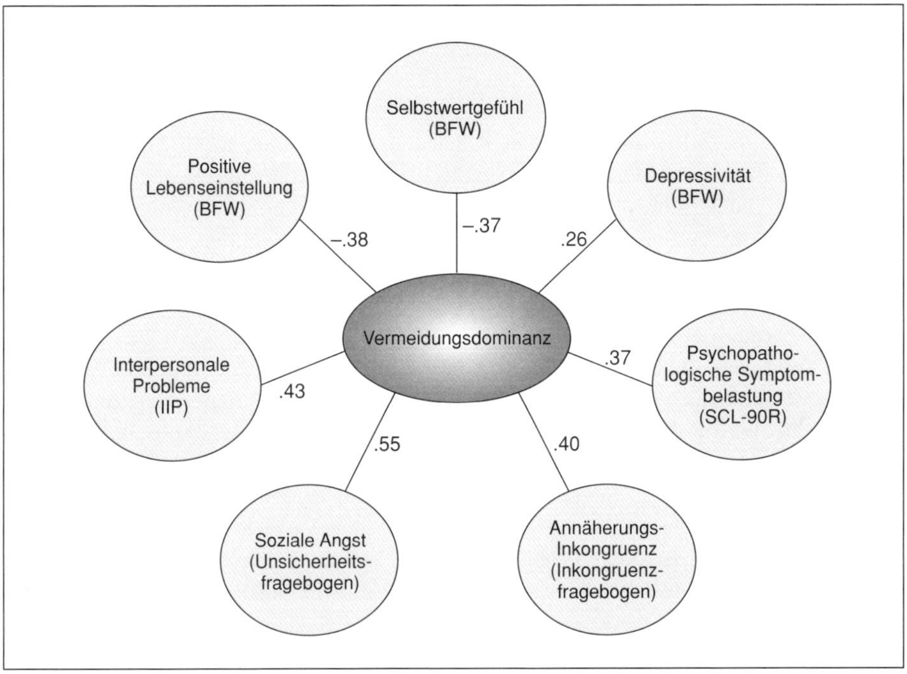

Abbildung 4.14: Korrelationen zwischen Vermeidungsdominanz und verschiedenen Maßen für Wohlbefinden und psychische Gesundheit. Nähere Angaben im Text.

Stark ausgeprägtes Vermeiden hat also eine Vielzahl ungünstiger Auswirkungen. Die Liste ungünstiger Auswirkungen kann aus Untersuchungen mit anders operationalisierten Zielen ergänzt werden. Elliot und Sheldon (1998) untersuchten in drei Studien die Zusammenhänge zwischen „Personal Strivings“ und körperlichen Symptomen. Unter Personal Strivings verstehen sie individuelle spezifische Ziele, welche die Probanden im nächsten Monat verfolgen wollten (eine Studie) oder die sie im Allgemeinen verfolgten (zwei Studien). Probanden, bei denen unter den von ihnen frei genannten Zielen mehr Vermeidungsziele enthalten waren, hatten signifikant mehr körperliche Symptome wie Kopfschmerzen, Husten, Schnupfen, Kurzatmigkeit, Brust- oder Herzschmerzen, Magenschmerzen, Schwindel- und Schwächegefühle. In einer Studie mit einer retrospektiven Einschätzung gaben die Probanden mit mehr Vermeidungszielen weniger Fortschritt beim Erreichen ihrer Ziele an. Außerdem empfanden sie einen geringeren Grad an Autonomie und persönlicher Kontrolle beim Verfolgen der Ziele. In einer Studie von Elliot, Sheldon und Church (1997) hatten diejenigen Probanden, die mehr Vermeidungsziele nannten, ein schlechteres Wohlbefinden und eine geringere Verbesserung ihres Wohlbefindens in den letzten Monaten als die Probanden mit weniger Vermeidungszielen. In einer Studie von Coats, Janoff-Bulman und Alpert (1996) hatten die Probanden, die unter ihren „Personal Strivings“ im Sinne von Emmons und McAdams (1991) mehr Vermeidungsziele angaben, signifikant niedrigere Werte auf Skalen für Selbstwert und Optimismus und höhere Werte auf einer Depressionsskala.

Michalak, Püschel und Joormann (zur Veröffentlichung eingereicht) erfassten bei einer Gruppe von 53 Normalpersonen und einer Stichprobe von 65 Psychotherapiepatienten Annäherungs- und Vermeidungsziele auf zwei verschiedene Arten. Zum einen mit einem semi-projektiven Test. Mit diesem sollten „implizite Motive" erfasst werden. Diese entsprechen weitgehend dem, was in der Konsistenztheorie unter motivationalen Zielen verstanden wird. Zum anderen fragten sie die Versuchspersonen direkt nach ihren wichtigsten „Personal Strivings" und ließen nachträglich von Beurteilern einschätzen, ob es sich eher um Annäherungs- oder um Vermeidungsziele handelte. Diese direkt erfragten Ziele wurden im Unterschied zu dem impliziten Motiven als „explizite Ziele" angesehen. In Übereinstimmung mit dem konsistenztheoretischen Modell ging die Untersuchung davon aus, dass im impliziten und expliziten Funktionsmodus unterschiedliche Ziele verfolgt werden können. Tatsächlich korrelierten explizite und implizite Motive in dieser Untersuchung nur sehr gering miteinander. Für beide Arten von Vermeidungszielen, nicht aber für die Annäherungsziele, fanden die Autoren sehr substanzielle Korrelationen mit verschiedenen Maßen psychopathologischer Symptombelastung. Die Korrelationen mit dem Global Severity Index der SCL-90 lagen um .40. Besonders hoch, nämlich zu .65 korrelierte das Ausmaß von impliziten Vermeidungsmotiven mit dem Gesamtwert für interpersonale Probleme im IIP. Nach dieser Untersuchung hat sowohl explizites als auch implizites Vermeiden einen negativen Einfluss auf die psychische Gesundheit.

Wir können nach diesen Befunden als gesichert annehmen, dass eine habituell vermeidende Ausrichtung der psychischen Aktivität mit schlechterem Wohlbefinden, schlechterem Selbstwertgefühl und einer schlechteren psychischen Gesundheit einhergeht. Es handelt sich allerdings um korrelative Beziehungen. Obwohl es nahe liegt, die Korrelationen so zu interpretieren, dass zu starkes Vermeiden zu diesen negativen Auswirkungen führt, ist auch die Interpretation nicht von der Hand zu weisen, dass jemand, dem es schlecht geht, mehr zum Vermeiden als zum Annähern neigt. In der Studie von Elliot und Sheldon (1998) hatten die Probanden, die mehr Vermeidungsziele gewählt hatten, auch höhere Neurotizismuswerte. Auch der Gesamtwert für Vermeidungsziele im FAMOS korreliert hoch signifikant mit Neurotizismus (Grosse Holtforth & Grawe, 2002b). Beim Neurotizismus wissen wir, dass er Teil einer ererbten Tendenz zum Vermeiden ist (s. o.). Das legt nahe, den korrelativen Zusammenhang so zu interpretieren, dass Menschen mit hohem Neurotizismus in ihrem Leben leichter Vermeidungsziele ausbilden. Die Ausbildung dieser Vermeidungsziele hat dann ihrerseits wieder ungünstige Folgen.

Wenn wir bei einem Patienten in der klinischen Praxis ein hohes Maß an Vermeidungszielen feststellen, haben wir nach diesen Ergebnissen Grund zu der Annahme, dass diese Vermeidungsziele zu seinen Problemen und zu seinem schlechten Zustand beitragen. Eine Abnahme der Stärke der Vermeidungziele sollte daher mit zu den wichtigen Therapiezielen gehören. Das gilt auch, wenn wir im Auge behalten, dass die leichte Aktivierbarkeit des Vermeidungssystems eine stabile Eigenart des Nervensystems dieses Menschen sein kann, die nicht so leicht wie einzelne Vermeidungsziele veränderbar ist. Wenn wir erreichen wollen, dass das Inkonsistenzniveau bei diesem Patienten abnimmt und sich seine Bedürfnisbefriedigung verbessert, werden wir den Einfluss der stärksten

Vermeidungsziele abschwächen müssen, damit ihr hemmender Einfluss auf die Realisierung der Annäherungsziele abnimmt.

In der Einschätzung der Bedeutung von Vermeidungszielen für die Psychotherapie stimmt die hier eingenommene Sicht überein mit der von Hayes, Wilson, Gifford, Follette und Strosahl (1996), die das Vermeiden bestimmter Erfahrungen („experiential avoidance") als eigene diagnostische Kategorie für die Psychotherapie vorschlagen. Sie definieren experiential avoidance als „the phenomenon that occurs when a person is unwilling to remain in contact with particular private experiences (e. g. bodily sensations, emotions, thoughts, memories, behavioral predispositions) and takes steps to alter the form or frequency of these events and the contexts that occasion them" (S. 1154). Hayes et al. schlagen vor, Erfassungsmethoden für die routinemäßige Feststellung von Vermeidungszielen für klinische Zwecke zu entwickeln, um das Vermeiden bestimmter Erfahrungen als eigene funktionelle diagnostische Kategorie neben die auf psychopathologische Syndrome ausgerichtete DSM-Diagnostik zu stellen. Der FAMOS ist von uns genau für diesen Zweck entwickelt worden. Er soll die wichtigsten Vermeidungsziele des einzelnen Patienten ökonomisch erfassbar machen, damit zu Beginn einer Therapie geprüft werden kann, ob die Abnahme der Vermeidung bestimmter Erfahrungen bei diesem Patienten zu einem eigenen Therapieziel gemacht werden sollte und um zu sehen, in welchen Bereichen der Patient besonders stark vermeidet. Voraussetzung für dieses therapeutische Rationale ist natürlich, dass Vermeidungsziele überhaupt durch Psychotherapie verändert werden können.

Um zu prüfen, ob diese Voraussetzung überhaupt gegeben ist, haben wir an einer Stichprobe von 78 Patienten unserer Psychotherapeutischen Praxisstelle in Bern untersucht, inwieweit es in unseren eigenen Psychotherapien gelingt, die Vermeidungsziele der Patienten abzuschwächen (Grosse Holtforth, Grawe, Egger & Berking, zur Veröffentlichung eingereicht). Die Patienten wurden nach dem integrativen Konzept der „Psychologischen Therapie" behandelt, wie es bei Grawe (1998) beschrieben ist. Die Therapeuten wandten sowohl störungsspezifische, bewältigungsorientierte als auch klärungsorientierte Vorgehensweisen an und achteten besonders auf eine sorgfältige, auf die motivationalen Schemata des Patienten zugeschnittene Beziehungsgestaltung. Die Therapien dauerten im Durchschnitt 26 Sitzungen.

Die Patienten hatten zu Beginn der Therapie im FAMOS, wie nicht anders zu erwarten, hochsignifikant stärker ausgeprägte Vermeidungsziele als Normalpersonen. Am Ende der Therapie unterschieden sie sich nicht mehr signifikant von der Normalstichprobe. Die Veränderungen waren in 8 der 9 Vermeidungsskalen des FAMOS signifikant. Nur in der Skala „Angst vor Autonomieverlust" trat keine signifikante Veränderung ein. Auch im Gesamtmaß für Vermeidung war die Abnahme sehr signifikant. Wir bildeten darüber hinaus für jeden Patienten einen individuellen Summenwert für seine drei wichtigsten Vermeidungsziele und prüften für diese getrennt, wie sehr sie sich durch die Therapie veränderten. Die Prae-Post-Stärke für die Abnahme der individuell wichtigsten Vermeidungsziele betrug $ES = 1.06$. Angesichts dessen, dass motivationale Ziele wesentlich stabilere Merkmale sind als Symptommaße, kann das als ein recht starker Effekt angesehen werden. Die Abnahme der Vermeidungsziele korrelierte zu .49 mit der

Anfangsstärke der Vermeidungsziele. Es wurden also größere Veränderungen bei den Patienten erreicht, die stärkere Ausgangswerte in Vermeidung hatten.

Diese Befunde sprechen sehr für den Vorschlag von Hayes et al., dass Therapeuten sich zu Beginn der Therapie ein Bild von der Stärke der Vermeidungsziele ihrer Patienten machen und dann versuchen sollten, in den individuell wichtigsten Vermeidungsbereichen gezielt Veränderungen herbeizuführen. Die Erfolgsaussichten dafür sind nach den soeben berichteten Ergebnissen nicht schlecht. Die Abnahme der Vermeidungsziele korrelierte in der Untersuchung von Grosse Holtforth et al. darüber hinaus signifikant mit der Erreichung der individuellen Therapieziele der Patienten, mit einer Abnahme interpersonaler Probleme und einer Zunahme an Optimismus und Gelassenheit. Auch dies spricht dafür, die Abschwächung von Vermeidungszielen zu einem eigenen Therapieziel zu machen.

Eine Abnahme von Vermeidungszielen durch Psychotherapie wird nicht nur in unserer eigenen Institution erreicht, in der die Therapeuten eigens auf dieses Ziel hin ausgebildet werden. Berking, Grosse Holtforth und Jacobi (2003) gaben in einer verhaltenstherapeutisch orientierten psychosomatischen Klinik den FAMOS zusammen mit anderen Messmitteln am Beginn und Ende einer stationären Psychotherapie vor. Sie fanden eine im Ausmaß ungefähr vergleichbare Abnahme der Stärke von Vermeidungszielen und auch hier korrelierte die Abnahme der Vermeidungsziele signifikant mit anderen therapeutischen Veränderungen.

In unserer eigenen Untersuchung fanden wir noch einige sehr bemerkenswerte differenzielle Zusammenhänge zwischen der Abnahme von Vermeidungszielen und anderen therapeutischen Veränderungen. Wir berechneten die diesbezüglichen Korrelationen nämlich auch getrennt für verschiedene Diagnosegruppen und stießen auf einen hochinteressanten Befund:

Für depressive Patienten waren die Korrelationen zwischen der Abnahme von Vermeidung und anderen therapeutischen Veränderungen sehr hoch, bei Angstpatienten dagegen waren sie nicht einmal statistisch signifikant. Tabelle 4.5 stellt die Korrelationen dieser beiden diagnostischen Gruppen einander gegenüber.

Bei Depressiven finden sich insbesondere sehr hohe Zusammenhänge zwischen der Abnahme des Gesamtwertes für Vermeidungsziele und der Abnahme interpersonaler Probleme. Bei ihnen ist aber auch der Zusammenhang mit einer Abnahme der Symptombelastung, mit der Erreichung der individuellen Therapieziele und mit einer Zunahmen von Gelassenheit und Optimismus signifikant. Das Fehlen entsprechender Zusammenhänge bei den Patienten mit Angststörungen ist sehr bemerkenswert, denn bei ihnen war im Mittel eine gleich starke Abnahme der Stärke von Vermeidungszielen aufgetreten wie bei den Depressiven. Der Unterschied liegt im funktionalen Zusammenhang. Während bei Angstpatienten Vermeidungsziele reduziert werden können, ohne dass gleichzeitig Symptom- und sonstige Veränderungen auftreten, treten bei Depressiven eine ganze Reihe positiver sonstiger Veränderungen ein, wenn es gelingt, ihre Vermeidungsziele abzuschwächen. Für die Depressiven scheint das Vermeiden also eine größere funktionale Bedeutung zu haben als für Angstpatienten. Bei Angstpatienten hat ihre Störung

Tabelle 4.5: Korrelationen der Veränderungen in einzelnen FAMOS-Vermeidungsskalen mit Veränderungen in anderen Therapieerfolgsmaßen, getrennt für ängstliche und depressive Patienten.

FAMOS-Skalen (Veränderung der Intensität)	Veränderung psychopath. Symptome (SCL-90 GSI; Prä-Post-Differenzen)		Veränderung interpersonaler Probleme (IIP; Prä-Post-Differenzen)		Mehr Optimismus (VEV)		Zielerreichung (GAS)	
	Depr.	Angstst.	Depr.	Angstst.	Depr.	Angstst.	Depr.	Angstst.
Alle Vermeidungsziele	.47*	.21	.64***	.02	.40*	.39*	.37*	.14
Vulnerabilität/ Kontrollverlust	.46*	.32	.56**	.07	.54**	.28	.24	–.02
„meine eigenen Schwächen anderen zeigen"	.35	.10	.78***	.14	.54**	.13	.39	.04
„meine eigenen Bedürfnisse oder Wünsche zeigen"	.27	.23	.56**	.16	.51*	.39	.19	.32
„überwältigt sein durch meine eigenen Emotionen"	.32	.03	.11	.09	.15	.14	.15	.17

Anmerkungen: Depr. = Depressive Störung (N = 22); Angstst. = Angststörung (N = 19 bis 23); GAS = Goal Attainment Scales
*** $p < .001$,
** $p < .01$,
* $p < 0.5$, einseitiger Text.

offenbar eine funktionale Autonomie gewonnen. Sie besteht unabhängig vom motivationalen System. Man könnte dies so interpretieren, dass sich die Angst verselbstständigt und vom motivationalen Geschehen abgekoppelt hat.

In der Konsistenztheorie wird angenommen, dass das motivationale System bei der Symptomgenese eine große Rolle spielt. Nach Bahnung der Angstsymptome sind ihre neuronalen Grundlagen aber, zumindest bei den von uns untersuchten Angstpatienten, zu einem gut gebahnten Teil des impliziten Gedächtnisses geworden und können aktiviert werden, ohne dass die ihrer Aktualgenese zugrundliegenden motivationalen Bedingungen noch eine Rolle spielen. Das spricht für einen störungsspezifischen Zugang, um diese neuronalen Erregungsbereitschaften gezielt zu hemmen.

Bei Depressiven spielt das Vermeiden von Verletzungen offenbar auch ganz aktuell noch während der Therapie eine wichtige funktionale Rolle im psychischen Geschehen. Es ist ein wichtiger Teil der depressiven Problematik. Nach meiner Auffassung ist es sogar der zentrale Teil der depressiven Problematik. Die Veränderungen, die man im Gehirn von Depressiven gefunden hat, lassen sich am besten so interpretieren, dass der Depression letztlich eine Überaktivierung des Vermeidungssystems zu Grunde liegt. Das Vermeiden ist der Ursprung der anderen neuronalen Veränderungen. Es hemmt das Annäherungssystem, die Überaktivierung des Vermeidungssystems geht mit einer Dauerausschüttung von Stresshormonen einher, die den Hippocampus schädigt. Das immer extremer werdende Vermeiden mündet schließlich ein in eine generalisierte Schutzhaltung, bei der gar keine aktive Auseinandersetzung mehr mit Anforderungen der Umgebung stattfindet. Das geht einher mit der auffälligen Deaktivierung des anterioren Circularcortex.

Wenn diese Sichtweise stimmt, sollte man erwarten, dass eine Abschwächung des Vermeidens wieder zu einer allmählichen Aktivierung des Annäherungssystems führt und zu einer Wiederbelebung des ACC. Auch die negativen Emotionen sollten schwächer werden. Die Abschwächung sollte also von positiven Veränderungen des Erlebens und Verhaltens begleitet sein, wie es sich in den empirisch gefundenen Korrelationen anzeigt.

Die Auffassung, dass die Depression eine generalisierte Schutzreaktion vor Verletzungen ist, wird durch ein bemerkenswertes Detail unserer Ergebnisse gestützt. Es war uns aufgefallen, dass die stärksten Verbesserungen überhaupt in der FAMOS-Skala „Angst vor Verletzlichkeit“ auftraten. Für diese Skala korrelierte auch der Ausgangswert besonders stark mit dem Veränderungswert, nämlich zu .68. Dies hat uns dazu motiviert, genauer zu prüfen, was es mit dieser Angst vor Verletzlichkeit auf sich hat. Wir haben für diese Skala daher zusätzlich eine Auswertung auf Itemebene vorgenommen. Dabei fanden wir eine extrem hohe Korrelation von .78 des Items „anderen meine Schwächen zeigen“ mit den Veränderungen in anderen Bereichen. Sich anderen gegenüber schwach zu zeigen und sich dadurch verletzlich zu machen ist offenbar „der“ neuralgische Punkt für viele depressive Menschen. Diese Angst wird natürlich gerade im zwischenmenschlichen Kontext relevant. Daher leuchtet es ein, dass die Probleme in zwischenmenschlichen Beziehungen sich stark verbessern, wenn die Angst, sich mit Schwächen zeigen verletzlich zu machen, abnimmt.

Nach dieser Sachlage kommt es bei der Therapie depressiver Patienten in allerersten Linie darauf an, einen Raum zu schaffen, in dem sie sich sicher vor erneuten Verletzungen fühlen können. Dafür ist die Beziehungsgestaltung sicher von entscheidender Bedeutung. Im Weiteren muss es dann ein vorrangiges Therapieziel sein, den Patienten unempfindlicher gegen Verletzungen zu machen, damit er seine Schutzhaltung dauerhaft aufgeben kann.

Unabhängig von der speziellen Bedeutung des Vermeidens für das Verständnis von Depressionen ergeben sich aus der funktionalen Unabhängigkeit des Annäherungs- und Vermeidungssystems, um die es in diesem Abschnitt ging, Implikationen, die von allgemeiner Bedeutung für die Psychotherapie sind: Auch bei Menschen mit tiefverwurzelter Tendenz zu vermeiden kann man Annäherungsziele stärken und ihre Realisierung fördern. Wie wir weiter unten noch sehen werden, ist eine bessere Realisierung von Annäherungszielen sehr eng mit anderen positiven therapeutischen Veränderungen verbunden, deutlich mehr als eine Reduktion oder bessere Realisierung der Vermeidungsziele. In einer Psychotherapie kommt es in allererster Linie darauf an, dem Patienten zu einer besseren Realisierung seiner Annäherungsziele zu verhelfen. Wegen der Unabhängigkeit des Annäherungs- und des Vermeidungssystems kann dieses Ziel in einer Therapie auch dann erreicht werden, wenn ein Patient ein hohes Niveau an Vermeidungszielen hat.

4.7.6 Neuronale Mechanismen des Annäherungs- und Vermeidungslernens

Wie bekommen Annäherungsziele ihren positiven Anreizwert und Vermeidungsziele ihren aversiven Wert? Wie kommt es vom Anreiz und von der Aversion zum tatsächlichen Verhalten? Wie wird Annäherungs- und Vermeidungsverhalten in Gang gebracht und wie wird es gehemmt? Wie wird es gelernt? Welche Rolle spielen Belohnung und Bestrafung?

Das sind alles zentrale Fragen der Psychologie, aber natürlich auch der Psychotherapie, denn es geht bei diesen Fragen darum, wie eigentlich Motivation und Lernen zu verstehen ist. Es soll in diesem Abschnitt um die neuronalen Mechanismen gehen, die letztlich zu dauerhaften Veränderungen des Erlebens und Verhaltens führen. Was für Antworten ermöglicht die Neurowissenschaft auf diese Kernfragen der Psychotherapie?

Ich stütze die Ausführungen in diesem Abschnitt vor allem auf die Arbeiten von Berridge (1999), Berridge und Robinson (1998), Hoebel, Rada, Mark und Pothos (1999), Rolls (2000) und Shizgal (1999).

Ein Kokainsüchtiger liegt mit seinem Kopf in einem PET-Scanner und stellt sich vor, wie er mit seiner geliebten Crackpfeife Crack raucht. In ihm kommt starkes Verlangen nach dem Hochgefühl auf, das er so oft in seinen Kokainräuschen erlebt hat. In diesem Augenblick treten in seinem Gehirn vor allem in zwei Bereichen deutliche Aktivierungen auf, nämlich in der Amygdala und im Nucleus accumbens (Grant et al., 1996; Volkow, Wang & Fowler, 1997). Wir haben die Amygdala bisher hauptsächlich als Angstzentrale kennengelernt, sind aber schon einige Male darauf gestoßen, dass sie auch genereller an emotionalen Bewertungen beteiligt ist. Brain Imaging Studien zeigen, dass die Amygdala, genauer: andere Teile der Amygdala als die bei Furcht aktivierten, auch bei angenehmen Erinnerungen und Wahrnehmungen aktiviert ist. Der Nucleus accumbens liegt ganz nahe bei der Amygdala. Er ist maßgeblich am Lernen von Verhalten beteiligt, das angenehme Zustände herbeiführt und Furcht reduziert. Er spielt also eine wichtige Rolle bei den Vorgängen, die in den behavioristischen Lerntheorien als positive und negative Verstärkung bezeichnet wurden.

Darüber, welche Rolle Lust- und Unlustgefühle beim Lernen spielen, wissen wir besonders viel aus Untersuchungen an Tieren, meistens an Affen, und zwar deswegen, weil dafür oft Elektroden oder Sonden in genau umgrenzte Hirnteile implantiert werden mussten, um die Mikroprozesse studieren zu können, die sich dort beim Lernen abspielen. Es geht in diesen Studien meist darum, was bei Essen, Trinken, Sexualität und Drogenkonsum oder -entzug ganz genau im Gehirn abläuft. Vorteil dieser konsumatorischen Verhaltensbereiche ist es, dass man den Anreizwert der Stimuli gut manipulieren und ziemlich sicher sein kann, ob sie für das Tier in der jeweiligen Situation angenehm oder aversiv sind.

Rolls (1995) nahm bei Affen Ableitungen der elektrischen Aktivität einzelner Neuronen in verschiedenen Hirnregionen vor, während sie gerade einen süßen Fruchtsaft schmeckten. Er stellte ein erhöhtes Feuern von Neuronen in der Amygdala fest. Die Amygdalaneurone feuerten auch dann, wenn die Affen nur den Behälter sahen, in dem der Fruchtsaft enthalten war. Es feuerten auch Neurone in der Hirnregion, die am Erkennen und Unterscheiden von Gegenständen wie Früchten beteiligt ist. Besonders interessant war aber die Aktivität von Neuronen im PFC. Einige der dort abgeleiteten Neuronen reagierten ebenfalls beim Schmecken des Saftes, aber sie taten das in Abhängigkeit davon, wie hungrig der Affe war oder wie lange er schon keinen Saft mehr bekommen hatte. Der PFC wird also über den jeweiligen Bedürfniszustand (d. h. die Stoffwechsellage) informiert, und zwar vom Hypothalamus, der den Blutzuckerspiegel, die Fettspeicher, die Verfügbarkeit von Protein und die Körpertemperatur überwacht und Appetit auf bestimmte Nahrungsbestandteile macht. Wenn kein Nahrungsbedürfnis vorhanden ist, verursacht der Saft eine geringere Aktivität im PFC mit dem Ergebnis, dass der Affe nicht nach dem Saft langt. Die Entscheidung darüber, ob der Affe nach dem Saft greift oder nicht, fällt also zumindest teilweise im PFC. Das neuronale Signal, das diese Entscheidung repräsentiert, wird vom PFC zum Nucleus accumbens geleitet und löst dort einen Vorgang aus, der Verhalten in Gang bringen und verstärken kann.

Der Nucleus accumbens integriert sensorische Eingangssignale, Bewertungen des Bedürfniszustandes, Bewertungen aus dem emotionalen Gedächtnis (Amygdala) und Inhalte aus dem Ortsgedächtnis (Hippocampus) und aktiviert oder beendet dann eine Verhaltensantwort. Er trifft „go“ und „stop“ Entscheidungen (Hoebel et al., 1999). An diesem Vorgang sind Neurone beteiligt, die Glutamat als Neurotransmitter ausschütten.

Außer dieser Funktion der Initiierung und Beendigung von Verhalten ist der Nucleus accumbens maßgeblich an Verstärkungsprozessen beteiligt. Wenn das Ergebnis eines Verhaltens als positiv bewertet wird, werden die Synapsen, die an dem gerade gezeigten Verhalten beteiligt waren oder beteiligt sind, selektiv verstärkt. Diese Stärkung der Synapsen wird über den Neurotransmitter Dopamin vermittelt.

Hoebel et al. (1999) haben Tieren kleine Sonden in den Nucleus accumbens eingesetzt, um mit einer Mikrodialyse die dortige Dopaminkonzentration messen zu können. Sie konnten auf diese Weise nachweisen, dass Dopamin ausgeschüttet wird, wenn das Tier isst. Die Dopaminausschüttung erfolgte auch schon auf ein Signal hin, welches das Essen ankündigte.

Der Vorgang sieht genauer so aus: Zunächst erhält der Nucleus accumbens verschiedene Inputsignale, die zu einer go-Entscheidung für ein bestimmtes Verhalten, z. B. essen, führen. Wenn das Essen positiv bewertet wird, also wenn das Tier hungrig ist und wenn es etwas zu essen bekommt, das es mag, wird Dopamin ausgeschüttet. Das Dopamin bindet an die Dopaminrezeptoren von Synapsen, die an der Wahrnehmung des Essens und an dem motorischen Essverhalten beteiligt sind, und erleichtert „Second Messenger“ Prozesse in den beteiligten Neuronen. Dies führt, wie in Abschnitt 2.3 behandelt wurde, zu einer erhöhten synaptischen Übertragungsbereitschaft. Wenn die an diesem Vorgang beteiligten Neurone wieder aktiviert werden, laufen die Erregungsübertragungsprozesse zwischen ihnen leichter ab, weil die Synapsen zwischen ihnen inzwischen gebahnt wurden. Das Verhalten tritt daher zukünftig mit höherer Wahrscheinlichkeit auf. Hinter dem Vorgang der Verstärkung steht also eine Bahnung der an dem

Verhalten beteiligten Synapsen. Die Bahnung wird erleichtert, wenn Neurotransmitter ausgeschüttet werden, die zu „Second Messenger" Prozessen in den beteiligten Neuronen führen, in diesem Fall der Neurotransmitter Dopamin.

Außer Essverhalten führt auch sexuelles Verhalten zur Dopaminausschüttung im Nucleus accumbens (auch im Striatum). Es ist nicht der Orgasmus, der zur höchsten Dopaminausschüttung führt, sondern das Vorspiel (Damsma, Wenkstern, Pfaus, Phillips & Fibiger, 1992; Pfaus, Damsma, Wenkstern & Fibiger, 1995).

Dass das ausgeschüttete Dopamin wirklich zu einer Verstärkung der an dem instrumentellen Verhalten beteiligten Synapsen führt, beweisen Untersuchungen, in denen Tiere sich durch einen Hebeldruck selbst Dopamin in den Nucleus accumbens injizieren konnten. Die Tiere drückten den Hebel immer wieder, was zeigt, dass die Dopamininjektion eine verstärkende Wirkung hatte (Guerin, Goeders, Doworkin & Smith, 1984; Hoebel et al., 1983). Der Vorgang der Verstärkung funktioniert also auch ohne natürlichen Verstärker wie wohlschmeckendes Essen oder Sex. Wichtig für die Verstärkung ist nicht das Nahrungsmittel, sondern die Dopaminausschüttung. Angenehme Reize wie wohlschmeckende Nahrung, Getränke, Sex usw. sind Auslöser für eine Ausschüttung von Dopamin. Dadurch kommt ihre verstärkende Wirkung zu Stande.

Von der positiven Verstärkung wird der Vorgang der negativen Verstärkung unterschieden, bei dem das Nachlassen von Schmerzen oder anderen unangenehmen Gefühlen vorangegangenes Verhalten verstärkt. Wird auch diese Art der Verstärkung über Dopamin vermittelt? Rada, Mark und Hoebel (1998) reizten bei Ratten einen Teil des Hypothalamus, dessen Reizung sehr aversiv ist, und maßen mit Mikrodialyse den Dopaminspiegel im Nucleus accumbens. Dieser sank als Folge der aversiven Stimulierung leicht. Als die Ratten dann aber Gelegenheit bekamen, die aversive Stimulierung durch einen Hebeldruck für fünf Sekunden zu beenden, stieg der Dopaminspiegel dramatisch an und das Hebeldrücken nahm zu. Auch die Bahnung von Flucht- und Vermeidungsverhalten scheint also über die Ausschüttung von Dopamin zu laufen.

In anderen Untersuchungen, in denen die aversive Reizung nicht direkt im Gehirn, sondern auf „natürlichem" Wege, über elektrische Schläge oder darüber erfolgte, dass man das Tier bewegungsunfähig machte, wurde durch diese aversiven Situationen eine massive Ausschüttung von Dopamin ausgelöst. Auch eigentlich unschädliche Reize, die aber mit diesen unkonditionierten aversiven Reizen gepaart worden waren, führten zu einer Dopaminausschüttung. Dopaminausschüttung kann also konditioniert werden. Wenn das Tier Gelegenheit bekommt, einer aversiven Situation zu entfliehen, ist die Dopaminausschüttung noch stärker. Das im extrazellulären Raum verfügbare Dopamin bindet an die Rezeptoren der gleichzeitig aktivierten Synapsen und trägt zur Bahnung der synaptischen Erregungsübertragung bei. Wenn positive Reize dargeboten und damit Annäherungsziele aktiviert wurden, wird dadurch das nachfolgende Annäherungsverhalten besser gebahnt (positiv verstärkt); wenn ein aversiver Reiz dargeboten und damit ein Vermeidungsziel aktiviert wurde, wird das Vermeidungs- oder Fluchtverhalten gebahnt (negativ verstärkt). Wenn man die Bindung des ausgeschütteten Dopamins an die Dopaminrezeptoren pharmakologisch durch einen Dopaminantagonisten (z. B. Haloperidol) blockierte, war das Vermeidungslernen beeinträchtigt. Dopamin spielt demnach eine wichtige Rolle bei beiden Arten von Verstärkungslernen, der positiven Verstärkung von Annäherungsverhalten und der negativen Verstärkung von Vermeidungsverhalten (Berridge & Robinson, 1998).

Durch die Möglichkeit der Einzelableitung der Aktivität einzelner Neuronen in bestimmten Hirnregionen kann man genau untersuchen, was ein Neuron zum Feuern bringt. Die Dopaminneurone im Nucleus accumbens feuern nicht nur, wenn das Tier die Nahrung bereits im Mund hat. Sie feuern schon, wenn der Affe Signale wahrnimmt, dass Nahrung verfügbar ist (Schultz, Dayan & Montague, 1997). Es wird also nicht nur instrumentelles Verhalten verstärkt, wenn Dopamin ausgeschüttet wird, sondern es werden alle gleichzeitig aktivierten Neuronenverbände, also etwa auch die assoziativen Verbindungen zwischen antizipatorischen Signalen und dem Annäherungsverhalten, besser zu cell assemblies zusammengebunden. Auf diese Weise erhalten zuvor neutrale Stimuli eine Bedeutung im Hinblick auf positive und negative Ziele und können Annäherungs- und Vermeidungsverhalten auslösen.

Das Dopamin-Verstärkungssystem kann auch durch direkte elektrische Stimulation geeigneter Hirnregionen aktiviert werden. Seit Olds und Milner (1954) das zum ersten Mal gezeigt haben, ist das Phänomen „Brain Stimulation Reward (BSR)" an allen möglichen Organismen, vom Goldfisch bis zum Menschen untersucht worden (Shizgal, 1999). Wenn man Ratten eine Elektrode in den lateralen Hypothalamus implantiert – in denjenigen Teil, der mit der Kontrolle von Appetit auf Nahrung befasst ist – und sie lernen, dass sie sich mit dem Drücken eines Hebels jeweils für eine halbe Sekunde selbst stimulieren können, dann stimulieren sie sich bis zu dreitausend mal pro Stunde. Dasselbe tritt ein, wenn man die Elektrode in den Teil des Hypothalamus implantiert, der den sexuellen Appetit steuert. Ursprünglich glaubte man, „Lustzentren" entdeckt zu haben. Inzwischen stellt sich die Sache wesentlich differenzierter dar.

Wenn man die jeweiligen Hypothalamusregionen statt jeweils nur für eine halbe Sekunde für eine ganze Minute stimuliert, fängt das Tier sofort an zu essen bzw. zu kopulieren, wenn Nahrung bzw. ein geeignetes anderes Tier vorhanden ist. Wenn die Reizung jedoch nur für eine halbe Sekunde erfolgt, lässt das Tier Nahrung Nahrung und Sex Sex sein und tut, was immer es gelernt hat, um sich selbst zu stimulieren. Auch für den Effekt der Selbststimulation spielt das Dopamin eine entscheidende Rolle. Die elektrische Reizung im lateralen Hypothalamus löst eine massive Dopaminausschüttung im Nucleus accumbens aus. Dadurch kommt es zu der sehr potenten Verstärkung der Selbststimulation.

Wenn das Tier sich gerade zuvor sattgegessen hat und die Elektrode ist im Areal für Appetit auf Nahrung implantiert, ist die Häufigkeit der Selbststimulierung wesentlich geringer. Ist die Elektrode im Sexualareal implantiert, lässt die Selbststimulierung nach, wenn das Tier zuvor gerade ejakuliert hat. Die Ursache dafür ist ein anderer Neurotransmitter, das Acetylcholin. Acetylcholin ist gewissermaßen der Gegenspieler des Dopamins im Verstärkungsgeschehen. Ein normales Mahl beginnt, wenn man hungrig ist, mit großem Appetit. Mit der Zeit lässt der Appetit nach, das Essen wird langsamer und wird schließlich beendet. Microdialysen haben gezeigt, dass in dieser Endphase des Essens der Acetylcholinspiegel im Nucleus accumbens ansteigt (Mark, Rada, Pothos &

Hoebel, 1992). Wenn man früh während des Essens künstlich den Acetylcholinspiegel erhöhte, hörte das Essverhalten vorzeitig auf. Acetylcholin hemmt also das dopaminbestimmte Annäherungsverhalten. Dieser hemmende Effekt tritt bei mäßigem Acetylcholinspiegel ein. Wenn man während der Nahrungsaufnahme eine große Menge an Acetylcholin in den Nucleus accumbens gibt, resultiert statt Sättigung eine ausgeprägte bleibende Aversion gegen den Geschmack der Nahrung, die das Tier gerade zu sich nimmt. Acetylcholin spielt also ein wichtige Rolle bei der Beendigung und Hemmung motivierten Verhaltens.

Was die Nahrungsaufnahme angeht, wird die Balance zwischen Dopamin und Acetylcholin und damit die Kontrolle über das Essverhalten vom Appetitzentrum im lateralen Hypothalamus gesteuert. Das Essverhalten wird initiiert und beendet über die Ausschüttung von Neuropeptiden und Neurotransmittern im Hypothalamus. Diese steuern auch den Appetit auf ganz bestimmte Nahrungsmittel. Appetit auf Kohlenhydrate wird geweckt durch das Neuropeptid Y gemeinsam mit dem Neurotransmitter Norepinephrin und anderen, für die Kohlenhydratverwertung förderlichen Stoffen. Ein anderes Peptid, Galanin, erzeugt in Verbindung mit Norepinephrin Appetit auf bevorzugte, vor allem fetthaltige Nahrungsmittel. Die Proteinaufnahme wird gesteuert über ein Peptid, das Wachstum fördert (Leibowitz & Hoebel, 1998). Wenn man Galanin und Norepinephrin in den Hypothalamus injiziert, führt dies nicht nur zum Essen, sondern auch zu einer vorhersagbaren Veränderung des Dopamin- und Acetycholinspiegels im Nucleus accumbens (Hoebel, 1997). Dopamin steigt und Acetylcholin fällt. Die Abnahme von Acetylcholin trägt wahrscheinlich auch zur Enthemmung dopamingesteuerten Annäherungsverhaltens bei.

Ich habe diese Zusammenhänge hier etwas ausführlicher referiert, um an diesem Beispiel zu zeigen, welche spezifischen Regulationsmechanismen die verschiedenen Arten von Annäherungsverhalten steuern. Die hier berichteten Zusammenhänge gelten für Essverhalten. Für andere Verhaltensbereiche bestehen wahrscheinlich ebenso spezifische Regulationsmechanismen, die längst noch nicht alle genügend erforscht sind. Ich hatte im Abschnitt 4.4.2 über die Neurobiologie des Bindungsbedürfnisses bereits über Untersuchungen Hofers (1984) über sehr spezifische Regelkreise berichtet, bei denen bestimmtes mütterliches Verhalten bestimmte psychophysiologische Parameter des Säuglings regelt: Die Verfügbarkeit mütterlicher Milch die Herzrate des Kindes, die Abstände, in denen sie das Kind säugt, den Schlaf-Wach-Rhythmus, das Ausmaß taktiler Stimulierung, die Sekretion von Wachstumshormon usw. Die Zusammenhänge, die wir in der Psychologie untersuchen, bewegen sich fast immer auf einer viel globaleren Ebene. Das gilt auch für das Bindungs- und das Annäherungsverhalten. Die hier berichteten Beispiele der Forschungen Hoebels und Hofers zeigen, dass den Zusammenhängen auf der molaren Ebene, auf der wir unsere Fragestellungen im Allgemeinen untersuchen, mit aller Wahrscheinlichkeit viel spezifischere Zusammenhänge auf neurophysiologischer Ebene zu Grunde liegen. Viele dieser Zusammenhänge mögen für die Psychotherapie nicht so wichtig sein, aber in manchen Bereichen kann die Erforschung der genauen neuronalen Mechanismen, die dem beobachtbaren Verhalten zu Grunde liegen, auch einmal von großer praktischer Relevanz für die Psychotherapie werden. Das könnte z. B. bei den Störungen sein, bei denen Annäherungsverhalten außer Kontrolle geraten ist, wie bei den verschiedenen Arten von Süchten.

Dopamin spielt nach dem, was bisher berichtet wurde, eine wichtige Rolle bei motiviertem Verhalten und beim Lernen durch Verstärkung. Der normale Auslöser für die Ausschüttung von Dopamin sind Dinge, die das Bedürfnis nach Lustgewinn befriedigen, wie Essen, Trinken, Sex usw. Sie werden auch als primäre Verstärker bezeichnet. Wir haben jedoch schon gesehen, dass auch damit assoziierte Reize, Situationen und Tätigkeiten zu einer Dopaminausschüttung führen können. Sogar schon angenehme Vorstellungen können Dopaminneurone aktivieren, wie wir eingangs dieses Abschnittes an dem Beispiel des Kokainsüchtigen im PET-Scanner gesehen haben. Viel potentere Auslöser von Dopaminausschüttungen sind aber die direkte elektrische Reizung im lateralen Hypothalamus und die Einnahme von Drogen (s. u.).

Die regelmäßige Nahrungsaufnahme ist ein wichtiges Mittel, um den Dopaminspiegel auf seinem normalen Niveau zu halten. Wenn man fastet und viel Gewicht verliert, kann der Dopaminspiegel bis auf die Hälfte seines normalen Wertes sinken (Pothos, Creese & Hoebel, 1995). Wenn wir daran denken, wie wichtig das Dopamin für motiviertes Verhalten und für Verstärkung ist, ist ein zu niedriger Dopaminspiegel für eine erfolgreiche Auseinandersetzung mit der Umgebung als sehr ungünstig zu betrachten. Deshalb scheint es einen angeborenen Regulationsmechanismus zu geben, der darauf ausgerichtet ist, den Dopaminspiegel zu erhöhen, wenn er zu niedrig wird. Wenn Tiere oder Menschen so hungern, dass sie erheblich Gewicht verlieren, steigt die Wahrscheinlichkeit für Fressanfälle und für die Einnahme von Drogen. Ratten mit Elektroden im Hypothalamus beginnen, sich verstärkt selbst zu stimulieren. All dies sind alternative Mittel, den Dopaminspiegel zu erhöhen. Weil sie alternative Möglichkeiten der Dopaminerhöhung sind, können sie einander auch ersetzen. Wenn jemand abnimmt, beginnt er mehr zu rauchen (Nikotin erhöht den Dopaminspiegel), wer zu rauchen aufhört, nimmt oft an Gewicht zu, weil er das fehlende Dopamin nun durch mehr Essen wiederzugewinnen sucht.

Eines der potentesten und schnellsten Mittel, den Dopaminspiegel zu heben, ist die Einnahme von Drogen. Fast alle Drogen führen zur Dopaminausschüttung. Die Psychostimulantien Amphetamin und Kokain, die Opiate Heroin und Morphium wirken besonders intensiv, weil sie zur Dopaminausschüttung in mehreren Hirnregionen, nicht nur im Nucleus accumbens, führen. Nikotin wirkt sowohl am Zellkörper und an den Endigungen der Dopaminneurone und führt daher zu einer doppelten Dopamindosis. Marihuana und Haschisch aktivieren direkt das Opiatsystem, das dann seinerseits das Dopaminsystem aktiviert. Auch Alkohol und Koffein führen zu einer Erhöhung des Dopamins im Nucleus accumbens.

Viele Drogen führen über diese direkte Wirkung auf das Dopamin hinaus auch zu einer Intensivierung der hedonischen Wirkung von Nahrung und Sex und steigern das Annäherungsverhalten. Sie machen also mehr Appetit und erhöhen den Genuss beim Essen und beim Sex.

Die bisher berichteten Befunde zur Rolle des Dopamins für Annäherungs- und Vermeidungslernen fügen sich gut in die Annahme, dass der Mensch – und nicht nur der Mensch – ein Grundbedürfnis nach Lustgewinn und Unlustvermeidung hat und dass dies eine seiner hauptsächlichen Antriebsquellen ist. Das anstrebende Verhalten ist auf

Objekte oder Ziele ausgerichtet, die angenehme Gefühle machen; vermieden wird, was unangenehme Gefühle macht. Das leuchtet ein und entspricht weitgehend unserem subjektiven Erleben.

Tatsächlich liegen die Dinge aber komplizierter, als die bisherigen Ausführungen es erscheinen ließen. Nach Berridge (1999; Berridge & Robinson, 1998) liegen der hedonischen Bewertung und der Motivation zwei verschiedene neuronale Systeme zu Grunde. Er unterscheidet diese beiden Systeme als „liking“ und „wanting“. In den meisten natürlichen Situationen gehen liking und wanting zwar miteinander einher, aber experimentell kann man zeigen, dass es sich um zwei unabhängige Vorgänge mit jeweils eigenen neuronalen Grundlagen handelt, ganz ähnlich, wie wir einsehen mussten, dass positive und negative Bewertung bzw. Annähung und Vermeidung unterschiedliche neuronale Grundlagen haben.

Wenn jemand eine bestimmte Speise immer wieder auswählt, wenn er Gelegenheit dazu hat, schließen wir daraus, dass er diese Speise gern hat. In der Regel wird er sich auch so äußern und wir haben wenig Grund, uns weitere Gedanken zu machen, denn Beobachtung des realen Verhaltens und subjektive Aussage des Betreffenden stimmen überein. Das ist jedoch nicht immer so.

Fischman (1989; Fischman & Foltin, 1992) konnte dies in einer Studie mit Drogenabhängigen zeigen. Die Versuchspersonen konnten sich durch Druck auf zwei verschiedene Knöpfe zwei verschiedene Arten von Infusionen selbst intravenös injizieren. Die beiden Infusionen unterschieden sich in der Dosis von Kokain, die in ihnen enthalten war. An einem Tag konnte die eine Infusion eine starke Dosis und die andere eine geringe Dosis Kokain enthalten, an einem anderen Tag war in der einen Infusion gar kein Kokain enthalten und in der zweiten nur eine geringe Dosis. Die Versuchspersonen konnten die beiden Lösungen ausprobieren und waren dann frei darin, welche sie sich injizierten. Außerdem gaben sie jeweils an, wie viel Kokain ihrer Ansicht nach in der Lösung enthalten war und wie angenehm der Effekt der Injektion für sie war.

Bei mittleren bis hohen Dosen an Kokain wählten die Versuchspersonen zuverlässig die höhere Dosis und beschrieben ihren Effekt als angenehm. Aber bei einer ganz geringen Dosis Kokain klafften ihr Verhalten und ihre subjektive Einschätzung des Effektes auseinander. Sie waren der Meinung, sie hätten nur die Kochsalzlösung erhalten und konnten keinen Effekt feststellen. Sie zeigten auch keine kardiovaskuläre Reaktion auf die Injektion, was mit ihrem subjektiven Erleben übereinstimmte. Obwohl sie also der Überzeugung waren, dass an diesem Tag in beiden Lösungen überhaupt kein Kokain enthalten war, injizierten sie sich auch an diesem Tag mit weit überzufälliger Wahrscheinlichkeit häufiger die Lösung, in der eine geringe Dosis Kokain enthalten war. Das gehäufte Drücken des „Kokainknopfes“ zeigt, dass auch an diesen Tagen „objektiv“ die kokainhaltige Lösung für sie einen höheren Anreizwert hatte. Sie motivierte differenzielles Verhalten, ohne dass in der subjektiven Bewertung ein Unterschied vorhanden war. Wanting und liking müssen also nicht immer übereinstimmen und müssen auch nicht immer bewusst sein.

In einer ähnlichen Studie mit Heroinabhängigen injizierten Lamb et al. (1991) ihren Versuchspersonen jede Woche von Montag bis Freitag eine Lösung, die entweder eine bestimmte, über die Woche gleich bleibende, aber zwischen den Wochen variierende Dosis Morphium oder Kochsalz enthielt. Montag bis Mittwoch erhielten die Versuchspersonen die Dosis einfach so. Am Donnerstag und Freitag mussten sie aber etwas dafür tun, um die Injektion wirklich zu erhalten. Sie mussten dafür mindestens dreitausend Mal in 45 Minuten einen Hebel drücken. Immer wenn die Lösung Morphium enthielt, „arbeiteten" die Versuchspersonen hart, um die Injektion zu erhalten, und bewerteten die Injektion positiv. Nur bei der geringsten Morphiumdosis klafften Äußerungen und Verhalten auseinander. Obwohl sie sagten, die Injektion sei wertlos und enthalte nur Kochsalz, arbeiteten sie ebenso hart wie bei den höheren Dosen, um die Injektion zu erhalten, während sie sich für Injektionen, die wirklich nur Kochsalz enthielten, nicht anstrengten.

Bei Menschen kann man wanting und liking insofern leicht auseianderhalten, als man für die hedonische Bewertung die Versuchspersonen nur danach fragen muss, wie angenehm oder unangenehm ihnen die jeweils dargebotenen Reize sind. Bei Tieren ist die Operationalisierung von liking schwieriger. Normalerweise wird einfach vorausgesetzt, dass die Tiere etwas mögen, wenn sie es mit Aufwand anstreben. Liking wird also schon in der Defintion mit wanting gleichgesetzt.

Um untersuchen zu können, ob liking und wanting wirklich ein- und dasselbe sind, entwickelten Berridge und Mitarbeiter ein Verfahren, um liking unabhängig von wanting zu operationalisieren. Sie filmten das Ausdrucksverhalten von Ratten, wenn sie sehr wohlschmeckendes, z. B. süßes Essen und wenn sie Aversives, z. B. Bitteres zu essen bekamen. Mit einer Zeitlupenanalyse der Videoaufnahmen gelang es, auf Grund bestimmter Ausdrucksverhaltensweisen sicher zu unterscheiden, wann die Ratten einen angenehmen, und wann einen aversiven Reiz erhalten hatten. Diese Kriterien wurden nun in experimentellen Studien benutzt, um liking unabhängig von wanting zu definieren.

Berridge und Robinson (1998) nehmen an, dass der Motivation zu etwas (wanting) ein anderes neuronales Substrat zu Grunde liegt als der hedonischen Bewertung (liking). Das neuronale Substrat für wanting sei in erster Linie das Dopaminsystem mit dem Nucleus accumbens als Zentrale, das wir zuvor bereits kennengelernt haben. Dazu gehören auch bestimmte Kerne der Amygdala. In Abbildung 4.15 ist dieses neuronale Substrat von wanting schematisch dargestellt.

An der hedonischen Bewertung von Nahrung seien dagegen andere Neurotransmitter und andere Hirnregionen beteiligt (s. Abbildung 4.16). Eine davon ist das ventrale Pallidum, eine Region, die dem lateralen Hypothalamus unmittelbar benachbart ist. Wenn man sie zerstört, löst süße Nahrung, die das Tier zuvor sehr gemocht hat, mit einem mal heftige aversive Reaktionen aus, so als ob es sich um sehr bittere Nahrung handelte. Das ventrale Pallidum ist also sehr wichtig für die positive Bewertung von Nahrung.

Die hedonische Intensität süßer Nahrung kann bei Ratten gesteigert werden, wenn man über Mikrosonden bestimmte chemische Substanzen in ganz bestimmte Hirnregionen gibt. Ein Teil des Nucleus accumbens reagiert mit einer solchen Verstärkung der hedonischen Bewertung besonders stark auf Opiate. Es gibt aber auch noch mindestens eine andere Region im Hirnstamm, durch deren Stimulierung mit Benzodiazepinen oder mit GABA das liking von Nahrung gesteigert werden kann. Diese Bewertung funktioniert sogar noch bei Tieren ohne Cortex. Die gut-schlecht-Bewertung scheint als ein mehr-

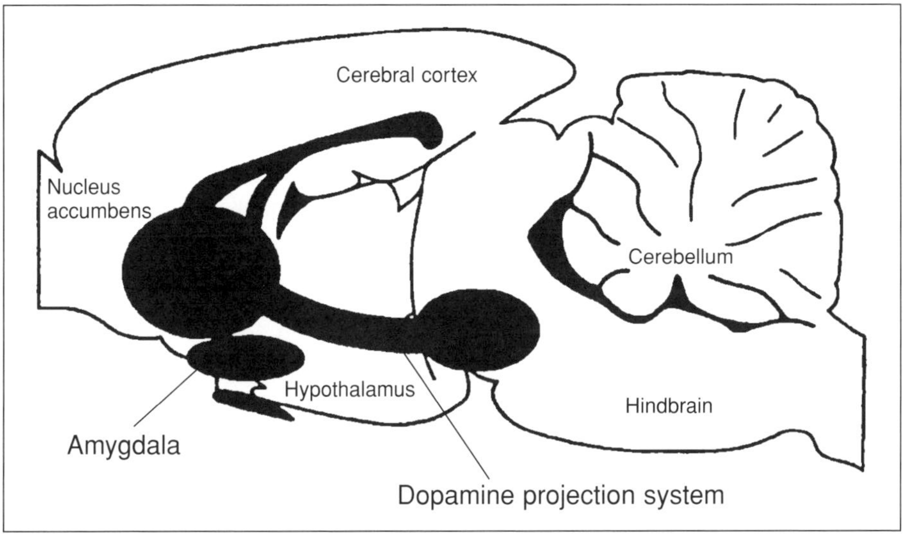

Abbildung 4.15: Das neuronale Substrat für die „Motivation zu etwas" (wanting) nach Berridge (1999). (Kahnemann, D., Diener, E. & Schwarz, N., figure 27.10, „Brain Substrates of Food ‚liking'." In Well-Being: The Foundations of Hedonic Psychology. © 1999 Russell Sage Foundation, 112 East 64th Street, New York, NY 10021. Reprinted with permission.)

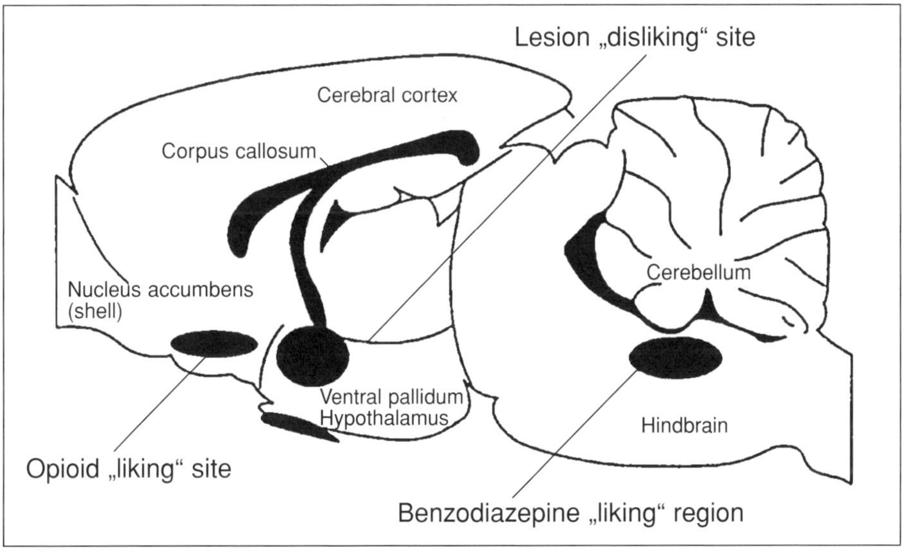

Abbildung 4.16: Das neuronale Substrat für die hedonische Bewertung (liking) nach Berridge (1999). (Kahnemann, D., Diener, E. & Schwarz, N., figure 27.8, „Brain Substrates of ‚Wanting'." In Well-Being: The Foundations of Hedonic Psychology. © 1999 Russell Sage Foundation, 112 East 64th Street, New York, NY 10021. Reprinted with permission.)

schichtiges System angelegt zu sein. Normalerweise arbeiten die verschiedenen Systeme in hierarchischer Weise zusammen. Wenn aber eine Ebene ausfällt, bleibt die Bewertungsfunktion bis zu einem gewissen Grad erhalten. Sie ist, wenn eine höhere Ebene ausfällt, so dass nicht mehr mit dem PFC kommuniziert werden kann, nicht mehr so flexibel und sicher nicht mehr mit Bewusstsein verbunden, aber sie ermöglicht doch noch rudimentäre Bewertungen. Das Gehirn überlässt wichtige Funktionen selten nur einem einzigen neuronalen System. Weil die an einer bestimmten Funktion beteiligten neuronalen Schaltkreise aber normalerweise zusammenarbeiten, ist es oft schwer zu erkennen, dass es sich um unabhängige neuronale Schaltkreise mit unterschiedlichem neuronalen Substrat handelt. Dass die Systeme unabhängig voneinander funktionieren, sieht man erst, wenn man den einen Schaltkreis neurochemisch lahmlegt oder sein neuronales Substrat zerstört. Genau auf diese Weise sind Berridge und Robinson (1998) auch zu ihrer Annahme zweier getrennter Systeme für wanting und liking gekommen.

Man kann das Dopaminsystem isoliert völlig ausschalten, indem man das Neurotoxin 6-Hydroxidopamin direkt in die Dopaminneurone und nur in sie einspritzt, während das Tier in Narkose ist. Die anderen Neurone bleiben dann intakt. Tiere, die so ihrer Dopaminneurone beraubt wurden, verloren jedes Interesse an Essen, Trinken und allem anderen, was vorher Belohnungswert für sie hatte. Sie hungern sich zu Tode, auch wenn sie von Bergen leckerer Nahrungsmittel umgeben sind, wenn man sie nicht künstlich ernährt. Die Tiere waren zu überhaupt nichts mehr motiviert. Sie wirkten so, als hätten sie die Lust an allem verloren, als seien sie völlig anhedonisch.

Wenn man nun süße Nahrung oder Flüssigkeit in ihren Mund brachte, ohne dass sie irgendetwas dazu taten, zeigten sie mit ihrem Ausdrucksverhalten (s. o.) ganz normale positive hedonische Reaktionen. Bei bitterer Nahrung reagierten sie gegenteilig mit aversiver Reaktion. Die hedonische Bewertung konnte sogar noch klassisch konditioniert werden. Wenn man dem Tier einen neuen süßen Stoff in den Mund gab, reagierte es zunächst mit einer positiven hedonischen Reaktion. Wenn man bei dem Tier aber mehrfach gleich darauf durch eine Injektion von Lithiumchlorid Übelkeit hervorrief, reagierte es zukünftig auf den süßen Stoff mit einer aversiven Reaktion. Bewertung und Erwartungslernen funktionieren also auch ohne Dopaminneurone normal, nur die Motivation, das wanting, bricht vollkommen zusammen.

Dasselbe findet man in abgeschwächter Form, wenn man die Dopaminrezeptoren pharmakologisch, etwa mit Haloperidol, blockiert. Das unterdrückt den Anreizwert von Dingen, für die das Tier zuvor sehr motiviert war, sei es nun Nahrung, Kokain oder auch elektrische Selbststimulierung im Hypothalamus. Die Tiere waren nicht motiviert, irgendetwas zu tun, um diese zuvor für sie sehr verstärkenden Reize zu erhalten. Die Dopaminblocker veränderten jedoch nicht die hedonischen Bewertungen. Diese blieben intakt. Wenn man die Tiere im Hypothalamus elektrisch stimulierte, wenn man ihnen Kokain injizierte oder wenn man ihnen Süßes in den Mund gab, zeigten sie mit ihrem Ausdrucksverhalten immer noch, dass ihnen dies sehr angenehm war.

Das Ganze gilt auch umgekehrt. Berridge und Valenstein (1991) stimulierten den lateralen Hypothalamus mit Elektroden, während um die Ratte herum reichlich Nahrung vorhanden war. Eine etwas längere elektrische Stimulation „motiviert“, wie wir oben bereits gesehen haben, die Ratte dazu zu essen. Mit der Zeit fingen die Ratten sofort an zu essen, wenn die elektrische Stimulierung begann, und hörten auf, wenn sie beendet wurde. Nachdem dieser Zustand erreicht war, wurde die affektive Reaktion der Ratte auf Video aufgenommen, während man ihr eine süße Infusion in den Mund gab. Während die Infusion andauerte, wurde für 15 Sekunden die elektrische Stimulierung eingeschaltet. Es folgte eine ebenso lange Pause, bis die Stimulierung wieder begann usw. Die Ratte hatte also immer die gleiche Konzentration an Süßem im Mund, manchmal mit elektrischer Stimulierung des Hypothalamus, manchmal ohne. Bei der nachträglichen Analyse der Videoaufnahmen zeigte sich, dass die Tiere nie mit verstärkter angenehmer Bewertung reagierten, wenn die elektrisch Stimulierung begann. Im Gegenteil, die Ratten zeigten eher mehr aversive Reaktionen auf das Süße, wenn die Stimulierung einsetzte. Derselbe Reiz, der die Ratten regelmäßig zum Essen motivierte, führte nicht zu einer positiveren hedonischen Bewertung.

Untersuchungen wie diese brachten Berridge und Robinson zu der Auffassung, dass das Dopaminsystem Objekten und Ereignissen eine „motivational salience" gibt, die entweder zu Annäherung oder zu Vermeidung führt. Bei Annäherung sprechen sie von „incentive salience". Darunter verstehen sie Folgendes:

> „Incentive salience has both perceptual and motivational features. According to our hypothesis, it transforms the brain's neural representations of conditioned stimuli, converting an event or stimulus from a neutral ‚cold' representation (mere information) into an attractive and ‚wanted' incentive that can ‚grab attention'. But incentive salience is not merely perceptual salience. It is also motivational, and is an essential component of the larger process of reward. Its attribution transforms the neural representation of a stimulus into an object of attraction …" (1998, S. 313)

Wenn man Objekte oder Ereignisse wahrnimmt, die früher mehrfach mit belohnenden Erfahrungen verbunden waren (d. h. positiv oder negativ verstärkt wurden), wird im Sinne einer klassisch konditionierten Reaktion Dopamin ausgeschüttet. Nicht nur in diesem Moment aktuell wahrgenommene Objekte oder Situationen, sondern auch Vorstellungen, Erinnerungen und Kognitionen überhaupt können zur Dopaminausschüttung führen, wenn sie assoziativ mit belohnenden Erfahrungen verbunden waren. Das Dopamin versetzt in einen Zustand von Motiviertheit, er richtet die psychische Aktivität annähernd oder vermeidend aus. Dieser Zustand der motivationalen Salienz liegt regelmäßig vor, wenn ein motivationales Ziel im Sinne der Konsistenztheorie aktiviert ist, denn motivationale Ziele sind per definitonem solche Ziele, die tatsächlich das Verhalten bestimmen. Sie meinen das, was für das betreffende Individuum eine hohe motivationale Salienz hat. Wenn ein motivationales Ziel aktiviert ist, ist immer auch das Dopaminsystem aktiviert. Das Dopamin führt dazu, dass alle Erfahrungen, die der Betreffende unter der Dopamineinwirkung macht, besonders gut gelernt werden, denn Dopamin fördert die Übertragungsbereitschaft der jeweils aktivierten Synapsen.

Das führt zu der Schlussfolgerung, dass alles was in einer Therapie neu gelernt werden soll, für den Patienten hohe motivationale Salienz haben muss, wenn das Lernen erfolgreich sein soll. Nicht alle Therapieziele haben notwendigerweise hohe motivationale Salienz. Therapieziele müssen nicht notwendigerweise mit motivationalen Ziele hoher motivationaler Salienz übereinstimmen, sondern können aus der Einsicht resultieren, dass es so einfach nicht weitergehen kann. Manche Therapieziele sind auch eher vom Therapeuten oder anderen Personen nahegelegt, als dass sie einem dringlichen eigenen Anliegen des Patienten entsprechen. Solche Ziele haben, auch wenn sie voraussichtlich mit angenehmen Konsequenzen für den Patienten verbunden wären, keine motivationale Salienz und versetzen den Patienten nicht in einen motivierten Zustand, wie er Voraussetzung für effektives Lernen ist. Aus dieser Sicht gehört es zu den wichtigsten Aufgaben eines Therapeuten, Sorge dafür zu tragen, dass das, was in der Therapie bearbeitet und angestrebt wird, hohe motivationale Salienz für den Patienten hat. Dies ist gegeben, wenn beim Patienten bereits vorhandene wichtige motivationale Ziele aktiviert sind.

Die Aufgabe eines Therapeuten beschränkt sich also nicht nur auf die fachgerechte Durchführung einer problemangemessenen Intervention. Damit seine Interventionen erfolgreich sind, muss sich der Patient im Zustand der Motiviertheit für sie befinden. Ob er sich in einem solchen Zustand befindet, kann man u. a. daran erkennen, ob er bereit ist, sich dafür anzustrengen. Diese Voraussetzung ist in einer Therapie oft nicht gegeben. Wenn sie nicht gegeben ist, hat es keinen Sinn, die Interventionen durchzuführen. Ohne Aktivierung des Dopaminsystems wird kein langfristiges Lernen stattfinden. Nach Hoebel et al. (1999) ist das psychische System ohne Dopamin wie „ein Segelboot ohne Segel“. Dopamin „energetisiert“ die auf Annäherung oder Vermeidung ausgerichteten Zielhierarchien. Ziele, die ohne Dopaminunterstützung verfolgt werden, haben keine große Aussicht auf Realisierung. Ihnen fehlt die motivierende Kraft, um Hindernisse zu überwinden, längerfristig durchzuhalten und sich voll einzusetzen. Das Dopaminsystem ist die Grundlage intrinsischer Motivation.

Ich werde weiter unten in Abschnitt 4.8.4.1 noch einmal auf die Frage zurückkommen, was Zielen ihre motivierende Kraft gibt. Dort geht es um das Verhältnis verschiedener Ziele zueinander. Es wird sich zeigen, dass Ziele dann mit großem Einsatz verfolgt werden, wenn sie mit wichtigen motivationalen Zielen oder wichtigen Motiven der Person konsistent sind. An dieser Stelle sehen wir den neuronalen Mechanismus dahinter. Wenn bei der Zielverfolgung kein Dopamin ausgeschüttet wird, d. h. wenn keine Ziele aktiviert sind, bei denen eine Dopaminausschüttung bereits konditioniert ist, sind die Chancen für die Zielerreichung gering.

4.7.7 Jenseits des Lustprinzips

Das Bedürfnis nach Lustgewinn und Unlustvermeidung ist von allen Grundbedürfnissen das offensichtlichste. Es ist unserer Selbstbeobachtung am besten zugänglich und das ist wohl auch die Grundlage dafür, dass es immer wieder als „die Mutter aller Bedürfnisse“ konzipiert wurde, auf das sich letztlich alle anderen Bedürfnisse zurückführen lassen. Stellvertretend für viele kann dafür die nachfolgende Aussage des Moralisten Jeremy Bentham aus dem 18. Jahrhundert stehen, die er in seinem Buch „principles of morals and legislation“ (1948, orig. 1789) gemacht hat: „Nature has placed mankind under the governance of two sovereign masters, pain and pleasure. It is for them alone to point out what we ought to do, as well as to determine what we shall do (...) They govern us in all we do, in all we say, in all we think“ (S. 1).

Diese Auffassung spukt auch heute noch in vielen Köpfen herum, obwohl die Evidenz dagegen unübersehbar ist. Was ist mit dem Ehepaar, das erbittert miteinander streitet, bis schließlich alles zerbrochen ist, was beiden lieb und teuer war? Ist seine Aktivität von verborgenen Lustgefühlen begleitet oder dient sie dem Vermeiden von Schmerzen, obwohl alles im Schmerz endet? Was ist mit dem Freiheitskämpfer, der sich für seine Ideale foltern und erschießen lässt? Was ist mit dem Sportler, der unter Schmerzen alles aus sich herausholt, obwohl er keinerlei Chancen hat, das Rennen zu gewinnen? Was ist mit unseren täglichen Aktivitäten? Wieviel Lustgewinn resultiert aus einem hektischen Arbeitsalltag; wie gut gelingt es uns alltäglich, unangenehme Gefühle zu vermeiden? Dafür, dass das unser allerwichtigster Antrieb sein soll, resultiert doch in der Regel herzlich wenig wirklich Lustvolles. Wir brauchen nur die Abendnachrichten im Fernsehen anzuschauen, um zu sehen, dass es nicht nur uns so geht. Angesichts dessen, was dort berichtet wird, kann das Streben nach Lust und das Vermeiden von Schmerzen oder anderen unangenehmen Gefühlen kaum zureichend erklären, was Menschen tun, sagen und denken. Man müsste haarstäubende Konstruktionen bilden, um erklären zu können, dass aus dem dauernden Streben nach Lust so viel Unlust resultiert. Die Natur hat uns, so müssten wir schließen, mit kläglichen Fähigkeiten ausgestattet, um das, was uns am wichtigsten ist, wirklich zu erreichen.

Diejenigen, deren Verhalten wirklich hauptsächlich auf Lustgewinn und Unlustvermeidung ausgerichtet ist – das sind am ehesten Menschen, die vollkommen von Drogen abhängig geworden sind, oder extrem fettleibige Menschen, für die sich am Schluss wirklich fast alles ums Essen dreht –, zeigen uns, dass es eine tragische Verirrung ist, wenn das Streben nach Lust zur obersten Maxime wird. Wer hauptsächlich nach Lust strebt, wird in Unlust enden. So hat uns die Natur glücklicherweise nicht gemacht.

Ist das, was ein Arzt fühlt, wenn er nach einer achtstündigen schweren Operation einem Patienten wider erwarten das Leben gerettet hat, ein Gefühl, bei dem die hedonische Qualität im Vordergrund steht? Geht es dabei um Lust? Das, was er fühlt, ist wohl kaum vergleichbar mit dem, was wir Genuss nennen, auch wenn sein Gefühl eine positive Grundqualität haben mag. Innere Zufriedenheit, Stolz, Genugtuung, Mitgefühl, im Reinen mit sich sein, sind alles emotional positiv gefärbte Zustände, die aus eigenem Verhalten resultieren können, die aber wenig damit zu tun haben, was wir unter Lust oder „Pleasure“ verstehen. Komplexe Gefühle dieser Art resultieren, wenn Menschen sich in Übereinstimmung mit wichtigen Zielen fühlen. Es ist aber das Ziel, das angestrebt wird, nicht das Gefühl, das vielleicht eintreten wird, wenn das Ziel erreicht ist. Die Tatsache, dass unsere zielorientierte Aktivität permanent von emotionalen Bewertungen begleitet ist, die zum Teil als bewusstes Gefühl erlebt werden, berechtigt uns noch nicht, daraus zu schließen, dass es letztlich diese Gefühle sind, die wir anstreben, und die Ziele nur ein Mittel dazu sind, diese Gefühle zu erreichen.

Unsere motivationalen Ziele haben sich auf der Grundlage von mehr als einem Grundbedürfnis herausgebildet. Sie dienen nicht nur dazu, Lust zu erzeugen und Unlust zu vermeiden. Das Bindungsbedürfnis und das Kontrollbedürfnis nehmen vom ersten Lebenstag an Einfluss auf das Verhalten. Das Bedürfnis nach Lustgewinn und Unlustvermeidung war nicht vor ihnen da. Die anderen Bedürfnisse sind nicht ein Derivat des

Lustprinzips, wie Freud es zunächst konzipierte. Es sind unabhängige Bedürfnisse eigener Art. Ihr Ziel ist nicht Lustgewinn, sondern Nähe und Kontrolle. Dass negative Emotionen entstehen, wenn diese Ziele verfehlt werden, heißt nicht, dass es um das Vermeiden dieser Gefühle geht. Aus evolutionärer Sicht geht es beim Bindungsbedürfnis um die Sicherung der existenziell wichtigen Betreuung, die ein menschlicher Säugling braucht, damit er später seine Gene weitergeben kann. Auch das Bedürfnis nach Kontrolle dient diesem Zweck. Das Bedürfnis nach Lustgewinn und Unlustvermeidung dient ebenfalls überlebensnotwendigen Zwecken wie der Aufnahme für den Menschen verträglicher Nahrung, der Aufrechterhaltung einer bestimmten Körpertemperatur, der Vermeidung von Verletzungen usw. Zur Sicherung all dieser Zwecke haben sich in der Evolution spezifische Rückmeldesyteme herausgebildet, das Schmerzsystem, das Ekelsystem, das Paniksystem, das Furchtsystem, das System der Temperaturregulierung usw. All diese Systeme haben jeweils eigene neuronale Grundlagen.

Die Herausbildung des gut-schlecht-Bewertungssystems verbunden mit der Verhaltensausrichtung Annäherung oder Vermeidung als einem diese spezifischen Subsysteme übergreifenden System ist ein Evolutionsschritt, der wahrscheinlich notwendig wurde, um die Integration dieser vielen Subsysteme zu sichern. Die gut-schlecht-Bewertung bezüglich Nähe der Bindungsperson ist jedoch nicht gleichzusetzen mit der gut-schlecht-Bewertung des Geschmacks von Nahrung oder der gut-schlecht-Bewertung von Können oder Nichtkönnen (Kontrolle haben oder nicht haben). Es geht bei Bindung und Kontrolle nicht um die hedonische Qualität. Die gut-schlecht-Bewertung, die auch im Hinblick auf diese Bedürfnisse erfolgt, ist ein Hilfsmittel der Natur, um die Erfüllung dieser Bedürfnisse zu sichern. Es geht dabei aber nicht um das Herstellen von Wohlgefühl, sondern um das Herstellen von Nähe und Kontrolle. Das Herstellen von Wohlgefühl dient bei der Nahrung und der Sexualität ganz unmittelbar dem Überleben und der Weitergabe der Gene, ebenso wie die Vermeidung von Schmerz. Beim Essen sind Wohlgeschmack und Nahrungsaufnahme nicht voneinander zu trennen. Deswegen ist das Herstellen von Wohlgeschmack und sexueller Lust sowie das Vermeiden von Schmerzen, das den Kern von Lust/Unlust ausmacht, dem evolutionären Zweck viel näher als beim Bindungs- und Kontrollbedürfnis. Wenn bei der Nahrung und der Sexualität Lust angestrebt wird, dient das ganz unmittelbar dem evolutionären Zweck. Dass die neuronalen Mechanismen, die dafür entwickelt wurden, bei manchen vom Menschen erfundenen lusterzeugenden Praktiken wie der Drogeneinnahme und der elektrischen Selbststimulierung des Appetitzentrums im Hypothalamus einmal von diesem evolutionären Zweck losgelöst benutzt werden würden, um Lust zu erzeugen, hat die Evolution nicht vorausgesehen, weil sie überhaupt nicht voraussieht, sondern Optimierung immer erst durch nachträgliche Selektion erreicht.

Dass ich das Annäherungs- und Vermeidungssystem hier unter dem Bedürfnis nach Lustgewinn und Unlustvermeidung abgehandelt habe, ist aus dieser Sicht nicht konsequent. Annäherung und Vermeidung dienen allen Grundbedürfnissen und nicht in erster Linie dem Herstellen von Lust und dem Vermeiden von Unlust. Ich hätte das Thema Annäherung/Vermeidung aus dieser Sicht besser losgelöst von jedem Einzelbedürfnis behandeln sollen. Man kann die Tendenz, lustvolle Gefühle zu erzeugen und Unlust zu vermeiden, aber kaum behandeln, ohne auf die gut-schlecht-Bewertung und auf Annäherung/

Vermeidung zu sprechen zu kommen. Die neurowissenschaftlichen Autoren, die zu Lust/Unlust geforscht haben, haben tatsächlich nur das Lustprinzip und nicht auch andere Bedürfnisse im Auge und behandeln deswegen Annäherung und Vermeidung aus dieser Perspektive. Es wäre zu Beginn dieses Abschnittes schwerer gewesen als jetzt, klarzumachen, dass Annäherung und Vermeidung nicht nur der Lust/Unlustregulation dienen. Deswegen habe ich mich sehenden Auges auf diese Inkonsequenz eingelassen.

Das Selbstwertbedürfnis kommt erst später zum Konzert der Grundbedürfnisse hinzu, nachdem sich ein Selbst und Selbstbild als Grundlage des Selbstwertgefühls herausgebildet haben. Auch dieses Bedürfnis kann nicht dem nach Lustgewinn und Unlustvermeidung untergeordnet werden. Wie viele Menschen versagen sich Lustgefühle beim Essen zu Gunsten einer guten Figur, ohne sich später schön zu fühlen und durch ein wirklich positives Selbstwertgefühl im Bezug auf den eigenen Körper für den Verzicht auf wohlschmeckende Nahrung entschädigt zu werden. Auch hier sind die motivationalen Ziele, die für die Selbstwertregulierung herausgebildet wurden, selbst der eigentliche Zweck und nicht Mittel zur Erreichung eines positiven hedonischen Zustandes.

Unser subjektives Wohlbefinden ist nicht Resultat eines Strebens nach Lust, oder wenn, dann immer nur für kurze Zeit. Unser etwas überdauerndes Wohlbefinden ist nicht ein hergestelltes Ziel, sondern es ist abhängig davon, wie gut es uns gelingt, all unsere Grundbedürfnisse gleichzeitig zu befriedigen. Es ist abhängig vom Grad der Realisierung unserer motivationalen Ziele. Wenn wir ein Bedürfnis auf Kosten der anderen zu befriedigen versuchen, erreichen wir gerade kein subjektives Wohlbefinden. Wer isst und isst und dabei fetter und fetter wird und schließlich nicht mehr anders kann als essen, erlebt höchste Inkongruenz im Bezug auf sein Kontrollbedürfnis, sein Selbstwertbedürfnis und wahrscheinlich auch im Bezug auf sein Bedürfnis nach Nähe. Ähnliches trifft für Menschen zu, die ihre anderen Grundbedürfnisse dem Herstellen kurzfristiger hedonischer Zustände durch Drogen opfern. Nach Berridge (1999) geht es bei Drogenabhängigen schließlich nicht mehr in erster Linie um Lust, sondern darum, dass sich das „wanting“ verselbstständigt hat und gewissermaßen Amok läuft. Nach seiner „Incentive-Sensitisation-Theorie“ der Drogensucht findet bei wiederholter Einnahme von Drogen wie Heroin, Kokain und Amphetamin eine neuronale Sensitisierung statt, die im Sinne eines Aufschaukelungsprozesses dazu führt, dass die motivationale Salienz von allem, was mit dem Drogenkonsum assoziiert ist, immer höher wird. Die Drogen werden schließlich unter dem Einfluss von Dopamin exzessiv und zwanghaft „wanted“, unabhängig von ihrer hedonischen Qualität. An diesem Punkt angelangte Drogenabhängige verhalten sich wie eine Ratte, die ihren Hypothalamus bis zur totalen Erschöpfung zwanghaft elektrisch stimuliert, weil das dadurch ausgeschüttete Dopamin sie wie in einer Zwangsjacke in diesem engen Verhaltensbereich gefangen hält.

Wenn bestimmte Grundbedürfnisse oder motivationale Ziele auf Kosten der anderen überwertig werden, führt dies zwangsläufig dazu, dass die anderen Grundbedürfnisse nicht befriedigt werden. Auf der Ebene der motivationalen Schemata kommt es zu einem Auseinanderklaffen zwischen Wahrnehmungen und Zielen, die diesen Grundbedürfnissen dienen. Die Folge ist schließlich ein schlechtes Wohlbefinden. Gutes Wohlbefinden ist das Resultat einer ausgewogenen Befriedigung aller Grundbedüfnisse.

Weil sich um jedes Grundbedürfnis herum mehrere motivationale Schemata entwickeln, gibt es schließlich viele motivationale Ziele, die darum konkurrieren, die psychische Aktivität bestimmen zu können. Da kann es nicht ausbleiben, dass manche Ziele miteinander unvereinbar sind und miteinander interferieren. Das kann dazu führen, dass beide Ziele nicht realisiert werden oder dass eines schließlich auf Kosten des anderen erreicht wird, z. B. ein Vermeidungsziel auf Kosten eines Annäherungsziels. Es kann also zu verschiedenen Formen der Inkonsistenz im motivierten psychischen Geschehen kommen. Resultat ist immer, dass bestimmte motivationale Ziele nicht erreicht werden, was gleichzeitig heißt, dass die Bedürfnisse, denen sie dienen, nicht gut befriedigt werden.

Bei der Vielzahl gleichzeitig ablaufender Prozesse ist ein gewisses Maß an Inkonsistenz im psychischen Geschehen unvermeidlich. Wenn diese Inkonsistenzen nur vorübergehend sind und wieder aufgelöst werden können, ist die Bedürfnisbefriedigung dadurch nicht ernsthaft bedroht. Wenn aber höhere Grade von Inkonsistenz über längere Zeit anhalten, wird die Bedürfnisbefriedigung insgesamt beeinträchtigt und das schlägt sich in einem schlechten subjektiven Wohlbefinden nieder.

Subjektives Wohlbefinden ist also das Resultat sehr komplexer psychischer Prozesse, die vom Individuum nicht alle gleichzeitig willentlich kontrollierbar sind. Es kann daher nicht wie sonstige Ziele willentlich angestrebt werden. Sich möglichst gut fühlen, ist kein Ziel, das auf direktem Wege angestrebt werden kann. Wenn ein Mensch ein schlechtes subjektives Wohlbefinden hat, ist bei ihm nicht nur das Bedürfnis nach Lustgewinn verletzt. Man wird bei ihm über das einzelne Bedürfnis hinaus auf die Gesamtheit seiner motivierten psychischen Prozesse schauen müssen, um die Ursachen für das schlechte Wohlbefinden ausmachen zu können. Diesen Blick auf das Ganze werden wir nun einnehmen, wenn wir uns mit dem Konsistenzprinzip befassen.

4.8 Konsistenz und Konsistenzregulation

4.8.1 Formen von Inkonsistenz im psychischen Geschehen

Inkonsistenz meint die Unvereinbarkeit gleichzeitig ablaufender psychischer Prozesse miteinander. Inkonsistenz kann in vielen Formen auftreten. Eine davon ist die *Interferenz* zweier oder mehrerer Prozesse. Wir hatten dafür bereits Beispiele kennengelernt: Wenn man beim Enkodieren von Wörtern mit negativer Valenz nicken muss, werden sie schlechter enkodiert als wenn man instruiert wird, den Kopf zu schütteln (Förster & Strack, 1996). Das Bejahen von Negativem geht uns offenbar „gegen den Strich" und das wirkt sich schlecht auf die Wiedererkennungsleistung aus. Die Wahrnehmung von Negativem und das gleichzeitige Bejahen sind miteinander inkonsistent. Das gilt auch allgemeiner: Annäherung bei Objekten mit negativer Valenz und Vermeidung bei Objekten mit positiver Valenz interferieren miteinander, was sich in einer verlangsamten Reaktion niederschlägt (Neumann & Strack, 2000, s. Abschnitt 4.7.2).

Eine in der Psychologie sehr oft untersuchte Form der Interferenz ist der Stroop-Test, bei dem gleichzeitig zwei widersprechende Reaktionstendenzen ausgelöst werden. Man bekommt z. B. in roter Schrift das Wort „blau" dargeboten. Wenn man jetzt möglichst schnell auf das eine (rot) oder das andere (blau) reagieren soll, ist die Reaktion wesentlich langsamer, als wenn „rot" in roter Farbe oder „blau" in blauer Farbe dargeboten würden. Man hat ähnliche Tests in den verschiedensten Variationen durchgeführt und findet regelmäßig, dass diese Form der Interferenz gleichzeitig aktivierter Reaktionstendenzen die Leistung beeinträchtigt.

Es gibt im Ravensburger Spiele-Verlag ein Spiel „Confusion", das solche Interferenzen auf die Spitze treibt. Es werden durch das Spielmaterial ähnlich dem Stroop-Prinzip mehrere Reaktionstendenzen gleichzeitig ausgelöst, aber die Regeln erlauben jeweils nur eine dieser Reaktionen. Es gewinnt der Spieler, der am schnellsten die richtige Reaktion zeigt. Das ist derjenige, der die gleichzeitig aktivierten konkurrierenden Reaktionstendenzen am besten unterdrücken kann. Bei ihm funktioniert der anteriore circulare Cortex (ACC) besonders gut, denn diese Hirnregion hat nach Botvinick, Braver, Barch, Carter und Cohen (2001) u. a. die Funktion eines Konfliktmonitors. Der ACC ist bei Anforderungen dieser Art regelmäßig aktiviert und mobilisiert Ressourcen zur Überwindung der Konfliktsituation. Er lenkt die bewusste Aufmerksamkeit auf die Quelle der Interferenz, so dass die Qualitäten des bewussten Funktionsmodus für die Überwindung des Konfliktes genutzt werden können. Dauernde Interferenzen dieser Art sind eine Strapaze für das Gehirn. Die ständige Aktivierung des ACC mit nachfolgender bewusster Unterdrückung der nicht erlaubten Reaktionstendenzen wird als anstrengend erlebt, so dass man bei diesem Spiel viel schneller erschöpft oder „gesättigt" ist als bei anderen, intellektuell eigentlich anspruchsvolleren Spielen.

Die experimentelle Psychologie hat sich noch mit vielen anderen Formen der Interferenz zwischen gleichzeitig ausgelösten Prozessen beschäftigt. Immer zeigt sich, dass Interferenz die Leistung beeinträchtigt. Schon lange bevor diese Art von Inkonsistenz zu einem Forschungsgegenstand wurde, waren die Gestaltpsychologen auf eine Form des Strebens nach Konsistenz gestoßen. Sie stellten fest, dass das menschliche Wahrnehmungssystem automatisch dazu tendiert, aus dargebotenem Stimulusmaterial konsistente, *prägnante Gestalten* zu erzeugen, die möglichst wenig Spannung erzeugen und als angenehm erlebt werden (Barth, 1987). In der Gestaltpsychologie wurde allerdings nicht untersucht, was passiert, wenn dieses Streben nach Eindeutigkeit blockiert wird.

Die Verhinderung eindeutig interpretierbarer Wahrnehmungen wird als ausgesprochen quälend erlebt. Das hat zuerst Pawlow (1927) mit seinen Experimenten an Hunden gezeigt. In einem seiner Experimente bekam ein Hund Futter, wenn ein Kreis gezeigt wurde, aber keines, wenn eine Ellipse erschien. Nachdem der Hund gelernt hatte, Kreis und Ellipse voneinander zu unterscheiden und auf beides unterschiedlich zu reagieren, wurden Kreis- und Ellipsenform einander immer mehr angenähert, bis der Hund sie nicht mehr voneinander unterscheiden konnte. Obwohl es in diesem Experiment keinerlei Bestrafungen gab, entwickelte der Hund das, was Pawlow eine experimentelle Neurose nannte. Der Zustand der Uneindeutigkeit, der Ambivalenz, des nicht Wissens, wie sich verhalten, ist auch für einen Hund offenbar höchst unangenehm. Es werden durch das Wahrnehmungsmuster gleichzeitig verschiedene Gedächtnisinhalte und Reaktionstendenzen aktiviert, ohne dass zwischen ihnen eine Entscheidung möglich ist, so dass der Konflikt zwischen beiden Tendenzen nicht aufgelöst werden kann. Es ist nicht der Reiz, der das gequälte Verhalten des Hundes auslöst, sondern der Zustand der Inkonsistenz, der durch die gleichzeitige Aktivierung miteinander unvereinbarer Reaktionsbereitschaften ausgelöst wird.

Heider (1977) übertrug den Gestalt-Ansatz auf soziale Wahrnehmungen und entwickelte daraus seine Balance-Theorie. Darin geht es um die *Balance oder Kohärenz zwischen kognitiven Einheiten*. In welcher Beziehung steht das wahrnehmende Ich zu zwei Gegenständen der Wahrnehmung und in welcher Beziehung stehen sie zueinander? Solche Triaden können unbalanciert sein, dann besteht eine Spanung zwischen den drei Elementen, oder balanciert, was man auch konsistent nennen könnte. Heider postulierte, dass der Mensch bestrebt ist, konsistente Wahrnehmungen zu machen. In mehreren Experimenten konnte diese Annahme bestätigt werden. Balancierte Triaden werden außerdem als angenehmer eingeschätzt als unbalancierte (Lindzey & Aronson, 1968; Witte, 1989).

Die Form von Inkonsistenz, die in der Psychologie am meisten untersucht wurde, sind *kognitive Dissonanzen*. Kognitive Dissonanz liegt vor, wenn zwei Kognitionen füreinander relevant, aber miteinander unvereinbar sind. Ein Beispiel: Eine Frau verabscheut eine bestimmte Partei. Sie verliebt sich in einen Mann. Bald darauf erfährt sie, dass er in dieser Partei aktiv ist. Für Festinger (1957) ist Dissonanz ein unangenehmer, schädlicher Zustand, der die Motivation hervorruft, ihn möglichst schnell zu beenden. Dafür gibt es, wenn man sich auf die Veränderungen von Kognitionen beschränkt, wie es in den Untersuchungen zur Dissonanztheorie fast immer der Fall war, nach Harmon-Jones und Mills (1999) vier verschiedene Möglichkeiten:

- Entfernen (Vermeiden, Verdrängen) von dissonanten Kognitionen
- Hinzufügen neuer konsonanter Kognitionen
- Reduktion der Wichtigkeit von dissonanten Kognitionen und
- Erhöhung der Wichtigkeit konsonanter Kognitionen

In über tausend Studien zur Dissonanztheorie wurde geprüft, ob die Versuchspersonen wirklich, wie angenommen, die Dissonanz reduzierten und welche dieser Möglichkeiten sie unter welchen Bedingungen wählten (Cooper & Fazio, 1984). Die Forschungsparadigmen, mit denen verschiedene Formen von Dissonanz hergestellt wurden, lassen sich in vier Gruppen aufteilen (Harmon-Jones & Mills, 1999):

1. Das *free-choice paradigm:* Bei diesem Paradigma müssen die Personen eine Wahl treffen. Bei einer solchen Entscheidung kommt automatisch Dissonanz zu Stande, wenn die zur Auswahl stehenden Alternativen ähnlich wichtig (gut, erstrebenswert) eingeschätzt werden. In diesem Falle ist jeder positive Aspekt des Nichtgewählten und jeder negative Aspekt des Gewählten eine Quelle für Dissonanz. Umgekehrt ist jeder positive Aspekt des Gewählten und jeder negative Aspekt des Nichgewählten im Einklang mit der Entscheidung. Je gleichwertiger die Alternativen sind, desto schwieriger ist die Entscheidung und desto größer die Dissonanz. Zur Reduktion werden entweder die Dissonanz erzeugenden Aspekte beider Alternativen entfernt oder die konsistenten Aspekte werden stärker bewertet bzw. es werden welche hinzugefügt.

2. Das *belief-disconfirmation paradigm:* Hier geht es darum, dass Personen mit Informationen konfrontiert werden, welche ihrem Glauben widersprechen. Dies führt entweder dazu, dass der Glauben verändert wird, oder es kommt zu Falschwahrnehmungen, Falschinterpretationen oder zur Zurückweisung von Informationen, zur Unterstützungssuche bei anderen oder zu Versuchen, die anderen von seinem Glauben zu überzeugen.
3. Das *effort-justification paradigm:* Dissonanz wird erzeugt, indem eine Person etwas Unangenehmes tut, um etwas Angenehmes zu erreichen. Je unangenehmer die Aktivität ist, desto größer ist die Dissonanz. Reduziert wird die Dissonanz durch die extrem hohe Bewertung des Zielzustandes, dem die Aktivität schließlich dienen soll.
4. Das *induced-compliance paradigm (forced-compliance paradigm):* Hier wird Dissonanz dadurch erzeugt, dass eine Person etwas tut, was ihrem Glauben oder ihrer Einstellung zuwider läuft. Sie tut dies entweder für eine Belohnung oder wegen einer Bedrohung. Dies wiederum ist konsistent mit dem Verhalten und gibt eine Rechtfertigung. Je stärker diese Rechtfertigung ist, desto geringer ist die Dissonanz und desto kleiner die Einstellungsänderung. Je geringer aber die Belohnung oder je schwächer die Bedrohung, desto größer ist die Dissonanz und desto stärker ist die Einstellungsänderung.

Insgesamt kann das Streben nach Reduktion kognitiver Dissonanz als eines der am besten gesicherten Phänomene der Psychologie angesehen werden. Übereinstimmung herrscht auch darin, dass aus einer Dissonanzreduktion resultierende Einstellungsänderungen echte und oft dauerhafte Änderungen von Einstellungen sind. Man ist sich allerdings immer noch nicht einig, wie genau das psychische Unwohlsein in Dissonanzsituationen zu verstehen ist, aber dass es eine motivierende Funktion für Einstellungsänderungen hat und dass die Beseitigung der Dissonanz das kognitive Verhalten, mit dem sie bewirkt wurde, verstärkt, wird heute allgemein anerkannt. In zwei experimentellen Studien von Elliot und Devine (1994) wurde dies noch einmal ausdrücklich untersucht und bestätigt.

Bei kognitiver Dissonanz handelt es sich um eine Inkonsistenz zwischen gleichzeitig aktivierten Inhalten des Arbeitsspeichers, also Inkonsistenz in dem, was gleichzeitig bewusst ist. Dass das Bewusstsein besonders stark vor Inkonsistenz geschützt wird, ist verständlich, weil einander widersprechende Inhalte des Bewusstseins die bewusste Handlungsplanung und -steuerung und damit die Wirksamkeit der Auseinandersetzung mit der Umgebung erheblich beeinträchtigen würden.

Inkonsistenz im Bewusstsein wird noch durch einen weiteren Mechanismus vermieden, nämlich durch Verdrängung. Hierbei geht es nicht nur um die kognitiven Inhalte des Bewusstsein, sondern auch um Wahrnehmungen (perceptual defense) sowie um Ziele und Handlungsimpulse. Was nicht mit dem vereinbar ist, was schon im Bewusstsein ist, erhält keinen oder nur sehr erschwerten Zutritt zum Arbeitsspeicher. Auf die Verdrängung als Mechanismus der Konsistenzsicherung gehe ich im nächsten Abschnitt ausführlicher ein.

Durch Verdrängung kann eine weitere Form von Inkonsistenz psychischer Prozesse entstehen, nämlich die *Dissoziation.* Wir hatten diese Form der Inkonsistenz als Dissoziation zwischen expliziten und impliziten Gedächtnisinhalten schon bei den neuronalen

Grundlagen der Posttraumatischen Belastungsstörung als einen ursächlichen Faktor für die Entstehung dieser Störung kennengelernt. Dissoziation ist aber darüber hinaus ein hervorstechendes Merkmal mehrerer psychischer Störungen (Fiedler, 2001). Inkonsistenz kann also auch selbst ein wesentliches Merkmal psychopathologischer Beschwerdebilder sein.

Zu den gut untersuchten Formen von Inkonsistenz gehören auch *motivationale Konflikte*. Die Blütezeit der experimentellen Konfliktforschung ist zwar vorüber, aber sie hat uns gut gesichertes, wenn auch etwas in Vergessenheit geratenes Wissen, über die Auswirkungen verschiedener Arten von Konflikten hinterlassen. Am bekanntesten geworden ist das Konfliktmodell von Miller (1944; Dollard & Miller, 1950). Gute Zusammenfassungen dazu findet man bei Heilizer (1977, 1978). Auch Seymour Epstein, auf dessen Persönlichkeitstheorie die Konsistenztheorie in wichtigen Teilen aufbaut, hat sich am Beginn seiner wissenschaftlichen Laufbahn intensiv mit experimenteller Konliktforschung befasst (Epstein, 1962, 1967, zusammenfassend 1982). In der experimentellen Konfliktforschung sind fünf Konflikttypen unterschieden und untersucht worden:

- *Annäherungs-Annäherungskonflikte*. Das sind Konflikte zwischen zwei positiven Alternativen. Ein Beispiel ist die Geschichte von dem Esel, der zwischen zwei genau gleich weit entfernten und gleich großen Heuhaufen verhungert, weil er gelähmt ist zwischen den beiden genau gleich starken Annäherungstendenzen. Man könnte diese Situation mit Miller (1944) aber auch als einen doppelten Annäherungs-Vermeidungs-Konflikt auffassen, weil beim Annähern an den einen Haufen der Verlust des anderen droht.
- *Annäherungs-Vermeidungs-Konflikte*. Dieser Konflikttyp ist am meisten untersucht worden, auch wegen seiner klinischen Relevanz. Er besteht darin, dass Annäherungs- und Vermeidungstendenzen gleichzeitig aktiviert werden. Miller konzipierte einen solchen Konflikt so, wie es in Abbildung 4.17 dagestellt ist. Man strebt ein Objekt gleichzeitig an und fürchtet es. Je mehr man sich dem Objekt annähert, umso stärker wird das Verlangen, aber auch die Furcht. Der Anstieg von Verlangen und Furcht muss nicht gleich stark sein, sondern die Gradienten, die die Stärke von Verlangen und Furcht in Abhängigkeit von der Entfernung vom Objekt anzeigen, können unterschiedlich steil sein, so dass sie sich irgendwann schneiden. Dies ist der Moment, in dem Verlangen und Furcht genau gleich groß sind und sich gegenseitig hemmen. Es ist der Moment, in dem der Betreffende die größte Konfliktspannung und Angst erlebt, denn ab diesem Punkt wird er sich dem Objekt nicht mehr annähern, weil nun der Vermeidungsgradient stärker ist. In Abbildung 4.17 ist die Situation für zwei unterschiedlich starke Annäherungsgradienten dargestellt. Die Darstellung macht klar, dass bei einem starken Annäherungsmotiv der Punkt des maximalen Konfliktes und damit der Punkt der größten Inkonsistenz später erreicht wird als bei einem schwächeren Annäherungsmotiv. Bei diesem Konflikttyp ist der Betreffende gewissermaßen Gefangener seiner eigenen Ziele: Weder kann er das Ziel erreichen, noch kann er es aufgeben. Er ist im Konflikt gefangen. Die Inkonsistenz besteht fort.
- *Vermeidungs-Vermeidungs-Konlikte*. Der Betreffende ist mit zwei aversiven Alternativen konfrontiert. Wenn er kann, wird er bei einer solchen Situation „aus dem Felde gehen".

- *Doppelte Annäherungs-Vermeidungs-Konflikte*. Bei ihnen ist der Betreffende nicht nur mit einem Zielobjekt konfrontiert, das er gleichzeitig anstrebt und fürchtet, sondern mit zwei Zielen gleichzeitig.
- *Vermeidungs-Annäherungs-Konflikte* sind solche, bei denen die Vermeidungskomponente die Annäherungskomponenten deutlich überwiegt. Sie sind lange Zeit gar nicht als Konflikte erkannt und untersucht worden, weil der Betreffende normalerweise einfach das konflikthafte Ziel vermeidet. Wenn er jedoch durch Zufall oder Zwang plötzlich dem Ziel ganz nahe gebracht wird, nähert er sich ihm mit einem Mal ganz schnell von sich aus an, während er es vorher immer vermieden hat. Untersuchungen zu diesem Konflikttyp haben etwas Licht in einige zuvor schwer verständliche Phänomene gebracht (Epstein, 1978).

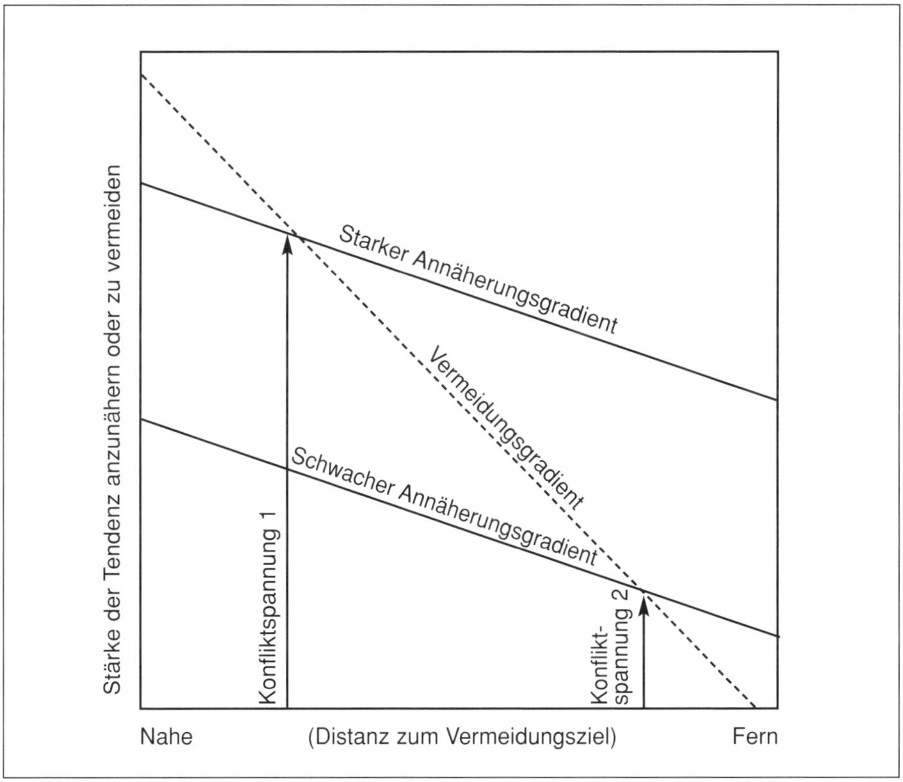

Abbildung 4.17: Darstellung von zwei Annäherungs-Vermeidungs-Konflikten mit demselben Vermeidungsgradienten und verschieden starken Annäherungsgradienten. Beim Konflikt mit dem schwächeren Annäherungsgradienten wird die stärkste Konfliktspannung und ein Überwiegen des Vermeidens weiter entfernt vom Ziel erreicht als bei einem stärkeren Annäherungsgradienten. Bei ihm ist die Konfliktspannung und mit ihr die Angst wesentlich höher, weil sie erst viel näher beim Ziel eintritt. Der Betreffende gibt sein Annäherungsverhalten erst kurz vor dem Ziel auf (nach Epstein, 1992).

Nach einer schöpferischen Pause hat die Konfliktforschung in den letzten Jahren wieder einen Aufschwung erlebt. Es werden vorherrschend aber nicht mehr experimentell hergestellte Konfliktsituationen untersucht, sondern Konflikte in der kognitiven Repräsentation persönlich relevanter Inhalte. Bei Emmons (1989, 1997, Emmons & King, 1988) geht es um Konflikte zwischen persönlich wichtigen Zielen („Personal Strivings"). Die Konflikhaftigkeit ihrer wichtigsten Personal Strivings wird von den Probanden selbst eingeschätzt. Lauterbach (1996) hat eine auf der Balance-Theorie von Heider basierende computergestützte Methode zur Einschätzung der Konlikthaftigkeit zwischen persönlich wichtigen Lebensinhalten entwickelt, die in mehreren Untersuchungen zum Zusammenhang zwischen Konflikten, Wohlbefinden, psychischer Gesundheit und Therapiemotivation eingesetzt wurde (Hoyer, Frank & Lauterbach, 1994; Hoyer, Fecht, Lauterbach & Schneider, 2001; Renner & Leibetseder, 2000; Michalak, Heidenreich & Hoyer, 2001; Michalak & Schulte, 2002). Bei Grosse Holtforth und Grawe (2003) wird mit dieser Methode die Konflikhaftigkeit der individuell wichtigsten motivationalen Ziele im Sinne des FAMOS (Grosse Holtforth & Grawe, 2002b) eingeschätzt.

Higgins (1987) untersuchte im Rahmen ihrer „Selbst-Diskrepanz-Theorie" Diskrepanzen zwischen verschiedenen Typen von Selbst-Repräsentationen, nämlich zwischen realem Selbst, idealem Selbst und Soll-Selbst. Ihre Erwartung, dass gößere Diskrepanzen mit schlechterem Wohlbefinden verbunden sind, wird in den dazu durchgeführten Untersuchungen bestätigt (Higgins, 1987, 1997; Higgins, Shah & Friedman, 1997). Sheldon und Elliot (1999) untersuchen im Rahmen ihres „Selbstkonkordanz-Modells" die Konkordanz zwischen angestrebten Zielen und zentralen Aspekten des Selbst wie wichtigen Werten, Interessen und Bedürfnissen und die Vereinbarkeit von verhaltensnahen Zielen mit höheren Zielen (vertikale Kohärenz). Sie fanden, dass Konkordanz und Kohärenz im Sinne ihres Modells zu besserer Zielerreichung und besserem Wohlbefinden führt. Was Sheldon und Elliot als Konkordanz der jeweils verfolgten Ziele mit Grundbedürfnissen und -werten bezeichnen, charakterisiert auch den Zustand der intrinsischen Motivation und den Zustand des „Flow" (Csikszentmihalyi, 1990), die beide als Formen einer besonders guten Konsistenz im psychischen Geschehen angesehen werden können.

In ähnliche Richtung wie Sheldon und Elliot geht Brunstein (Brunstein, Schultheiss & Grässmann, 1998; Brunstein, Schultheiss & Maier, 1999) mit Untersuchungen zur Vereinbarkeit der expliziten Ziele eines Menschen mit seinen impliziten Motiven und ihrem Zusammenhang mit Zielerreichung und Wohlbefinden.

Schließlich ist noch die wohl wichtigste Form der Inkonsistenz aufzuführen, nämlich die zwischen den Zielen eines Menschen und der Zielerreichung, d. h. die Inkongruenz zwischen motivationalen Zielen und realen Wahrnehmungen. Wenn diese schwerwiegend auseinander klaffen, heißt das, dass die Bedürfnisse des Betreffenden nicht befriedigt werden und das hat negative Auswirkungen auf sein Wohlbefinden und seine psychische Gesundheit. Inkongruenz ist in mehreren der zuvor aufgeführten Untersuchungen miterfasst und untersucht worden, am gezieltesten aber wohl in unseren eigenen Untersuchungen (Grosse Holtforth & Grawe, 2003; Grosse Holtforth, Grawe & Tamcan, 2003).

Ich habe mich hier darauf beschränkt, die verschiedenen Arten von Inkonsistenz aufzuführen, die bisher definiert und untersucht wurden. Über Zusammenhänge zwischen diesen verschiedenen Formen von Inkonsistenz mit der Effektivität des psychischen Funktionierens sowie mit Wohlbefinden und psychischer Gesundheit, die in diesen Untersuchungen gefunden wurden, berichte ich weiter unten (Abschnitt 4.8.4). Ich kann aber hier vorwegnehmen, dass sich Inkonsistenz durchweg als ungünstig erwiesen hat, welche Form auch immer mit welchem Kriterium in Beziehung gesetzt wurde. Wir können auf Grund dieser Ergebnisse davon ausgehen, dass länger andauernde Inkonsistenz schädlich für das psychischen System ist, dass sie als unangenehm empfunden wird und dass sie eine Motivation zur Reduktion der Inkonsistenz erzeugt.

Wenn wir von wissenschaftlichen Untersuchungen einmal absehen und uns noch einmal vor Augen führen, mit welchen Begriffen zuvor die verschiedenen Formen der Inkonsistenz charakterisiert wurden, wird allein schon daraus klar, dass Inkonsistenz einen negativen Bedeutungsgehalt hat. Es sind Begriffe wie Konflikt, Dissonanz, Diskrepanz, Unvereinbarkeit, Disharmonie, Dissoziation, Diskordanz, Inkongruenz, Ambivalenz, Uneindeutigkeit, Unklarheit. Der Zustand von Konsistenz lässt sich weniger leicht umschreiben, wahrscheinlich weil er nur so selten erreicht wird, dass man mit weniger Begriffen dafür auskommt. Er ist gekennzeichnet durch Harmonie, Einklang, mit sich eins Sein, Konsonanz, Konkordanz, Übereinstimmung, Eindeutigkeit, Klarheit. Wenn wir zwischen zwei Welten, einer Welt, in der Konsistenz herrscht, und einer, in der Inkonsistenz herrscht, wählen könnten, wäre nach diesen Beschreibungen wohl klar, für welche Welt wir uns entschieden. Das heißt aber auch, dass es besser ist, mit einer Psyche zu leben, in der Konsistenz als in der Inkonsistenz herrscht. Die Kernannahme der Konsistenztheorie, dass unser psychisches System so beschaffen ist, dass es Konsistenz anstrebt und Inkonsistenz vermeidet, hat daher eine breite Grundlage, nicht nur in wissenschaftlichen Untersuchungsergebnissen, sondern auch in dem impliziten Vorverständnis, das in unserer Sprache enthalten ist.

4.8.2 Neuronale Mechanismen der Konsistenzsicherung

Wenn Inkonsistenz einer optimalen Auseinandersetzung mit der Umgebung so abträglich ist, wie es in den berichteten Ergebnissen und Konzepten zum Ausdruck kommt, sollte man annehmen, dass in der phylogenetischen Entwicklung des menschlichen Nervensystems Strukturen herausgebildet und selegiert wurden, die für Konsistenz der psychischen Abläufe sorgen. Bei der Komplexität, wie sie in höher entwickelten Nervensystemen vorliegt, ist eine gute Abstimmung der ablaufenden Prozesse aufeinander Voraussetzung dafür, dass kein Chaos entsteht. Wann immer ein neuer Entwicklungsschritt gemacht wurde, der neue psychische Abläufe und Qualitäten möglich machte, musste ein wesentliches Kriterium dafür, dass er dauerhaft in die Struktur des Nervensystems übernommen wurde, seine Vereinbarkeit mit dem bereits Bestehenden sein. Bei immer höherer Differenziertheit und Komplexität mussten Strukturen herausgebildet werden, die nicht nur einzelne Funktionen wie das Hören, Sehen, Schmecken betreffen, sondern die die Vereinbarkeit und Koordination der inzwischen möglich gewordenen neuronalen/psychischen Abläufe betreffen.

Diese Notwendigkeit hat auf allen Stufen der Entwicklung bestanden. Wir müssen daher davon ausgehen, dass das Kriterium der Abstimmung, Vereinbarkeit und Koordination mit dem bereits Vorhandenen bei allen Entwicklungsschritten Pate gestanden hat, und unser Nervensystem so, wie es ist, u. a. auch das Ergebnis einer konsistenzsichernden Selektion ist. Insofern tragen die vielen Regelungsprozesse, die innerhalb und zwischen den einzelnen Subsystemen und Schaltkreisen des Gehirns auf allen seinen Ebenen bestehen, alle auch zur Konsistenzsicherung bei. Es gibt aber einige Strukturen und Funktionsprinzipien im neuronalen System, deren Funktion für die Konsistenzsicherung besonders offensichtlich ist. Wenn ich nachfolgend einige dieser neuronalen Konsistenzsicherungsmechanismen hervorhebe, geschieht das vor dem Hintergrund, dass Konsistenzregulation als ein ganz durchgängiges Funktionsprinzip höher entwickelter Nervensysteme anzusehen ist.

In der Entwicklung des menschlichen Gehirns hat es ein großes Raumproblem gegeben. Wie bringt man all die neuronale Hardware, die für die Hervorbringung so differenzierter Funktionen erforderlich ist, auf so beschränktem Raum unter? Wo beim Menschen das Sprachzentrum ist, sind bei anderen Säugetieren ganz andere Funktionen lokalisiert. Wo sollte der Platz für das Sprachzentrum herkommen? Die im Vergleich zu weniger weit entwickelten Säugetieren viel stärkere Faltenbildung in der Grosshirnrinde ist eine Lösung für dieses Problem. Eine andere ist eine größere Spezialisierung der beiden Hirnhälften auf unterschiedliche Funktionen. Ich bin auf die Lateralisierung der Hirnfunktionen immer nur punktuell eingegangen, wo sie für den behandelten Aspekt gerade eine Rolle spielte. Aber über das Zusammenspiel der beiden Hirnhälften gäbe es weit mehr zu sagen. Es stellt für sich ein faszinierendes Beispiel für Arbeitsteilung und Koordination dar. Die wichtigste Rolle für die Koordination zwischen den beiden Hirnhälften spielt das Corpus callosum, das ausgeprägte Nervenbündel, das die beiden Hirnhälften miteinander verbindet. Wenn es durchtrennt wird, weiß die rechte Hand buchstäblich nicht mehr, was die linke tut. LeDoux (2002) berichtet darüber, wie er einem Patienten, bei dem das Corpus callosum durchtrennt worden war, beim Hose anziehen zuschaute. Mit der einen Hand zog er die Hose herauf, mit der anderen herunter. Dies ist sicher ein extremes und selten vorkommendes Beispiel von Inkonsistenz im psychischen Geschehen, aber wir können an ihm besonders anschaulich nachvollziehen, wie sehr Inkonsistenz die Wirksamkeit in der Auseinandersetzung mit der Umgebung beeinträchtigen kann. Das Corpus callosum gehört zu den ganz basalen Konsistenzsicherungsmechanismen des Gehirns. Wenn es normal funktioniert, wird diese Funktion nicht ersichtlich. Sie gehört zu den Selbstverständlichkeiten des Gehirns, deren Funktion sich erst bei ihrem Ausfall in Erinnerung ruft.

Ähnlich selbstverständlich ist ein anderer Konsistenzsicherungsmechanismus, nämlich derjenige der *aktivitätsabhängigen Hemmung*. Wenn man den Arm beugt, werden die streckenden Muskeln gehemmt. Bei spastischen Störungen funktioniert dieser basale Mechanismus der aktivitätsabhängigen Hemmung nicht. Beuger und Strecker werden gleichzeitig aktiviert und hemmen einander. Die resultierende spastische Spannung ist ein sehr anschauliches Beispiel für eine Inkonsistenzspannung auf unterster Ebene des Nervensystems. Das Prinzip der aktivitätsabhängigen Hemmung gilt aber auf allen Ebenen des Nervensystems. Es gilt auch für ganze Zielhierarchien. Wenn eine Zielhierarchie aktiviert ist, müssen andere, damit unvereinbare gehemmt werden. Man kann den Kuchen nicht gleichzeitig aufessen und aufheben.

Wenn die aktivitätsabhängige Hemmung auf der Ebene von Zielhierarchien nicht funktioniert, wenn also gleichzeitig miteinander unvereinbare Zielhierarchien aktiviert sind, liegt ein Konflikt vor. Die gleichzeitig aktivierten Zielhierarchien hemmen sich gegenseitig und es kommt zu einer *Konfliktspannung,* einer weiteren Form von Inkonsistenzspannung. Konflikte haben zwei unmittelbare Folgen: Sie führen einerseits dazu, dass keine der Zielhierarchien ungestört zum Zuge kommt. Deshalb kommt es nicht zur Zielerreichung. Das Resultat ist Inkongruenz bezüglich der an beiden Zielhierarchien beteiligten Ziele. Inkongruenz ist mit der Ausschüttung von Stresshormonen (s. Abschnitt 4.5.2) und mit negativen Emotionen verbunden. Die zweite unmittelbare Folge ist die Konfliktspannung. Bei einem Spastiker ist die aus der gleichzeitigen Aktivität von Beugern und Streckern resultierende Inkonsistenzspannung mit dem blossen Auge sichtbar. Die aus der gleichzeitigen Aktivierung unvereinbarer Zielhierarchien resultierende Inkonsistenzspannung kann einerseits subjektiv als Spannungsgefühl erlebt werden; andererseits kann sie durch Indikatoren wie Muskelspannungen, psychophysiologische, hormonale und neuronale Parameter objektiviert werden. Die Forschung zu diesen objektivierbaren Indikatoren von Konfliktspannungen, die aus der gleichzeitigen Aktivierung motivational bedeutsamer Zielhierarchien resultieren, ist noch sehr wenig entwickelt, obwohl die Methoden dazu alle vorliegen. Sowohl die experimentelle als auch die korrelative Konfliktforschung, über die ich weiter oben berichtet habe, hat Konfliktspannung als empirisches Phänomen noch kaum ins Auge gefasst. Hier ist noch für Viele Gelegenheit, wissenschaftlichen Lorbeer zu ernten. Auf erste Ansätze zu untersuchen, was eigentlich bei Konflikten im Gehirn abläuft, gehe ich etwas weiter unten ein.

Welche neuronalen Mechanismen haben sich entwickelt, um die für die Zielerreichung so abträgliche gleichzeitige Aktivierung unvereinbarer Zielhierarchien zu vermeiden? Diese Frage führt uns zu einer der wichtigsten Funktionen des expliziten, bewussten Funktionsmodus. Wir hatten weiter oben bei der Behandlung kognitiver Dissonanzen gesehen, dass das Bewusstsein besonders intolerant gegenüber Inkonsistenz ist. In den bewussten Arbeitsspeicher gelangt nur, was mit dem, was im bewussten Funktionsmodus gerade aktiviert ist, vereinbar ist. Das gilt insbesondere auch für die Zielhierarchien. Wenn das bewusste Handeln gerade auf ein bestimmtes Ziel ausgerichtet ist, ist die Aufmerksamkeit auf alles ausgerichtet, was für die Verfolgung dieses Zieles relevant ist. Die Aktivierbarkeit zielrelevanter Wahrnehmungen, Gedächtnisinhalte und Kognitionen ist erhöht, andere Wahrnehmungen, Gedächtnisinhalte, Kognitionen, Emotionen und insbesondere auch andere Ziele werden aktiv unterdrückt. Die Begriffe Konzentration, Wille, selektive Aufmerksamkeit, Wahrnehmungsabwehr und Verdrängung beziehen sich alle auf Prozesse, die die im Moment aktivierte Zielhierarchie abschirmen gegen Störungen. Auf neuronaler Ebene heißt dies, dass Wahrnehmungen auf ihrem Weg vom sensorischen Input zum Arbeitsspeicher irgendwo aktiv gehemmt werden. Diese Hemmung kann erst erfolgen, nachdem die Bedeutung des sensorischen Inputs für die motivationalen Ziele des Betreffenden klar ist. Der sensorische Input durchläuft also zunächst mehrere Stufen der neuronalen Transformation, ehe ihm aktiv der Zugang zum Arbeitsspeicher verwehrt wird. Die in ihrer Bedeutung bereits erkannten Wahrnehmungen können auf den unteren Ebenen des neuronalen Systems deshalb durchaus Einfluss auf andere neuronale Prozesse nehmen, ohne dass sie bewusst geworden sind. So können z. B. bedrohliche Reize die Amygdala heftig zum Feuern bringen. Wenn die Aufmerksamkeit in diesem Moment vollkommen durch ein wichtiges Ziel absorbiert ist, das bewusst und mit starker Entschlossenheit und Willenskraft verfolgt wird, werden die Signale, die die Amygdala unentwegt zum PFC aussendet, auf ihrem Weg zum ACC und den anderen Hirnregionen, die an der Aufmerksamkeitslenkung beteiligt sind, abgeblockt. Dafür spielt der Neurotransmitter GABA, der die Erregungsübertragung an den Synapsen hemmt, eine entscheidende Rolle.

Diese Hemmung von neuronalen Signalen, die der gerade verfolgten Absicht nicht zuträglich sind, ermöglicht es dem Menschen, selbst unter lebensbedrohlichen Bedingungen noch zielorientiert und planvoll zu handeln. Der Soldat, der mitten in der Schlacht um sich herum die Einschläge sieht und hört und trotzdem als Erster aus dem Schützengraben springt, um eine Stellung zu erobern, die in einem übergreifenden Plan eine entscheidende Rolle spielt, gibt von dieser Fähigkeit, eine bewusst verfolgte Zielhierarchie abzuschirmen gegen konsistenzgefährdende Wahrnehmungen und Impulse (sich zu verstecken, zu fliehen) ebenso Zeugnis wie ein Arzt, der konzentriert den ganzen Vormittag operiert, obwohl ihm seine Frau an diesem Morgen mitgeteilt hat, dass sie sich scheiden lassen will. Nicht nur ausführende, sondern auch schöpferische Tätigkeiten profitieren sehr von dieser Fähigkeit zur Abschirmung des Bewusstseins von störenden Einflüssen. Der Künstler, der tief versunken dabei ist, eine Skulptur zu bearbeiten, während sich auf dem Tisch seines Ateliers die Rechnungen türmen, ist ein Beispiel dafür.

Identifizierung mit einem Ziel und daraus resultierende intrinsische Motiviertheit, Konzentrationsfähigkeit, Entschlossenheit, Willenskraft, sind alles Mittel zur Konsistenzsicherung bewusst verfolgter Zielhierarchien durch aktivitätsabhängige Hemmung. Sie haben ihre spezifischen neuronalen Grundlagen, die vor allem im PFC lokalisiert sind. Wenn der PFC geschädigt ist, sind diese Funktionen mehr oder weniger schwer beeinträchtigt. Bei dieser Fähigkeit handelt es sich, ebenso wie bei der Sprache, um eine einzigartige menschliche Fähigkeit. Sie ist Grundlage der großen kulturellen Leistungen, zu denen der Mensch fähig ist. Es ist nicht nur das Ausmaß der Fähigkeit zum bewussten Denken, das den Menschen vom Tier unterscheidet, sondern es ist auch die Fähigkeit zur Konsistenzsicherung des intentionalen Handelns. Ohne diese Fähigkeit würden wir impulsgesteuert jeweils mal das und dann jenes tun, je nach dem was gerade durch die jeweiligen Situationen aktiviert wird. Die Fähigkeit zu bewusstem zielorientiertem Handeln musste daher einhergehen mit der Entwicklung neuronaler Mechanismen der Konsistenzsicherung auf dieser höchsten Ebene der Verhaltenssteuerung.

Diese hochentwickelten neuronalen Mechanismen zur Sicherung der Konsistenz der im Bewusstsein ablaufenden Prozesse sind also auf der einen Seite eine kostbare Fähigkeit des Menschen und können sehr viel zu einer guten Bedürfnisbefriedigung beitragen. Aber sie bergen auch ein Risiko in sich. Es können Dinge aus dem Bewusstsein ausgeblendet werden, die eigentlich für das Wohlergehen des Individuums sehr wichtig sind. Es müssen auch nicht immer sehr kostbare Inhalte wie schöpferische Prozesse sein, die durch diesen Konsistenzsicherungsmechanismus geschützt werden. Wenn die Amygdala unter dem Einfluss bedrohlicher Wahrnehmungen, die aber unbewusst bleiben, andauernd feuert, kann das, auch wenn kein bewusstes Gefühl von Angst erlebt wird, langfristig sehr schädliche Auswirkungen im psychischen System haben. Die von der Amygdala ausgehenden neuronalen Signale erreichen zwar nicht den Arbeitsspeicher, aber die Amygdala hat viele andere efferente Verbindungen, die vom Arbeitsspeicher aus nicht blockiert werden können. Das autonome Nervensystem reagiert u. a. mit verstärktem Blutdruck und Anstieg der Herzrate. Es kommt zur Ausschüttung von Adrenalin und bei länger andauernder Aktivierung des Angstschaltkreises zur Ausschüttung von Corticosteroiden, mit deren möglicher schädlicher Auswirkung wir uns schon vertraut gemacht haben (s. Abschnitt 4.5.2). Über die engen Verbindungen der Amygdala zum Nucleus basalis im Hirnstamm kommt es zu einer massiven Ausschüttung von Acetylcholin, was zu einer unspezifischen Erregungssteigerung führt. Wir hatten das Acetylcholin auch schon als Gegenspieler des Dopamins kennengelernt (Abschnitt 4.7.6), des „Treibstoffes" für motiviertes Verhalten. Wir hatten in Abschnitt 2.10 auch schon gesehen, dass Konditionierungsprozesse keine Beteiligung des Bewusstseins erfordern. Es wird daher mit einiger Wahrscheinlichkeit dazu kommen, dass immer mehr Reize und Situationen durch Konditionierung eine bedrohungsauslösende Qualität erhalten, ohne dass dies dem Betreffenden bewusst wird.

Wenn die Fernhaltung bedrohlicher oder inkongruenter Wahrnehmungen aus dem Bewusstsein nicht nur vorübergehend ist, um einen besonders wichtigen bewussten Plan zu schützen, sondern wenn das „Verdrängen" bedrohlicher Signale, d. h. die Hemmung des Zugangs solcher Wahrnehmungen, Erinnerungen und Gedanken zum Arbeitsspeicher habituell wird, kommt es zu einer Dissoziation der im expliziten und impliziten Funktionsmodus ablaufenden Prozesse. Jetzt wird aus dem kurzfristigen Vorteil der Konsistenzsicherung ein langfristiger Nachteil. Weil keine bewusste Auseinandersetzung mit den unbewusst als bedrohlich bewerteten Situationen stattfindet, behalten sie ihren bedrohlichen Charakter und wirken weiter im impliziten Funktionsmodus auf das Nervensystem ein. Die Vorgänge im expliziten und impliziten Funktionsmodus sind nicht mehr aufeinander abgestimmt, sie dissoziieren. Es findet als Folge keine cortikale Hemmung der Angst statt und durch die dauernde Überaktivierung des Angstschaltkreises kann es mit der Zeit zu solchen Fehlregulationen kommen, wie wir sie in Kapitel 3 als neuronale Korrelate der Generalisierten Angststörung, der Panikstörung und der Zwangsstörung kennengelernt hatten. Die neuronalen Modelle zu allen drei Störungsbildern sehen eine Dysregulation negativer Emotionen als zentralen Bestandteil der Störung an und sehen als Hauptursache dafür das Fehlen einer vom orbitofrontalen Cortex ausgehenden Hemmung. Wegen der engen Kommunikation im PFC müsste an einer solchen Hemmung der Arbeitsspeicher beteiligt sein. Wenn dieser jedoch überhaupt nicht informiert darüber ist, dass es da etwas gibt, um das er sich dringlich kümmern sollte, können von ihm keine hemmenden Signale ausgehen. Bei der Posttraumatischen Belastungsstörung ist die Fernhaltung der traumatischen Erfahrungen vom Bewusstsein und die daraus resultierenden Dissoziation der Abspeicherung im expliziten und impliziten Gedächtnis sogar als das Hauptmerkmal der Störung ausgemacht worden.

Eine Fernhaltung bedrohlicher oder inkongruenter Wahrnehmungen vom Bewusstsein, die kurzfristig der Konsistenzsicherung dient, kann langfristig daher genau den gegenteiligen Effekt haben, indem sie über Dissoziation und Dysregulation letztlich zu einer dauerhaften Erhöhung des Inkonsistenzniveaus führt. Konsistenzsicherungsmechanismen können daher adaptiv und nicht adaptiv sein. Vorübergehende Verleugnung und Verdrängung sehr bedrohlicher Wahrnehmungen kann erst einmal die Funktionsfähigkeit erhalten und das kann bei der Reaktion auf ein wirklich bedrohliches Ereignis sehr nützlich sein. Wenn aber habituell bedrohliche oder inkongruente Wahrnehmungen vom Bewusstsein ferngehalten werden, besteht die Gefahr, dass solche Wahrnehmungen im impliziten Funktionsmodus über den Angstschaltkreis wegen der fehlenden Hemmung vom PFC aus zu Dysregulationen im impliziten System führen, die sich mit der Zeit durch Bahnung verfestigen und zur Ausbildung eines psychopathologischen Beschwerdebildes führen.

Personen, die habituell bedrohliche oder mit ihren Zielen inkongruente Wahrnehmungen vom Bewusstsein fernhalten, werden in der Literatur als „Repressors" bezeichnet. Das Phänomen der Verdrängung ist inzwischen recht gut empirisch untersucht und an seiner Existenz kann kein Zweifel bestehen (Holmes, 1990; Shevrin, 1990; Kihlstrom & Hoyt,1990).

Nach Schwartz (1990) unterbindet das Weglenken der Aufmerksamkeit von einer Inkongruenz zwischen Zielen und Wahrnehmungen die normalen Rückkopplungsprozesse im psychischen System und diese seien essenziell für die Regulation psychischer Prozesse.

> „Both negative and positive feedback serve to interconnect components so that the system can function (behave) in a self-regulating (self-moderating or self-amplifying), and therefore predictable, manner. If the information is distorted or misperceived, or, in extreme cases, disconnected altogether, the self-regulation engendered by the negative and/or positive feedback will be impaired or cease altogether (…) Integrating all the above, it follows that repression (and self-deception) includes disattention to negative feedback that are essential for self-regulation and, therefore, healing. Disattention promotes a state of relative disconnection (e. g., a functional disconnection of the left and right hemispheres as proposed by Galin, 1974). This state of neuropsychological disconnection induces a state of psychophysiological disregulation, which is expressed as disorder in biological, psychological, and social functioning. This disordered biopsychosocial functioning is hypothesized to contribute to physical, mental, and social disease." (Schwartz, 1990, S. 408/409)

Ein Zusammenhang zwischen habituellem Verdrängen und einem erhöhten Ausmaß an körperlichen und psychopathologischen Störungen kann als gesichert angesehen werden (Blatt, 1990; Bonanno & Singer, 1990; Schwartz, 1983, 1990; Weinberger, 1990). Darüber hinaus scheint auch die Art einer Störung, die ein Mensch entwickelt, mit davon abzuhängen ob er zu den habituellen Verdrängern gehört oder zu jenen Personen, die sich negative Gefühle auslösenden Inkonsistenzen eher zuwenden (Blatt, 1990; Bonanno & Singer, 1990).

Das Vermeiden von Inkonsistenz, Dissoziation und Dysregulation hat nach dem, was soeben ausgeführt wurde, strukturelle und funktionale neuronale Grundlagen. Das Corpus callosum ist eine besonders offensichtliche strukturelle Grundlage für das Vermeiden von Dysregulationen zwischen dem, was die rechte und was die linke Hirnhälfte tut.

Die antagonistische Hemmung ist ein durchgängiges Funktionsprinzip des Nervensystems mit pervasiven strukturellen Grundlagen. Auf der höheren Ebene komplexer Prozesse haben Aufmerksamkeit und Bewusstheit eine konsistenzsichernde Funktion. Auch sie haben strukturelle neuronale Grundlagen, die sich im Verlauf der Evolution herausgebildet haben und herausbilden mussten, um in einem so komplexen System Interferenz und Konkurrenz zwischen gleichzeitig aktivierten Prozessen zu verhindern, die das System in seiner Auseinandersetzung mit den Anforderungen der Umgebung ineffizient machen würden.

Eine besonders wichtige Rolle innerhalb der Konsistenzregulation scheint der ACC zu spielen. Der ACC reagiert auf verschiedene Formen von Inkonsistenz. Er wird z. B. aktiviert, wenn es einen irgendwo juckt oder schmerzt (Hsieh et al., 1994; Jones, Brown, Friston & Frackowiak, 1991). Er reagiert auch auf Feedback über Fehler, die man gerade gemacht hat (Miltner, Braun & Coles, 1997). Beides sind Formen von Inkongruenz, also einer spezifischen Form von Inkonsistenz. Der ACC wird aber insbesondere auch durch Situationen aktiviert, die gleichzeitig miteinander konkurrierende, konflikthafte Reaktionstendenzen auslösen. Bei kognitiven Aufgabenstellungen nach dem Stroop-Prinzip (s. o.) ist dies sehr gründlich untersucht. Die Beteiligung des ACC an solchen konflikthaften Anforderungen ist so eindeutig, dass Botvinick et al. (2001) ihn explizit als „Konfliktmonitor“ bezeichnen. Nimmt man die oben aufgeführten Inkongruenzen hinzu, die den ACC ebenfalls aktivieren, wäre es in der Terminologie der Konsistenztheorie noch zutreffender, von einem *Inkonsistenzmonitor* zu sprechen.

Die Tatsache, dass im Laufe der Evolution ein bestimmter Teil des Gehirns mit der Spezialaufgabe betraut wurde, zu überwachen, ob irgendwo in der psychischen Aktivität Inkonsistenzen auftreten, zeigt noch einmal, wie wichtig es für das psychische Funktionieren ist, es nicht zu länger andauernden Inkonsistenzen kommen zu lassen. Es ist bisher nicht ausdrücklich untersucht worden, ob der ACC auch bei motivationalen Konflikten aktiviert wird, aber es wäre sehr überraschend, wenn dies nicht der Fall wäre, denn motivationale Konflikte beinhalten ja auch unvereinbare Kognitionen und Verhaltenstendenzen, auf die der ACC nachweislich empfindlich anspricht. Neben dem reinen Monitoring besteht die Funktion des ACC darin, Kontrollreaktionen zu mobilisieren, die zu einer Behebung der Inkonsistenz führen. Das wäre insbesondere die Lenkung der Aufmerksamkeit auf die Quelle der Inkonsistenz, womit gleichzeitig die Möglichkeiten der bewussten Kontrolle mobilisiert werden. Eine wichtige Aufgabe des ACC ist es also, die Aufmerksamkeit dorthin zu lenken, wo Inkonsistenzen entstanden sind, die eine bewusste Auseinandersetzung mit der Situation erfordern.

Wir haben in Abschnitt 3.2.2 gesehen, dass der ACC bei Depressiven deaktiviert ist. Bei Depressiven ist damit eine sehr wichtige Funktion lahmgelegt. Sie haben keinen funktionierenden Inkonsistenzmonitor mehr, der Ressourcen für die bewusste Auseinandersetzung mit Schwierigkeiten mobilisiert. Dass der ACC bei ihnen überhaupt nicht mehr anspricht, kann entweder daran liegen, dass neuronale Signale, die Inkonsistenz anzeigen, auf ihrem Weg zum ACC abgeblockt werden, oder dass der ACC selbst es ist, der eigentlich solche Signale erzeugt, aber in dieser Funktion gehemmt wird. Weil der ACC auch eine wichtige Rolle für das bewusste Erleben von Emotionen spielt und diese

Funktion bei Depressiven ebenfalls erheblich beeinträchtigt ist, spricht einiges dafür, dass der ACC bei Depressiven aktiv gehemmt wird, möglicherweise von dem übermäßig stark aktivierten Vermeidungssystem im rechten PFC.

Die Funktionen des ACC müssen für eine aktive Auseinandersetzung mit der Umgebung als sehr wichtig angesehen werden. Wenn inkonsistenzerzeugende Signale den ACC als Inkonsistenzmonitor gar nicht erst erreichen und aktivieren, kann auf sie nicht mit den Möglichkeiten des bewussten Funktionsmodus reagiert werden. Das ist das große Risiko, das mit dem Verdrängen als Konsistenzsicherungsmechanismus verbunden ist. Wenn Verdrängen durch Inkonsistenzvermeidung sehr oft gebahnt wurde und so zu einer habituellen Reaktionsweise geworden ist, kann der Betreffende seine wirksamsten Möglichkeiten der Zielverfolgung, das bewusst gesteuerte Wahrnehmen, Reflektieren, Planen und Handeln nicht für die an der Inkonsistenz beteiligten motivationalen Ziele einsetzen. Das muss fast mit Sicherheit dazu führen, dass diese motivationalen Ziele in seiner Lebenswirklichkeit schlecht realisiert werden. Es kommt zu schlechtem Wohlbefinden und auf der Grundlage der nicht adaptiv überwundenen Inkonsistenzspannungen zur Herausbildung psychischer Störungen, wie es im nächsten Abschnitt ausführlicher behandelt wird. So kann man sich den empirisch gefundenen Zusammenhang zwischen habituellem Verdrängen und schlechter psychischer und körperlicher Gesundheit erklären.

Wenn motivationale Ziele und damit zusammenhängende Reaktionen wie etwa Angst aktiviert sind, die mit den aktuellen Bewusstseinsinhalten inkonsistent sind, werden sie, wie oben bereits ausgeführt wurde, am Bewusstwerden gehindert und nehmen im impliziten Funktionsmodus Einfluss auf die psychische Aktivität. Das kann natürlich auch der Fall sein, wenn mehrere motivationale Ziele, also z. B. ein Annäherungs- und ein Vermeidungsziele gleichzeitig aktiviert sind. An und für sich wäre dies eine Situation, in der der ACC als Inkonsistenzmonitor aktiv werden müsste. Wenn die die motivationalen Ziele repräsentierenden neuronalen Signale den ACC jedoch gar nicht erreichen, weil sie auf dem Weg dorthin abgeblockt werden, kann der ACC nicht die Aufmerksamkeit auf die konflikthafte Situation lenken und bewusste Ressourcen für ihre Überwindung mobilisieren. Für die an solchen „unbewussten Konflikten" beteiligten motivationalen Ziele trifft also erst recht zu, was oben für vom Bewusstsein abgedrängte Ziele überhaupt gesagt wurde: Die Ziele haben wenig Aussicht auf Realisierung und es kommt daher zu einer andauernden Inkongruenz im Bezug auf beide Konfliktkomponenten. Außerdem kommt es durch die sich gegenseitig hemmenden Konfliktkomponenten zu einer andauernden Konfliktspannung. Inkongruenz und Konfliktspannung summieren sich zu einer hohen Inkonsistenzspannung, die nicht durch bewusstes Handeln abgebaut wird, weil das Bewusstsein mit ganz anderen Inhalten beschäftigt ist.

Das psychische System tendiert dazu, wie wir oben gesehen haben, erhöhte Inkonsistenzspannungen zu reduzieren. In einer Situation hoher Inkonsistenzspannung existiert daher ein hohes „Verstärkungspotenzial": Alles was dazu führt, dass die aktuelle Inkonsistenzspannung reduziert wird, wird besonders gut gebahnt. Wenn die psychische Aktivität also während einer hohen Inkonsistenzspannung in irgendwelche Zustände gerät, welche die Spannung momentan reduzieren, werden diese u. U. ganz neuen Zustände der psychischen Aktivität gebahnt und in der Folge mit erhöhter Wahrscheinlichkeit wieder auftreten. Die Bahnung hängt nicht davon ab, ob es sich um für die Erreichung der motivationalen Ziele nützliche oder hinderliche Zustände der psychischen Aktivität handelt, sie hängt nur davon ab, ob die bestehende Inkonsistenzspannung durch diesen neuen Zustand wirksam reduziert wird. Inkonsistenzspannungen können deshalb sowohl zur Ausbildung adaptiver als auch ungünstiger neuer Ordnungsmuster der psychischen Aktivität führen. Mit dieser für Lernen, Veränderung und Entwicklung zentralen Frage, wie es zur Herausbildung neuer neuronaler Erregungsmuster kommt, befasst sich der nächste Abschnitt.

4.8.3 Inkonsistenzreduktion als Motor der psychischen Entwicklung

Versetzen Sie sich einmal in Ihre Schulzeit zurück. Stellen Sie sich vor, Sie seien gerade bei den Hausaufgaben für Mathematik. Sie sitzen vor einem Aufgabentyp, den Sie bisher noch nie hatten. Der Lehrer hat gesagt, die Schüler sollten einmal auf eigene Faust probieren, den Lösungsweg zu finden. Die Besseren würden das schon schaffen. Sie zählen sich zu den Besseren. Gerade haben Sie mit einem Klassenkameraden telefoniert. Der hat Ihnen gesagt, es sei nicht leicht gewesen, man müsse schon was drauf haben dafür, aber er habe den Weg gefunden. Ihre motivationale Bereitschaft, die Aufgaben zu lösen, ist stark aktiviert. Nun sitzen Sie schon zehn Minuten vor einer der neuen Aufgaben und haben immer noch keinen blassen Schimmer, wie das gehen könnte. Sie haben schon alles Mögliche ausprobiert, aber alles hat nicht funktioniert. Frust steigt in Ihnen auf. Wieso hat der andere das geschafft? Was hat der Lehrer sich bloß dabei gedacht, so etwas Unmögliches zu verlangen? Da plötzlich schießt Ihnen etwas durch den Kopf: Wie, wenn man das ganz anders herum anginge? Ah ja, so könnte es gehen, das probiere ich! Die Lähmung und der Frust ist von Ihnen abgefallen, Sie sind auf einer heißen Spur. Ja natürlich, so geht es! Ich hab's gefunden! Ich zeig's dem Lehrer. Von wegen: Zu denken, dass er mich damit reinlegen kann! Sie schaffen es, die erste Aufgabe zu lösen. Sie machen sich an die zweite vom gleichen Typ. Es dauert etwas, bis Sie diesmal den Dreh finden. Sie müssen sich erst noch einmal klar machen, wie Sie es bei der ersten Aufgaben geschafft haben. Jetzt wird Ihnen das Prinzip klar. So kriegen Sie auch die zweite Aufgabe hin. Bei der dritten geht es noch schneller und danach schaffen Sie ohne große Mühe eine Aufgabe nach der anderen weg. Sie haben's kapiert. Aufgaben dieser Art werden Ihnen keine Mühe mehr machen.

Überlegen wir einmal, was während dieser Zeit in Ihrem Gehirn vorgegangen ist. Als Sie sich zu Beginn vor die neuen Aufgaben setzten, waren bei Ihnen motivationale Ziele und Selbstwirksamkeitserwartungen aktiviert, für die das erfolgreiche Lösen der Aufgaben eine Befriedigung und Bestätigung bedeutet hätte. Ihr psychisches System war auf die Herbeiführung entsprechender Wahrnehmungen ausgerichtet. Dafür wurden in den Hirnregionen, die für die Verarbeitung von logischen Beziehungen und von Zahlen zuständig sind, Gedächtnisinhalte, d. h. vorher bereits gebahnte neuronale Erregungsbereitschaften aktiviert, zuerst solche, die durch die Kontextbedingungen wie den Aufgabentyp, zuvor im Mathematikunterricht behandelte Inhalte usw. eine besonders hohe Aktivierungsbereitschaft hatten. Nachdem die Aktivierung dieser neuronalen Erregungsmuster keine Wahrnehmung im Sinne der aktivierten Ziele herbeiführte, also keine Abnahme der aktuellen Inkongruenz bewirkte, wurden weitere neuronale Erregungsmuster aktiviert, schließlich auch solche mit eher geringer Aktivierungsbereitschaft. Die kurz nacheinander erfolgende Aktivierung dieser verschiedenen, aber sich überlappenden neuronalen Erregungsmuster stellt einen instabilen, zwischen verschiedenen möglichen Mustern fluktuierenden Zustand dar. Hätte einer dieser zwischendrin kurz aktivierten Zustände zu einer Wahrnehmung im Sinne Ihrer motivationalen Ziele geführt, so wäre dieser Zustand in den Fokus der Aufmerksamkeit geraten und im Arbeitsspeicher aufrechterhalten worden, so wie wir im Arbeitsspeicher Gedächtnisinhalte aktuell halten können, die für die Verfolgung eines gerade aktuellen Zieles relevant sind (s. dazu die Ausführungen in Kapitel 2 zu zielorientiertem Handeln). Je länger ein neuronales Erregungsmuster aufrechterhalten wird, desto besser wird es gebahnt. Nun war offenbar keine der bei Ihnen bereits gebahnten neuronalen Erregungsbereitschaften geeignet, die bestehende motivationale Inkongruenz zu reduzieren. Im Gegenteil: Die Ihren Selbstwirksamkeitserwartungen zuwiderlaufende fortbestehende Inkongruenz führt zu Frustgefühlen und zur Aktivierung von Gedanken (was denkt sich der Lehrer eigentlich usw.), die dem Lösen von Mathematikaufgaben nicht zuträglich sind. Keines der aktivierten neuronalen Erregungsmuster kann sich stabilisieren. Ihre neuronale Aktivität schwankt zwischen verschiedenen möglichen Zuständen hin und her.

Im Zuge dieser Fluktuationen können vorübergehend und flüchtig auch Muster entstehen, die so noch nie aufgetreten geschweige denn gebahnt sind. Dass diese neuen, flüchtigen, noch nicht gebahnten neuronalen Erregungsmuster überhaupt entstehen können, liegt an den zuvor bereits gebahnten. Ohne sie würde die neuronale Aktivität in derselben Situation zwischen Zuständen hin- und herschwanken, die keine Chance darauf hätten, die Aufgabe lösen zu helfen. So aber, wegen Ihres bereits gebahnten Vorwissens, können im Zuge dieser instabilen Fluktuationen auch neue, bisher so noch nie als Zustände Ihres Gehirns dagewesene Muster entstehen, die innerhalb des aktualisierten Kontextes plötzlich die bestehende Inkonsistenz ein Stück weit reduzieren (Halt, so könnte es gehen!).

Ich hatte in Kapitel 2 im Abschnitt über zielorientiertes Handeln darüber berichtet, dass zielorientiertes Verhalten von einer differenziellen Aktivität dopaminerger Neurone begleitet wird. Wenn eine erwartete positive Wahrnehmung nicht eintritt, werden nach Hollerman und Schultz (1998) Dopaminneurone aktiv gehemmt. Das ist auch sehr sinnvoll, denn die Aktivierung von Dopaminneuronen führt über Ausschüttung von Dopamin zu „Second Messenger" Prozessen an den in diesem Augenblick aktivierten postsynaptischen Neuronen und fördert damit die Stärkung der synaptischen Übertragungsbereitschaft. Es wäre aber widersinnig, wenn solche gerade ablaufenden Prozesse besonders gut gebahnt würden, die nicht zur Zielerreichung führen. Die Dopaminneurone feuern vor allem dann, wenn angenehme Konsequenzen überraschend auftreten (Mirenowicz & Schultz, 1994, 1996). Das ist bei unserem Beispiel in dem Augenblick der Fall, wo Sie plötzlich einen Gedankenblitz hatten, der Ihnen den Lösungsweg öffnete. Die in diesem Moment gerade bestehende neuronale Konstellation wird nun durch Aufmerksamkeit im Arbeitsspeicher gehalten. Das bedeutet, dass die an diesem Muster beteiligten Neurone kontinuierlich feuern. Die NMDA-Rezeptoren werden deblockiert, was der in Kapitel 2 beschriebenen „Second Messenger" Kaskade die Tür öffnet, die schließlich zur Langzeitpotenzierung führt. Durch das gleichzeitige Feuern der Dopaminneurone wird Dopamin in den synaptischen Spalt ausgeschüttet und bindet an die Dopaminrezeptoren der an dem spezifischen neuen Erregungsmuster beteiligten Neuronen. Dadurch wird eine weitere „Second Messenger“ Kaskade in Gang gesetzt, die zusammen mit der an den NMDA-Rezeptoren initiierten Kaskade über die Transkription von Genen zu einer dauerhaften Stärkung der Übertragungsbereitschaft der an diesem neuronalen Erregungsmuster beteiligten Synapsen führt. Als Ergebnis kann dieses Erregungsmuster schließlich immer leichter aktiviert werden. Der neu gelernte Lösungsweg kann schließlich so leicht in Gedankengänge einbezogen werden wie etwa viel benutzte Begriffe.

Ich habe mit diesem Beispiel zeigen wollen, wie ganz neue neuronale Erregungsmuster entstehen können, die mit neuen Erlebnisqualitäten oder Verhaltensmöglichkeiten einhergehen. Die Vorgänge an den Synapsen, die die neuen neuronalen Erregungsbereitschaften bahnen, können verkürzt als differenzielle Verstärkung neu gebildeter cell assemblies durch einen Konsistenzgewinn, der in diesem Fall in einer Inkongruenzreduktion besteht, bezeichnet werden. Gerald Edelman (1987) hat in seiner Theorie der Selektion neuronaler Gruppen das Entstehen emergenter Erlebnisqualitäten in ganz ähnlicher Weise konzipiert. Unter den vielen möglichen neuronalen Gruppen, die bei den zum jeweiligen Zeitpunkt im Gehirn bestehenden Voraussetzungen gebildet werden könnten, werden jene durch differenzielle Verstärkung selegiert, die von einer Inkonsistenzreduktion gefolgt werden.

Dieser Lernmechanismus, das Lernen durch Inkonsistenzreduktion, ist im Alltag weit verbreitet. Wenn ein kleines Kind etwas sieht, was es haben will, greift es zunächst einmal einfach zu, um es zu kriegen. Das kann z. B. Pudding sein, wenn die Familie zum Essen versammelt ist. Die Mutter oder der Vater gebieten Einhalt: „Halt, man fragt erst“ oder „Halt, man wartet, bis alle etwas haben“ und nehmen dem Kind weg, was es schon erlangt hatte. Sie führen eine akute Inkonsistenzspannung herbei. Der Impuls, das Verlangte zu bekommen und die Angst vor Liebesentzug oder Bestrafung durch die Eltern sind gleichzeitig aktiviert. Durch die Aktivierung wichtiger Ziele wird viel Dopamin ausgeschüttet. Es besteht also ein hohes „Verstärkungspotenzial“. Wenn das Kind nun sagt „Darf ich bitte Pudding haben?“, wird die Inkonsistenzspannung wirksam reduziert. Es bekommt den Pudding und der Unwille der Eltern geht in Zustimmung über. Nach wiederholter Bahnung ähnlicher Abläufe wird das Kind, wenn der Impuls auftaucht, nach etwas zu greifen, diesem nicht einfach folgen, sondern höflich fragen, ob es Pudding bekommen kann. Später wird der Impuls vielleicht sogar die Form annehmen „Möchte jemand etwas Pudding haben?“ Norbert Elias hat in seinem Buch „Über den Prozess der Zivilisation“ (1976) an einer Fülle von faszinierenden Beispielen beschrieben, wie impulsives, „unzivilisiertes“ Verhalten durch die Installierung von Barrieren, zunächst in Form von äußeren Drohungen, dann aber zunehmend in Form von Scham- und Schuldgefühlen, allmählich umgeformt wird in „zivilisiertes“ Verhalten, das einerseits den ursprünglichen Wunsch befriedigt, aber gleichzeitig sozialen Anforderungen Rechnung trägt. Der Mechanismus der Herausbildung solchen komplexeren Verhaltens beinhaltet immer die Herbeiführung einer Inkonsistenzspannung, die dann durch neues, „zivilisierteres“ Verhalten abgebaut wird. Diese Reduktion der Inkonsistenzspannung verstärkt die an dem Verhalten beteiligten Synapsen.

In diesen Beispielen dient das neu erlernte Verhalten gleichzeitig der Befriedigung der Grundbedürfnisse. Es erweitert das Repertoire, das dem Individuum für die Befriedigung seiner Grundbedürfnisse zur Verfügung steht. Es handelt sich um eine Differenzierung seiner motivationalen Schemata. Durch Inkonsistenzreduktion können also durchaus adaptive neue Verhaltensmöglichkeiten herausgebildet werden. Durch denselben Mechanismus können jedoch auch neue vermeidende Verhaltensweisen herausgebildet werden, die die Möglichkeiten der Bedürfnisbefriedigung nicht erhöhen, sondern einschränken. Der kurzfristige Konsistenzgewinn, der das Vermeidungsverhalten negativ verstärkt, wird erzielt auf Kosten weiterer positiver Möglichkeiten der Bedürfnisbefriedigung.

Durch Inkonsistenzreduktion können auch neue Muster der psychischen Aktivität herausgebildet werden, die zunächst einmal gar keine erkennbare Funktion für die Bedürfnisbefriedigung haben. Ein Beispiel ist die Entstehung von Meinungen und Überzeugungen im Zuge der Dissonanzreduktion, wie es in der Forschung zur kognitiven Dissonanz tausendfach untersucht wurde. Es handelt sich hier nicht um instrumentelles, auf die Umgebung einwirkendes Verhalten, sondern um Kognitionen, die sich möglicherweise nie im Verhalten ausdrücken würden, wenn man es nicht explizit untersuchte. Meinungen, Einstellungen und Überzeugungen, die im Zuge der Dissonanzreduktion entstanden sind, sind das beste Beispiel dafür, das die Tendenz zur Inkonsistenzreduktion als eine eigene motivierende Kraft im psychischen Geschehen angesehen werden muss. Wenn man allein das Streben nach Befriedigung der Grundbedürfnisse als Motivationsquellen berücksichtigte, bliebe bei vielen psychischen Phänomenen ihre Funktion im psychischen Geschehen unklar. Was durch Reduktion von Konfliktspannungen und Dissonanzreduktion gelernt worden ist, ist danach ein Mitspieler im psychischen Geschehen, über dessen Herkunft und Funktion man lange rätseln könnte, wüsste man nicht, dass es bei seiner Aktualgenese einmal der Inkonsistenzreduktion gedient hat.

Weiter oben war ich auf neuronale Mechanismen der Konsistenzsicherung eingegangen, die eine strukturelle Grundlage im Gehirn haben. Zusätzlich können sich funktionale Konsistenzsicherungsmechanismen nach demselben Lernmechanismus herausbilden, der soeben beschrieben wurde. Alles was dazu dient, das Eintreten einer zu hohen Inkonsistenzspannung zu vermeiden oder sie herabzuregulieren, wenn sie eingetreten ist, kann durch Inkonsistenzreduktion gebahnt werden. Auf diese Weise können sich auch Mechanismen herausbilden, die fortlaufend eine Funktion zur Regulierung von Inkonsistenz behalten. In der Literatur werden solche Konsistenzsicherungsmechanismen unter verschiedenen Begriffen konzipiert, nämlich als Coping, als Abwehrmechanismen, als Emotionsregulation und als Stressbewältigung (Znoj & Grawe, 2000). Sie alle dienen dazu, die Inkonsistenzspannung auf einem erträglichen Niveau zu halten. Auch hier gibt es wieder adaptivere und weniger adaptive Formen. Ungünstig sind solche Konsistenzsicherungsmechanismen, die langfristig das Inkonsistenzniveau eher erhöhen, wie es oben für die Verdrängung ausgeführt wurde.

Bei Borderline-Patienten gehört es zum Störungsbild, dass sie immer wieder in Zustände unerträglicher Inkonsistenzspannung geraten, in denen es zu Selbstverletzungen, aggressiven Ausbrüchen und Dissoziationen kommt. Diese „Symptome“ der Boderline-

Störung können als Versuche angesehen werden, eine unerträglich gewordenen Inkonsistenzspannung irgendwie zu reduzieren. Es ist deshalb konsequent, dass in der dialektisch-behavioralen Therapie nach Linehan dem Aufbau adaptiverer Konsistenzsicherungsmechanismen ein hoher Stellenwert im Behandlungsvorgehen zugemessen wird. Die Patienten lernen Strategien der „inneren Achtsamkeit", der Stresstoleranz und der Emotionsregulation (Bohus, 2002). Sie alle haben das Ziel, das Auftreten zu hoher Inkonsistenzspannungen zu vermeiden, damit es nicht zu den sehr destruktiven Formen der Inkonsistenzreduktion kommt, die zum Kern der Borderline-Störung gehören. Man versucht, diese Symptome zu reduzieren, indem man ihnen ihre inkonsistenzreduzierende Funktion nimmt.

Wir sehen hier am Beispiel der Boderline-Störung etwas, das sich auf andere Störungen übertragen lässt. Bestimmte Teilkomponenten psychischer Störungen können direkt als Versuche gesehen werden, eine akut unerträglich gewordene Inkonsistenzspannung herabzuregulieren. Diese Komponenten werden ursprünglich gelernt, indem sie durch Abnahme einer aktuellen Inkonsistenzspannung negativ verstärkt werden. Sie werden danach wieder aktiviert, wenn es zu einer besonders hohen Inkonsistenzspannung kommt, und werden aufrechterhalten dadurch, dass sie jeweils durch die kurzfristige Inkonsistenzreduktion weiter verstärkt werden. Oft dienen sie dazu, ein Stück Kontrolle zurückzugewinnen in einer Situation, die durch eine schwer fassbare Spannung gekennzeichnet ist, wie es für Inkonsistenzspannungen charakteristisch ist. Inkonsistenzspannungen lassen sich nicht an einem bestimmten Objekt festmachen, weil sie aus Vorgängen resultieren, von denen der Betreffende in der Regel kein klares Bewusstsein hat. Auch bei Angststörungen stehen wichtige Teilkomponenten der Störungen im Dienst der Konsistenzsicherung. Das Grübeln bei der Generalisierten Angststörung, das Zählen, Kontrollieren, Reinigen bei der Zwangsstörung, das Vermeiden bei der Agoraphobie sind alles verzweifelte Versuche, Kontrolle über einen Zustand zu gewinnen, der als unerträglich empfunden wird, der aber schwer definiert werden kann. Wie auch immer der Zustand vom Patienten subjektiv benannt wird, seine eigentliche Ursache liegt darin, dass gleichzeitig miteinander inkonsistente Prozesse aktiviert sind, die für die motivationalen Ziele des Betreffenden eine hohe Relevanz haben, die aber in der Regel in diesem Moment nicht bewusst repräsentiert sind. Mit der Zeit treten die Kontrollversuche, nachdem sie durch negative Verstärkung gebahnt wurden, immer früher auf, noch ehe es zu einer ausgeprägten Inkonsistenzspannung kommt.

Das Lernen durch Inkonsistenzreduktion ist eine besonders wirksame Form des Lernens, aber sie ist nicht die Einzige. Immer wenn neuronale Erregungsmuster wiederholt auftreten, findet eine Bahnung der Synapsen zwischen den gleichzeitig aktivierten Neuronen statt. Es reicht aus, dass wir einen neuen Gegenstand wiederholt sehen, dass wir ihn später leichter wieder erkennen. Je länger der Gegenstand in unserem Arbeitsspeicher präsent ist, umso besser wird das seiner Wahrnehmung zugrundliegende neuronale Erregungsmuster gebahnt. Das liegt an den „Second Messenger" Prozessen, die ihren Ausgang an den NMDA-Rezeptoren nehmen.

Die Bahnung wird noch wirksamer, wenn „Second Messenger" Prozesse hinzukommen, die von anderen Rezeptoren, wie etwa von den Dopaminrezeptoren oder noradrenergen Rezeptoren ausgehen. Neurotransmitter, Hormone und Peptide wie Dopamin, Norepinephrin, Acetylcholin, Adrenalin und Oxytozin können die Übertragungsbereitschaft der Synapsen und damit die Lernbereitschaft massiv erhöhen. Wir sprechen dann von „motiviertem Lernen". Neuronale Erregungsmuster, die zusammen mit wichtigen motivationalen Zielen aktiviert sind, werden besonders gut gebahnt, weil die Aktivierung der motivationalen Ziele zu einer verstärkten Dopaminausschüttung und oft auch zu einer Adrenalinausschüttung führt (s. Abschnitte 4.5.2.1 und 4.7.6). Das gilt nicht nur für instrumentelles Verhalten. Eine konditionierte Reaktion wie der Speichelfluss auf einen zuvor neutralen Ton hin, der mehrfach den Anblick von Futter begleitet hat, bildet sich bei einem hungrigen Hund schneller und dauerhafter aus als bei einem satten.

An starken Inkonsistenzspannungen sind immer wichtige motivationale Ziele beteiligt. Die Aktivierung solcher Ziele ist, auch oder gerade wenn sie blockiert werden, immer mit einer verstärkten Ausschüttung von Neurotransmittern und Hormonen verbunden, die das psychische System in einen besonders lernbereiten Zustand bringen. Wir hatten in Abschnitt 4.7.6 gesehen, dass die Reduktion eines aversiven Zustandes mit einer massiven Dopaminausschüttung verbunden ist. Die dadurch erleichterte Bahnung liegt dem Mechanismus der negativen Verstärkung zu Grunde. Auch eine starke Inkonsistenzspannung ist ein aversiver Zustand, der nach Möglichkeit vermieden wird. In Abschnitt 4.5.2.1 hatten wir gesehen, dass in Stresssituationen in weiten Teilen des Gehirns Adrenalin ausgeschüttet wird, das ebenfalls die Übertragungsbereitschaft der Synapsen verstärkt. Eine starke Inkonsistenzspannung ist eine solche Stresssituation. Neuronale Erregungsmuster, die von einer Abnahme einer starken Inkonsistenzspannung gefolgt oder begleitet werden, werden deshalb besonders gut gebahnt. Das gilt auch für solche gleichzeitig aktivierten Erregungsmuster, die selbst nicht direkt die Inkonsistenzreduktion bewirkt haben. Auch sie können zukünftig leichter aktiviert werden oder treten leichter spontan auf.

Die nicht-instrumentellen Komponenten von psychopathologischen Störungsbildern – bei Angststörungen also z. B. die ungehemmte autonome Erregung und ihre Folgen – werden automatisch ausgelöst, wenn wichtige motivationale Ziele aktiviert sind, aber nicht realisiert werden können. Nach Devinsky, Morrell und Vogt (1995) bewertet die Anteriore Executive Region (AER) permanent die motivationale Bedeutung interner und externer Reize (s. den Abschnitt über die Generalisierte Angststörung in Kap. 3). Sie generiert auf den Kontext bezogene Emotionen durch Aktivierung der einen und Hemmung anderer Erregungsbereitschaften. Innerhalb der AER gibt es viele negative Rückmeldungsschleifen, die normalerweise die emotionale Reaktion in einem bestimmten Variabilitätsbereich halten. Wenn nun eine Inkonsistenzsituation lange anhält, kommt es zu den Prozessen, die in Abschnitt 4.5.2.2 als „Folgen unkontrollierbarer Inkongruenz" beschrieben wurden. Die normalen Rückkopplungsprozesse werden überfordert und es kommt zu einer Aufschaukelung statt zu einer Hemmung der durch die unkontrollierbare Inkongruenz ausgelösten Stress- und Angstreaktion. Dies führt zu einer dauerhaften Übererregung und all den Folgen, die in den Abschnitten über die neuronalen Korrelate der Angststörungen behandelt wurden.

Diese dysregulierten autonomen Reaktionen treten gleichzeitig mit der Inkonsistenzspannung auf, die ihnen letztlich zu Grunde liegt. Zur selben Zeit werden auch die Mechanismen zur Reduktion der Inkonsistenzspannung aktiviert, von denen oben gesprochen wurde. Die einzelnen Komponenten des Störungsbildes, die motivationale Inkonsistenz, die autonome Übererregung und die Mechanismen zur Herabregulierung der Inkonsistenzspannung (Worrying, Kontrollieren usw.) sind gleichzeitig aktiviert und wachsen allmählich zu einem zusammenhängenden Störungsmuster zusammen. Der „Klebstoff“ für das Zusammenbinden der gleichzeitg aktivierten Neuronenverbände ist die Reduktion der aktuellen Inkonsistenzspannung, die durch einige der Störungskomponenten bewirkt wird. Alle in diesem Moment aktivierten Synapsen, nicht nur diejenigen, die wirklich zur Inkonsistenzreduktion beitragen, werden unter dem Einfluss der in diesem Moment ausgeschütteten Neurotransmitter und Hormone besser gebahnt. Es entsteht dadurch mit der Zeit ein immer prägnanteres Störungsbild, dessen verschiedene Komponenten immer stärker miteinander verbunden werden, so dass schließlich die Aktivierung der einen Komponente das ganze Störungsmuster aktivieren kann. So kommt es schließlich, dass schon die Angst vor der Angst einen Panikanfall auslösen kann.

Ist dieser Zustand einer sehr guten Bahnung des Störungsmusters einmal erreicht, kann es über seine einzelnen Komponenten auch ohne Vorliegen einer aktuellen motivationalen Inkonsistenz aktiviert werden. Das Störungsmuster löst sich von seinen Entstehungsbedingungen. Es wird teilweise funktional autonom. Es wird in Situationen starker Inkonsistenzspannung zwar weiterhin aktiviert werden, aber es kann auch ohne Vorliegen einer aktuellen Inkonsistenzspannung aktiviert werden, z. B. durch Situationen oder Kognitionen, an die es konditioniert worden ist.

Inkonsistenzspannungen spielen für die Aktualgenese psychischer Störungen eine zentrale Rolle. Sie können auch eine wichtige Rolle für ihre Aufrechterhaltung spielen, nämlich immer dann, wenn weiterhin ein hohes Niveau motivationaler Inkonsistenz vorliegt. Störungsmuster können aber auch fortbestehen, ohne dass sie weiterhin kontinuierlich durch Inkonsistenzreduktion verstärkt werden. Sie sind zu einem sehr gut gebahnten Gedächtnisbesitz geworden, der von verschiedenen Triggerpunkten aus aktiviert werden kann. Wenn hier von Gedächtnisbesitz gesprochen wird, ist ganz überwiegend das implizite Gedächtnis gemeint. Die Störungskomponenten haben ihre neuronalen Grundlagen in impliziten Gedächstnissystemen. Sie können bottom up durch Wahrnehmungen und Erinnerungen ausgelöst werden, die nicht notwendigerweise im Arbeitsspeicher repräsentiert sein müssen. Das ist der Hauptgrund dafür, dass sie nicht oder nur sehr beschränkt willentlich kontrollierbar sind.

Für die Behandlung einer Störung spielt es eine entscheidende Rolle, ob sie nach wie vor durch Inkonsistenzreduktion verstärkt wird. Wenn dies der Fall ist, muss die Inkonsistenzspannung reduziert werden, um das Störungsmuster aus seiner Funktion für die Inkonsistenzregulation herauszulösen. Damit sind aber die neuronalen Grundlagen des Störungsmusters im impliziten Gedächtnis nicht gelöscht. Es handelt sich vielmehr um sehr gut gebahnte neuronale Erregungsbereitschaften, die aktiv gehemmt werden müssen, damit sie nicht immer wieder in bestimmten Situationen auftreten.

Der Aufbau einer aktiven Hemmung ist auch dann notwendig, wenn das Störungsmuster sich verselbstständigt hat und nicht mehr der Reduktion von Inkonsistenzspannungen dient. Dann ist der Aufbau einer solchen Hemmung sogar die zentrale therapeutische Aufgabe. Zur Hemmung der den einzelnen Störungsmustern zu Grunde liegenden neuronalen Erregungsbereitschaften gibt es mittlerweile ein großes Repertoire störungsspezifischer Interventionen, in die viel Erfahrungswissen eingeflossen ist. Manche dieser Interventionen können vielleicht zukünftig noch wirksamer gemacht und noch spezifischer indiziert werden, wenn einmal noch mehr Wissen über die neuronalen Grundlagen der einzelnen Störungen vorliegt und wenn man die Wirkungsweise der Interventionen aus einer neurowissenschaftlichen Perspektive konzipiert. Aber vorerst ist die störungsspezifische Interventionsforschung weiter fortgeschritten als die neurowissenschaftlichen Forschung zu psychischen Störungen und sollte daher handlungsleitend sein, wenn es darum geht, wie man die neuronalen Grundlagen psychischer Störungen wirksam hemmen kann.

4.8.4 Inkonsistenz und psychische Gesundheit

Nach dem, was in den drei vorangegangenen Abschnitten ausgeführt wurde, hat Inkonsistenz eine vorantreibende Funktion im psychischen Geschehen. Sie motiviert dazu, neue neuronale Erregungsmuster herauszubilden und stabilisiert diese dann durch Verstärkung. Daraus können neue Mittel der Bedürfnisbefriedigung entstehen. Dieser Lernmechanismus ist unverzichtbar für die Differenzierung motivationaler Schemata und ihre Anpassung an immer neue Lebensumstände und situative Anforderungen.

Wenn es nicht gelingt, Zustände von Inkonsistenz abzubauen, sondern wenn Inkonsistenz im psychischen Geschehen über längere Zeit fortbesteht, hat sie jedoch negative Auswirkungen. Sie beeinträchtigt das Wohlbefinden, sie reduziert die Effektivität psychischer Prozesse und sie kann längerfristig zur Ausbildung psychischer und körperlicher Störungen führen. Auch in dieser negativen Hinsicht kann Inkonsistenz eine vorantreibende Funktion bekommen, indem sie zur Ausbildung neuer Ordnungsmuster der psychischen Aktivität führt, die zu einer Quelle von Leiden werden. Hält die Ausbildung solcher schädlichen neuen Ordnungsmuster über längere Zeit an, kann Inkonsistenz regelrecht krank machen. Weil die Ausbildung von Störungen selbst wieder eine Verletzung der Bedürfnisse nach Lustgewinn und Unlustvermeidung und nach Kontrolle darstellt und ganz und gar nicht zur Selbstwerterhöhung beiträgt, erhöhen Störungen, wenn sie sich einmal ausgebildet haben, noch einmal die Inkonsistenz im psychischen Geschehen. Das fördert die Ausbildung weiterer ungünstiger Mechanismen zur Herabregulierung der Inkonsistenz und erhöht die Wahrscheinlichkeit für die Ausbildung weiterer Störungen. Es kommt ein Aufschaukelungsprozess in Gang, der schließlich in hoher Komorbidität endet. Der Betreffende ist gefangen in diesem Teufelskreis von kurzfristiger Inkonsistenzreduktion durch Ausbildung neuer Symptome und langfristiger Inkonsistenzerhöhung durch eben diese Symptome. Bei Patienten mit hoher Komorbidität kann man daher mit einiger Wahrscheinlichkeit von einer hohen Inkonsistenz im psychischen Geschehen und damit von einer schlechten Befriedigung der Grundbedürfnisse ausgehen.

Dies sind Annahmen, die sich aus der konsistenztheoretischen Sicht des psychischen Funktionierens folgerichtig ergeben. Wie sieht es mit der empirischen Evidenz für diese Annahmen aus? Ich werde im Folgenden Ergebnisse zu drei Formen von Inkonsistenz referieren, zu Dissonanz, zu motivationalen Konflikten und zu Inkongruenz.

4.8.4.1 Anhaltende Dissonanz macht krank

Die erste Form der Inkonsistenz, über deren gesundheitliche Relevanz ich berichte, fällt etwas aus dem bisher aufgespannten Rahmen. Es geht nämlich um musikalische Dissonanzen. Fuhrmeister und Wiesenhütter (1973) haben bereits vor dreissig Jahren in einer Untersuchung an Orchestermusikern gezeigt, dass zu viel Dissonanz von unserem psychischen System als aversiv erlebt wird und auf die Dauer krank machen kann. Sie führten mit insgesamt 208 Berufsmusikern aus drei verschiedenen Orchestern ein halbstrukturiertes, bis zu drei Stunden dauerndes klinisches Interview durch. Die Orchester, denen die Musiker angehörten, unterschieden sich in der Musik, die sie regelmäßig spielten. Orchester A spielte ausschließlich zeitgenössische Musik. Bei Orchester B lag der Anteil zeitgenössischer Musik bei etwas 25 %. Orchester C spielte gar keine zeitgenössische Musik, sondern Klassik, Oper und Operette. Die Musiker wurden gründlich nach allen möglichen Formen körperlicher und psychischer Beschwerden befragt und danach, wie sie die Musik, die sie spielten, erlebten. Sie unterschieden sich nicht in ihrem mittleren Alter (46) und bei der Auswertung wurde berücksichtigt, ob ihre jeweiligen Beschwerden bereits vor oder erst nach dem Eintritt in das jeweilige Orchester aufgetreten waren.

Die Befragung ergab ein einhelliges Bild: Das Spielen zeitgenössischer Musik war den Musikern wegen der darin enthaltenen unentwegten Dissonanzen ausgesprochen verhasst. Es versetze sie in einen unerträglichen psychischen und körperlichen Zustand. Diese Meinung wurde von den Musikern aller Orchester geteilt, selbst von denen des Orchesters C, das gar keine zeitgenössische Musik spielte. Bei einem Vergleich des Gesundheitszustands der Musiker der drei Orchester ergab sich, „dass sowohl der körperliche als auch der seelische Gesundheitszustand der Musiker des ausgesprochen „zeitgenössischen Orchesters" (A) der signifikant schlechteste war" (Fuhrmeister & Wiesenhütter, 1973, S. 75). „Mit Sicherheit war der Tablettenkonsum im Orchester A bedeutend höher als in den anderen; fast selbstverständlich wurden Beruhigungs-, Schmerz- und Schlafmittel beinahe von jedem Musiker eingenommen, manchmal sogar vor den Proben „offiziell" ausgeteilt. Von den Musikern wird das wiederum allein mit den Auswirkungen der zeitgenössischen Musik begründet" (S. 78).

Abbildung 4.18 zeigt, wie viel Prozent der untersuchten Musiker nach ihrem Eintritt in das jeweilige Orchster bestimmte Krankheitssymptome neu entwickelten.

Bei den Musikern von Orchester A traten nach ihrem Eintritt in das Orchester vor allem Magen-Darm-Erkrankungen, schwere Schlafstörungen, Kopfschmerzen und schwere Formen von Nervosität viel häufiger auf als bei den Musikern von Orchester C, während die Musiker von Orchester B dazwischen lagen. Diese Ergebnisse stimmten sehr

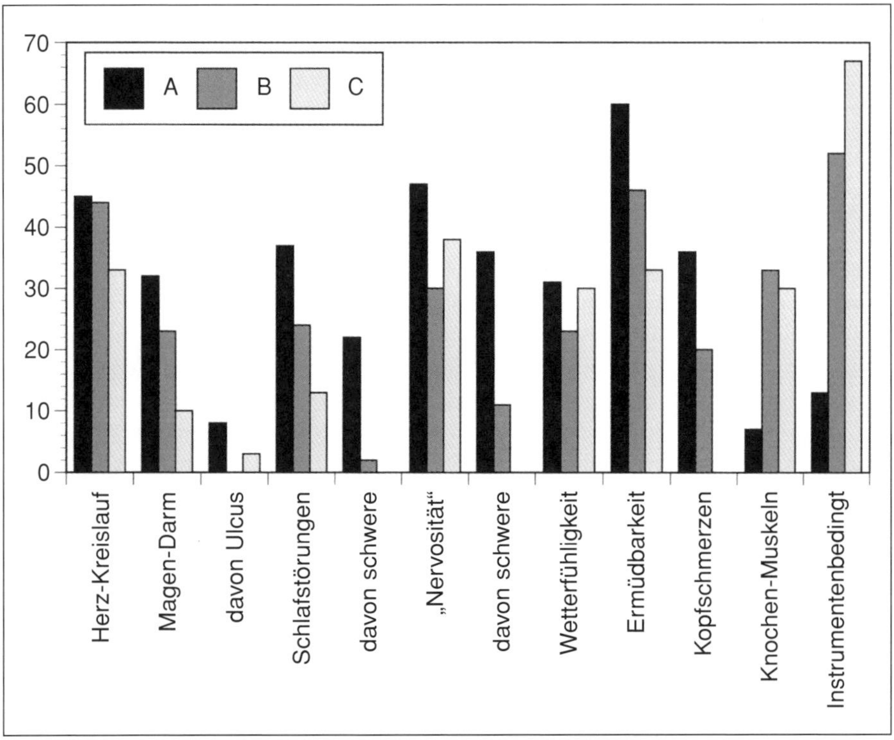

Abbildung 4.18: Nach Orchestereintritt erstmals aufgetretene Erkrankungen (nach Abzug der bereits vorher bestehenden Krankheiten) in Prozent bezogen auf die Gesamtzahl der untersuchten Musiker von Orchester A (93 von 99), Orchester B (85 von 108) sowie Orchester C (30 von 37) (Daten aus Fuhrmeister & Wiesenhütter, 1973).

gut mit den Aussagen der Musiker überein. Die Musiker waren umso kränker, je mehr sie zeitgenössischer Musik mit ihren vielen Dissonanzen ausgesetzt waren. Das dauernde Hören und Erzeugen von Dissonanzen macht krank. Die Validität dieses Ergebnisses wird noch erhöht durch die Tatsache, dass die Musiker der Orchester B und C mehr über Beschwerden klagten, die mit dem vielen Spielen des Instrumentes selbst zusammenhängen, also über die typischen Berufskrankheiten von Musikern. Die Ergebnisse lassen sich also nicht auf eine stärkere Tendenz zum Klagen oder zu Krankheitsverhalten bei den Musikern von Orchester A zurückführen. Sie scheinen wirklich mit der Art der Musik zusammenzuhängen, die sie spielen.

Diese Interpretation der Ergebnisse wird dadurch gestützt, dass unmittelbar nach Proben, in denen zeitgenössische Musik gespielt wurde, bestimmte Symptome viel häufiger auftraten als nach Proben klassischer Musik. In Abbildung 4.19 sind die diesbezüglichen Ergebnisse für die Musiker der Orchester A und B aufgeführt. Orchester C ist hier nicht enthalten, weil dieses Orchester überhaupt keine zeitgenössische Musik spielte.

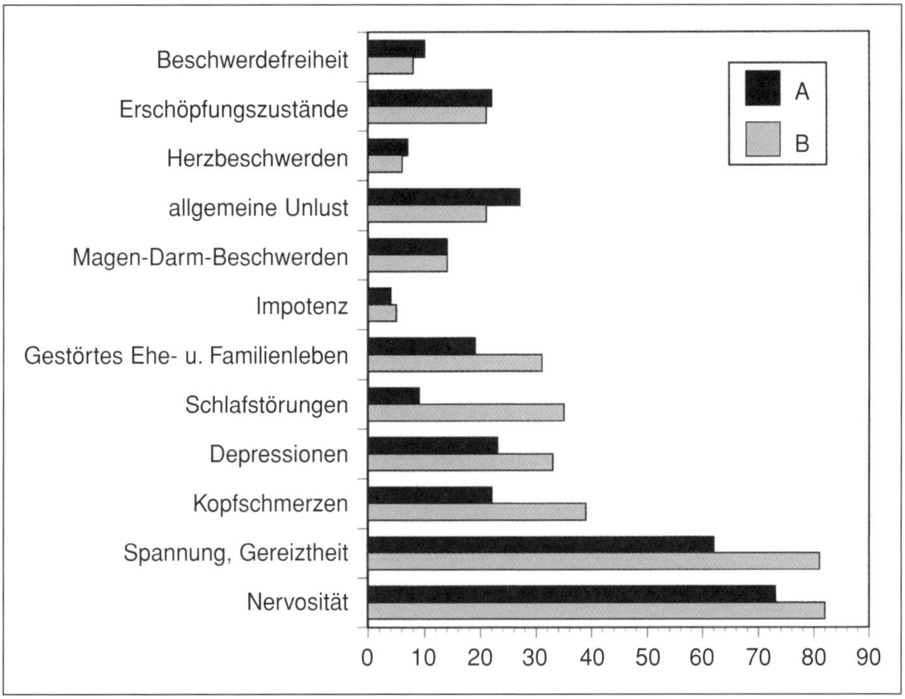

Abbildung 4.19: Körperliche und seelische Symptome unmittelbar nach Proben zeitgenössischer Musik, die nach Proben klassischer Musik nicht auftreten A = Musiker des Orchesters A, das nur zeitgenössische Musik spielt, B = Musiker des Orchesters B, das sowohl zeitgenössische als auch klassische Musik spielt. (Daten aus Fuhrmeister & Wiesenhütter, 1973, S. 50).

Bei diesem Vergleich, der sich auf die unmittelbaren Wirkungen des Spielens zeitgenössischer Musik bezieht, sind die Musiker von Orchester B sogar stärker belastet als die des Orchesters A. Das spricht ebenfalls dafür, dass die Beschwerden wirklich eine unmittelbare Auswirkung von Dissonanz sind. Über 80 % der Musiker fühlten sich nervös und gereizt, wenn sie gerade zuvor zeitgenössische Musik gespielt hatten und etwa ein Drittel klagte unmittelbar danach über Kopfschmerzen, Schlafstörungen und Depressionen. Es ist daher nicht erstaunlich, dass diejenigen Musiker, die diesen kurzfristigen Wirkungen am häufigsten ausgesetzt waren (die von Orchester A) insgesamt die schwersten andauernden gesundheitlichen Beeinträchtigungen entwickelten.

Die Ergebnisse dieser Studie sind ein starker Beleg dafür, dass unser psychisches System eine natürliche Tendenz zu Harmonie, Einklang und Konsistenz hat. Wenn diese Tendenz dauerhaft nicht realisiert werden kann oder wenn es immer wieder gegenteiligen Einwirkungen ausgesetzt ist, reagiert das System mit Dysregulationen der ansonsten fein aufeinander abgestimmten systeminternen Prozesse, die sich schließlich in Form psychischer oder körperlicher Beschwerden niederschlagen.

Nach einer PET-Studie von Blood, Zatorre, Bermudes & Evans (1999), die die Hirnaktivität beim Hören desselben Musikstückes in sechs verschiedenen Versionen mit unterschiedlichen Graden an Dissonanz untersuchten, aktivieren musikalische Dissonanzen vor allem den parahippocampalen Gyrus, der sehr enge Verbindungen mit der Amygdala hat. Die durch Dissonanzen hervorgerufenen unangenehmen Empfindungen aktivieren offenbar Hirnstrukturen, die an negativen Emotionen beteiligt sind. Wenn die Dissonanzen immer wiederkehren, können sie über die Amygdala immer leichter solche negativen Emotionen aktivieren. Eine Überaktivität der Amygdala haben wir auch schon bei Angststörungen und Depressionen festgestellt. Der Weg über die Amygdala könnte ein Weg sein, über den Inkonsistenzen ihre schädlichen Auswirkungen auf das psychische Geschehen erzielen.

Das Hören dissonanter Musik stellt also zusätzlich zu den oben bereits aufgeführten Arten eine weitere Form der Inkonsistenz dar. Sie ist zwar für die Psychotherapie nicht einschlägig, aber sie zeigt doch, dass Inkonsistenz nicht einfach nur unangenehm ist, sondern sich schädlich auf Wohlergehen und Gesundheit auswirken kann.

4.8.4.2 Negative Folgen motivationaler Inkonsistenz

Innerhalb der experimentellen Konfliktforschung in den 40er Jahren sind in Untersuchungen an Tieren immer wieder experimentell bestimmte Formen von Konflikten hergestellt worden (s. Abschnitt 4.8.1). Dabei wurde regelmäßig festgestellt, dass die Tiere „experimentelle Neurosen" entwickelten, wenn sie mit für sie nicht lösbaren Konfliktsituationen konfrontiert wurden. Ihr Verhalten ähnelte dem, das Seligman in seinen Untersuchungen zum Paradigma der „gelernten Hilflosigkeit" beobachtet und beschrieben hat. Tatsächlich beinhaltet ein unlösbarer Konflikt ja einen totalen Kontrollverslust und kann auch als ein Zustand von Hilflosigkeit aufgefasst werden.

Ich werde auf diese Untersuchungen hier nicht eingehen, denn inzwischen liegen auch Untersuchungen zu den Auswirkungen von Konflikten an Menschen vor, deren Ergebnisse leichter auf Fragestellungen der Psychotherapie übertragen werden können.

Emmons und King (1988) ließen 40 Studierende ihre 15 wichtigsten „Personal Strivings" auflisten. Beispiele für Personal Strivings sind etwa „attraktiv sein für Personen des anderen Geschlechts", „ein guter Zuhörer sein" oder „besser sein als andere". Mit einer Striving Instrumentality Matrix wurde dann von jedem Probanden für jede mögliche Zielkombination eingeschätzt, wie gut vereinbar bzw. unvereinbar je zwei persönliche Bestrebungen miteinander waren. Außerdem wurde für jede Bestrebung ihre Ambivalenz bzw. Eindeutigkeit eingeschätzt. Wenn ein Ziel gleichzeitig angestrebt wird, aber für sein Eintreten auch negative Wirkungen antizipiert werden, kann auch das als eine Form von Inkonsistenz angesehen werden. Für beide Indizes, sowohl für die Konflikthaftigkeit der Ziele insgesamt als auch für die Ambivalenz über alle Ziele hinweg, wurden signifikante Korrelationen mit dem Ausmaß negativer Emotionen sowie mit den Skalen Somatisierung, Angst und Depression der SCL-90-R gefunden. Die Korrelationen lagen in der Größenordnung zwischen .30 und .40. In einer zweiten Studie mit einem unabhängigen Sample von 48 Studierenden waren die Korrelationen etwas niedriger, aber immer noch signifikant. In dieser zweiten Studie korrelierte das Konfliktmaß zusätzlich signifikant mit einem „harten", nicht auf Selbstbeurteilung beruhenden Gesundheitskriterium, nämlich der Anzahl der Besuche im Gesundheitszentrum für Studierende und der Anzahl der von den Ärzten dort erteilten Diagnosen. Beide Angaben beruhten auf den Akten des Gesundheitszentrums und nicht auf den Aussagen des Probanden. Studierende, die ihre wichtigsten persönlichen Bestrebungen als konflikthaft erleben, haben also objektiv eine schlechtere Gesundheit.

An den Personal-Striving-Ansatz von Emmons und an die Self-Determination-Theorie von Deci und Ryan (1985, 2000) anschließend entwickelten Sheldon und Mitarbeiter (Sheldon & Kasser, 1995; Sheldon & Elliot, 1999; Sheldon & Houser-Marko, 2001) einen Ansatz, in dessen Mittelpunkt das Konzept der Selbstkonkordanz steht. Selbstkonkordanz liegt dann vor, wenn die Ziele, die ein Individuum verfolgt, mit seinen höchsten Werten und Interessen übereinstimmen, wenn es sich also mit diesen Zielen identifizieren kann. Unter diesen Bedingungen werden Ziele mit intrinsischer Motivation verfolgt. Nicht alle „Personal Strivings" im Sinne von Emmons sind notwendigerweise in diesem Sinne selbstkonkordant. Sie können auch auf äußeren Druck hin oder getrieben von einem schlechten Gewissen verfolgt werden. Sheldon und Kasser (1995) unterscheiden zwischen vertikaler und horizontaler Kohärenz von Zielen. Horizontale Kohärenz liegt dann vor, wenn Ziele auf ungefähr gleicher hierarchischer Ebene sich gegenseitig fördern. Vertikale Kohärenz liegt dann vor, wenn die Ziele auf niedrigeren Hierarchieebenen konsistent sind mit übergeordneten Zielen. Auf höchster Ebene ist vertikale Kohärenz identisch mit Selbstkonkordanz. Zwei Individuen können auf niederer Ebene dieselben Personal Strivings verfolgen, sich aber in ihren übergeordneten Zielen unterschieden, wie es in Abbildung 4.20 dargestellt ist.

Die Ziele der Beispielperson A in der Abbildung haben eine höhere vertikale Kohärenz als die von Person B. Person A wird ihre konkreten Personal Strivings deshalb mit höherer intrinsischer Motivation verfolgen, sich mehr für sie anstrengen und sie deshalb besser realisieren. Es kommt daher bei A zu einer größeren Bedürfnisbefriedigung als bei B und in der Folge zu einem besseren Wohlbefinden. In Abbildung 4.21 ist das vollständige Selbstkonkordanz-Modell mit seinen Annahmen und Voraussagen grafisch dargestellt.

Das Selbstkonkordanz-Modell macht über das bisher Gesagte hinaus noch eine spezifische Voraussage, nämlich die, dass beim Erreichen selbstkonkordanter Ziele eine größere Bedürfnisbefriedigung resultiert als bei Zielen, die weniger selbstkonkordant sind.

Die einzelnen Annahmen des Modells wurden in mehreren Studien überprüft. Dabei handelt es sich um korrelative, nicht um experimentelle Studien. Die einzelnen Konstrukte des Modells wurden mit Messverfahren operationalisiert; es wurden dann, meist über ein Semester hin, an Studierendenstichproben Daten erhoben und korrelativ bzw. mit Strukturgleichungsmodellen ausgewertet. In Abbildung 4.22 ist exemplarisch das Ergebnis einer bei Sheldon und Elliot (1999, S. 492) berichteten Untersuchung an 73 Studierenden dargestellt.

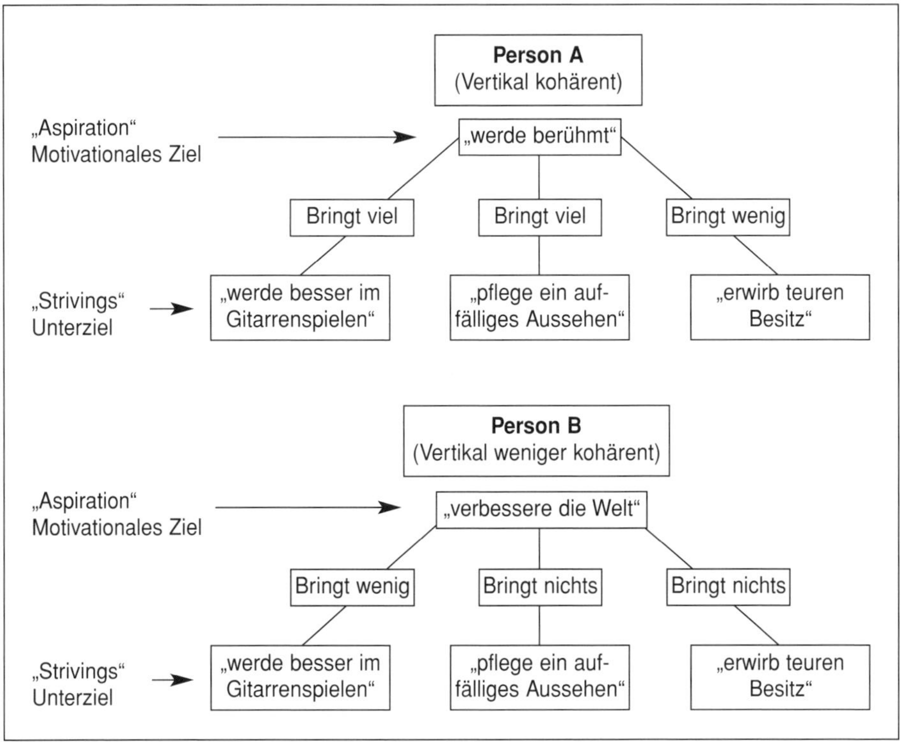

Abbildung 4.20: Beispiel von Sheldon und Kasser (1995) für zwei Zielstrukturen mit hoher und niedriger vertikaler Kohärenz.

In diesem Strukturgleichungsmodell werden alle Annahmen des Modells bestätigt. Die spezifischen Annahmen des Selbstkonkordanzansatzes, dass erstens selbstkonkordante Ziele mit besonders starker intrinsischer Motivation verfolgt werden und dass zweitens das Erreichen selbstkonkordanter Ziele mehr zum Wohlbefinden beiträgt als das Erreichen weniger selbstkonkordanter Ziele, wurden nicht nur in dieser einen Studie, sondern in allen dazu durchgeführten Studien mindestens auf dem 5 %-Niveau bestätigt.

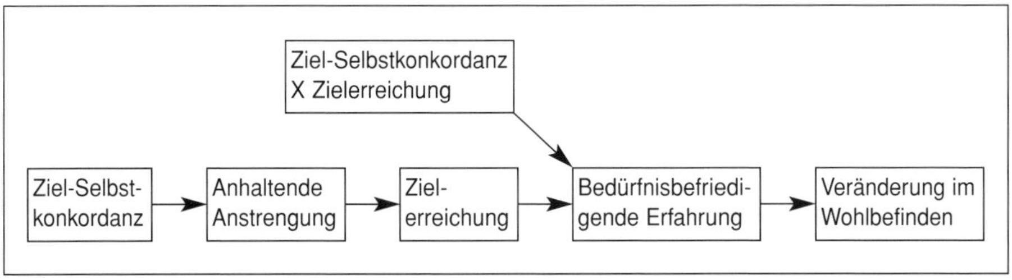

Abbildung 4.21: Das Selbstkonkordanz-Modell nach Sheldon und Elliot (1999).

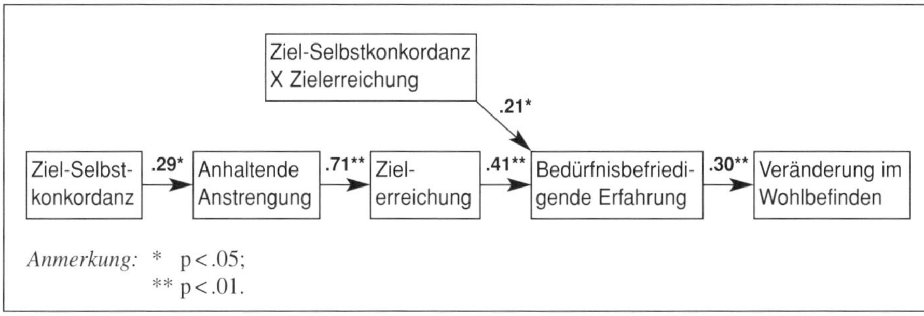

Abbildung 4.22: Strukturgleichungsmodell von Studie 3 bei Sheldon und Elliot (1999) zur Überprüfung der Annahmen des Selbstkonkordanz-Modells.

Vertikale Kohärenz von konkreten, verhaltensnäheren Zielen mit übergeordneten motivationalen Zielen stellt demnach eine spezifische Form der Konsistenz dar, deren Relevanz für die Zielerreichung und das Wohlbefinden als recht gut gesichert angesehen werden kann. Diese Ergebnisse lassen sich sehr gut in die Konsistenztheorie einfügen, obwohl diese spezifischen Annahmen dort ursprünglich nicht explizit gemacht worden waren.

Das Selbstkonkordanz-Modell ist noch in einem anderen Punkt bemerkenswert gut mit der Konsistenztheorie vereinbar. Beide nehmen an, dass Zielerreichung sich über eine bessere Bedürfnisbefriedigung positiv auf das Wohlbefinden auswirkt. Sheldon und Elliot beziehen sich in ihrem Verständnis von Bedürfnisbefriedigung auf die Selbst-Determinations-Theorie von Deci und Ryan (2000), in der drei psychische Grundbedürfnisse postuliert werden, nämlich die Bedürfnisse nach Autonomie, Kompetenz und (zwischenmenschliche) Bezogenheit. Sheldon und Elliot ließen in einer ihrer Studien die Studierenden über mehrere Messpunkte im Semester hin auf Skalen von 1 bis 7 direkt einschätzen, inwieweit sie in einem bestimmten Zeitraum diese Bedüfnisse befriedigende Erfahrungen gemacht hatten. Die diesbezüglichen Items lauteten „feeling generally competent and able in what I attempt", „feeling generally autonomous and choiceful in what I do" und „feeling generally related and connected to the people I spend time with". Diese Einschätzungen korrelierten für jedes der drei Bedürfnisse mit dem Wohlbefinden zum selben Zeitpunkt um .50. Auch der angenommene Einfluss der Zielerreichung auf die so operationalisierte Bedürfnisbefriedigung wird im Strukturgleichungsmodell deutlich bestätigt.

Diese größtenteils mehrfach abgesicherten Befunde der Arbeitsgruppe um Sheldon bestätigen und ergänzen auf Konstruktebene wichtige Annahmen der Konsistenztheorie. Ich habe zwar meine Zweifel daran, dass das, was ich unter Befriedigung der Grundbedürfnisse verstehe, mit einer Einschätzung der drei aufgeführten Items angemessen erfasst wird und halte die in der Konsistenztheorie angenommenen Grundbedürfnisse für besser begründet als die von Deci und Ryan postulierten, aber immerhin haben Sheldon und Elliot wenigstens den Versuch gemacht, das theoretische Konstrukt der Bedürfnisbefriedigung empirisch zu operationalisieren und die Korrelationen zeigen, dass die so operationalisierte Bedürfnisbefriedigung nicht einfach mit Zielerreichung identisch ist.

Brunstein und Mitarbeiter (Brunstein, 1993; Brunstein, Schultheiss & Grässmann, 1998; Brunstein, Schultheiss & Maier, 1999) haben in mehreren Studien den Einfluss der Konsistenz expliziter Ziele mit impliziten Motivdispositionen untersucht. Unter einer Motivdisposition verstehen sie in Übereinstimmung mit McClelland (1985) überdauernde, Grundbedürfnissen ähnliche Motive, die in pervasiver Weise bestimmen, was einem Individuum wichtig ist und die gewöhnlich außerhalb des Bewusstseins Einfluss auf das Verhalten nehmen. McClelland unterschied vier solche Grundmotive, nämlich das Streben danach, Einfluss zu haben (Machtmotiv), etwas besser zu können (Leistungsmotiv), mit anderen zusammen sein (Affiliationsmotiv) und Liebesbeziehungen zu haben (Intimitätsmotiv). Inspiriert von Bakans (1966) Unterscheidung zwischen zwei verschiedenen „grundlegenden Modalitäten der menschlichen Existenz", die er als „Agency" und „Communion" bezeichnete, fasste Brunstein das Streben nach Macht und Leistung noch einmal zusammen zur Motivdisposition Agency und das Streben nach Affiliation und Intimität zur Disposition Communion. Da angenommen wird, dass diese Grundmotive im impliziten Funktionsmodus Einfluss auf das psychische Geschehen nehmen, wurden sie, ebenfalls McClelland folgend, nicht mit Fragebögen, sondern über Geschichten erfasst, die die Probanden zu TAT-ähnlichen Bildern erzählen sollten. Die Auswertung erfolgte ähnlich wie bei der modernen Auswertung des TAT mit einem Codiermanual, das eine hohe Reliabilität der Messwerte ermöglicht. Auf diese Weise teilten Brunstein und Mitarbeiter ihre Probanden in vorwiegend Communion-Orientierte und vorwiegend Agency-Orientierte ein. Die Probanden wussten natürlich nichts davon, dass ihnen diese Merkmale zugeschrieben wurden. Sie wurden aufgefordert, vier persönliche Ziele zu nennen, die sie in der nächsten Zeit verfolgen wollten. Dafür wurden ihnen vier Kategorien vorgegeben, nämlich

- Streben nach Intimität und zwischenmenschlicher Nähe
- Streben nach Geselligkeit und freundlichen sozialen Kontakten
- Streben nach Leistung und Kompetenz
- Streben nach Unabhängigkeit und Einfluss

Für jede dieser Kategorien sollten sie ein persönliches Ziel benennen, das sie in der nächsten Zeit explizit verfolgen wollten. In den zwei folgenden Wochen schätzten die Probanden alle zwei Tage ihr Wohlbefinden ein und am Ende dieser Zeit, wie viel Fortschritte sie für jedes der Ziele in der letzten Zeit gemacht hatten. In einer zweiten Studie wurden auch noch das Commitment für die Ziele und die Chancen für ihre Erreichbarkeit eingeschätzt.

Es zeigte sich, dass das Erreichen der Ziele nur dann zu Verbesserungen im Wohlbefinden führte, wenn die Ziele mit der motivationalen Grundorientierung konsistent waren. Wenn also ein Agency-motivierter Proband ein Communion-Ziel erreichte, hatte das keinen positiven Effekt auf sein Wohlbefinden. Dasselbe galt, wenn ein Communion-orientierter Proband ein Agency-Ziel erreichte. Der positive Effekt auf das Wohlbefinden war besonders stark, wenn ein motiv-kongruentes Ziel mit hohem Commitment und unter Bedingungen guter Erreichbarkeit verfolgt wurde. Motiv-inkongruente Ziele, die mit hohem Commitment verfolgt wurden, wurden schlechter erreicht als motiv-kongruente Ziele. Hoher Einsatz für ein Ziel nützt daher nicht viel, wenn das Ziel nicht mit intrinsischer Motivation verfolgt wird, d. h. wenn es nicht mit der motivationalen Grundorientierung übereinstimmt. Unter dieser Bedingung führte hohes Commitment für das Ziel sogar zu einer Verschlechterung des Befindens.

In einer Untersuchung an 72 Psychotherapiepatienten erhoben Michalak, Klappheck und Kosfelder (in Druck) zunächst die wichtigsten „Personal Strivings“ der Patienten. Dann ließen sie von den Patienten zusätzlich die Wichtigkeit dieser Ziele und die Erfolgserwartung dafür, sie einerseits ohne und andererseits mit Hilfe der Therapie erreichen zu können, einschätzen. Sie bildeten dann das Produkt von Erwartung x Wert und erhielten so ein Maß für die „Volitionsstärke“ (Heckhausen, Gollwitzer & Weinert, 1987) der Zielverfolgung. Darüber hinaus ließen sie die Patienten für jedes Ziel einschätzen, ob sie es eher aus äußeren, aufgezwungenen Gründen verfolgten oder weil sie sich ganz mit dem Ziel indentifizierten und intrinsisch dafür motiviert waren. Außerdem wurden verschiedene Maße für die psychopathologische Symptombelastung der Patienten erhoben und der durchschnittliche Sitzungsoutcome für die fünf Therapiesitzungen, die der Therapiezielmessung folgten. Sowohl die Volitionsstärke als auch die intrinsische Motivation für die Ziele korrelierten hoch signifikant (um –.50) negativ mit den verschiedenen Maßen der Symptombelastung. Es ging also den Patienten erheblich schlechter, die sich keine klaren Ziel gesetzt hatten, die sie mit intrinsischer Motivation verfolgen wollten. Außerdem korrelierten beide Zielaspekte mit dem Sitzungsoutcome. Diejenigen Patienten mit den intrinsisch motivierten Zielen und diejenigen, die eine hohe Volitionsstärke für ihre Ziele hatten, erreichten mehr wünschenswerte Veränderungen in den Therapiesitzungen als die Patienten mit eher zwiespältig und aus äußeren Gründen verfolgten Zielen. Beide Zielaspekte, sowohl eine hohe Volitionsstärke als auch intrinsische Motiviertheit, beziehen sich auf Aspekte motivationaler Konsistenz im psychischen Geschehen. Eine hohe motivationale Konsistenz geht mit besserer psychischer Gesundheit und mit besseren Aussichten auf einen guten Therapieerfolg einher. Schon in einer vorangegangenen Untersuchung hatten Michalak und Schulte (2002) an einer Stichprobe von Psychotherapiepatienten mit Angststörungen gefunden, dass eine höhere Konflikthaftigkeit der Personal Strivings der Patienten zu Therapiebeginn mit schlechterem Therapieergebnis einherging. Vermittelt wurde das schlechtere Therapieergebnis dadurch, dass die Patienten mit hoher Konflikthaftigkeit ihrer Ziele weniger motiviert in der Therapie mitarbeiteten, sich weniger gegenüber dem Therapeuten öffneten, weniger anstrengungsbereit waren und insgesamt mehr Widerstand im Therapieprozess zeigten.

Nimmt man alle berichteten Ergebnissen zusammen, so ergibt sich eine klare Schlussfolgerung für die Psychotherapie: Man sollte als Therapeut den Patienten nicht in Therapiezielen unterstützen, die nicht mit seinen wichtigsten übergeordneten motivationalen Zielen und seinen selbstgesetzten, aus eigenem Antrieb verfolgten persönlichen Zielen übereinstimmen, auch wenn der Patient das Therapieziel als sehr wichtig deklariert. Man sollte alles daran setzen, dass der Patient sich Ziele setzt, die mit seinen wirklichen Bedürfnissen übereinstimmen. Ziele, die den Charakter von „ich sollte“, „ich müsste“, „man kann von mir erwarten, dass ich“ haben, haben wenig Aussicht auf Realisierung und führen selbst bei ihrer Erreichung nicht zu einer wirklichen Befindensverbesserung. Sich die Frage nach der vertikalen Kohärenz der Ziele zu stellen, die sich der Patient vornimmt, ist keineswegs nebensächlich. Es kam in den Studien von Sheldon und Elliot oft vor, dass sich Probanden Ziele setzten, die nicht selbstkonkordant waren. Es kommt auch oft vor, dass sich Psychotherapiepatienten Ziele setzen, deren Erreichen für ihre wichtigsten impliziten Motive eigentlich nichts bringt. Auch wenn solche Ziele mit hohem Einsatz verfolgt werden, ist die Chance auf das Erreichen dieser Ziele gering, und selbst wenn das Ziel erreicht wird, führt das zu wenig Zufriedenheit. Was Therapeut und Patient in der Therapie gemeinsam anstreben, muss im Dienste bereits vorhandener sehr wichtiger motivationaler Ziele des Patienten stehen. Dann sind die Aussichten auf das Erreichen der Ziele gut und das Erreichen wird sich in einer deutlichen Befindensverbesserung niederschlagen.

Wenn wir einen Patienten mit einer bestimmten Störung nach einem Manual behandeln, das sich für diese Störung im Durchschnitt bewährt hat, geben wir damit das Ziel der Therapie vor. Aber dieses Ziel muss nicht automatisch mit den wichtigsten Grundmotiven und den ganz persönlichen Zielen des Patienten übereinstimmen. Das durch das Manual vorgegebene Ziel hat die Vernunft auf seiner Seite und es wäre schwer für den Patienten, dieses Ziel abzulehnen, weil es dann so aussähe, als wolle er gar nichts an seiner Störung machen. Aber der Druck auf die Übernahme dieses Zieles, der durch die ganze Therapiesituation gegeben ist, macht aus dem Ziel noch kein motiv-kongruentes Ziel. Die Antwort auf die Frage, welche Therapieziele Therapeut und Patient gemeinsam anstreben sollten, ergibt sich nicht schon aus der Störung selbst. Sie muss auf dem Hintergrund der vom Patienten mitgebrachten Motivationsstruktur reflektiert und entschieden werden, denn der eigentliche Motor der therapeutischen Veränderung sind immer die Motive des Patienten. Er kann zu ihnen nicht einfach Ja oder Nein sagen. Sie sind auch für ihn Voraussetzung der Therapie und die Therapie muss mit diesen Voraussetzungen arbeiten, wenn sie Erfolg haben will. Es ist ein großer therapeutischer Fehler, wenn der Therapeut die Ziele, die er seinerseits für richtig hält, zur Voraussetzung der Therapie macht, ohne ausdrücklich abzuklären, ob diese Ziele wirklich konsistent mit den wichtigsten Grundmotiven des Patienten sind.

Es gibt noch eine Reihe weiterer Untersuchungen zum Zusammenhang zwischen Konflikthaftigkeit im psychischen Geschehen einerseits und Wohlbefinden und psychischer Gesundheit andererseits. Bei ihnen geht es aber nicht um Inkonsistenz von Zielen, sondern um Inkonsistenz in der kognitiven Repräsentation wichtiger Lebensbereiche. Diese Untersuchungen bedienen sich alle eines von Lauterbach (1996) entwickelten computergestützten Konflikttests. Die Probanden sollen bei diesem Test vorgegebene Begriffe daraufhin beurteilen, ob sie für sie persönlich in einer positiven oder negativen Beziehung zueinander stehen. Es werden dafür jeweils drei Begriffe in Form von Triaden vorgegeben, von denen einer „Ich" ist. Ausgewertet wird nach der Anzahl balancierter und unbalancierter Beziehungen in den Triaden. Unbalancierte Triaden werden als konflikthaft angesehen. Die gesamte Konflikthaftigkeit im kognitiven Feld ergibt sich aus der Anzahl unbalancierter Triaden. Der Konfliktgesamtwert drückt aus, wie viel Konfliktspannung bei dem Probanden in der kognitiven Repräsentation wichtiger Lebensbereiche besteht.

Hoyer, Frank und Lauterbach (1994) untersuchten mit dieser Methode eine Alkoholikerstichprobe und eine Stichprobe von Patienten einer psychosomatischen Klinik. Den Alkoholikern wurden z. B. folgende Begriffe vorgegeben:

1. Ich
2. Meine Mutter
3. Feste Partnerbeziehung
4. Fester Arbeitsplatz
5. Freizeit
6. Kontakt zu anderen
7. Unabhängigkeit
8. Gemäßigter Alkoholkonsum
9. Rückfall
10. Therapie

Außerdem wurde die psychopathologische Symptombelastung mit der SCL-90-R gemessen. Sowohl bei den Alkoholikern als auch bei den psychosomatischen Patienten korrelierte das Ausmaß der Konfliktspannung hochsignifikant mit der Symptombelastung. Da es sich um eine korrelative Beziehung handelt, bleibt zunächst offen, wie dieser Zusammenhang zu interpretieren ist, ob also die Konflikte zu den Störungen oder die Störungen zu einer inkonsistenten kognitiven Struktur führen. Nach der Konsistenztheorie sind beide Verursachungsrichtungen plausibel.

Renner und Leibetseder (2000) wandten den von Lauterbach entwickelten Konflikttest bei einer Stichprobe von Psychotherapiepatienten und einer Stichprobe von Teilnehmern eines psychologischen Schulungskurses am Arbeitsplatz an. Bei beiden Stichproben maßen sie auch die psychopathologische Symptombelastung mit der SCL-90-R. Erwartungsgemäß fanden sie höhere Konfliktwerte bei der Stichprobe von Psychotherapiepatienten. Für die Korrelationsberechnungen poolten sie beide Stichproben. Für die gepoolte Stichprobe ergab sich eine signifikante Korrelation des Konfliktgesamtwertes mit der durchschnittlichen Symptombelastung von .32 bei einem n von 139. In einem weiteren Auswertungsschritt bildeten sie eine Gruppe mit hohen und eine mit niedrigen Konfliktwerten und berechneten die Korrelationen zwischen Konflikt und Symptombelastung für beide Gruppen getrennt. Es zeigte sich ein deutlicher Unterschied in beiden Gruppen. In der Gruppe mit niedrigeren Konfliktwerten korrelierte die in dieser Gruppe noch vorhandene Variabilität mit der Symptombelastung sehr hoch, nämlich mit .62; in der Untergruppe mit hohen Konfliktwerten betrug die entsprechende Korrelation dagegen .02. Nach diesem Befund begünstigt Konflikthaftigkeit zwar die Ausbildung psychopathologischer Symptome; wenn aber einmal ein gewisser Konfliktpegel erreicht ist, wird ein weiterer Anstieg der Konflikthaftigkeit nicht mehr notwendigerweise von einer Zunahme der Symptomatik begleitet. Dieser Befund erscheint nicht unplausibel. Ein einfacher linearer Zusammenhang der Art „je mehr Konflikt, desto schwerer die Symptomatik" wäre kaum mit der Vielfalt an Einflussfaktoren vereinbar, die auf die Symptomgenese Einfluss nehmen wie Prädispositionen, Konsistenzsicherungsmechanismen usw. Auch die Ergebnisse dieser Studie sind mit der Annahme vereinbar, dass Inkonsistenzspannungen eine wichtige Rolle bei der Ausbildung psychischer Störungen spielen.

Bei den soeben referierten Versuchen zur Operationalisierung von Konflikten geht es, wie schon gesagt, nicht um motivationale Konflikte, sondern um konflikthafte kognitive

Repräsentationen. Gosse Holtforth und Grawe (2003) haben versucht, den Konflikttest von Lauterbach zu adaptieren für die Messung der Konflikthaftigkeit der wichtigsten motivationalen Ziele von Patienten. Statt vorgegebener Begriffe wurden den Patienten ihre eigenen motivationalen Ziele vorgegeben, die zuvor mit dem FAMOS erfasst worden waren. Die Patienten sollten für jede Paarung von motivationalen Zielen einschätzen, wie vereinbar bzw. unvereinbar die jeweiligen Ziele für sie sind. Auch die Therapeuten schätzten mit dieser Methode die Konflikthaftigkeit der individuellen motivationalen Ziele ihrer Patienten ein. In der Anwendung dieser Methode zeigten sich jedoch erhebliche Schwierigkeiten. Die Patienten brauchten oft deutlich über eine Stunde für diese Einschätzungen und erlebten sie als sehr ermüdend, schwierig oder sogar als überfordernd. Auch von den Therapeuten wurden die Einschätzungen der Konflikthaftigkeit als viel schwieriger erlebt als alle anderen Einschätzungen, die ihnen im Verlauf der Therapie abverlangt wurden. Kurz: Die Einschätzung der Konflikthaftigkeit von motivationalen Zielen mit dieser Methode war sowohl bei Patienten als auch bei Therapeuten äußerst unbeliebt. Es erwies sich nicht nur in der klinischen Praxis als eine Überforderung, die Konflikthaftigkeit von individuellen motivationalen Zielen direkt einzuschätzen. Auch die Auswertung der Einschätzungen ergab, dass es offenbar nicht möglich ist, motivationale Konflikte auf diese Weise valide zu beurteilen. Der Gesamtwert für die Konflikthaftigkeit der motivationalen Zielen korrelierte zu Beginn der Behandlung für die Patienten- und für die Therapeuteneinschätzungen in gleicher Weise weder mit dem Wohlbefinden noch mit der psychopathologischen Symptombelastung, wie es auf Grund der allgemeinen Befundlage in der Literatur eigentlich erwartet worden war (Betschart, 2002, Nydegger, 2003). Erst am Ende der Behandlung korrelierte die vom Therapeuten eingeschätzte, dann noch vorhandene Konflikthaftigkeit mit .62 (N = 32) überraschend hoch signifikant mit der zu diesem Zeitpunkt noch vorhandenen Symptombelastung (Nydegger, 2003). Offenbar waren die Therapeuten erst am Ende der Behandlung, nachdem sie den Patienten sehr viel besser kennen gelernt hatten, in der Lage, die bei ihm bestehende Konflikthaftigkeit motivationaler Ziele einigermaßen valide einzuschätzen. Die Höhe dieser Korrelation zwischen der fremdeingeschätzten Konflikthaftigkeit und der selbsteingeschätzten Symptombelastung spricht dafür, dass ein Zusammenhang zwischen Symptombelastung und Konflikthaftigkeit wirklich besteht, aber es scheint für Theapeuten erst nach vielen Therapiesitzungen möglich zu sein, ein valides Urteil über die motivationalen Konflikte ihrer Patienten abzugeben. Den Patienten selbst war dies auch am Ende der Behandlung immer noch nicht möglich, jedenfalls bestand bei ihnen auch am Ende der Therapie immer noch kein Zusammenhang zwischen der selbst eingeschätzten Konflithaftigkeit und der Symptombelastung.

Die Erfahrungen mit dieser Methode lassen Zweifel aufkommen, ob Personen die Konflikthaftigkeit zwischen ihren eigenen motivationalen Zielen wirklich valide einschätzen können. Im Falle unbewusster Konflikte leuchtet es von vornherein ein, dass das schwierig wenn nicht unmöglich sein sollte. Wir haben aus diesen Gründen von dieser Art der Inkonsistenzmessung inzwischen Abstand genommen und einen anderen Weg verfolgt, der sich als sehr viel fruchtbarer erwies. Darauf gehe ich im nächsten Abschnitt ein.

4.8.4.3 Inkongruenz und psychische Gesundheit

Die Auflistung der verschiedenen Formen von Inkonsistenz in Abschnitt 4.8.1 hat deutlich gemacht, dass es sehr viele verschiedene Formen von Inkonsistenz gibt, die alle zur Gesamtinkonsistenz im psychischen Geschehen beitragen können. Die Auflistung kann sicher noch nicht als vollständig angesehen werden. Jede dieser verschiedenen Inkonsistenzformen kann sich negativ auf das Wohlergehen und die psychische Gesundheit auswirken. Wenn man einen dieser Aspekte von Inkonsistenz misst und ihn zu Maßen der psychischen Gesundheit in Beziehung setzt, findet man typischerweise signifikante, aber im absoluten Ausmaß mäßige Korrelationen.

Man müsste, um eine einigermaßen fundierte Abschätzung des gesamten Ausmaßes an Inkonsistenz im psychischen Geschehen zu erhalten, all diese verschiedenen Formen von Inkonsistenz gleichzeitig messen. Das ist schon wegen des Messaufwandes realistischerweise nicht möglich. In der klinischen Praxis wäre ein solcher Messaufwand völlig inpraktikabel. Gerade für klinische Zwecke ist man aber an einer einigermaßen zuverlässigen und validen Abschätzung des Inkonsistenzniveaus im psychischen Geschehen interessiert.

Diese Erwägungen haben uns zu der Entscheidung geführt, uns bei der Messung der Inkonsistenz auf eine besonders wichtige Form zu beschränken, und zwar auf diejenige, in der die anderen Formen am besten mit repräsentiert sind. Es handelt sich um die Inkongruenz zwischen motivationalen Zielen und realen Wahrnehmungen. Hinter dieser Entscheidung steckt folgende Überlegung: Die verschiedenen Formen von Inkonsistenz im psychischen Geschehen, also Interferenzen, motivationale Konflikte, Dissonanzen, Verdrängung, Dissoziationen, Selbst-Diskrepanzen, vertikale Inkohärenz usw. tragen alle dazu bei, dass die Wirksamkeit der Auseinandersetzung mit der Umgebung beeinträchtigt wird. Unvereinbare, nicht gut aufeinander abgestimmte Prozesse hemmen oder stören sich gegenseitig. Das führt dazu, dass die motivationalen Ziele des Individuums nicht gut realisiert werden. Hohe Inkonsistenz im psychischen Geschehen sollte sich daher in hoher Inkongruenz zwischen motivationalen Zielen und der vom Betreffenden wahrgenommenen Realität niederschlagen. Das Inkongruenzniveau eines Menschen, das selbst eine wichtige Form von Inkonsistenz ist, kann daher gewissermaßen als Sammelbecken der Folgen aller anderen Formen von Inkonsistenz betrachtet werden.

Ein weiterer großer Vorteil der Inkongruenz als Gesamtmaß der Inkonsistenz liegt darin, dass gerade Inkongruenz besonders leicht gemessen werden kann. Es ist für einen Menschen schwierig, Auskunft über seine motivationalen Konflikte zu geben, zumal dann, wenn man davon ausgeht, dass motivationale Konflikte zum Teil unbewusst sind. Ähnliches gilt für manche anderen Formen von Inkonsistenz. Aber es ist ziemlich leicht, darüber Auskunft zu geben, ob man in der letzten Zeit bestimmte Erfahrungen gemacht hat oder nicht.

Ich hatte in Abschnitt 4.7.5 bereits kurz darüber berichtet, dass wir auf der Basis des FAMOS, mit dem die wichtigsten Annäherungs- und Vermeidungsziele eines Probanden gemessen werden können, einen weiteren Fragebogen, den Inkongruenzfragebogen, entwickelt haben, in dem für jedes Item des FAMOS erfasst wird, inwieweit dieses Ziel in der letzten Zeit erreicht bzw. erfolgreich vermieden werden konnte. Abbildung 4.23 enthält Beispiele für die Items des Inkongruenzfragebogens.

Teil 1

In der letzten Zeit ...	viel zu wenig				völlig ausreichend
1. bringe ich Leistung	1	2	3	4	5
2. bin ich unabhängig	1	2	3	4	5
3. glaube ich an mich selbst	1	2	3	4	5
... ...	...	...	...	...	...
13. setze ich mich für Schwächere ein	1	2	3	4	5
14. führe ich ein abwechslungsreiches Leben	1	2	3	4	5

Teil 2

In der letzten Zeit ...	trifft überhaupt nicht zu				trifft sehr stark zu
15. muss ich Schwächen von mir zeigen	1	2	3	4	5
16. genüge ich nicht	1	2	3	4	5
... ...	...	...	...	...	...
22. fühle ich mich von anderen verlassen	1	2	3	4	5
23. werde ich nicht anerkannt	1	2	3	4	5

Abbildung 4.23: Beispielitems des Inkongruenzfragebogens (Kurzform).

Ähnlich wie beim FAMOS werden die Items zu Skalen zusammengefasst, die den motivationalen Zielen des FAMOS entsprechen. Es gibt dann 14 Werte für Annäherungsinkongruenz (inwieweit das Angestrebte nicht realisiert werden konnte) und 9 Werte für Vermeidungsinkongruenz (inwieweit das Schlimme eingetreten ist). Außerdem gibt es wie beim FAMOS Summenwerte für Annäherungs- und Vermeidungsinkongruenz. Abbildung 4.24a zeigt ein Auswertungsprofil, wie es als Ergebnis der Auswertung des Inkongruenzfragebogens resultiert.

Die Abbildung 4.24a zeigt das Inkongruenz-Praetest-Profil für einen Patienten, der sich durch seine Spielsucht finanziell ruiniert hatte und sich deswegen in Therapie begab. Die Gesamtinkongruenz liegt auf sehr hohem Niveau, auch im Vergleich zu anderen Psychotherapiepatienten. Das gilt sowohl für Annäherungsziele als auch Vermeidungsziele. Die drei absolut am wenigsten befriedigten Annäherungsziele des Patienten sind: Kontrolle, Das Leben auskosten und Selbstbelohnung. Die am stärksten verletzten Vermeidungsziele sind Abhängigkeit/Autonomieverlust, Sich verletzbar machen, Hilflosigkeit sowie Versagen, Erniedrigung und Blamage. Inkongruenz in den Vermeidungsskalen bedeutet, dass das Vermeiden nicht gelungen ist, dass das Schlimme also eingetreten ist. Der Patient fühlt sich wund, abhängig, hilflos, total erniedrigt und als Versager. Er hat die Kontrolle über sein Leben verloren und es gibt nichts mehr, das ihm Freude macht.

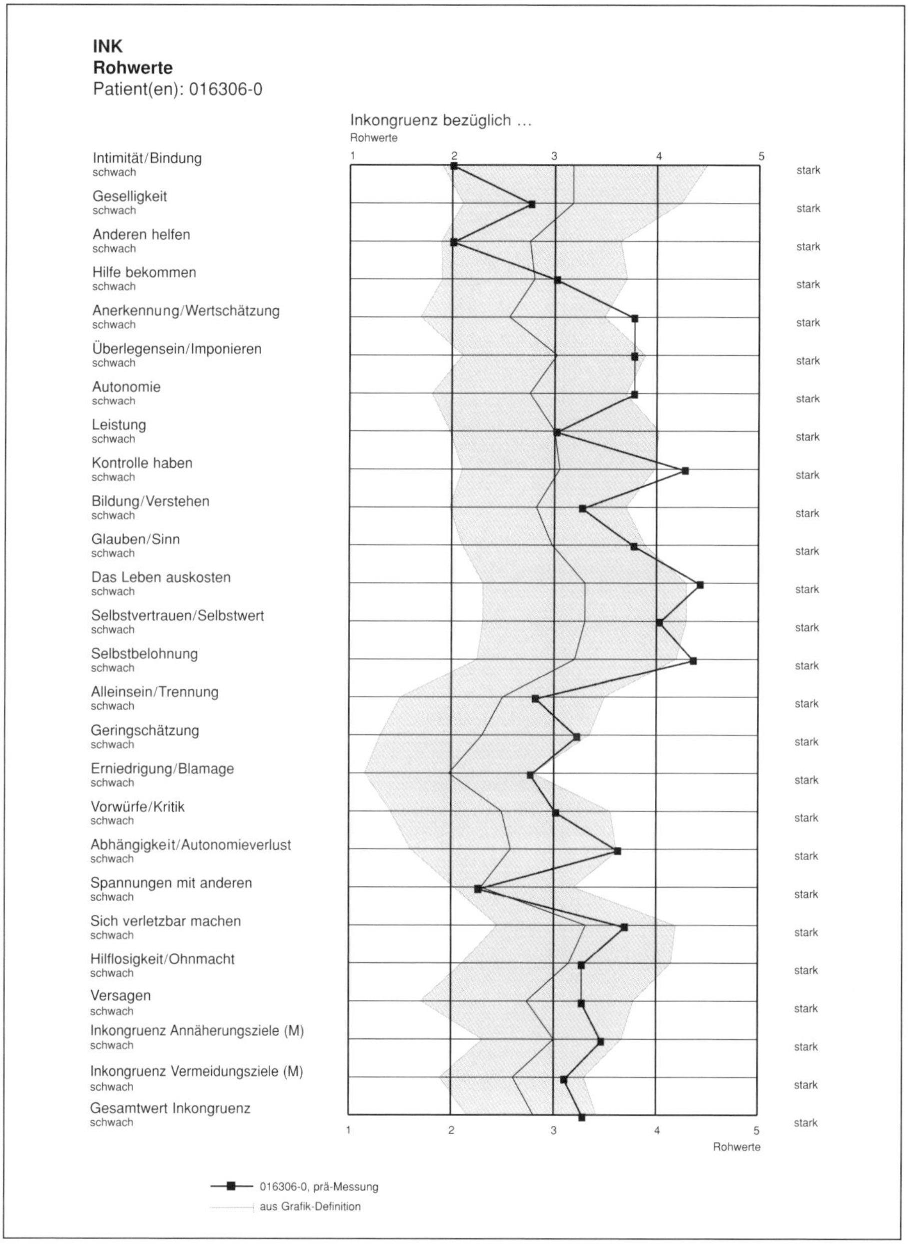

Abbildung 4.24a: Inkongruenzprofil des im Text beschriebenen Patienten vor der Behandlung (Praetest). Die dünne durchgezogene Linie in der Mitte des grau schattierten Bereichs ist der Inkongruenzmittelwert einer gemischten Stichprobe von Psychotherapiepatienten in der jeweiligen Skala. Der grau schattierte Bereich entspricht einer Standardabweichung darüber und darunter. Die dicke Linie gibt die Inkongruenzwerte des Beispielpatienten an. Weitere Erläuterungen im Text.

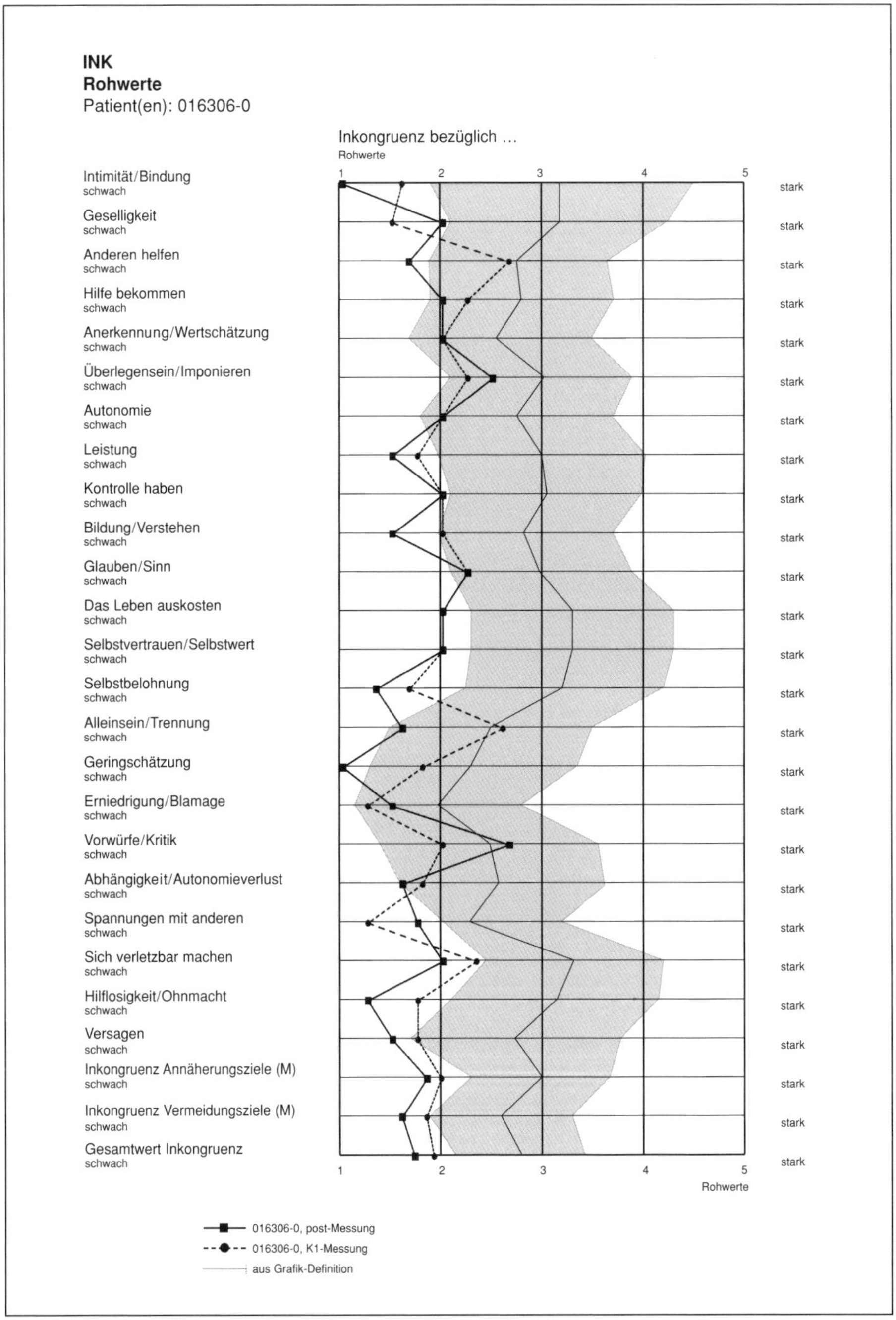

Abbildung 4.24b: Inkongruenzprofil des Beispielpatienten zum Posttest und zur Katamnese nach 6 Monaten. Weitere Erläuterungen bei Abb. 4.24a und im Text. K1 = Katamnesemessung nach 6 Monaten.

Abbildung 4.24b zeigt das Posttest-Profil desselben Patienten und das Profil zum Katamnesezeitpunkt nach sechs Monaten. Nach der Therapie haben sich sämtliche Inkongruenzen stark reduziert. Einzig in den Bereichen Überlegensein/Imponieren und Vorwürfe/Kritik erlebt der Patient noch leichte Inkongruenzen. Die Inkongruenzreduktion war auch nach sechs Monaten weitgehend stabil. Zu Fragen Anlass gab einzig die Zunahme bezüglich Alleinsein/Trennung bei der Katamnese. In einem routinemäßig durchgeführten Telefonat gab der Patient als Grund dafür an, dass er kurz vor dem Ausfüllen des Fragebogens einen guten Bekannten durch einen Unfall verloren hätte.

Das Beispiel zeigt, dass sich der Inkongruenzfragebogen sehr gut für die Anwendung in der klinischen Praxis eignet. Er gibt Hinweise darauf, wo der Schuh am meisten drückt, welche Grundbedürfnisse am stärksten verletzt sind. Wenn man dem Patienten gleichzeitig auch noch den FAMOS zur Feststellung der Wichtigkeit motivationaler Ziele vorgibt und FAMOS- und Inkongruenzprofil nebeneinander hält, kann man den Profilen schnell entnehmen, in welchen Bereichen Veränderungen herbeigeführt werden müssten, damit die verletzten Bedürfnisse des Patienten besser befriedigt werden. Der Inkongruenzfragebogen gibt einem nicht nur Auskunft über das Ausmaß motivationaler Inkongruenz, sondern auch Hinweise auf die Quellen der Inkongruenz, denen man dann im klinischen Interview weiter nachgehen kann. FAMOS und Inkongruenzfragebogen werden aus diesem Grund von unseren Therapeuten besonders geschätzt, weil sie ihnen auf ökonomische Weise sehr nützliche Hinweise für die Therapieplanung geben.

Das Beispiel zeigt darüber hinaus, dass sich der Inkongruenzfragebogen sehr gut zur Erfassung von Therapieeffekten eignet. Wenn man das Prae- und Posttest-Profil des Patienten miteinander vergleicht, sieht man auf einen Blick, dass es diesem Patienten nach der Therapie sehr viel besser geht. Es sind nicht nur psychopathologische Symptome, die in einer Psychotherapie reduziert werden, sondern in besonders erfolgreichen Therapien kommt es meist auch zu einer deutlichen Verbesserung der Bedürfnisbefriedigung, wie sie sich im Inkongruenzprofil ausdrückt. Das gilt natürlich nur für solche Fälle, in denen zu Beginn der Therapie deutliche Inkongruenz bestand. Dem Praetest-Profil in Abbildung 4.24a kann aber entnommen werden, dass Psychotherapiepatienten im Durchschnitt gegenüber Normalpersonen eine deutlich erhöhte Inkongruenz haben.

Wenn es einem nur darum geht, möglichst rasch zu erfahren, ob bei einem Patienten überhaupt Inkongruenz besteht, kann man auch die Kurzform des Inkongruenzfragebogens einsetzen. Sie hat nur 23 Items, deren Ausfüllen nicht einmal 5 Minuten benötigt. Der Gesamtwert der Kurzform korreliert mit dem der ausführlichen Version zu .97. Was die Feststellung des allgemeinen Inkongruenzniveaus angeht, führen beide Formen daher zu einem äquivalenten Ergebnis.

Ich hatte Inkongruenz weiter oben als wichtigste Form der Inkonsistenz bezeichnet, weil sich in ihr alle anderen Formen niederschlagen. Wenn dies richtig ist, sollte Inkongruenz noch stärker als andere Formen der Inkonsistenz mit schlechtem Wohlbefinden und schlechter psychischer Gesundheit einhergehen. Wir haben zur Prüfung dieser Frage den Inkongruenzfragebogen zusammen mit Messmitteln für das Wohlbefinden und die psychische Gesundheit verschiedenen großen Stichproben von Normalpersonen und klinisch gestörten Personengruppen vorgegeben. Ausführliche Informationen zu den Ergebnissen finden sich in Grosse Holtforth, Grawe und Tamcan (2003). Abbildung 4.25 fasst die Korrelationen, die wir bei einer Stichproben von Psychotherapiepatienten gefunden haben, zusammen.

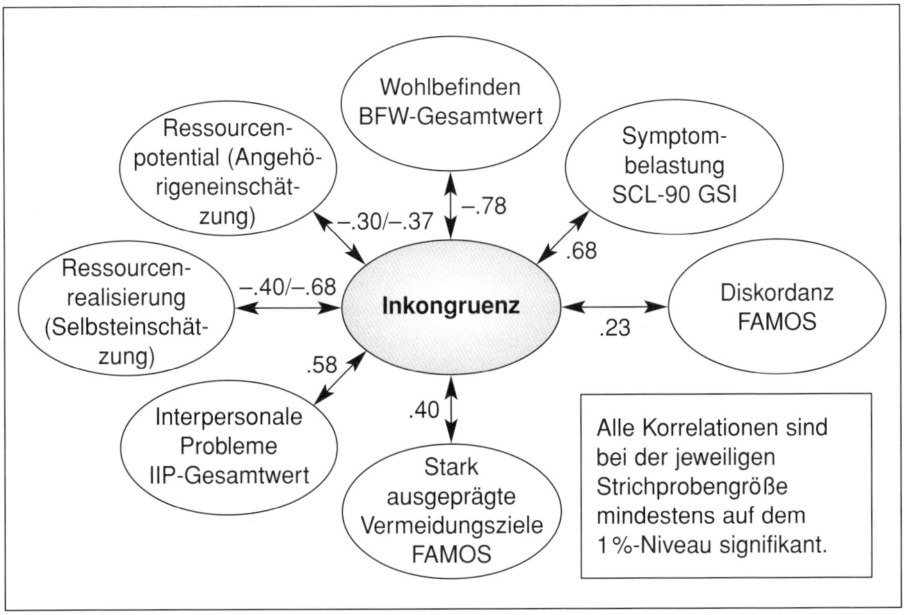

Abbildung 4.25: Korrelationen zwischen Inkongruenzgesamtwert und klinisch bedeutsamen anderen Maßen bei Psychotherapiepatienten. Die Stichprobengrößen variieren etwas, weil nicht alle Maße für alle untersuchten Patienten vorlagen. Sie liegen zwischen von N = 185 und N = 283. Die Messungen wurden jeweils vor Beginn der Therapie erhoben.

Die Korrelation zwischen Inkongruenz und Wohlbefinden liegt tatsächlich außerordentlich hoch. Sie beträgt bei einer Stichprobe von 283 Psychotherapiepatienten –.78. Bei einer gemischten Stichprobe von Normalpersonen und verschiedenen klinischen Gruppen mit einem N von über tausend beträgt die Korrelation sogar –.87. Das heißt, dass das Wohlbefinden fast ganz davon abhängt, wieweit es einem gelingt, seine motivationalen Ziele zu realisieren. Dabei liegen die Korrelationen für die Annäherungsinkongruenz noch etwas höher als die für Vermeidungsinkongruenz (–.77 gegenüber –.63). Das ist auch für andere Maße als das Wohlbefinden so. Der Zustand eines Menschen ist also noch mehr davon abhängig, wie gut es ihm gelingt, seine Annäherungsziele zu realisieren, als wie gut es ihm gelingt, Schlimmes zu vermeiden.

Auch die Korrelation mit der psychopathologischen Symptombelastung ist mit .67 bei einer so großen Stichprobe sehr hoch. Bei einer Stichprobe von 200 Normalpersonen betrug die Korrelation sogar .75. Wem es nicht gelingt, seine motivationalen Ziele zu realisieren, hat ein großes Risiko, psychopathologische Symptome zu entwickeln. Natürlich darf man die Korrelation nicht einfach einseitig sehen. Psychopathologische Symptome binden psychische Energien und das führt dazu, dass die motivationalen Ziele schlechter realisiert werden. Aber auf der Grundlage von all dem, was zuvor über die Bedeutung von Inkonsistenz für die Entstehung psychischer Störungen gesagt wurde, ist eine so hohe Korrelation, die ja durch die Konsistenztheorie vorausgesagt wird, auch als eine Bestätigung der kausalen Rolle von Inkonsistenz für die Entstehung psychischer Störungen anzusehen.

Wir haben auch eine sehr substanzielle Korrelation von .50 zwischen einem vermeidenden Bindungsstil (gemessen mit dem MAQ von Carver und Scheier) und Inkongruenz gefunden (sie ist in der Abbildung nicht enthalten). Vom Bindungsstil wissen wir, dass es sich um ein sehr stabiles Merkmal handelt. Hier ist eine einseitige Interpretation gerechtfertigt: Ein vermeidender Bindungsstil führt zu hoher Inkongruenz. Auch das ist eine starke Bestätigung eines von der Konsistenztheorie vorausgesagten Zusammenhangs.

Inkongruenz korreliert positiv (zu .65) mit Neurotizismus und mit einer Tendenz zu negativen Affekten (zu .63, gemessen mit der PANAS-Skala von Carver und Scheier) und negativ mit Extraversion (zu –.25) und einer Tendenz zu positiven Affekten (zu –.43). Im Zusammenhang mit dem, was in Abschnitt 4.7.3 über Annäherungs- und Vermeidungstemperamente berichtet wurde, sind auch diese Korrelationen genau im Sinne der Erwartungen.

Inkongruenz spielt nach diesen sehr klaren Befunden eindeutig eine negative Rolle im psychischen Geschehen. Sie ist die Form der Inkonsistenz, die den Menschen mit seiner Umwelt verbindet. Sie bezieht sich auf das Vorhandensein bzw. Nichtvorhandensein ganz bestimmter Lebenserfahrungen. Sie verknüpft den Zustand eines Menschen mit seinen Lebenserfahrungen. Wenn man die konkreten Lebenserfahrungen eines Menschen in größere Übereinstimmung mit seinen motivationalen Zielen bringt, hat das unmittelbare Auswirkungen auf sein Befinden. Wir können nach den berichteten Ergebnisse diesen Zusammenhang, der zu den Kernannahmen der Konsistenztheorie zählt, als sehr gut gesichert ansehen. Für die Psychotherapie bedeutet dies: Wenn es uns in der Therapie gelingt, dem Patienten dazu zu verhelfen, dass er mehr Wahrnehmungen im Sinne seiner wichtigen motivationalen Ziele macht, können wir damit rechnen, dass sich sein Wohlbefinden verbessert und dass seine psychopathologischen Symptome abnehmen. Das öffnet neben dem störungsorientierten Zugang, bei dem es darum geht, die neuronalen Grundlagen der psychischen Störung direkt, d. h. durch störungsspezifische Maßnahmen zu beeinflussen, einen zweiten Zugang. Bei diesem geht es darum, die Inkonsistenz im psychischen Geschehen durch Herbeiführung bedürfnisbefriedigender Lebenserfahrungen zu verändern. In dem Ausmaß, in dem dies gelingt, kann man mit einer Verbesserung des Wohlbefindens und des Gesundheitszustandes rechnen.

Wir haben diese Schlussfolgerung, die sich aus den bisher berichteten Ergebnissen ergibt, inzwischen an einer Stichprobe abgeschlossener Therapien, in denen die Inkongruenz zu Beginn und am Ende der Therapie gemessen wurde, überprüfen können. Die Stichprobe ist nicht so groß wie für die Zustandsmessung mit dem Inkongruenzfragebogen, weil es diesen Fragebogen noch nicht so lange in anwendungsreifer Form gibt und weil es eine

Zeit lang dauerte, bis genügend Therapien mit vollständigen Messungen abgeschlossen waren. Abbildung 4.26 enthält eine Auswahl von Korrelationen zwischen der Veränderung der Inkongruenz und anderen Veränderungen, die während der Therapie eintraten.

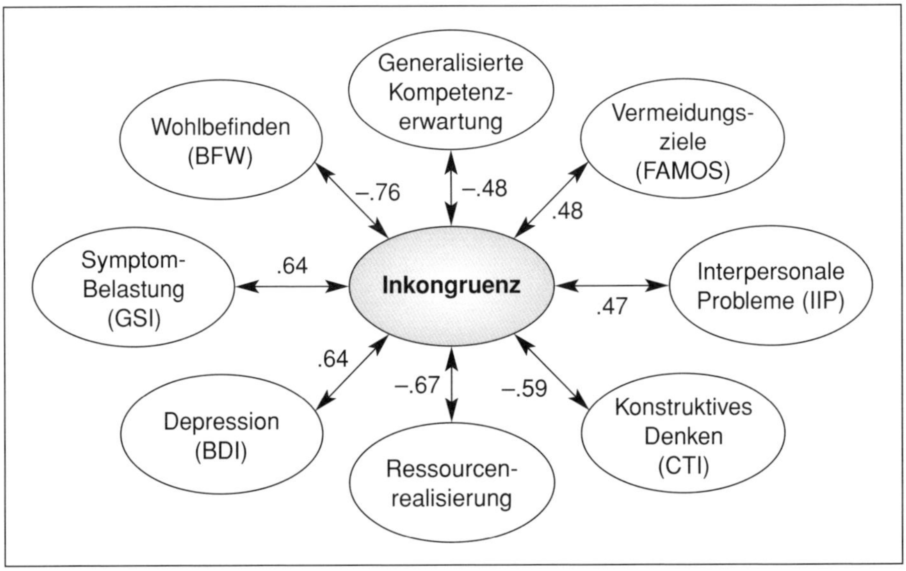

Abbildung 4.26: Korrelationen zwischen den Veränderungen der Inkongruenz und den Veränderungen in anderen Maßen im Therapiezeitraum von Prae nach Post an einer Stichprobe von Psychotherapiepatienten an der Psychotherapeutischen Praxisstelle der Universität Bern (N = 71).

Die Korrelationen zwischen den Veränderungswerten liegen in derselben Größenordnung wie bei den Zustandswerten. Eine Abnahme der Inkongruenz geht mit einer Verbesserung des Wohlbefindens (r = –.76), einer Abnahme der psychopathologische Symptomatik (r = .64), einer Abnahme von Depression (r = .64) und einer Besserung interpersonaler Probleme (r = .47) einher. Wieder handelt es sich natürlich um zweiseitige Zusammenhänge: Wenn es gelingt, reale Wahrnehmungen im Sinne der motivationalen Ziele herbeizuführen, nehmen die anderen Probleme ab. Aber auch: Wenn es gelingt, in einem der um die Inkongruenz herum angesiedelten Problembereiche etwas zu verbessern, nimmt die Inkongruenz ab. Diese Problembereiche können alle als mögliche Ansatzstellen für eine Verringerung der Inkongruenz angesehen werden: Eine bessere Nutzung vorhandener Ressourcen, eine bessere Kompetenzerwartung, eine Förderung positiven Copingverhaltens (konstruktives Denken im Sinne des Constructive Thinking Inventory (CTI) von Epstein) und eine Abnahme der Stärke von Vermeidungszielen führen alle zu einer Verringerung der Inkongruenz und diese wieder zu einer Verbesserung des Wohlbefindens und zu einer Abnahme der Symptombelastung. Bemerkenswerterweise gab es keine Korrelation zwischen dem Veränderungswert für vermeidende Bindung im MAQ und der Veränderung der Inkongruenz. Eine diesbezügliche Korrelation ist angesichts der

Stabilität des Bindungsstils nur für den Zustand zu erwarten, nicht aber für die Veränderung. Genau so verhalten sich auch die empirischen Korrelationen.

Inkongruenz hat nach dieser Betrachtungsweise eine zentrale funktionale Stellung im psychischen Geschehen inne. Veränderungen der Inkongruenz haben weitreichende Auswirkungen. Abbildung 4.27 versucht, diese zentrale funktionale Stellung der Inkongruenz im psychischen Geschehen grafisch abzubilden.

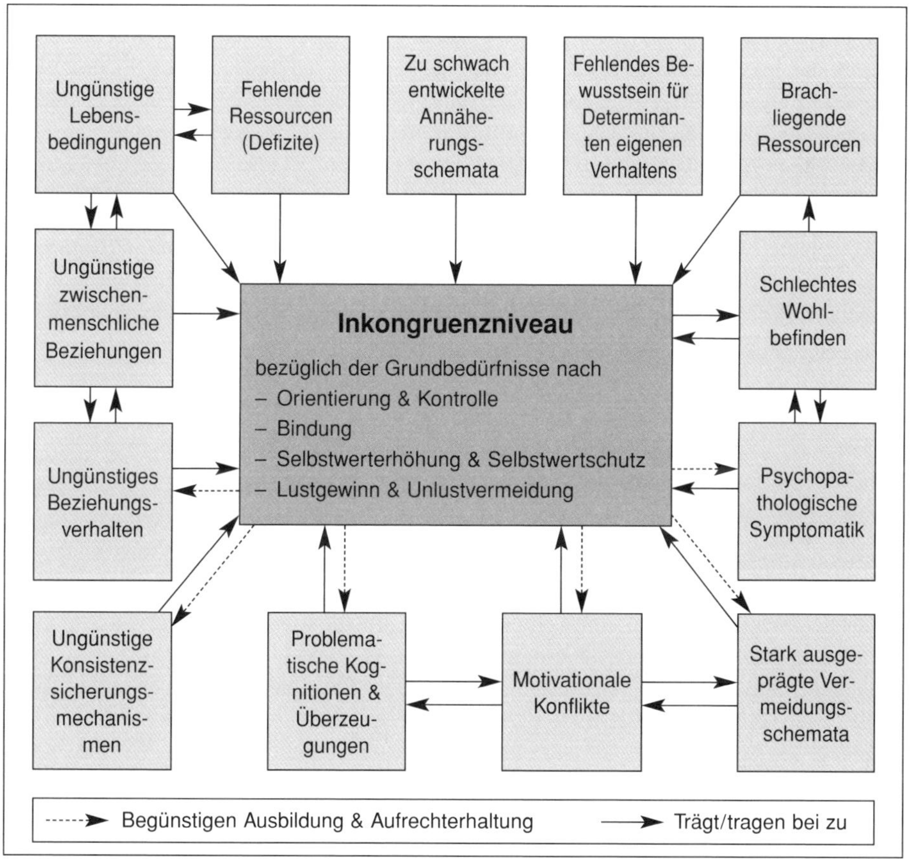

Abbildung 4.27: Funktionale Stellung der Inkongruenz im psychischen Geschehen.

Die Abbildung versucht deutlich zu machen, was alles auf die Inkongruenz Einfluss nehmen kann. Einige der Pfeile sind einseitig, was ausdrücken soll, dass hier die eine Richtung der Beeinflussung ganz überwiegt. So erschweren es etwa objektiv ungünstige Lebensbedingungen sehr, dass ein Mensch positive Wahrnehmungen im Sinne seiner motivationalen Ziele macht. Aber Inkongruenz wirkt sich weniger auf harte Lebensbedingungen wie Armut, Krieg, schlechte Bildung usw. aus. Mit anderen möglichen Quellen von Inkongruenz besteht aber ein zweiseitiger funktionaler Zusammenhang, wie es mit den zweiseitigen Pfeilen ausgedrückt ist. Ungünstiges Beziehungsverhalten, problematische Konsistenzsicherungsmechanismen, dysfunktionale Kognitionen, motivationale Konflikte, zu starkes Vermeiden, hohe Symptombelastung und schlechtes Wohlbefinden sind einerseits mögliche Quellen von Inkongruenz; sie können andererseits aber in der Stärke zunehmen, wenn sich das Inkongruenzniveau im psychischen Geschehen erhöht. Alles, was gelernt worden ist durch Abbau von Inkonsistenzspannungen wie etwa Konsistenzsicherungsmechanismen, psychopathologische Symptome, dysfunktionale Kognitionen und Vermeidungsverhalten, sollte dann stärker werden, wenn das Inkongruenzniveau im psychischen Geschehen steigt, weil dann wieder seine Funktion zur Herabregulierung der Inkonsistenspannungen aktiviert wird. Wenn es andererseits gelingt, das Inkongruenzniveau auf irgendeine Weise zu senken, z. B. indem der Patient ohne sein Zutun bedürfnisbefriedigende Erfahrungen macht, sollten sich diese Probleme abschwächen, weil ihre inkonsistenzreduzierende Funktion weniger aktiviert wird. Sie wird weniger gebraucht, weil das Inkongruenzniveau auf andere Weise gesenkt wurde.

Wenn es in einer Psychotherapie auf irgendeine Weise gelingt, das Inkongruenzniveau zu senken, dann sollte man nach diesen inzwischen auch empirisch bestätigten Zusammenhängen erwarten, dass eine allgemeine Besserung in allen funktional damit zusammenhängenden Problembereichen eintritt, auch eine Verbesserung in der psychopathologischen Symptomatik. So kann man sich erklären, dass es auch bei solchen Therapien zu einer Symptomreduktion kommt, in denen gar nicht an der Symptomatik selbst gearbeitet wird.

Wenn es so wichtig ist, in einer Psychotherapie die Inkongruenz zu verringern, stellt sich die Frage, wie es mit den Möglichkeiten dazu aussieht. Ist es überhaupt möglich, Inkongruenz zu verringern, so wie man Symptome und Probleme verringern kann? Wir haben für die Therapien an unserer Praxisstelle in Bern, für die Prae-Post-Inkongruenzmessungen vorlagen, Prae-Post-Effektstärken berechnet, um zu prüfen, in welchem Ausmaß Inkongruenz im Vergleich zu anderen Therapieerfolgsmaßen verändert wurde. Dabei ergibt sich zunächst einmal eine Schwierigkeit. Ein Patient wird normalerweise nicht in allen Inkongruenzskalen hohe Werte haben. Wenn er aber keine Inkongruenz hat, ist es auch nicht sinnvoll zu erwarten, dass sie während der Therapie abnimmt. Es macht daher keinen Sinn, einfach für alle Skalen des Inkongruenzfragebogens Effektstärken zu berechnen. Wir haben stattdessen ein individualisiertes Vorgehen gewählt. Wir haben nur dann Effektstärken berechnet, und zwar zunächst für jeden Patienten individuell, wenn der Inkongruenzwert eines Patienten in der betreffenden Inkongruenz-Skala gegenüber einer Normalstichprobe signifikant erhöht war. Über die Skalen, für die diese Voraussetzung erfüllt war, haben wir dann eine mittlere Effektstärke pro Patient berechnet. Dieses Vorgehen macht die Inkongruenzeffektstärke ungefähr vergleichbar mit einer, die für Depressive im BDI errechnet wird, denn hier gehört es in der Regel zu den Einschlusskriterien einer Untersuchung, dass die Patienten in diesem Maß einen bestimmten Ausgangswert überschreiten. Die Effektstärken, die bei dieser Berechnungsweise für Annäherungsinkongruenz, Vermeidungsinkongruenz und Gesamtinkongruenz resultieren, sind in Abbildung 4.28 dargestellt.

Für die Annäherungsinkongruenz ergibt sich eine Effektstärke von über 2, für die Vermeidungsinkongruenz und die Gesamtinkongruenz immerhin eine von über 1.5. Das

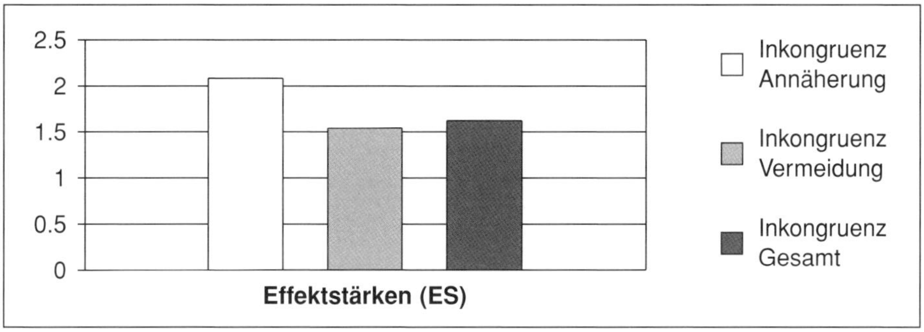

Abbildung 4.28: Prae-Post-Effektstärken für solche Patienten, die in den einzelnen Inkongruenzskalen tatsächlich erhöhte Ausgangswerte hatten.

heißt, dass man Inkongruenz in vergleichbarem Umfang reduzieren kann wie etwa Angstsymptome oder eine depressive Symptomatik. Es fragt sich, ob bei der Inkongruenz ohne gezielte Therapie ebenfalls so starke „spontane" Veränderungen resultieren würden wie bei der Depression (s. Abschnitt 4.4.4). Es könnte sein, dass bei der Inkongruenz der Anteil spezifischer therapeutischer Intervention an der Reduktion größer ist als bei Symptommaßen. Diese Frage können wir bisher nicht beantworten, da uns noch keine Inkongruenzveränderungswerte aus Kontrollgruppen vorliegen. Dass Inkongruenz durch Psychotherapie bedeutsam reduziert werden kann, wird durch eine unabhängige Untersuchung von Berking, Grosse Holtforth und Jacobi (2003) an einer Stichprobe stationärer Patienten, die verhaltenstherapeutisch behandelt wurden, bestätigt. In dieser Untersuchung wurden vergleichbare Veränderungen gefunden, wie wir sie bei ambulaten Psychotherapiepatienten gefunden haben.

Es ist demnach durchaus realistisch, eine Reduktion von Inkongruenz ins Auge zu fassen, wenn bei einem Patienten deutliche Inkongruenz vorhanden ist. Die Tatsache, dass es offenbar leichter ist, Annäherungsinkongruenz zu reduzieren als Vermeidungsinkongruenz, ist therapeutisch günstig, denn Verringerungen der Annäherungsinkongruenz korrelieren höher mit anderen günstigen therapeutischen Veränderungen als Abnahmen der Vermeidungsinkongruenz.

Wenn man die Inkongruenz bezüglich Annäherungszielen und Vermeidungszielen getrennt mit anderen Veränderungswerten korreliert, entsteht das in Abbildung 4.29 dargestellte Bild.

Die Subskalen der vier Tests sind nach der Höhe der Korrelationen geordnet. Deshalb ergibt sich für alle Tests, dass die Unterschiede zwischen Annäherungs- und Vermeidungsinkongruenz in den zuerst aufgeführten Skalen größer sind. Bei jedem Test ergibt sich das gleiche Bild: Eine Verringerung der Annäherungsinkongruenz hängt enger mit sonstigen positiven Veränderungen zusammen als eine Abnahme der Vermeidungsinkongruenz. Das bedeutet: Es ist in einer Psychotherapie wichtig und nützlich, dem Patienten zu helfen, dass er weniger Verletzungen erfährt, aber es ist noch wichtiger, dem Patienten dazu zu verhelfen, dass er seine Annäherungsziele besser realisieren kann.

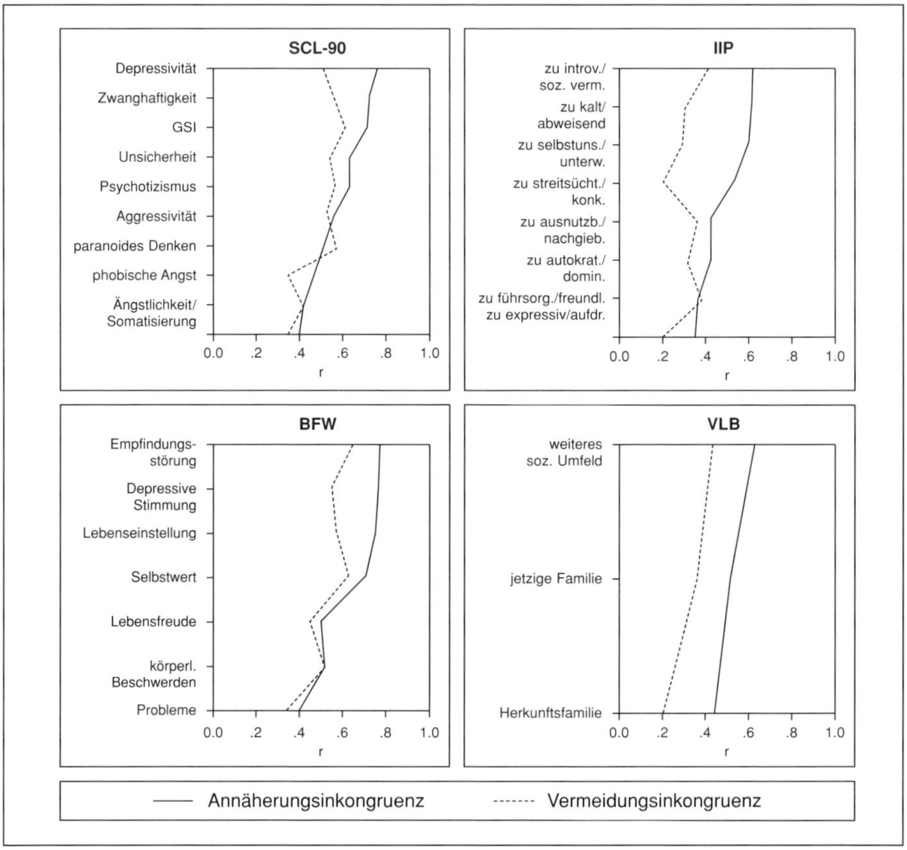

Abbildung 4.29: Vergleich der Korrelationen für die Veränderungen der Annäherungs- und Vermeidungsinkongruenz mit den Veränderungen in den Subskalen der SCL 90 R (Symptomcheckliste von Derogatis nach Franke (1995)); des IIP (Inventar zur Erfassung interpersonaler Probleme nach Horowitz (1994)), des BFW (Berner Fragebogen zum Wohlbefinden nach Grob (1993)); und des VLB (Veränderungsprozessbogen nach Grawe (1982)). Die Skalen der Messmittel sind jeweils nach der Höhe der Korrelationen angeordnet.

Dieser Befund sieht auf Anhieb vielleicht ziemlich unauffällig aus. Aber er enthält für Therapeuten eine Botschaft, die alles andere als selbstverständlich ist. Psychotherapie befasst sich natürlicherweise mit den Ängsten, Befürchtungen und Verletzungen des Patienten und mit den Vermeidungsstrategien, die er zu seinem Schutz entwickelt hat. Das meiste davon würde der Vermeidungsinkongruenz zuzurechnen sein. Die Korrelationen in Abbildung 4.29 sagen aber, dass sich der Therapeut mehr mit der Annäherungsinkongruenz und ihren Ursachen befassen sollte als mit der Vermeidungsinkongruenz. Der Therapeut sollte mehr darauf fokussieren, das Annäherungsverhalten des Patienten zu fördern, als darauf, sein Vermeidungsverhalten abzubauen. Man erreicht die größeren Verbesserungen, wenn man sich auf die positiven Ziele des Patienten konzentriert, als wenn man sich mit seinen Ängsten und Befürchtungen befasst. Natürlich heißt das nicht, dass man sich nicht mit den Ängsten und Befürchtungen befassen sollte, aber man sollte aufpassen, dass dies nicht zum Hauptschwerpunkt der Therapie wird. Stark vereinfacht ausgedrückt: Etwas Positives hinmachen ist für den Therapieerfolg wichtiger als etwas Negatives wegmachen. Das hat weitreichende therapeutische Implikationen, auf die ich in Kapitel 5 eingehen werde.

Die in Abbildung 4.27 dargestellte Sicht der Rolle der Inkongruenz im psychischen Geschehen eröffnet für die Psychotherapie sehr positive Perspektiven. Es gibt fast immer mehrere mögliche Ansatzstellen, um positive therapeutische Veränderungen herbeizuführen. Man kann daher für jeden Patienten die Ansatzstellen wählen, für die er besonders gut motiviert ist und für die er von seinen Fähigkeiten und Ressourcen her besonders gute Voraussetzungen mitbringt. Diese Ansatzstellen versprechen den meisten Erfolg, weil er bei ihnen mit intrinsischer Motivation mitarbeiten wird, was nach den oben berichteten Ergebnissen für die Zielerreichung entscheidend ist, und weil sie vorhandene Stärken des Patienten nutzen. Es ist nicht so, dass mit der Art der Problematik auch schon die Art des besten Vorgehens festgelegt ist. Bei allen Patienten, bei denen eine erhöhte Inkonsistenz im psychische Geschehen besteht, und das ist die ganz überwiegende Mehrheit der Psychotherapiepatienten, gibt es mehrere mögliche therapeutische Ansatzstellen. Die Patienten, bei denen nur ein störungs- oder problemspezifischer Zugang Erfolg verspricht, stellen eine kleine Minderzahl dar. Es gibt sie, Menschen mit spezifischen Phobien gehören z. B. oft dazu, aber die Mehrheit der Patienten, mit denen man es in der therapeutischen Praxis zu tun hat, haben über ihre spezifische Symptomatik hinaus eine beeinträchtigte Bedürfnisbefriedigung, wie sie in erhöhter Inkongruenz zum Ausdruck kommt. Bei ihnen ist es nicht von vornherein klar, auf welche Weise man ihnen am besten helfen kann. Um das herauszufinden, muss man zuerst einmal die Quellen der Inkongruenz eruieren. Man hat dann mögliche therapeutische Ansatzpunkte. Welche man davon als Erste anzugehen versucht, sollte man mehr von ressourcenorientierten Überlegungen abhängig machen als von der Art der Problematik. Es gibt nach dieser Sichtweise bei den meisten Fällen mehrere mögliche Wege zu einem guten Therapieerfolg und das eröffnet dem Therapeuten einen positiven Gestaltungsraum, den er mit einer individuellen Therapieplanung ausfüllen kann.

4.9 Die Entwicklung psychischer Störungen in einer Lebenszeitperspektive

4.9.1 Entwicklung der Störungsgrundlagen

4.9.1.1 Die Bedeutung frühkindlicher Lebenserfahrungen

Schon ehe ein Mensch zur Welt kommt, sind die ersten Weichen dafür gestellt, ob er später in seinem Leben möglicherweise einmal psychische Störungen entwickeln wird. Die einen Menschen kommen mit einer Tendenz zu negativen Emotionen und zur leichten Aktivierbarkeit des Vermeidungssystems zur Welt (Tellegen et al., 1988). Daran sind mehrere Gene beteiligt. Die Stärke dieser angeborenen Tendenz hängt davon ab, wie viel von diesen Genen man mitbekommen hat (Baker et al., 1992). Eines dieser Gene ist das von Lesch et al. (1996) identifizierte Serotonin-Transportergen. Wer hier das weniger effiziente „kurze" HTT-Allel ererbt hat, bei dem kommt es wahrscheinlich zu einer geringeren Expression dieses Gens und in der Folge zu einer geringeren serotonergen Funktion (Bennett et al., 1998). Serotonin hat eine ausgleichende, beruhigende Wirkung. Ein Säugling mit einem kurzen Allel des Serotonin-Transportergens ist daher viel schwerer zu beruhigen. Er stellt höhere Anforderungen an seine Betreuungspersonen, in der Regel also an seine Eltern.

Die Eigenschaften und Fähigkeiten der Eltern des Säuglings stehen ebenfalls vor der Geburt schon fest. Sie bringen Merkmale mit, die sie zu mehr oder weniger guten Bindungspersonen machen. Wer selber eine unsicher gebundene Mutter hatte, entwickelt mit großer Wahrscheinlichkeit ebenfalls einen unsicheren Bindungsstil und gibt diesen seinen eigenen Kindern weiter (Main, Kaplan & Cassidy, 1985; Ricks, 1985). Eine unsicher gebundene Mutter zu haben, ist für ein Kind ein ebenso schwerwiegendes Risiko, wie die Tendenz zu einem Vermeidungstemperament ererbt zu haben. Ein zweites starkes Risiko für das Kind von Elternseite her sind psychische Störungen der Eltern, insbesondere schwere Depressionen (Gaensbauer et al., 1984; Radke Yarrow et al.; 1985, Zahn Waxler et al., 1984).

Wenn beide Risiken, ein ererbtes Vermeidungstemperament und eine Mutter, die es aus dem einen oder anderen Grund schwer hat, dem Kind sichere Bindungserfahrungen zu ermöglichen, zusammenkommen, sind die Weichen für die weitere Entwicklung in eine ungünstige Richtung gestellt. Die ohnehin durch ihre eigene Vorgeschichte oder durch ihren Zustand gehandicapte Mutter wird mit einem Kind konfrontiert, das auch für eine sehr kompetente Mutter schwierig wäre, weil es besonders viel geduldige Einfühlung und eine gute eigene Emotionsregulation der Mutter verlangt (van den Boom & Hoeksma, 1994). Wenn die Mutter – Mutter steht hier vereinfachend für die wichtigsten tatsächlichen Betreuungspersonen des Kindes – dazu nicht in der Lage ist, wird das Kind, wenn es die negativen Emotionen und die Störbarkeit zeigt, zu denen es anlagemäßig neigt, nicht beruhigt werden. Weil seine Erregung nicht durch die Interaktion mit der Mutter herunterreguliert wird, erlebt das Kind nur selten Entspanntheit, Ausgeglichenheit, Zufriedenheit und Geborgenheit. Statt dessen befindet es sich oft auf einem hohen negativen Erregungsniveau. Es versucht mit den ihm zur Verfügung stehenden Mitteln, am meisten wohl mit Schreien, Kontrolle zu erlangen und sichere Nähe herzustellen, ist damit aber nur selten erfolgreich. Es macht fast permanent Inkongruenzerfahrungen im Hinblick auf sein Bindungsbedürfnis, sein Kontrollbedürfnis und im Hinblick auf das Bedürfnis nach Lustgewinn und Unlustvermeidung. Die Mutter gerät ihrerseits in einen ungünstigen negativen emotionalen Zustand, weil auch sie dauernd Inkongruenzerfahrungen macht. Sie fühlt sich überfordert, zweifelt an sich als Mutter, wird wütend auf ihr sie so frustrierendes Kind, das doch eigentlich etwas Schönes für sie werden sollte. Auf beiden Seiten kommt es zu negativen Emotionen, die sich gegenseitig hochschaukeln.

Währenddessen ist das Kind unentwegt am Lernen. Es macht Lebenserfahrungen, die tiefe Spuren in seinem impliziten Gedächtnis hinterlassen. Es lernt aber nicht, was es eigentlich während dieser Zeit lernen sollte, nämlich die Erwartung, dass zuverlässig jemand für es da ist, der erkennt, was es gerade braucht; dass es Nähe haben kann, wenn es sich nach Nähe sehnt; dass es Einfluss auf seine Umgebung ausüben kann, und zwar so, dass es bekommt, wessen es bedürftig ist; dass es allmählich in ersten Ansätzen lernt, seine eigenen Emotionen selbst zu regulieren. Die interaktive Regulation der Emotionen und Bedürfniszustände in der Bindungsbeziehung ist die Grundlage für das Einspielen intrapersonaler neurophysiologischer Regelkreise (Hofer, 1984, 1987), in denen die autonome Erregung mit ihren verschiedenen neurophysiologischen Parametern durch negative Rückkopplung in einem für den Organismus zuträglichen Bereich gehalten wird. Eine schlechte interaktive Regulation der Emotionen in der Bindungsbeziehung wird zur Grundlage einer späteren Tendenz zur intrapsychischen Dysregulation. Eine Dysregulation autonomer Erregung, d. h. das Fehlen gut etablierter negativer Rückkopplungskreise ist, so haben wir in Kapitel 3 gesehen, ein hervorstechendes Merkmal aller Angststörungen. Diese Grundlage wird in den allerersten Lebensmonaten und Lebensjahren auf der Basis der genetischen Voraussetzungen gelegt.

Bei der Kombination ungünstiger Anlagen mit einer schlechten Bindungsbeziehung lernt das Kind also vieles von dem nicht, was später eine gute psychische Gesundheit ausmacht. Statt dessen finden ganz andere Bahnungen statt. Alle neuronalen Erregungsmuster, die immer wieder aktiviert werden, werden gebahnt. In diesem Fall sind es negative Emotionen. Das hat zur Folge, dass entsprechende neuronale Schaltkreise immer besser ausgebildet werden und in der Folge immer leichter aktiviert werden. Das Kind wird sensitiviert für negative Emotionen. Es braucht immer weniger, um sie auszulösen. Durch die dauernden Bahnungen entstehen immer übertragungsbereitere Synapsen. Die mit negativen Emotionen befassten Hirnregionen entwickeln sich besonders gut. Das sind in erster Linie bestimmte Teile der Amygdala und der ventromediale und dorsolaterale Teil des rechten präfrontalen Cortex. Im Alter von zehn Monten hat sich aus dieser Anlage und diesen Lebenserfahrungen bereits eine dauerhafte neuronale Struktur herausgebildet, auf Grund derer man voraussagen kann, wie ein Kind auf belastende Situationen wie kurze Trennungen von der Mutter reagieren wird (Davidson & Fox, 1989). Diese Struktur bleibt längerfristig stabil. Sie besteht immer noch mit 36 Monaten und ermöglicht in diesem Alter die Voraussage gehemmten Verhaltens (Davidson, 1993). Das Behavioral Inhibition System (Gray, 1982) kann bei diesen Kindern praktisch lebenslang besonders leicht aktiviert werden. Es hat bis ins Erwachsenenalter hohe Stabilität (Costa & McCrae, 1988).

Neben der Sensitisierung im Sinne der immer leichteren Auslösbarkeit negativer Emotionen finden fortwährend Konditionierungen statt, d. h. negative Emotionen können durch immer mehr Reize ausgelöst werden. Auch dies fördert, dass das Kind immer öfter in einen negativen emotionalen Zustand gerät.

Es werden aber in dieser Zeit nicht nur Bereitschaften zu negativen Emotionen gebahnt, sondern begleitend dazu entwickeln sich die ersten Grundlagen für die motivationalen Schemata. Was das Kind während dieser Zeit erlebt, ist sehr oft mit starken Inkonsistenzspannungen verbunden. Sie sind die Grundlage für Vermeidungslernen. Das Kind wird versuchen, die negativen Zustände zu vermeiden und zu beenden und dafür irgendwelche Mechanismen herausbilden, die durch negative Verstärkung gebahnt werden.

Die sich entwickelnden Vermeidungsziele haben eine hohe „motivationale Salienz“ im Sinne von Berridge und Robinson (1998). Ihre Aktivierung ist von einer Dopaminausschüttung begleitet, die zur besonders guten Bahnung all dessen führt, was die negativen Emotionen und Inkonsistenzspannungen reduziert (Rada, Mark & Hoebel, 1998). Die Vermeidungsziele erhalten ihre auf bestimmte Situationen bezogenen Mittel. Es kommt zur Ausbildung von Vermeidungsschemata. Mit der Herausbildung motivationaler Schemata trägt das Kind allmählich immer mehr selbst zu den Interaktionen mit der Umgebung bei. In dem Ausmaß, in dem es Vermeidungsschemata entwickelt, ist seine psychische Aktivität dann entweder nicht auf Annäherung ausgerichtet oder es gerät, wenn es gleichzeitig auch annähernde Schemata für dieselben Situationen herausbildet, immer wieder in Annäherungs-Vermeidungskonflikte. Beides ist einer positiven Befriedigung seiner Bedürfnisse abträglich.

Natürlich finden solche Entwicklungen in graduellen Abstufungen statt. Weder sind die Anlagen ein Entweder-oder noch funktioniert die Umgebung nach dem Alles-oder-Nichts-Prinzip. Beides variiert zwischen etwas und sehr ungünstig. Dementsprechend ist auch das, was das Kind während dieser Zeit lernt, für seine weitere Entwicklung nur etwas oder sehr ungünstig. Ein Kind hat z. B. meistens nicht nur eine Betreuungsperson. Seine zwei oder drei wichtigsten Betreuungspersonen müssen nicht alle gleichzeitig schlechte Bindungspersonen sein. Dementsprechend macht ein Kind mit einiger Wahrscheinlichkeit auch dann, wenn seine primäre Bindungsperson nicht gut auf seine Bedürfnisse eingehen kann, gemischte Bindungserfahrungen.

Aber es gibt eben auch Kinder, die schwer vernachlässigt und regelrecht misshandelt oder missbraucht werden. Solche Kinder haben auch bei guten Erbanlagen fast keine Chance, dem soeben beschriebenen negativen Entwicklungsprozess zu entgehen. Sie entwickeln nach Carlson et al. (1989) zu 80 % einen unsicheren Bindungsstil, und zwar oft der desorganisierten Art. Sie sind für ihre weitere Entwicklung aufs Schwerste gehandicapt und werden später mit größter Wahrscheinlichkeit schwerwiegende psychische Störungen entwickeln.

Es sind ja, wie vorher bereits angedeutet, nicht nur die neuronalen Strukturen für negative Emotionen und Vermeidungsschemata, die sich während dieser Zeit entwickeln, sondern es sind auch grundlegende Regulationsprozesse im neurophysiologischen System, die sich während dieser Zeit etablieren. Schwer misshandelte Kinder erleben andauernd unkontrollierbare Inkongruenz. Solche Erfahrungen sind regelmäßig von der Ausschüttung von Stresshormonen begleitet. Normalerweise spielen sich sehr früh in der Entwicklung negative Rückkopplungsmechanismen ein, welche die Ausschüttung von Glucocorticoiden drosseln, wenn sie einen zu hohen Level erreichen. Das Gehirn schützt sich mit dieser negativen Rückkopplung vor den Schädigungen, die es durch einen dauerhaft zu hohen Cortisolspiegel erfährt. Zu diesen Schädigungen gehört insbesondere eine Schrumpfung des Hippocampus, die seine Funktionsfähigkeit beeinträchtigt. Neben der Bildung expliziter Gedächtnisinhalte ist seine wichtigste Funktion die Verortung allen Geschehens in Raum und Zeit. Ohne eine gut funktionierende Verortung emotionaler Reaktionen in Raum und Zeit treten sie nicht nur auf in solchen Situationen, in denen sie angemessen sind, sondern es kommt immer wieder zu überschießenden emotionalen Reaktionen und Stressreaktionen auch in Situationen, die objektiv nicht gefährlich sind, wie es etwa bei Angststörungen der Fall ist.

Bei andauernder unkontrollierbarer Inkongruenz kommt es also zusätzlich zu den anderen bereits aufgeführten negativen Effekten zu einer Sensitisierung für Stress. Misshandelte Kinder, die solche andauernde, von ihnen nicht kontrollierbare Inkongruenz erleben, reagieren schließlich schon auf relativ geringe Belastungen mit einer überschießenden Stressreaktion, die viel länger als normal anhält. Diese Überempfindlichkeit gegenüber Stress bleibt lebenslang bestehen. Heim et al. (2000) haben bei erwachsenen Frauen, die als Kinder missbraucht worden waren, eine immer noch um das Sechsfache erhöhte Stressreaktion auf eine mittlere soziale Belastung im Vergleich zu Frauen ohne Missbrauchserfahrungen gefunden. Bezeichnenderweise hatten viele dieser Frauen eine Depression entwickelt. Der geschrumpfte Hippocampus, den wir bei Depressiven regelmäßig vorfinden, gibt Zeugnis von dieser Vorgeschichte der Depression. Es müssen aber nicht immer schwerwiegende Misshandlungen sein, die eine geringe Stresstoleranz nach sich ziehen. Gunnar et al. (1996) fanden bei ängstlich gehemmten zweijährigen Kindern, also solchen mit einem Vermeidungstemperament, eine stärkere Cortisolreaktion nach einer psychischen Belastungssituation, wenn sie unsicher als wenn sie sicher gebunden waren. Die Bindungserfahrungen, die ein Säugling und Kleinkind macht, schlagen sich also direkt nieder in einer besseren oder schlechteren Stresstoleranz. Auch Kinder mit einem Vermeidungstemperament haben nach zwei Jahren eine bessere Stresstoleranz, wenn sie positive Bindungserfahrungen gemacht haben.

Die Entwicklung muss also nicht zwangsläufig in eine ungünstige Richtung gehen, wenn ein Kind anlagemäßig ein Vermeidungstemperament mit auf die Welt bringt. Wenn ein solches Kind Glück hat, trifft es auf eine besonders feinfühlige und kompetente Mutter, die sich durch seine Störanfälligkeit und Tendenz zu negativen Emotionen nicht irritieren lässt, sich zuverlässig liebevoll dem Kind zuwendet und ihm so trotz seiner schlechten Voraussetzungen ganz überwiegend positive Wahrnehmungen im Hinblick auf sein Bindungs- und Kontrollbedürfnis ermöglicht. Suomi (1987, 1991) hat mit seiner eindrucksvollen Untersuchung gezeigt, dass sich solche Kinder prächtig entwickeln und später eher noch besser dastehen können als Kinder mit besseren Erbanlagen, die von einer durchschnittlichen Mutter großgezogen werden. Auch wenn man ein kurzes HTT-Allel ererbt hat, kann es zur Expression der serotonergen Funktion kommen. Sie ist nur erschwert, nicht unmöglich. Das genetische Handicap kann mehr als ausgeglichen werden durch eine günstige Umwelt. Wenn es durch die besonders fürsorgliche Bindungsperson über längere Zeit zu positiven Bindungs- und Kontrollerfahrungen kommt, entwickeln sich positive neuronale Strukturen und Regulationsmechanismen, die sich dann selbst aufrechterhalten. Das genetisch angedrohte Schicksal kann also durch positive Erfahrungen in der frühen Kindheit zum Guten gewendet werden. Das Kind entwickelt eine gute Stresstoleranz und Emotionsregulation und bleibt lebenslang weit unempfindlicher gegenüber Belastungen, als es bei seinen Erbanlagen mit einer weniger fürsorglichen Mutter geworden wäre. Außerdem werden bei ihm die Annäherungsschemata klar die Vermeidungschemata dominieren, so dass es im Verlauf des späteren Lebens weniger leicht zu erhöhter motivationaler Inkonsistenz kommen wird. Es ist damit weit weniger gefährdet, später eine psychische Störung zu entwickeln.

Van den Boom (1994) hat in seiner experimentellen Interventionsstudie an besonders irritierbaren Säuglingen gezeigt, dass die ungünstige Wechselwirkung zwischen Vermeidungstemperament und negativen frühkindlichen Lebenserfahrungen durch ein Feinfühligkeitstraining der Mütter sehr erfolgreich durchbrochen werden kann. Mit einer relativ umgrenzten Intervention zum richtigen Zeitpunkt kann also ein Effekt erzielt werden, der für das Kind den Unterschied zwischen einem glücklichen und unglücklichen Leben ausmachen kann. Wenn man an das Leid und die sozialen Kosten denkt, die durch psychische Störungen verursacht werden, kann man nur zu der Schlussfolgerung kommen, dass wir den Dingen in diesem Lebensabschnitt nicht einfach ihren Lauf lassen sollten, sondern viel verbreiteter früh präventiv intervenieren sollten, um Eltern zu helfen, ihren Kindern gute Eltern zu sein.

Auch Kinder mit guten Erbanlagen bezüglich der Bereitschaft zu negativen Emotionen befinden sich nicht dauerhaft auf der sicheren Seite. Wenn sie zusätzlich das Glück haben, auf eine fürsorgliche Mutter zu treffen, und während ihrer ganzen Kindheit die Erfahrungen einer guten Bindungsbeziehung machen, werden sie zeitlebens sehr resistent gegen psychische Belastungen sein und mit großer Wahrscheinlichkeit keine schwerwiegende psychische Störung entwickeln. Aber auch Kinder mit guten diesbezüglichen Erbanlagen können in eine ungünstige Umgebung kommen, eine wenig fürsorgliche Mutter haben oder sogar misshandelt und missbraucht werden. Ihre günstigen Erbanlagen nützen ihnen unter solchen Bedingungen nichts, weil sie nicht exprimiert werden. Obwohl bei ihnen eine günstigere Entwicklung leicht möglich gewesen wäre, werden auch sie neuronale Strukturen herausbilden, die sie anfällig machen für die spätere Entwicklung psychischer Störungen. Es braucht bei ihnen aber konsistentere negative Lebenserfahrungen als bei einem Kind mit einem Vermeidungstemperament, bis es zu einer vergleichbar schlechten Stresstoleranz und einem so starken Überwiegen des Vermeidungssystems mit seinen negativen Folgen kommt wie bei ihnen.

Schlussfolgerungen für die Psychotherapie

Die Forschungsarbeiten, über die ich in diesem vierten Kapitel berichtet habe, lassen keinen Zweifel daran, dass die Grundlagen für psychische Störungen bereits in der allerfrühesten Kindheit gelegt werden, in einem Lebensabschnitt, an den sich kein Mensch später erinnern kann. Diese Grundlagen sind niedergelegt in impliziten Gedächtnissystemen und prinzipiell nicht erinnerbar, auch nicht nach vielen Jahren auf der Couch und auch nicht in Hypnose. Sie sind nie so kodiert worden, dass sie im expliziten Funktionsmodus verarbeitet werden können. An die Grundlegung der eigenen Persönlichkeit kann sich kein Mensch erinnern. Unsere Persönlichkeit – und dazu gehört zuvorderst unser Motivsystem – ist, wie LeDoux (2002) es ausdrückt, im „impliziten Selbst“ begründet. Die Grundlagen dafür werden in den ersten Lebensjahren gelegt. Ihre Fortentwicklung macht das implizite Selbst eines Erwachsenen aus.

Es ist dieses implizite Selbst, das letztlich unser Erleben und Verhalten bestimmt. Auf die Art und Weise, in der es das tut, haben wir prinzipiell keinen introspektiven

Zugriff. Subjektiv sind die meisten von uns der Meinung, dass ihr bewusstes Ich bestimmt, was sie tun. Das gehört zu den unser Kontrollbedürfnis befriedigenden positiven Illusionen. Aber wie ist es mit den psychischen Störungen? Wer oder was bestimmt das gestörte Erleben und Verhalten? Ist das auch unser bewusstes Ich? Da hören die Kontrollillusionen auf. Psychische Störungen werden nicht als vom bewussten Ich bestimmt erlebt, sondern als von ihm erlitten, als etwas, das einem irgendwie auferlegt wird. Sie sind aber ein Teil von uns selbst, nämlich unseres impliziten Selbst, auch wenn sie vom bewussten Ich heftig abgelehnt werden. Sie sind eine aktuelle Hervorbringung unserer Seele, Persönlichkeit oder Psyche, wie immer man sie nennen will. Ihre Grundlagen entziehen sich zwar dem introspektiven Zugang, aber was wir bewusst über uns denken, erfasst ohnehin nur einen kleinen Teil unseres impliziten Selbst.

Psychische Störungen entstehen aus dem, wie wir sind. Sie sind ein integraler Teil von uns selbst, auch wenn wir noch so sehr unter ihnen leiden. Sie gehören zu uns wie unser Lebenslauf. Ihre Grundlagen reichen zurück ganz an seinen Anfang. Sie waren schon von Anfang an ein Teil von uns. In dem Moment, wo eine psychische Störung aktuell entsteht, ist dieser Teil gerade besonders aktiv.

Wenn psychische Störungen Teil von einem selbst sind, muss man sich dann für sie verantwortlich fühlen? Natürlich nicht. Keiner ist dafür verantwortlich, was ihm in den ersten Lebensmonaten und Lebensjahren widerfahren ist. Er ist auch damals nicht verantwortlich gewesen. Die Grundlagen für psychische Störungen sind eine Frage von Glück oder Unglück, das man im Leben hatte, so wie man mit dem Aussehen Glück oder Pech haben kann. Aber auch wenn man mit dem Aussehen Pech hatte, ist es dennoch gut, das eigene Aussehen als Teil von sich zu akzeptieren und es in eigene Regie zu nehmen. Man kann durch sorgfältige Pflege und Kleidung immer noch das Beste daraus machen. Das gilt auch für Menschen mit psychischen Störungen. Es ist klug, sie als Teil von sich zu akzeptieren und in eigene Regie zu nehmen. Man kann auch in dieser Hinsicht das Beste daraus machen, indem man achtsam mit sich umgeht. Achtsamkeit meint, dass man sich mit seinen Bedürfnissen ernst nimmt. Eine psychische Störung ist in dem Moment, in dem sie entsteht, ein Warnsignal für zu hohe Inkonsistenz im psychischen Geschehen, und hohe Inkonsistenz bedeutet eine schlechte Bedürfnisbefriedigung. Achtsam mit sich umgehen heißt, die eigenen Bedürfnisse ernst zu nehmen und Verantwortung dafür zu übernehmen, dass sie so gut wie möglich befriedigt werden. Voraussetzung dafür ist, dass man akzeptiert, wie man geworden ist. Nur so kann man das Beste daraus machen.

In der Vergangenheit zu grübeln und sich darüber zu grämen oder zu empören, was einem alles an Schlechtem widerfahren ist, bringt ebenso wenig wie sich dauerhaft darüber zu grämen, dass man nicht schöner geraten ist. Wenn man sein Schicksal verbessern will, muss man es in die eigene Hand nehmen. Wenn man eine psychische Störung hat, nützt es nichts, sich darüber zu grämen. Davon geht sie nicht weg. Statt dessen muss man ernst nehmen, dass man jemand ist, dessen psychisches System täglich oder immer wieder Erleben und Verhalten hervorbringt, das man nicht will. Da muss es etwas außerhalb der persönlichen Kontrolle geben, das dem zu Grunde liegt. Es ist aus dieser Sicht sehr verständlich, wenn Patienten ein großes Bedürfnis haben, nach den Ursachen dafür in sich selbst zu suchen. Dieses Bedürfnis kann, wenn es gut geht, durch klärungsorientierte Psychotherapie befriedigt werden (Sachse, 2003). Dabei können aber nur solche Ursachen ins Blickfeld geraten, die der Introspektion und Selbstreflexion zugänglich sind. Wenn sich die Klärungsarbeit auf gegenwärtige Determinanten von Inkonsistenz bezieht, kann sie dazu beitragen, aktuelle Quellen von Inkonsistenz zu identifizieren und damit Voraussetzungen dafür schaffen, sie mit bewusstem Handeln zu verändern.

Viele Grundlagen psychischer Störungen liegen aber außerhalb dessen, was der Introspektion zugänglich ist. Wieviel Glucocorticoide man auf Stress hin ausschüttet, wie es um den eigenen Hippocampus und die Amygdala bestellt ist, ist der Selbstreflexion nicht zugänglich, weil man nie etwas anderes erfahren hat, als was durch die jeweilige Beschaffenheit der eigenen neuronalen Strukturen ermöglicht wird. Man kann durch Vergleich feststellen, dass man ängstlicher ist als andere, aber damit weiß man noch nicht, warum. Die wirklichen Ursachen dafür entziehen sich dem introspektiven Zugang.

Sicherlich kann man sich an verletzende Lebenserfahrungen erinnern, die nach Ausreifung des Hippocampus erfolgt sind, also nach dem Zeitpunkt, ab dem explizite Gedächtnisinhalte gebildet werden können. Oft führen Patienten ihr Unglück auf solche erinnerbaren Ereignisse zurück. Aber die eigentlichen Grundlagen für ihr Unglück reichen in den allermeisten Fällen viel weiter zurück. Viele Psychotherapeuten verbringen viel Zeit damit, gemeinsam mit ihrem Patienten sein autobiografisches Gedächtnis im Hinblick darauf zu durchforschen, warum es so gekommen ist, wie es gekommen ist. Wenn sie das tun, weil sie damit einem starken Bedürfnis des Patienten nach Verstehen nachkommen, macht das einen Sinn, aber fatal wäre es, zu glauben, dass man damit den objektiven Ursachen auf die Spur kommt. Bei einem Patienten, dessen Bedürfnis nach Orientierung stark aktiviert ist, kann es sehr nützlich sein, dass er das Gefühl bekommt, etwas besser verstanden zu haben. Das ist eine Bedürfnisbefriedigung in sich. Die Einsicht kann ihn auch motivieren, etwas zu ändern. Wenn er sich das zutraut und es wirklich tut, wird das eine positive Kontrollerfahrung sein. Aber damit ist keineswegs gesagt, dass er etwas an den Grundlagen seines Erlebens und Verhaltens im impliziten Gedächtnis geändert hat. Die sind tief eingeschliffen und können nur durch immer wiederholte „korrigierende Erfahrungen" geändert werden, denn es müssen neue neuronale Erregungsbereitschaften gebahnt und alte gehemmt werden. Die Grundlagen für eingeschliffene psychische Störungen können nicht durch Introspektion und Einsicht geändert werden, sondern nur durch reale neue Erfahrungen, die alte synaptische Übertragungsbereitschaften hemmen und neue bahnen. Welche Erregungsbereitschaften das sind, muss durch eine Analyse der gegenwärtigen Reaktionen bestimmt werden, nicht durch Suche in der Vergangenheit.

Die neurowissenschaftliche Betrachtung psychischer Störungen führt zu einem etwas paradoxen Schluss: Die wichtigsten Ursachen psychischer Störungen liegen in der frühen Kindheit, aber der Blick in die Vergangenheit bringt nichts für die Veränderung ihrer Grundlagen. Veränderung wird nur bewirkt durch reale Erfahrungen in der Gegenwart, welche die damals grundgelegten neuronalen Strukturen in neue überführen.

4.9.1.2 Von der frühen Kindheit bis ins Erwachsenenalter

Die Erfahrungen der frühen Kindheit brechen nicht plötzlich ab, sondern gehen in der Regel kontinuierlich fort. Ängstliche und depressive Patienten schätzen ihre Eltern nachträglich als kontrollierender und einschränkender und gleichzeitig als weniger fürsorglich ein als gesunde Kontrollpersonen (Parker, 1979a, 1979b, 1981, 1983). Diese Einschätzungen beziehen sich auf die Zeit, ab der sich die Probanden erinnern konnten. Sie liegen also nach dem Zeitraum, von dem bisher die Rede war.

Längsschnittuntersuchungen von Main, Kaplan und Cassidy (1985), Sroufe, Carlson und Shulman (1993) und von Grossmann und Grossmann (1991) haben gezeigt, dass unsicher gebundene Kinder ihre früh erworbenen Handicaps in alle nachfolgenden Altersabschnitte weitertragen. Sie haben ein geringeres Selbstvertrauen und geringere Selbstwirksamkeitserwartungen, ein schlechteres Selbstwertgefühl, eine schlechtere Resilienz (Robustheit) bei Belastungen. Ganz besonders nachteilig unterscheiden sie sich von sicher gebundenen Gleichaltrigen in ihrem zwischenmenschlichen Beziehungsverhalten und der Qualität ihrer Beziehungen mit Peers. Sie werden von Peers und Lehrern als weniger sozial orientiert, als weniger beziehungsfähig, empathisch und beliebt eingeschätzt als sicher gebundene Kinder und Jugendliche. Sie können ihre Impulse, Wünsche und Gefühle schlechter zum Ausdruck bringen, insbesondere auch negative Gefühle.

In diesen Ergebnissen kommt eine große Tragik zum Ausdruck. Während diese Kinder anfangs durch ungünstige Lebensbedingungen und/oder eine ungünstige genetische Mitgift objektiv benachteiligt waren, sind sie es nun inzwischen selbst, die die ungünstigen Erfahrungen der Kleinkindzeit perpetuieren und in andere Lebensbereiche wie Schule und Peerbeziehungen hineintragen. Grundlage dafür sind die inzwischen entstandenen motivationalen Schemata. Ihre Vermeidungsschemata sind viel stärker entwickelt als bei Kindern, die zuvor sichere Bindungserfahrungen gemacht haben. Kinder, die im Kleinkindalter einen vermeidenden Bindungsstil entwickelt haben, wagen es im darauffolgenden Lebensabschnitt in der Schule schon nicht mehr, ihre Wünsche gegenüber dem Lehrer zum Ausdruck zu bringen. Sie tun es entweder indirekt oder warten eine ganz sichere Situation ab. Wenn sie einmal irgendwie in Not sind, etwa wenn sie sich wehgetan haben, wenn sie enttäuscht oder gestresst sind, wagen sie es nicht, sich an den Lehrer zu wenden. Vermeidende Kinder rufen bei ihren Lehrern gehäuft bestrafende Reaktionen hervor. Die Lehrer verlangen von ihnen mehr Disziplin, kontrollieren sie mehr, erwarten weniger Bereitwilligkeit von ihnen, zeigen ihnen gegenüber weniger Wärme und mehr Ärger als gegenüber anderen Kindern. Die Kinder reproduzieren in ihren Beziehungen mit diesen für sie wichtigen Erwachsenen also ähnliche Beziehungen, wie sie sie von zu Hause her kannten.

Dass sie jetzt so schlecht behandelt werden, provozieren sie mit ihrem eigenen Verhalten. Wenn sie ein anderes Kind in Schwierigkeiten sehen, reagieren unsicher-vermeidende Kinder wenig einfühlsam und unterstützend und verhalten sich oft sehr unangemessen und verletzend, indem sie z. B. ein weinendes Kind hänseln oder sich lustig über ein Kind machen, das sich wehgetan hat. Die Beziehungen mit ihren Peers sind gehäuft feindselig und aggressiv oder aber sehr distanziert. In Spielsituationen neigen sie dazu, die anderen auszunutzen, sie abzuwerten und verhalten sich ihnen gegenüber feindselig bis hin zum Schlagen und physischen Bestrafen. Sie nehmen jeweils die Rolle des Täters ein. Auch in dieser Hinsicht perpetuieren sie das ihnen wohlbekannte Muster von Zurückweisung und Isolierung (alles nach Carlson & Sroufe, 1993).

Auch diese Kinder haben natürlich noch positive Wünsche im Sinne ihrer Grundbedürfnisse. Sie haben aber wenig situationsangemessene Mittel zur Realisierung dieser Wünsche entwickelt und machen deswegen fortwährend Inkongruenzerfahrungen, die in negativen Emotionen resultieren. Ihre ohnehin bestehende Tendenz zu negativen Emotionen wird also immer weiter verstärkt. All das wird von starker autonomer Erregung und dicht aufeinanderfolgenden Stressreaktionen mit Ausschüttung von Stresshormonen begleitet, die ihre neuronalen Strukturen schädigen und die Voraussetzungen für positives Lernen verschlechtern.

Wie sehr die Struktur der motivationalen Schemata, die sich in der Säuglings- und Kleinkindzeit entwickelt, auf die weitere Entwicklung Einfluss nimmt, zeigt sich nicht nur im Vergleich zu sicher gebundenen Kindern, die in der Kindheit und Adoleszenz viel positivere Erfahrungen machen, sondern auch im Vergleich zu Kindern, die in ihren Bindungsbeziehungen zwar auch Vermeidungsschemata entwickelt haben, bei denen aber die Annäherungstendenzen nicht so verkümmert sind. Dies sind die Kinder mit unsicher-ambivalentem Bindungsstil. Auch sie perpetuieren ihre Erfahrungen aus der Säuglings- und Kleinkindzeit, aber das sieht anders aus als bei Kindern, bei denen die Vermeidung ganz überwiegt.

Unsicher-ambivalente Kinder halten sich möglichst immer in der Nähe des Lehrers auf. Sie entwickeln keine Eigeninitiative, sondern warten jeweils darauf, dass der Lehrer initiativ wird. Die Lehrer sind ihnen gegenüber fürsorglicher und duldsamer als gegenüber vermeidenden Kindern, lassen ihnen mehr durchgehen, nehmen ihnen etwas ab usw. Auch beim Spielen mit anderen Kindern überlassen die ambivalent gebundenen Kinder den anderen die Initiative und lassen sich führen. Wenn andere Kinder sie drangsalieren oder unterdrücken, lassen sie sich das gefallen. Auch sie perpetuieren das Muster, das sie von Haus aus kannten.

Diese Unterschiede zwischen sicher und unsicher gebundenen Kindern einerseits und zwischen unsicher-vermeidend und unsicher-ambivalent gebundenen Kindern bleiben im Wesentlichen auf allen Stufen der weiteren Entwicklung, Kindergarten, Vorschule, Grundschule, höheren Schulstufen und in Feriencamps bis in die Adoleszenz erhalten. Die frühkindlichen Lebenserfahrungen bestimmen also über die motivationalen

Schemata, die sich im Kleinkindalter entwickeln, in hohem Maße die Erfahrungen, die die betreffenden Kinder in den nachfolgenden Lebensabschnitten machen. Bei Kindern in etwas weiter fortgeschrittenem Alter kommen noch Verletzungen des Selbstwertbedürfnisses als weitere Inkongruenzquellen hinzu. Bei der Fülle von negativen Erfahrungen, die Kinder mit einem ungünstigen Entwicklungsverlauf in ihren ersten zehn bis fünfzehn Lebensjahren machen, ist es nicht erstaunlich, dass viele von ihnen schon im Kindes- und Jugendlichenalter psychische Störungen entwickeln. Die leichte Auslösbarkeit negativer Reaktionen und die autonome Übererregung und Dysregulation bilden ja an sich schon den Kern vieler Störungen und es braucht nicht viel, dass daraus ein sich verfestigendes Störungsmuster wird.

So finden wir bei Jugendlichen schon eine recht hohe Prävalenz von Angststörungen und Depressionen. Wenn man Jugendliche befragt, geben 20 bis 35 % der Jungen und 25 bis 40 % der Mädchen eine depressive Verstimmungen in den letzten sechs Monaten an. Klinisch relevante Depressionen finden sich bei etwa 7 % (Petersen, Leffert & Hurrelmann, 1993). Diese Zahlenwerte stimmen ungefähr mit den Werten überein, die Merikangas und Angst (1995) auf der Basis von acht epidemiologischen Erhebungen errechnet haben. Dabei besteht bereits zu diesem frühen Zeitpunkt eine hohe Komorbidität mit Störungen des Sozialverhaltens, Angststörungen, Essstörungen und Substanzmissbrauch. Die berichteten Komorbiditätsraten liegen zwischen 58 % (Essau, Karpinsky, Petermann & Conradt, 1998) und 43 % (Lewinsohn, Hops, Robert & Seeley, 1993). Wie bei Erwachsenen gehen auch bei Jugendlichen oft Störungen des Sozialverhaltens und Angststörungen einer Depression voraus (Kovacs, Gatsonis, Paulauskas & Richards, 1989; Last, Hansen & Franco, 1997; Rohde, Lewinsohn & Seeley, 1991).

Psychische Störungen entstehen nach dem hier aufgezeigten Entwicklungsverlauf nicht aus heiterem Himmel. Sie entstehen aus einer hochbelasteten psychischen Konstellation mit einer Vorgeschichte, die sich Schritt für Schritt bis vor die Geburt zurückverfolgen lässt. Verletzungen des Bindungs- und Kontrollbedürfnisses, später auch des Selbstwertbedürfnisses spielen in diesem ungünstigen Entwicklungsprozess eine entscheidende Rolle. Nach der Metaanalyse von Dozier, Stovall und Albus (1999) haben fast 90 % psychisch gestörter Patienten irgendeine Form von unsicherem Bindungsstil, wobei der Typ des unsicheren Bindungsstils sich teilweise nach Störungen unterscheidet. Von 528 von Schauenburg und Strauss (2002) untersuchten stationären Psychotherapiepatienten hatten über 90 % einen unsicheren Bindungsstil. Wir wissen inzwischen, auf welchen verletzenden Erfahrungen ein unsicherer Bindungsstil beruht und was er für die weitere Entwicklung bedeutet. Sicher gibt es auch für Menschen, die in der frühen Kindheit einen unsicheren Bindungsstil entwickelt haben, immer wieder die Möglichkeit positiver Lebenserfahrungen, welche die Weichen für die weitere Entwicklung in eine positive Richtung umstellen. Dafür kann schon eine einzige liebevolle Beziehung ausreichen, auch noch im Erwachsenenalter. Wenn ein Mensch mit schlechten frühkindlichen Bindungserfahrungen es auf irgendeine Weise schafft, sich auf eine intensive Liebesbeziehung mit einem Partner einzulassen, der oder die über die Qualitäten einer guten Bindungsperson verfügt, kann es zu weitreichenden korrigierenden Erfahrungen kommen, die seine/ihre Struktur motivationaler Schemata dauerhaft verändern. Nicht jeder

Mensch mit schlechten Bindungserfahrungen muss also eine psychische Störung entwickeln. Aber umgekehrt gilt: Fast alle Patienten mit schweren psychischen Störungen haben eine Vorgeschichte von Verletzungen ihres Bindungs- und Kontrollbedürfnisses in ihrer frühen Kindheit, wie es in einem unsichern Bindungsstil zum Ausdruck kommt. Ihr Problem lässt sich deshalb nicht auf die zuletzt entwickelte Störung reduzieren. Sie ist nur ein letztes Glied in einer langen Kette verletzender Erfahrungen, die schließlich zu so hoher Inkonsistenz geführt haben, dass ein qualitativ neues Mittel zu ihrer Reduktion erforderlich wurde. Für die Patienten selbst ist es auch klar, dass die psychopathologischen Störungen im engeren Sinn nur einen Teil ihrer behandlungsbedürftigen Probleme ausmacht. Nur 9 % aller Patienten geben die Besserung ihrer Störungen als einziges Therapieziel an. Drei von vier Patienten geben Probleme zwischenmenschlicher Natur als eines ihrer drei wichtigsten Probleme an (Grosse Holtforth & Grawe, 2002a). Das entspricht der großen Bedeutung zwischenmenschlicher Beziehungen als Ort der Verletzungen, die sie erlebt haben.

Es ging mir hier darum, anschaulich nachvollziehbar zu machen, wie es von Verletzungen der Grundbedürfnisse zu psychischen Störungen kommt, um daraus Konsequenzen für die Psychotherapie zu ziehen. Als Beispiele habe ich jeweils Angststörungen und Depressionen herangezogen, also diejenigen Störungen, auf deren neuronale Korrelate ich in Kapitel 3 auch schon eingegangen war. Selbstverständlich gäbe es eigentlich viele Unterschiede zwischen den verschiedenen psychischen Störungen zu berücksichtigen, besonders dann, wenn man auch noch externalisierende Störungen einbezöge. Es gäbe auch mehr genetische und soziale Einflussfaktoren auf die Entwicklung zu berücksichtigen, als ich es getan habe. Aber das wäre Stoff für ein Lehrbuch der psychischen Störungen. Mir geht es hier darum, die Mechanismen der Störungsentstehung in einer zusammenhängenden Perspektive herauszuarbeiten. Ich möchte insbesondere aufzeigen, wie aus einem Seelenleben, das soeben noch als ungestört galt, mit einem Mal etwas qualitativ Neues entsteht, das nicht zu den normalen psychischen Erscheinungen zählt. Die Aktualgenese neuer Symptome ist Gegenstand des nächsten Abschnitts.

4.9.2 Die Aktualgenese psychischer Störungen in Zeiten erhöhter Inkonsistenz

Wie wir soeben gesehen haben, unterscheiden sich Menschen, die eine psychische Störung entwickeln, von jenen, die keine entwickeln, schon vor Ausbruch der Störung in vielfältiger Weise. Sie neigen (im Durchschnitt) stärker zu negativen Emotionen; sie können, wenn einmal negative Emotionen entstanden sind, diese schlechter wieder herunterregulieren; sie reagieren mit überschießenden Stressreaktionen schon auf mittlere Belastungen und die Stressreaktionen halten lange an. Ihr autonomes Nervensystem ist sehr oft übererregt. All dies hat sich von klein auf bei ihnen eingespielt. Es haben sich entsprechende neuronale Schaltkreise gebildet. Ihre Amygdala spricht auf alles, was irgendwie bedrohlich sein könnte, außerordentlich leicht und stark an und bringt diese Schaltkreise in Gang, ohne dass dafür das Bewusstsein beansprucht wird.

Die schlechte Emotionsregulation und geringe Stresstoleranz geht mit schlechtem Coping und wenig adaptiven Konsistenzsicherungsmechanismen einher. Es besteht bei ihnen eine erhöhte Gefahr, dass es immer wieder zu sehr starken Inkonsistenzspannungen kommt, auch schon unter Bedingungen, die für andere Menschen noch gut zu bewältigen wären.

Unter dem Einfluss der unzähligen Verletzungen ihrer Bedürfnisse haben sich bei ihnen viele und starke Vermeidungsschemata herausgebildet, die ebenfalls automatisch funktionieren, weil sie hundert- und tausendfach gebahnt wurden. Wegen dieser stark ausgebildeten Vermeidungsschemata ist die psychische Aktivität nicht eindeutig und für lange Zeit ganz hauptsächlich von Annäherungsschemata bestimmt. Immer funken Vermeidungsschemata dazwischen, führen dadurch zu Konflikten oder übernehmen ganz das Kommando. Das konflikthafte oder vermeidungsmotivierte Verhalten führt selten zu wirklich befriedigenden Erfahrungen. Es führt stattdessen, wie wir an den Erfahrungen sehen, die unsicher gebundene Menschen in ihren Beziehungen mit Gleichaltrigen machen, oft zu erneuten Verletzungen. Auch die zwischenmenschlichen Beziehungen sind daher eher ein Ort von Problemen als eine Quelle von Befriedigungen.

Unser Gehirn bildet permanent und automatisch Erwartungen, wie es vom jeweiligen Augenblick aus weitergehen wird. Wenn jemand viele negative Erfahrungen gemacht hat, bilden sich bei ihm überwiegend negative Outcome-, Reaktions- und Selbstwirksamkeitserwartungen aus. Er wird also meistens Schlechtes erwarten und traut sich nichts zu. Menschen, die immer wieder Verletzungen ihres Kontrollbedürfnisses erfahren haben, entwickeln keine positiven Kontrollerwartungen. Sie gehen nicht selbstbewusst und optimistisch an die Dinge heran und denken, es wird schon gut kommen. Sie erwarten eher das Negative und entsprechend sind ihre Kognitionen eher pessimistisch und vermeidend.

Bei einem Menschen, auf den all dies zuträfe, herrschte ein extrem hohes Maß an Inkonsistenzen aller Art in seinem psychischen Geschehen, die in einer ebenfalls extrem hohen Inkongruenz resultieren würden. Er wäre überreif für die Entwicklung einer Störung, vereinigt er doch schon viele Merkmale einer Angststörung auf sich.

Wenn man diese Beschreibung liest, entsteht das Bild von Menschen, denen ihr Unglück unverkennbar ins Gesicht geschrieben steht. So wirken die meisten Menschen mit psychischen Störungen aber nicht einmal, nachdem sie schon länger unter einer Störung gelitten haben. Tatsächlich ist es glücklicherweise nur selten so schlimm um einen einzelnen Menschen bestellt. Ich habe Merkmale aufgezählt, die solche Menschen *im Durchschnitt* von solchen, die keine Störungen entwickeln werden, unterscheiden. Kaum ein Mensch ist so schlecht dran, dass er all diese Merkmale auf sich vereinigt. Normalerweise werden Menschen mit einem ungünstigen Entwicklungsverlauf einige dieser Merkmale ausbilden, aber nicht alle. Außerdem gibt es natürlich bei jedem Merkmal noch ein Mehr oder Weniger.

Was die obige Aufzählung negativer Merkmale nicht erkennen lässt, ist die Tatsache, dass die meisten Menschen, die ein hohes Risiko für die Ausbildung psychischer Störungen haben, gleichzeitig auch sehr positive Merkmale und Eigenschaften haben. Die sind nämlich davon völlig unabhängig. Sie können blendend aussehen, sehr intelligent sein, große sportliche, künstlerische oder akademische Fähigkeiten haben. Sie können Witz haben, liebenswert und charmant oder ein guter Kumpel sein.

Mit einiger Wahrscheinlichkeit haben sie für sich Nischen gebildet oder Inseln entdeckt, in denen sie sich einigermaßen sicher vor Verletzungen fühlen und mehr ihre positiven Seiten ausleben und zur Geltung bringen können. In solchen Nischen können sie sich durchaus über längere Phasen so einrichten, dass sie ganz gut funktionieren und sich vielleicht sogar recht wohl fühlen trotz der leichten Aktivierbarkeit ihres Vermeidungssystems, weil dieses in dieser Nische, die sie sich zu ihrem Schutz gebildet haben, nicht so oft aktiviert wird. Kritisch wird es für sie immer dann, wenn sie diese geschützten Bereiche verlassen müssen, um sich unausweichlichen Anforderungen zu stellen. Das ist vor allem der Fall, wenn neue Entwicklungsaufgaben bewältigt werden müssen, also etwa als Kind beim Eintritt in die Schule, später dann beim Übergang in die Pubertät und während der Pubertät, als junge Erwachsene bei der Ablösung vom Elternhaus, bei der Geburt eines eigenen Kindes und später beim Auszug der Kinder aus dem Elternhaus, während und nach Scheidungen, bei Verlust des Arbeitsplatzes, beim Tod des Partners, beim Übergang vom Arbeitsleben ins Rentenalter usw.

Während in der jeweils vorangegangenen Phase eine gewisse Stabilität in der Schemastruktur bestand, die eine ausreichende Konsistenz im psychischen Geschehen ermöglichte, trifft nun diese Schemastruktur auf neue Anforderungen, für die erst neue Schemata herausgebildet werden müssen. Die alten Schemata funktionieren nicht mehr unter diesen neuen Bedingungen. Das geht mit Inkongruenzerfahrungen und erhöhter Inkonsistenz einher. Ehe sich neue Schemata etabliert haben, tritt zunächst einmal eine Labilisierung im psychischen Geschehen ein. Die alten Ordnungsmuster funktionieren nicht mehr, neue sind noch nicht ausreichend ausgebildet. Es kommt immer wieder zu Situationen, für die noch keine adaptiven, d. h. zu Bedürfnisbefriedigungen führenden Mittel ausgebildet sind. Das alles läuft keineswegs emotional neutral ab, sondern geht mit heftigen negativen Emotionen einher, weil im Bezug auf die bisherigen motivationalen Schemata fortwährend Inkongruenzen entstehen. Eine solche Entwicklungsphase der Neuanpassung und Unsicherheit geht auch für einen Menschen, der sich bis dahin günstig entwickelt hat und bei dem die Annäherungsschemata dominieren, mit erhöhter Labilität einher. Die Labilität ist ja auch erforderlich, denn wenn die alten motivationalen Schemata stabil bestehen blieben, sähe es schlecht mit der Anpassung an die neuen Anforderungen aus.

Es sind, wie ich in Abschnitt 4.8.3 behandelt habe, vor allem solche Situationen erhöhter Inkonsistenz, in denen sich ganz neue neuronale Erregungsmuster herausbilden. Die Labilität hält die psychische Aktivität gewissermaßen in einem schwebenden oder fluktuierenden Zustand, bei dem noch nicht klar ist, wohin es weiter gehen wird. Die hohe Inkonsistenzspannung hält gleichzeitig ein hohes Verstärkungspotenzial bereit, das diejenigen neuronalen Erregungsmuster differenziell verstärken wird, die zu einer Abnahme der Inkonsistenzspannung führen. Die neuronale Aktivität kann aber nur zwischen Zuständen hin- und herschwanken, die auf Grund dessen, was schon da ist, überhaupt möglich sind. Das sind die bereits gut gebahnten Erregungsbereitschaften und neuronalen Schaltkreise. Was immer in einer solchen Situation aktiviert ist, hat Chancen, in das jetzt neu entstehende neuronale Erregungsmuster einbezogen zu werden.

Menschen mit einer Vorgeschichte von vielen negativen Bindungs-, Kontroll- und Selbstwerterfahrungen bringen für die adaptive Bewältigung solcher kritischen Inkonsistenzsituationen schlechte Voraussetzungen mit. Auch bei ihnen muss es in einer solchen Situation der Labilität und Fluktuation bei gleichzeitiger starker Inkonsistenzspannung irgendwie weitergehen. Dieser Zustand kann nicht ewig andauern, denn die Welt drum herum bleibt nicht stehen, sondern stellt permanent ihre Anforderungen. In dieser Situation akut erhöhter Inkonsistenzspannung werden die Erregungsbereitschaften zu überschießenden negativen Emotionen und Stressreaktionen aktiviert, denn die Situation beinhaltet eine starke, bisher nicht kontrollierbare Inkongruenz im Bezug auf wichtige motivationale Ziele. In dieser Situation wird alles negativ verstärkt werden, was dem Betreffenden irgendeine Art von Kontrollerfahrung ermöglicht, denn das würde die Inkonsistenzspannung etwas reduzieren.

Es könnten einem in einer solchen Situation unerträglicher Inkonsistenzspannung z. B. „verrückte" Gedanken durch den Kopf schießen wie die Vorstellung, dem eigenen Kind die Augen auszustechen, oder die Befürchtung, sich am Türgriff mit einer tödlichen Krankheit zu infizieren oder den Gashahn offengelassen zu haben. Horowitz (1975) hat schon vor längerer Zeit in empirischen Untersuchungen gezeigt, dass sich solche aufdringlichen Gedanken vor allem unter Stress und bei starken negativen Emotionen einstellen. Auch normalen Menschen schießen manchmal solche verrückten Gedanken durch den Kopf, aber sie sind flüchtig und der Betreffende ergreift keine Gegenmaßnahmen. In einer solchen Situation starker Inkonsistenzspannung, in der negative Emotionen aktiviert sind, für die man keinen Grund erkennt, passt ein solcher Gedanke aber genau zu den negativen Emotionen. Der Betreffende erlebt sie als tiefe Unruhe. Es drängt ihn, etwas gegen die große Gefahr zu tun, und das kann er ja auch. Er kann den Gashahn immer wieder kontrollieren, um ganz sicher zu sein, dass von ihm keine Gefahr droht. Er kann die Türklinke reinigen oder vermeiden, sie anzufassen, und sich gründlich waschen, um sicher zu gehen, dass er sich nicht ansteckt. Er kann Schere und Messer wegschließen, um ganz sicher zu gehen, dass sich seine aggressiven Impulse nie in die Tat umsetzen. Er kann sich ganz fest vornehmen, solche schlimmen Gedanken nicht hochkommen zu lassen, sie nicht zu denken (was erst recht dazu führen wird, dass er sie wieder denkt).

All das ermöglicht im Augenblick eine gewisse Kontrolle. Er kann wenigstens irgendetwas tun. Die Kontrollerfahrung reduziert ein bisschen die Inkonsistenzspannung. Das Kontrollverhalten wird dadurch negativ verstärkt, d. h. besonders gut gebahnt. Es wird bei der nächsten starken Inkonsistenzspannung mit etwas erhöhter Wahrscheinlichkeit wieder auftreten, wieder verstärkt werden usw. Aber nicht nur das Kontrollverhalten wird gebahnt, sondern alle in diesem Moment aktivierten synaptischen Verbindungen. Das sind die situativen Wahrnehmungen, die starken negativen Emotionen, die Kognitionen und das Kontrollverhalten. Sie werden mit der Zeit zu einem neuronale Erregungsmuster zusammengebunden, das so vorher noch nie aufgetreten ist. Es hat eine emergente Qualität. Es ist etwas qualitativ Neues entstanden, nämlich die Anfänge einer

Zwangsstörung. Wenn die Inkonsistenzspannung anhält, weil sich an der Konstellation der motivationalen Schemata und an der Lebenssituation, aus deren Interaktion die Inkonsistenz resultiert, nichts ändert, wird dieses neue Mittel der kurzfristigen Inkonsistenzreduktion immer wieder auftreten und immer besser gebahnt werden. Schließlich kann es nicht nur durch aktuelle Inkonsistenzspannungen aktiviert werden, sondern auch durch daran assoziierte Situationen, Gedanken, Erinnerungen, Emotionen. Das Störungsmuster ist zu einem sehr gut gebahnten Gedächtnisbesitz geworden, der nun ein Eigenleben führt, auch ohne Funktion zur Reduktion von Inkonsistenzspannungen. Solange diese anhalten, wird das Störungsmuster aber auch seine Funktion zur Inkonsistenzreduktion behalten und immer dann besonders intensiv auftreten, wenn die Inkonsistenzspannungen stark werden.

Das Störungsmuster trägt natürlich immer nur kurzfristig zu einer Reduktion der Inkonsistenzspannung bei. An ihren eigentlichen Ursachen ändert es nichts. Im Gegenteil: Die Störung wird selbst wieder als Kontrollverlust erlebt, sie ist unangenehm und abträglich für das Selbstwertgefühl. Die Störung erhöht also über den Augenblick hinaus noch die Inkonsistenz im psychischen Geschehen und führt damit zu einem noch intensiveren Auftreten der Symptomatik, zu ihrer weiteren Verstärkung, zur Erhöhung des längerfristigen Inkonsistenzniveaus usw. Der Teufelskreis, der viele psychische Störungen kennzeichnet, ist im vollen Gange.

Nach einer umfangreichen epidemiologischen Längsschnittstudie an einer repräsentativen Bevölkerungsstichprobe junger Frauen (N = 2.064) fand Margraf (2001), dass zum ersten Erhebungspunkt 18.3 % der Frauen irgendeine Art von Angststörung nach DSM IV hatten. Beim zweiten Erhebungspunkt nach eineinhalb Jahren (N = 1.569) hatten nur 57 % der Frauen, die bei T1 eine Angststörung hatten, immer noch ein Angststörung. Das heißt, Angststörungen sind zu Anfang noch nicht sehr verfestigt. Sie können auch spontan (die Frauen waren nicht behandelt worden) wieder verschwinden. Das bedeutet sehr wahrscheinlich, dass die Inkonsistenzsituation bei 43 % der jungen Frauen vorübergehender oder schwächerer Art war, so dass es nicht zu einer so starken Bahnung des Störungsmusters kam. Dass die Störungsmuster bei Angststörungen in der ersten Zeit nach ihrer Entstehung oft noch nicht so fest gebahnt sind, zeigt sich auch darin, dass etliche Frauen in den eineinhalb Jahren zwischen der ersten und zweiten Erhebung die Störungskategorie wechselten. Nur 20 %, die bei T1 eine Panikstörung hatten, hatten bei T2 immer noch eine. Für die Generalisierte Angststörung ergab sich die gleiche Prozentzahl. Für die anderen Angststörungen lag die Stabilität etwas höher, am höchsten für die Sozialphobie (47 %). Einige Frauen mit einer Angststörung zu T1 hatten bei T2 gar keine Angststörung mehr, aber noch öfter hatten sie in der Zeit zwischen dem ersten und zweiten Erhebungszeitpunkt die Art der Angststörung gewechselt. Das heißt, dass einige der Störungskomponenten durch andere ersetzt worden waren. Die große Gemeinsamkeit, die alle Angststörungen kennzeichnet, die starke Tendenz zu negativen Emotionen und das Bemühen um Kontrolle, blieben aber bestehen.

Bei allen Angststörungen gibt es eine wichtige Komponente, bei der das Bemühen um Kontrolle zentral ist. Bei der generalisierten Angststörung ist es das „Worrying", das untaugliche Bemühen, durch intensives Grübeln Kontrolle über das diffus Befürchtete zu gewinnen. Bei der Panikstörung hat die auf verdächtige körperliche Sensationen gerichtete Aufmerksamkeit diese Kontrollfunktion, bei der sozialen Phobie in etwas anderer Weise ebenfalls. Bei ihr wie auch bei den anderen Phobien und der Posttraumatischen Belastungsstörung sind Vermeiden und Flucht die hauptsächlichen Mittel, um Kontrolle auszuüben. Nach Schulte (2000) gibt es drei störungsübergreifende Komponenten von Angststörungen, die hauptsächlich der Kontrolle dienen: das Vermeiden der Angst, das übermäßige Bekämpfen der Angst und die übermäßige Beachtung der Angst. Die Art der eingesetzten Kontrollmittel sind ein wichtiges Unterscheidungsmerkmal der Angststörungen. Diese Kontrollkomponenten der verschiedenen Angststörungen können alle nach dem Mechanismus gelernt werden, den ich eben für die Zwangsstörung beschrieben habe. Sie werden zuerst verstärkt durch kurzfristige Reduktion der Inkonsistenzspannung und behalten diese Funktion, solange ein hohes Maß an Inkonsistenz besteht. Wenn diese Funktion wegfällt, weil das Inkonsistenzniveau auf andere Weise abgenommen hat, noch ehe das spezifische Störungsmuster sehr gut gebahnt ist, kann die Angststörung sich spontan wieder auflösen. Sobald sie sich aber durch sehr häufige und starke Bahnung fest etablieren konnte und später, wenn sie sich verselbstständigt hat, dienen die Kontrollkomponenten nun der Angstreduktion und tragen damit zur Aufrechterhaltung der Störung bei. Das erklärt, wieso Angststörungen oft weiter bestehen, auch wenn ihre Funktion zur Reduktion von Inkonsistenzspannungen nicht mehr besteht, weil die Inkonsistenz langfristig abgenommen hat.

Es gibt bei den Angststörungen nicht nur einen Symptomwechsel über die Grenzen der Störungskategorien hinweg. Angststörungen haben darüber hinaus eine hohe Komorbidität. Nachdem sich eine Angststörung entwickelt hat, entwickeln 40 % der Angstpatienten noch eine weitere Angststörung hinzu (Schulte, 2000). Sie haben also gleichzeitig die Symptome von zwei oder sogar noch mehr Angststörungen. In diesen Fällen muss es einen fruchtbaren Nährboden für die Entwicklung weiterer Störungen geben. Dieser besteht in einer dauerhaft hohen Inkonsistenzspannung mit ihrem hohen Verstärkungspotenzial für alles, das ein bisschen Kontrolle ermöglicht. Diese weiteren Angststörungen mit ihren spezifischen Kontrollmechanismen können nach demselben Mechanismus entstehen, wie er für die Zwangsstörung beschrieben wurde. Komorbidität kann daher als Hinweis auf eine dauerhaft hohe Inkonsistenzspannung bei dem betreffenden Menschen angesehen werden. Tatsächlich haben wir auch empirisch gefunden, dass Patienten mit hoher Komorbidität besonders hohe Inkongruenzwerte haben.

Sehr oft entwickelt sich auch eine Komorbidität mit anderen Störungen als Angststörungen, am häufigsten mit der Depression. Dabei folgt die Depression weit häufiger der Angst als umgekehrt. 66 bis 78 % aller Zwangspatienten entwickeln zusätzlich eine Depression. Bei 85 % geht die Zwangsstörung der Depression voraus, in den anderen 15 % treten beide gemeinsam auf (Schulte, 2000). Man kann diesen „Weg von der Angst in die Depression“ (Alloy et al., 1990) konsistenztheoretisch recht gut erklären.

Angst ist ein Alarmsignal. Sie tritt auf, wenn ein Organismus sich bedroht fühlt. Beim Menschen tritt sie insbesondere auf, wenn er sich in wichtigen motivationalen Zielen bedroht fühlt. Sie mobilisiert alle Kräfte für die Gefahrenabwehr. Die hervorstechenden Kontrollkomponenten der Angststörungen zeigen, dass der Patient noch nicht aufgegeben hat. Er kämpft noch mit seiner Angst. Er hat auch seine bedrohten motivationalen Ziele noch nicht aufgegeben. Der ACC, der für die aktive Auseinandersetzung mit der Umgebung entscheidend wichtig ist, funktioniert noch. Es hat in allen Untersuchungen zu Angststörungen keinen Hinweis darauf gegeben, dass er deaktiviert ist wie bei der Depression.

Die Depression ist ein logischer nächster Schritt, wenn alle Bemühungen, die Bedrohung dessen, was einem so wichtig ist, abzuwehren, scheitern. Wenn man trotz verzweifelter Kontrollbemühungen in wichtigsten Bedürfnissen, Werten und Zielen immer weiter verletzt wird, was bleiben einem dann noch für Reaktionsmöglichkeiten? Wie soll man sich davor schützen?

Es gibt einen Weg: Wenn man alles Wünschen und Wollen aufgibt, wenn man gar keine Gefühle mehr entstehen lässt, wenn man auf alle Ansprüche verzichtet, wenn man sich vor der Umwelt ganz klein macht und selbst abwertet, wenn man sich in seinen Lebensfunktionen total reduziert, indem man nicht einmal mehr isst, wenn man alles sein lässt, was einem Spass gemacht hat, wenn man sich von allen Menschen zurückzieht, wenn man alles aufgibt, was einem wichtig war, wenn man jedes Hineinwirken in die Umgebung unterlässt, dann ist man recht gut vor weiteren Verletzungen geschützt. Die Depression ist aus dieser Sicht eine generalisierte Schutzhaltung, ein auf die Spitze getriebenes Vermeiden von Verletzungen. Das einzige, was bei einem Depressiven noch aktiv ist, ist sein Vermeidungssystem. Die Amygdala und der ventromediale und dorsolaterale PFC, also die mit Vermeiden und negativen Emotionen befassten Hirnteile, sind bei ihm permanent aufs Höchste aktiviert. Der ACC, der für die Transformation von Emotionen in klar erlebte Gefühle und für das Monitoring von Inkonsistenzquellen, die aktives Hinwenden und Handeln erfordern, wichtig ist, ist bei ihm aber völlig deaktiviert. Der Depressive hat aufgegeben. Er hat sich in den Schutz der Krankenrolle zurückgezogen, sein Annäherungssystem abgeschaltet und das Vermeidungssystem auf höchste Stufe gestellt. So erreicht er, dass er keine weiteren Schläge mehr einstecken muss. Das ist keine bewusst verfolgte Strategie, sondern diesen Veränderungen im Erleben und Verhalten liegen Veränderungen in den neuronalen Strukturen zu Grunde, die man nicht durch bewussten Entschluss herbeiführen kann. Das generalisierte Vermeidungsverhalten wird negativ verstärkt durch Vermeiden von noch mehr Inkongruenz. Das sind Vorgänge im impliziten Funktionsmodus. Das totale Vermeiden ist die einzige Form der Kontrolle, die dem Depressiven noch geblieben ist, und die kann ihm so leicht keiner nehmen.

Für die Depression besteht ein besonders enger funktionaler Zusammenhang zwischen Schweregrad der Depression und aktueller Inkongruenz. Je schwerer die Verletzung der Bedürfnisse, desto schwerer die Depression. Sie reagiert deshalb auch unmittelbar auf eine Verbesserung der Inkongruenzsituation. Wir haben sowohl für den Zustand als auch für die Veränderung sehr hohe Korrelationen zwischen Inkongruenz und Depression gefunden (s. o.). Bei Angststörungen besteht dieser hohe Zusammenhang nicht. Bei ihrer Entstehung spielt aktuelle Inkonsistenz zwar eine große Rolle; wenn die ihr zu Grunde liegenden neuronalen Strukturen aber erst einmal sehr gut gebahnt sind, besteht die Störung auch unabhängig von der aktuellen Inkongruenz fort. Das liegt daran, dass die

Angst selbst die funktionale Rolle der Inkonsistenz übernimmt. Die negative Verstärkung ihrer kontrollierenden Komponenten erfolgt nicht mehr durch Inkonsistenzreduktion, sondern durch das Vermeiden und Abnehmen des aversiven Zustandes der Angst. Bei der Depression gibt es nicht diesen in sich aversiven negativen Verstärker, der eine eigene motivationale Funktion bekommt. Sie bleibt funktional gebunden an das motivationale psychische Geschehen, also an die Bedürfnisbefriedigung und an die Realisierung der motivationalen Ziele.

Deshalb gibt es bei den Angststörungen auch nur relativ selten spontane Remissionen, während eine Depression in der Regel von selbst remittiert. Durch den Schutz der Krankenrolle wird der Depressive aus dem Schussfeuer dauernder Verletzungen herausgenommen, gegen die er sich mit dem depressiven Zustand unverletzlich machte. Er ist nicht mehr den normalen Anforderungen und Interaktionen mit der Umgebung ausgesetzt, in denen er fortwährend inkongruente Wahrnehmungen im Bezug auf seine motivationalen Ziele machte. Auch im Zustand der Depression gibt es aber gewisse Schwankungen. Es bleibt mit der Zeit nicht aus, dass der Depressive in diesem Zustand auch einmal positive Erfahrungen macht, z. B. dass sich jemand besorgt um ihn kümmert, ihm etwas Liebes tut, er eine Musik hört, die ihm gefällt usw. Nun entwickelt sich ein positiver Rückkopplungsprozess in positive Richtung. Je mehr er solche positiven Wahrnehmungen macht, desto mehr wendet er sich der Umgebung wieder zu, desto mehr positive Wahrnehmungen macht er usw. Dieser positive Rückkopplungsprozess kann natürlich durch therapeutische Interventionen stimuliert und gefördert werden, aber er wird mit einiger Wahrscheinlichkeit mit der Zeit auch ohne solche fachlichen Interventionen stattfinden. Deshalb finden wir bei Depressiven die enorm hohen Prae-Post-Effektstärken auch ohne gezielte therapeutische Interventionen (s. Abschnitt 4.4.4).

Therapeuten aller Art profitieren von dieser starken Tendenz zur spontanen Remission und kreiden sich die positiven Veränderungen als Therapieeffekte an. Wir haben in Abschnitt 4.4.4 gesehen, dass die echten, über spontane Remissionen hinausgehenden Therapieeffekte bei Depressionen in Wirklichkeit recht bescheiden sind. Sie können aber auch gar nicht viel größer werden, was die depressive Symptomatik betrifft, denn mehr als weggehen kann sie ja nicht. Das Feld, auf dem sich die Depressionstherapien wirklich bewähren müssen, ist die dauerhafte Verbesserung der Konsistenz im psychischen Geschehen. Es müssen bei jedem Depressiven die individuellen Quellen seiner Inkongruenz ausgemacht und behandelt werden. Sie sind es, bei denen nachhaltige therapeutische Veränderung nottut, um für die Zukunft zu verhindern, dass der Patient wieder depressiv wird. Nicht die kurzfristigen Veränderungen, sondern ihre Dauerhaftigkeit sind bei Depressionen der eigentliche Bewährungstest.

Die Depression ist diejenige Störung, bei der es am klarsten ist, dass es über die Symptombehandlung hinaus eine Inkonsistenzbehandlung braucht, wenn es zu nachhaltigen Veränderungen kommen soll. Inkonsistenz ist nicht zu trennen von den konkreten Lebensvollzügen des betreffenden Menschen. Um dauerhafte Behandlungserfolge zu erzielen, muss man sich mit dem Leben depressiver Patienten befassen. Deswegen werden medikamentöse Depressionstherapien alleine in der Regel nicht zu wirklich befriedigenden Therapieerfolgen führen. Das Lebensglück und -unglück ist nicht nur eine Frage der richtigen Mischung von Neurotransmittern, sondern eine Frage der Lebenserfahrungen, die ein Mensch macht.

Viele psychische Störungen gehen mit Depressionen einher. In allen diesen Fällen ist das ein starker Hinweis darauf, dass bei diesem Menschen ein erhöhtes Inkonsistenzniveau vorliegt. Das gilt aber auch für Komorbidität überhaupt. Wo Komorbidität herrscht, muss es über längere Zeit Bedingungen für die Hervorbringung psychischer Störungen gegeben haben.

Inkonsistenz schafft gewissermaßen den Raum, in dem sich psychische Störungen entwickeln können. Wer in seinem Leben ganz überwiegend bedürfnisbefriedigende Erfahrungen gemacht und eine Struktur motivationaler Schemata entwickelt hat, die solche Erfahrungen immer wieder hervorbringt, hat per definitionem ein geringes Inkongruenzniveau. In seinen psychischen Abläufen herrscht Konsistenz vor. Sie werden hauptsächlich durch gut entwickelte Annäherungsschemata bestimmt. In einer so beschaffenen Psyche gibt es keinen Raum für psychische Störungen. Es fehlen die Grundlagen für ihre Entwicklung. Erst dort, wo Inkonsistenz in den psychischen Abläufen herrscht, wo sie also nicht von mächtigen, auf positive Erfahrungen ausgerichteten Ordnungsmustern bestimmt werden, entsteht ein Raum, der von psychischen Störungen eingenommen werden kann. Inkonsistenz ist daher die wichtigste aktuelle Bedingung für die Entstehung psychischer Störungen. Wenn man diesen Raum eng macht, indem man die Konsistenz der psychischen Abläufe verbessert, gibt es keinen Platz mehr für psychische Störungen. Kongruenz und Konsistenz sind die natürlichen Gegenspieler psychischer Störungen. Kongruenz und Konsistenz beziehen sich aber auf das motivierte psychische Geschehen. Man muss sich in einer Psychotherapie mit dem motivierten psychischen Geschehen befassen, wenn man den Raum eng machen will für psychische Störungen. Wenn es gelingt, die Konsistenz im psychischen Geschehen zu erhöhen, werden die psychischen Störungen zurückgedrängt. Wir haben hohe negative Korrelationen zwischen Inkongruenz und vielen Aspekten psychischer Gesundheit gefunden.

Aber auch psychische Störungen selbst beeinträchtigen die Konsistenz im psychischen Geschehen. Wenn die neuronalen Grundlagen einer psychischen Störung einmal so gut gebahnt sind, dass sich die Störung verselbstständigt, d. h. vom motivationalen Geschehen abgekoppelt hat, müssen die neuronalen Störungsgrundlagen verändert werden, damit Konsistenz im psychischen Geschehen herrschen kann. Zur Veränderung dieser Störungsgrundlagen braucht es störungsspezifische Interventionen. Störungsbehandlung und Inkonsistenzbehandlung sind keine Gegensätze, sondern einander zuarbeitende therapeutische Strategien. Wie ihr optimales Verhältnis in einer konkreten Therapie sein sollte, kann nur im Einzelfall bestimmt werden. Bei der Behandlung von Patienten mit Angststörungen wird im Durchschnitt ein größerer Schwerpunkt auf der Störungsbehandlung liegen müssen, bei Patienten mit Depressionen ein stärkerer Schwerpunkt auf der Inkonsistenzbehandlung, aber die genaue Festlegung der Behandlungsschwerpunkte kann nur bei Kenntnis der Bedingungen im jeweiligen Einzelfall erfolgen. Um solche dem Einzelfall gerecht werdenden Festlegungen treffen zu können, muss in jedem Einzelfall sowohl eine Störungsanalyse als auch eine Inkonsistenzanalyse durchgeführt werden. Bei der Störungsdiagnostik sind wir heute weiter fortgeschritten als bei der Inkonsistenzdiagnostik. In diesem Bereich und in den therapeutischen Konsequenzen, die sich aus der Inkonsistenzdiagnostik ergeben, können noch große Fortschritte gemacht werden. Ich erwarte davon eine beträchtliche Wirksamkeitssteigerung von Psychotherapie über den heute erreichten Stand hinaus.

Wir sind damit bei den therapeutischen Konsequenzen angelangt, die sich aus der hier entwickelten konsistenztheoretischen Sichtweise psychischer Störungen und ihrer Behandlungsmöglichkeiten ergeben. Damit befasst sich das nächste Kapitel.

5 Schlussfolgerungen für die Psychotherapie

In diesem Kapitel ziehe ich therapeutische Schlussfolgerungen aus dem, was ich in den vorangegangenen Kapiteln ausgeführt habe. Die Schlussfolgerungen betreffen einerseits die *Ziele, die Psychotherapie verfolgen sollte*. Sie ergeben sich aus der zuvor entwickelten Sicht, wie es zu psychischen Störungen kommt und welche neuronalen Strukturen und Prozesse ihnen zu Grunde liegen. Zum anderen ziehe ich Schlussfolgerungen für das *Verständnis der Wirkungsweise von Psychotherapie*. Daraus ergeben sich wiederum Schlussfolgerungen dafür, wie die Wirkung von Psychotherapie optimiert werden kann. Das betrifft sowohl die Wahl der therapeutischen Ansatzstellen wie die Art der Therapiedurchführung.

In diesem *ersten Teil* der Schlussfolgerungen (Kapitel 5.1) spielt das Konstrukt der Konsistenz eine wichtige Rolle, weil es das Verständnis psychischer Störungen mit dem Verständnis der Wirkungsweise von Psychotherapie verbindet. Zusammen mit den Ausführungen zu Grundbedürfnissen, motivationalen Schemata, Inkonsistenz und Inkongruenz in Kapitel 4 können diese Schlussfolgerungen als eine wesentlich besser ausgearbeitete, erweiterte und in Teilen revidierte Fassung meiner in Grawe (1998) zuerst vorgelegten *Konsistenztheorie der Psychotherapie* angesehen werden.

Ein *zweiter Teil* der Schlussfolgerungen, die ich in diesem Kapitel aus dem zuvor Ausgeführten ziehe (Kapitel 5.2), hat nicht direkt etwas mit dieser Theorie zu tun, ist allerdings mit ihr kompatibel. Er betrifft die *neuronalen Mechanismen therapeutischer Veränderungen*. An vielen Stellen im vorangegangenen Text sind solche Mechanismen angesprochen worden. Hier sollen sie noch einmal ausdrücklich im Hinblick auf ihre Rolle für die Herbeiführung therapeutischer Veränderungen reflektiert werden.

Der dritte und letzte Teil der Schlussfolgerungen, Kapitel 5.3, hat die Form konkreter *Leitregeln für die Therapiepraxis*. An vielen Stellen meiner vorangegangenen Ausführungen habe ich Ergebnisse berichtet, aus denen Schlussfolgerungen für die Therapiepraxis gezogen werden können. Manchmal habe ich an den betreffenden Stellen kurz auf die therapeutische Relevanz hingewiesen. Aber oft hätte ein Eingehen darauf an der betreffenden Stelle zu sehr den roten Faden unterbrochen und manchmal tauchen solche Ergebnisse in ganz verschiedenen Zusammenhängen auf. Hier werde ich solche Befunde noch einmal in konzentrierter Form in therapeutische Leitregeln umformulieren, und zwar in *Leitregeln für die Therapieplanung* und in *Leitregeln für den Therapieprozess*.

Diese Leitregeln bewegen sich außerhalb des üblichen Denkrahmens der Psychotherapie. Sie betreffen weder Therapiemethoden noch bestimmte psychische Störungen. Es sind gewissermaßen grenzüberschreitende Regeln, durch deren Beachtung Therapeuten in ganz verschiedenen Kontexten die Wirksamkeit ihrer Therapien steigern könnten.

Alle drei Gruppen von Schlussfolgerungen zusammen ergeben das, was ich im Titel dieses Buches als Neuropsychotherapie bezeichnet habe, nämlich eine neurowissenschaftlich informierte Psychotherapie.

5.1 Konsistenzverbesserung als übergreifendes Ziel von Psychotherapie

5.1.1 Psychische Störungen resultieren aus misslungener Inkonsistenzregulation

Wie im letzten Abschnitt von Kapitel 4 gezeigt, entstehen die neuen neuronalen Erregungsmuster, die psychischen Störungen zu Grunde liegen, in Situationen akut erhöhter Inkonsistenz. Sie werden gebahnt durch die kurzfristige Abnahme einer Inkonsistenzspannung. Nur wenn das erhöhte Inkonsistenzniveau im psychischen Geschehen über eine längere Zeit anhält, kommt es zur Ausbildung einer psychischen Störung, denn nur dann wird der Bahnungsvorgang so oft wiederholt, dass sich ein festes Störungsmuster etablieren kann.

Einzelne Komponenten des Störungsmusters haben schon zuvor bestanden. Sie werden aber jetzt erst zu einem zusammenhängenden Störungsmuster zusammengebunden. So hat bei Menschen, die eine Angststörung entwickeln, schon vorher eine erhöhte Bereitschaft bestanden, auf Belastungen, Inkongruenz oder Stress mit einer überschießenden und lang anhaltenden autonomen Erregung zu reagieren. Eine solche Bereitschaft kann genetisch angelegt sein. Exprimiert wird sie aber erst durch unkontrollierbare Inkongruenzerfahrungen in der frühen Kindheit, die über eine massive Ausschüttung von Glucocorticoiden die negative Rückkopplung außer Kraft gesetzt haben, mit der sich das Gehirn normalerweise vor Schädigungen durch einen zu hohen Level an Stresshormonen schützt. Eine Rolle spielt dabei auch eine durch zu viele und zu starke Inkongruenzerfahrungen übersensibilisierte Amygdala und ein in seiner Leistungsfähigkeit entweder anlagemäßig oder als Folge der Schädigung durch Stresshormone beeinträchtigter Hippocampus. Ein gut funktionierender Hippocampus ist wichtig für Kontextlernen. Er sorgt normalerweise dafür, dass Stress- und Angstreaktionen nur in einem Kontext auftreten, der wirklich eine Bedrohung darstellt. Er hilft, dass Angstreaktionen in anderen Kontexten vom orbitofrontalen Cortex aus, der mit der bedeutungsmäßigen Bewertung von Situationen befasst ist, wirksam gehemmt werden. Eine erhöhte Tendenz zu emotionaler Dysregulation hat also schon vor der Bildung des eigentlichen Störungsmusters bestanden.

Mit dieser Tendenz zu emotionaler Dysregulation geht in der Regel eine Tendenz einher, sich leicht bedroht zu fühlen und zur Kontrolle dieser Bedrohungen Abwehr- und Vermeidungsstrategien zu entwickeln. Vermeidungsziele binden Aufmerksamkeit und psychische Energie und sind nicht dauerhaft zu erreichen. Je stärker die psychische Aktivität von Vermeidungszielen bestimmt wird, desto mehr wird die Realisierung von Annäherungszielen beeinträchtigt. Stark ausgeprägte Vermeidungsziele führen zu Annäherungsinkongruenz und zu motivationaler Diskordanz, weil sich Annäherungs- und Vermeidungstendenzen gegenseitig behindern. Es kommt immer wieder zu Situationen hoher Inkongruenz und zu Inkonsistenzspannungen. Die damit einhergehenden negativen Emotionen können wegen der Tendenz zu emotionaler Dysregulation nicht wirksam herunterreguliert werden. Die einzelnen Komponenten: überschießende autonome Erregung, schlechte Emotionsregulation, vorherrschende Vermeidungstendenz, Inkongruenzerfahrungen und Inkonsistenzspannungen interagieren miteinander. Es kommt zu einer positiven Rückkopplung zwischen den Komponenten, sie schaukeln sich gegenseitig auf zu einem immer höheren Niveau von Inkonsistenz.

All diese Vorgänge spielen sich überwiegend im impliziten Funktionsmodus ab. Nur ein Teil davon spiegelt sich – und auch das nur in einer dissonanzvermeidenden Form – im bewussten Erleben wider. Wenn es auf der Basis eines stark erhöhten Inkonsistenzniveaus dann in einer bestimmten Situation zu einer besonders hohen Inkonsistenzspannung kommt – in einer solchen Situation wird das Kontrollbedürfnis stark aktiviert –, kann es geschehen, dass ein bestimmtes, in diesem Kontext neues Verhalten: ein Gedanke, eine Wahrnehmung, eine Handlung für den Moment etwas Kontrolle über die Inkonsistenzspannung gibt, indem es dazu führt, dass sie kurzfristig abnimmt. Dieses kontrollierende Verhalten wird dadurch negativ verstärkt. Aber nicht nur dieses, sondern alle in diesem Moment aktivierten neuronalen Erregungsmuster werden besonders gut gebahnt und nach Hebbs Prinzip „Neurons that fire together wire together" zu einem gemeinsamen Erregungsmuster zusammengebunden. Sie werden als Folge davon mit erhöhter Wahrscheinlichkeit wieder gemeinsam auftreten. Wenn diese spezifische Konstellation neuronaler Erregungsmuster, zu der auch die zuletzt hinzugekommene Kontrollkomponente gehört, bei ihrem nächsten Auftreten wieder von einer Abnahme der Inkonsistenzspannung gefolgt wird, wird das neu entstandene neuronale Erregungsmuster immer besser gebahnt. Solche Erregungsmuster setzen sich aus mehreren Komponenten zusammen, die jetzt erstmals zu einem gemeinsamen Muster zusammengebunden werden. Es handelt sich nicht um einfache Muster, wie sie etwa der Wahrnehmung von Objekten zu Grunde liegen, sondern um komplexe neuronale Schaltkreise. Autonome Erregung, Vermeidungsreaktionen, Kognitionen und die jeweiligen Kontrollkomponenten wie „Worrying", Zwangsgedanken, Zwangshandlungen, Vermeiden usw. wachsen zusammen zu einem immer fester etablierten Störungsmuster.

Das Störungsmuster ist letztlich das Ergebnis eines sich über längere Zeit erstreckenden, immer stärker aufschaukelnden positiven Rückkopplungsprozesses, der schließlich zu einer so starken Inkonsistenzspannung führt, das sie notfallmäßig herabreguliert werden muss. Psychopathologische Störungsmuster dienen also im Moment ihrer Entstehung der Inkonsistenzregulation. Als misslungen ist diese Art der Inkonsistenzregulation deswegen anzusehen, weil sie nur kurzfristig die Inkonsistenzspannung reduziert, aber mittel- und längerfristig das Inkonsistenzniveau sogar erhöht.

Psychische Störungen sind selbst wieder Verletzungen der Grundbedürfnisse und binden darüber hinaus Energie, die für das Verfolgen von Annäherungszielen fehlt. Es kommt deshalb als Folge psychischer Störungen zu weiter erhöhter Annäherungs- und Vermeidungsinkongruenz. Inkonsistenz ist daher gleichzeitig Ursache und Folge psychischer Störungen. So ist auch die sehr hohe empirische Korrelation zwischen Inkongruenz und Symptombelastung zu erklären, über die ich in Abschnitt 4.8.4.3 berichtet habe.

Nach Ausbildung einer psychischen Störung hat sich also die Konsistenz im psychischen Geschehen weiter verschlechtert. Das noch weiter erhöhte Inkonsistenzniveau kann zum Nährboden für die Entwicklung weiterer Störungen werden. Der Mechanismus bleibt im

Prinzip der gleiche. Die hohe Inkonsistenzspannung ist der „Klebstoff", der negative Verstärker, für das Zusammenbinden größtenteils bereits vorhandener, aber auch einzelner neuer Komponenten, die jede ihre eigenen neuronale Grundlage haben, zu einem neuen Störungsmuster, einem neuen neuronalen Schaltkreis, der sich nun durch wiederholte Bahnung immer besser etabliert.

Der Aufschaukelungsprozess in negative Richtung kann unterbrochen werden, wenn an irgendeiner Stelle etwas geschieht, das die Konsistenz im psychischen Geschehen erhöht. Das können insbesondere positive, bedürfnisbefriedigende Lebenserfahrungen sein, die zu einer besseren Annäherungskongruenz führen. Bei manchen psychischen Störungen, wie etwa bei der Depression, kann dies dazu führen, dass die Störungskomponenten, d. h. die Symptomatik, unmittelbar schwächer werden, weil sie nämlich eine aktuelle Funktion für die Inkonsistenzregulation behalten haben. Tatsächlich korrelieren, wie in Abschnitt 4.8.4.3 berichtet wurde, Zu- und Abnahmen von Inkongruenz sehr hoch mit Zu- und Abnahmen der depressiven Symptomatik.

Bei Angststörungen – und vielleicht auch bei anderen Störungen, das bleibt zu untersuchen – besteht jedoch nicht ein so direkter funktionaler Zusammenhang zwischen Veränderungen der Symptomatik und Veränderungen der Inkongruenz. Die Ursache dafür dürfte sein, dass Angststörungen, nachdem sich das Störungsmuster einmal fest etabliert hat, nicht mehr durch die Abnahme von Inkonsistenzspannungen aufrechterhalten (negativ verstärkt) werden, sondern, wie Schulte (2000) es konzipiert, durch die Bekämpfung der Angst. Auch hier spielen die Kontrollkomponenten der Störung weiterhin eine entscheidende Rolle, aber kontrolliert wird die Angst und nicht die Inkonsistenzspannung. Autonome Erregung und Angstgefühl sind ja wichtige integrative Komponenten des Störungsmusters. Wenn das Störungsmuster aktiviert wird, werden auch diese Komponenten aktiviert. Die Reduktion oder das Vermeiden von Angst führen zu einer negativen Verstärkung der dafür eingesetzten Mittel und damit zu einer weiteren Bahnung des ganzen Störungsmusters. Die der Angstreduktion oder -vermeidung dienenden Kontrollkomponenten führen also genau zum Gegenteil dessen, was damit angestrebt wird. Sie erhalten die Angst aufrecht statt sie zu verringern.

Angststörungen können also bestehen bleiben, wenn sich die Inkonsistenz im psychischen Geschehen verringert. Wenn das Inkonsistenzniveau jedoch hoch bleibt, sollte die Symptomatik, und zwar ganz besonders die jeweiligen Kontrollkomponenten der Störung, aber ebenfalls verstärkt auftreten, wenn die Inkonsistenzspannungen besonders stark werden, denn dann behalten sie ihre inkonsistenzreduzierende Funktion. Vor allem aber besteht dann die Gefahr der Ausbildung weiterer Störungen, seien es nun andere Angststörungen, Depressionen oder ganz andere Störungen.

Hohe Inkonsistenz ist wahrscheinlich immer eine Mitursache für die Ausbildung neuer Störungen, sie ist aber nicht immer die Ursache für die Aufrechterhaltung psychischer Störungen. Psychische Störungen – das gilt insbesondere für Angststörungen – können eine Eigendynamik entwickeln und sich vom motivierten psychischen Geschehen abkoppeln. Dies wird meist der Fall sein, wenn eine Angststörung bei gleichzeitig relativ niedrigem Inkongruenzniveau vorliegt. Die Therapie kann sich dann auf die Behandlung der Störungsdynamik beschränken.

Wenn jedoch eine psychische Störung und gleichzeitig ein deutlich erhöhtes Inkongruenzniveau vorliegt, wäre es kurzsichtig, sich auf die Störungsbehandlung zu beschränken, weil eine Wahrscheinlichkeit dafür besteht, dass die Störung weiterhin der Inkonsistenzregulation dient und durch kurzfristige Inkonsistenzreduktion noch besser gebahnt wird. In diesem Fall müsste auch die Inkonsistenz im psychischen Geschehen Gegenstand der Behandlung werden, um ein gutes Therapieergebnis zu erreichen.

5.1.2 Psychotherapie wirkt über Konsistenzverbesserung

Nach der in Kapitel 4 sehr ausführlich und soeben noch einmal kurz dargelegten Sichtweise hängt das Ergebnis einer Psychotherapie vor allem davon ab, inwieweit es gelingt, die Konsistenz im psychischen Geschehen des Patienten zu verbessern. Das bedeutet nicht, Konsistenz zum obersten Therapieerfolgskriterium zu machen. Die Kriterien für die Bewertung des Therapieerfolges sind der Psychotherapie vorgegeben. Oberstes Therapieziel muss es sein, den Patienten von seinem Leiden zu befreien. Das heisst vor allem, seine psychische(n) Störung(en) und sein subjektives Wohlbefinden zu bessern. Psychotherapie muss ihren Wert an solchen gesellschaftlich vorgegebenen Kriterien messen lassen (Schulte, 1993). Das gilt für Therapien aller Art. Keine kann sich dem entziehen, indem sie sich ihre eigenen Kriterien vorgibt.

Aber die einzelnen therapeutischen Ansätze unterscheiden sich in ihren Annahmen darüber, welche Veränderungen im psychischen Geschehen herbeigeführt werden müssen, damit es zur Besserung der Störungen und des Wohlbefindens kommt. Nach Beck sind es dysfunktionale kognitive Schemata, die verändert werden müssen, nach der psychoanalytischen Theorie sind es konflikthafte motivationale Konstellationen usw. Nach der hier entwickelten Sichtweise muss vor allem die Konsistenz im psychischen Geschehen verbessert werden, damit es zur Abnahme der Störungen und zur Besserung des Wohlbefindens kommt. Allerdings schließt das Verständnis von Inkonsistenz psychische Störungen als Inkonsistenzquelle mit ein. Wenn man die Störungen bessert, bessert man auch die Konsistenz. Störungsverbesserung und Konsistenzverbesserung sind keine Alternativen, sondern dienen einander zu. Trotzdem weist das Konstrukt der Konsistenz über die Störungen hinaus. Es bettet die Störungen in das motivierte psychische Geschehen ein. Hohe Konsistenz, was gleichbedeutend mit sehr guter Bedürfnisbefriedigung ist, schützt vor der Entwicklung psychischer Störungen. Menschen, die psychische Störungen entwickeln, haben zumindest im Moment ihrer Aktualgenese ein erhöhtes Inkonsistenzniveau, oft aber weit darüber hinaus. Dauerhaft hohe Inkonsistenz ist mit hoher Komorbidität assoziiert.

Welchen therapeutischen Nutzen bringt das Konstrukt der Konsistenz mit sich? Ohne einen solchen Nutzen wäre es überflüssig. Der Nutzen muss letztlich darin liegen, dass die der Psychotherapie vorgegebenen Erfolgskriterien besser erreicht werden, wenn man sich beim Therapieren an Annahmen der Konsistenztheorie orientiert als an anderen Annahmen. Eine Schlussfolgerung aus der Konsistenztheorie ist die Annahme, dass man einen umso besseren Therapieerfolg erreicht, je mehr es gelingt, die Konsistenz im psychischen Geschehen zu verbessern. Konsistenzverbesserung ist also das wichtigste „theorieinterne“ Therapieziel.

Nun wissen wir aus Kapitel 4 (s. Abschnitt 4.8.1), dass es sehr verschiedene Formen von Inkonsistenz im psychischen Geschehen gibt. Sie alle haben einen mehr oder weniger starken negativen Einfluss auf die Leistungsfähigkeit, das subjektive Wohlbefinden und manche auch auf die psychische Gesundheit. Es ist in der Therapiepraxis unmöglich, all diese Formen von Inkonsistenz bei einem individuellen Patienten gleichzeitig zu erfassen. Deshalb macht es Sinn, sich für die Feststellung des allgemeinen Inkonsistenzniveaus im psychischen Geschehen auf diejenige Form der Inkonsistenz zu konzentrieren, in der sich alle anderen Formen der Inkonsistenz niederschlagen und die gleichzeitig am meisten darüber aussagt, wie gut bzw. schlecht es um die Bedürfnisbefriedigung des Patienten bestellt ist. Das ist die *motivationale Kongruenz*, d. h. das Ausmaß, in dem es dem Patienten gelingt, seine wichtigsten motivationalen Ziele, und zwar annähernde wie vermeidende, zu realisieren.

Ich hatte in Abschnitt 4.8.4.3 den Inkongruenzfragebogen vorgestellt, den wir für diesen Zweck entwickelt haben. Sein Gesamtwert korreliert bei einer gemischten Stichprobe von über tausend Normalpersonen und klinisch gestörten Patienten zu $r = -.87$ mit dem subjektiven Wohlbefinden. Das ist bei einer so großen Stichprobe eine ganz ungewöhnlich hohe Korrelation. Sie besagt inhaltlich: Wenn wir wissen, wie gut es einem Menschen gelingt, seine motivationalen Ziele zu realisieren, dann wissen wir, wie gut es ihm geht. Oder umgekehrt: Wenn es einem Menschen gut geht, dann gelingt es ihm gut, seine motivationalen Ziel zu realisieren. Weil es das wichtigste Ziel einer Psychotherapie ist, dass es dem Patienten nach der Behandlung besser geht, müssen wir einem Patienten mit erhöhter Inkongruenz helfen, seine motivationalen Ziele besser zu realisieren. Dem stehen aber die verschiedenen Quellen seiner individuellen Inkongruenz entgegen. Ihm selbst ist es bisher nicht gelungen, seine motivationalen Ziele besser zu realisieren, sonst wäre er nicht in Behandlung. Es kann nicht so leicht sein, diese Inkongruenzquellen zu beseitigen. Sonst hätte es der Patient schon getan.

Aus neurowissenschaftlicher Perspektive wird auch schnell klar, warum das für den Patienten schwierig ist. Es sind letztlich seine eigenen neuronalen Strukturen, die Inkonsistenz und damit schließlich Inkongruenz in seinem psychischen Geschehen hervorrufen. Seine eigenen neuronalen Strukturen zu ändern, ist ganz und gar nicht leicht, denn die meisten davon, und ganz besonders die, die Schwierigkeiten machen, sind sehr gut gebahnt und laufen darüber hinaus ohne Bewusstsein ab. Ein Mensch, der seine eigenen neuronalen Strukturen in eigener Regie ändern möchte, ist in Gefahr, sich im Labyrinth seiner eingespielten neuronalen Schaltkreise im Kreise zu drehen. Es kommt ihm immer nur in den Sinn, was auf Grund seiner gut gebahnten neuronalen Erregungsbereitschaften leicht aktivierbar ist und das kann gerade Teil seines Problems sein. Er ist also angewiesen auf Input von außen. Hilfe, und das bedeutet neurowissenschaftlich: Beeinflussung der neuronalen Strukturen, durch jemanden mit anderen neuronalen Erregungsbereitschaften, einen Therapeuten, macht Sinn.

Es macht aus dieser Perspektive auch Sinn, dass der Therapeut eine andere Betrachtungsweise auf den Patienten anwendet als dieser selbst. Die Problemsicht des Patienten ist wichtig, vor allem weil von ihr die Veränderungsmotivation ausgeht. Sie muss allein deswegen schon gebührend berücksichtigt und für den Veränderungsprozess genutzt werden. Aber die Problemsicht des Patienten kann sehr gut mit zu den Ursachen gehören, die es ihm schwer machen, seine Bedürfnisse besser zu befriedigen. Alle Quellen seiner Inkongruenz, die Abläufe im impliziten Funktionsmodus oder neuronale Strukturen wie einen lahmgelegten ACC oder einen geschädigten Hippocampus betreffen, kann der Patient prinzipiell nicht introspektiv ins Auge fassen. Es braucht also die fachliche Betrachtungsweise von außen, um die Ursachen seines Unglücks auszumachen. Gleichzeitig ist aber klar, dass der Patient erfolgreich nur in solche Richtungen verändert werden kann, für die er bereits motivationale Bereitschaften mitbringt. Damit sind nicht allein seine expliziten Therapieziele gemeint, sondern vor allem seine impliziten motivationalen Ziele.

Wenn ein Therapeut mit der Vorstellung an seine Patienten herangeht, dass er die Konsistenz in ihrem psychischen Geschehen verbessern muss, wenn er ihnen helfen will, wird er also eine vom Patienten unabhängige fachliche Betrachtungsweise an ihn herantragen, um Ansatzstellen dafür ausfindig zu machen, die Konsistenz in seinem psychischen Geschehen zu verbessern. In einem zweiten Schritt wird er prüfen, inwieweit diese objektiven Ansatzstellen für die Herbeiführung therapeutischer Veränderungen mit den motivationalen Bereitschaften des Patienten vereinbar sind. Er wird dann in der Therapie seine Interventionen an den Stellen ansetzen, die einerseits eine große Konsistenzverbesserung versprechen und für die andererseits beim Patienten die höchsten motivationalen Bereitschaften bestehen.

Nach dem, was in den vorangegangenen drei Kapitel erarbeitet wurde, wird ein so eingestellter Therapeut drei fachliche Perspektiven einnehmen, um Ansatzstellen für mögliche therapeutischen Interventionen auszumachen:

1. Die *Störungsperspektive,* wie sie im DSM und in der ICD vorliegt, ergänzt um das Wissen zu den neuronalen Grundlagen der einzelnen psychischen Störungen.
2. Die *Prozessperspektive:* Welche Möglichkeiten gibt es, diesem Patienten im Therapieprozess konsistenzerhöhende Erfahrungen zu vermitteln? Solche Erfahrungen sollten über Konsistenzverbesserung, unabhängig von den anderen Ansatzstellen für Konsistenzverbesserung, eine unmittelbare positive Wirkung auf den Patienten haben.
3. Die *Inkonsistenzperspektive:* Wie sieht es mit dem Inkonsistenzniveau dieses Patienten aus? Welche Quellen von Inkonsistenz außer der oder den psychopathologischen Störungen sind erkennbar, über deren Veränderung eine Verbesserung der Konsistenz erreichbar wäre?

Diese drei Perspektiven nimmt der Therapeut deswegen ein, weil sie sich auf die drei wichtigsten Möglichkeiten der Konsistenzverbesserung beziehen. Aus jeder dieser Perspektiven ergeben sich konkrete therapeutische Schlussfolgerungen, auf die ich jetzt eingehe.

5.1.3 Die wichtigsten Möglichkeiten der Konsistenzverbesserung durch Psychotherapie

5.1.3.1 Konsistenzverbesserung durch störungsorientierte Behandlung

Wenn sich psychische Störungen einmal herausgebildet und etabliert haben, stellen sie eine zusätzliche Quelle von Inkonsistenz im psychischen Geschehen dar. Sie behindern die Realisierung von motivationalen Zielen und stellen selbst eine Verletzung wichtiger Grundbedürfnisse dar, denn sie beinhalten einen Kontrollverlust, sind unangenehm und bedeuten eine Kränkung für das Selbstwertgefühl. Wenn es gelingt, durch eine störungsspezifische Behandlung die Störung bedeutsam zu reduzieren, führt dies zu einer verbesserten Konsistenz im psychischen Geschehen und macht den Weg frei für eine bessere Realisierung der motivationalen Ziele. Erfolgreiche störungsspezifische Behandlungen sollten also zu einer Verbesserung des Inkongruenzniveaus und darüber zu einer Verbesserung des Wohlbefindens führen. Empirisch haben wir eine Korrelation von .64 zwischen Abnahme der psychopathologischen Symptomatik und Abnahme der Inkongruenz gefunden. Der angenommene funktionale Zusammenhang besteht also tatsächlich.

Wenn wir uns Abbildung 4.26 (S. 346) mit den Korrelationen der Veränderungen der Inkongruenz mit Veränderungen in anderen Variablen noch einmal anschauen, wird deutlich, dass eine Besserung der psychopathologischen Symptomatik über die Verringerung von Inkongruenz weit reichende andere positive Veränderungen nach sich ziehen kann. Sie kann den Aufschaukelungsprozess umkehren, der zur Entstehung der Störung geführt hat: Die Besserung der Störung führt zu einer Verringerung des Inkongruenzniveaus. Das kann alle Variablen positiv beeinflussen, die in Abbildung 4.26 substanziell mit Veränderungen der Inkongruenz korrelieren. Es besteht eine Wahrscheinlichkeit dafür, dass die Intensität von Vermeidungszielen abnimmt, dass sich Kompetenzerwartungen verbessern, dass sich positives Copingverhalten verbessert, dass es zu einer besseren Nutzung von Ressourcen kommt und dass interpersonale Probleme schwächer werden. Weil es sich um einen korrelativen Zusammenhang handelt, kann man nicht genau sagen, wie stark der Einfluss in diese Richtung, d. h. von der Abnahme der Inkongruenz auf die Besserung in den anderen Variablen genau sein wird, denn die Korrelation kommt natürlich umgekehrt auch dadurch zu Stande, dass diese anderen Variablen einen Einfluss auf die Inkongruenz haben. Aber inhaltlich spricht alles dafür, die Korrelationen im Sinne eines wechselseitigen funktionalen Zusammenhangs zu interpretieren. Das bedeutet: Wenn es durch Verbesserung der Störung zu einer Abnahme der Inkongruenz kommt, hat dies mit hoher Wahrscheinlichkeit Verbesserungen in einigen dieser anderen Variablen zur Folge. Diese Verbesserungen tragen wieder zu einer weiteren Abnahme der Inkongruenz bei. Ein solcher positiver Rückkopplungsprozess mit einer Aufschaukelung in negative Richtung hatte, wie oben ausgeführt, ursprünglich zur Entstehung der Störung geführt. Jetzt wird durch die Besserung der Störung ein positiver Rückkopplungsprozess in umgekehrte Richtung in Gang gebracht. Es kann daher als Folge störungsspezifischer Therapien, auch wenn sich die Behandlung ganz auf die Störung beschränkt, zu positiven Veränderungen auch in anderen Bereichen kommen. Dieses Phänomen ist aus der Therapieforschung gut bekannt. Es findet eine schlüssige Erklärung, wenn man die Konsistenzverbesserung als funktionales Bindeglied zwischen den verschiedenen Veränderungen sieht.

Wir haben in Kapitel 3 gesehen, dass psychische Störungen mit strukturellen Veränderungen im Gehirn einhergehen. Solche strukturellen Veränderungen sind das Ergebnis sehr intensiver Bahnungsprozesse über längere Zeiträume. Man kann sich deswegen nicht einfach vornehmen, keine Angst mehr zu haben, nicht mehr zu grübeln, keine Zwangsgedanken mehr zu denken, nicht so negativ zu denken usw. So können neuronale Strukturen nicht verändert werden. Veränderungen neuronaler Strukturen können nur über sehr intensive, oft wiederholte neue Bahnungen bewirkt werden. Damit die sehr gut gebahnten Prozesse, die einzelnen Störungskomponenten zu Grunde liegen, wirksam gehemmt werden, braucht es mehr als einen Willensentschluss. Es braucht selbst wieder intensive Bahnungen, und zwar solcher Prozesse, die einen hemmenden Einfluss auf die Störungskomponenten ausüben.

Die störungsspezifische Interventionsforschung ist gegenwärtig weiter fortgeschritten als die neurowissenschaftliche Forschung zu den einzelnen psychischen Störungen. Störungsspezifische Therapiemanuale, die den neuesten Stand der Interventionsforschung zu einer Störung in therapeutische Leitlinien umformulieren, geben daher vorerst die beste Auskunft darüber, welches die besten therapeutischen Ansatzstellen sind, um ein bestimmtes Störungsmuster wirksam zu hemmen und zu destabilisieren.

Je besser unser Wissen über die spezifischen neuronalen Grundlagen der einzelnen psychischen Störungen wird, desto mehr sollte dieses Wissen aber in die störungsspezifischen Interventionsmanuale einfließen. Ich habe in Kapitel 3 über neurowissenschaftliche Anhaltspunkte dafür berichtet, dass es verschiedene Untertypen der Majoren Depression gibt, die wahrscheinlich unterschiedliche therapeutische Zugänge erfordern. Depressive, bei denen der ACC noch leichter aktivierbar ist, haben bei den bisherigen Therapieverfahren eine bessere Prognose. Unter Bezug auf solche neuronalen Merkmale könnte sich die Interventionsforschung z. B. auf Fragen ausrichten wie die nach dem besten Weg, einen deaktivierten ACC wieder funktionsfähig zu machen. Auch für die Zwangsstörung fanden sich Hinweise auf Untertypen mit jeweils eigenen neuronalen Charakteristika, die unterschiedliche therapeutische Interventionen nahe legen. Ich halte es für sehr wahrscheinlich, dass die Wirksamkeit der störungsspezifischen Interventionen noch einmal erheblich verbessert werden kann, wenn sich die Interventionen gezielt auf die Veränderung der spezifischen neuronalen Grundlagen der jeweiligen Störung ausrichten.

Die Posttraumatische Belastungsstörung kann als positives Beispiel dafür gelten, dass neurowissenschaftliche Forschung und psychologische Interventionsforschung zu einem übereinstimmenden Störungsverständnis und daraus abgeleiteten therapeutischen Schlussfolgerungen kommen können. Aber auch bei dieser Störung legt die neurowissenschaftliche Forschung zusätzliche Fragen nahe: Welche Schlussfolgerungen sollen daraus gezogen werden, dass der Hippocampus bei Menschen, die eine PTSD entwickeln, offensichtlich weniger leistungsfähig ist? Wenn sich bestätigte, dass dies eine Folge von Schädigungen durch ein Übermaß an Stresshormonen ist, sollte dann eine Verbesserung der Stresstoleranz als eigenes Therapieziel neben der Integration von implizitem und explizitem Traumagedächtnis angestrebt werden? Solche Fragen werden überhaupt erst durch neurowissenschaftliche Forschungsergebnisse aufgeworfen, weil man über die Rolle des Hippocampus für die Entstehung dieser Störung sonst gar nichts wüsste.

Es ist zu erwarten, dass die neurowissenschaftliche Forschung den störungsspezifischen Zugang sehr befruchten und neu beleben wird. Schon in absehbarer Zeit könnte eine neurowissenschaftliche Diagnostik Teil der Vorbereitung einer Therapie werden, um die spezifischen Ansatzstellen für therapeutische Interventionen genauer festzulegen, und um im Therapieverlauf zu prüfen, ob die angezielten Veränderungen auf neuronaler Ebene tatsächlich erreicht werden. Die in Abschnitt 2.15 referierte Untersuchung von Furmark et al. (2002) zu den neuronalen Veränderungen bei der Behandlung sozialer Phobien ist ein erster Schritt in diese Richtung.

Die neurowissenschaftliche Sicht psychischer Störungen eröffnet also positive Perspektiven für weitere Verbesserungen störungsspezifischer Behandlungen. Das Einlösen dieser Hoffnungen bleibt abzuwarten. Die neurowissenschaftliche Sicht psychischer Störungen legt aber auch heute schon Schlussfolgerungen für die Gestaltung störungsspezifischer Behandlungen nahe. Sie betreffen nicht die genauen störungsspezifischen Ansatzstellen für therapeutische Maßnahmen, sondern die Frage, wie der Einfluss störungsspezifischer Maßnahmen auf die einzelnen Störungskomponenten überhaupt zu Stande kommt. Sie betreffen die neuronalen Mechanismen solcher therapeutischen Veränderungen. Die Frage nach den neuronalen Mechanismen therapeutischer Veränderungen geht aber über den Rahmen störungsspezifischer Therapien hinaus. Sie ist von allgemeiner Bedeutung für Psychotherapie und ist nicht an das Konstrukt der Konsistenz gebunden. Ich werde diese neuronalen Mechanismen deswegen weiter unten im zweiten Teil der Schlussfolgerungen behandeln.

5.1.3.2 Konsistenzverbesserung durch Erfahrungen im Therapieprozess

Versuchen wir uns die Situation zu vergegenwärtigen, wie sie für einen Psychotherapiepatienten zu Beginn der Therapie besteht. Nehmen wir an, es handle sich um einen Patienten, der schon seit einigen Jahren unter einer Angststörung leidet und in den letzten Monaten auch noch eine mittelschwere Depression entwickelt hat. Solche Patienten haben im Inkongruenzfragebogen praktisch immer ein deutlich erhöhtes Inkongruenzniveau. Das bedeutet in den meisten Fällen, dass viele ihrer Annäherungsziele nicht gut realisiert sind. Meistens haben sie im FAMOS mehrere ausgeprägte Vermeidungsziele. Diese Vermeidungsziele weisen auf wunde Punkte hin, die sie vergeblich zu schützen versucht haben. Ihre erhöhte Vermeidungsinkongruenz zeigt an, dass es ihnen gegenwärtig nicht gelingt, das, was sie besonders fürchten, zu vermeiden. Depressive haben meistens stark erhöhte Werte in der FAMOS-Skala Angst vor Verletzungen, besonders in dem Item „anderen meine Schwächen zeigen“ und geben gleichzeitig an, dass sie solche Verletzungen nicht vermeiden können (s. dazu Tabelle 4.5, S. 287).

Bei einem solchen Patienten sind zu Beginn der Therapie alle vier Grundbedürfnisse akut verletzt. Wir brauchen eigentlich gar keinen FAMOS und Inkongruenzfragebogen, um uns dies klar zu machen.

Unter einer Angststörung zu leiden, ist in sich schon ein Kontrollverlust. Angststörungen gehen mit einem starken Bemühen einher, Kontrolle über die Angst zu gewinnen (Schulte, 2000). Das Bedürfnis nach Orientierung und Kontrolle ist bei diesem Patienten also akut aktiviert. Das macht ihn sehr empfänglich für positive Kontrollerfahrungen. Wenn der Therapeut das Vorgehen für den Patienten betont transparent macht, ihm ein plausibles Verständnis der Störung vermittelt und ihm aufzeigt, was er selbst tun kann, damit es besser wird, befriedigt er sein Bedürfnis nach Orientierung. Wenn er den Patienten in alle Schritte und Entscheidungen explizit einbezieht, auch auf dessen Anregungen, Vorschläge und Initiativen eingeht, auch wenn sie objektiv wenig zum Erfolg der Angstbehandlung beitragen können; wenn er ihm immer wieder mehrere Möglichkeiten aufzeigt, zwischen denen er selbst entscheiden kann; wenn er das Vorgehen so gestaltet, dass der Patient das Gefühl bekommt, dass er dabei gut mitmachen kann, dass er immer wieder in kleinen Dingen die Erfahrung macht, dass er kann, was von ihm verlangt wird; wenn er ihm zeigt, auf welche Weise er bessere Kontrolle über seinen Zustand bekommen kann, sind all dies positive Wahrnehmungen für das akut aktivierte Bedürfnis nach Orientierung und Kontrolle.

Solche Erfahrungen haben für den Patienten nicht nur deshalb einen hohen positiven Wert, weil sein Kontrollbedürfnis durch die Angststörung akut verletzt ist. Mit einiger Wahrscheinlichkeit hat ein Patient, der eine Angststörung und eine Depression entwickelt, auch eine Vorgeschichte von Verletzungen seines Kontrollbedürfnisses (s. Abschnitt 4.9.1). Bei Depressionen gehört der Kontrollverlust geradezu zum Kern der Störung, wenn wir an Maier und Seligmans (1976) Konzept der gelernten Hilflosigkeit denken oder an Alloys et al. (1990) Konzeption des Weges von der Angst in die Depression, der durch zunehmenden Kontrollverlust gekennzeichnet ist. Die Kontrollerfahrungen, die der Therapeut den Patienten durch eine sorgfältige Gestaltung seines Vorgehens unter dem Kontrollaspekt machen lassen kann, sind Balsam auf diese durch die Lebensgeschichte geschlagenen Wunden.

Der Patient wird zunächst vielleicht Misstrauen gegenüber dem Therapeuten haben, weil diese positiven Wahrnehmungen auf Vermeidungsschemata treffen, die zum Schutz vor Verletzungen des Kontrollbedürfnisses herausgebildet wurden. Aber der Patient muss sich nicht exponieren und verletzbar machen, um diese positiven Wahrnehmungen zu machen. Sie werden ihm vom Therapeuten unverlangt, und ohne dass darüber gesprochen wird, vermittelt. Der Patient macht diese Erfahrungen überwiegend im impliziten Funktionsmodus. Er muss seine verletzlichen Wünsche gar nicht offen deklarieren, um diese Erfahrungen zu machen.

Wenn der Patient im Zusammensein mit dem Therapeuten kontinuierlich eine große Anzahl solcher sein Kontrollbedürfnis befriedigenden Wahrnehmungen macht, wird seine aus dem verletzten Kontrollbedürfnis resultierende Inkongruenz geringer werden. Das wird von positiven Emotionen begleitet sein. Er wird das Zusammensein mit dem Therapeuten als positiv erleben und das wird auf die ganze Therapiesituation abfärben.

Es findet außerdem im impliziten Funktionsmodus ein *motivationales Priming* statt. Auf das Phänomen des motivationalen Priming war ich in Abschnitt 2.13 eingegangen. Es besagt Folgendes: Wenn das Annäherungssystem durch emotional positive Erfahrungen aktiviert und vorgebahnt ist, besteht eine Tendenz zu positiven Emotionen und zu annäherndem Verhalten. Negative Emotionen und Vermeidungsreaktionen werden dagegen abgeschwächt. Dasselbe gilt auch umgekehrt: Wenn das Vermeidungssystem ohnehin schon aktiviert ist, fallen Angstreaktionen auf ein bestimmtes Ereignis stärker aus, als wenn man sich gerade in einem emotional positiven Zustand befindet. Negative emotionale Reize bahnen Assoziationen, Repräsentationen und Verhaltensprogramme im Vermeidungssystem, positive emotionale Reize solche im Annäherungssystem.

Durch die positiven Kontrollerfahrungen, die der Patient kontinuierlich macht, wird sein Annäherungssystem vorgebahnt. Er wird sich mit größerer Bereitschaft und im Sinne eigener annähernder Ziele, also im Annäherungsmodus, auf das einlassen, was der Therapeut als notwendig an ihn heranträgt. Er wird offener für therapeutische Interventionen sein, als wenn er sich im Vermeidungsmodus befindet. Offenheit des Patienten ist aber nach der umfangreichen Metaanalyse von Prozess-Outcome-Zusammenhängen von Orlinsky, Grawe und Parks (1994) einer der wichtigsten Prädiktoren für einen guten Therapieerfolg.

Die positiven Kontrollerfahrungen, die der Therapeut dem Patienten ungefragt in möglichst großen Dosen vermittelt, bewirken also nicht nur eine Inkongruenzreduktion mit all ihren positiven Folgen, auf die ich im vorangegangenen Abschnitt eingegangen bin, sondern sie verbessern auch therapieintern die weiteren Bedingungen für die Bearbeitung der anstehenden Probleme und tragen damit zusätzlich auf indirektem Wege zu einer späteren Inkongruenzreduktion als Folge der erfolgreichen Bearbeitung dieser Probleme bei. Es gibt also *zwei Wege*, einen *direkten* und einen *indirekten*, auf dem positive Kontrollerfahrungen in der Therapie zu einer Verbesserung der Konsistenz beitragen können.

Was ich soeben über die inkongruenzreduzierende Wirkung positiver Kontrollerfahrungen im Therapieprozess ausgeführt habe, gilt in analoger Weise auch für die Erfahrungen, die der Patient im Hinblick auf seine anderen Grundbedürfnisse in der Therapie macht.

Viele Patienten haben ein angeschlagenes *Selbstwertgefühl*. Sie schämen sich dafür, dass sie anders sind als andere, dass sie diese Probleme haben und nicht alleine damit fertig werden. Psychisch krank zu sein wird von den meisten Betroffenen als persönliches Versagen erlebt. Sie fühlen sich dadurch minderwertig. Auch in der Therapie müssen sie sich notgedrungen von ihren problematischen Seiten zeigen. Das sind alles dem Selbstwert abträgliche Erfahrungen.

In einer solchen Situation tut es gut, sich vom anderen auch in seinen positiven und vorteilhaften Seiten, in seinen Stärken und Ressourcen wahrgenommen zu sehen. Ein Therapeut hat viele Möglichkeiten, den Patienten selbstwerterhöhende Erfahrungen machen zu lassen, für die er aus den genannten Gründen sehr empfänglich ist. Er kann dem Patienten immer wieder Gelegenheit geben, sich auch mit seinen Stärken darzustellen, indem er sich nicht nur für seine Probleme interessiert, sondern sehr interessiert auch danach fragt, was er sonst im Leben tut, sich ausführlicher über die Dinge berichten lässt, die den Patienten interessieren, die er gut kann, für die er Experte ist. Der Therapeut kann sich mit dem Patienten über Dinge austauschen, die sie gemeinsam interessieren. Das macht den Patienten gleichrangiger mit dem Therapeuten.

Der Therapeut kann den Patienten ausdrücklich nach Bereichen und Verhaltensweisen fragen, die er auf keinen Fall ändern möchte. Er kann sich nach Zeiten erkundigen, in denen es besser geht und was dann anders ist. Das lenkt den Blick auf Ressourcen und positive Möglichkeiten, die praktisch in jedem Leben vorhanden sind. Der Therapeut kann sich dafür interessieren, was der Patient schon alles selbst versucht hat, um seine Probleme zu lösen. Er kann ihn seine Anerkennung dafür spüren lassen, dass er sich nicht hängen lässt und nicht aufgibt, sondern dass er beschlossen hat, sich seinem Problem zu stellen, etwas zu unternehmen.

Wenn der Therapeut das Vorgehen so gestaltet, dass der Patient dabei gut mitmachen kann (s. o.), gibt es darüber hinaus viele Gelegenheiten, dem Patienten rückzumelden, wie gut er mitmacht, wie viel er einbringt und selbst beiträgt, wie wenig selbstverständlich es ist, dass er das kann. Die spezifische Art, in der der Therapeut dem Patienten Lob, Anerkennung, Bewunderung, Komplimente vermittelt, sollte er davon abhängig machen, wofür der Patient besonders empfänglich ist. Es kommt darauf an, dass der Patient das als echt gemeint erlebt, dass er es wirklich als positiv erlebt. Es geht hier mehr um eine Frage der therapeutischen Einstellung als um eine Technik. Wenn man sich darauf einstellt, das Positive im anderen zu sehen und es ihm auch mitzuteilen oder ihn zumindest spüren zu lassen, dann sieht man Dinge, die wirklich positiv und anerkennenswürdig sind und kann dies glaubwürdig zum Ausdruck bringen. Fast in jeder Therapiesitzung gibt es viele Gelegenheiten für solche positiven Rückmeldungen in expliziter und in nonverbaler Form, ohne dass dafür ausdrücklich ressourcenorientierte Themen angeschnitten werden müssen. Selbstwerterhöhende Erfahrungen können die Arbeit an Problemen ständig begleiten, wenn der Therapeut sich ausdrücklich darauf ausrichtet, sie so oft und gut wie möglich zu vermitteln.

Das Vermitteln von positiven Kontrollerfahrungen und selbstwerterhöhenden Erfahrungen geht sehr gut Hand in Hand. Beides verlangt eine ähnliche Einstellung vom Therapeuten, die man vielleicht am besten als *ressourcenorientiert* von einer problem- oder defizitorientierten Haltung abheben kann. Viele Therapeuten werden von sich der Meinung sein, dass sie eine solche Haltung ihren Patienten gegenüber haben. Aber für die Veränderung der Inkongruenz des Patienten kommt es darauf an, wie oft und intensiv er im Zusammensein mit dem Therapeuten wirklich ganz konkret Wahrnehmungen der beschriebenen Art machen kann. Es sollten in jeder Therapiesitzung möglichst viele solche Wahrnehmungen sein. Der Patient wird aber nicht viele solche Wahrnehmungen machen, wenn der Therapeut dies nicht ganz ausdrücklich als Ziel verfolgt.

Die Therapiesituation an sich legt nämlich eigentlich etwas ganz anderes nahe: Der Patient hat oft wirklich schwere Probleme, zeigt sich leidend und belastet. Das erzeugt einen großen Druck auf den Therapeuten, sich umgehend den Problemen und schlimmen Erfahrungen zuzuwenden, die der Patient in der letzten Zeit wieder gemacht hat. Je umfangreicher die Probleme und je leidender der Patient, desto mehr fühlt sich der Therapeut verpflichtet, ihm wirklich aktiv bei seinen Problemen zu helfen. Das zwingt ihn geradezu zu einer problemorientierten Sichtweise und zu problembezogenem Wahrnehmen, Denken und Handeln. Wenn man so sehr mit akuten Problemen konfrontiert wird, die nach dringlicher Linderung rufen, ist es oft schwer, sich den positiven, gesunden Seiten des Patienten zuzuwenden, ja, sie in dieser Situation überhaupt sehen zu können. Unter diesem Druck kann es vorkommen, dass ein Therapeut sehr wenig konkret von seiner im Prinzip vorhandenen Bereitschaft, auch die positiven Seiten von Patienten zu sehen, für den Patienten spürbar zum Ausdruck bringt. Das ist jedenfalls das Ergebnis unserer umfangreichen Prozessanalysen.

Wir haben mit unserer Forschungsgruppe in Bern etwa viertausend zehnminütige, auf Video aufgezeichnete Ausschnitte aus Therapien mit verschiedenen Arten von Therapeuten, Patienten, Therapiedauern, Störungen und angewandten Methoden daraufhin untersucht, in welchem Ausmaß die Therapeuten in diesen Zehnminutenausschnitten ihren jeweiligen Patienten tatsächlich solche bedürfnisbefriedigenden Wahrnehmungen vermitteln, wie ich sie zuvor für das Kontroll- und Selbstwertbedürfnis beschrieben habe. Die Therapiesitzungen, denen diese Zehnminutenausschnitte entnommen wurden, wurden je nach Fragestellung aus über achttausend auf Video aufgezeichneten Therapiesitzungen ausgewählt. Meine Mitarbeiter und Mitarbeiterin Daniel Regli, Emma Smith, Andreas Dick und Daniel Gassmann und ich haben in den letzten Jahren viel Aufwand dafür betrieben, diese Therapieausschnitte im Hinblick auf die Verwirklichung der von uns angenommenen wichtigsten therapeutischen Wirkfaktoren (Grawe, 1995, 1997) zu analysieren, und zwar mit einer von uns eigens für diesen Zweck entwickelten Methode der Prozessanalyse, der „Wirkfaktorenanalyse“ (Grawe, Dick, Regli & Smith,1999).

Um das Zusammenspiel zwischen Therapeut und Patient noch genauer untersuchen zu können, haben wir noch eine weitere Methode der Prozessanalyse, die „Konsistenztheoretische Mikroprozessanalyse“ (Gassmann & Grawe, zur Veröffentlichung eingereicht) entwickelt, die das Therapiegeschehen auf der Ebene einzelner Minuten analysiert. Mit ihr haben wir 6 800 einminütige Therapieausschnitte im Hinblick auf die von der Konsistenztheorie angenommenen Wirkfaktoren analysiert.

Wenn man diese vielen Therapieausschnitte als repräsentative Stichprobe der realen Therapiepraxis nimmt, ist man zunächst einmal ernüchtert. Es werden den Patienten in den Therapien im Durchschnitt viel weniger bedürfnisbefriedigende Erfahrungen vermittelt, als es eigentlich möglich wäre. Es wird offensichtlich, dass die Therapeuten meist ganz andere Dinge im Kopf haben, als dem Patienten in diesem Moment positive Kontroll- und Selbstwerterfahrungen zu vermitteln. Es ist jedenfalls meistens nicht ein aktuell aktiviertes Ziel, das ihr Verhalten ersichtlich bestimmt.

Auf der anderen Seite haben diese Analysen gezeigt, dass das Ausmaß bedürfnisbefriedigender Erfahrungen in der jeweiligen Therapiesitzung entscheidend dafür ist, was aus der jeweiligen Sitzung herauskommt. Bei all den verschiedenen Fragestellungen, die wir im Speziellen untersucht, und den verschiedenen Untersuchungsdesigns, die wir verwirklicht haben, hat sich immer wieder gezeigt, dass das Ausmaß bedürfnisbefriedigender Erfahrungen in der Therapiesitzung mehr zu einem produktiven Ergebnis der Therapiesitzung beiträgt als die Art, in der die jeweiligen Probleme behandelt wurden. Es würde hier zu weit führen, wollte ich die diesbezüglichen Ergebnisse und die Methoden, mit denen wir sie erzielt haben, ausführlich referieren. Berichte darüber finden sich bei

Grawe (1999), Grawe et al. (1999), Dick, Grawe, Regli und Heim (1999), Smith, Regli und Grawe (1999), Regli et al. (2000), Smith und Grawe (2001, 2003, in Druck a, in Druck b) sowie Gassmann und Grawe (zur Veröffentlichung eingereicht). Aber einige der von uns gefundenen Resultate will ich doch berichten, weil sie zeigen, dass das, was in Therapiesitzungen im Hinblick auf die Grundbedürfnisse des Patienten geschieht, ganz entscheidend ist für das unmittelbare Ergebnis der Therapiesitzung und schließlich für den Erfolg der Therapie.

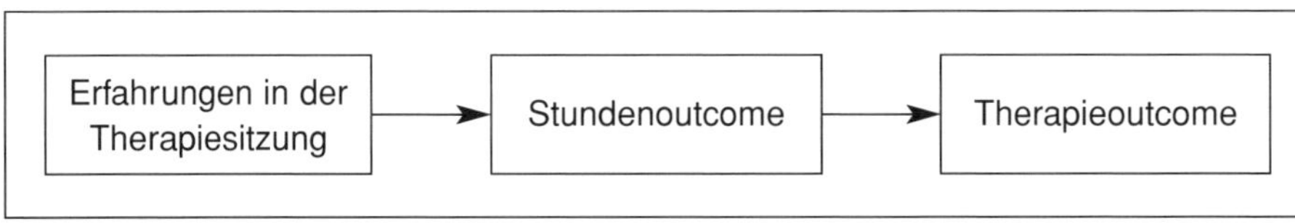

Abbildung 5.1: Grundlegende Philosophie des Berner Prozessforschungsansatzes.

Abbildung 5.1 stellt den grundlegenden Ansatz unserer Prozessforschung dar. Er geht davon aus, dass der Patient in jeder Therapiesitzung Erfahrungen macht, die eine Bedeutung für seine motivationalen Schemata haben. Sie können seine Bedürfnisse mehr oder weniger befriedigen, sie aber auch frustrieren und verletzen. Darüber hinaus haben seine Erfahrungen in den Therapiesitzungen eine funktionale Bedeutung für seine Probleme. Sie können sie mehr oder weniger effektiv verändern. Die Prozesserfahrungen bestimmen den Niederschlag der Therapiesitzung im subjektiven Erleben des Patienten. Der Patient kann die Sitzung als sehr positiv oder auch als negativ erlebt haben. Dies bezeichnen wir als Stundenoutcome. Viele Stundenoutcomes führen schließlich zu einem besseren oder schlechteren Therapieoutcome am Ende der Therapie.

Den Niederschlag der einzelnen Therapiesitzung im Erleben des Patienten erfassen wir mit einem Stundenbogen, den der Patient unmittelbar im Anschluss an jede Therapiesitzung ausfüllt. Der Stundenbogen enthält u. a. eine Reihe von Items, die sich auf positive Bewältigungs-, Klärungs- und Selbstwirksamkeitserfahrungen beziehen, die der Patient in dieser Sitzung gemacht hat. Die diesbezüglichen Items sind in Tabelle 5.1 aufgeführt. Die Items werden auf siebenstufigen bipolaren Skalen mit den beiden Polen starke Zustimmung versus starke Verneinung der in dem Item formulierten Aussage beantwortet. Der Summenwert über diese Items stellt unsere Operationalisierung des Stundenoutcomes dar. Wenn man sich den Inhalt näher anschaut, sieht man, dass die Items sich alle auf positive Erfahrungen im Hinblick auf das Bedürfnis nach Orientierung und Kontrolle beziehen.

Als Maß für den Therapieoutcome benutzten wir eine integrierte Effektstärke über sieben Therapieerfolgsmaße, nämlich

- die Zielerreichung bezüglich der drei wichtigsten Probleme des Patienten
- die Zufriedenheit des Patienten mit dem Therapieerfolg
- die Beurteilung des Therapieerfolgs durch den Therapeuten

Tabelle 5.1: Operationalisierung des Stundenoutcomes mit Items des Patientenstundenbogens, die sich auf positive Bewältigungs-, Klärungs- und Selbstwirksamkeitserfahrungen beziehen.

Summenscore über folgende Items des Patientenstundenbogens:
- Heute habe ich das Gefühl, dass wir in der Therapie wirklich vorwärts gekommen sind
- Heute sind mir die einzelnen Möglichkeiten zur Lösung meiner Probleme klarer geworden
- Ich fühle mich jetzt Situationen gewachsener, denen ich mich bisher nicht gewachsen gefühlt habe
- Ich glaube, dass ich mich jetzt besser so verhalten kann, wie ich möchte
- Ich habe das Gefühl, dass ich mich selbst und meine Probleme besser verstehe
- Ich glaube, es wird mir immer besser möglich, meine Probleme aus eigener Kraft zu lösen
- Heute sind mir Zusammenhänge klar geworden, die ich bisher nicht gesehen habe
- Nach der heutigen Sitzung bin ich fest entschlossen, die besprochenen Probleme anzupacken

- die Zunahme von Optimismus und Gelassenheit im VEV von Zielke (1978)
- die Besserung des subjektiven Wohlbefindens, gemessen mit dem BFW von Grob (1995)
- die Besserung der psychopathologischen Symptombelastung, gemessen mit der SCL-90-R (Franke, 1995, 2000)
- die Besserung interpersonaler Probleme im Inventar Interpersonaler Probleme (IIP) von Horowitz, Strauss und Kordy (1994)

Der Summenwert für den Stundenoutcome korrelierte, über alle Sitzungen einer Therapie gemittelt, bei einer Stichprobe von 238 abgeschlossenen Therapien, für die vollständige Prozess- und Outcomemessungen vorlagen, zu $r = .69$ mit dem so operationalisierten Therapieoutcome. Das heisst: Das Ergebnis einer Therapie hängt sehr stark davon ab, in welchem Ausmaß der Patient in den Therapiesitzungen positive Erfahrungen im Hinblick auf sein durch die Probleme akut aktiviertes Bedürfnis nach Orientierung und Kontrolle macht. Die Items des Stundenbogens beziehen sich nicht auf irgendwelche Kontrollerfahrungen, sondern auf Kontrollerfahrungen, die der Patient im Hinblick auf seine Probleme macht.

Der Stundenbogen setzt am subjektiven Erleben des Patienten an. Uns hat im nächsten Analyseschritt interessiert, was wirklich in den Therapiesitzungen geschieht, dass es zu diesem subjektiven Erleben des Patienten kommt. Wovon hängt das Ausmaß, in dem der Patient in der Therapiesitzung positive Bewältigungs-, Klärungs- und Selbstwirksamkeitserfahrungen macht, ab? Dafür haben wir das Therapiegeschehen durch von uns geschulte Beurteiler im Hinblick darauf einschätzen lassen, was der Therapeut wirklich tut, damit der Patient Wahrnehmungen im Sinne seines Kontroll- und Selbstwertbedürfnisses machen kann. Die Beurteiler schauten sich jeweils einen Zehnminutenausschnitt einer Therapie an, ohne zu wissen, um was für eine Art von Therapiesitzung es sich handelte, und beurteilten das Therapiegeschehen dann auf Ratingskalen. Auf die methodischen Aspekte dieser Ratings wie Reliabilität usw. gehe ich hier nicht ein. Ausführliche Angaben dazu finden sich in den Originalveröffentlichungen.

Tabelle 5.2 führt im linken Teil die mit den Ratingskalen gemessenen Aspekte auf und im rechten die Frage, die den Beurteilern jeweils zu diesem Aspekt zur Beurteilung vorgegeben wurde.

Tabelle 5.2: Skaleninhalte und den Ratern vorgegebene Fragen zur Erfassung positiver Therapieerfahrungen im Hinblick auf das Kontrollbedürfnis und das Selbstwertbedürfnis.

Skalen für beim Patienten aktivierte Ressourcen, die sein Bedürfnis nach Kontrolle und Selbstwert befriedigen	
Explizite Verstärkung der Ziele und Werte des Patienten	In welchem Ausmass fühlt sich der Patient unterstützt und verstärkt in seinen eigenen Zielen und Werten?
Explizite Verstärkung der Kompetenzen und Fähigkeiten des Patienten	In welchem Ausmass werden die Kompetenzen und Fähigkeiten des Patienten explizit angesprochen und verstärkt?
Prozessuale Aktivierung positiver Ziele des Patienten in der Therapiebeziehung	In welchem Ausmass ist das Verhalten des Patienten in der Therapie durch seine eigenen motivationalen Ziele bestimmt?
Prozessuale Aktivierung von Fähigkeiten des Patienten in der Therapiebeziehung	In welchem Ausmass ist der Patient fähig, die Anforderungen des Therapeuten in der Therapie zu erfüllen?
Fokussierung auf die positiven Seiten des Patienten	In welchem Ausmass kann der Patient sich von seinen positiven Seiten wahrnehmen?
Explizites Ansprechen der positiven Eigenschaften des Patienten	In welchem Ausmass werden positive Eigenschaften des Patienten explizit angesprochen?

Abbildung 5.2 stellt den Einfluss dieser so gemessenen Prozesserfahrungen des Patienten auf den Sitzungsoutcome dar. Es wird also die Perspektive eines außenstehenden Beobachters (objektive Prozesserfahrungen) zur subjektiven Perspektive des Patienten (Stundenoutcome) in Beziehung gesetzt. Die Höhe des Einflusses ist in Effektstärken (Cohens d) ausgedrückt.

Wenn man bedenkt, dass hier Daten aus zwei verschiedenen Beurteilerquellen im Blindverfahren zueinander in Beziehung gesetzt wurden, müssen die Effektstärken als ganz

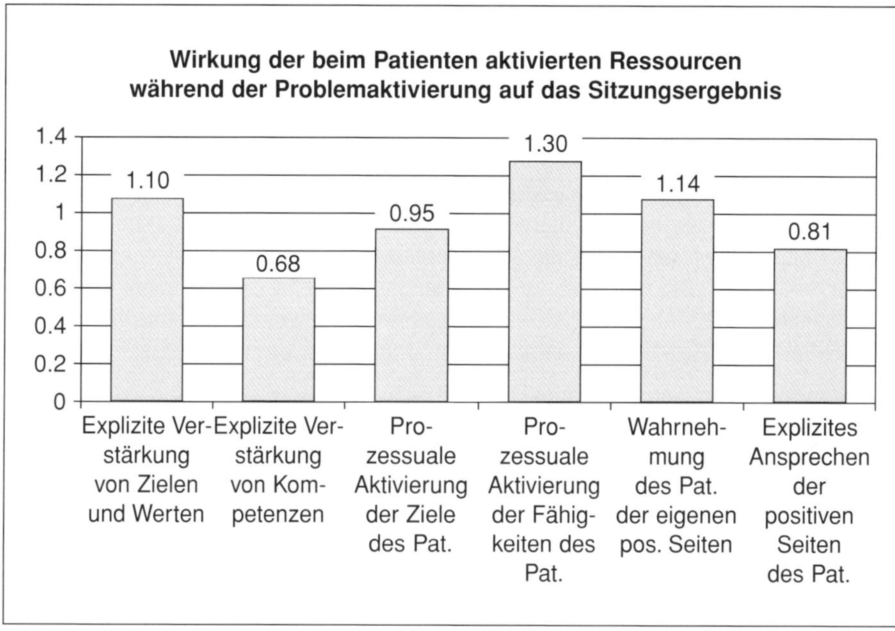

Abbildung 5.2: Der Einfluss der in Tabelle 5.2 aufgeführten Prozessmerkmale auf den Stundenoutcome, ausgedrückt in Effektstärken.

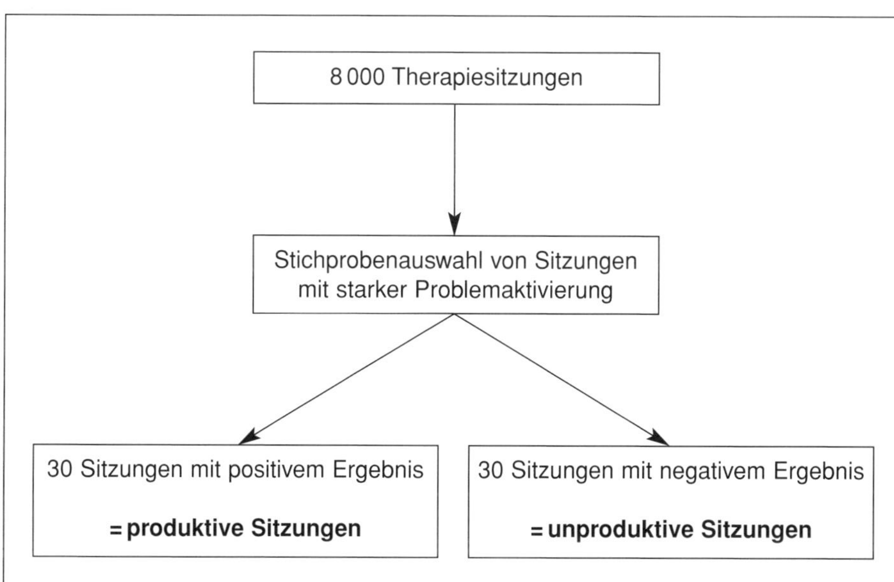

Abbildung 5.3: Design der Untersuchung von Smith, Regli und Grawe (1999).

außerordentlich hoch angesehen werden. Die in Abbildung 5.2 aufgeführten Effektstärken beruhen auf einem quasi-experimentellen Vergleich aus der Untersuchung von Smith, Regli und Grawe (1999), deren Versuchsplan in Abbildung 5.3 dargestellt ist.

Es wurden aus über 8.000 Therapiesitzungen zunächst solche ausgesucht, in denen die Patienten nach ihren Angaben im Stundenbogen sehr schmerzhafte Erfahrungen in der Therapiesitzung gemacht hatten, in denen es also zu einer starken Aktivierung negativer Emotionen gekommen war. Aus diesen Sitzungen wurden dann je 30 Therapiesitzungen ausgewählt, die einen sehr guten und 30 Sitzungen, die einen besonders schlechten Stundenoutcome hatten. Die mittleren drei Zehnminutensegmente dieser Therapiesitzungen wurden analysiert. Es wurden also je 90 Therapieausschnitte miteinander verglichen. Der Vergleich erfolgte per t-Test, dessen Wert dann in Effektstärken umgerechnet wurde.

Die Höhe der so berechneten Effektstärken ist nicht an der Höhe von Prae-Post-Effektstärken zu messen, wie sie zur Messung von Therapieeffekten berechnet werden – diese liegen im Mittel bei 1.21 (Grawe, Donati & Bernauer, 1994) – sondern nach Cohens (1969, 1970) Maßstab für die Stärke des Einflusses von unabhängigen Variablen auf abhängige Variablen. Hier zählt .80 als eine hohe Effektstärke. Die von uns gefundenen Effektstärken liegen fast alle deutlich darüber. Wir haben es deshalb mit einem sehr starken Einfluss der bedürfnisbefriedigenden Erfahrungen in der einzelnen Therapiesitzung auf das Ergebnis der jeweiligen Sitzung zu tun. Die von den außenstehenden Beurteilern eingeschätzten Prozesserfahrungen der Patienten wurden zeitlich vor ihrer Beurteilung des Stundenoutcomes am Ende der Therapiesitzung gemacht. Deshalb können die Effektstärken im Sinne eines kausalen Einflusses der Prozesserfahrungen auf den Stundenoutcome interpretiert werden.

Es ist also wirklich so wie theoretisch angenommen: Die tatsächlichen Erfahrungen, die ein Patient in den Therapiesitzungen im Hinblick auf sein Kontrollbedürfnis und sein Selbstwertbedürfnis macht, haben einen sehr starken Einfluss darauf, ob er die Therapiesitzung als hilfreich erlebt und letztlich auch darauf, ob die Therapie ein Erfolg wird. Ganz besonders wichtig für das Therapieergebnis scheint zu sein, dass der Patient das Gefühl hat, jetzt mehr Kontrolle über seine Probleme zu haben (Klärungs-, Bewältigungs- und Selbstwirksamkeitserfahrungen). Ein Therapeut hat mit dem, was er tut, sehr starken Einfluss darauf, ob der Patient in der Therapie bedürfnisbefriedigende Erfahrungen macht oder nicht.

Es ist aber nicht nur wichtig, dass er überhaupt solche Erfahrungen macht, sondern dass er sie macht, während er mit dem Therapeuten an seinen Problemen arbeitet. In dieser Studie hatten wir durch eine gezielte Auswahl der Therapiesitzungen gesichert, dass in den analysierten Sitzungen an schmerzhaften Problemen des Patienten gearbeitet worden war. In anderen Studien, in denen die analysierten Therapiesitzungen nicht nach diesem Kriterium ausgewählt worden waren, haben wir ähnlich hohe Effektstärken für den Einfluss bedürfnisbefriedigender Erfahrungen auf den Stundenoutcome gefunden. Aber auch in solchen „durchschnittlichen" Therapiesitzungen kann man davon ausgehen, dass in ihnen an Problemen des Patienten gearbeitet wurde, wenn auch nicht immer mit so starken negativen Emotionen verbunden wie in der Studie von Smith, Regli und Grawe (1999).

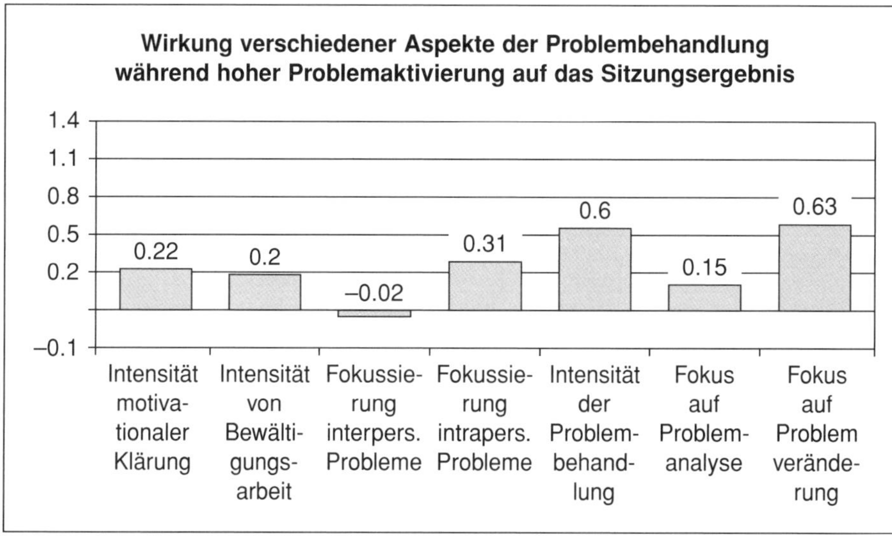

Abbildung 5.4: Einfluss verschiedener Aspekte der Problembearbeitung auf den Stundenoutcome in der Studie von Smith, Regli und Grawe (1999), ausgedrückt in Effektstärken (Cohens d).

Zum Vergleich mit dem Einfluss bedürfnisbefriedigender Erfahrungen sind in Abbildung 5.4 die Effektstärken für den Einfluss verschiedener Aspekte der Problembearbeitung, die mit der Wirkfaktorenanalyse ebenfalls erfasst werden, auf den Stundenoutcome aufgeführt.

Wir sehen, dass die Art der Problemberarbeitung im Vergleich zu den bedürfnisbefriedigenden Erfahrungen einen sehr viel geringeren Einfluss auf den Stundenoutcome hat. Nur die Intensität, mit der die jeweils behandelten Probleme bearbeiten wurden, und dass der Fokus der Arbeit mehr auf der Veränderung als auf der Analyse des Problems lag, hat einen nennenswerten Einfluss auf den Stundenoutcome. Sicher darf man aus diesem Ergebnis nicht den Schluss ziehen, dass es nicht so wichtig ist, wie ein Problem behandelt wird. Es kommt wahrscheinlich sehr stark darauf an, aber die beste Art wird für verschiedene Arten von Problemen unterschiedlich sein und deswegen findet man nicht so einen hohen Effekt, wenn man über alle behandelten Probleme mittelt. Aber der Vergleich mit den hohen Effektstärken, die wir für die bedürfnisbefriedigenden Erfahrungen gefunden haben, ist dennoch interessant, denn auch für sie war die Analyse nicht auf die individuelle Bedürfnislage des Patienten zugeschnitten, sondern es wurden alle Patienten „über einen Kamm geschoren“. Das zeigt, dass positive Erfahrungen im Bezug auf das Kontrollbedürfnis und das Selbstwertbedürfnis ganz allgemein wichtig für ein gutes Therapieergebnis sind, unabhängig von den individuellen Voraussetzungen des einzelnen Patienten.

Bei der Beschreibung, wie man Patienten positive Kontroll- und Selbstwerterfahrungen machen lassen kann, die ich oben gegeben habe, wird deutlich, dass man dafür die vorhandenen Merkmale und Möglichkeiten des Patienten als Ressourcen nutzt und positiv

Tabelle 5.3: Design der Studie von Gassmann und Grawe (zur Veröffentlichung eingereicht) mit der konsistenztheoretischen Mikroprozessanalyse (KMP).

Versuchsplan der Studie 2 (Gassmann & Grawe)		
Therapie-ergebnis \ Sitzungs-ergebnis	Sitzungsergebnis sehr gut (2 Sitzungen pro Therapie)	Sitzungsergebnis schlecht (2 Sitzungen pro Therapie)
10 Therapien mit sehr gutem Ergebnis	20 Sitzungen	20 Sitzungen
10 Therapien mit mittlerem Ergebnis	20 Sitzungen	20 Sitzungen
10 Therapien mit schlechtem Ergebnis	20 Sitzungen	20 Sitzungen

herausstellt. Wir haben eine so ausgerichtete therapeutische Tätigkeit deshalb zusammenfassend als *Ressourcenaktivierung* bezeichnet. Wenn diese positiven Möglichkeiten beim Patienten gerade aktiviert sind, kann man von aktivierten Ressourcen sprechen. Aktivierte Ressourcen auf Seiten des Patienten bedeuten also, dass der Patient gerade selbstwerterhöhende oder positive Kontrollerfahrungen macht. Ressourcenaktivierung auf Seiten

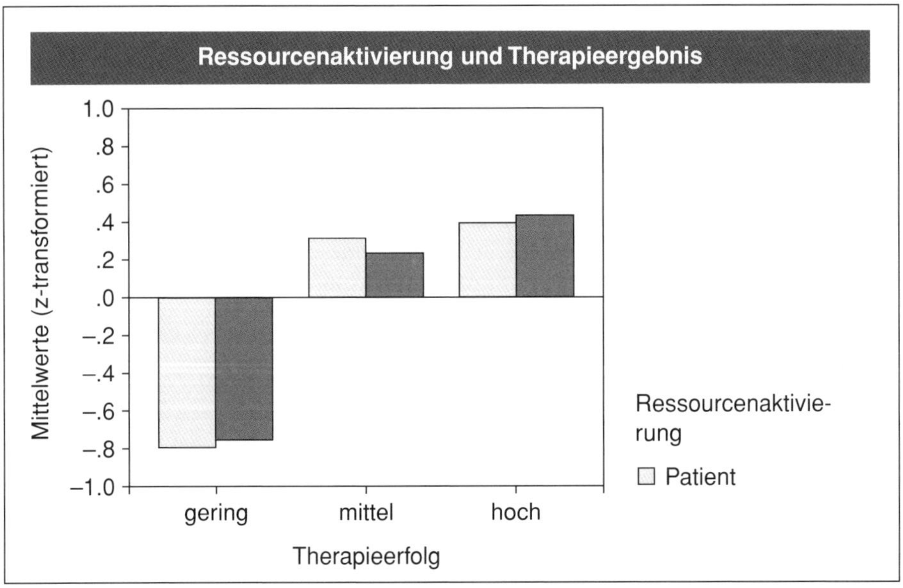

Abbildung 5.5: Vergleich der Ressourcenaktivierung in Therapiesitzungen mit sehr gutem, mittlerem und schlechtem Outcome, getrennt für Patient und Therapeut. Es werden über alle Zellen des Designs z-transformierte Werte dargestellt. Die durchschnittliche Therapie hat also einen Wert von Null.

des Therapeuten bedeutet, dass der Therapeut sich darum bemüht, dem Patienten bedürfnisbefriedigende Erfahrungen zu vermitteln, unabhängig davon, wie gut ihm das gelingt.

In einer Studie von Gassmann und Grawe (zur Veröffentlichung eingereicht) wurden Ressourcenaktivierung durch den Therapeuten und aktivierte Ressourcen auf Seiten des Patienten von verschiedenen Beurteilern unabhängig voneinander eingeschätzt. Wieder andere Beurteiler schätzten in dieser Studie den Grad der emotionalen Beteiligung des Patienten ein, während an seinen Problemen gearbeitet wurde. Dies wird im Folgenden verkürzt als „Problemaktivierung" bezeichnet. In dieser Studie wurde jede Therapiesitzung Minute für Minute von ihrem Anfang bis zu ihrem Ende hinsichtlich dieser Merkmale eingeschätzt. Die Studie von Gassmann und Grawe hatte das in Tabelle 5.3 dargestellte Design.

Abbildung 5.5 zeigt den Vergleich der Therapien mit sehr gutem, mittlerem und schlechtem Therapieoutcome für die Ressourcenaktivierung auf Seiten des Patienten und des Therapeuten. Es ist sehr deutlich, dass Therapien, die schließlich ein unbefriedigendes Ergebnis haben, dadurch gekennzeichnet sind, dass im Therapieprozess weniger Ressourcen auf Seiten des Patienten aktiviert sind und dass der Therapeut weniger dazu tut, sie zu aktivieren.

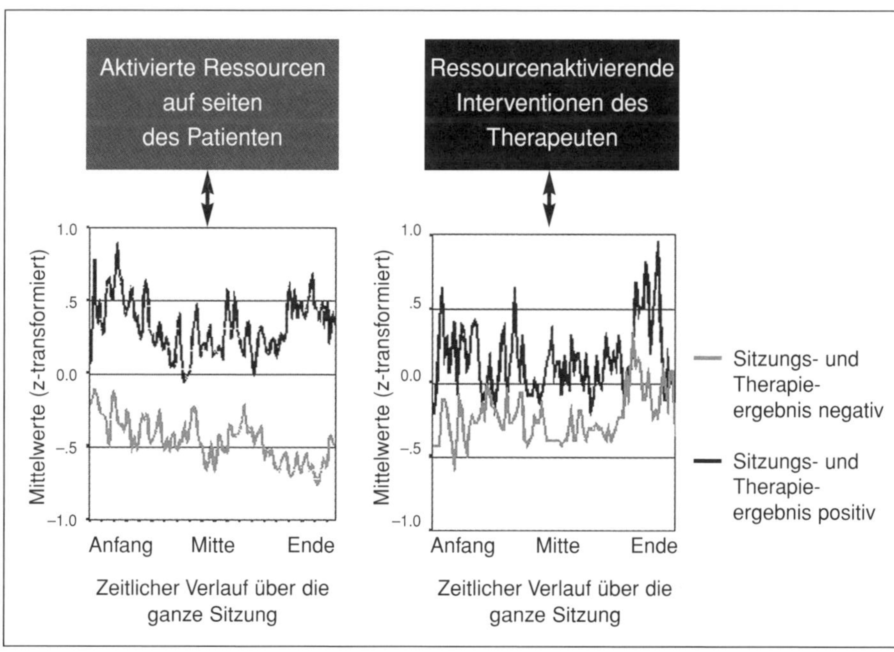

Abbildung 5.6: Vergleich der Ressourcenaktivierung auf Seiten des Patienten (links) und des Therapeuten (rechts) zwischen positiven und negativen Therapiesitzungen. Die Daten sind z-transformiert. Die durchschnittliche Therapie hat in jeder Minute den Wert Null. Weil die Längen der Therapiesitzungen sich etwas unterscheiden, ist die Therapiedauer auf Prozentbasis vergleichbar gemacht worden.

Von den vielen weiteren Ergebnissen dieser Studie berichte ich im Folgenden nur die zum Verhältnis von Ressourcenaktivierung und Problemaktivierung. Die konsistenztheoretische Mikroprozessanalyse (KMP) misst auch noch andere Aspekte des Patienten- und Therapeutenverhaltens. Die sind aber in diesem Zusammenhang weniger relevant. Ich beschränke mich außerdem auf den Vergleich der Extreme, nämlich auf den Vergleich zwischen Therapiesitzungen mit sehr gutem Stundenoutcome aus sehr erfolgreichen Therapien und Therapiesitzungen mit besonders schlechtem Stundenoutcome aus Therapien mit geringem Therapieerfolg. Stundenoutcome und Therapieoutcome wurden ähnlich operationalisiert wie in der Studie von Smith, Regli und Grawe (1999).

Abbildung 5.6 zeigt links, in welchem Ausmaß beim Patienten Ressourcen aktiviert waren und rechts, wie viel der Therapeut zur Ressourcenaktivierung tat. Auf beiden Seiten werden positive und negative Therapiesitzungen miteinander verglichen. Im Unterschied zu den vorangegangenen Abbildungen wird in dieser Abbildung auch der Verlauf über die ganze Therapiesitzung dargestellt, weil jede Sitzung Minute für Minute analysiert wurde.

Bei diesem Vergleich zeigt sich, dass Patienten in erfolgreichen Therapiesitzungen über die ganze Sitzungsdauer deutlich mehr bedürfnisbefriedigende Erfahrungen machen als Patienten in nicht erfolgreichen Therapiesitzungen, denn das bedeuten aktivierte Ressourcen auf Seiten des Patienten letztendlich. Es zeigt sich aber auch, dass der Therapeut dafür von sich aus mehr tut.

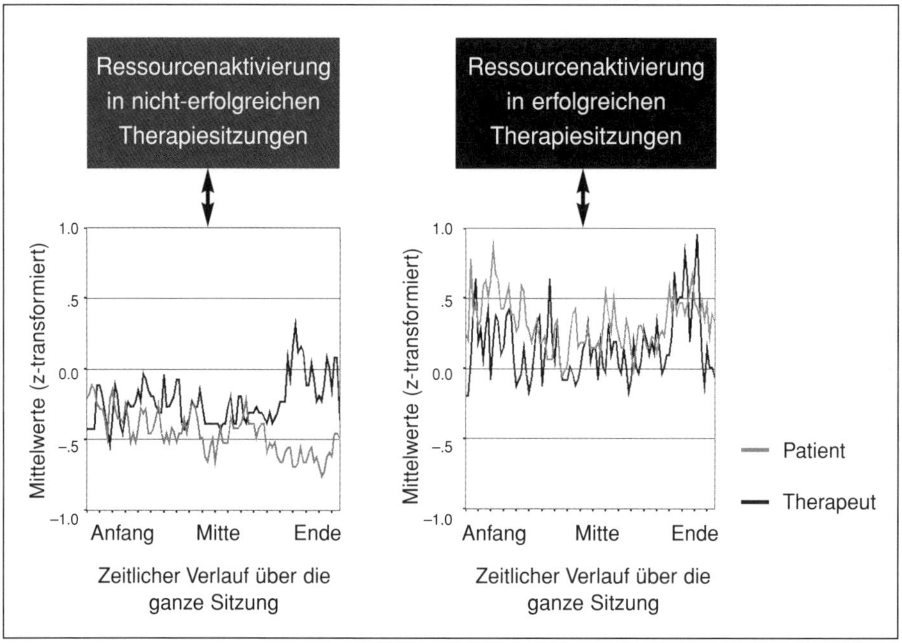

Abbildung 5.7: Verlauf der Ressourcenaktivierung beim Patienten und Therapeuten in negativen (links) und positiven (rechts) Therapiesitzungen.

In Abbildung 5.7. sind dieselben Daten in etwas anderer Weise dargestellt. Jetzt sind die Werte für die Patienten und Therapeuten in derselben Abbildung enthalten. In der linken Grafik ist der Verlauf der Ressourcenaktivierung für die nicht erfolgreichen Sitzungen dargestellt, in der rechten der für die erfolgreichen Sitzungen. In dieser Darstellungsform wird deutlich, dass schlechte Therapiesitzungen dadurch charakterisiert sind, dass auf beiden Seiten keine Ressourcenaktivierung stattfindet. Beim Patienten sind von Anfang an keine aktiviert und das bleibt über die ganze Sitzung so. Es geht eher noch bergab. Der Therapeut versucht am Anfang der Sitzung gar nicht, das Blatt zu wenden. Erst etwa zehn Minuten vor Sitzungsende bemüht er sich mit einem Mal, Ressourcen zu aktivieren, wahrscheinlich weil ihm mulmig geworden ist, den Patienten in diesem Zustand zu entlassen. Aber er erreicht den Patienten nicht mehr. Die Sitzung endet desolat. Bemerkenswert ist hierbei, dass der Therapeut auch in Therapiesitzungen mit so schlechten Bedingungen auf Seiten des Patienten etwas für die Aktivierung von Ressourcen tun kann. Das zeigt er in den letzten zehn Minuten. Aber es ist dafür zu spät. Man fragt sich, wie sich die Sitzung entwickelt hätte, wenn der Therapeut am Anfang der Sitzung so aktiv Ressourcen zu aktivieren versucht hätte wie am Ende.

Patienten können es einem Therapeuten sehr schwer machen, Ressourcen bei ihnen zu aktivieren. Das ist z. B. oft bei sehr depressiven Patienten der Fall. Wir wissen aus Kapitel 3, dass die Ursache dafür der Zustand ihres Gehirns ist. Sie können nicht anders. Es ist deswegen für die Therapie solcher Patienten absolut entscheidend, dass der Therapeut in seinem Bemühen, dem Patienten bedürfnisbefriedigende Wahrnehmungen zu vermitteln, nicht nachlässt, auch wenn er erst einmal keine sichtbare Wirkung erzielt und dafür vom Patienten nicht verstärkt wird. In der mangelhaften Vorbereitung auf diese schwierige Aufgabe sehe ich eine gravierende Lücke in den heute üblichen Therapieausbildungen. Ressourcenaktivierung wird in den allermeisten Ausbildungen nicht gelehrt. Sie müsste aber nicht nur in ihrer entscheidenden Wichtigkeit thematisiert, sondern intensiv trainiert werden, wenn es Therapeuten später gelingen soll, sie unter schwierigen Bedingungen zu verwirklichen. Auch in der Supervision laufender Therapien müsste ein Schwerpunkt darauf liegen, den Therapeuten aktiv darin anzuleiten und zu unterstützen, wie er auch unter schwierigen Bedingungen seine Therapien so gestalten kann, dass beim Patienten positive Wahrnehmungen für seine Grundbedürfnisse resultieren. Das ist nicht nur eine Frage dessen, was in der Therapie explizit thematisiert wird. Ressourcenaktivierung muss zu einem sehr wesentlichen Teil im impliziten Funktionsmodus verwirklicht werden. Der Therapeut muss dafür Verantwortung übernehmen, denn viele Patienten können es nicht von sich aus.

Hilfsmittel zur Ressourcenaktivierung

Mein Doktorand Günther Wüsten und ich haben aus diesen Ergebnissen die Konsequenz gezogen, dass wir ein *Manual zur Ressourcenaktivierung* entwickelt haben. Ressourcenaktivierung wird darin unter dem Gesichtspunkt konzipiert, was der Patient für Erfahrungen im Hinblick auf seine vier Grundbedürfnisse macht. Zur Zeit testen wir die praktische Brauchbarkeit dieses Manuals, indem Therapeuten in Kursen gezielt in Ressourcenaktivierung ausgebildet werden. Ziel des Manuals und darauf basierender Trainingseinheiten ist es, die Frage bedürfnisbefriedigender Erfahrungen des Patienten zu einem wichtigen Thema zu machen, das die ganze Therapieausbildung durchzieht. Ich sehe hierin eine der besten Möglichkeiten zur Steigerung der Wirksamkeit von Psychotherapien jeder Art, denn so verstandene Ressourcenaktivierung kann in ganz unterschiedlichen Kontexten verwirklicht werden. Sie ist weder auf bestimmte Störungen noch auf bestimmte Therapieformen beschränkt. Bevor das Manual veröffentlicht vorliegt, kann die jetzt von uns verwendete Version beim Autor angefordert werden.

Als Hilfsmittel zur Vorbereitung ressourcenaktivierender Interventionen haben meine Doktorandin Anne Trösken und ich *zwei Fragebögen zur Erfassung von Patientenressourcen* entwickelt. Im einen macht der Patient selbst Angaben darüber, mit welchen Mitteln es ihm in der letzten Zeit gelungen ist, positive Erfahrungen in verschiedenen Lebensbereichen herbeizuführen. Diese Mittel können als Ressourcen für die Herbeiführung bedürfnisbefriedigender Erfahrungen angesehen werden. Der Fragebogen erfasst also die *aktuelle Ressourcenrealisierung* aus der *Selbstbeurteiliungsperspektive*.

In dem anderen Fragebogen werden die Ressourcen des Patienten aus einer *Fremdbeurteilungsperspektive* eingeschätzt. Dieser Fragebogen kann Angehörigen vorgegeben werden, um etwas über das *Ressourcenpotenzial* des Patienten zu erfahren. Hier können auch Aspekte erfragt werden, über die der Patient selbst schlecht Auskunft geben kann. Der Therapeut erhält damit Hinweise auf positive Möglichkeiten des Patienten, die er in der Therapiesituation vielleicht nicht so deutlich zu sehen bekommt und über die er auch aus den Äußerungen des Patienten selbst nicht genügend erfährt. Auch der Therapeut selbst kann diesen Fragebogen ausfüllen, um sich auf diese Weise klar zu machen, auf welche Ressourcen er beim jeweiligen Patienten zurückgreifen kann. Beide Fragebögen geben gleichzeitig natürlich auch Informationen über Defizite des Patienten. Diese können als Quellen von Inkongruenz in Betracht kommen und sollten daher bei einer Inkongruenzanalyse berücksichtigt werden (s. dazu Abschnitt 5.1.3.3).

Abbildung 5.8. zeigt die Korrelationen der Skalen des Selbstbeurteilungsfragebogens zur Erfassung der aktuellen Ressourcenrealisierung mit der mit dem Inkongruenzfragebogen (s. Abschnitt 4.8.4.3) gemessenen Annäherungs- und Vermeidungsinkongruenz.

Die zum Teil recht hohen negativen Korrelationen besagen inhaltlich: Personen, die aus eigener Sicht über wenig Ressourcen zur Herbeiführung positiver Erfahrungen bezüglich ihrer Grundbedürfnisse verfügen – die acht Primärskalen lassen sich recht gut den vier Grundbedürfnissen zuordnen –, haben ein hohes Inkongruenzniveau. Diese Aussage mutet angesichts dessen, dass sowohl die Ressourcenrealisierung als auch die Inkongruenz auf Selbstbeurteilungen des Patienten beruhen, schon fast tautologisch an, denn Inkongruenz bedeutet eine schlechte Realisierung der motivationalen Ziele und der Ressourcenfragebogen erfasst die Mittel, die zur Realisierung der motivationalen Ziele zur Verfügung stehen.

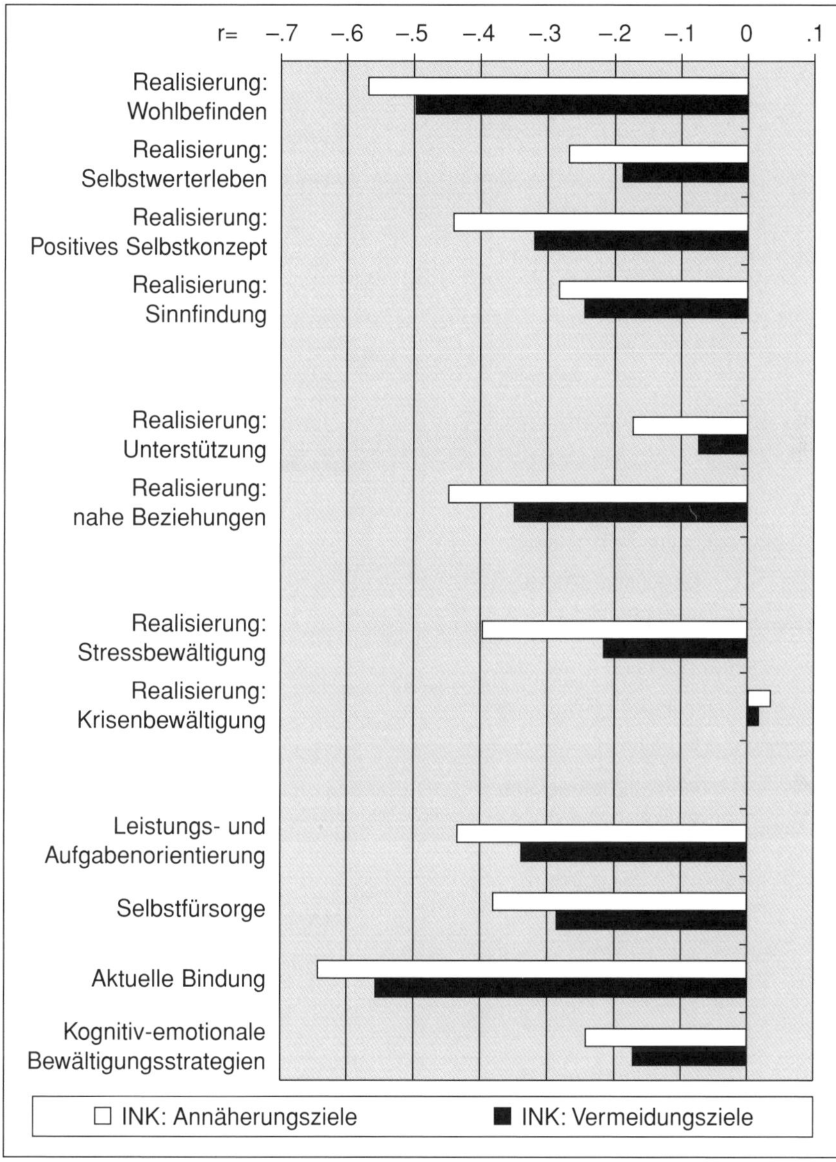

Abbildung 5.8: Korrelationen der Skalen des Fragebogens zur Erfassung der aktuellen Ressourcenrealisierung mit der Annäherungs- und Vermeidungsinkongruenz. Im oberen Teil der Abbildung die Korrelationen der Inkongruenz mit acht Primärfaktoren des Ressourcenfragebogens, im unteren Teil mit vier Sekundärfaktoren, die aus Faktorenanalysen resultierten. Die Korrelationen beruhen auf einer Stichprobe von 66 Psychotherapiepatienten der Psychotherapeutischen Praxisstelle der Universität Bern, denen der Ressourcenfragebogen und der Inkongruenzfragebogen vor der Therapie vorgegeben wurde (nach Trösken, 2002, S. 143).

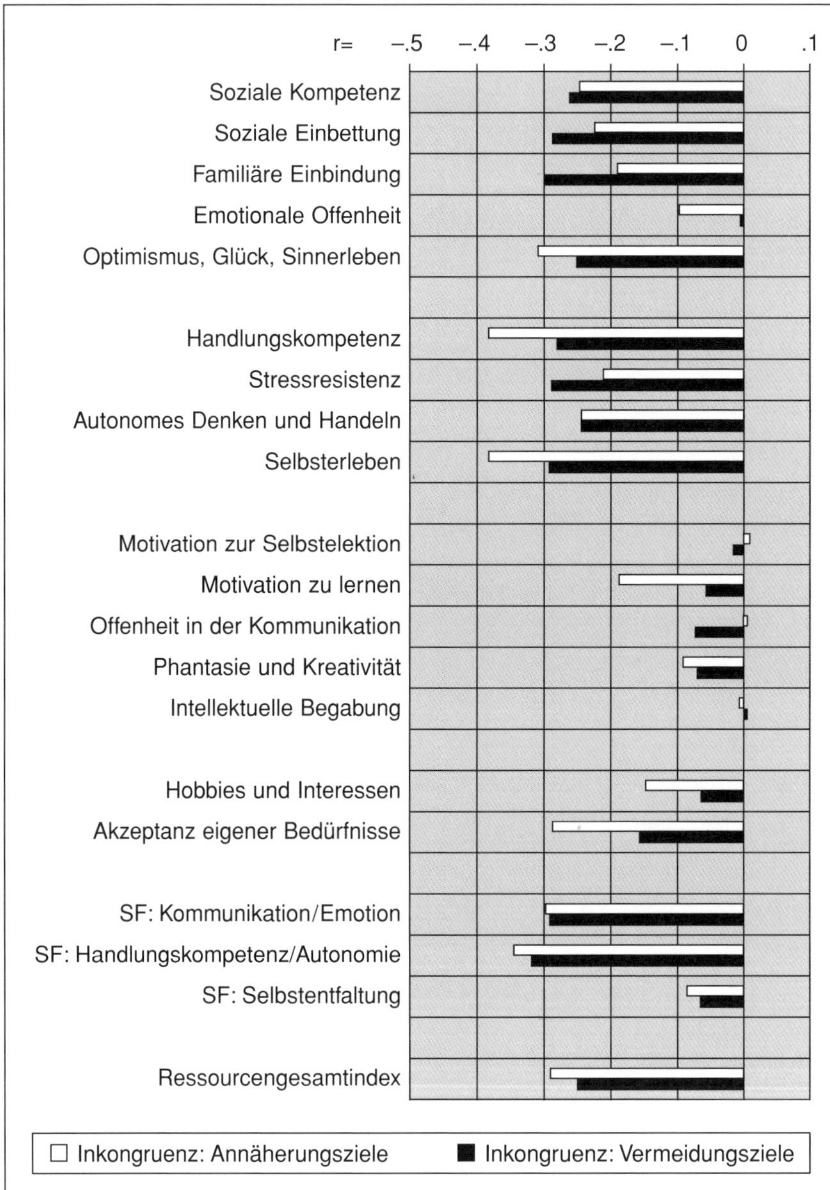

Abbildung 5.9: Korrelationen zwischen Annäherungs- und Vermeidungsinkongruenz mit den Skalen des Fragebogens zur Fremdeinschätzung des Ressourcenpotentials. Die Korrelationen beruhen auf einer Stichprobe von 115 Psychotherapiepatienten, die vor der Therapie von einem nahen Angehörigen eingeschätzt wurden und von denen ausserdem eine Selbstbeurteilung im Inkongruenzfragebogen vorlag. Die Korrelationen sind ab r = .24 statistisch signifikant (nach Trösken, 2002, S. 110 rechts).

Weniger tautologisch sind aber die in Abbildung 5.9 gezeigten Korrelationen der Inkongruenz mit den Skalen der Fremdeinschätzung des Ressourcenpotenzials durch nahe Angehörige. Hier sind im oberen Teil der Abbildung die Korrelationen für 16 Primärfaktoren und im unteren Teil die Korrelationen mit drei Sekundärfaktoren und einem Ressourcen-Gesamtwert dargestellt.

Die Korrelationen sind nicht so hoch wie für die Selbstbeurteilung, aber viele der Korrelationen sind signifikant. Das heisst: Patienten, die objektiv schlechtere Ressourcen haben, haben ein höheres Inkongruenzniveau. Ein Defizit an Ressourcen muss daher bei der Vorbereitung einer Therapie als mögliche Inkongruenzquelle in Rechnung gestellt und deshalb ausdrücklich geprüft werden.

Therapeuten können diese beiden Messmittel auch ohne quantitative Auswertung zur Therapievorbereitung nutzen. Wenn sie sich auf Itemebene die ausgefüllten Fragebögen anschauen und sehen, was der Patient selbst und eine nahe Bezugsperson über seine Ressourcen angeben, erhalten sie konkrete Hinweise auf Ressourcen, die sie für die Therapie nutzen können. Die Ressourcenfragebögen werden gegenwärtig zur Veröffentlichung aufbereitet. Bevor sie veröffentlicht vorliegen, können sie von Fachkollegen, die sie im Rahmen von Forschungsuntersuchungen einsetzen wollen, beim Autor angefordert werden.

Ressourcenaktivierung kann nach dem bisher Ausgeführten bedürfnisbefriedigende Erfahrungen vermitteln, die in sich eine inkongruenzreduzierende Wirkung haben. Sie kann über dieses funktionale Bindeglied direkt zu anderen günstigen Veränderungen führen.

Ressourcenaktivierung hat aber darüber hinaus eine sehr wichtige weitere Funktion im Therapieprozess, und zwar die eines *Annäherungspriming*. Ich war oben auf die Befunde zum motivationalen Priming bereits eingegangen. Wenn man dem Patienten kontinuierlich positive bedürfnisbefriedigende Erfahrungen vermittelt, primt man kontinuierlich das Annäherungssystem. Er wird sich deshalb eher in einem Annäherungsmodus mit seinen Problemen auseinandersetzen und das wird sich positiv auf das Ergebnis der Problembearbeitung auswirken, denn Ziele, die intrinsisch motiviert verfolgt werden, werden mit mehr Anstrengungsbereitschaft verfolgt und werden eher erreicht (s. Abschnitt 4.7.5).

Außerdem ist der Zustand des Gehirns, der durch die bedürfnisbefriedigenden Erfahrungen hergestellt wird, also positive Emotionen und Annäherungsbereitschaft, eine fast unverzichtbare Voraussetzung für die Ausbildung einer Hemmung negativer Emotionen wie Angst. Ich werde weiter unten noch ausführlicher auf die therapeutische Bedeutung des Ausbildens von Hemmprozessen eingehen (Abschnitt 5.1.4). Eine Angsthemmung aufzubauen, erfordert, dass das Gehirn in einem möglichst wenig angstbereiten Zustand ist. In einen solchen Zustand kann es am ehesten durch ein Annäherungspriming versetzt werden. Das wichtigste Mittel des Therapeuten dafür ist die Herbeiführung bedürfnisbefriedigender Erfahrungen innerhalb und außerhalb der Therapie.

Diese Sichtweise wird sehr unterstützt durch weitere Befunde aus der Studie von Gassmann und Grawe. Abbildung 5.10 stellt in der linken und rechten Grafik den Verlauf der Intensität der Problemaktivierung, operationalisiert durch die emotionale Beteiligung bei

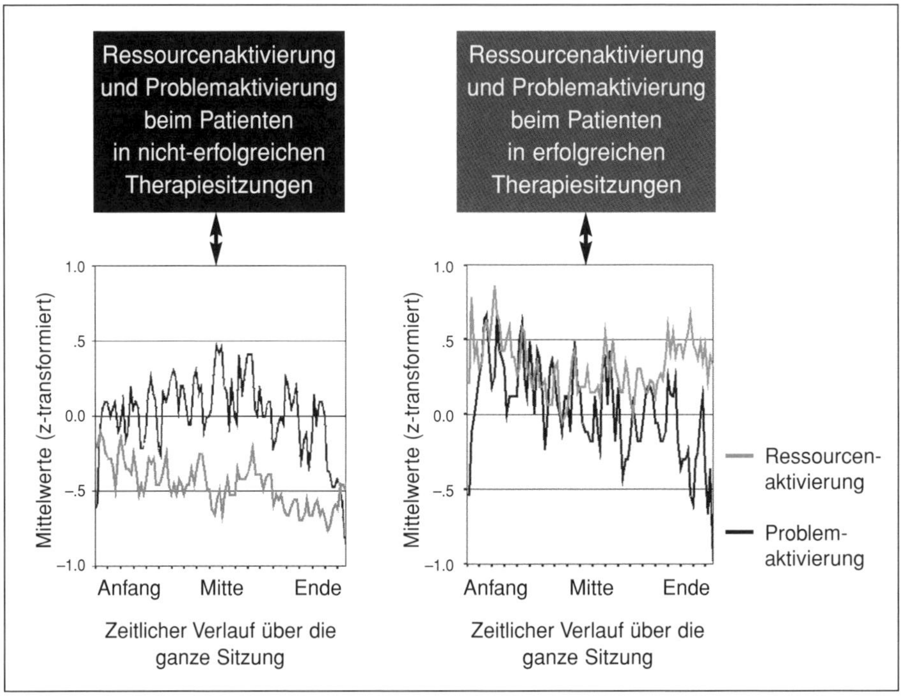

Abbildung 5.10: Gegenüberstellung der Intensität von Problemaktivierung und Ressourcenaktivierung in negativen (links) und positiven (rechts) Therapiesitzungen.

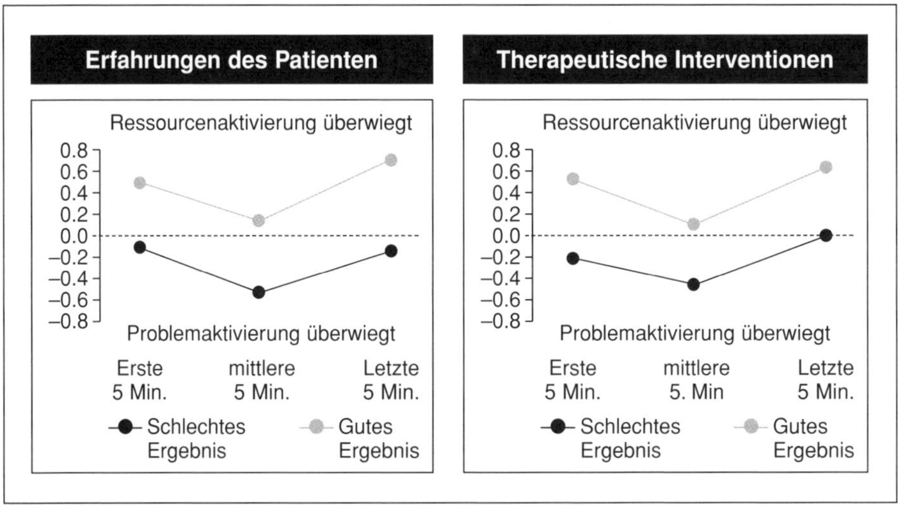

Abbildung 5.11: Gegenüberstellung des relativen Ausmaßes von Ressourcenaktivierung und Problemaktivierung in positiven und negativen Therapiesitzungen, links auf Seiten des Patienten, rechts auf Seiten des Therapeuten. Erläuterungen im Text.

der Behandlung des Problems, und der Ressourcenaktivierung einander gegenüber. Die linke Grafik bezieht sich auf negative Therapiesitzungen, die rechte auf positive. Es gibt zwischen den Sitzungen einen bemerkenswerten Unterschied: Während sich die Intensität der Problemaktivierung in positiven und negativen Sitzungen nicht unterscheidet, unterscheiden sich die Sitzungen massiv darin, in welchem Ausmaß gleichzeitig beim Patienten positive Ressourcen aktiviert sind. In negativen Sitzungen ist die Intensität der Problemaktivierung, oft verbunden mit negativen Emotionen, während der ganzen Sitzung immer höher als die Ressourcenaktivierung beim Patienten. In positiven Sitzungen ist das Verhältnis umgekehrt.

Abbildung 5.11 macht diesen Unterschied in der relativen Gewichtung von Ressourcenaktivierung und Problemaktivierung noch deutlicher. Hier wurden die Werte für Ressourcenaktivierung und Problemaktivierung pro Patient voneinander abgezogen. Wenn die Ressourcenaktivierung höher als die Problemaktivierung ist, liegen die Werte über der Trennlinie von $z=0$ und umgekehrt. Hier sind zur besseren Überschaubarkeit nur die ersten, die mittleren und die letzten fünf Minuten einer Therapiesitzung abgebildet, und zwar jeweils mit ihrem z-transformierten Mittelwert.

Es wird auf diese Weise der Unterschied zwischen positiven und negativen Sitzungen sehr deutlich. Positive Sitzungen sind dadurch gekennzeichnet, dass die Ressourcenaktivierung die Problemaktivierung immer überwiegt. Das ist besonders ausgeprägt am Anfang und am Ende einer Therapiesitzung der Fall. In der Mitte wird intensiv an Problemen gearbeitet. Dabei geht die Ressourcenaktivierung (beim Patienten, linke Grafik) leicht zurück bzw. wird zurückgenommen (beim Therapeuten, rechte Grafik). In negativen Therapiesitzungen überwiegt das Ausmaß der Problemaktivierung dagegen immer das Ausmaß der gleichzeitigen Ressourcenaktivierung. Offenbar ist es in der Psychotherapie sehr wichtig, dass die Belastung durch die Behandlung der Probleme immer ausgeglichen wird durch genügend intensive positive bedürfnisbefriedigende Erfahrungen, die der Patient gleichzeitig macht. Diese Erfahrungen kommen nicht von selbst, sondern sie müssen vom Therapeuten aktiv herbeigeführt, unterstützt und gefördert werden.

Genau daran hapert es in den nicht erfolgreichen Therapiesitzungen und Therapien. Abbildung 5.12 zeigt die Korrelationen zwischen Ressourcenaktivierung durch den Therapeuten und aktivierten Ressourcen auf Seiten des Patienten. In den negativen Therapiesitzungen aus nicht erfolgreichen Therapien sind diese Korrelationen immer negativ! Das bedeutet, dass der Therapeut dann, wenn beim Patienten einmal Ressourcen aktiviert sind, nichts tut, um das weiter zu fördern. Er ist offenbar nur mit den Problemen des Patienten beschäftigt, sonst würde er solche kostbaren Gelegenheiten nicht auslassen. Umgekehrt ist es auch so, dass der Therapeut, wenn er sich einmal ressourcenaktivierend verhält, keine oder sogar eine gegenteilige Wirkung beim Patienten erzielt. Das Zusammenspiel zwischen Therapeut und Patient ist in den negativen Therapien offenbar schwerwiegend gestört. Die beiden funktionieren nicht wie ein gutes Team, sie sind nicht aufeinander abgestimmt.

In den positiven Therapien und Sitzungen ist es dagegen so, wie man es erwarten würde. Ressourcenaktivierung und aktivierte Ressourcen gehen miteinander einher, sie fördern sich gegenseitig.

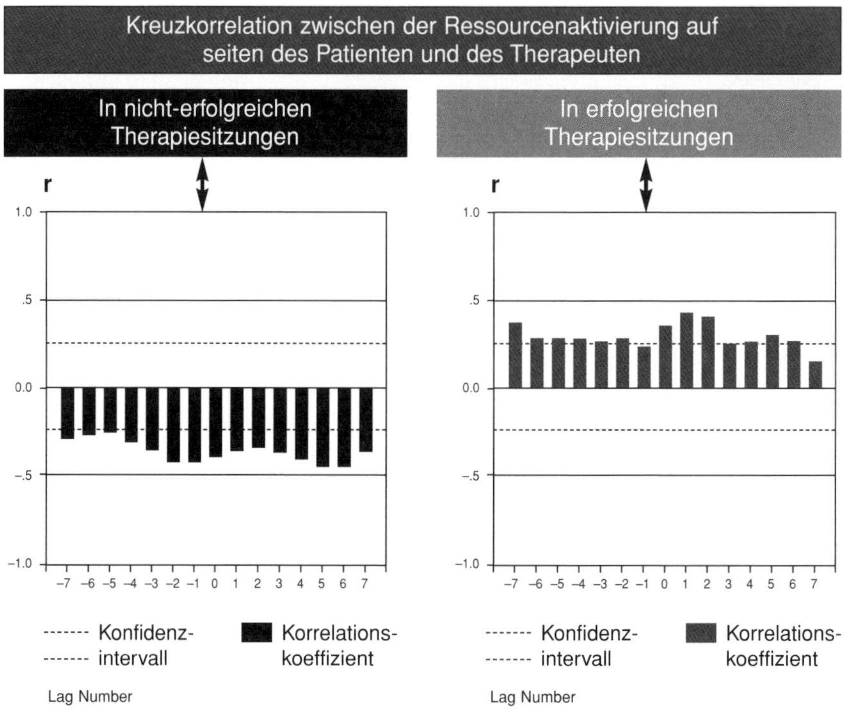

Abbildung 5.12: Kreuzkorrelationen zwischen Ressourcenaktivierung durch den Therapeuten und aktivierten Ressourcen beim Patienten. Zum Zeitpunkt 0 ist die Korrelation dieser beiden Werte in derselben Minute dargestellt. Links vom Nullpunkt beziehen sich die Säulen auf die Korrelation der aktivierten Patientenressourcen mit der Ressourcenaktivierung durch den Therapeuten ein, zwei, drei bis sieben Minuten davor. Rechts von 0 gehen die aktivierten Ressourcen beim Patienten der Ressourcenaktivierung durch den Therapeuten zeitlich voraus. In der linken Grafik die Kreuzkorrelationen für die negativen Therapiesitzungen, rechts die für die positiven Sitzungen.

Nach diesen Ergebnissen dürfte eine wichtige Ursache für ausbleibende Therapieerfolge darin liegen, dass es dem Therapeuten nicht gelingt, ein positives Zusammenspiel mit dem Patienten zu installieren, und zwar weil er sich zu einseitig auf dessen Probleme ausrichtet und sich zu wenig aktiv bemüht, dem Patienten positive bedürfnisbefriedigende Erfahrungen zu vermitteln. Er versäumt damit nicht nur die Möglichkeit, den Zustand des Patienten durch diese positiven Erfahrungen über ihre inkongruenzreduzierende Wirkung direkt zu verbessern, sondern er untergräbt damit gleichzeitig seine Arbeit an den Problemen des Patienten, weil er den dafür erforderlichen Annäherungskontext nicht herstellt. So kommt es weder zur Inkongruenzreduktion noch zur erfolgreichen Bearbeitung der Probleme. Die Therapie endet im Misserfolg.

Ich habe bis hierher das Bindungsbedürfnis und das Bedürfnis nach Lustgewinn und Unlustvermeidung ausgelassen, weil die Analysen, über die ich berichtet habe, sich hauptsächlich auf das Kontrollbedürfnis und das Selbstwertbedürfnis bezogen. Aber selbstverständlich sind die Erfahrungen, die ein Patient in einer Psychotherapie im Hinblick auf sein Bindungsbedürfnis macht, für den Verlauf und das Ergebnis der Therapie aufs Höchste relevant.

Nach den in Kapitel 4 dazu referierten Studien haben 80 bis 90 % schwerer gestörter Psychotherapiepatienten ein unsicheres Bindungsmuster. Ein Therapeut muss also damit rechnen, dass ihm ein Mensch gegenübersitzt, der in seiner frühen Kindheit negative Bindungserfahrungen gemacht hat. Die Struktur der motivationalen Schemata, die sich daraus entwickelt hat, ist bei jedem Menschen sehr unterschiedlich, weil er bis zum Erwachsenenalter Erfahrungen mit verschiedenen wichtigen Beziehungen gemacht hat, die sich alle auch in seinen motivationalen Schemata niedergeschlagen haben. Diese Schemata bestimmen, wie er heute die Therapiesituation und den Therapeuten wahrnimmt. Wer bis heute nicht viel Gutes in seinen Beziehungen erfahren hat, hat inzwischen Vermeidungsschemata entwickelt, die in bindungsrelevanten Situationen aktiviert werden. Er wird auch einem Therapeuten mit Vorsicht oder sogar Misstrauen begegnen und wird sich vor möglichen Verletzungen schützen. Er hat in seinem Leben Strategien dafür entwickelt, die völlig automatisch aktiviert werden und die er nicht unter bewusster Kontrolle hat. Er kann sich in der Therapie auf bewusster Ebene durchaus im Rahmen der Rollenerwartungen einer Therapeut-Patient-Beziehung verhalten, aber in seinem impliziten System können alle Alarmglocken schrillen, wenn es z. B. darum geht, auf den Therapeuten zu vertrauen, sich von ihm ein Stück weit abhängig zu machen, sich durch Selbstöffnung von ihm verletzbar zu machen.

Auf der anderen Seite bleibt der Wunsch nach einer einfühlsamen, kompetenten Person, die einen wirklich versteht und sich für einen engagiert, immer erhalten. Dieser Wunsch wird gerade dann besonders stark aktiviert, wenn man in Not gerät, und ein Mensch, der sich in Psychotherapie begibt, fühlt sich meistens in Not. Man kann also davon ausgehen, dass bei sehr vielen Psychotherapiepatienten am Anfang einer Therapie gleichzeitig Wünsche im Sinne einer guten Bindungsbeziehung und Vermeidungsschemata, die vor Verletzungen schützen sollen, aktiviert sind.

Schon ab der allerersten Begegnung des Patienten mit dem Therapeuten wird daher alles, was geschieht, auf der impliziten Ebene auch im Hinblick auf seine Bedeutung für die aktivierten Bindungswünsche und -befürchtungen verarbeitet. Wünschenswert ist natürlich, dass sich eine Beziehung zwischen Patient und Therapeut entwickelt, in der beide vertrauensvoll zusammenarbeiten können. Wir haben oben gesehen, wie wichtig es ist, dass der Patient in der Therapie auch positive Emotionen erlebt und dass man als Therapeut alles daran setzen muss, dass er nicht in einen vorherrschenden Vermeidungsmodus gerät oder bleibt. Dafür sind die Erfahrungen, die der Patient im Hinblick auf sein aktiviertes Bindungsbedürfnis macht, von allergrößter Bedeutung.

Angesichts der großen Bedeutung, die Bindungserfahrungen ganz allgemein für die psychische Gesundheit haben (s. Abschnitt 4.4.3) kann man nach dem soeben Gesagten eigentlich nur erwarten, dass die Erfahrungen, die ein Patient in einer Psychotherapie im Hinblick auf sein Bindungsbedürfnis macht, von großer Bedeutung für die Besserungen sind, die in der Therapie erreicht werden. Genau so verhält es sich auch empirisch. Der Zusammenhang zwischen verschiedenen Aspekten der Therapiebeziehung und dem Therapieergebnis ist in der Psychotherapieforschung intensiv untersucht worden. Dabei hat sich immer wieder gezeigt, dass es diejenigen Therapeuten sind, die von ihren Patienten als einfühlsam-empathisch, als verständnisvoll und akzeptierend, als für das Wohl des Patienten engagiert, als vertrauenswürdig und zuverlässig, als warm und unterstützend und als kompetent wahrgenommen werden, die die besten Therapieergebnisse erzielen (Orlinsky, Grawe & Parks, 1994; Bohart, Elliot, Greenberg & Watson, 2003; Horvath & Bedi, 2003; Lambert & Barley, 2003). Es sind also genau jene Merkmale, die eine gute Bindungsperson kennzeichnen, die einen guten Therapeuten ausmachen. Bei dem durchgehend starken Zusammenhang, der zwischen diesen Qualitäten des Therapeuten und dem Therapieergebnis für alle möglichen Therapieformen und Durchführungsbedingungen von Therapien gefunden wurde, kann man sagen, dass erfolgreiche Therapien in der Regel mit positiven Erfahrungen des Patienten im Hinblick auf sein Bindungsbedürfnis einhergehen. Dies gilt unabhängig von den in den Therapien jeweils angewendeten therapeutischen Techniken. Die Erfahrungen des Patienten im Hinblick auf sein Bindungsbedürfnis haben einen direkten kausalen Einfluss auf den Verlauf und das Ergebnis von Therapien. Das kann man deswegen sagen, weil sich nach vielen empirischen Befunden schon sehr früh im Verlauf einer Therapie entscheidet, wie der Therapeut vom Patienten wahrgenommen wird, und diese Wahrnehmungen den späteren Therapieerfolg hochsignifikant voraussagen.

Auch in unseren eigenen Untersuchungen mit der Wirkfaktorenanalyse haben wir den großen Einfluss positiver Bindungserfahrungen auf das Therapieergebnis immer wieder bestätigt gesehen. In der oben bereits angesprochenen Studie von Smith, Regli und Grawe (1999) wurden von den unabhängigen Beurteilern auch bindungsrelevante Aspekte der Therapiebeziehung eingeschätzt. Tabelle 5.4 führt die drei eingeschätzten Merkmale Therapeutenengagement, Therapeutenkompetenz und Therapiebeziehung als Ressource mit

Tabelle 5.4: Bindungsrelevante Merkmale der Therapiebeziehung mit den zugehörigen Skalenbeschreibungen aus der Untersuchung von Smith, Regli und Grawe (1999).

Erfahrungen zur Befriedigung des Bedürfnisses nach Bindung
Therapeutenengagement: In welchem Ausmass kann der Patient den Therapeuten als wirklich engagiert und bemüht um sein Wohlergehen wahrnehmen?
Therapeutenkompetenz: In welchem Ausmass kann der Patient den Therapeuten wahrnehmen als eine sichere Basis, als vertrauensvoll, unterstützend und fähig, effektive Hilfe zu bieten?
Therapiebeziehung als Ressource: In welchem Ausmass kann der Patient die Beziehung mit dem Therapeuten als eine positive Ressource wahrnehmen?

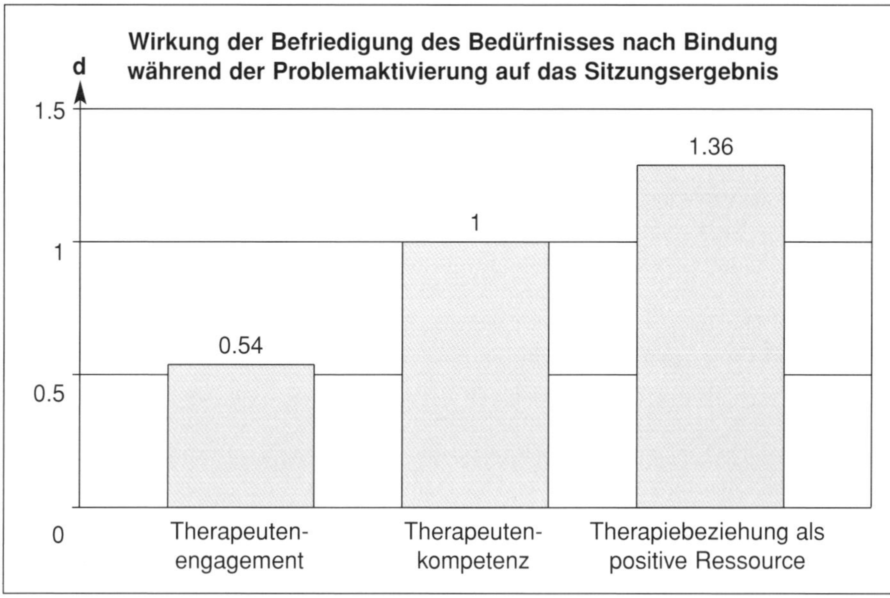

Abbildung 5.13: Effektstärken für den Einfluss der in Tabelle 5.4 aufgeführten bindungsrelevanten Merkmale auf den Sitzungsoutcome aus der Untersuchung von Smith, Regli und Grawe (1999).

ihrer genaueren Definition, die dem Rating zu Grunde gelegt wurde, auf. Abbildung 5.13 zeigt die Effektstärken, die wir für den Einfluss dieser bindungsrelevanten Merkmale der Therapiebeziehung auf den Sitzungsoutcome gefunden haben.

Die Höhe der Effektstärken unterstützt das zuvor Gesagte. Therapiesitzungen werden nur dann produktiv, wenn der Patient in der Sitzung den Therapeuten als positive Bindungsperson erlebt, wenn er also bei der Arbeit an seinen Problemen gleichzeitig positive Wahrnehmungen im Hinblick auf sein aktiviertes Bindungsbedürfnis machen kann. Auch von diesen Erfahrungen kann man, wie für diejenigen bezüglich des Kontroll- und Selbstwertbedürfnisses, annehmen, dass sie einerseits direkt zu einer Verringerung von Inkongruenz und darüber zu Verbesserungen im Zustand des Patienten führen, dass sie andererseits aber auch einen großen Beitrag zum Annäherungspriming leisten und damit die notwendigen Bedingungen für eine erfolgreiche Problembearbeitung herstellen.

Auch die Erfahrungen, die der Patient im Hinblick auf sein Bedürfnis nach Lustgewinn und Unlustvermeidung in der Therapie macht, sind relevant für den Verlauf und das Ergebnis der Therapie. Ich hatte bereits darauf hingewiesen, dass auch in einer Psychotherapie fortwährend Konditionierungsprozesse stattfinden. Wenn in der Therapie beim Patienten fast immer nur starke negative Emotionen aktiviert sind, löst mit der Zeit die Therapiesituation an sich schon unangenehmen Emotionen aus, die den Patienten eher in einen Vermeidungsmodus bringen. Der Therapeut sollte daher anstreben, den Patienten in der Therapie betont auch positive Emotionen erleben zu lassen. Ein Mittel dazu ist z. B. Humor. Gemeinsam über etwas zu lachen, kann ein sehr wirksames Reframing bedeuten. Die Dinge sehen mit einem mal weniger bedrohlich aus.

Ein Therapeut hat aber auch wichtige technische Möglichkeiten, den Patienten positive Zustände erleben zu lassen. Das ist gerade für Patienten wichtig, die solche positiven Zustände kaum noch kennen. Ein vorzügliches Mittel dafür ist die Hypnose. Im hypnotischen Trancezustand kann der Therapeut den Patienten Gefühle von Entspannung, Wohlbehagen, Sicherheit oder großer Stärke erleben lassen, die er sonst gar nie erlebt. Für viele Patienten ist allein schon die Erfahrung, dass sie sich überhaupt so wohl fühlen können, eine sehr positive Erfahrung, deren Wirkung über den Zustand der Hypnose hinausreicht. Die Tatsache, dass der Therapeut den Patienten in einen solchen angenehmen Zustand versetzen kann, macht ihn für den Patienten zu einer sehr kompetenten Bindungsperson, denn genau das kann eine gute Mutter: das Kind wieder in einen guten Zustand bringen, es sich wieder gut fühlen lassen, wenn es etwas Schlimmes erlebt hat. Auch progressive Entspannung nach Jacobson oder Autogenes Training kann für denselben Zweck eingesetzt werden. Der Therapeut gibt dem Patienten damit ein Mittel an die Hand, auf das er auch außerhalb der Therapie zurückgreifen kann, wenn er sich wieder einmal in einen angenehmeren Zustand versetzen will. Dieses Mittel ist viel unproblematischer und vermittelt mehr Selbstwirksamkeit, als wenn man für den gleichen Zweck Alkohol, Drogen oder Medikamente benutzt. Mittel wie Entspannung und Hypnose können in einer Psychotherapie also wirksam zur Inkongruenzreduktion bezüglich des Bedürfnisses nach Lustgewinn und Unlustvermeidung eingesetzt werden. Sie können damit dieselben direkten und indirekten positiven Wirkungen haben, wie es vorher für positive Erfahrungen bezüglich der anderen Grundbedürfnisse ausgeführt wurde.

Wenn wir alle in diesem Abschnitt aufgeführten Möglichkeiten, den Patienten im Therapieprozess positive bedürfnisbefriedigende Erfahrungen machen zu lassen, zusammen nehmen, dann gibt es sehr reichhaltige Möglichkeiten für einen Therapeuten, auf diese Weise zu einer Konsistenzverbesserung im psychischen Geschehen des Patienten beizutragen. Wenn diese Möglichkeiten nicht genutzt werden oder wenn es trotz aller Bemühungen darum nicht gelingt, sie zu nutzen, wird es wahrscheinlich auch nicht gelingen, die Konsistenz durch störungsorientierte Behandlung oder durch die Behandlung anderer individueller Quellen von Inkongruenz zu verbessern. Konsistenzverbesserung durch positive bedürfnisbefriedigende Erfahrungen im Therapieprozess ist demnach eine conditione sine qua non für erfolgreiche Psychotherapie.

Zwischen den frühen Erfahrungen, die ein Mensch hinsichtlich der Befriedigung oder Verletzung seiner Grundbedürfnisse gemacht hat, und den Wünschen und Ängsten, die in seinen heutigen Beziehungen aktiviert werden, liegen die motivationalen Schemata, die sich in der Zwischenzeit bei ihm entwickelt haben. Sie geben den Beziehungssituationen, die er heute erlebt, ihre Bedeutung. Nicht nur die motivationalen Schemata, die sich um das Bindungsbedürfnis herum entwickelt haben, werden in den heutigen zwischenmenschlichen Beziehungen – auch in der Therapiebeziehung – aktiviert, sondern auch diejenigen, die sich ursprünglich zum Schutz oder zur Befriedigung der anderen Grundbedürfnisse entwickelt haben. Bedürfnisbefriedigung oder -verletzung findet fast immer in zwischenmenschlichen Beziehungen statt.

Was für einen Menschen heute, im Erwachsenenalter, ideale positive Wahrnehmungen im Sinne seiner Grundbedürfnisse sind, ist individuell unterschiedlich. Es hängt von der Wichtigkeit seiner individuellen Annäherungs- und Vermeidungsziele ab. Wenn ein Therapeut den Patienten möglichst positive, bedürfnisbefriedigende Wahrnehmungen machen lassen will, muss er sich komplementär zu dessen wichtigsten motivationalen Zielen verhalten. Komplementär heisst: mit den Zielen vereinbar, also die Vermeidungsziele nicht verletzend und die Annäherungsziele erfüllend. Um sich gezielt komplementär zu den wichtigsten motivationalen Zielen des Patienten verhalten zu können, sollte der Therapeut diese Ziele möglichst gut kennen. Ein Hilfsmittel zur Identifizierung dieser Ziele kann der FAMOS, der Fragebogen zur Analyse motivationaler Schemata, sein (s. Abschnitt 4.7.5).

Weil motivationale Ziele überwiegend im impliziten Funktionsmodus verfolgt werden, kann es sein, dass nicht alle wichtigen motivationalen Ziele mit dem FAMOS erfasst werden. Eine gute diagnostische Quelle für implizit verfolgte motivationale Ziele ist die Therapiebeziehung selbst. Der Therapeut kann seine Aufmerksamkeit dem nonverbalen Interaktionsverhalten des Patienten zuwenden und sich unter der Hypothese, dass dieses Verhalten im impliziten Funktionsmodus der Herbeiführung von Wahrnehmungen im Sinne aktivierter motivationaler Ziele dient, Frage stellen wie:

- Was versucht der Patient, mit seinem Verhalten bei mir zu bewirken (Annäherungsziele) bzw. was versucht er zu vermeiden, was lässt er nicht zu Stande kommen, was macht er mir schwer (Vermeidungsziele)?
- Wie tut er das?
- Wie reagiere ich darauf, was möchte ich am liebsten tun, welche Gefühle steigen in mir auf bzw. was kann ich mir ihm gegenüber überhaupt nicht vorstellen?
- Was kann ich daraus für Schlüsse für die vom Patienten angestrebten Ziele ziehen oder darauf, was für Situationen und Erfahrungen er aktiv vermeidet?
- Dienen diese erschlossenen Annäherungs- und Vermeidungsziele eventuell noch weiter übergeordneten Zielen?

Diese Art und Weise, aus den Abläufen in der Therapiebeziehung wichtige motivationale Ziele zu erschließen, habe ich ursprünglich zusammen mit meinem langjährigen Mitarbeiter Franz Caspar entwickelt (Grawe, 1980; Grawe & Caspar, 1984). Wir haben sie zunächst als Plananalyse, später als Schemaanalyse bezeichnet (Grawe et al., 1996). Die beste Darstellung der Methode und ihrer Anwendung in der klinischen Praxis findet sich bei Caspar (1989, 1994).

Um das Erschließen der wichtigsten motivationalen Ziele aus der Therapieinteraktion und die Erarbeitung einer optimalen Strategie der maßgeschneiderten komplementären Beziehungsgestaltung zu erleichtern und zu objektivieren, sind mein Doktorand Christoph Stucki und ich gerade dabei, diagnostische und interventionsbezogene Hilfsmittel zur komplementären Beziehungsgestaltung zu entwickeln und empirisch zu prüfen. Zusammen mit dem Manual zur Ressourcenaktivierung, das ich bereits erwähnte, sollen diese Hilfsmittel dazu beitragen, dass die nach der hier entwickelten Sichtweise ganz zentrale therapeutische Aufgabe der Herbeiführung bedürfnisbefriedigender Erfahrungen im

Therapieprozess regelmäßiger Gegenstand von Therapieausbildungen wird und in der klinischen Praxis auf ebenso hohem Niveau verwirklicht wird wie manualgeleitete störungsspezifische Therapiemethoden.

Abbildung 5.14 stellt die zentrale funktionale Rolle, die bedürfnisbefriedigende Erfahrungen im Therapieprozess nach der hier entwickelten Sichtweise für einen guten Verlauf und ein gutes Ergebnis einer Therapie haben, noch einmal grafisch im Überblick dar.

Die Verwirklichung der beiden therapeutischen Strategien „Ressourcenaktivierung" und „maßgeschneiderte komplementäre Beziehungsgestaltung" sollen dazu führen, dass der Patient im Therapieprozess möglichst viele positive Wahrnehmungen im Hinblick auf sein Bindungsbedürfnis, sein Kontrollbedürfnis, sein Bedürfnis nach Selbstwerterhöhung und sein Lustbedürfnis macht. Weil dies Wahrnehmungen im Sinne der Ziele seiner wichtigsten motivationalen Schemata sind, sollten sie per definitionem dazu führen, dass sich die Inkongruenz im Bezug auf diese motivationalen Ziele verringert. Bei der sehr hohen empirischen Korrelation zwischen Inkongruenz und Wohlbefinden, die wir immer wieder in verschiedenen Untersuchungen gefunden haben, ist zu erwarten, dass sich die Verringerung der Inkongruenz unmittelbar in einem besseren subjektiven Wohlbefinden niederschlägt. Das ist wiederum eine positive Erfahrung für das Bedürfnis nach Lustgewinn und Unlustvermeidung, also wiederum eine bedürfnisbefriedigende Erfahrung. Es kommt zu dem oben beschriebenen positiven Aufschaukelungsprozess.

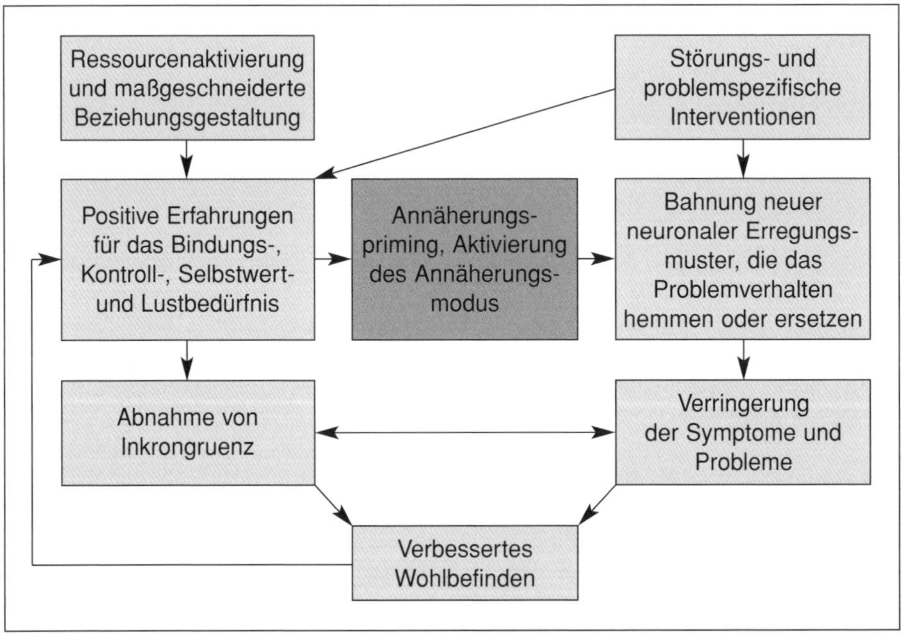

Abbildung 5.14: Funktionale Rolle bedürfnisbefriedigender Erfahrungen im Therapieprozess für Verlauf und Ergebnis einer Psychotherapie. Erläuterungen im Text.

Die positiven bedürfnisbefriedigenden Erfahrungen, die der Patient im Zuge dieses Aufschaukelungsprozesses macht, aktivieren immer wieder sein Annäherungssystem und versetzen ihn über ein Annäherungspriming in einen Annäherungsmodus: Die ganze psychische Aktivität ist eher positiv und auf Annäherung ausgerichtet statt auf Abwehr und Vermeidung. Das macht den Patienten offen für störungs- und problemspezifische Interventionen. Diese sind der zweite große Beitrag, den ein Therapeut zu einem guten Therapieerfolg beitragen sollte. Die störungs- und problemspezifischen Interventionen richten sich direkt auf die aufrechterhaltenden Komponenten der jeweiligen Störung/des Problems aus. Sie können ihre positive Wirkung aber nur dann entfalten, wenn sich der Patient in einem aufnahmebereiten, auf Annäherung ausgerichteten Zustand befindet. Besonders ersichtlich ist dies bei der Angstbehandlung. Hier ist ein auf Annäherung und positive Bewältigung ausgerichteter Zustand des Gehirns zwingend erforderlich, um eine wirksame Hemmung der von der Amygdala oder anderen Regionen wie der Insula ausgehenden Erregung aufbauen zu können.

Nur in Verbindung mit einem durch bedürfnisbefriedigende Erfahrungen hergestellten und aufrechterhaltenen Annäherungskontext führen störungs- und problemspezifische Interventionen zu einer Verringerung der Symptome und Probleme. Wenn eine solche eintritt, führt dies zu einer Verringerung der Inkongruenz und zu einer Verbesserung des Wohlbefindens. Dies ist wiederum eine bedürfnisbefriedigende Erfahrung, die weiter den positiven Aufschaukelungsprozess anstachelt, der schließlich in einem guten Therapieerfolg endet.

Ein guter Therapeut muss nach dieser Sichtweise über ein reichhaltiges Repertoire an störungs- und problemspezifischen Interventionen und über ein reichhaltiges Repertoire zur Ressourcenaktivierung und maßgeschneiderten Beziehungsgestaltung verfügen, um die Möglichkeiten der Psychotherapie optimal verwirklichen zu können. Nur wenn er diese Repertoire gleichzeitig zum Einsatz bringt, kommt es zu dem positiven Aufschaukelungsprozess, der den Verlauf positiver Therapien kennzeichnet.

5.1.3.3 Konsistenzverbesserung durch Behandlung individueller Inkongruenzquellen

Psychische Störungen sind das Resultat zu hoher Inkonsistenz im psychischen Geschehen und sie tragen selbst wieder zu einer Erhöhung des Inkongruenzniveaus bei. Sie wären aber nicht entstanden, wenn es nicht schon vorher andere Quellen von Inkongruenz gegeben hätte. Das können bei Menschen mit der gleichen psychischen Störung ganz unterschiedliche Inkongruenzquellen sein. Die Störung selbst sagt noch wenig darüber aus, was sonst im Leben dieses Menschen Inkongruenz verursacht. Diese anderen Quellen von Inkongruenz können daher in einem störungsspezifischen Manual nicht mitberücksichtigt werden. Sie zu berücksichtigen, erfordert eine *Inkongruenzanalyse*.

Inkongruenzanalyse meint zweierlei: Die Feststellung, ob überhaupt ein erhöhtes Inkongruenzniveau vorliegt, und, wenn dies der Fall ist, die Analyse der Quellen dieser Inkongruenz.

Es gibt mehrere Indikatoren für ein hohes Inkongruenzniveau:

1. Eine hohe *Komorbidität.* Wenn sich mehr als eine Störung entwickelt hat, spricht dies dafür, dass über einen längeren Zeitraum ein erhöhtes Inkonsistenzniveau bestanden hat, das mit der ersten Störung nicht dauerhaft herabreguliert werden konnte, so dass nach demselben, oben beschriebenen Mechanismus nacheinander mehrere Störungen entstanden sind. Weil jede Störung weiter zur Erhöhung des Inkongruenzniveaus beiträgt, besteht die Wahrscheinlichkeit, dass es zu einem negativen Aufschaukelungsprozess kommt: Eine zu hohe aktuelle Inkonsistenz führt zur Ausbildung einer ersten Störung. Diese erhöht das Inkongruenzniveau, weil sie psychische Energie bindet, die für die Realisierung der motivationalen Ziele gebraucht würde und weil sie selbst eine Verletzung der Grundbedürfnisse darstellt. Das erhöhte Inkongruenzniveau führt nicht nur zur kontinuierlichen Verstärkung dieser zuerst entwickelten Störung und erhält sie damit aufrecht, sondern es begünstigt auch die Ausbildung weiterer Störungen. Diese erhöhen weiter das Inkongruenzniveau usw.

So kommt es, dass für die meisten psychischen Störungen gefunden wurde, dass sie sehr oft mit anderen psychischen Störungen einhergehen. Patienten mit einer Majoren Depression haben zu 77 % mindestens eine weitere psychische Störung (Hautzinger, 1998). Bei Angststörungen ist die Komorbidität mit anderen Angststörungen oder mit einer depressiven Störung eher die Regel als die Ausnahme. Nach einer Längsschnittanalyse von Wittchen (1991) haben nur 14.2 % von Patienten mit einer Panikstörung keine andere psychische Störung. Männer mit einer PTSD haben zu 88 %, Frauen zu 78 % mindestens eine weitere psychische Störung (Kessler, Sonnega, Bromet, Hughes & Nelson, 1995). Patienten mit somatoformen Störungen haben fast immer zusätzlich eine Majore Depression oder Dysthymie und zu etwa 50 % eine Angststörung. Zusätzlich erfüllen etwa 60 % die Kriterien für eine Persönlichkeitsstörung. Insgesamt vereinigen sie auf sich im Durchschnitt mehr als drei Diagnosen (Rief & Hiller, 1998). Patienten mit einer Borderlinestörung entwickeln zu 98 % in ihrem Leben außerdem eine depressive Störung, zu 90 % eine Angststörung und zu 50 % Schlafstörungen; Frauen haben darüber hinaus zu 60 % eine Essstörung und zu 40 % eine Alkoholabhängigkeit (Männer 60 %) (Bohus, 2002).

Diese Zahlen sprechen eine deutliche Sprache. Die Entwicklung einer isolierten psychischen Störung ist eine Ausnahme. Bei fast allen Patienten, die psychische Störungen entwickeln, besteht offensichtlich über einen längeren Zeitraum ein Nährboden für die Entwicklung solcher Störungen. Das ist angesichts der sehr hohen Zusammenhänge zwischen psychischen Störungen im Erwachsenenalter und Verletzungen des Bindungs- und Kontrollbedürfnisses in der frühen Kindheit, über die ich in Kapitel 4 berichtet habe, auch nicht weiter erstaunlich. Sehr oft haben Menschen mit psychischen Störungen auch eine „Persönlichkeitsstörung". Dies ist nichts anderes als ein Ausdruck dafür, dass sie eine Struktur motivationaler Schemata herausgebildet haben, die zu Schwierigkeiten in ihren zwischenmenschlichen Beziehungen führt (Benjamin, 1993). Diese Struktur ist das Bindeglied zwischen den frühen Lebenserfahrungen und den später entwickelten psychischen Störungen. Persönlichkeitsstörungen sind als lang anhaltende Erlebens- und Verhaltensmuster definiert. Sie entwickeln sich nicht plötzlich wie eine PTSD, sondern sie sind typisch für diesen Menschen. Sie charakterisieren seine Persönlichkeit. Die Zuordnung zu distinkten Kategorien ist bei Persönlichkeitsstörungen viel fragwürdiger als bei psychischen Störungen. Die Reliabilität der Zuordnung liegt eigentlich viel zu tief, als es für ein diagnostisches Kategoriensystem erforderlich wäre. Vieles spricht daher eher für eine dimensionale als für eine kategoriale Diagnostik derjenigen Persönlichkeitsmerkmale, die heute mit dem Begriff Persönlichkeitsstörung belegt werden. Ebenso wie Benjamin (1993) die einzelnen Persönlichkeitsstörungen durch für sie typische Interaktionsmuster charakterisiert hat, könnte man sie auch durch eine spezifische Konstellation motivationaler Schemata kennzeichnen. Es wäre dann viel klarer, dass es sich nicht um „Krankheiten" handelt, sondern um Spielarten motivierten Verhaltens, das in den Beziehungen mit anderen Menschen zu typischen, wiederkehrenden Problemen führt.

Aus dieser Sicht ist bei Patienten mit Komorbidität mehrerer psychischer Störungen und insbesondere bei Patienten, welche zusätzlich die Kriterien für eine Persönlichkeitsstörung nach Achse II des DSM IV erfüllen, davon auszugehen, dass bei ihnen ein erhöhtes Inkongruenzniveau vorliegt, das zusätzlich zu den einzelnen Störungen für die Therapieplanung berücksichtigt werden sollte.

2. Ein zweiter Indikator für ein hohes Inkongruenzniveau ist die *Anzahl der Behandlungsanliegen*, die ein Patient in die Therapie mitbringt. Ich hatte in Abschnitt 4.4.3.3 bereits über Untersuchungen unserer Arbeitsgruppe mit dem Berner Inventar für Therapieziele (BIT) (Grosse Holtforth & Grawe, 2002a) berichtet. Das Inventar ist hierarchisch aufgebaut. Auf oberster Ebene unterscheidet es fünf Kategorien von Zielen (s. Tabelle 4.3, S. 218), auf der nächsten Ebene 23 spezifischere Unterziele und auf der untersten Ebene schließlich 47 konkrete Behandlungsanliegen, wie sie von Psychotherapiepatienten typischerweise vorgebracht werden. Wir geben zur Vorbereitung einer Therapie den Patienten regelmäßig eine Checkliste mit diesen Behandlungsanliegen vor und lassen sie ankreuzen, welche dieser Anliegen auf sie selbst zutreffen. Wenn der Therapeut diese Checkliste vor seiner ersten Sitzung mit einem Patienten durchblättert, sieht er auf einen Blick, ob es dem Patienten nur darum geht, von einer bestimmten Störung befreit zu werden, oder ob er noch einige oder viele weitere Anliegen an die Therapie hat. Wie in Tabelle 4.4 berichtet, ist das meistens der Fall. Die Checkliste ist auch ohne quantitative Auswertung eine sehr gute Grundlage für die mündliche Exploration des Patienten. Die Anzahl an Behandlungsanliegen, die der Patient noch ganz unbeeinflusst von einem Kontakt mit dem Therapeuten ankreuzt, korreliert zu $r = .50$ mit dem Gesamtwert des Inkongruenzfragebogens. Viele Behandlungsanliegen können also als ein Indikator für ein erhöhtes Inkongruenzniveau angesehen werden. Allerdings ist die Korrelation nicht so hoch, dass man sich für die Abschätzung des Inkongruenzniveaus allein darauf verlassen sollte.

3. *Inkongruenzmessung mit dem Inkongruenzfragebogen*. Die beste Abschätzung, ob ein erhöhtes Inkongruenzniveau vorliegt, kann mit dem Inkongruenzfragebogen vorgenommen werden. Das kann sehr ökonomisch geschehen. Die Kurzform des Inkongruenzfragebogens hat nur 23 Items. Das Ausfüllen dieser Kurzform durch den Patienten erfordert nur gerade etwa fünf Minuten. Da die Kurzform zu $r = .97$ mit dem Gesamtwert der Langform korreliert, kann man mit sehr begrenztem Aufwand Auskunft darüber erhalten, wie viel Inkongruenz bei einem Patienten vorliegt. Angesichts der sehr hohen

Korrelationen der Inkongruenz mit dem subjektiven Wohlbefinden, der Symptombelastung und einer großen Anzahl weiterer klinisch bedeutsamer Merkmale (s. Abschnitt 4.8.4.3, Abbildungen 4.23 und 4.24) hat man schon mit diesem einen, sehr ökonomisch zu gewinnenden Testwert, ohne irgendwelche weiteren Kenntnisse über den Patienten, eine sehr aussagekräftige Information über den allgemeinen Zustand des Patienten. Liegt der Inkongruenzwert hoch, wird sich die Behandlung in der Regel nicht auf ein einzelnes Störungsmuster beschränken können, denn Ziel der Therapie muss es sein, die Inkongruenz insgesamt zu senken. Es stellt sich damit die Frage, wie es zu dieser hohen Inkongruenz kommt. Zur Beantwortung dieser Fragen muss eine ausführlichere *Inkongruenzanalyse* vorgenommen werden.

Eine Analyse der Quellen erhöhter Inkongruenz kann sich an Abbildung 4.25 (S. 344) orientieren. Darin sind die wichtigsten möglichen Ursachen einer erhöhten Inkongruenz aufgeführt. Dazu gehören:

1. *Ungünstige gegenwärtige Lebensbedingungen* wie Armut, Arbeitslosigkeit, schlechte soziale Umgebung, geringe Unterstützungsmöglichkeiten, auch Krankheiten und körperliche Beeinträchtigungen. Dies sind Inkongruenzquellen, auf die Psychotherapie in der Regel keinen oder nur einen sehr begrenzten Einfluss hat. Sind diese ungünstigen Lebensbedingungen sehr ausgeprägt, wird man den Zustand des Patienten allein mit Psychotherapie kaum nachhaltig verbessern können. Es wäre zwar nicht richtig, Menschen mit solchen ungünstigen Lebensbedingungen eine Psychotherapie vorzuenthalten, denn bei ihnen gibt es mit aller Wahrscheinlichkeit auch andere Inkongruenzquellen und bei manchen von ihnen kann man vielleicht mit Psychotherapie auch unter diesen objektiv schlechten Bedingungen etwas Gutes bewirken. Es wäre aber auch nicht richtig, sich bezüglich des negativen Einflusses dieser objektiv vorhandenen Bedingungen etwas vorzumachen und so zu tun, als ließe sich das Unglück dieses Menschen darauf zurückführen, dass er einen vorhandenen Entfaltungsraum nicht genügend nutzt.

2. *Ungünstige Beziehungen*, in denen der Patient gegenwärtig lebt. Das kann etwa eine sehr belastete oder sogar desolate Partnerbeziehung sein oder eine nicht gelungene Ablösung eines jungen Erwachsenen aus seinem Elternhaus oder das Zusammenleben mit einem drogensüchtigen oder alkoholabhängigen Menschen. Solche Beziehungen haben ihre eigene Dynamik. Sie sind oft vom Patienten allein nicht zu verändern, sondern erfordern eine überindividuelle Intervention in das Beziehungssystem. Das Leben in solchen Beziehungen ruft alltäglich mit den Grundbedürfnissen sehr inkongruente Wahrnehmungen hervor. Auch bei Vorliegen solcher Bedingungen dürfte es kaum möglich sein, nachhaltige Veränderungen mit Psychotherapie zu bewirken ohne diese Bedingungen selbst zu verändern. Die sich anbietenden therapeutischen Möglichkeiten dazu sind vor allem die der Paar- und Systemtherapie.

3. *Ungünstiges Beziehungsverhalten* des Patienten. Menschen, die in Beziehungen aufwuchsen, in denen ihre Grundbedürfnisse immer wieder verletzt wurden, versuchen in ihren gegenwärtigen Beziehungen, sich vor weiteren Verletzungen zu schützen. Vermeidungsverhalten ist jedoch kein gutes Mittel zur Herstellung bedürfnisbefriedigender Beziehungen. Weil menschliche Bedürfnisbefriedigung überwiegend in zwischenmensch-

lichen Beziehungen erfolgt, haben Menschen mit ausgeprägten Vermeidungszielen oft ein Beziehungsverhalten, das mehr auf Vermeidung als auf Annäherung und mehr auf den Austausch negativer als positiver Emotionen ausgerichtet ist. Entsprechend rufen diese Menschen mit ihrem eigenen Beziehungsverhalten keine bedürfnisbefriedigenden Wahrnehmungen hervor. Sie tragen so selbst dazu bei, dass ihre Beziehungen eine dauernde Quelle von Inkongruenz sind.

Problematisches zwischenmenschliches Beziehungsverhalten kann z. B. mit dem Inventar Interpersonaler Probleme (Horowitz, Strauss & Kordy, 1994) oder mit dem Unsicherheitsfragebogen (Ullrich de Muynck & Ullrich, 1977) erfasst werden. Je nach Art der Beziehungsprobleme kann das Beziehungsverhalten mit bewältigungsorientierten Trainingsverfahren wie etwa einem Assertiveness-Training, einer allgemeiner ausgerichteten interaktionellen Problemlösetherapie (Grawe, 1978, 1980; Grawe, Dziewas, Brutscher, Schaper & Steffani, 1978; Grawe, Dziewas & Wedel, 1980) oder einer eher klärungsorientierten Gruppentherapie (Yalom, 1974) zu verändern versucht werden. Aus neuronaler Perspektive betrachtet können zwischenmenschliche Probleme am besten in einem zwischenmenschlichen Setting bearbeitet werden, in denen die ihnen zu Grunde liegenden neuronalen Erregungsmuster bottom up aktiviert werden. Dazu sind Gruppen-, Paar- und Familientherapien besonders gut geeignet. Aber natürlich können zwischenmenschliche Probleme auch im einzeltherapeutischen Setting bearbeitet werden, wenn dies dazu führt, dass sich der Patient außerhalb der Therapie den erforderlichen korrektiven Erfahrungen aussetzt.

Beziehungsprobleme hängen mit den motivationalen Schemata des Patienten zusammen. Deshalb geht es bei der Veränderung von Beziehungsverhalten immer auch um die Veränderung von Annäherungs- und Vermeidungszielen und um die Veränderung der Mittel, die der Patient zu ihrer Realisierung einsetzt, also zum Beispiel um einen Ausgleich bestehender Verhaltensdefizite. Ziele und Defizite sind in Abbildung 4.27 als eigene Inkongruenzquellen aufgeführt. Das ist auch richtig so, weil sie als Inkongruenzquellen nicht auf Beziehungen beschränkt sind. Wir können an diesem Beispiel aber sehen, dass die einzelnen Inkongruenzquellen nicht unabhängig voneinander sind. Arbeit an den einen Inkongruenzquellen hat oft auch einen Einfluss auf die anderen. Damit potenziert sich der Einfluss dieser therapeutischen Arbeit auf das Inkongruenzniveau.

4. *Ungünstige Konsistenzsicherungsmechanismen.* Dazu zählen mangelnde Stresstoleranz, schlechte Emotionsregulation, mangelhaftes problemorientiertes Coping und übermäßige Verdrängung. Ich war an mehrere Stellen in Kapitel 4, am ausdrücklichsten in Abschnitt 4.8.2, auf die negativen Folgen ungünstiger Formen der Konsistenzsicherung eingegangen. Wir hatten in den Abschnitten über das Bindungs- und Kontrollbedürfnis gesehen, dass sich bereits sehr früh in der Entwicklung grundlegende Formen der physiologischen und emotionalen Regulation herausbilden. Wer in dieser Zeit immer wieder länger andauernden Erfahrungen unkontrollierbarer Inkongruenz ausgesetzt ist, reagiert darauf mit autonomer Übererregung und überschießenden hormonellen Stressreaktionen. Es kommt nicht zur Etablierung der negativen Rückkopplungsprozesse, die das neuronale System normalerweise vor dieser überschießenden Erregung und ihren negativen Folgen schützen. Stattdessen werden diese überschießenden Stressreaktionen gebahnt mit

der Folge einer meistens lebenslang stark reduzierten Stresstoleranz, die viel zur Ausbildung psychischer Störungen beiträgt.

Bei Patienten mit stark erhöhtem Inkongruenzniveau besteht eine hohe Wahrscheinlichkeit dafür, dass sie eine schlechte Stressbewältigung haben, negative Emotionen schlecht regulieren können und ein ungünstiges Copingverhalten haben. Es gibt zwar Fragebögen zur Erfassung von problem- und emotionsorientiertem Coping (Lazarus & Folkman, 1984) sowie zur Emotionsregulation (Znoj, 2000; Znoj & Grawe, 2000), aber wir müssen davon ausgehen, dass solche früh erworbenen Formen der Stressreaktion und Emotionsregulation hochautomatisierte subverbale Prozesse sind, die sich der Selbstbeobachtung entziehen. Allenfalls ihre Folgen können dem Individuum bewusst werden. Um valide Auskunft darüber zu erhalten, ob überschießende Stressreaktionen im Einzelfall eine wichtige Inkongruenzquelle für einen Patienten darstellen, wäre es viel besser, seine Reaktionen in standardisierten Stresssituationen zu beobachten und die in diesen Situationen ausgeschütteten Stresshormone zu messen. Dies ist bisher in der Psychotherapie unüblich. Weil aber nach der hier angelegten neuronalen Betrachtungsweise eine habituelle Neigung zu überschießenden Stressreaktionen eine sehr wichtige Inkongruenzquelle und Grundlage für die Entwicklung psychischer Störungen darstellt, wäre es konsequent, hier die verbale Ebene zu verlassen und endokrinologische Tests wie die Cortisolreaktion auf Belastungstests in eine standardisierte Messbatterie zur Vorbereitung von Therapien einzubeziehen. Das schließt nicht aus, dass man auch verbale Instrumente wie Copingfragebögen verwendet, aber neurophysiologische Messungen und die Beobachtung automatisierter nonverbaler Reaktionsweisen erscheinen hier dem Gegenstand angemessener.

Eine therapeutische Konsequenz aus der Feststellung solcher Inkongruenzquellen könnten trainingsartige Therapieelemente zur Verbesserung der Stresstoleranz und Emotionsregulation sein. In Frage kommen hier Verfahren wie das Stressimpfungstraining nach Meichenbaum (1973), Entspannungsverfahren, Autogenes Training, Meditationstechniken, Selbsthypnose u. a. m. Möglicherweise können auch Biofeedbackverfahren für diesen Zweck entwickelt werden. Die dialektisch-behaviorale Therapie der Borderlinestörung nach Linehan enthält bereits solche Module als wichtige Bestandteile der Therapie. Es werden Fertigkeiten der „inneren Achtsamkeit“, der Stresstoleranz und der Emotionsregulation trainiert (s. Bohus, 2002, S. 77–93). Nach dem in Kapitel 3 und 4 Ausgeführten wäre es indiziert, dass solche Therapieelemente zusätzlich zur Störungsbehandlung auch bei anderen Störungen als der Boderlinestörung zum Einsatz kommen. Bei Angststörungen und affektiven Störungen wäre zu erwarten, dass schlechte Stress- und Emotionsregulation in einem hohen Anteil der Fälle eine Rolle spielt. Um das Inkongruenzniveau dauerhaft zu senken, wäre es wichtig, die „Entschärfung“ dieser wichtigen Inkongruenzquelle zu einem eigenen therapeutischen Fokus zu machen. Das Konzept der „mindfulness“, das in der kognitiv-behavioralen Therapie in der letzten Zeit zunehmend Beachtung findet, kann als ein Schritt in diese Richtung verstanden werden. In Übereinstimmung mit den vorangegangenen Überlegungen wird es für viele Störungen für relevant gehalten und ihm wird ein großes Potenzial für verschiedene Bereiche der Klinischen Psychologie zuerkannt (Baer, 2003; Hayes & Wilson, 2003; Kabat-Zinn, 2003). Teasdale, Segal und Williams (2003) betonen die Notwendigkeit, auch die Anwendung von „Mindfulness-Trainings" auf die Besonderheiten der einzelnen Störungen zuzuschneiden. Allgemein wird anerkannt, dass mit dem Mindfulness-Konzept eine wirklich neue Perspektive in die Klinische Psychologie und Psychotherapie eingeführt wird, dass aber die meisten Fragen bezüglich Wirkungsweise, Anwendungsbereichen und Anwendungsformen, erforderlicher Ausbildung usw. noch zu klären sind (Dimidjian & Linehan, 2003; Roemer & Orsillo, 2003). Dem kann nur zugestimmt werden. Die Attraktivität, die dieses Konzept in kürzester Zeit gewonnen hat, zeigt, dass dem, was hier als Konsistenzsicherung bezeichnet wird, auch von anderen theoretischen Ausgangspunkten aus zunehmend eine wichtige Bedeutung eingeräumt wird. Aus der hier eingenommenen Perspektive wäre es allerdings besonders aussichtsreich, für alle Fragen, welche die Konsistenzsicherung betreffen, explizit auch die neurophysiologische Ebene einzubeziehen. Das ist bezüglich des Mindfulness-Ansatzes bisher nicht geschehen. Was spezifische Interventionsformen für eine bessere Konsistenzsicherung angeht, wird die Forschung und die Fachdiskussion wohl noch einen recht langen Weg zurücklegen müssen, ehe der Beitrag, den solche Interventionen zur Psychotherapie leisten können, ausgelotet sein wird.

Auch was die Frage ungünstiger Konsistenzsicherungsformen angeht, wird die Forschung noch einen langen Weg zurücklegen müssen. Unklar ist bisher etwa, inwieweit man ungünstige Formen der Konsistenzsicherung, wie z. B. übermäßiges Verdrängen, durch gezieltes Training verändern kann. Insgesamt scheint mir bei dieser Inkongruenzquelle noch viel Raum für innovative therapeutische Interventionen zu bestehen. Aus neuronaler Sicht handelt es sich hier um eine besonders wichtige Inkongruenzquelle, die, weil sie der Selbstbeobachtung fast ganz entzogen ist, bisher zu wenig Aufmerksamkeit in der stark verbal ausgerichteten Psychotherapie gefunden hat.

5. *Ungünstige Kognitionen.* Dazu gehört alles, was der Patient um seine Probleme herum denkt. Das kann eine *problematische Auffassung seines Zustandes* sein, die ihm den Weg zu erfolgreichen Veränderungen verbaut. Das können problematische Ziele sein, die er sich selbst gesetzt hat, die aber mit großer Wahrscheinlichkeit nicht erreichbar sind. Da auch Kognitionen von motivationalen Zielen bestimmt werden, sind problematische Kognitionen oft von Vermeidungszielen bestimmt oder von einer konflikthaften Motivkonstellation. Kognitionen können auch dazu dienen, Dissonanz zu vermeiden und dadurch aufrechterhalten werden. Diese inkonsistenzvermeidenden Kognitionen können dann wiederum einen wesentlichen Beitrag zur Aufrechterhaltung des Problems leisten, weil sie die Aufmerksamkeit des Patienten in eine falsche Richtung lenken. Solche problematischen Sichtweisen können z. B. durch eine klärungsorientierte Gesprächsführung herausgearbeitet, in Frage gestellt und schrittweise verändert werden.

Zu den dysfunktionalen Kognitionen zählen auch *irrationale Leitsätze* im Sinne von Ellis (1977) oder *gedankliche Verzerrungen* im Sinne von Beck (1979) wie Alles-oder-Nichts-Denken, übertriebene Verallgemeinerungen, voreilige Schlussfolgerungen usw. sowie ungünstige *Attributionsmuster*. Dies ist das Reich der Kognitiven Therapie und es steht ein ganzes Arsenal von Techniken zu ihrer Veränderung zu Verfügung.

Auch Erwartungen können wir den Kognitionen zurechnen. *Geringe Selbstwirksamkeitserwartungen, negative Ergebniserwartungen* und *Reaktionserwartungen* in dem Sinne, dass man in einer bestimmten Situation unkontrollierbare Angst oder andere negative Emotionen bekommen wird, sind einerseits fester Bestandteil der einzelnen psychopathologischen Störungsmuster. Sie spielen aber auch darüber hinaus eine Rolle für das, was der Patient tut und was er vermeidet. Erwartungsänderungen können durch Herausarbeitung der negativen Erwartungen mit kognitiven Techniken vorbereitet werden. Die wirkliche Veränderung geht dann aber von Realitätstests aus, in der sich der Patient mit entsprechenden Situationen konfrontiert und die Erfahrung macht, dass seine negativen Erwartungen nicht eintreten. Dies ist die Domäne der Verhaltenstherapie mit ihrem großen Repertoire an problemspezifischen Vorgehensweisen, die sich bewährt haben, um solche korrektiven Erfahrungen herbeizuführen.

6. *Übermäßig ausgeprägte Vermeidungsschemata.* Ein anlagemäßiges Vermeidungstemperament und Verletzungen der Grundbedürfnisse begünstigen die Ausbildung von Vermeidungszielen und Vermeidungsstrategien. Weil Vermeidungsziele darauf ausgerichtet sind, dass bestimmte Wahrnehmungen, Gedanken und Emotionen aus dem Erleben ferngehalten werden, sind Vermeidungsziele in der Regel schwerer zu erkennen als Annäherungsziele. Sie spielen aber oft die eigentliche Rolle des Bösewichts im psychischen Geschehen, denn sie stellen sich der annähernden, auf Bedürfnisbefriedigung ausgerichteten Aktivität entgegen und ihr Verfolgen bindet unverhältnismäßig viel psychische Energie und Aufmerksamkeit. Vermeidungsziele können vom Patienten selbst oft nicht klar benannt und in ihrer Funktion für seine Probleme erkannt werden. Es ist daher Aufgabe des Therapeuten, sich ein Bild von Ausmaß und Art des Vermeidens zu machen. Hilfsmittel hierfür sind einerseits der FAMOS mit seinen neun Vermeidungsskalen und andererseits eine Plan- oder Schemaanalyse unter der Fragestellung, welche negativen Erfahrungen der Patient mit seinem Verhalten zu vermeiden trachtet.

Bei einem Patienten, der viel vermeidet – hier ist das Vermeiden außerhalb des zu einem bestimmten Störungsbild gehörenden Vermeidens gemeint – kann eine bessere Bedürfnisbefriedigung nur erreicht werden, wenn es gelingt, das Vermeiden im Erleben und Verhalten abzuschwächen. Erst dann entsteht ein Raum für die Entfaltung stärkerer annähernder Aktivitäten. Hierfür braucht der Therapeut eine klare Vorstellung davon, was der Patient vermeidet und wie er es vermeidet. Das Profil der Vermeidungsskalen im FAMOS gibt erste Anhaltspunkte dafür, welche Art von Erfahrungen der Patient besonders intensiv vermeidet. Welche Mittel er dafür einsetzt, muss allmählich durch Exploration, Beobachtung und eine klärungsorientierte Gesprächsführung herausgearbeitet werden. Um sich bisher vermiedenen Erfahrungen auszusetzen und dabei korrektive Erfahrungen machen zu können, muss der Patient zuerst ein Bewusstsein dafür gewonnen haben, was er bisher vermieden hat. Nur dann kann er sich willentlich neuen Erfahrungen aussetzen, und das immer wieder, bis sich seine Gefühle und Verhaltenstendenzen in der betreffenden Situation wirklich geändert haben. Die Änderung von Vermeidungsverhalten ist keine Frage von Einsicht, sondern von wiederholten Erfahrungen, die nicht mit den bisherigen Erwartungen übereinstimmen. Voraussetzung für die bewusste, willentliche Konfrontation mit bisher vermiedenen Erfahrungen ist aber ein Bewusstsein für das bisherige Vermeiden. Dieses Bewusstsein muss in der Regel erst gemeinsam erarbeitet werden. Vor allem dafür ist eine klärungsorientierte Gesprächsführung ein unentbehrliches therapeutisches Handwerkszeug.

Wenn man neuronale Erregungsmuster aktiviert, die mit dem bisherigen Vermeiden unvereinbar sind, ruft man eine akute Inkonsistenz hervor. Die natürliche Reaktion wäre, diese Inkonsistenz zu vermeiden. Damit dies nicht geschieht, ist es von entscheidender Wichtigkeit, dass der Therapeut vor und begleitend zu solcher inkonsistenzerzeugenden Problembearbeitung kontinuierlich ein Annäherungspriming durchführt. Der Patient muss sich den neuen Erfahrungen in einem Annäherungsmodus stellen, damit das bisherige Vermeidungsverhalten und die damit verbundenen negativen Emotionen wirksam gehemmt werden können.

Eine andere Konstellation liegt vor, wenn der Patient stark ausgeprägte Vermeidungsziele hat, ihm das Vermeiden des Befürchteten aber nicht gelungen ist, wenn er also wirklich versagt hat, sich blossgestellt fühlt usw. Dies würde sich in hoher Vermeidungsinkongruenz im Inkongruenzfragebogen anzeigen. Hier geht es sozusagen um die Behandlung offener Wunden. Die therapeutischen Strategien können hier sehr unterschiedlich aussehen. Sie können versuchen, die erlittenen Verletzungen in einen anderen Bedeutungskontext im Hinblick auf das Kontroll- und das Selbstwertbedürfnis zu stellen; oder sie können versuchen, den Patienten mit besseren Mitteln auszustatten, sich zukünftig wirksamer vor solchen Verletzungen zu schützen. Auch wenn es gelingt, die verletzten Vermeidungsziele weniger wichtig zu machen, nimmt die negative Bedeutung der erlittenen Verletzungen ab.

Die Abschwächung von Vermeidungszielen und die Linderung von Vermeidungsinkongruenz sind in der Regel anspruchsvolle therapeutische Aufgaben, die eine Kombination von klärungsorientierten, konfrontierenden, kontextverändernden und übenden Vorgehensweisen erfordern. Die Konstellationen im Einzelfall sind hier zu individuell, als dass das Vorgehen durch Manuale weitgehend festgelegt werden könnte. Aber der Therapeut muss eine klare Vorstellung von dem Problem des Patienten haben und von der Lösung, die er anstrebt, denn nur dann kann er den Patienten einen roten Faden erkennen lassen, wie es für sein Bedürfnis nach Orientierung und Kontrolle wünschenswert ist, und nur dann kann er Sicherheit ausstrahlen, dass er weiß, was er tut, wie es für das Bindungsbedürfnis des Patienten wünschenswert ist, und nur dann kann er dafür sorgen, dass neue, wünschenswerte neuronale Erregungsmuster immer wieder aktiviert und genügend gebahnt und unerwünschte immer wieder und immer sicherer gehemmt werden. Weil diese therapeutische Arbeit immer mit einer Aktivierung des Vermeidungssystems verbunden ist, ist darüber hinaus die komplementäre Beziehungsgestaltung und Ressourcenaktivierung in diesen Therapien oder Therapiephasen ganz besonders wichtig. Man kann mit Recht sagen, dass die Veränderung motivationaler Vermeidungsschemata die hohe Schule der Psychotherapie ist. Ich sehe nicht, dass ein einzelner therapeutischer Ansatz den Anspruch erheben könnte, hierfür das beste Repertoire entwickelt zu haben.

7. *Zu schwach ausgebildete oder brachliegende Annäherungsschemata.* Psychotherapiepatienten haben im Vergleich zu Normalpersonen nicht weniger ausgeprägte Annäherungsziele. Sie geben im FAMOS sogar im Durchschnitt eine etwas höhere Wichtigkeit von Annäherungszielen an. Der Grund dafür liegt wahrscheinlich darin, dass diese Ziele bei ihnen noch stärker aktualisiert sind, weil sie nicht befriedigend realisiert werden. Der Unterschied zu den Normalpersonen liegt darin, dass es ihnen weitaus schlechter

gelingt, ihre Annäherungsziele zu realisieren. Sie haben im Durchschnitt eine stark erhöhte Annäherungsinkongruenz. Das Problem liegt bei ihnen darin, dass ihre Annäherungsziele zu einem zu großen Teil Wünsche bleiben, weil ihnen die Möglichkeiten fehlen, sie zu realisieren. Das kann beinhalten, dass ihre momentanen Lebensumstände es schwer machen, diese Ziele zu realisieren. Wenn z. B. jemand gerade seinen Partner durch Tod verloren hat, wird er vielleicht für längere Zeit eine starke Inkongruenz bezüglich seines Annäherungsziels nach Nähe und Intimität haben, obwohl er eigentlich ein Mensch ist, der ein gutes Repertoire für die Gestaltung naher Beziehungen hat. In den meisten Fällen hängt Annäherungsinkongruenz aber damit zusammen, dass der Betreffende nicht das Notwendige tut, um seine Ziele zu realisieren. Ihm kann das Verhaltensrepertoire dafür fehlen, weil er es nie gelernt hat. In diesem Fall läge ein echtes Ressourcendefizit vor. Das erforderliche Verhaltensrepertoire kann im Prinzip vorhanden sein, aber liegt aus dem einen oder anderen Grund zurzeit brach. Ihm kann der Antrieb und die Entschlusskraft dafür fehlen, es umzusetzen. Ein Grund dafür könnte sein, dass sich der Betreffende ganz überwiegend im Vermeidungsmodus befindet. Es könnte auch sein, dass die Realisierung der Annäherungsziele durch ganz bestimmte Befürchtungen gehemmt wird

Je nach Sachlage wären die therapeutischen Konsequenzen unterschiedlich. Bei einem echten Ressourcendefizit müsste in der Therapie daran gearbeitet werden, ein entsprechendes Verhaltensrepertoire aufzubauen etwa über Rollenspiele und wiederholtes Üben in der Realität. Wenn das Annäherungsverhalten durch bestimmte Befürchtungen gehemmt wird, wären es vor allem diese, die geändert werden müssten. Wenn ein im Prinzip vorhandenes Repertoire nicht genutzt wird, müsste der Schwerpunkt ganz auf die Aktivierung dieser brachliegenden Ressourcen gerichtet werden, wie es etwa beim Behavioral Activation Treatment nach Jacobson, Martell und Dimidjian (2001) der Fall ist. Zwischen diesen therapeutischen Möglichkeiten zu unterscheiden, ist für einen Therapeuten meistens nicht schwer, weil er durch Befragung des Patienten und durch Verhaltensbeobachtung relativ leicht herausfinden kann, ob eine echtes Defizit vorliegt oder ob im Prinzip vorhandene Verhaltensmöglichkeiten deswegen nicht realisiert werden, weil sie deaktiviert oder aktiv gehemmt sind.

8. *Motivationale Konflikte* sind meist eine Kombination aus übermäßig entwickelten Vermeidungsschemata und zu schwach entwickelten Annäherungsschemata. Wenn in einer Situation relativ starke Annäherungs- und Vermeidungstendenzen gleichzeitig aktiviert werden, interferieren die dadurch aktivierten Verhaltensprogramme miteinander mit der Folge, dass weder das Annäherungsziel noch das Vermeidungsziel wirklich erreicht werden. Annäherungs-Vermeidungs-Konflikte führen deshalb sowohl zu Annäherungs- als auch Vermeidungsinkongruenz. Die Überwindung solcher Konflikte muss immer darin bestehen, dass die Annäherungskomponente gestärkt und die Vermeidungskomponente geschwächt wird. Neuronal ausgedrückt: Die Annäherungskomponente muss stärker gebahnt und die Vermeidungskomponente muss aktiv gehemmt werden. Was ich oben bei den Vermeidungsschemata schon gesagt habe, muss hier noch einmal wiederholt werden. Die Überwindung von Konflikten ist nicht eine Frage von Einsicht, sondern eine Frage wiederholter Erfahrungen, durch die die Vermeidungskomponente gehemmt und die Annäherungskomponente gebahnt werden. Dafür muss sich der Patient allerdings

wiederholt, bewusst und willentlich solchen Erfahrungen aussetzen. Dafür ist ein Bewusstsein dafür notwendig, dass und was er bisher vermieden hat, und dafür, was er sich eigentlich wünscht. Ein Bewusstsein dafür ist Voraussetzung dafür, dass die notwendigen Veränderungserfahrungen herbeigeführt werden können, weil dafür die aktive Mitarbeit des Patienten erforderlich ist. Das Bewusstsein ist aber nicht das eigentlich Ziel. Das eigentliche Ziel ist die Überwindung des Konfliktes und die erfordert die Bahnung neuer neuronaler Erregungsbereitschaften durch möglichst oft wiederholte Erfahrungen. Wenn man einen Konflikt durch motivationale Klärungsarbeit herausgearbeitet hat, ist die therapeutische Arbeit also noch nicht getan. Man hat damit erst die Voraussetzungen dafür geschaffen, dass nun die Vermeidungskomponente durch wiederholte Konfrontation mit geeigneten Erfahrungen geschwächt und die Annäherungskomponente besser gebahnt werden kann, so dass es zu einer besseren Bedürfnisbefriedigung kommt.

5.1.4 Konsistenzverbesserung durch Veränderung neuronaler Strukturen?

In Abbildung 4.27 und im vorangegangenen Abschnitt sind neuronale Strukturen nicht als Inkonsistenzquelle aufgeführt worden. Ist das nicht inkonsequent, nachdem wir wissen, dass z. B. bei Depressiven der Hippocampus und der PFC deutlich geschrumpft sind und der ACC ganz lahmgelegt ist? Sind nicht gerade diese Veränderungen eine der wichtigsten Ursachen dafür, dass der Patient nicht mehr bedürfnisbefriedigende Erfahrungen macht? Die Frage ist sehr berechtigt. Wenn ein Hippocampus erst einmal durch Stresshormone geschädigt ist, wird diese Schädigung zu einer eigenen Ursache dafür, dass sich der Patient nicht so verhält, wie er es für eine gute Bedürfnisbefriedigung sollte. Man könnte den geschädigten Hippocampus also durchaus als eine eigene Inkongruenzquelle aufführen und andere veränderte neuronale Strukturen auch.

Der geschädigte Hippocampus gehört jedoch zum Störungsbild der Depression und die Störungen mit ihrer Eigendynamik sind in Abbildung 4.27 als Inkongruenzquelle aufgeführt. Die Eigendynamik der einzelnen Störungsbilder hat ihre jeweils spezifischen neuronalen Grundlagen, wie wir in Kapitel 3 gesehen haben. Ein Therapeut sollte sich über diese neuronalen Grundlagen klar sein und sie berücksichtigen, wenn er die Eigendynamik der Störung durch störungsspezifische Interventionen zu verändern versucht. Seine Sicht der Depression schließt ihre neuronalen Grundlagen ein. Deshalb wäre es inkonsequent, sie noch einmal als eigene Inkongruenzquelle aufzuführen.

Genauso wäre es nicht nur bei den anderen psychischen Störungen, sondern bei den meisten in Abbildung 4.27 aufgeführten Inkongruenzquellen. Überschießende Stressreaktionen, schlechte Emotionsregulation, übermäßiges Vermeiden usw. haben alle spezifische neuronale Grundlagen. Je mehr wir darüber wissen werden, umso mehr sollten diese neuronalen Grundlagen bei der Diagnostik und Behandlung der einzelnen Inkongruenzquellen berücksichtigt werden. Es wäre mit der allgemeinen Sicht des psychischen Geschehens, die ich in diesem Buch entwickelt habe, unvereinbar, die einzelnen Inkongruenzquellen von ihren neuronalen Grundlagen abzutrennen, als würden sie getrennt voneinander existieren. Ihre neuronalen Grundlagen sollten also als integraler Bestandteil des Wissens über die einzelnen Inkongruenzquellen betrachtet werden.

Ich halte es für sehr wahrscheinlich, dass mit der Zeit unser verbessertes Verständnis des neuronalen Geschehens Einfluss auf die Interventionen nehmen wird, mit denen wir die einzelnen Inkongruenzquellen zu beeinflussen versuchen. Für die Behandlung der Depression und der Angststörungen habe ich exemplarisch aufgezeigt, wie das aussehen könnte. Dieser Einbezug spezifischer neurowissenschaftlicher Erkenntnisse in die Gestaltung von Psychotherapien wird Schritt für Schritt erfolgen. Aber auch heute schon kann die grundsätzliche Erkenntnis, dass alle psychischen Prozesse spezifische neuronale Erregungsmuster als Grundlage haben, schon Einfluss auf die Gestaltung von Psychotherapien nehmen. Veränderungen werden nach der hier entwickelten Sichtweise grundsätzlich dadurch herbeigeführt, dass neue neuronale Erregungsmuster gebahnt werden. Psychotherapie als gezielte und systematische Bahnung neuer neuronaler Erregungsmuster zu betrachten, ist bisher keineswegs selbstverständlich. Das ist aber eine Schlussfolgerung, die wir aus allem zuvor Ausgeführten heute schon ziehen können. Ich werde darauf im zweiten Teil der Schlussfolgerungen eingehen. Zuvor soll jedoch der erste Teil noch mit zusammenfassenden Schlussfolgerungen darüber beschlossen werden, wie Psychotherapie unter dem Konsistenzgesichtspunkt optimiert werden kann.

5.1.5 Schlussfolgerungen für eine wirkungsoptimierte Psychotherapie

Die Wirkung von Psychotherapie hängt entscheidend davon ab, was der Patient während der Therapie für Erfahrungen bezüglich seiner Grundbedürfnisse macht. Alles, was er in der Therapie erlebt und tut, hat eine positive oder negative Bedeutung für seine motivationalen Schemata. Das beginnt sogar schon vor der eigentlichen Therapie. Schon was er vorher über die Institution und den Therapeuten erfährt, wie vor dem eigentlichen Therapiebeginn in der jeweiligen Institution mit ihm umgegangen wird, und erst recht die ersten Eindrücke von der Person des Therapeuten und vom Therapiesetting können eine mehr oder weniger positive Bedeutung für sein aktiviertes Bedürfnis nach Orientierung und Kontrolle, sein Bindungs-, Selbstwert- und Lustbedürfnis annehmen. All dies kann so gestaltet werden, dass der Patient eher positive oder eher negative Erfahrungen im Hinblick auf diese Bedürfnisse macht. Wenn er z. B. herumkommandiert wird, wenn man ihn im Unklaren lässt, wenn er lange warten muss, sind das alles negative Erfahrungen für seine Grundbedürfnisse. Sie rufen negative Emotionen hervor und primen das Vermeidungssystem. Umgekehrt kann eine sorgfältige Gestaltung dieser Bedingungen zu einem Annäherungspriming beitragen.

Von der ersten Minute der Therapie an kann der Therapeut durch komplementäre *Beziehungsgestaltung* und *Ressourcenaktivierung* dem Patienten positive bedürfnisbefriedigende Erfahrungen vermitteln und damit eine Aktivierung des Annäherungssystems primen. Das ist zu Beginn der Therapie die ganz primäre Aufgabe des Therapeuten und es bleibt eine wichtige Aufgabe über die ganze Therapiedauer, auch wenn schon bald die Beschäftigung mit den Problemen des Patienten inhaltlich in den Vordergrund gerät.

Die Unterscheidungen von *Prozess* und *Inhalt*, zwischen *explizitem* und *implizitem Funktionsmodus* sowie zwischen *Annäherungs-* und *Vermeidungsmodus* sollten jedem Psychotherapeuten schon früh in Fleisch und Blut übergehen. Während inhaltlich die Probleme des Patienten thematisiert werden, während also die Aufmerksamkeit im *expliziten Funktionsmodus* auf die Probleme gerichtet ist, muss auf der Prozessebene, also auf der Ebene dessen, was gleichzeitig im *impliziten Funktionsmodus* geschieht, der Patient kontinuierlich positive bedürfnisbefriedigende Erfahrungen machen. Diese überwiegend im impliziten Funktionsmodus gemachten Erfahrungen führen einerseits direkt zu einer Verringerung im Inkongruenzniveau, bringen den Patienten damit in einen besseren Zustand und haben so positive Wirkungen im Sinne dessen, was durch die Therapie erreicht werden soll. Andererseits führen bedürfnisbefriedigende Erfahrungen zu einer Aktivierung des Annäherungssystems, machen den Patienten offener und bereitwilliger für die problemspezifischen Interventionen und schaffen ein Gegengewicht zu den Belastungen durch die Problembearbeitung. Die Aktivierung des Annäherungssystems ist darüber hinaus Voraussetzung für die wirksame Hemmung negativer Emotionen wie Angst und muss daher als unverzichtbare Komponente vieler problem- und störungsspezifischer Interventionen angesehen werden.

Der Therapieerfolg ist also zu einem wesentlichen Teil davon abhängig, wie gut es durch komplementäre, maßgeschneiderte Beziehungsgestaltung und durch Ressourcenaktivierung gelingt, dem Patienten positive bedürfnisbefriedigende Erfahrungen zu vermitteln. Im Weiteren ist der Therapieerfolg vor allem davon abhängig, welche Ziele in der Therapie angestrebt werden und wie gut die Ziele erreicht werden.

Die Frage, welche *Ziele* in der Therapie angestrebt werden sollten, ist keineswegs trivial. Die *Behandlungsanliegen des Patienten* und die im Vordergrund stehenden *psychopathologischen Symptome* legen zwar die Antwort darauf teilweise fest, denn beide Aspekte sind „gesetzte" Kriterien für die Beurteilung des Therapieerfolgs. Das *subjektive Wohlbefinden* des Patienten am Ende der Therapie ist ein weiteres gesetztes Kriterium. Aber die Frage, wo die Therapie am besten den Hebel ansetzen sollte, um diese Kriterien optimal zu erfüllen, ist damit noch nicht beantwortet. Subjektives Wohlbefinden ist kein Ziel, das man direkt anstreben kann, sondern es ist das Resultat der Lebensvollzüge des Individuums insgesamt. Nach der hier eingenommenen Sichtweise ist das Wohlbefinden vor allem von der Befriedigung der Grundbedürfnisse abhängig. Die Grundbedürfnisse werden wiederum umso besser befriedigt, je mehr die psychischen Prozesse miteinander konsistent sind. Je konsistenter sie sind, desto besser werden die motivationalen Ziele des Individuums realisiert. Aus dieser Sicht sollte eine Psychotherapie in erster Linie anstreben, die Konsistenz im psychischen Geschehen zu verbessern, was gleichbedeutend damit ist, eine möglichst gute Kongruenz zwischen realen Erfahrungen und motivationalen Zielen herbeizuführen.

Um dies tun zu können, muss zuerst bestimmt werden, was jetzt im Leben des Patienten eine gute Kongruenz zwischen realen Wahrnehmungen und motivationalen Zielen verhindert oder beeinträchtigt. Wenn dies nur eine isolierte Störung oder ein umgrenztes Problem ist, ist das Ziel der Therapie damit klar: Die Besserung der Störung oder des Problems. Wenn es jedoch mehrere Quellen von Inkongruenz gibt, was sich darin ausdrücken sollte, dass das Inkongruenzniveau allgemein erhöht ist, stellt sich die Frage anders. Sie lautet nun: Wie kann das Inkongruenzniveau am besten verringert werden? Es geht also zunächst einmal um die möglichen Ansatzstellen für eine Reduktion der Inkongruenz. Bei hohem Inkongruenzniveau wird es mehrere Quellen von Inkongruenz geben. Es gibt meistens z. B. schon mehrere psychische Störungen. Jede wäre ein Ansatzpunkt zur Verringerung der Inkongruenz, aber es ist noch nicht gesagt, welche der beste wäre. Es ist noch nicht einmal gesagt, dass die Störungen überhaupt im individuellen Fall der beste Ansatzpunkt wären. Jede der im Abschnitt 5.3.3. aufgeführten Inkongruenzquellen ist ein möglicher Ansatzpunkt für eine Verringerung der Inkongruenz und könnte somit zu einem ersten vorrangigen Therapieziel werden. Nach den hohen Korrelationen, die wir zwischen der Verringerung der Inkongruenz und den Besserungen in Inkongruenzquellen wie Symptombelastung, Wohlbefinden, interpersonalen Problemen, Selbstwirksamkeitserwartungen, Coping, Vermeidungszielen usw. gefunden haben (s. Abschnitt 4.8.4.3), kann jede dieser Inkongruenzquellen als ein erster Ansatzpunkt zur Verringerung der Inkongruenz genommen werden mit der wahrscheinlichen Folge, dass sich durch die Besserung dieser Inkongruenzquelle nicht nur das Inkongruenzniveau verändert, sondern darüber hinaus auch Besserungen in anderen Inkongruenzquellen eintreten.

Aus den möglichen therapeutischen Ansatzstellen können daher solche als erste Therapieziele ausgewählt werden, für die sich der Therapeut die größten Chancen auf eine gute Zielerreichung verspricht. Das werden solche Ziele sein, für die der Patient die größte motivationale Bereitschaft mitbringt und für die es Vorgehensweisen gibt, bei denen der Patient voraussichtlich gerne mitmachen wird und gut mitmachen kann, die also vorhandene Ressourcen des Patienten nutzen. Auch die Kompetenzen und motivationalen Bereitschaften des Therapeuten können in solche Zielüberlegungen einfließen. Interventionen, bei denen sich der Therapeut besonders sicher fühlt, für welche er die höchsten Kompetenzerwartungen oder auch Vorlieben hat, werden mit größerer Wahrscheinlichkeit zur Zielerreichung führen als solche, die er nur ungern und wenig kompetent durchführt.

Aus den möglichen therapeutischen Ansatzstellen (Inkongruenzquellen) können also sukzessive nach diesen Kriterien mehrere als konkrete Therapieziele ausgewählt werden. Das unmittelbare Ziel ist die Beseitigung oder Besserung dieser Inkongruenzquelle, aber das übergeordnete Ziel ist die Verringerung des Inkongruenzniveaus. Man muss wegen der engen Vernetzung im psychischen Geschehen wahrscheinlich nicht alle möglichen therapeutischen Ansatzstellen wirklich behandeln, um eine befriedigende Reduktion der Inkongruenz zu erzielen. Wie lange man mit der Behandlung von Inkongruenzquellen fortfährt, wird man davon abhängig machen, wie weit das Inkongruenzniveau inzwischen reduziert ist.

Die Kriterien für die Bewertung des Therapieerfolgs bleiben von all diesen Überlegungen unberührt. Erst wenn die Störungen des Patienten deutlich gebessert sind, seine Behandlungsanliegen weitgehend erreicht sind und sein Wohlbefinden sich deutlich gebessert hat, kann man von einem Therapieerfolg sprechen. Die Bewertung des Therapieerfolges erfolgt also unabhängig vom Konstrukt der Inkongruenz. Aber es ist die spezifische Annahme der Konsistenztheorie, dass diese Kriterien in dem Ausmaß erreicht werden, wie es gelingt, die Quellen von Inkonsistenz und Inkongruenz im psychischen Geschehen zu beseitigen oder zu verringern.

Wenn man die aufgeführten Inkongruenzquellen und die kurz angesprochenen Möglichkeiten ihrer therapeutischen Beeinflussung betrachtet, stellt man fest, dass in ihnen fast das ganze Spektrum der Psychotherapie vertreten ist: Bewältigungs- und klärungsorientierte, individuums- und systembezogene, kognitive, verhaltensorientierte und konfliktorientierte Vorgehensweisen. Man könnte den einzelnen Inkongruenzquellen jeweils therapeutische Ansätze zuordnen, die sich besonders intensiv mit dem jeweiligen therapeutischen Ansatzpunkt befasst und ein spezielles Repertoire dafür entwickelt haben. In dieser Betrachtungsweise schließen sich die verschiedenen therapeutischen Ansatzstellen aber nicht aus, sondern sie ergänzen und fördern sich gegenseitig. Es sind verschiedene Möglichkeiten, die Inkonsistenz im psychischen Geschehen zu verringern und nichts spricht dagegen, sie miteinander zu kombinieren. Im Gegenteil: Wenn man alle in diesem ersten Teil der Schlussfolgerungen aufgeführten Möglichkeiten der Konsistenzverbesserung systematisch zu nutzen versucht, sollten bessere Therapieerfolge resultieren als wenn man nur einen eingeschränkten Teil davon nutzt. Allerdings müssten Therapeuten auch entsprechend ausgebildet werden. Man könnte die bestehenden Therapieausbildungen dafür jeweils um Elemente ergänzen, die in der jeweiligen Ausbildung bisher noch nicht gut berücksichtigt sind. So könnte man sich, von unterschiedlichen Ausgangspunkten aus auf das gemeinsame Ziel zubewegen, das Gesamt der vorhandenen Möglichkeiten der Psychotherapie zu nutzen, um die Wirkung von Psychotherapie insgesamt zu optimieren.

5.2 Neuronale Mechanismen therapeutischer Veränderungen

5.2.1 Veränderung durch Hemmung bestehender neuronaler Erregungsbereitschaften

Alle therapeutischen Veränderungen beruhen letztlich auf Veränderungen synaptischer Übertragungsbereitschaften. Die Übertragungsbereitschaften können durch *Bahnung* verstärkt, durch Nichtbenutzung geschwächt, aber auch aktiv gehemmt werden. Auf die neuronalen Mechanismen der Bahnung und Verstärkung synaptischer Übertragungsbereitschaften gehe ich im nächsten Abschnitt ein. Veränderung durch Nichtbenutzung von Synapsen spielt für die Zwecke der Psychotherapie keine große Rolle. Ein Beispiel dafür ist das Vergessen. Schwächung synaptischer Übertragungsbereitschaften durch Vergessen ist eine Frage der Zeit, in der die Erregungsbereitschaften nicht aktiviert werden. Wir können in der Psychotherapie kaum darauf warten, dass der Patient seine Probleme „vergisst". Die ihnen zu Grunde liegenden Erregungsbereitschaften werden immer wieder aktiviert und dadurch erneut gebahnt. Um die Aktivierung unerwünschter neuronaler Erregungsbereitschaften zu verhindern, braucht es daher einen anderen neuronalen Mechanismus, den der aktiven Hemmung.

Da es in Psychotherapien meistens auch darum geht, dass etwas Störendes, Unerwünschtes weniger häufig oder intensiv auftreten soll, ist der neuronale Mechanismus der *Hemmung* für therapeutische Veränderungen sehr wichtig. Der wichtigste hemmende Neurotransmitter ist die Gamma-Amino-Buttersäure (GABA). Über die GABA-Rezeptoren der Neuronen kann das Feuern einer Zelle aktiv gehemmt werden, so dass das Neuron keine Erregung weiterleitet (s. Abschnitt 2.3). Ein neuronaler Schaltkreis kann so an bestimmten Stellen unterbrochen werden. Bei der Behandlung der motivierenden Funktion von Dopamin in Abschnitt 4.7.6 hatten wir auch die hemmende Wirkung des Acetylcholins als Gegenspieler des Dopamins kennengelernt. Auch das Serotonin spielt eine beruhigende, Erregung dämpfende Rolle im neuronalen Geschehen.

Hemmung gibt es aber nicht nur auf der Ebene der einzelnen Synapsen und Neuronen, sondern auf allen Ebenen des Nervensystems. Hemmung ist im Nervensystem für die Konsistenzsicherung ganz unverzichtbar (s. Abschnitt 4.8.2). Es können z. B. nicht mehrere Zielhierarchien gleichzeitig im bewussten Funktionsmodus verfolgt werden. Diejenige mit der höchsten motivationalen Salienz wird von dem konkurrierenden Einfluss anderer Zielhierchien durch aktive Hemmung abgeschirmt. Auch Aufmerksamkeit geht mit der aktiven Unterbrechung anderer aktivierter Schaltkreise einher, bevor die in ihnen verarbeiteten Signale den Arbeitsspeicher erreichen. Viele Reize werden wahrgenommen und im psychischen System verarbeitet, führen auch zu Reaktionen, werden aber nicht bewusst, weil der Arbeitsspeicher mit anderen Inhalten ausgefüllt ist. Hemmung erfolgt im Nervensystem in der Regel dadurch, dass die Weiterleitung von Signalen an bestimmten Stellen aktiv gehemmt wird.

Alltagssprachlich hat Hemmung eher einen negativen Beigeschmack. Hemmungen zu haben wird eher als Problem gesehen. Natürlich kann zu stark gehemmtes Verhalten ein therapeutisches Problem sein. Das ist hauptsächlich dann der Fall, wenn zu wenig Annäherungsverhalten auftritt. Bei psychischen Störungen ist aber sehr oft ein Defizit an Hemmung das gravierendste Problem, nämlich dann, wenn es um die Hemmung negativer Emotionen wie Angst, Aggression, Kränkung, Enttäuschung, Trauer und Depression geht.

Emotionale Fehlregulationen spielen bei psychischen Störungen eine große Rolle. Starke negative Emotionen treten auf in Situationen, in denen sie als nicht situationsangemessen angesehen werden. Bei der Behandlung der neuronalen Korrelate von Angststörungen in Kapitel 3 hat sich gezeigt, dass in praktisch allen neurowissenschaftlichen Konzeptionen von Angststörungen fehlender oder zu geringer Hemmung unangemessener Emotionen eine wichtige funktionale Rolle bei der Entstehung und Aufrechterhaltung der Störung zugemessen wird. Dementsprechend geht es bei der Therapie von Angststörungen zu einem wesentlichen Teil um den Aufbau situationsangemessener Hemmprozesse. Um eine bessere Emotionskontrolle geht es aber auch bei vielen anderen Störungen wie der Borderline-Störung, bei Essstörungen, depressiven Störungen, aggressiven Störungen usw. Ich werde die Bedeutung von Hemmung als neuronalem Mechanismus therapeutischer Veränderungen hier exemplarisch für Angststörungen aufzeigen. Die Überlegungen sind mit Modifikationen auf viele andere therapeutische Problemstellungen übertragbar.

Ein Beispiel dafür, welche Rolle Hemmung bei der Therapie von Angststörungen spielen kann, hatten wir schon in Abschnitt 2.9.4 bei der Behandlung der Frage kennengelernt, ob Angst gelöscht werden kann. Gutberlet und Miltner (1999) hatten bei erfolgreich behandelten Spinnenphobikern gefunden, dass nach der Behandlung zwar kein subjektives Angstgefühl und kein Vermeidungsverhalten mehr vorhanden war und dass auch die zu Beginn der Behandlung bei der Konfrontation mit Spinnen ausgelöste autonome Erregung (Herzrate und Hautleitfähigkeit) am Ende der Behandlung nicht mehr ausgelöst wurde, dass aber in der Amygdala immer noch dieselbe Erregung auftrat wie vor der Behandlung. Die Angstreaktion war also nicht vollkommen „gelöscht" worden, sondern die Weiterleitung der Erregung zu anderen neuronalen Schaltkreisen war gehemmt bzw. unterbrochen worden.

Le Doux (2001, 2002) vertritt dezidiert die Ansicht, dass Angstreaktionen nicht gelöscht werden können, sondern dass immer nur die Weiterleitung der Erregung von der Amygdala zu anderen Hirnregionen unterbrochen wird, und zwar dadurch, dass ein Hemmungsgradient gebahnt wird. Wenn konditionierte Angstreaktionen „gelöscht" werden, wird also in Wirklichkeit ein hemmendes neuronales Erregungsmuster aufgebaut. Der Löschungsprozess ist in Wirklichkeit ein Bahnungsprozess. Dass auch Hemmung gebahnt werden muss, sieht man daran, dass es bei der „Löschung" konditionierter Angstreaktionen mehrere Lerndurchgänge ohne erneutes Auftreten des UCS braucht, bis keine Angstreaktion mehr erfolgt.

Es gibt viele Hinweise dafür, dass die Hemmung von Angstreaktionen vom medialen PFC aus erfolgt, der wiederum in engem Austausch mit dem Hippocampus steht. Bei Ratten mit Schädigungen im medialen PFC, insbesondere der orbitalen Region, waren konditionierte Angstreaktionen ganz übersteigert und es war fast keine Löschung mehr zu erreichen. Medialer PFC und Amygdala scheinen in einer reziproken Beziehung zueinander zu stehen. Starke Erregung der Amygdala schaltet den medialen PFC ab, es kommt zu ganz irrationalem Verhalten. Umgekehrt kann über den medialen PFC die sonst von der Amygdala ausgehende Erregung anderer Hirnregionen gehemmt werden.

Es müssen also, um Angst wirksam zu hemmen, im medialen PFC durch Bahnung neue neuronale Erregungsmuster aufgebaut werden, die geeignet sind, die Angstreaktion zu hemmen. Diese Hirnregion ist nicht identisch mit dem Arbeitsspeicher. Angsthemmung geht nicht so, dass man im Arbeitsspeicher „vernünftige Gedanken" erzeugt, wie etwa „Du brauchst keine Angst zu haben, die Situation ist nicht wirklich gefährlich". Es sind die impliziten Situationsbewertungen, die im orbitalen PFC unentwegt automatisch erzeugt werden, die geändert werden müssen, damit die Weiterleitung der Amygdala-Erregung gehemmt wird. Implizites Lernen ist keine Frage von Einsicht, sondern von wiederholten Erfahrungen, die zeigen, dass wirklich nichts Gefährliches geschieht. Diese Erfahrungen macht ein Mensch mit einer Angststörung in der Regel nicht. Seine Erfahrung ist vielmehr, dass etwas sehr Unangenehmes geschieht, wenn er mit dem phobischen Reiz konfrontiert wird oder wenn er einen Angstanfall bekommt. Er erlebt echte Angst und die ist in sich so aversiv, dass er vermeidet, sie wiedererleben zu müssen. Wegen des Vermeidens kommt es nicht zur Bahnung neuer impliziter Bewertungen. Die

Erfahrungen, die solche neuen Bewertungen bahnen, müssen mehrfach und zuverlässig gemacht werden. Erst nach genügend starker Bahnung durch reale Erfahrungen sind die neuen Erregungsmuster, die die neuen impliziten Bewertungen repräsentieren, so gut etabliert, dass sie mehr oder weniger automatisch aktiviert werden. Erst dann ist der Hemmungsgradient stark genug, um die Weiterleitung der von der Amygdala ausgehenden Errregung zu blockieren.

Um einen Hemmungsgradienten aufzubauen, muss sich die betreffende Person den Situationen aussetzen, die die Angst auslösen. Die neuronalen Erregungsmuster, welche die Wahrnehmung der Situation repräsentieren und die neuronalen Erregungsmuster, welche der Angst zu Grunde liegen, sind jetzt gleichzeitig aktiviert. Sie waren das schon oft und sind deshalb zu einem gemeinsamen neuronalen Erregungsmuster zusammengebunden worden. Es geht jetzt darum, dieses durch viele gemeinsame Aktivierungen zusammengebundene neuronale Erregungsmuster wieder aufzutrennen. Dafür muss ein drittes neuronales Erregungsmuster hinzukommen, das die Angst hemmt, während die die Situationswahrnehmungen repräsentierenden neuronalen Errgungsmuster aktiviert sind. Dieses dritte, neue neuronale Erregungsmuster muss mit Angst möglichst unvereinbar sein. Wenn dieses neue neuronale Erregungsmuster nun immer wieder zusammen mit den die Situationswahrnehmung repräsentierenden zusammen auftritt, werden Situationswahrnehmung und Angst voneinander entkoppelt. Die Entkopplung beruht auf einer Hemmung des die Angstreaktion repräsentierenden neuronalen Erregungsmuster durch das neue, mit Angst unvereinbare Erregungsmuster.

Alle drei Erregungsbereitschaften müssen zunächst gleichzeitig aktiviert sein. Indem das neue Erregungsmuster nun durch wiederholte Aktivierung immer besser gebahnt und mit den Situationswahrnehmungen verkoppelt wird, tritt es zunehmend automatisch zusammen mit der Situationswahrnehmung auf. Eine hemmende Wirkung auf die Angst hat es aber nur in dem Ausmaß, in dem es wirklich mit Angst unvereinbar ist. Der Gedanke „Ich muss keine Angst haben. Es geschieht nichts wirklich Schlimmes“ ist dafür nicht ausreichend, denn die gleichzeitigen impliziten Bewertungen sagen etwas anderes, es geschieht genau das Schlimme, das befürchtet wird: Es tritt Angst auf. Erst wenn der Patient bottom up im impliziten Funktionsmodus wiederholt die Erfahrung macht, dass das Befürchtete nicht eintritt, wird in seinem impliziten Gedächtnis ein neuronales Erregungsmuster aufgebaut, das auf dieser impliziten Ebene die Angst hemmt. Der explizite Gedanke „Ich muss keine Angst haben. Es geschieht nichts wirklich Schlimmes“ muss durch eine implizite Überzeugung unterlegt werden, ehe er eine angsthemmende Wirkung bekommt. Implizites Lernen geschieht aber bottom up durch reale Erfahrungen. Erst durch die mehrfache reale Erfahrung, in der Situation zu sein und keine Angst zu haben, wird im impliziten Funktionsmodus ein neues neuronales Erregungsmuster gebahnt. Wenn dieses neuronale Erregungsmuster einmal fest etabliert ist, hemmt es wirksam das Auftreten der Angst. Die entscheidenden Prozesse beim Aufbau einer Angsthemmung spielen sich im impliziten Funktionmodus ab. Was Therapeut und Patient bewusst austauschen, hat nur insoweit mit der angsthemmenden Wirkung zu tun, als es dazu führt, dass der Patient sich in einem geeigneten Zustand den notwendigen impliziten Erfahrungen aussetzt.

Es kommt also für den Aufbau einer Angsthemmung entscheidend darauf an, dass sich der Patient den bisher angstauslösenden Situationen real aussetzt, bis er die Erfahrung macht, in der Situation zu sein, ohne Angst zu haben. Dass sich der Patient diesen Erfahrungen überhaupt aussetzt, wird sehr erleichtert durch ein vorangegangenes und die Exposition kontinuierlich begleitendes Annäherungspriming. Die Aktivierung des Annäherungssystems trägt auch dazu bei, dass die Stärke der Angstreaktion in erträglichen Grenzen gehalten werden kann (z. B. durch abgestufte Exposition im Sinne von Angsthierarchien) und/oder dass der Patient die nötige Willenskraft und Anstrengungsbereitschaft aufbringt, so lange in der Situation zu bleiben, bis er die Erfahrung macht, dass die Angst nachlässt, ohne dass er irgendwelche Mittel zur Kontrolle der Angst anwendet. Beide Formen von Erfahrungen sind, wenn sie genügend oft wiederholt werden, geeignet, die impliziten Bewertungen im orbitalen PFC zu verändern, so dass die Angstreize, wenn sie auf dem Weg zur Amygdala die „langsame" Schlaufe durchlaufen (s. Abschnitt 2.10.1), als nicht bedrohlich beurteilt werden. Entsprechende Signale werden zum basalen und lateralen Kern der Amygdala gesandt und hemmen die Weiterleitung der dort auf dem „schnellen", direkten Weg bereits ausgelösten Erregung.

Dass im medialen PFC die implizite Bewertung „nicht bedrohlich" getroffen wird, kann durch geeignete therapeutische Maßnahmen aktiv gefördert werden. Die wichtigste ist, wie soeben schon gesagt, das *motivationale Priming*. Angstreaktionen und andere negative Emotionen können als dem Vermeidungssystem zugehörig betrachtet werden (s. Abschnitt 4.7.5). Wenn das Vermeidungssystem ohnehin schon aktiviert ist, fallen Angstreaktionen auf ein bestimmtes Ereignis hin stärker aus, als wenn man sich gerade in einem emotional positiven Zustand befindet, wenn das Ereignis eintritt. Negative emotionale Reize bahnen Assoziationen, Repräsentationen und Verhaltensprogramme im Vermeidungssystem, positive emotionale Reize solche im Annäherungssystem. Wenn das Annäherungssystem aktiviert ist, ist die Tendenz zu emotional negativen Reaktionen und Abwehrreaktionen bedeutend schwächer, als wenn sich der Betreffende gerade im Vermeidungsmodus befindet (s. Abschnitt 2.15).

Motivationales Priming muss als wesentliche Komponente von wirksamen Angstbehandlungen angesehen werden. Wenn man das Annäherungssystem eines Patienten stark aktiviert, indem man positive Emotionen, Erwartungen und Ziele bei ihm aktiviert, bringt man sein neuronales System in einen wenig angstbereiten Zustand. Wenn er sich selbst in diesem Zustand in eigener Regie und im Sinne der Verfolgung eines eigenen Ziels mit Situationen konfrontiert, die bisher Angst bei ihm ausgelöst haben, wird die Angstreaktion wesentlich schwächer sein, als wenn ihm die Situation im Vermeidungsmodus passiv widerfährt. Es gehen unter diesen Bedingungen wesentlich stärkere hemmende Signale vom PFC zur Amygdala. Der Aufbau der Angsthemmung geht wesentlich leichter und schneller und ist für den Patienten wesentlich weniger unangenehm.

Weil es in einer Therapie in der Regel um die Behandlung von belastenden Problemen geht, die mit negativen Emotionen verbunden sind, und weil Psychotherapiepatienten oft stärker vermeidungs- als annäherungsmotiviert sind, besteht eine natürliche Tendenz dazu, dass sie sich in der Therapie oft in einem motivational negativ geprimten Zustand, also eher in einem Vermeidungs- als in einem Annäherungsmodus befinden. Wenn in diesem Zustand emotional belastende Probleme behandelt werden, besteht eine große Wahrscheinlichkeit dafür, dass starke negative Emotionen ohne positive Bewältigungserfahrungen ausgelöst werden. Die Wahrscheinlichkeit dafür, dass solche Therapiesitzungen zu positiven Ergebnissen führen, ist gering (s. o.). Stattdessen finden fortlaufend Konditionierungen der Therapiebedingungen, d. h. der Person des Therapeuten, des Raumes, der Institution, des ganzen Settings an die negativen Emotionen statt, so dass der Patient der Therapiesitzung mit der Zeit schon mit mulmigen Gefühlen entgegensieht und die ganze Situation mit negativen Emotionen verbindet. Das sind äußerst ungünstige Bedingungen, um in der Therapie irgendetwas Positives zu erreichen. Es besteht die Gefahr eines Therapieabbruchs oder eines therapeutischen Misserfolges.

Ich habe schon mehrfach betont, dass die Prozesse, von denen gerade die Rede war, zu einem großen Teil nicht im bewussten Funktionsmodus ablaufen. Der Patient kann bewusst den Therapeuten als um ihn bemüht und freundlich wahrnehmen, was es ihm schwer macht, ihm etwas vorzuwerfen. Dennoch kann er vorwiegend negative Emotionen erleben und jede Hoffnung auf Besserung verlieren. Solche Konstellationen und Therapieverläufe sind leider keine seltene Ausnahme, wie wir in den oben referierten Prozessanalysen von Tausenden von Therapieausschnitten gefunden haben.

In einer motivational ungünstigen Therapiekonstellation, wie sie eben beschrieben wurde, wird es nicht möglich sein, eine wirksame Hemmung negativer Emotionen wie Angst aufzubauen. Wenn in einer solchen Konstellation therapeutische Interventionen wie etwa Expositionsübungen durchgeführt werden, wird es nicht zur Angsthemmung kommen. Es fehlt dafür der erforderliche neuronale Kontext, von dem die Hemmung ausgehen könnte.

Es gehört zu den wichtigen Aufgaben eines Therapeuten, vor Durchführung irgendwelcher Interventionen wie Angstbehandlungstechniken einen dafür geeigneten neuronalen Kontext herzustellen. Wenn man davon ausgeht, dass Angst nicht gelöscht werden kann, sondern gehemmt werden muss, wird die Herstellung eines angsthemmenden Gehirnzustandes zu einem Hauptbestandteil des technischen Vorgehens. Sie muss wichtiger Teil des Therapiemanuals sein, mit dem zur Durchführung der Technik angeleitet wird. In einigen Manualen ist das tatsächlich der Fall, aber in anderen wird der Herstellung eines möglichst wenig angstbereiten Zustandes wenig ausdrückliche Beachtung geschenkt. Gemeint ist hier nicht eine einmalige motivationale Therapievorbereitung und eine explizite Instruktion des Patienten, sondern ein kontinuierliches motivationales Priming, das überwiegend im impliziten Funktionsmodus realisiert werden muss. Ich bin im Abschnitt 5.3.2 unter den Stichworten komplementäre Beziehungsgestaltung und Ressourcenaktivierung bereits darauf eingegangen, wie ein solcher therapeutischer Kontext hergestellt werden kann.

Die Hemmung negativer Emotionen und die Bahnung neuronaler Erregungsmuster, von denen die Hemmung ausgehen soll, sind neuronale Mechanismen, die fast in jeder Psychotherapie eine Rolle spielen, denn in den allermeisten Therapien geht es teilweise oder sogar schwerpunktmäßig um eine bessere Kontrolle oder Regulation negativer

Emotionen. In dem Ausmaß, in dem negative Emotionen für den Patienten eine wichtige Inkongruenzquelle sind und in dem Ausmaß, in dem ihre Hemmung gelingt, kommt es zu einer Verbesserung der Konsistenz im psychischen Geschehen mit ihren bereits ausführlich beschriebenen positiven Wirkungen.

5.2.2 Veränderungen durch Aktivierung vorhandener und Bahnung neuer neuronaler Erregungsbereitschaften

Wir haben im vorangegangenen Abschnitt gesehen, dass selbst die Hemmung bestehender neuronaler Erregungsbereitschaften durch Bahnung anderer Erregungsbereitschaften erfolgt, von denen die Hemmung ausgeht. Bahnung kann damit als Grundprinzip jeder Veränderung durch Lernen angesehen werden. Die Bahnung eines neuronalen Erregungsmusters setzt seine Aktivierung voraus und jede Aktivierung bedeutet gleichzeitig eine Bahnung. Aktivierung und Bahnung hängen damit untrennbar miteinander zusammen.

Bahnung erfolgt nach Hebbs Prinzip „Neurons that fire together wire together“. Dieses Prinzip gilt nicht nur auf der Ebene einzelner Neuronen, sondern auch auf der Ebene von Neuronenverbänden und neuronalen Schaltkreisen. Voraussetzung und Beginn jeder Bahnung ist die Aktivierung dessen, was besser gebahnt werden soll. Damit etwas gut gebahnt wird, muss es wiederholt und anhaltend aktiviert werden. Alles, was der Patient mehr denken, fühlen und tun soll, muss also möglichst oft hervorgerufen und möglichst lang aufrechterhalten werden. Erst dann öffnen sich die NMDA-Rezeptoren und es kommen „Second Messenger“ Prozesse in Gang, die die an den aktivierten neuronalen Erregungsmustern beteiligten Synapsen langfristig stärken.

Schon diese grundlegenden neuronalen Prinzipien führen zu konkreten therapeutischen Schlussfolgerungen. Wenn ein Therapeut erreichen möchte, dass der Patient bestimmte Dinge neu denkt, tut oder fühlt, sollte er nicht abwarten, bis er das irgendwann von selbst tut, sondern er sollte alles tun, was er kann, damit diese Gedanken, Verhaltensweisen oder Gefühle überhaupt auftreten. Er kann Situationen herstellen, die sie sehr nahe legen, er kann den Patienten instruieren, er kann sie selbst vormachen, er kann andere Modelle einführen. Sobald das entsprechende Verhalten in Ansätzen auftritt, sollte es in Aktion gehalten oder möglichst gleich und später mehrfach wieder aktiviert werden. Je länger und öfter das neue Verhalten aktiviert ist, umso besser wird es gebahnt, umso leichter kann es wieder aktiviert werden.

Unter dem Gesichtspunkt der Aktivierung und Bahnung sollte der therapeutische Fokus möglichst oft, möglichst lange und möglichst intensiv auf Gedanken, Verhaltensweisen und Gefühle gerichtet sein, die eine Annäherung an die Therapieziele darstellen. Es ist zwar zu Beginn einer Therapie notwendig, dass sich die Therapie auch mit dem problematischen Status quo beschäftigt. Das wird oft mit einer Aktivierung eigentlich unerwünschter neuronaler Erregungsmuster einhergehen. Aber von diesem notwendigen Anfangsstadium aus sollte der therapeutische Fokus sich möglichst rasch verschieben auf das, was neu gelernt werden soll, also auf Annäherungen an das angestrebte Ziel.

Therapien, die zu lange bei der Identifizierung und Analyse der Probleme stehen bleiben, haben nach unseren Prozessanalysen ein schlechteres Ergebnis als Therapien, die ihren Schwerpunkt schon bald auf dem Veränderungsaspekt haben (s. dazu Abbildung 5.4). Dieses von uns immer wieder gefundene Ergebnis ist sehr gut vereinbar damit, dass nicht die alten, zu verändernden, sondern die neuen, zielannähernden neuronalen Erregungsmuster in der Therapie möglichst oft aktiviert werden sollten. Auch der zweite in Abbildung 5.4 enthaltene Befund, dass die Intensität der Problembearbeitung mit einem guten Sitzungsergebnis korreliert, stimmt vollkommen mit neuronalen Prinzipien überein. Damit etwas wirksam gebahnt wird, muss es möglichst intensiv und anhaltend aktiviert werden.

Bei diesen Überlegungen war der motivationale Aspekt noch ausgeklammert. Lernen ist jedoch viel wirksamer, wenn es motiviert erfolgt. Wir haben bereits in Abschnitt 2.3 gesehen, dass die langfristige Verbesserung der synaptischen Erregungsübertragung hauptsächlich davon abhängt, in welchem Ausmaß „Second Messenger" Prozesse in den aktivierten Neuronen in Gang kommen. Die von den NMDA-Rezeptoren ausgehenden „Second Messenger" Prozesse sind nur eine Art solcher Prozesse. Sie hängen hauptsächlich von der Intensität der Stimulierung ab. Die Intensität ist hoch, wenn die AMPA-Rezeptoren mit hoher Frequenz durch Glutamat stimuliert werden und wenn das Neuron gleichzeitig über mehrere AMPA-Rezeptoren stimuliert wird. Die im Ruhezustand durch Magnesium blockierten Ionenkanäle der NMDA-Rezeptoren öffnen sich dann, wenn die Membran der postsynaptischen Nervenzelle durch Summation mehrerer Erregungen depolarisiert worden ist. Auf diese Form der „Second Messenger" Prozesse durch intensive und oft wiederholte Stimulierung von Neuronen haben sich die bisherigen therapeutischen Überlegungen bezogen.

Der Einfluss der Motivation auf das Lernen kommt über die sog. Neuromodulatoren zu Stande, die an sog. nonNMDA-Rezeptoren anbinden. Die wichtigsten nonNMDA-Rezeptoren für motiviertes Lernen sind die noradrenergen und die Dopaminrezeptoren. Die an diesen Rezeptoren andockenden Neurotransmitter führen zu einem vorübergehenden Anstieg eines „Second Messenger"-Botenstoffes im postsynaptischen Neuron, der die gerade aktivierten ionotropen „schnellen" Rezeptoren über einen Zeitraum von Sekunden bis Minuten leichter erregbar macht. Wenn das Neuron während dieser Zeit erhöhter Erregbarkeit über dieselben Synapsen weiterhin intensiv stimuliert wird, nimmt die Aktivierung (oder Hemmung, wenn GABA-Rezeptoren stimuliert werden) progressiv noch weiter zu. Jetzt kommen die „Second Messenger"-Kaskaden in Gang, die über Gentranskription zur Ausbildung weiterer Synapsen, zur Bildung von Neurotrophinen und zur Produktion von retrograden Messengern führen, also zu den Prozessen, die dem langfristigen Lernen zu Grunde liegen (Abel & Kandel, 1998; s. dazu die Ausführungen in Abschnitt 2.3).

Adrenalin und Dopamin werden natürlicherweise vor allem dann ausgeschüttet, wenn wichtige Ziele aktiviert werden (s. dazu die Abschnitte 4.5.2.1 und 4.7.6). Die Ausschüttung dieser Neurotransmitter macht die unmittelbar danach aktivierten Neuronen leichter erregbar und lernbereiter. Das gilt im Prinzip für Annäherungs- und Vermeidungsziele gleichermaßen. Es wird also sowohl Annäherungs- als auch Vermeidungslernen potenziert, wenn gleichzeitig wichtige Ziele aktiviert sind. Da es zu therapeutischen Zwecken meistens um Annäherungslernen geht, kommt es für die Bahnung erwünschten Verhaltens hauptsächlich darauf an, dass wichtige positive Ziele des Patienten aktiviert sind, wenn die zu fördernden Gedanken, Verhaltensweisen und Gefühle aktiviert werden. Wirksames therapeutisches Lernen erfordert zweierlei:

- die Aktivierung wichtiger positiver Ziele, um die gleichzeitig oder kurz danach aktivierten Neuronen durch Adrenalin- und Dopaminausschüttung lernbereit zu machen
- und die intensive, d. h. anhaltende und wiederholte Aktivierung der zu fördernden neuronalen Erregungsmuster in diesem Zustand erhöhter Lernbereitschaft.

Dies unterstreicht noch einmal die Wichtigkeit des nun schon mehrfach angesprochenen Annäherungsprimings durch bedürfnisbefriedigende Erfahrungen im Therapieprozess. Wenn ein Annäherungspriming vorausgegangen ist, ist es wesentlich leichter, positive Ziele zu aktivieren. Ihre Aktivierung ist wiederum essenziell für die wirksame langfristige Bahnung neuronaler Erregungsmuster, die zur Annäherung an diese Ziele beitragen.

Bei den zu aktivierenden Zielen kann es sich auch um die Therapieziele handeln, die angestrebt werden sollen. Zu einer Adrenalin- und Dopaminausschüttung bei der Aktivierung dieser Ziele wird es jedoch nur dann kommen, wenn es sich um Ziele im Sinne wichtiger motivationaler Ziele des Patienten handelt. Adrenalin und Dopamin werden nicht durch bewusste, vernünftige Entscheidungen augeschüttet, sondern dann, wenn die permanenten impliziten Bewertungen, die im orbitalen präfrontalen Cortex vorgenommen werden, eine hohe Bedeutsamkeit signalisieren. Es müssen also wichtige motivationale Ziele aktiviert sein, wenn wirksames Lernen stattfinden soll. Jemanden durch therapeutische Interventionen zu etwas zu bringen, das nicht im Sinne seiner bestehenden motivationalen Ziele ist, dürfte sehr schwer sein, wenn es nicht überhaupt unmöglich ist. Es kommt bei der Festlegung der Therapieziele deshalb sehr darauf an, sich zu vergewissern, dass diese Ziele wirklich eine positive Bedeutung für bereits bestehende motivationale Ziele des Patienten haben. Auch das ist ein wichtiger Grund dafür, dass sich ein Therapeut nicht nur ein Bild von den Problemen seines Patienten, sondern auch von dessen wichtigsten motivationalen Zielen machen sollte.

Die Überlegungen zu den neuronalen Mechanismen therapeutischer Veränderungen führen also zu sehr konkreten Schlussfolgerungen:

- Der Therapeut sollte in jeder Therapiesitzung ein klares Bild von dem Ziel haben, das er jeweils zusammen mit dem Patienten erreichen möchte. Nur dann kann er gezielt an dieses Ziel annäherndes Verhalten aktivieren. Dies muss ganz systematisch, anhaltend und wiederholt geschehen, wenn das neu zu etablierende neuronale Erregungsmuster später leicht aktivierbar sein soll.
- Das in der Sitzung verfolgte Ziel muss eine positive Bedeutung für ein wichtiges Motivationales Ziel des Patienten haben. Therapieziele, die diese Anforderung nicht erfüllen, werden mit großer Wahrscheinlichkeit nicht erreicht werden.
- Das betreffende motivationale Ziel muss möglichst stark aktiviert sein, wenn die neu zu lernenden oder zu fördernden neuronalen Erregungsmuster (Verhaltensweisen,

Gedanken, Gefühle usw.) aktiviert werden. Das darf nicht vorausgesetzt, sondern muss aktiv herbeigeführt werden. Das kann z. B. durch Vorstellungsübungen, therapeutische Dialoge usw., insbesondere aber auch dadurch geschehen, dass der Therapeut über eine Zeit lang zuvor den Patienten verstärkt implizite Wahrnehmungen im Sinne dieses Ziels machen lässt.
- Die Aktivierung positiver Ziele sollte durch ein kontinuierliches Annäherungspriming vorbereitet werden.
- Wenn das positive Ziel aktiviert ist, muss möglichst intensiv versucht werden, Gedanken und Verhaltensweisen im Sinne dieses Ziels zu aktivieren.
- Es ist nicht erforderlich, das Verhalten nach seinem Auftreten durch Lob oder Anerkennung zu „verstärken“, wie es die operante Lerntheorie annnahm. Die Verstärkung besteht darin, dass die Bahnung durch die Ausschüttung der Neuromodulatoren verstärkt wird. Es ist die Aktivierung des positiven Ziels von der die Verstärkung ausgeht und die Feststellung der Annäherung an das Ziel durch den Patienten, denn auch diese Feststellung aktiviert dopaminerge Neuronen.
- Alle vorgenannten Punkte gelten auch für den Aufbau von hemmenden neuronalen Erregungsmustern. Es müssen dafür positive neue neuronale Erregungsmuster aktiviert und gebahnt werden, deren leichte Aktivierbarkeit durch die entsprechenden Situationen dann automatisch die Aktivierung der unerwünschten Erregungsbereitschaften hemmt. Die neu gebahnten Erregungsmuster müssen unvereinbar sein mit dem unerwünschten Verhalten.

Aus dieser Auflistung von Schlussfolgerungen wird deutlich, dass Neuropsychotherapie als ein geplantes, strukturiertes Vorgehen aufzufassen ist. Sich mit einem Patienten zusammenzusetzen, ihn von seinen Problemen erzählen zu lassen, verständnisvoll darauf einzugehen, ihn mit gelegentlichen Interventionen zu neuen Gedanken und Verhaltensweisen zu stimulieren und ihn dazu zu ermuntern, seine wahren Gefühle zum Ausdruck zu bringen, ist fern von dem, was ich unter Neuropsychotherapie verstehe. Weder die Wahl der Therapieziele noch den Ablauf der einzelnen Therapiesitzungen kann ein Neuropsychotherapeut dem Patienten überlassen. Er muss zwar in allem den Konsens des Patienten haben und alles, was er tut, muss mit den motivationalen Zielen des Patienten vereinbar sein, aber er muss die Verantwortung für die wichtigsten therapeutischen Entscheidungen übernehmen. Er darf dies nicht in einem missverstandenen Bemühen, den Patienten als autonomen Menschen und als gleichberechtigten Partner ernstzunehmen, an diesen delegieren, denn der ist damit überfordert. Er muss wie ein guter Anwalt des Patienten sein. Verantwortung dort übernehmen, wo der Patient auf seinem jetzigen Stand damit überfordert wäre, aber den Patienten informieren und in die Entscheidungen einbeziehen, soweit es auf dem jeweiligen Stand der Therapie möglich ist. Das gilt für die Planung der Therapie im Ganzen und für die Gestaltung jeder einzelnen Sitzung. Neuropsychotherapie verlangt ein sehr diszipliniertes und strukturiertes Arbeiten. Eine Therapiesitzung mit der Haltung zu beginnen „Mal sehen, was heute vom Patienten kommt“ und Inhalt und Vorgehen der Sitzung von den jeweiligen „Current Concerns“ und vom jeweiligen Zustand des Patienten bestimmen zu lassen, ist mit den Schlussfolgerungen, die ich in diesem ersten und zweiten Teil der Schlussfolgerungen ausgeführt und begründet habe, unvereinbar.

Auf der anderen Seite muss der Therapeut viele Gesichtspunkte gleichzeitig berücksichtigen. Das macht es schwer, das therapeutische Vorgehen im Sinne eines Algorithmus mit aufeinanderfolgenden bedingten Verzweigungen von vornherein festzulegen, wie es bei manchen störungsspezifischen Manualen der Fall ist. Aber es gibt dennoch ganz konkrete und gut begründete Regeln, an die sich ein Therapeut halten sollte, wenn er den Prozess und das Ergebnis nach den zuvor ausgeführten Grundlagen und Prinzipien optimieren will.

Im dritten Teil der Schlussfolgerungen werde ich daher konkrete therapeutische Leitregeln formulieren, die sich aus den in den vorangegangenen Kapiteln gemachten Ausführungen ergeben. Diese Leitregeln überschneiden sich zum Teil mit den Schlussfolgerungen in diesen ersten beiden Teilen. Ich habe diese Redundanz in Kauf genommen, weil sonst besonders wichtige Punkte, die bereits behandelt wurden, in den konkreten Leitregeln nicht wieder aufgetaucht wären und so durch die nachfolgenden Leitregeln ein verzerrtes Bild von dem entstünde, was für das Erzielen optimaler Therapieerfolge besonders wichtig und nützlich ist.

5.3 Leitregeln für die Therapiepraxis

Ich fasse das, was zuvor behandelt wurde, nachfolgend zu konkreten Leitregeln für die Therapiepraxis zusammen, ohne noch einmal Begründungen dazu zu geben. Jede der Leitregeln ist empirisch sehr gut belegt. Die Belege dafür finden sich verstreut über die vorangegangenen Kapitel. Wer die Kapitel aufmerksam gelesen hat, wird die Regeln auf Anhieb nachvollziehen können.

Ich teile die Leitregeln in solche auf, die die inhaltliche Therapieplanung, und solche, die den Therapieprozess bzw. die Therapiedurchführung betreffen. Ich formuliere diese Leitregeln in der Überzeugung, dass Therapeuten, die sich an diese Regeln halten, im Durchschnitt ganz besonders gute Therapieerfolge erzielen. Diese Überzeugung beruht darauf, dass jede Regel ein solides empirisches Fundament hat. In den letzten Jahren hat es zwischen Therapieforschern und Therapiepraktikern lebhafte und zum Teil sehr kontroverse Diskussionen um den klinischen Stellenwert von „empirically validated treatments" gegeben. Damit sind in dieser Diskussion Therapiemethoden gemeint, für die stichhaltige Wirksamkeitsnachweise erbracht wurden. Die Leitregeln, die ich nachfolgend formuliere, beinhalten ein anderes Verständnis empirisch validierter Psychotherapie. Es sind nicht Methoden, die validiert wurden, sondern störungs- und methodenübergreifende Leitregeln für die therapeutische Praxis. Wer Therapien nach diesen Leitregeln durchführt, betreibt in meinen Augen empirisch validierte Psychotherapie.

Vorerst handelt es sich dabei nur um eine gut begründete Behauptung. Um die Behauptung ihrerseits zu validieren, müssten Therapien nach diesen Leitregeln durchgeführt und verglichen werden mit Therapien, die nach einem anderen Rationale durchgeführt werden. Dies ist allerdings eine sehr strenge Forderung. Für die Leitregeln, welche die American Psychiatric Organization für die Behandlung bestimmter Störungsbilder herausgegeben hat, sind solche Validierungen nicht nur nicht vorgenommen, sondern nicht einmal gefordert worden. Eine empirische Prüfung des klinischen Nutzens der nachfolgenden Leitregeln wäre durchaus machbar. Ein großer Vorteil des mit ihnen verbundenen Verständnisses empirisch validierter Psychotherapie ist der, dass Leitregeln wie diese nicht an bestimmte Störungen oder Therapiemethoden gebunden sind. Man könnte sie auf unausgelesene Patientenstichproben in der klinischen Alltagspraxis anwenden. Deswegen könnten solche Validierungen an gemischten Patientenstichproben vorgenommen werden, wie sie in der Therapiepraxis real vorkommen. Das würde die klinische Repräsentativität und Relevanz solcher Untersuchungen gegenüber bisher üblichen Wirksamkeitsstudien mit homogenisierten Patientengruppen und bestimmten Therapiemethoden erhöhen. Die Verwirklichung solcher klinischen Prüfung von Leitregeln wäre ein neuer Typ von Therapieforschung. Angesichts dessen, dass eine solche Prüfung von Leitregeln bisher nie vorgenommen wurde, kann ich aber guten wissenschaftlichen Gewissens auch ohne ihre explizite zusätzliche Validierung die nachfolgenden Leitregeln zur klinischen Anwendung empfehlen.

5.3.1 Leitregeln für die Therapieplanung

1. Nimm für die Bestimmung der Therapieziele drei Perspektiven ein: Die Störungsperspektive, die Inkonsistenzperspektive und die Perspektive der Behandlungsanliegen des Patienten.
2. Wenn ein seit längerem fest etabliertes Störungsbild besteht, halte dich für die Festlegung der störungsspezifischen Therapieziele und für das störungsbezogene Vorgehen an ein empirisch validiertes Manual.
3. Wenn Anzeichen für eine erhöhte Inkongruenz vorliegen (Komorbidität, viele Behandlungsanliegen, hohe Werte im Inkongruenzfragebogen), führe eine Inkongruenzanalyse durch und bestimme mögliche Ansatzstellen für die Veränderung der wichtigsten Inkongruenzquellen.
4. Finde heraus, für welche der möglichen Ansatzstellen für Veränderungen der Patient die höchste motivationale Bereitschaft und die besten Ressourcen mitbringt.
5. Bringe die möglichen Ansatzstellen für Veränderungen nach diesen beiden Kriterien in eine Rangordnung und wähle als vorrangige Therapieziele diejenigen aus, für die der Patient die besten Voraussetzungen mitbringt.
6. Achte bei der Ausarbeitung der gemeinsam zu verfolgenden Therapieziele mit dem Patienten darauf, dass nur Annäherungsziele formuliert werden, die realistischerweise durch eigene Bemühungen des Patienten erreicht werden können. Lass dich nicht auf die Formulierung von Vermeidungszielen oder negativ formulierter Ziele ein.
7. Wähle nur solche Ziele aus, für die der Patient intrinsisch motiviert ist, d. h. solche Ziele, die eine hohe positive Bedeutung für wichtige motivationale Ziele des Patienten haben.
8. Erarbeite dir bei jedem Patienten, unabhängig von seinen Problemen, ein Bild von seinen wichtigsten Annäherungs- und Vermeidungszielen.

9. Führe bei jedem Patienten ausdrücklich eine Ressourcenanalyse durch. Verschaffe dir ein Bild von den Stärken und positiven Seiten des Patienten, die du in der Therapie nutzen, aktivieren und ansprechen kannst.
10. Erarbeite dir für jede Therapie ein Bild davon, welche motivationalen Ziele des Patienten in der Therapiebeziehung aktiviert werden.

5.3.2 Leitregeln für den Therapieprozess

Die Leitregeln für die Therapieplanung betreffen inhaltliche Überlegungen und therapeutisches Verhalten, das sich im expliziten Funktionsmodus abspielt. Sie können zwar mit der Zeit automatisiert werden, aber sind im Prinzip, wenn die dafür erforderlichen Skills einmal gelernt wurden, willentlich abrufbar. Was sich im expliziten Funktionsmodus der beteiligten Akteure abspielt, ist jedoch nur ein Teil der Prozesse, von denen Verlauf und Ergebnis einer Psychotherapie abhängen. Sehr wichtige Prozesse laufen implizit ab, ohne dass die Beteiligten im Moment die Aufmerksamkeit darauf gerichtet haben und ohne dass sie ein Bewusstsein dafür haben. Viele der neuronalen Prozesse, von denen die Veränderungen letztendlich abhängen, bleiben sogar prinzipiell unbewusst. Sie können und sollten dennoch vom Therapeuten gezielt beeinflusst werden.

Alle Wahrnehmungen, die der Patient im Therapieprozess macht, auch die impliziten, nehmen auf ihn Einfluss. Ein Teil dieser Wahrnehmungen ist vom willentlich steuerbaren Verhalten des Therapeuten abhängig. Aber andere Wahrnehmungen des Patienten sind vom Therapeuten im jeweiligen Augenblick nicht willentlich beeinflussbar. Dazu gehört etwa der Eindruck, den die Person des Therapeuten auf den Patienten macht. Man kann sich als Therapeut nur sehr begrenzt vornehmen, eine warmherzige, extravertierte, optimistische und selbstsichere Person zu sein, wenn man es nicht ist. All dies sind Merkmale erfolgreicher Psychotherapeuten. Wer diese Merkmale mitbringt, hat es viel leichter, ein guter Therapeut zu werden. Wer sie von Natur aus nicht mitbringt, muss in seiner Therapieausbildung viel härter an sich arbeiten, um ebenso gute Therapieerfolge erzielen zu können.

Die nachfolgenden Leitregeln für den Therapieprozess betreffen zu einem guten Teil Vorgänge, die sich im impliziten Funktionsmodus abspielen und im jeweiligen Augenblick nur begrenzt vom Therapeuten bewusst kontrolliert werden können. Das erforderliche Verhalten des Therapeuten kann jedoch in einer Therapieausbildung trainiert werden. Beispiele dafür sind die Körperhaltung und der Tonfall des Therapeuten. Therapeuten sollten mit dem Oberkörper zum Patienten hingeneigt sitzen, die Arme offen, die Hände locker im Schoss, jedenfalls nicht verschränkt. Sie sollten, während der Patient spricht, immer wieder mit dem Kopf nicken. Was sie selbst sagen, sollten sie mit lebhafter Gestik unterstreichen. Die Beine sollten eher offen als übereinandergeschlagen sein. All diese Verhaltensmerkmale sind mehrfach getrennt untersucht worden. Sie sind wichtige nonverbale Merkmale von Empathie und Empathie ist wiederum ein wichtiges Merkmal einer positiven Bindungsbeziehung. Therapeuten, die sie verwirklichen, werden von ihren Patienten als viel positiver beurteilt als Therapeuten, die nach hinten gelehnt und mit vor der Brust verschränkten Armen dasitzen (Harrigan & Rosenthal, 1986). Der Tonfall eines Therapeuten sollte, unabhängig vom Inhalt des Gesagten, warm, professionell/kompetent und unängstlich sein. Dies sind die wichtigsten Stimmmerkmale von Therapeuten, die von ihren Supervisoren als interaktionell besonders kompetent beurteilt werden. Männliche Therapeuten müssen in ihrer Ausbildung hauptsächlich daran arbeiten, genügend Wärme in ihre Stimme zu legen, weibliche Therapeuten müssen vor allem lernen, mit ihrem Tonfall einen kompetenten Eindruck zu machen (Blanck, Rosenthal & Vannicelli, 1986). Auch diese Stimmqualitäten sind wichtige Mermale einer positiven Bindungsbeziehung. Obwohl es sich bei diesen Merkmalen um automatisiertes Verhalten handelt, ist es im Prinzip willentlich beeinflussbar und kann durch gezieltes Training verändert werden (Robbins et al., 1979).

Wenn ich im Folgenden Leitregeln formuliere wie die, dass der Therapeut die Qualitäten einer guten Bindungsbeziehung verwirklichen soll, gehören dazu viele Einzelmerkmale. Wenn er über diese Merkmale nicht verfügt, kann er sich nicht im jeweiligen therapeutischen Augenblick immer wieder bewusst vornehmen, jetzt so zu sein. Sein Bewusstsein ist mit anderen anspruchsvollen Aufgaben ausgefüllt. Er muss diese Merkmale, wenn er sie nicht von Natur aus mitbringt, in der Ausbildung durch Training erworben haben. Die entsprechenden neuronalen Erregungsmuster müssen sehr leicht als Ganze aktivierbar sein. Dann kann er sie in seinen Therapien verwirklichen, wenn er sich bewusst darauf einstellt.

Ich gehe also bei der Formulierung der nachfolgenden Leitregeln davon aus, dass das entsprechende Verhaltensrepertoire beim Therapeuten im Prinzip vorhanden ist. Wenn diese Voraussetzung nicht vorhanden ist, was bei nicht speziell daraufhin geschulten Therapeuten oft so sein wird, kann der Therapeut die Leitregel nicht einfach verwirklichen, indem er sich das willentlich vornimmt. Es müsste zuvor eine entsprechende Schulung erfolgen. In gewisser Weise könnte man einige der Leitregeln mehr als Aufforderung an Ausbildungsinstitutionen und Ausbilder ansehen, die von ihnen ausgebildeten Therapeuten fähig zur Verwirklichung dieser Leitregeln zu machen, denn als Vorsätze von Psychotherapeuten für die Gestaltung des Therapieprozesses. Mit diesem Verständnis der Leitregeln als Hintergrund formuliere ich die Leitregeln nachfolgend dennoch so, als könnten Therapeuten das entsprechende Verhalten jeweils willentlich generieren.

1. Frage dich während einer Therapiesitzung immer wieder, welche impliziten Wahrnehmungen der Patient im Moment macht. Welche Bedeutung hat das, was gerade geschieht, für seine motivationalen Ziele und für seine Grundbedürfnisse? Habe deine Aufmerksamkeit nie nur auf dem, was gerade inhaltlich zwischen dir und dem Patienten behandelt wird. Wechsle mit deiner Aufmerksamkeit immer wieder vom Inhalt auf die Prozessebene. Alles, was im impliziten Funktionsmodus abläuft, wird nicht thematisiert, hat aber entscheidende Wirkungen auf die psychischen Prozesse des Patienten.
2. Überlege nicht nur jeweils, was du sagst und tust, sondern überlege und gestalte sorgfältig, wie du es sagst und tust.
3. Denke immer daran, dass in der Therapie das Bindungsbedürfnis des Patienten aktiviert ist, dass der Patient in jedem Moment der Therapie Wahrnehmungen im

Hinblick auf sein Bindungsbedürfnis macht und dass es entscheidend darauf ankommt, dass er in der Beziehung zu dir positive Bindungserfahrungen macht. Mach dir bei jedem Patienten wieder neu klar, dass vor dir ein Mensch sitzt, der mit großer Wahrscheinlichkeit als Kind negative Bindungserfahrungen gemacht hat und der sehr sensibel auf alle Verhaltensweisen ist, die andeuten könnten, dass du mit anderen Dingen beschäftigt bist als mit ihm, dass du ihm gegenüber anders fühlst und denkst als du sagst oder vorgibst, dass du ihn abschieben könntest, wenn er Schwierigkeiten macht, dass er einer von vielen Patienten für dich ist, dass du ihn eigentlich nicht magst oder nicht viel von ihm hältst. Vermeide mit größter Sorgfalt alle Verhaltensweisen, die vom Patienten so interpretiert werden könnten, vor allem auch in deinem nonverbalen Verhalten. Sei dir bewusst, dass die Wahrnehmungen im Hinblick auf das Bindungsbedürfnis ganz hauptsächlich im impliziten Funktionsmodus, also neben dem, was gerade thematisiert wird, stattfinden, dass es deshalb sehr stark darauf ankommt, wie du dich nonverbal verhältst. Wende dich dem Patienten voll zu, lass ihn spüren, dass er im Zentrum deiner ungeteilten Aufmerksamkeit ist, vermittle ihm, das seine Nöte und Anliegen bei dir gut aufgehoben sind, dass du fühlst und verstehst, was ihn bewegt. Lass ihn spüren, dass du bereit bist, dich für ihn einzusetzen. Strahle Wärme, Zuversicht, Kompetenz und Handlungsbereitschaft aus. Lass in der Therapiesitzung keine Hilflosigkeit erkennen, auch wenn du dich einmal ratlos oder hilflos fühlen solltest. Befasse dich außerhalb, nicht innerhalb der Therapiesitzung damit.

4. Lass den Patienten in jeder Therapiesitzung möglichst viele positive Wahrnehmungen für sein Bedürfnis nach Orientierung und Kontrolle machen. Gestalte jede Therapiesitzung so transparent wie möglich. Sorge dafür, dass der Patient sich darüber im Klaren ist, was in der Sitzung erreicht werden soll und was er selbst dazu beitragen kann. Beteilige den Patienten an den diesbezüglichen Überlegungen, Planungen und Entscheidungen. Lass ihn möglichst viele Entscheidungen selber treffen. Erläutere ihm, worauf es ankommt und stelle ihm, wann immer es geht, mehrere Möglichkeiten zur Wahl. Plane und gestalte die Sitzung so, dass der Patient sich zutrauen kann, dabei gut mitzumachen und dass er das Gefühl hat, ein eigenes Anliegen zu verfolgen. Wenn du Vorbehalte, Zögern oder Anzeichen von Widerstand spürst, gehe sorgfältig und den Patienten ernstnehmend darauf ein und stell ihm noch einmal frei, wie weiter vorgegangen werden soll. Lass den Patienten immer spüren, dass es um die Verwirklichung seiner eigenen Ziele geht. Bring den Patienten nicht dazu, Dinge zu tun, die er eigentlich nicht tun will. Wenn du etwas tun musst, was negative Emotionen beim Patienten hervorrufen wird, vergewissere dich, dass er dazu bereit ist.
5. Stelle aktiv Situationen her und ergreife jede sich bietende Gelegenheit, den Patienten selbstwerterhöhende Wahrnehmungen machen zu lassen. Erkundige dich nach interessanten, positiven Aspekten im Leben des Patienten, nach seinen normalen Lebensvollzügen. Lass dir schildern, was ihn interessiert, womit er gerne Zeit verbringt. Zeige, dass du interessiert bist, auch diese Seiten kennenzulernen. Gib diesen Seiten Raum in der Therapiesitzung. Das ist keine Zeitverschwendung, sondern ein Annäherungspriming. Flechte in deine Sätze immer wieder Worte, Ausdrücke und Bilder ein, die für den Patienten eine positive, ihn aufwertende Bedeutung haben, ohne davon viel Aufhebens zu machen und ohne ausdrücklich die Aufmerksamkeit

darauf zu lenken. Sprich immer wieder Dinge an, die eine positive Bedeutung für die wichtigen motivationalen Ziele des Patienten haben. Suche nach Dingen, für die du dem Patienten glaubhaft Anerkennung vermitteln kannst, drücke ihm das aus und stehe dann dazu, dass du das anerkennungs- oder sogar bewunderungswürdig findest, auch wenn der Patient das abwehrt. Lass dich durch abwehrende und bagatellisierende Reaktionen des Patienten nicht davon abbringen, ihm aktiv immer wieder selbstwerterhöhende Wahrnehmungen zu vermitteln. Diese Reaktionen dienen dem Selbstwertschutz und der Patient soll erleben, dass dieser Schutz in dieser Umgebung nicht nötig ist.

6. Nutze alle Gelegenheiten, die sich bieten, dass der Patient in der Therapiesitzung auch angenehme Zustände erleben kann, wie gemeinsam über etwas zu lachen, einen Erfolg auszukosten usw. Der Patient sollte in den Therapiesitzungen soviel positive Emotionen erleben, wie es bei der Notwendigkeit, sich intensiv mit seinen Problemen zu beschäftigen, irgend möglich ist. Wenn du es mit einem Patienten zu tun hast, dem es sehr schwer fällt, überhaupt noch positive Zustände zu erleben, verwende einen Teil der Therapiesitzungen darauf, solche Zustände durch Mittel wie Hypnose, Autogenes Training, Entspannung mit positiven Vorstellungsübungen oder Meditation herzustellen, auch wenn diese Interventionen nicht unmittelbar etwas zur Problembearbeitung beitragen.
7. Gib jeder Therapiesitzung einen klaren Fokus. Es kann auch mehr als einer sein, aber bleib längere Zeit bei der Bearbeitung eines Problems, wenn du damit begonnen hast. Vermeide es, zwischen verschiedenen Problemen oder Themen hin und herzuspringen. Denk daran, dass Veränderungen an den Synapsen nur erfolgen, wenn sie anhaltend, intensiv und wiederholt aktiviert werden. Wenn du ein Problem behandelst, aktivierst du die daran beteiligten neuronalen Erregungsmuster. Wenn du sie aktiviert hast, kommt es darauf an, sie zu verändern, also neue oder noch schwache Erregungsmuster besser zu bahnen. Bahnung erfordert längere Aktivierung und Wiederholung. Führe also jeden Veränderungsschritt wiederholt herbei bzw. lass ihn wiederholt durchlaufen. Lass dich nicht vom Patienten davon abbringen, wenn er meint, er wisse jetzt, worauf es ankommt. Erkläre ihm den Unterschied zwischen explizitem und implizitem Lernen. Für das implizite Lernen kommt es nicht auf Verstandenhaben, sondern auf intensive und wiederholte Bahnungen an. Die neu gelernten Erregungsmuster müssen später automatisch aktiviert werden und dafür müssen sie sehr gut gebahnt sein.
8. Wann immer du ein Problem, das von Relevanz für die Therapieziele ist, anschneidest, aktivierst, bearbeitest, treibe das Geschehen voran zu einem Veränderungsschritt. Dieser kann (vor allem am Anfang der Therapie) in besserem Verstehen, vor allem aber im besseren Bewältigen bestehen. Lass es möglichst nie bei der blossen Aktivierung oder Thematisierung eines Problems bewenden, gehe immer über zu einem Veränderungschritt. Jede Aktivierung eines Problems sollte einmünden in eine konkrete Bewältigungs- oder Klärungserfahrung.
9. Bereite jede Aktivierung und Bearbeitung eines Problems durch ein Annäherungspriming vor. Bring den Patienten durch Herbeiführung bedürfnisbefriedigender Erfahrungen und durch die Aktivierung positiver Ziele und Emotionen zunächst in einen Annäherungsmodus. Das gilt auch auf der Mikroebene: Wenn du dem Patienten

etwas sagen willst, das voraussichtlich eine negative Emotion bei ihm auslöst (eine schmerzhafte Information, Konfrontation oder Deutung), nimm im ersten Teil des Satzes Bezug auf ein in diesem Zusammenhang relevantes positives Ziel des Patienten oder führe eine deutliche bedürfnisbefriedigende Wahrnehmung herbei, die den Patienten aufnahmebereit für die Intervention und die negative Emotion besser erträglich macht. Erst in diesem geöffneten Zustand führe die Intervention durch.

10. Sorge dafür, dass unmittelbar vor und bei jeder poblembearbeitenden Intervention das motivationale Ziel aktiviert ist, dessen besserer Realisierung diese Intervention letztlich dienen soll. Es wurde bei den Leitregeln zur inhaltlichen Therapieplanung schon gesagt, dass nur Therapieziele aufgestellt werden sollten, für die der Patient im Sinne seiner wichtigen motivationalen Ziele hochmotiviert ist. Dieses Ziel sollte vor der Durchführung einer Intervention noch einmal explizit aktiviert werden, z. B. indem der Patient sich genau vorstellt, wie es sein wird, wenn dieses Ziel einmal erreicht ist, oder sich vorstellt, wie schlimm es wäre, wenn es so bliebe wie jetzt. Der Therapeut könnte den Patienten das Ziel auch in einem Rollenspiel gegen Infragestellungen verteidigen lassen, um das dahinterstehende motivationale Ziel zu aktivieren. Die Aktivierung des motivationalen Zieles ist wichtig dafür, dass es zur Ausschüttung von Adrenalin und/oder Dopamin kommt, die die durch die Intervention angezielte Bahnung eines neuen oder zu schwachen neuronalen Erregungsmusters viel wirksamer machen. Sprich das Annäherungsziel immer wieder an, bring es immer wieder ins Spiel, um die Anstrengungsbereitschaft des Patienten für das unmittelbar angestrebte Ziel hochzuhalten und die Bahnung während der Intervention zu verstärken.

11. Lass es nie bei den Bahnungen innerhalb der Therapiesitzungen bewenden. Sorge auf jede mögliche Art dafür, dass die neu zu lernenden neuronalen Erregungsmuster auch unter den Bedingungen der konkreten Lebensrealität des Patienten aktiviert und gebahnt werden. Verwende einen genügenden Teil jeder Therapiesitzung darauf, die Herbeiführung von Erfahrungen außerhalb der Therapie, durch die solche Bahnungen stattfinden würden, genau zu planen und detailliert zu besprechen („Hausaufgaben“). Beginne jede Therapiesitzung mit der detallierten Besprechung der vom Patienten seit der letzten Therapiesitzung diesbezüglich gemachten Erfahrungen. Lass es nicht dabei bewenden, wenn sich der Patient solchen Erfahrungen nicht ausgesetzt hat. Gehe detailliert auf die Gründe dafür ein, stelle u. U. das Therapieziel noch einmal in Frage, aktiviere noch stärker das dahinterstehende motivationale Ziel und führe, falls der Patient bei dem Ziel bleibt, eine starke Selbstverpflichtung zur Herbeiführung der notwendigen Erfahrungen bei. Triff am Ende der Therapiesitzung spezielle Maßnahmen wie z. B. Abmachung von Telefonaten, welche die Realisierung der abgesprochenen Expositionen, Übungen, Gespräche usw. gewährleisten.

12. Beharre nicht auf Therapiezielen, für die der Patient sich nicht wirklich einsetzt und führe keine Interventionen durch, für die der Patient nicht wirklich erkennbar motiviert ist. Strebe stattdessen gemeinsam mit dem Patienten andere Therapieziele an. Vermeide aber dauernde Zielwechsel. Wenn sich der Vorgang wiederholt und keine Fortschritte erkennbar sind, sei bereit, dein Fallverständnis grundsätzlich in Frage zu stellen und besprich das weitere Vorgehen mit einem erfahrenen Kollegen.

Selbstverständlich kann man diese Leitregeln weder algorithmisch abarbeiten noch kann man sie alle gleichzeitig gleich gut erfüllen. Gut erfüllen kann man sie überhaupt nur dann, wenn man sie internalisiert und möglichst weitgehend automatisiert hat, so dass der Gedanke an die Regel das ganze für ihre Realisierung notwendige Repertoire aktiviert. Aber auch wenn man diese Voraussetzung noch nicht erfüllt, kann man eigene Therapien unter diesen Gesichtspunkten reflektieren und in Teilen stärker an den Regeln orientieren. Supervisoren können mit ihren Supervisanden gemeinsam prüfen, ob und wie gut diese Leitregeln in einer bestimmten Therapie realisiert werden und fallbezogen überlegen, wie eine solche Realisierung konkret aussehen könnte.

Die realistischste Art, in der solche Leitregeln Eingang in die Therapiepraxis finden können, wäre, dass sich Ausbildungsprogramme darauf ausrichten, die Verwirklichung dieser Leitlinien neben anderen Ausbildungsinhalten, wie insbesondere störungsspezifischen Kursen, systematisch beizubringen und zu trainieren. Dafür müssten aber teilweise erst noch geeignete Trainingselemente entwickelt und validiert werden. Die von uns entwickelten Manuale zur Ressourcenaktivierung und komplementären Beziehungsgestaltung sind Schritte in diese Richtung. Andere Elemente zur Verwirklichung dieser Leitlinien finden sich bereits in verschiedenen Therapieansätzen. Es ist aber offensichtlich, dass diese Leitregeln quer durch die Grenzen zwischen den etablierten therapeutischen Ansätzen gehen und sich insgesamt nicht irgendeinem therapeutischen Ansatz zuordnen lassen. Nicht einmal die einzelnen Leitregeln lassen sich mehrheitlich eindeutig bestimmten Therapieansätze zuordnen. Bei manchen ist das etwas eher möglich, bei anderen gar nicht.

Der Grund dafür liegt darin, dass sich die Leitregeln an ganz anderen Grundlagen orientieren als die herkömmlichen Therapieansätze. Die meisten Untersuchungen, aus deren Gesamtheit die Leitregeln abgeleitet wurden, stammen aus den letzten zehn Jahren. Sehr viele davon sind neurowissenschaftliche Untersuchungen. Ich habe die Leitregeln, weil sie für die Therapiepraxis gedacht sind, zwar in eine Form gebracht, dass ihr Bezug auf die Hirnforschung nicht mehr unmittelbar erkennbar ist, aber der Bezug lässt sich für jemanden, der die vorangegangenen Kapitel aufmerksam gelesen hat, relativ leicht rekonstruieren. Die meisten Regeln stützen sich nicht auf einzelne Untersuchungen, sondern sind ein Destillat aus einer größeren Anzahl von Forschungsergebnissen. Ein solches Destillieren ist natürlich immer auch ein Interpretieren. Die Leitregeln sind meine Interpretation des Forschungsstandes. Ich habe dabei nicht streng zwischen neurowissenschaftlichen, psychologischen und aus der Psychotherapieforschung stammenden Befunden unterschieden. Aber der Anteil der neurowissenschaftlichen Forschung als Grundlage dieser Regeln erscheint mir so groß, dass ich diesen Anteil im Titel des Buches besonders herausgestellt habe.

Der umfangreiche Bezug auf neurowissenschatliche Erkenntnisse ist jedenfalls das, was dieses Buch am meisten von anderen Büchern über Psychotherapie unterschiedet. Das soll der Titel Neuropsychotherapie zum Ausdruck bringen. Ich habe den Titel aber auch deswegen gewählt, weil ich der Überzeugung bin, dass dieses Buch erst der Anfang einer Entwicklung ist, in welcher der neurowissenschaftliche Anteil an der Psychotherapie noch viel größer werden wird und für die dann die Bezeichnung Neuropsychotherapie noch zutreffender sein wird. Mit einigen kurzen Überlegungen dazu, welche Formen eine zukünftige Neuropsychotherapie annehmen könnte, möchte ich das Buch beschließen.

6 Resümee und Ausblick

Ich habe in den vorangegangenen Kapiteln Befunde aus den Neurowissenschaften referiert, die mir für die Psychotherapie relevant erscheinen, und ich habe aus der Befundlage Konsequenzen für das Verständnis psychischer Störungen und für die Gestaltung von Psychotherapie gezogen. Die Befundlage legt meiner hier ausführlich begründeten Ansicht nach eine andere Psychotherapie nahe, als sie bis heute verwirklicht wird. Wie sollte auch eine Psychotherapie, die aus Grundlagen schöpft, die weitgehend erst in den letzten ein bis zwei Jahrzehnten geschaffen wurden, zu gleichen Schlussfolgerungen kommen wie Therapierichtungen, deren mindestens Jahrzehnte alten Grundlagen mit diesen neuen Erkenntnissen praktisch nichts gemeinsam haben?

Ich habe bei meinem intensiven Studium der neurowissenschaftlichen Literatur nicht danach Ausschau gehalten, ob man für bestehende Auffassungen und Vorgehensweisen der Psychotherapie auch noch in den Neurowissenschaften eine nachträgliche Begründung findet. Weil Neurowissenschaft sich einer guten Reputation erfreut und als fortschrittlich gilt, wird diese Form des Verhältnisses zwischen Neurowissenschaft und Psychotherapie heute gerne praktiziert. Man kann damit das, was man schon immer gedacht und getan hat, auf eine modernere und prestigeträchtigere Grundlage stellen, ohne wirklich etwas zu ändern. Rohde-Dachser (2003) findet in den Neurowissenschaften z. B. eine nachträgliche Begründung dafür, dass die Psychoanalyse mit ihrer Übertragungs-Gegenübertragungs-Konzeption schon immer Recht hatte. Man wisse heute auf Grund neurowissenschaflicher Erkenntnisse aber besser, warum das schon immer richtig war.

> „Diese Weiterentwicklung der psychoanalytischen Methode geschah in Deutschland seit den Siebzigerjahren zunächst ganz unabhängig von den neurowissenschaftlichen Erkenntnissen. *Heute werden diese demgegenüber vor allem für die wissenschaftliche Fundierung der psychoanalytischen Methode herangezogen* (Hervorhebungen durch mich, K. G.). Zugang zu unbewussten Gefühlen, Fantasien und pathologischen Beziehungsmustern zu gewinnen, heisst *übersetzt in die Sprache der Neurowissenschaft*, die Aufmerksamkeit des Psychoanalytikers vom autobiografischen Gedächtnis auf das prozedurale Gedächtnis des Patienten zu lenken, um dort eine Veränderung zu bewirken. Dazu müssen – anders als von Freud postuliert – keine verdrängten Erinnerungen aufgedeckt werden; das kann nur über das autobiografische Gedächtnis erfolgen. Die im prozeduralen Gedächtnis gespeicherten Beziehungsmuster können nicht erinnert werden. Ihre Veränderung muss deshalb über die Analyse der Übertragung erfolgen, in der sich diese frühen Beziehungsmuster niederschlagen. Die Hauptaufmerksamkeit in der psychoanalytischen Behandlung liegt deshalb heute in der Bearbeitung der Übertragungs-Gegenübertragungs-Konstellation.“ (Rohde-Dachser, 2003, S. 416)

Es ist zwar richtig, dass sich die Beziehungsabläufe zwischen Therapeut und Patient aus neurowissenschaftlicher Sicht in einem anderen Licht darstellen, als Freud sie sah, aber neurowissenschaftliche Erkenntnisse haben viel weiter reichende Implikationen für die Psychotherapie, als dass sich etablierte psychotherapeutische Konzepte wie Übertragung-Gegenübertragung in eine neue Sprache übersetzen lassen. Natürlich überträgt ein Mensch seine bisherigen Erfahrungen auf spätere Erfahrungen. Das ist das Grundprinzip des neuronalen und psychischen Funktionierens. Man kann nicht nicht übertragen. Wie anders als auf der Grundlage bisheriger Erfahrungen, die sich in den verschiedenen Gedächtnissystemen niedergeschlagen haben, sollte sich ein Mensch denn sonst zu seiner Umgebung in Beziehung setzen? Dass das auch für Erfahrungen gilt, die ein Mensch in seinen frühen Beziehungen macht, ist eine blanke Selbstverständlichkeit, denn es gibt gar keine Ausnahmen von diesem Grundprinzip des psychischen Funktionierens. Wenn man in seinen frühen Beziehungen verletzende Erfahrungen gemacht hat, schlägt sich das im Gedächtnis nieder und wirkt sich darauf aus, wie man in späteren Beziehungen fühlt und sich verhält. Das ist neurowissenschaftlich so selbstverständlich, dass das Übertragungskonzept eigentlich gar keinen spezifischen Informationsgehalt hat, es sei denn den der therapeutischen Schlussfolgerungen, die daraus gezogen werden. Gerade diese, d. h. die psychoanalytischen Schlussfolgerungen daraus, lassen sich aber neurowissenschaftlich überhaupt nicht begründen. Die therapeutischen Schlussfolgerungen, die Rohde-Dachser und andere Psychoanalytiker aus der Trennung zwischen autobiografischem und prozeduralem Gedächtnis ziehen, widersprechen vielmehr allen neurowissenschaftlichen Erkenntnissen, wie neuronale Erregungsbereitschaften wirksam verändert werden können.

Verletzungen des Bindungs- und Kontrollbedürfnisses in den Beziehungen mit den ersten Bezugspersonen hinterlassen tiefe Spuren im neuronalen System. Die wichtigsten sind überschießende Stressreaktionen schon bei relativ geringen emotionalen Belastungen, eine dysfunktionale Regulation autonomer Erregung und eine sehr leichte Aktivierbarkeit des Vermeidungssystems. Das wirkt sich später in allen möglichen Lebenslagen negativ aus und macht den Bereich positiver Erfahrungen lebenslang kleiner, als er sonst sein könnte. In der Psychotherapie kommt es darauf an, diese früh erworbenen problematischen neuronalen Erregungsbereitschaften aktiv zu hemmen durch damit unvereinbare, neu zu bahnende neuronale Erregungsbereitschaften und statt ihrer andere, bedürfnisbefriedigendere neuronale Erregungsmuster für die Gestaltung zwischenmenschlicher Beziehungen aufzubauen. Dafür müssten in einem betont bedürfnisbefriedigenden Kontext, wie es in Kapitel 5 beschrieben wurde, sehr aktiv immer wieder Situationen hergestellt werden, in denen intensiv, lang anhaltend und oft wiederholt die neu zu etablierenden Erregungsmuster aktiviert und gebahnt werden, nicht nur in der Therapiesituation, sondern auch in realen Lebenssituationen des Patienten. Gerade neurowissenschaftliche Überlegungen führen dazu, dass dafür „die Analyse der Übertragung" in der Therapeut-Patient-Beziehung nach psychoanalytischem Muster ganz und gar kein geeignetes therapeutisches Mittel darstellt. Sie widerspricht sowohl was den bedürfnisbefriedigenden Kontext als auch was die aktive Hemmung problematischer und Bahnung neuer neuronaler Erregungsmuster angeht, allen Erfordernissen für eine wirksame Veränderung der problematischen Gedächtnisinhalte bzw. deren Auswirkungen auf das heutige Erleben und Verhalten.

Man kann also auf neurowissenschaftliche Erkenntnisse auch so Bezug nehmen, dass man ihre Implikationen für wirksames therapeutisches Vorgehen ignoriert und sich nur diejenigen Teile herauspickt, die gut zu eigentlich ganz anders begründeten Prämissen passen. Das soeben angeführte Beispiel ist dafür nur eines von vielen möglichen.

Um mein Unterfangen deutlich von solchen nachträglich legitimierenden Bezugnahmen auf neurowissenschaftliche Erkenntnisse abzugrenzen, habe ich mit „Neuropsychotherapie" eine unverbrauchte, programmatisch gemeinte Bezeichnung dafür gewählt. Es geht mir nicht um die neurowissenschaftlichen Begründung eines schon bestehenden therapeutischen Ansatzes, sondern es geht mir um die Frage, zu welcher Art von Psychotherapie man gelangt, wenn man ihre Problemstellungen aus einer neurowissenschaftlichen Perspektive betrachtet. In das als Neuropsychotherapie bezeichnete Ergebnis sind aber natürlich nicht nur neurowissenschaftliche Erkenntnisse, sondern auch dreissig Jahre Erfahrung als Psychotherapeut und Psychotherapieforscher eingeflossen. Wenn man ohne meinen Erfahrungshintergrund Psychotherapie aus neurowissenschaftlicher Perspektive konzipieren würde, käme man gewiss zu anderen Schlussfolgerungen als ich. Aber das hat bisher niemand versucht. Es wäre für einen Neurowissenschaftler ohne genaue Kenntnisse der Problemstellungen, Rahmenbedingungen und gesicherten Wissensbestände der Psychotherapie auch sehr schwierig, ein praktikables psychotherapeutisches Konzept zu entwerfen. Selbstverständlich sind in meine Auswahl und Interpretation neurowissenschaftlicher Befunde auch fachliche Auffassungen eingegangen, die ich bereits hatte, bevor ich mich intensiv mit neurowissenschaftlicher Literatur zu befassen begann. Aber wenn man meine Ausführungen in den Kapiteln 4 und 5 vergleicht mit einer Sichtweise von Psychotherapie, wie ich sie vor etwa zehn Jahren formuliert habe (Grawe, Donati & Bernauer, 1994, Grawe, 1995), wird man doch einen großen Einfluss der neurowissenschaftlichen Erkenntnisse auf meine Vorstellungen über eine möglichst wirksame Psychotherapie feststellen.

Was geblieben ist und sich eher noch verstärkt hat, ist meine Überzeugung, dass die Konzepte der herkömmlichen Therapieschulen heute keine angemessene Grundlage mehr für die Psychotherapie darstellen. Ich vermisse nichts, seitdem ich aufgehört habe, in ihnen zu denken. Es sind inzwischen sowohl in der Psychologie als auch in der Neurowissenschaft Grundlagen erarbeitet worden, die einen völligen Verzicht auf diese Konzepte möglich machen bzw. sogar nahe legen. Auch der Ergebnisstand der Psychotherapieforschung lässt sich wesentlich besser auf dem Hintergrund dieser neueren Grundlagen interpretieren als auf der Basis der Therapieschulkonzepte. Auch von dieser Seite wird die Brauchbarkeit dieser Konzepte massiv in Frage gestellt.

Die konsistenztheoretische Sicht psychischer Störungen und ihrer Behandlungsmöglichkeiten, die ich in diesem Buch in den Kapitel 4 und 5 dargestellt habe, ist offen für Erweiterungen und Veränderungen auf Grund neuer Forschungsergebnisse und Erkenntnisse. Wenn sich bespielsweise zeigte, dass die Annahme gerade dieser vier Grundbedürfnisse nicht optimal ist, sondern dass sich andere Abgrenzungen besser begründen lassen, könnte man diese Änderungen vornehmen, ohne dass das schwerwiegende Auswirkungen auf die Schlussfolgerungen nähme, die ich für die Psychotherapiepraxis gezogen habe. Es könnten Ergebnisse hinzukommen, die weitere Leitregeln für die Therapiepraxis nahelegen als die jetzt von mir formulierten oder die an manchen Stellen zu Korrekturen oder Präzisierungen führen würden. Das wären innerhalb dieses offenen Systems alles wünschenswerte Neuerungen, denn sie würden die Wirksamkeit von Psychotherapie wahrscheinlich noch weiter erhöhen.

Das System ist insbesondere aufnahmebereit und aufnahmefähig für weitere Erkenntnisse und Methoden aus den Neurowissenschaften. Von dieser Seite erwarte ich noch viele innovative Impulse für die Psychotherapie. Meine ganz persönliche Meinung ist sogar, dass die wichtigsten Impulse für die Psychotherapie in den nächsten Jahren und Jahrzehnten von den Neurowissenschaften ausgehen werden. Auf den Einzug neurowissenschaftlicher Erkenntnisse und Methoden sind Psychotherapeuten bisher schlecht vorbereitet. Mit dem 2. und 3. Kapitel wollte ich bereits praktizierenden und angehenden Psychotherapeuten einen Einstieg in die Welt der Neurowissenschaft erleichtern. Die spezifischen Erkenntnisse in allen dort behandelten Bereichen werden in den nächsten Jahren schnell anwachsen, aber es ist unwahrscheinlich, dass damit alles, was man heute schon weiß, über den Haufen geworfen werden muss. Man wird die neu hinzukommenden Erkenntnisse in den Rahmen, den ich in diesen Kapiteln hergestellt habe, einordnen und ihn so erweitern und modifizieren können. Jedenfalls hat man, wenn man diese Kapitel gelesen hat, die Möglichkeit, den Stellenwert neuer neurowissenschaftlicher Erkenntnisse besser abzuschätzen.

Vollkommen neu für Psychotherapeuten wird der Einzug neurowissenschaftlicher Methoden als Arbeitsmittel für die Planung, Durchführung und Evaluation von Psychotherapien sein, der schon bald stattfinden wird. Es sind jetzt bereits mehrere Therapiestudien im Gange, in denen strukturelle und funktionale Veränderungen im Gehirn als Outcomekriterien in die Prae-Post-Messung einbezogen werden. Die in Kapitel 3 berichtete Studie von Furmark et al. (2002) stellt einen ersten Vorläufer eines solchen neuen Typs psychotherapeutischer Outcomeforschung dar. Die neurowissenschaftliche Forschung zu den Besonderheiten der Hirnaktivität bei den einzelnen psychischen Störungen ist im vollen Gange. In zehn Jahren wird eine Kenntnis dieser Besonderheiten wohl schon zu dem selbstverständlichen Wissen über die einzelnen Störungsbilder gehören, das man bei Psychotherapeuten voraussetzt.

Mit großer Wahrscheinlichkeit wird dieses neurowissenschaftliche Wissen zu den einzelnen psychischen Störungen bei einigen Störungen auch Kriterien für differenzielle Vorgehensweisen bei der Behandlung umfassen. Es wird dann bei manchen Störungen mit der Zeit zur Routinepraxis werden, dass man Aufnahmen der Hirnaktivität in bestimmten Testsituationen macht, um zu entscheiden, ob man bei einem bestimmten Patienten eher so oder so vorgehen sollte. Es wird auch üblicher werden, am Ende der Therapie zu prüfen, ob sich die durch die Therapie angestrebten Veränderungen in den erwarteten Veränderungen der Hirnaktivität niedergeschlagen haben. Angesichts dessen, dass bis vor kurzem noch viele Psychotherapeuten das Erheben von Messungen ganz generell als Zumutung empfanden, werden solche Neuerungen nicht überall mit Begeisterung mitvollzogen werden. Aber für mich ist es klar, dass diese Neuerungen kommen werden, und zwar so bald, dass die meisten heute tätigen Psychotherapeuten sie noch miterleben werden. Es ist also an der Zeit, sich darauf einzustellen. Für Ausbildungsinstitutionen, die den Zug der Zeit nicht verpassen wollen, wird es bald notwendig werden, die angehenden Psychotherapeuten auf diese Entwicklungen vorzubereiten.

Dies wird auch von Neurowissenschaftlern so gesehen. In einem Diskussionsforum zum Thema „Biologische Psychologie 2010 – Visionen zur Zukunft des Faches in der Psychologie“ in der Psychologischen Rundschau 54, Heft 2, 2003 schreibt Güntürkün aus der Perspektive des Jahres 2010: „Jetzt, im Jahre 2010, ist die Neurowissenschaft selbstverständlicher Bestandteil jedes klinisch-neurologisch-therapeutischen Vorgehens. Wenn menschliches Verhalten auf der Grundlage von Hirnprozessen generiert wird, so kann man nur unter Einbeziehung von Kenntnissen dieser Hirnprozesse Verhalten und Erleben optimal modifizieren. Diese schlichte Tatsache hat lange gebraucht, Gehör zu finden, und immer noch begegnen ihr einige Kollegen mit Skepsis. Die Synthese aus klassischer Verhaltenstherapie und Biologischer Psychologie zeichnet sich momentan wesentlich deutlicher ab als es früher der Fall war“ (Güntürkün, 2003, S. 122).

Früher oder später wird es auch dazu kommen, dass neurowissenschaftliche Methoden direkt in psychotherapeutische Behandlungen einbezogen werden. Das wird wahrscheinlich zuerst bei Problemstellungen der Fall sein, bei denen die Psychotherapie bisher an ihre Grenzen gelangt. Auf dem Weltkongress für Neurologie 2003 in Hamburg wurden als große Neuerung so genannte „Hirnschrittmacher“ vorgestellt, die vorerst vor allem bei der Behandlung von Bewegungsstörungen wie Parkinson eingesetzt werden sollen. Sie sollen bestimmten Hirnregionen Impulse geben, die auf natürliche Weise nicht mehr ausreichend zu Stande kommen. Bei der Parkinson-Erkrankung spielt der Verlust dopaminerger Neurone eine ursächliche Rolle. Diese Neurone spielen, wie wir in Kapitel 4 gesehen haben, aber auch eine sehr wichtige Rolle bei motiviertem Verhalten, bei Suchtstörungen usw. Wenn es nicht gelingt, durch die blosse Herbeiführung bestimmter Lebenserfahrungen, also auf rein psychologische Weise, bestimmte Neuronenverbände genügend zu aktivieren oder zu hemmen, deren Inaktivität oder Überaktivität direkt an einem bestimmten Problemverhalten beteiligt ist, wäre es dann nicht nahe liegend, diese Neuronenverbände direkt durch Elektroden, Magnetfelder oder andere Methoden zu stimulieren?

Wir haben heute keine Scheu davor, Neuronenverbände durch chemischen Einfluss auf die Neurotransmitter leichter aktivierbar zu machen oder zu hemmen. Das Hauptproblem für die nicht voll befriedigende Wirkung dieser Beeinflussungsform ist für ihre Anwender ein technisches, nicht ein ethisches. Der Einfluss ist nicht spezifisch genug. Man beeinflusst immer zugleich auch Prozesse, die man gar nicht verändern möchte, weil die Neurotransmitter in vielen Hirnregionen gleichzeitig verschiedene Funktionen wahrnehmen. Deshalb haben die meisten Psychopharmaka bis heute unerwünschte Nebenwirkungen, die manchmal sehr schwerwiegend sein können. Aber es ist heute schon absehbar, dass und wie sich das ändern lässt. Man könnte in bestimmte, genau ausgewählte Hirnregionen sehr kleine Magnete implantieren, deren magnetische Kraft ausreicht, im Blut zirkulierende Moleküle, die mit bestimmten Markern versehen wurden, zum verstärkten Andocken in genau dieser Hirnregion zu bringen. Auf diese Weise könnte man genau dort den Neurotransmitter-Stoffwechsel gezielt verändern, wo man ihn ändern möchte, um eine ganz spezifische Wirkung ohne unerwünschte Nebenwirkungen zu erzielen. Je genauer wir wissen, welche Hirnregion maßgeblich an einem bestimmten psychischen Prozess, den man ändern möchte, beteiligt ist, desto gezielter könnte man auf diese Weise Einfluss auf die Aktivierbarkeit und die Bahnung bestimmter neuronaler Erregungsmuster in dieser Hirnregion nehmen. Auf diese Weise könnte eine Hirnregion z. B. für bestimmte Lernprozesse sensibilisiert werden. Es könnte etwa genau an der Stelle eine verstärkte Dopaminkonzentration herbeigeführt werden, wo ein neues neuronales Erregungsmuster gebahnt werden soll. Normalerweise wird das Dopamin, das die Bahnung der langfristigen Übertragungsbereitschaft von Synapsen sehr verstärken kann, durch Aktivierung wichtiger motivationaler Ziele ausgeschüttet. Wenn dies aus irgendeinem Grunde nicht gelingt, könnte die Dopaminausschüttung auf diese künstliche Weise herbeigeführt werden. Wenn gleichzeitig bestimmte Erregungsmuster immer wieder aktiviert werden, werden sie besonders gut gebahnt und sind später viel leichter aktivierbar, als sie es ohne diese künstliche Verstärkung der Bahnung wären.

Technisch wäre es auch möglich, ein bestimmtes Hirnareal durch implantierte Elektroden („Schrittmacher") oder durch Magnetstimulation zu aktivieren oder leichter durch bestimmte Reize aktivierbar zu machen. Die Elektrostimulation allein schafft noch keine neuen neuronalen Erregungsmuster, aber wenn man die künstliche Stimulation des Hirnareals kombiniert mit der wiederholten Herbeiführung ganz bestimmter Erfahrungen, könnte damit eine neue neuronale Erregungsbereitschaft oder Hemmung sehr gut gebahnt werden. Es erscheint auch nicht völlig utopisch, dass Therapeuten beim Therapieren durch weiter verbesserte bildgebende Verfahren kontinuierlich Rückmeldung über die Hirnaktivität in einem bestimmten Areal erhalten und sehen können, welche unmittelbaren Auswirkungen ihre Interventionen auf die Hirnaktivität haben, oder dass sie on line prüfen können, ob sich in diesem Augenblick das Gehirn in einem Funktionszustand befindet, in dem eine bestimmte Intervention aussichtreich erscheint.

Solche Vorstellungen möglicher Formen von Neuropsychotherapie mögen manchen erst einmal erschrecken. Wenn wir aber an das menschliche Unglück und die gesellschaftlichen Kosten denken, die manche Psychopathen verursachen können, die immer wieder, sobald sie auf freiem Fuss sind, „eiskalt" die schlimmsten Verbrechen begehen, dann stellt sich schon ernsthaft die Frage nach neuen Beeinflussungsmöglichkeiten. Wir wissen heute, dass das Gehirn dieser Menschen nicht normal funktioniert. Wo andere Menschen Angst oder Mitgefühl empfinden, was sich in der Aktivierung ganz bestimmter Hinareale zeigt, da bleiben diese Hirnareale bei diesen Menschen völlig stumm. Sie spüren nichts von dem, was andere Menschen in solchen Situationen erleben. Sie kennen die entsprechenden Gefühle gar nicht.

Es haben sich verschiedene gesellschaftliche Lösungen für solche Probleme entwickelt. In den einen Ländern werden solche Menschen früher oder später getötet, d. h. mit dem Tode bestraft. Manche von ihnen werden kastriert. Manche unterziehen sich freiwillig Hirnoperationen, bei denen wichtige Teile des Gehirns zerstört werden. Die meisten von ihnen sitzen lebenslänglich im Zuchthaus oder befinden sich in Sicherungsverwahrung, ohne dass die Gemeinschaft wirklich auf Dauer sicher vor ihnen ist. Wenn man bei solchen Menschen mit Hilfe künstlicher Stimulation bestimmter Hirnareale bei gleichzeitiger Herbeiführung bestimmter Erfahrungen Mitgefühl oder Angstgefühle in Situationen herbeiführen könnte, in denen sie allgemein als angemessen erscheinen, dann könnten solche Interventionen sich zu einer vergleichsweise humanen Lösung dieses schwerwiegenden gesellschaftlichen und menschlichen Problems entwickeln. Weil man den Zustand des Gehirns mit bildgebenden Verfahren objektivieren kann, könnte man auch sicher sein, ob man wirklich eine nachhaltige Veränderung bewirkt hat oder nicht. Das wäre wichtig für die Frage, on man solche Menschen für immer einsperren muss oder nicht. Aus den neurowissenschaftlichen Befunden, die zeigen, dass diese Menschen ein anderes Gehirn haben, das ihnen bestimmte menschliche Regungen gar nicht ermöglicht, ergeben sich natürlich auch Fragen, was die Verantwortlichkeit dieser Menschen für ihr Handeln angeht. Auch dies ändert die Perspektive dafür, wie man solche Interventionsmöglichkeiten bewerten würde, wenn es sie denn einmal gäbe. Man könnte sich auch auf den Standpunkt stellen, dass es ethisch fragwürdig wäre, diesen Menschen eine vorhandene Hilfsmöglichkeit vorzuenthalten, die ihr ganzes Leben zum Besseren wenden könnte. Die Frage, ob man solchen Menschen für eine bestimmte Zeit zum Zweck der Unterstützung bestimmter psychologischer Interventionen eine Elektrode in einem bestimmten Hirnareal implantieren sollte oder nicht, stellt sich dann schon anders als beim ersten Gedanken daran, menschliche Gehirne durch Elektro- oder Magnetstimulation zu manipulieren.

Was ich soeben angedeutet habe, ist vorerst eine Utopie. Angesichts dessen, dass Menschen erfahrungsgemäß vor nichts zurückschrecken, was technisch möglich ist – das Klonen oder die Genmanipulation von Menschen sind ja nicht ohne konkrete Anlässe zu heiss diskutierten Themen geworden – kann man sich aber heute schon darauf einstellen, dass solche Fragen eines Tages auf uns zukommen werden. Ich halte es für wahrscheinlich, dass in absehbarer Zeit die technischen Möglichkeiten dafür entwickelt sein werden, psychologische, apparative und/oder pharmakologische Beeinflussung des Gehirns miteinander zu kombinieren. Es könnten dann Fragen auf Psychotherapeuten zukommen, die nicht leicht zu beantworten sein werden. Was wäre, wenn nachgewiesen würde, dass man schwer depressiven oder schizophrenen Menschen, die auf keine der heute verfügbaren Behandlungsmethoden befriedigend angesprochen haben, durch eine solche Kombination von Psychotherapie und künstlicher Stimulierung bestimmter Hirnareale wirksam helfen könnte? Dürften wir solche Hilfe vorenthalten? Ich bin sicher, dass die Antwort darauf auf die Dauer nicht ein Verweigern dieser Hilfe sein könnte und sein würde. Damit wären wir der ganz normalen Psychotherapiepraxis aber schon sehr nahe gekommen. Mit solchen Fällen werden Psychotherapeuten und Psychiater immer wieder konfrontiert.

Wenn man sich einmal an den Gedanken gewöhnt hat, dass man als Psychotherapeut das Gehirn verändert, wenn man wirksam therapiert, ist es nicht mehr weit zu der Frage, ob man das Gehirn nicht noch wirksamer verändern könnte, wenn man psychologische Verfahren mit neurowissenschaftlichen kombinierte. Dann könnte man in einem noch konkreteren Sinne von Neuropsychotherapie sprechen. Ich halte es für sicher, dass sich eine Neuropsychotherapie in diesem Sinne entwickeln wird.

Ich sehe aber auch eine Gefahr, nämlich die, dass sich die Aufmerksamkeit solcher Neuropsychotherapeuten dann ganz auf den problematischen Teil des Gehirns richten wird und der Mensch mit seinem ganzen Leben, seiner Entwicklungsgeschichte, seinen Wünschen und Befürchtungen in den Hintergrund rückt. Ich habe in diesem Buch sorgfältig herauszuarbeiten versucht, dass ein Fokus auf dem neuronalen Geschehen nicht bedeuten muss, dass man den ganzen Menschen mit all seinen Besonderheiten und seiner Individualität aus dem Auge verliert. Die Störungen des Seelenlebens lassen sich nicht vom ganzen Menschen und seinem Leben abtrennen. Wenn man in den Konzepten der Konsistenztheorie denkt, stellt sich immer die Frage, wie es denn um die Bedürfnisbefriedigung des Menschen steht, mit dem man es zu tun hat. Es geht nie nur darum, welche Störungen er hat und wie man sie am besten wegmachen könnte. Dazu sollte es auch in einer um neurowissenschaftliche Methoden bereicherten Neuropsychotherapie der Zukunft nicht kommen. Für mich ist das in diesem Buch entwickelte Konzept von Neuropsychotherapie eine gute Grundlage dafür, dass es nicht zu einer solchen auf das Technische reduzierten Entwicklung kommt.

Neuropsychotherapie, wie ich sie verstehe, versucht, das Gehirn zu verändern, aber sie befasst sich nicht in erster Linie mit dem Gehirn, sondern mit den Lebenserfahrungen, die ein Mensch macht. Das Gehirn ist darauf spezialisiert, Lebenserfahrungen zu verarbeiten. Lebenserfahrungen haben Bedeutungen im Hinblick auf die Bedürfnisse, die jedem Menschen mit seinen Hirnstrukturen mitgegeben sind. Von der Erfüllung dieser Bedürfnisse hängt das Glück des Menschen ab. Neuropsychotherapie strebt an, das Gehirn in einen Zustand zu bringen, in dem es eine gute Befriedigung der Grundbedürfnisse ermöglicht. Die beste Art, das Gehirn gesünder zu machen, ist eine bessere Bedürfnisbefriedigung.

Literatur

Abel, T. & Kandel, E. (1998). Positive and negative regulatory mechanism that mediate long-term memory storage. *Brain-research-reviews, 26,* 360–378.

Abercrombie, H. C., Schaefer, S. M., Larson, C. L., Oakes, T. R., Lindgren, K. A., Holden, J. E. et al. (1998). Metabolic rate in the right amygdala predicts negative affect in depressed patients. *Neuroreport, 9,* 3301–3307.

Adam, K. S. (1994). Suicidal Behavior and attachment. In W. H. Sperling & M. B. Berman (Eds.), *Attachment in adults – Clinical and developmental perspectives.* (pp. 275–298). New York: Guilford.

Adler, A. (1920). *Praxis und Theorie der Individualtherapie.* München: Bergmann.

Adler, A. (1927). *Studie über Minderwertigkeit von Organen.* München: Bergmann.

Ainsworth, M. D., Blehar, M. C., Waters, E. & Wall, S. (1978). *Patterns of attachment: A psychological study of the strange situation.* New York: Earlbaum.

Alexander, G. E., Mentis, M. J., van Horn, J. D., Grady, C. L., Berman, K. F., Furey, M. L. et al. (1999). Individual differences in PET activation of object perception and attention systems predict face matching accuracy. *Neuroreport, 10,* 1965–1971.

Alloy, L. B., Kelly, K. A., Mineka, S. & Clements, C. M. (1990). Comorbidity of anxiety and depressive disorders: A helplessness-hopelessness perspective. In J. D. Maser & C. R. Cloninger (Eds.), *Comorbidity of mood and anxiety disorders* (pp. 499–543). Washington, DC: American Psychiatric Press.

Alsaker, F. (1997). *Isolation as a powerful victimization technique.* Paper presented at the Biannual Meeting of the Society for Research in Child Development, Washington, DC.

Alsaker, F. & Flammer, A. (1996). *Social relationships and depression in adolescents: Social causation and social selection.* Paper presented at the Biannual Meeting of the Society for Research in Adolescence, Boston.

Alsaker, F. & Olweus, D. (2003). Stability and change in global self-esteem and self-related affect. In T. M. Brinthaupt & R. P. Lipka (Eds.), *Understanding the self in the early adolescent* (pp. 193–223). New York: State University of New York Press.

Amaral, D. G., Price, J. L., Pitkänen, A. & Carmichael, S. (1992). Anatomical organization of the primate amygdaloid complex. In J. P. Aggleton (Ed.), *The Amygdala: Neurobiological Aspects of Emotion, Memory, and Mental Dysfunction.* New York: Wiley-Liss.

Amini, F., Lewis, T., Lannon, R., Louie, A., Baumacher, G., McGuiness, T. et al. (1996). Affect, Attachment, Memory: Contributions Toward Psychobiologic Integration. *Psychiatry, 59,* 213–239.

Anderson, P., Beach, S. & Kaslow, N. (1999). Marital Discord and Depression: The Potential of Attachment Theory to Guide Integrative Clinical Intervention. In T. Joiner & J. Coyne (Eds.), *The Interactional Nature of Depression* (pp. 271–297). Washington: APA.

Andreasen, N. (2002). *Brave New Brain. Geist, Gehirn, Genom.* Berlin, Heidelberg: Springer.

Andrews, M. W. & Rosenblum, L. A. (1991). Security of attachment in infants raised variable- or low-demand environments. *Child Development, 62,* 686–693.

Angst, J., Vollrath, M., Merikangas, K. R. & Ernst, C. (1990). Comorbidity of anxiety and depression in the Zurich Cohort Study of Young Adults. In J. D. Maser & C. R. Cloninger (Eds.),

Comorbidity of mood and anxiety disorders (pp. 123–137). Washington, DC: American Psychiatric Press.

American Psychiatric Association (APA). (2000). *Practice Guidelines for the Treatment of Major Depressive Disorder* (2nd ed.). Washington: APA.

Arrindell, W. A., Pickersgill, M. J., Merckelbach, H., Ardon, A. M. et al. (1991). Phobic dimensions: III. Factor analytic approaches to the study of common fears; an updated review of findings obtained with adult subjects. *Advances in Behaviour Research and Therapy, 13,* 73–130.

Asaad, W. F., Rainer, G. & Miller, E. K. (1998). Neural activity in the primate frontal cortex during associative learning. *Neuron, 21,* 1399–1407.

Asaad, W. F., Rainer, G. & Miller, E. K. (2000). Task-specific neural activity in the primate prefrontal cortex. *Journal of Neurophysiology, 84,* 451–459.

Bachmann, T. (2000). *Microgenetic Approach to the Conscious Mind.* Amsterdam and Philadelphia: John Benjamins.

Baddeley, A. (1986). *Working memory.* Oxford: Clarendon Press.

Baer, R. (2003). Mindfulness Training as a Clinical Intervention: A Conceptual and Empirical Review. *Clinical Psychology: Science and Practice, 10,* 125–143.

Bakan, D. (1966). *The duality of human existence.* Chicago: Rand McNally.

Baker, L. A., Cesa, I. L., Gatz, M. & Grodsky, A. (1992). Genetic and environmental influences on positive and negative affect: Support for a two-factor theory. *Psychology and Aging, 7,* 158–163.

Baltensperger, C. & Grawe, K. (2000). Psychotherapie unter gesundheitsökonomischem Aspekt. *Zeitschrift für Klinische Psychologie und Psychotherapie, 30,* 10–21.

Bandura, A. (1977). *Social Learning Theory.* Englewood Cliffs, NJ: Prentice Hall.

Barlow, D. H. (1988). *Anxiety and its disorders: The nature and treatment of anxiety and panic.* New York: Guilford.

Bartels, A. & Zeki, S. (2000). The neural basis of romantic love. *Neuroreport, 11,* 3829–3834.

Barth, J. A. (1987). Max Wertheimer in Frankfurt – über Beginn und Aufbaukrise der Gestaltpsychologie. II. Strukturgesetze der Bewegungs- und Raumwahrnehmung (1911–1914). *Zeitschrift für Psychologie, 195,* 403–431.

Baumeister, R. F. (1993). *Self-esteem: The puzzle of low self-regard.* New York: Plenum Press.

Baxter, L. R., Ackermann, R. F., Swerdlow, N. R., Brody, A., Saxena, S. & Schwartz, J. M. (2000). Specific brain system mediation of obsessive-compulsive disorder responsive to either medication or behavior therapy. In W. K. Goodmann & M. V. Rudorfer (Eds.), *Obsessive-compulsive disorder: Contemporary issues in treatment* (pp. 573–609). Mahawah, NJ, US: Lawrence Erlbaum Associates.

Baxter, L. R., Phelps, M. E., Mazziotta, J. C. & Guze, B. H. (1987). Local cerebral glucose metabolic rates in obsessive-compulsive disorder: A comparison with rates in unipolar depression and normal controls. *Archives of General Psychiatry, 44,* 211–218.

Baxter, L. R., Saxena, S., Brody, A. L. et al. (1996). Brain mediation of obsessive-compulsive disorder symptoms: Evidence from functional brain imaging studies in the human and nonhuman primate. *Seminars in Clinical Neuropsychiatry, 1,* 32–47.

Baxter, L. R., Schwartz, J. M., Bergmann, K. S., Szuba, M. P., Guze, B. H., Mazziotta, J. C. et al. (1992). Caudate glucose metabolic rate changes with both drug and behavior therapy for obsessive-Compulsive disorder. *Archives of General Psychiatry, 49,* 681–689.

Beauregard, M., Leroux, J. M., Bergman, S., Arzoumanian, Y., Beaudoin, G., Bourgouin, P. et al. (1998). The functional neuroanatomy of major depression: an fMRI study using an emotional activation paradigm. *Neuroreport, 9,* 3253–3258.

Bech, P. (1999). Pharmacological Treatment of Depressive Disorders: A Review. In M. Maj & N. Sartorius (Eds.), *Depressive Disorders* (pp. 89–127). New York: Wiley.

Bechara, A., Tranel, D., Damasio, H., Adolphs, R., Rockland, C. & Damasio, A. R. (1995). Double dissociation of conditioning and declarative knowledge relative to the amygdala and hippocampus in humans. *Science, 269,* 1115–1118.

Beck, A. T. (1967). *Depression: Clinical, experimental, and theoretical aspects.* New York: Haper & Row.

Beck, A. T., Rush, J. A., Shaw, B. F. & Emery, G. (1979). *Cognitive therapy of depression.* New York: Guilford Press.

Beckwith, L., Cohen, S. E. & Hamilton, C. E. (1999). Maternal sensitivity during infancy and subsequent life events relate to attachment representations at early adulthood. *Developmental Psychology, 35,* 693–700.

Behbehani, M. M. (1995). Functional characteristics of the midbrain periaquaeductal gray. *Progress in Neurobiology, 46,* 575–605.

Bench, C. J., Frackowiak, R. S. & Dolan, R. J. (1995). Changes in regional cerebral blood flow on recovery from depression. *Psychological Medicine, 25,* 247–261.

Benjamin, L. S. (1974). Structural analysis of social behavior. *Psychological Review, 81,* 392–425.

Benjamin, L. S. (1993). *Interpersonal diagnosis and treatment of personality disorders.* New York: Guilford.

Bennett, A. J., Lesch, K. P., Heils, A. et al. (1998). Serotonin transporter gene variation, strain, and early rearing environment effect CSF 5-HIAA concentrations in rhesus monkeys (Macaca mulatta). *American Journal of Primatology, 45,* 168–169.

Benoit, D. & Parker, K. C. (1994). Stability and transmission of attachment across three generations. *Child Development, 65,* 1444–1456.

Bentham, J. (1948). *Principles of morals and legislation.* New York: Hafner.

Berking, M., Grosse Holtforth, M. & Jacobi, C. (2003). Reduction of incongruence in inpatient psychotherapy. *Clinical Psychology and Psychotherapy, 10,* 86–92.

Berking, M., Grosse Holtforth, M. & Jacobi, C. (2003). Veränderung klinisch relevanter Ziele und Therapieerfolg: Eine Studie an Patienten während einer stationären Verhaltenstherapie. *Psychotherapie, Psychosomatik, Medizinische Psychologie, 53,* 171–177.

Berking, M., Grosse Holtforth, M., Jacobi, C. & Kröner-Herwig, B. (in Druck). Sage mir deine Diagnose und ich sage dir, was du willst: Inwieweit sind Therapieziele störungstypisch? *Zeitschrift für Klinische Psychologie, Psychiatrie und Psychotherapie.*

Berking, M., Jacobi, C. & Masuhr, O. (2001). Therapieziele in der psychosomatischen Rehabilitation. *Verhaltenstherapie und Psychosoziale Praxis, 33,* 259–272.

Berridge, K. C. (1999). Pleasure, Pain, Desire, and Dread: Hidden Core Processes of Emotion. In D. Kahneman, E. Diener & N. Schwarz (Eds.), *Well-Being: The foundation of hedonic psychology* (pp. 525–557). New York: Russell Sage Foundation.

Berridge, K. C. & Robinson, T. E. (1998). What is the role of dopamine in reward: hedonic impact, reward learning, or incentive salience. *Brain research Review, 28,* 309–369.

Berridge, K. C. & Valenstein, E. S. (1991). What psychological process mediates feeding evoked by electrical stimulation of the lateral hypothalamus. *Behavioral Neuroscience, 105,* 3–14.

Betschart, T. (2002). *Inkonsistenzanalyse: Eine Methode zur Messung von sozialen Konflikten und deren funktionale Zusammenhänge im psychologischen Therapieprozess.* Unveröffentlichte Lizentiatsarbeit, Institut für Psychologie, Universität Bern, Bern.

Beutel, M. E. (2002). Neurowissenschaften und Psychotherapie. Neuere Entwicklungen, Methoden und Ergebnisse. *Psychotherapeut, 47,* 1–10.

Beutler, L. E. & Malik, M. L. (Eds.). (2002). *Rethinking the DSM. A Psychological Perspective.* Washington: American Psychological Association.

Bichot, N. P., Schall, J. D. & Thompson, K. G. (1996). Visual feature selectivity in frontal eye fields induced by experience in mature macaques. *Nature, 381,* 697–699.

Blanck, P. D., Rosenthal, R. & Vannicelli, M. (1986). Talking to and about patients: The therapist's tone of voice. In P. D. Blanck, R. Buck & R. Rosenthal (Eds.), *Nonverbal communication in the clinical context.* University Park and London: The Pennsylvania State University Press.

Blatt, S. J. (1990). Interpersonal relatedness and self-definition: Two personality configurations and their implication for psychopathology and psychotherapy. In J. L. Singer (Ed.), *Repression and Dissociation* (pp. 299–336). Chicago: The University of Chicago Press.

Blood, A. J. & Zatorre, R. J. (2001). Intensely pleasurable responses to music correlate with activity in brain regions implicated in reward and emotion. *Proceedings of the National Academy of Science of the United States of America, 98,* 11818–11823.

Blood, A. J., Zatorre, R. J., Bermudes, P. & Evans, A. C. (1999). Emotional responses to pleasant and unpleasant music correlate with activity in paralimbic brain regions. *Nature Neuroscience, 2,* 382–387.

Bock, J. & Braun, K. (2002). Frühkindliche Emotionen steuern die funktionelle Reifung des Gehirns: Tierexperimentelle Befunde und ihre mögliche Relevanz für die Psychotherapie. *Psychotherapie, 7,* 190–194.

Bohus, M. (2002). *Borderline-Störung.* Göttingen: Hogrefe.

Bonanno, G. A. & Singer, J. L. (1990). Repressive personality style: Theoretical and methodological implications for health and pathology. In J. L. Singer (Ed.), *Repression and dissociation* (pp. 435–470). Chicago: The University of Chicago Press.

Bontempi, B., Laurent-Demir, C., Destrade, C. & Jaffard, R. (1999). Time-dependent reorganization of brain circuitry underlying long term memory storage. *Nature, 400,* 671–675.

Botvinick, M. M., Braver, T. S., Barch, D. M., Carter, C. S. & Cohen, J. D. (2001). Conflict Monitoring and Cognitive Control. *Psychological Review, 108,* 624–652.

Bowlby, J. (1969). *Attachment and loss. Vol 1: Attachment.* New York: Basic Books.

Bowlby, J. (1973). *Attachment and Loss. Vol 2: Separation. Anxiety and Anger.* New York: Basic Books.

Bowlby, J. (1975). *Bindung.* Frankfurt: Fischer.

Bowlby, J. (1976). *Trennung.* Frankfurt: Fischer.

Bowlby, J. (1983). *Verlust, Trauer und Depression.* Frankfurt: Fischer.

Bowlby, J. (1988). *A secure base: Parent-child attachment and healthy human development.* New York: Basic.

Braun, A. K., Bock, J., Gruss, M., Helmeke, C., Ovtscharoff, W., Schnabel, R. et al. (2002). Frühe emotionale Erfahrungen und ihre Relevanz für die Entstehung und Therapie psychischer Erkrankungen. In B. Strauss, A. Buchheim & H. Kächele (Hrsg.), *Klinische Bindungsforschung* (S. 121–129). Stuttgart: Schattauer.

Breiter, H. C., Etcoff, N. L., Whalen, P. J., Kennedy, W. A., Rauch, S. L., Buchner, R. L. et al. (1996). Response and habituation of the human amygdala during visual processing of facial expression. *Neuron, 17,* 875–887.

Breiter, H. C., Gollup, R. L., Weisskoff, R. M., Kennedy, D. N., Madris, N. & Berke, J. D. (1997). Acute effects of cocaine on human brain activity and emotion. *Neuron, 19,* 591–611.

Bremner, J. D. (1999a). Does Stress damage the brain? *Biological Psychiatry, 45,* 797–805.

Bremner, J. D. (1999b). Alterations in brain structure and function associated with posttraumatic stress disorder. *Seminars in Clinical Neuropsychiatry, 4,* 249–255.

Bremner, J. D. (2001). Hypotheses and controversies related to effects of stress on the hippocampus: an argument for stress-induced damage to the hipoocampus in patients with posttraumatic stress disorder. *Hippocampus, 11,* 75–81.

Bremner, J. D., Randall, S., Scott, T. M., Bronen, R. A., Seibyl, J. P., Southwick, S. M. et al. (1995). MRI-based measurement of hippocampal volume in patients with combat-related posttraumatic stress disorder. *American Journal of Psychiatry, 152,* 973–981.

Bremner, J. D., Randall, S., Vermetten, E., Staib, L. H., Bronen, R. A., Mazure, C. et al. (1997). Magnetic resonance imaging-based measurement of hippocampal volume in posttraumatic stress disorder related to childhood physical and sexual abuse – a preliminary report. *Biological Psychiatry, 41,* 23–32.

Bremner, J. D., Southwick, S. M., Johnson, D. R., Yehuda, R. & Charney, D. S. (1993). Childhood physical abuse and combat-related posttraumatic stress disorder in Vietnam veterans. *American Journal of Psychiatry, 150,* 234–239.

Brisch, K.-H. (2002). Psychotherapeutische Intervention für Eltern mit sehr kleinen Frühgeborenen: das Ulmer Modell. In B. Strauss, A. Buchheim & H. Kächele (Hrsg.), *Klinische Bindungsforschung* (S. 191–195). Stuttgart: Schattauer.

Brodman, K. (1909). *Vergleichende Lokalisationslehre der Grosshirnrinde*. Leipzig: Barth.

Brody, A. L., Saxena, S. & Stoessel, P. (2001). Regional brain metabolic changes in patients with major depression treated with either proxetine or interpersonal therapy. *Archives of General Psychiatry, 58,* 631–640.

Brown, J. D. (1993). Motivational conflict and the self: The double bind of low self-esteem. In R. F. Baumeister (Ed.), *Self-esteem: The puzzle of low self-regard* (pp. 117–130). New York: Plenum Press.

Brown, J. D., Collins, R. & Schmidt, G. W. (1988). Self-esteem and direct versus indirect forms of self-enhancement. *Journal of Personality and Social Psychology, 55,* 445–453.

Brown, J. D., Novick, N. J., Lord, K. A. & Richards, J. M. (1992). When Gulliver travels: Social context, psychological closeness, and self-appraisal. *Journal of Personality and Social Psychology, 60,* 717–727.

Brown, T. A., Chorpita, B. F. & Barlow, D. H. (1998). Structural relationships among dimensions of the DSM-IV anxiety and mood disorders and dimensions of negative affect, positive affect, and autonomic arousal. *Journal of Abnormal Psychology, 107,* 179–192.

Bruder, G. E., Stewart, J. W., Mercier, M. A., Agosti, V., Leite, P., Donovan, S. et al. (1997). Outcome of Cognitive-Behavioral Therapy for Depression: Relation to Hemispheric Dominance for Verbal Processing. *Journal of Abnormal Psychology, 106,* 138–144.

Bruder, G. E., Stewart, J. W., Tenke, C. E., McGrath, P. J., Leite, P., Bhattacharya, N. et al. (2001). Electroencephalographic and perceptual asymmetry differences between responders and nonresponders to an SSRI antidepressant. *Biological Psychiatry, 49,* 416–425.

Brunstein, J. C. (1993). Personal goals and subjective well-being: A longitudinal study. *Journal of Personality and Social Psychology, 65,* 1061–1070.

Brunstein, J. C., Schultheiss, O. C. & Grässmann, R. (1998). Personal Goals and emotional well-being: The moderating role of motive dispositions. *Journal of personality and social psychology, 75*(2), 494–508.

Brunstein, J. C., Schultheiss, O. C. & Maier, G. W. (1999). The pursuit of personal goals: A motivational approach to well-being and life adjustment. In J. Brandtstaedter & R. M. Lerner (Eds.), *Action and self development:Theory and research through the life span.* (pp. 169–196). Thousand Oaks, Calif.: Sage Publications.

Buchheim, A. & Strauss, B. (2002). Interviewmethoden der klinischen Bindungsforschung. In B. Strauss, A. Buchheim & H. Kächele (Hrsg.), *Klinische Bindungsforschung* (S. 27–53). Stuttgart: Schattauer.

Buchsbaum, M. S., Wu, J., Siegel, B. V., Hackett, E., Trenary, M., Abel, L. et al. (1997). Effect of sertraline on regional metabolic rates in patients with affective disorders. *Biological Psychiatry, 41,* 15–22.

Cacioppo, J. T., Crites, S. L. & Gardner, W. L. (1996). Attitudes to the right: Evaluative processing is associated with lateralized late positive event-related brain potentials. *Personality and Social Psychology Bulletin, 22,* 1205–1219.

Cacioppo, J. T., Gardner, W. L. & Berntson, G. G. (1997). Beyond bipolar conceptualizations and measures: The case of attitudes and evaluative space. *Personality and Social Psychology Review, 1,* 3–25.

Cacioppo, J. T. & Petty, R. E. (1979). Attitudes and cognitive response: An electrophysiological approach. *Journal of Personality and Social Psychology, 37,* 2181–2199.

Cacioppo, J. T., Priester, J. R. & Berntson, G. G. (1993). Rudimentary determinants of attitudes: Arm flexion and extension have differential effects on attitudes. *Journal of Personality and Social Psychology, 65,* 5–17.

Cahill, L., Haier, R. J., Fallon, J., Alkire, M. T., Tang, C., Keator, D. et al. (1996). Amygdala activity at encoding correlated with long-term free recall of emotional information. *Proceedings of the National Academy of Science. USA, 93,* 8016–8021.

Campbell, K. W. & Sedikides, C. (1999). Self-threat magnifies the self-serving bias: A meta-analytic integration. *Review of General Psychology, 3,* 23–43.

Carlson, E. A. & Sroufe, L. A. (1993). Contributions of Attachment Theory to Developmental Psychopathology. In D. Cicchetti & D. Cohen (Eds.), *Developmental Psychopathology. Volume 1: Theory and Methods* (pp. 581–617). New York: Wiley.

Carlson, V., Cicchetti, D., Barnett, D. & Braunwahl, K. (1989). Disorganized/disoriented attachment relationships in maltreated infants. *Developmental Psychology, 25,* 525–531.

Carter, C. S., Botwinick, M. M. & Cohen, J. D. (1999). The contribution of anterior cingulare cortex to executive processes in cognition. *Review of Neuroscience, 10,* 49–57.

Carver, C. S. (1996). Some ways in wich goals differ and some implications of those differences. In P. M. Gollwitzer & J. A. Bargh (Eds.), *The psychology of action: linking cognition and motivation to behavior* (pp. 645–672). New York: Guilford Press.

Carver, C. S., Lawrence, J. W. & Scheier, M. F. (1996). A control-process perspective on the origins of affect. In L. L. Martin & A. Tesser (Eds.), *Striving and feeling: Interactions among goals, affect and self-regulation.* (pp. 11–52). Hillsdale, NJ, England: Lawrence Erlbaum.

Carver, C. S. & Scheier, M. F. (1998). *The self-regulation of behavior*. Hillsdale, NJ: Erlbaum.

Carver, C. S. & White, T. L. (1994). Behavioral inhibition, behavioral activation, and affective responses to impending reward and punishment: The BIS/BAS scales. *Journal of Personality and Social Psychology, 67,* 319–333.

Caspar, F. (1989). *Beziehungen und Probleme verstehen: Eine Einführung in die psychotherapeutische Plananalyse*. Bern: Huber.

Caspar, F. (1994). *Plan Analysis. Toward optimizing therapy*. Seattle: Hogrefe & Huber Publishers.

Caspar, F. (2003). Psychotherapy Research and Neurobiology. Challenge, Chance, or Enrichment? *Psychotherapy Research, 13,* 1–23.

Caspar, F., Rothenfluh, T. & Segal, Z. V. (1992). The appeal of connectionism for clinical psychology. *Clinical Psychology Review*(12), 719–762.

Cassidy, J. & Shaver, P. R. (Eds.). (1999). *Handbook of Attachment: Theory, research, and Clinical Applications*. New York: Guilford.

Chambless, D. L. & Hollon, S. (1998). Defining empirically supported psychological interventions. *Journal of Consulting and Clinical Psychology, 66,* 7–18.

Chambless, D. L. (1996). In defence of dissemination of empirically supported psychological interventions. *Clinical Psychology: Science and Practice, 3,* 230–235.

Champoux, M., Byrne, E., Delizio, R. D. & Suomi, S. J. (1992). Motherless mothers revisited: Rhesus maternal behavior and rearing history. *Primates, 33,* 251–255.

Chen, G., Raikoska, G., Du, F., Sraji-Bozorgzad, N. & Manji, H. K. (2000). Enhancement of hippocampal neurogenesis by lithium. *Journal of Neurochemistry, 75,* 1729–1734.

Chen, M. & Bargh, J. A. (1999). Consequences of automatic evaluation: Immediate behavioral predisposition to approach or avoid the stimulus. *Personality and Social Psychology Bulletin, 25,* 215–224.

Chorpita, B. F. & Barlow, D. H. (1998). The Development of Anxiety: The Role of Control in Early Environment. *Psychological Bulletin, 124,* 3–21.

Churchland, P. S. (1986). *Neurophilosophy*. London: MIT Press.

Cialdini, R. B., Borden, R. J., Thorne, A., Walker, M. R., Freeman, S. & Sloan, L. R. (1976). Basking in reflected glory: Three (football) field studies. *Journal of Personality and Social Psychology, 34,* 366–375.

Cialdini, R. B. & De Nicolas, M. W. (1989). Self-presentation by association. *Journal of Personality and Social Psychology, 57,* 626–631.

Clark, D. A. & Beck, A. T. (1999). *Scientific Foundations of Cognitive Theory and Therapy of Depression*. New York: Wiley.

Clark, L. A. & Watson, D. (1991). Tripartite model of anxiety and depression; Psychometric evidence and taxonomic implications. *Journal of Abnormal Psychology, 100,* 316–336.

Coats, E. J., Janoff-Bulman, R. & Alpert, N. (1996). Approach versus avoidance goals: Differences in self-evaluation and well-being. *Personality and Social Psychology Bulletin, 22*(10), 1057–1067.

Coffey, C. E., Wilkinson, W. E., Weiner, R. D., Parashos, I. A., Djang, W. T., Webb, M. C. et al. (1993). Quantitative cerebral anatomy in depression: A controlled magnetic resonance imaging study. *Archives of General Psychiatry, 50,* 7–16.

Cohen, J. (1969). *Statistical power analysis for the behavioral sciences.* New York: Academic Press.

Cohen, J. (1970). Approximate power and sample size determination for common one-sample and two-sample hypothesis tests., *Educational and Psychological Measurement, 30,* 811–831.

Cohen, J. D., Perlstein, W. M., Braver, T. S., Nystrom, L. E., Noll, D. C., Jonides, J. et al. (1997). Temporal dynamics of brain activation during a working memory task. *Nature, 386,* 604–608.

Cohen, N. J., Corkin, S. (1981). The amnestic patient H. M.: Learning and retention of cognitive skills. *Abstracts of Social Neuroscience, 7,* 517–518.

Cohen, N. J. & Squire, L. R. (1980). Preserved learning and retention of pattern-analyzing skills in amnesia: Dissociation of knowing how and knowing that. *Science, 210,* 207–209.

Colvin, C. R. & Block, J. (1994). Do positive illusions foster mental health? An examination of the Taylor and Brown formulation. *Psychological Bulletin, 116,* 3–20.

Cooper, J. & Fazio, R. H. (1984). A new look at dissonance theory. In L. Berkowitz (Ed.), *Advances in experimental social psychology* (Vol. 17, pp. 229–266). New York: Academic Press.

Coplan, J. D., Andrews, M. W., Rosenblum, L. A., Owens, M. J., Friedman, S., Gorman, J. M. et al. (1996). Persistent elevations of cerebrospinal fluid concentrations of corticotrophin releasing factor in adult nonhuman primates exposed to early-life stressors: Implications for the pathophysiology of mood and anxiety disorders. *Proceedings of the National Academy of Science of the USA, 93,* 1619–1623.

Corkin, S. (1968). Acquisition of motor skill after bilateral medial temporal lobe excision. *Neuropsychologia, 6,* 255–265.

Costa, P. T. & McCrae, R. R. (1980). Influence of extraversion and neuroticism on subjective well-being: Happy and unhappy people. *Journal of Personality and Social Psychology, 38,* 668–678.

Costa, P. T. & McCrae, R. R. (1988). Personality in adulthood: A six year longitudinal study of self-reports and spouse ratings on the NEO Personality Inventory. *Journal of Personality and Social Psychology, 54,* 853–863.

Costa, P. T. & McCrae, R. R. (1992). *Revised NEO Personality Inventory (NEOPI-R) and Five Factor Inventory (NEO-FFI) professional manual.* Odessa, Fla.: Psychological Assessment Resources.

Courtney, S. M., Ungerleider, L. G., Keil, K. & Haxby, J. V. (1997). Transient and sustained activity in a distributed neural system for working memory. *Nature, 386,* 608–612.

Crick, F. & Koch, C. (1990). Towards a neurobiological theory of consciousness. *Seminars in the Neurosciences, 2,* 263–275.

Crick, F. & Koch, C. (2003a). A framework for consciousness. *Nature Neuroscience, 6*(2), 119–126.

Crick, F. & Koch, C. (2003b). What are the neural correlates of consciousness? In L. van Hemmen & T. J. Sejnowski (Eds.), *Problems in Systems Neuroscience.* New York: Oxford University Press.

Critchley, H. D., Mathias, C. J. & Dolan, R. J. (2001). Neural activity in the human brain relating to uncertainty and arousal during anticipation. *Neuron, 29,* 537–545.

Crites, S. L. & Cacioppo, J. T. (1996). Electrocortical differentiation of evaluative and nonevaluative categorisation. *Psychological Science, 7,* 318–321.

Csikszentmihalyi, M. (1990). *Flow: The psychology of optimal experience.* New York: Harper und Row.

Damasio, A. R. (1997). *Descartes' Irrtum: Fühlen, Denken und das menschliche Gehirn.* München: List.

Damasio, A. R. (2000). *Ich fühle also bin ich.* München: Econ Ullstein List.

Damsma, G., Wenkstern, D., Pfaus, J. G., Phillips, A. G. & Fibiger, H. C. (1992). Sexual behavior increases dopamine transmission in the nucleus accumbens and striatum of male rats: Comparison with novelty and locomotion. *Behavioral Neuroscience, 1,* 181–191.

Davidson, R. J. (1993). Childhood temperament and cerebral asymmetry: A neurobiological substrate of behavioral inhibition. In K. H. Rubin & J. B. Asendorpf (Eds.), *Social withdrawal, inhibition, and shyness in childhood* (pp. 31–48). Hillsdale, N. J.: Erlbaum.

Davidson, R. J. (2000). Affective Style, Psychopathology, and Resilience: Brain Mechanisms and Plasticity. *American Psychologist, 55,* 1196–1214.

Davidson, R. J., Coe, C. C., Dolski, I. & Donzella, B. (1999). Individual differences in prefrontal activation asymmetry predict natural killer cell activity at rest and in response to challenge. *Brain, Behavior, and Immunity, 13,* 93–108.

Davidson, R. J. & Fox, N. A. (1982). Asymmetrical brain activity discriminates between positive versus negative affective stimuli in human infants. *Science, 218,* 1235–1237.

Davidson, R. J. & Fox, N. A. (1989). Frontal brain asymmetry predicts infants' response to maternal separation. *Journal of Abnormal Psychology, 98,* 127–131.

Davidson, R. J., Jackson, D. C. & Kalin, N. H. (2000). Emotion, plasticity, context, and regulation: Perspectives from affective neuroscience. *Psychological Bulletin, 126,* 890–906.

Davidson, R. J., Pizzagalli, D., Nitschke, J. B. & Putnam, K. (2002). Depression: Perspectives from Affective Neuroscience. *Annual Review of Psychology, 53,* 545–574.

Davis, M. & Whalen, P. J. (2001). The amygdala: vigilance and emotion. *Molecular Psychiatry, 6,* 13–34.

De La Ronde, C. & Swann, W. B. (1993). Caught in the crossfire: Positivity and self-verification strivings among people with low self-esteem. In R. F. Baumeister (Ed.), *Self-esteem: The puzzle of low self-regard* (pp. 147–165). New York: Plenum Press.

Debener, S., Beauducel, A., Nessler, D., Brocke, B., Heilemann, H. & Kayser, J. (2000). Is resting anterior EEG alpha asymmetry a trait marker for depression? Findings for healthy adults and clinically depressed patients. *Neuropsychobiology, 41,* 31–37.

DeCasper, A. J. & Fifer, W. (1980). Of human bonding: Newborns prefer their mother's voice. *Science, 208,* 1174–1176.

Deci, E. L. & Ryan, R. M. (1985). The general causality orientations scale: Self-determination in personality. *Journal of Research in Personality, 19,* 109–134.

Deci, E. L. & Ryan, R. M. (2000). The „What“ and „Why“ of Goal Pursuits: Human Needs and the Self-Determination of Behavior. *Psychological Inquiry, 11* (4), 227–268.

Dehaene, S. & Naccache, L. (2001). Towards a cognitive neuroscience of consciousness: basic evidence and a workspace framework. *Cognition, 79,* 1–37.

Deneke, F.-W. (1999). *Psychische Struktur und Gehirn. Die Gestaltung subjektiver Wirklichkeiten* (2. Aufl.). Stuttgart: Schattauer.

Devinsky, O., Morrell, M. J. & Vogt, B. A. (1995). Contributions of anterior cingulate cortex to behaviour. *Brain, 118,* 279–306.

Deutsche Gesellschaft für Psychiatrie, Psychotherapie und Nervenheitlkunde (DGPPN). (2000). *Praxisleitlinien in Psychiatrie und Psychotherapie: Band 5: Behandlungsleitlinie Affektive Erkrankungen.* Steinkopff, Darmstadt: DGPPN.

Di Nardo, P. A. & Barlow, D. H. (1990). Syndrom and symptom cooccurence in anxiety disorders. In J. D. Maser & C. R. Cloninger (Eds.), *Comorbidity of mood and anxiety disorders* (pp. 205–230). Washingston, DC: American Psychiatric Press.

Dick, A., Grawe, K., Regli, D. & Heim, P. (1999). Was sollte ich tun, wenn …? Empirische Hinweise für die adaptive Feinsteuerung des Therapiegeschehens innerhalb einzelner Sitzungen. *Verhaltenstherapie und psychosoziale Praxis, 31,* 253–279.

Diener, E. & Lucas, R. E. (1999). Personality and Subjective Well-Being. In D. Kahneman, E. Diener & N. Schwarz (Eds.), *Well-Being: The foundations of hedonic psychology* (pp. 213–229). New York: Russell Sage Foundation.

Dill, J. & Anderson, C. (1999). Loneliness, Shyness, and Depression: The Etiology and Interrelationships of Everyday Problems in Living. In T. Joiner & J. Coyne (Eds.), *The Interactional Nature of Depression* (pp. 93–125). Washington: APA.

Dimidjian, S. & Linehan, M. (2003). Defining an Agenda for Future Research on the Clinical Application of Mindfulness Practice. *Clinical Psychology: Science and Practice, 10,* 166–171.

Dollard, J. & Miller, N. E. (1950). *Personality and psychotherapy.* New York: McGraw-Hill.

Dozier, M., Stovall, K. C. & Albus, K. E. (1999). Attachment and psychopathology in adulthood. In J. Cassidy & P. Shaver (Eds.), *Handbook of Attachment* (pp. 497–519). New York: Guilford.

Drevets, W. C. (1998). Functional neuroimaging studies of depression: The anatomy of melancholia. *Annula Reciew of Medicine, 49,* 341–361.

Drevets, W. C. (2001). Neuroimaging and neuropathological studies of depression: implications for the cognitive-emotional features of mood disorders. *Current Opinion in Neurobiology, 11,* 249–249.

Drevets, W. C., Price, J. L., Simpson, J. R., Todd, R. D., Reich, T., Vannier, M. et al. (1997). Subgenual prefrontal cortex abnormalities in mood disorders. *Nature, 386,* 824–827.

Drevets, W. C., Videen, T. O., Price, J. L., Preskorn, S. H., Carmichael, S. T. & Raichle, M. E. (1992). A functional anatomical study of unipolar depression. *Journal of Neuroscience, 12*(9), 3628–41.

Driessen, M., Herrmann, J., Stahl, K., Zwaan, M., Meier, S., Hill, A. et al. (2000). Magnetic resonance imaging volumes of the hippocampus and the amygdala in women with borderline personality disorders and early traumatization. *Archives of General Psychiatry, 57,* 1115–1122.

Ebert, D. & Ebmeier, K. P. (1996). The role of cingulate gyrus in depression: from functional anatomy to neural chemistry. *Biological Psychiatry, 39,* 1044–1050.

Edelman, G. M. (1987). *Neural Darwinism. The theory of neuronal group selection.* New York: Basic Books.

Edelman, G. M. (1989). *The remembered present. A biological theory of consciousness.* New York: Basic Books.

Edelman, G. M. (1995). *Göttliche Luft, vernichtendes Feuer*. München: Piper.

Edelman, G. M. & Tononi, G. (2000). *A Universe of Consciousness*. New York: Basic Books.

Ehlers, A. (1999). *Posttraumatische Belastungsstörung*. Göttingen: Hogrefe.

Ehlers, A. & Clark, D. (2000). A cognitive model of posttraumatic stress disorder. *Behaviour Research and Therapy, 38*(4), 319–345.

Ekman, P. (1993). Facial expression and emotion. *American Psychologist, 48,* 384–392.

Elias, N. (1976). *Über den Prozess der Zivilisation.* Frankfurt/M.: Suhrkamp.

Elkin, I. (1994). The NIMH treatment of depression collaborative research program: Where we began and where we are. In A. E. Bergin & S. L. Garfield (Eds.), *Handbook of Psychotherapy and Behavior Change* (4th ed., pp. 114–139). New York: Wiley.

Elliott, A. J. & Devine, P. G. (1994). On the motivational nature of cognitive dissonance: Dissonance as psychological discomfort. *Journal of Personality and Social Psychology, 67*(3), 382–394.

Elliott, A. J. & Sheldon, K. M. (1998). Avoidance personal goals and the personality-illness relationship. *Journal of Personality and Social Psychology, 75*(5), 1282–1299.

Elliott, A. J., Sheldon, K. M. & Church, M. A. (1997). Avoidance personal goals and subjective well-being. *Personality and Social Psychology Bulletin, 23*(9), 915–927.

Elliott, A. J. & Thrash, T. M. (2002). Approach-Avoidance Motivation in Personality: Approach and avoidance temperaments and goals. *Journal of Personality and Social Psychology, 82*(5), 804–818.

Ellis, A. (1977). *Die rational-emotive Therapie. Das innere Selbstgespräch bei seelischen Problemen und seine Veränderung.* (B. Stein, Trans.). München: Pfeiffer.

Emmelkamp, P. M. & van Oppen, P. (2000). *Zwangsstörungen*. Göttingen: Hogrefe.

Emmons, R. A. (1989). The personal striving approach to personality. In L. A. Pervin (Ed.), *Goal concepts in personality and social psychology* (pp. 87–126). Hillsdale, NJ: Erlbaum.

Emmons, R. A. (1997). Motives and life goals. In S. Brygs, R. Hogan & W. Jones (Eds.), *Handbook of personality psychology* (pp. 485–512). Orlando, FL: Academic Press.

Emmons, R. A. & King, L. A. (1988). Conflict among personal strivings: Immediate and long-term implications for psychological and physical well-being. *Journal of Personality and Social Psychology, 54*(6), 1040–1048.

Emmons, R. A. & McAdams, D. P. (1991). Personal strivings and motive dispositions: Exploring the links. *Personality and Social Psychology Bulletin, 17*(6), 648–654.

Engel, A. K. (1996). Prinzipien der Wahrnehmung: Das visuelle System. In G. Roth & W. Prinz (Hrsg.), *Kopf-Arbeit.* Heidelberg: Sepktrum Akademischer Verlag.

Epstein, S. (1962). The measurement of drive and conflict in humans: Theory and experiment. In M. R. Jones (Ed.), *Nebraska Symposium on Motivation* (pp. 127–206). Lincoln: University of Nebraska Press.

Epstein, S. (1967). Toward a unified theory of anxiety. In B. A. Maher (Ed.), *Progress in experimental personality research, (Vol. 4., pp. 1–89).* New York: Academic Press.

Epstein, S. (1978). Avoidance-approach: The fifth basic conflict. *Journal of Consulting and Clinical Psychology, 46,* 1016–1022.

Epstein, S. (1982). Conflict and stress. In S. Goldberg & S. Bresnitz (Eds.), *Handbook of stress* (pp. 49–68). New York: Free Press.

Epstein, S. (1990). Cognitive-experiential self-theory. In L. A. Pervin (Ed.), *Handbook of personality: Theory and research.* (pp. 165–192). New York: Guilford.

Epstein, S. (1993). Implications of cognitive-experiential self-theory for personality and developmental psychology. In D.C. Funder, R.D. Parke, C. Tomlinson-Keasey & K. Widaman (Eds.), *Studying lives through time: Personality and development* (pp. 399–438). Washington, DC: American Psychological Association.

Epstein, S. & Morling, B. (1995). Is the self motivated to do more than to enhance and/or verify itself? In M.H. Kernis (Ed.), *Efficacy, agency, and self-esteem* (pp. 9–29). New York: Plenum Press.

Erickson, R.F., Sroufe, L.A. & Egelnad, B. (1985). The relationship between quality of attachment and behaviour problems in preschool in a high risk sample. *Monographs of the Society for Research in Child Development, 50*(1–2), 147–166.

Eriksson, P. S., Perfilieva, E., Bjork-Eriksson, T., Alborn, A., Nordborg, C., Peterson, D. A. et al. (1998). Neurogenesis in the adult human hippocampus. *Nat. Medicine, 4,* 1313–1317.

Essau, C. A., Karpinsky, N. A., Petermann, F. & Conradt, J. (1998). Häufigkeit und Komorbidität psychischer Störungen bei Jugendlichen: Ergebnisse der Bremer Jugendstudie. *Zeitschrift für Klinische Psychologie, Psychiatrie und Psychotherapie, 46,* 105–124.

Eysenck, H.J. (1980). *A model for personality.* New York: Springer-Verlag.

Fairbanks, L. A. (1989). Early experience and cross-generational continuity of mother-infant contact in vervet monkeys. *Developmental Psychobiology, 22,* 669–682.

Faller, H. & Gossler, S. (1998). Probleme und Ziele von Psychotherapiepatienten. *Psychotherapie, Psychosomatik und medizinische Psychologie, 48,* 176–186.

Festinger, L. (1957). *A theory of cognitive dissonance.* Evanston, Ill: Row, P.

Fiedler, P. (2001). *Dissoziative Störungen und Konversion.* Weinheim: Beltz.

Field, T. (1985). Attachment as psychobiological attunement: being on the same wavelength. In M. Reite & T. Field (Eds.), *The Psychobiology of Attachment and Separation.* New York: Academic Press.

Fischman, M.W. (1989). Relationship between self-reported drug effects and their reinforcing effects: Studies with stimulant drugs. *NIDA Research Monographs, 92,* 211–230.

Fischman, M.W. & Foltin, R.W. (1992). Self-administration of cocaine by humans: A laboratory perspective. In G.R. Bock & J. Whelan (Eds.), *Cocaine: Scientific and social dimensions* (pp. 165–180). Chichester, Eng.: Wiley.

Flammer, A. (1990). *Erfahrung der eigenen Wirksamkeit. Einführung in die Psychologie der Kontrollmeinung.* Bern: Huber.

Flatten, G. (2003). Posttraumatische Belastungsreaktionen aus neurobiologischer und synergetischer Perspektive. In G. Schiepek (Hrsg.), *Neurobiologie der Psychotherapie.* Stuttgart: Schattauer.

Flor, H. (2003). Wie verlernt das Gehirn den Schmerz? Verletzungsbezogene und therapeutisch induzierte neuroplastische Veränderungen des Gehirns bei Schmerz und psychosomatsichen Störungen. In G. Schiepek (Hrsg.), *Neurobiologie der Psychotherapie.* Stuttgart: Schattauer.

Fonagy, P., Steele, H., Steele, M., Leigh, K., Kennedy, R., Mattoon, G. et al. (1994). Attachment, the reflective self, and borderline states. The predictive specifity of the adult attachment interview and pathological emotional development. In S. Goldberg, R. Muir & J. Kerr (Eds.),

Attachment theory: Social developmental and clinical perspectives. Englewood Cliffs, NJ: Lawrence Erlbaum.

Ford, M. E. (1992). *Motivating Humans.* Newbury Park, CA: Sage.

Förster, J. & Strack, F. (1996). Influence of overt head movements on memory for valenced words: A case of conceptual-motor compatibility. *Journal of Personality and Social Psychology, 71,* 421–430.

Förstl, H. (2002). Biologische Korrelate psychotherapeutischer Interventionen. *Psychotherapie, 7,* 184–188.

Franke, G. H. (1995). *SCL-90-R. Die Symptom-Checkliste von Derogatis. Deutsche Version. Manual.* Göttingen: Beltz Test GmbH.

Franke, G. H. (2000). *BSI. Brief Symptom Inventory von L. R. Derogatis (Kurzform des SCL-90-R). Deutsche Version. Manual.* Göttingen: Beltz Test GmbH.

Friedman, B. H. & Thayer, J. F. (1998). Autonomic balance revisited: Panic anxiety and heart rate variability. *Journal of Psychosomatic Research, 44,* 133–151.

Fuhrmeister, M.-L. & Wiesenhütter, F. (1973). *Metamusik. Psychosomatik der Ausübung zeitgenössischer Musik.* München: J. F. Lehmanns Verlag.

Fujiwara, E. & Markowitsch, H. J. (2003). Das mnestische Blockadesyndrom-hirnphysiologische Korrelate von Angst und Stress. In G. Schiepek (Hrsg.), *Neurobiologie der Psychotherapie.* Stuttgart: Schattauer.

Furmark, T., Tillfors, M., Marteinsdottir, I., Fischer, H., Pissiota, A., Långström, B. et al. (2002). Common Changes in Cerebral Blood Flow in Patients With Social Phobia Treated With Citalopram or Cognitive-Behavioral Therapy. *Archives of General Psychiatry, 59,* 423–433.

Gabbard, G. O. (2000). A neurobiologically informed perspective of psychotherapy. *British Journal of Psychiatry, 177,* 117–122.

Gabbard, G. O. (2002). *The revolution in the neurosciences: Implications for psychotherapy research and practice.* Paper presented at the World Congress for Psychotherapy, Trondheim, Norway.

Gaensbauer, T., Harmon, R., Cytryn, L. & McKnew, D. (1984). Social and affective development in infants with a manic-depressive parent. *American Journal of Psychiatry, 141,* 223–229.

Galin, D. (1974). Implications of left-right cerebral lateralization for psychiatry: A neurophysiological context for unconscious processes. *Archives of General Psychiatry, 9,* 412–418.

Gall, S., Kerschreiter, R. & Mojzisch, A. (2002). *Handbuch Biopsychologie und Neurowissenschaften.* Bern: Huber.

Gallati, D. (2003). *Metaanalyse über die Erfolgsmessung in Vergleichsstudien von Depressionsbehandlungen.* Unveröffentlichte Lizentiatsarbeit, Institut für Psychologie, Universität Bern, Bern.

Garavan, H., Ross, R. H. & Stein, E. A. (1999). Right hemispheric dominance of inhibitory control: an event-related functional MRI study. *Proceedings of the National Academy of Science of the USA, 96,* 8301–8306.

Garcia, R., Vouimba, R. M., Baudry, M. & Thompson, R. F. (1999). The amygdala modulates prefrontal cortex activity relative to conditioned fear. *Nature, 402,* 294–296.

Gasiet, S. (1980). *Menschliche Bedürfnisse: Eine theoretische Synthese.* Frankfurt: Campus.

Gassmann, D. & Grawe, K. (submitted). General change mechanisms: The relation of problem activation to resource activation in successful and unsuccessful therapeutic interactions.

George, M. S., Ketter, T. A., Parakh, P. I., Rosinsky, N., Ring, H. A., Pazzaglia, P. J. et al. (1997). Blunted left cingulate activation in mood disorder subjects during a response interference task (the Stroop). *Journal of Neuropsychiatry and Clinical Neuroscience, 9,* 55–63.

Gilbertson, M. W., Shenton, M. E., Ciszewski, A., Kasai, K., Lasko, N. B., Orr, S. P. et al. (2002). Smaller hippocampal volume predicts pathologic vulnerability to psychological trauma. *Nature-Neuroscience, 5,* 1242–1247.

Gortner, E. T., Gollan, J. K., Dobson, K. S. & Jacobson, N. S. (1998). Cognitive-Behavioral Treatment for Depression: Relapse Prevention. *Journal of Consulting and Clinical Psychology, 66,* 377–384.

Goschke, T. (1996a). Wille und Kognition: Zur funktionalen Architektur der intentionalen Handlungssteuerung. In J. Kuhl & H. Heckhausen (Hrsg.), *Enzyklopädie der Psychologie. Themenbereich C Theorie und Forschung, Serie IV Motivation und Emotion, Band 4 Motivation, Volition und Handlung* (S. 583–663). Göttingen: Hogrefe.

Goschke, T. (1996b). Lernen und Gedächtnis: Mentale Prozesse und Gehirnstrukturen. In G. Roth & W. Prinz (Hrsg.), *Kopf-Arbeit* (pp. 359–410). Heidelberg: Spektrum Akademischer Verlag.

Goschke, T. (2001). Voluntary action and cognitive control from a cognitive neuroscience perspective. In S. Maasen, W. Prinz & G. Roth (Eds.), *Voluntary action* (pp. 49–85). New York: Oxford University Press.

Gotlib, I. H., Ranganath, C. & Rosenfeld, F. (1998). Frontal EEG alpha asymmetry, depression, and cognitive functioning. *Cognition and Emotion, 12,* 449–478.

Gould, E., Tanapat, T., Rydel, T. & Hastings, N. (2000). Regulation of hippocampal neurogenesis in adulthood. *Biological Psychiatry, 48,* 715–720.

Graf, P. & Schacter, D. L. (1985). Implicit and explicit memory for new associations in normal subjects and amnesic patients. *Journal of Experimental Psychology. Learning, Memory, Cognition, 11,* 501–518.

Grant, S., London, E. D., Newlin, D. B., Villemagne, V. L., Xiang, L., Contoreggi, C. et al. (1996). Activation of memory circuits during cue-elicited cocaine craving. *Proceedings of the National Academy of Science, 93,* 12040–12045.

Grawe, K. (1976). *Differentielle Psychotherapie. Indikation und spezifische Wirkung von Verhaltenstherapie und Gesprächstherapie.* Bern: Hans Huber.

Grawe, K. (1978). Verhaltenstherapeutische Gruppentherapie. In L. Pongratz (Hrsg.), *Handbuch der Psychologie* (Band 8, Klinische Psychologie 2, S. 2696–2724). Göttingen: Hogrefe.

Grawe, K. (1980). *Verhaltenstherapie in Gruppen.* München: Urban und Schwarzenberg.

Grawe, K. (1995). Grundriss einer Allgemeinen Psychotherapie. *Psychotherapeut, 40,* 130–145.

Grawe, K. (1997). Research-informed psychotherapy. *Psychotherapy Research, 7,* 1–19.

Grawe, K. (1998). *Psychologische Therapie.* Göttingen: Hogrefe.

Grawe, K. (1999). Wie kann Psychotherapie noch wirksamer werden? *Verhaltenstherapie und psychosoziale Praxis, 31,* 185–199.

Grawe, K. (2002). *Consistency Theory. A Neuroscientific View of Symptom Formation and Therapeutic Change.* Paper presented at the Annual Meeting of the Society for Psychotherapy Research, Santa Barbara, CAL.

Grawe, K. (2004). *Psychological Therapy*. Seattle and Toronto: Hogrefe.

Grawe, K. & Caspar, F. (1984). Die Plananalyse als Konzept und Instrument für die Psychotherapieforschung. In U. Baumann (Hrsg.), *Psychotherapieforschung. Makro- und Mikroperspektiven*. Göttingen: Hogrefe.

Grawe, K., Dick, A., Regli, D. & Smith, E. (1999). Wirkfaktorenanalyse – ein Spektroskop für die Psychotherapie. *Verhaltenstherapie und psychosoziale Praxis, 31,* 201–225.

Grawe, K., Donati, R. & Bernauer, F. (1994). *Psychotherapie im Wandel – Von der Konfession zur Profession* (3. Aufl.). Göttingen: Hogrefe.

Grawe, K., Dziewas, H., Brutscher, H., Schaper, P. & Steffani, K. (1978). Assertive Trainingsgruppen vs. interaktionelle Problemlösungsgruppen. Ein empirischer Vergleich. *Mitteilungen der DGVT, Sonderheft, 1,* 63–85.

Grawe, K., Dziewas, H. & Wedel, S. (1980). Interaktionelle Problemlösungsgruppen – Ein verhaltenstherapeutisches Gruppenkonzept. In K. Grawe (Hrsg.), *Fortschritte der Klinischen Psychologie. Verhaltenstherapie in Gruppen* (S. 266–306). München: Urban und Schwarzenberg.

Grawe, K. & Grawe-Gerber, M. (1999). Ressourcenaktivierung. Ein primäres Wirkprinzip der Psychotherapie. *Psychotherapeut, 44,* 63–73.

Grawe, K., Grawe-Gerber, M., Heiniger, B., Ambühl, H. & Caspar, F. (1996). Schematheoretische Fallkonzeption und Therapieplanung – Eine Anleitung für Therapeuten. In F. Caspar (Hrsg.), *Psychotherapeutische Problemanalyse* (S. 189–224). Tübingen: dgvt.

Gray, J. A. (1981). A critique of Eysenck's theory of personality. In H. J. Eysenck (Ed.), *A model for personality* (pp. 246–276). New York: Springer-Verlag.

Gray, J. A. (1982). *The neuropsychology of anxiety*. New York: Oxford University Press.

Gray, J. A. & McNaughton, N. (1996). The neuropsychology of anxiety. A reprise. In D. A. Hope (Ed.), *Nebraska Symposion on Motivation: Perspectives on anxiety, panic, and fear* (Vol. 43, pp. 61–134). Lincoln: University of Nebraska Press.

Greenberg, L. S., Watson, J. C., Elliot, R. & Bohart, A. C. (2001). Empathy. *Psychotherapy: Theory, Research, Practice, Training, 38,* 380–384.

Grob, A. (1995). Subjective well-being and significant life-events across life-span. *Swiss Journal of Psychology, 54,* 3–18.

Grosse Holtforth, M. (2001). Was möchten Patienten in ihrer Therapie erreichen? – Die Erfassung und Kategorisierung von Therapiezielen mit dem Berner Inventar für Therapieziele (BIT). *Verhaltenstherapie und psychosoziale Praxis, 33,* 241–258.

Grosse Holtforth, M. & Grawe, K. (2000). Fragebogen zur Analyse Motivationaler Schemata (FAMOS). *Zeitschrift für Klinische Psychologie und Psychotherapie, 29*(3), 170–179.

Grosse Holtforth, M. & Grawe, K. (2002a). Bern Inventory of Treatment Goals (BIT), Part 1: Development and First Application of a Taxonomy of Treatment Goal Themes (BIT-T). *Psychotherapy Research, 12,* 79–99.

Grosse Holtforth, M. & Grawe, K. (2002b). *FAMOS Fragebogen zur Analyse Motivationaler Schemata. Manual*. Göttingen: Hogrefe.

Grosse Holtforth, M. & Grawe, K. (2003). Der Inkongruenzfragebogen (INK) – Ein Instrument zur Analyse motivationaler Inkongruenz. *Zeitschrift für klinische Psychologie und Psychotherapie, 32*(4), 315–323.

Grosse Holtforth, M. & Grawe, K. (2003). Konfliktdiagniostik aus der Perspektive der Konsistenztheorie. In P. W. Dahlbender, P. Buchheim & G. Schüssler (Hrsg.), *Lernen an der Praxis. OPD und Qualitätssicherung in der Psychodynamischen Psychotherapie*. Bern: Huber.

Grosse Holtforth, M., Grawe, K., Egger, O. & Berking, M. (submitted). Reducing the dreaded: Change of avoidance motivation in psychotherapy.

Grosse Holtforth, M., Grawe, K. & Tamcan, Ö. (2003). *Inkongruenzfragebogen. Manual*. Göttingen: Hogrefe.

Grosse Holtforth, M., Reubi, L., Ruckstuhl, L., Berking, M. & Grawe, K. (in press). The value of treatment goals in the outcome evaluation of psychiatric inpatients. *International Journal of Social Psychiatry*.

Grosse Holtforth, M., Schulte, D., Grawe, K., Wyss, T. & Michalak, J. (submitted). Are treatement goals more than reformulated diagnoses? Treatement goal themes in CBT.

Grossmann, K. (1990). Entfremdung, Abhängigkeit und Anhänglichkeit im Lichte der Bindungstheorie. *Praxis der Psychotherapie und Psychosomatik, 35,* 231–238.

Grossmann, K., Grossmann, K. E., Sprangler, G., Suess, G. & Unzne, L. (1985). Maternal sensitivity and newborn orientation responses as related to quality of attachment in Northern Germany. *Monographs of the Society for Research in Child Development, 50,* 233–278.

Grossmann, K. E., August, P., Fremmer-Bombik, E., Friedl, E., Grossmann, A., Scheuerer-Englisch, H. et al. (1989). Die Bindungstheorie. Modell und entwicklungspsychologische Forschung. In H. Keller (Hrsg.), *Handbuch der Kleinkindforschung*. Berlin: Springer.

Grossmann, K. E. & Grossmann, K. (1991). Attachment quality as an organizer of emotional and behavioral responses in a longitudinal perspective. In C. M. Parkes, J. Stevenson-Hinde & P. Marris (Eds.), *Attachment across the life cycle* (pp. 93–114). London: Tavistock/Routledge.

Grüsser, O. J., Naumann, A. & Seeck, M. (1990). Neurophysiological and neuropsychological studies on the perception and recognition of faces and facial expressions. In N. Elsner & G. Roth (Eds.), *Brain, Perception, Cognition* (pp. 83–94). Stuttgart: Thieme.

Guerin, B., Goeders, N. E., Dworkin, S. I. & Smith, J. E. (1984). Intracranial self-administration of dopamine into the nucleus accumbens. *Society of Neuroscience Abstracts, 10,* 1072.

Gunnar, M. R., Brodersen, L., Nachmias, M., Buss, K. & Rigatuso, J. (1996). Stress reactivity and attachment security. *Develomental Psychobiology, 29,* 191–204.

Güntürkün, O. (2003). Biologishe Psychologie 2010 – Visionen zur Zukunft des Faches in der Psychologie. *Psychologische Rundschau, 54,* 122–123.

Gurvits, T. V., Shenton, M. E., Hokama, H., Ohta, H., Lasko, M. B., Gilbertson, M. W. et al. (1996). Magnetic resonance imaging study of hippocampal volume in chronic combat-related posttraumatic stress disorder. *Biological Psychiatry, 40,* 1091–1099.

Gutberlet, I. & Miltner, W. H. (1999). Therapeutic effects on differential electrocortical processing of phobic objects in spider and snake phobics. *International Journal of Psychophysiology, 33,* 180.

Haan, N. (1977). *Coping and defending*. New York: Academic Press.

Haggard, P. & Eimer, M. (1999). On the relation between brain potentials and the awareness of voluntary movements. *Experimental Brain Research, 126,* 128–133.

Hampson, R. E., Simeral, J. D. & Deadwyler, S. A. (1999). Distribution of spatial and nonspatial information in dorsal hippocampus. *Nature, 402,* 610–614.

Harmon-Jones, E. & Mills, J. (1999). An Introduction to cognitive dissonance theory and an overview of current perspectives on the theory. In E. Harmon-Jones & J. Mills (Eds.), *Cognitive dissonance: progress on a pivotal theory in social psychology (1st ed.)* (pp. 3–21). Washington: APA.

Harrigan, J. A. & Rosenthal, R. (1986). Nonverbal aspects of empathy and rapport in physician-patient interaction. In P. D. Blanck, R. Buck & R. Rosenthal (Eds.), *Nonverbal communication in the clinical context.* University Park and London: The Pennsylvanis State University Press.

Hart, A. J., Whalen, P. J., Shin, L. M., McInerney, S. C., Fischer, H. & Rauch, S. L. (2000). Differential response in the human amygdala to racial outgroup vs ingroup face stimuli. *Neuroreport, 11,* 2351–2355.

Hautzinger, M. (1998). *Depression. Psychologie affektiver Störungen.* Göttingen: Hogrefe.

Hautzinger, M. & de Jong-Meyer, R. (1996). Depressionen (Themenheft). *Zeitschrift für Klinische Psychologie, 25*(2).

Hayes, S. & Wilson, K. (2003). Mindfulness: Method and Process. *Clinical Psychology: Science and Practice, 10,* 161–165.

Hayes, S. C., Wilson, K. G., Gifford, E. V., Follette, V. M. & Strosahl, K. (1996). Experimental avoidance and behavioral disorders: A functional dimensional approach to diagnosis and treatment. *Journal of Consulting and Clinical Psychology, 64,* 1152–1168.

Headey, B. & Wearing, A. (1989). Personality, life events, and subjective well-being: Toward a dynamic equilibrium model. *Journal of Personality and Social Psychology, 57,* 731–739.

Hebb, D. (1949). *The organisation of behavior.* New York: Wiley.

Heckhausen, H. (1980). *Motivation und Handeln: Lehrbuch der Motivationspsychologie.* Berlin: Springer.

Heckhausen, H., Gollwitzer, P. M. & Weinert, F. E. (Hrsg.). (1987). *Jenseits des Rubikon: Der Wille in den Humanwissenschaften.* Berlin: Springer.

Heider, F. (1977). *Psychologie der Interpersonalen Beziehungen.* Stuttgart: Klett.

Heilizer, F. (1977). A review of theory and research on the assumption of Miller's response competition (conflict) models: Response gradients. *Journal of General Psychology, 97,* 17–71.

Heilizer, F. (1978). Approach-withdrawal response competition (AW-RC), displacement, and behavior modification. *Journal of General Psychology, 99,* 181–204.

Heim, C., Newport, D. J., Heit, S., Graham, J., Wilcox, M., Bonsall, R. et al. (2000). Pituitary-adrenal and automatic responses to stress in women after sexual and physical abuse in childhood. *Journal of the American Medical Association, 284,* 592–597.

Heller, W. & Nitschke, J. B. (1998). The puzzle of regional brain activity in depression and anxiety: the importance of subtypes and comorbidity. *Cognition and Emotion, 12,* 421–447.

Henriques, J. & Davidson, R. J. (1990). Regional brain electrical asymmetries discriminate between previously depressed and healthy control subjects. *Journal of Abnormal Psychology, 99,* 22–31.

Henriques, J. B. & Davidson, R. J. (2000). Decreased responsiveness to reward in depression. *Cognition and Emotion, 14,* 711–724.

Henriques, J. B., Glowacki, J. M. & Davidson, R. J. (1994). Reward fails to alter response bias in depression. *Journal of Abnormal Psychology, 103,* 460–466.

Higgins, E. T. (1987). Self-discrepancy: A theory relating self and affect. *Psychological Review, 94*(3), 319–340.

Higgins, E. T. (1997). Beyond pleasure and pain. *American Psychologist, 52*(12), 1280–1300.

Higgins, E. T., Shah, J. & Friedman, R. (1997). Emotional responses to goal attainment: Strength of regulatory focus as moderator. *Journal of Personality and Social Psychology, 72*(3), 515–525.

Higley, J. D., Suomi, S. J. & Linnoila, M. (1996). A nonhuman primate model of Type II alcoholism? (Part 2): Diminished social competence and excessive aggression correlates with low CSF 5-HIAA concentrations. *Alcoholism: Clinical and Experimental Research, 20,* 643–650.

Ho, A. P., Gillin, J. C., Buchsbaum, M. S., Wu, J. C., Abel, L. & Bunney, W. E. (1996). Brain glucose metabolism during non-rapid eye movement sleep in major depression. A positron emission tomography study. *Archives of General Psychiatry, 53,* 645–652.

Hoebel, B. G. (1997). Neuroscience and appetitive behavior research: Twenty-five years. *Appetite, 29,* 119–133.

Hoebel, B. G., Monaco, A. P., Hernandez, L., Aulisi, E. F., Stanley, B. G. & Lenard, L. (1983). Self-injection of amphetamine directly into the brain. *Psychopharmacology, 81,* 158–163.

Hoebel, B. G., Rada, P. V., Mark, G. P. & Pothos, E. N. (1999). Neural systems for reinforcement and inhibition of behavior: Relevance to eating, addiction, and depression. In D. Kahneman, E. Diener & N. Schwarz (Eds.), *Well-Being: The foundation of hedonic psychology* (pp. 558–569). New York: Russell Sage Foundation.

Hofer, M. A. (1984). Relationships as regulators: A psychobiological perspective on bereavement. *Psychosomatic Medicine, 46,* 183–197.

Hofer, M. A. (1987). Early social relationships: a psychophysiologist's view. *Child Development, 58,* 633–647.

Holahan, C., Moos, R. & Bonin, L. (1999). Social Context and Depression: An Integrative Stress and Coping Framework. In T. Joiner & J. Coyne (Eds.), *The Interactional Nature of Depression* (pp. 39–63). Washington: APA.

Holland, P. C. & Gallagher, M. (1999). Amygdala circuitry in attentional and representational processes. *Trends in Cognitive Science, 3,* 65–73.

Hollerman, J. R. & Schultz, W. (1998). Dopamine neurons report an error in the temporal prediction of reward during learning. *Nature Neuroscience USA, 1,* 04–309.

Hollon, S. (2002). Paper presented at the Annual Meeting of the Society for Psychotherapy Research, Santa Barbara, CAL.

Holmes, D. S. (1990). The evidence for repression: An examination of sixty years of research. In J. L. Singer (Ed.), *Repression and dissociation* (pp. 85–102). Chicago: The University of Chicago Press.

Horowitz, L., Strauss, B. & Kordy, H. (1994). *Inventar Interpersonaler Probleme: Manual.* Weinheim: Beltz-Test.

Horowitz, M. J. (1975). A cognitive model of hallucinations. *American Journal of Psychiatry, 132,* 7879–7895.

Horvath, A. O. & Bedi, R. P. (2002). The Alliance. In J. C. Norcross (Ed.), *Psychotherapy relationship that work: Therapist contributions and responsiveness to patients* (pp. 37–69). London, Oxford: University Press.

Hoshi, E., Shima, K. & Tanji, J. (1998). Task-dependent selectivity of movement-related neuronal activity in the primate prefrontal cortex. *Journal of Neurphysiology, 80,* 3392–3397.

Hoyer, J., Fecht, J., Lauterbach, W. & Schneider, R. (2001). Changes in conflict, symptoms, and well-being during psychodynamic and cognitive-behavioral alcohol inpatient treatment. *Psychotherapy and Psychosomatics, 70*(4), 209–215.

Hoyer, J., Frank, D. & Lauterbach, W. (1994). Intrapsychischer Konflikt und Ambiguitätsintoleranz als Prädiktoren klinischer Symptombelastung auf latenter Ebene. *Zeitschrift für Klinische Psychologie, 23*(2), 117–126.

Hrdina, P. D., Demeter, E., Vu, T. B., Stonyi, P. & Palkovits, M. (1993). 5-HT uptake sites and 5-HT2 receptors in brain of antidepressant-free suicide victims/depressives: increase in 5-HT2 sites in cortex and amygdala. *Brain Research, 614,* 37–44.

Hsieh, J.-C., Hagerman, O., Stahle-Backdahl, M., Ericson, K., Eriksson, L., Stone Elander, S. et al. (1994). Urge to scratch represented in the human cerebral cortex during itch. *Journal of Neurophysiology, 72,* 3004–3008.

Hubel, D. H. & Wiesel, T. N. (1959). Receptive fields of single neurons in the cat's striate cortex. *Journal of Physiology, 148,* 574–591.

Hubel, D. H. & Wiesel, T. N. (1962). Receptive fields, binocular interaction and functional architecture in the cats visual cortex. *Journal of Physiology, 160,* 106–154.

Hubel, D. H. & Wiesel, T. N. (1968). Receptive fields and functional architecture of monkey striate cortex. *Journal of Physiology, 195,* 215–243.

Huether, G. (1998). Stress and the adaptive self-organization of neuronal connectivity during early childhood. *International Journal of Developmental Neuroscience, 16,* 297–306.

Insel, T. R. (1988). Obsessive-compulsive disorder: A neuroethological perspective. *Psychopharmacological Bulletin, 24,* 365–369.

Irwin, W., Anderle, M. J., Sutton, S. K., Kalin, N. H., Oakes, T. R. & Davidson, R. J. (submitted). *Self-reported dispositional affect predicts human amygdala activation.* Hier zitiert nach Kosslyn et al. (2002).

Ito, T. A. & Cacioppo, J. T. (1999). *The psychophysiology of utility appraisals.* New York: Russell Sage Foundation.

Jackson, D. C., Malmstadt, J. R., Larson, C. L. & Davidson, R. J. (2000). Suppression and enhancement of emotional responses to unpleasant pictures, *Psychophysiology, 37,* 515–522.

Jacobson, N. S. (1999). My perspective of psychotherapy integration. An outsider, who's out of it. *Journal of Psychotherapy Integration, 9,* 251–255.

Jacobson, N. S., Martell, C. R. & Dimidjian, S. (2001). Behavioral Activation Treatment for Depression: Returning to Contextual Roots. *Clinical Psychology: Science and Practice, 8,* 255–270.

Jenkins, W. M., Merzenich, M. M., Ochs, M. T., Allard, T. & Guic-Robles, E. (1990). Functional reorganization of primary somatosensory cortex in adult owl monkeys after behaviorally controlled tactile stimulation. *Journal of Neurophysiology, 63,* 82–104.

Joffe, R., Sokolov, S. & Streiner, D. (1996). Antidepressant Treatment of Depression: A Metaanalysis. *Canadian Journal of Psychiatry, 41,* 613–616.

Jones, A. K., Brown, W. D., Friston, K. J. & Frackowiak, R. S. (1991). Cortical and subcortical localization of response to pain in man using positron emission tomography. *Proceedings of the Royal Society of London: Biology, 244,* 39–44.

Jourard, S. M. & Landsman, T. (1980). *Healthy personality: An approach from the viewpoint of humanistic psychology* (4th ed.). New York: Macmillan.

Kabat-Zinn, J. (2003). Minfulness-Based Interventions in Context: Past, Present, Future. *Clinical Psychology: Science and Practice, 10,* 144–156.

Kalin, N.H., Shelton, S.E. & Davidson, R.J. (2000). Cerbrospinal fluid corticotropin-releasing hormone levels are elevated in monkeys with patterns of brain activity associated with fearful temperament. *Biological Psychiatry, 47,* 579–585.

Kampe, K.K., Frith, C.D., Dolan, R.J. & Frith, U. (2001). Reward value of attractiveness and gaze. *Nature, 413,* 598.

Kandel, E.R. (1996). Zelluläre Grundlagen von Lernen und Gedächtnis. In E.R. Kandel, J.H. Schwartz & T.M. Jessell (Hrsg.), *Neurowissenschaften.* Heidelberg: Spectrum Akademischer Verlag.

Kandel, E.R. (1998). A new intellectual framework for psychiatry. *American Journal of Psychiatry, 155,* 457–469.

Kandel, E.R. (1999). Biology and the future of psychoanalysis: A new intellectual framework for psychiatry revisited. *American Journal of Psychiatry, 156,* 505–524.

Kandel, E.R., Schwartz, J.H. & Jessell, T.M. (Hrsg.). (1996). *Neurowissenschaften.* Heidelberg: Spektrum.

Karni, A., Meyer, G., Jezzard, P., Adams, M.M., Turner, R. & Ungerleider, L.G. (1995). Functional MRI evidence for adult motor plasticity during motor skill learning. *Nature, 377,* 155–158.

Kawasaki, H., Adolphs, R., Kaufman, O., Damasio, H., Damasio, A.R., Granner, M. et al. (2001). Single-neuron responses to emotional visual stimuli recorded in human ventral prefrontal cortex. *National Neuroscience, 4,* 15–16.

Kempermann, G., Kuhn, H.G. & Gage, F.H. (1997). More hippocampal neurons in adult mice living in an enriched environment. *Nature, 386,* 493–495.

Kennedy, S.H., Evans, K.R., Kruger, S., Mayberg, H.S., Meyer, J.H. et al. (2001). Changes in regional brain glucose metabolism measured with positron emission tomography after paroxetine treatment of major depression. *American Journal of Psychiatry, 158,* 899–905.

Kessler, R.C., Sonnega, A., Bromet, E., Hughes, M. & Nelson, C.B. (1995). Posttraumatic stress disorder in the National Comorbidity Survey. *Archives of General Psychiatry, 52,* 1048–1060.

Kiesler, D.J. (1983). The 1982 Interpersonal Circle: A taxonomy for the complementary in human transactions. *Psychological Review, 90,* 185–214.

Kihlstrom, J.F. & Hoyt, I.P. (1990). Repression, dissociation, and hypnosis. In J.L. Singer (Ed.), *Repression and dissociation.* (pp. 181–208). Chicago: The University of Chicago Press.

Kiresuk, T. & Lund, S. (1979). Goal attainment scaling: Research, evaluation and utilization. In H.C. Schulberg & F. Baker (Eds.), *Program evaluation in health fields* (Vol. 2). New York: Human Sciences Press.

Koch, C. (2003). *The Quest for Consciousness: a Neurobiological Approach.* California: Roberts and Company Publishers.

Kosslyn, S.M., Cacioppo, J.T., Davidson, R.J., Hugdahl, K., Lovallo, W.R., Spiegel, D. et al. (2002). Bridging Psychology and Biology. The Analysis of Individuals in Groups. *American Psychologist, 57,* 341–351.

Kosslyn, S.M., Thompson, W.L., Kim, I.J., Rauch, S.L. & Alpert, N.M. (1996). Individual differences in cerebral blood flow in Area 17 predict the time to evaluate visualized letters. *Journal of Cognitive Neuroscience, 8,* 78–82.

Kovacs, M., Gatsonis, C., Paulauskas, S. L. & Richards, C. (1989). Depressive disorders in childhood IV. A longitudinal study of comorbidity with and risk for anxiety disorders. *Archives of General Psychiatry, 46,* 776–782.

Kraemer, G. W. (1992). A Psychobiological theory of attachment. *Behavioral and Brain Sciences, 15,* 493–541.

Krause, R. (1997). *Allgemeine psychoanalytische Krankheitslehre. Band 1: Grundlagen.* Stuttgart: Kohlhammer.

Kröner-Herwig, B. (2000). *Rückenschmerz.* Göttingen: Hogrefe.

Kubovy, M. (1999). On the pleasure of the mind. In D. Kahneman, E. Diener & N. Schwarz (Eds.), *Well-Being: The foundations of hedonic psychology* (pp. 134–154). New York: Russell Sage Foundation.

LaBar, K. S., Gatenby, J. C., Gore, J. C., LeDoux, J. E. & Phelps, E. A. (1998). Human amygdala activation during conditioned fear acquisition and extinction: a mixed trial fMRI study, *Neuron, 20,* 937–945.

LaGasse, L., Gruber, C. & Lipsitt, L. P. (1989). The infantile expression of avidity in relation to later assessments. In J. S. Reznick (Ed.), *Perspectives on behavioral inhibition* (pp. 159–176). Chicago: University of Chicago Press.

Lamb, R. J., Preston, K. L., Schindler, C. W., Meisch, R. A., Davis, F., Katz, J. L. et al. (1991). The reinforcing and subjective effects of morphine in post-addicts: A dose-response study. *Journal of Pharmacology and Experimental Therapies, 259,* 1165–1173.

Lambert, M. J. & Barley, D. E. (2002). Research Summary on the Therapeutic Relationship and Psychotherapy Outcome. In J. C. Norcross (Ed.), *Psychotherapy relationship that work: Therapist contributions and responsiveness to patients* (pp. 17–32). London: Oxford University Press.

Lambert, M. J., Bergin, A. E. & Garfield, S. L. (2004). Introduction and Historical Overview. In M. J. Lambert (Ed.), *Bergin and Garfield's Handbook of Psychotherapy and Behavior Change.* (5th ed.). New York: Wiley.

Lane, R. D., Reiman, E. M., Axelrod, B., Yun, L.-S., Holmes, A. & Schwartz, G. E. (1998). Neural correlates of levels of emotional awareness: evidence of an interaction between emotion and attention in the anterior circular cortex. *Journal of Cognitive Neuroscience, 10,* 525–535.

Lang, P. J. (1995). The emotion probe: Studies of motivation and attention. *American Psychologist, 50,* 372–385.

Larsen, R. J. & Ketelaar, T. (1991). Personality and susceptibility to positive and negative emotional states. *Journal of Personality and Social Psychology, 61,* 132–140.

Last, C. G., Hansen, C. & Franco, N. (1997). Anxious children in adulthood: A prospective study. *Journal of the American Academy of Child and Adolescent Psychiatry, 36,* 645–652.

Lauterbach, W. (1996). The measurement of personal conflict. *Psychotherapy Research, 6*(3), 213–225.

Lazarus, R. S. & Folkman, S. (1984). *Stress, appraisal, and coping.* New York: Springer.

Leckman, J. F., Grice, D. E., Boardman, J. & Zhang, H. (1997). Symptoms of obsessive-compulsive disorder. *American Journal of Psychiatry, 154,* 911–917.

LeDoux, J. E. (2001). *Das Netz der Gefühle.* München: Deutscher Taschenbuch Verlag.

LeDoux, J. E. (2002). *Synaptic Self: How our brains become who we are.* New York: Viking Penguin.

Leibowitz, S. F. & Hoebel, B. G. (1998). Behavioral neuroscience of obesity. In G. A. Bray, C. Bouchard & W. P.T. James (Eds.), *Handbook of obesity* (pp. 315–358). New York: Marcel Dekker.

Leon, M. I. & Shadlen, M. N. (1999). Effects of expected reward magnitude on the response of neurons in the dorsolateral prefrontal cortex of the macaque. *Neuron, 2,* 415–425.

Lesch, K. P., Bengel, D., Heils, A., Sabol, S. Z., Greenberg, B. D., Petri, S. et al. (1996). Association of anxiety-related traits with a polymorphism in the serotonin transporter gene regulatory region. *Science, 274,* 1527–1531.

Lewinsohn, P. M., Hops, H., Roberts, R. E. & Seeley, J. R. (1993). Adolescent psychopathology I: Prevalence and incidence of depression and other DSM-III-R disorders in high school students. *Journal of Abnormal Psychology, 102,* 133–144.

Libet, B. (1978). Neuronal vs. subjective timing for a conscious sensory experience. In P. A. Buser & A. Rougeul-Buser (Eds.), *Cerebral correlates of conscious experience.* (pp. 69–82). Amsterdam: Elsevier.

Libet, B., Gleason, C. A., Wright, E. W. & Pearl, D. K. (1983). Time of conscious intention to act in relation to onset of cerebral activity (readiness-potential). *Brain, 106,* 623–642.

Liepert, J., Bauder, H., Miltner, W., Taub, E. & Weiller, C. (2000). Therapieinduzierte kortikale Reorganisation bei Schlaganfallpatienten. *Neurologie und Rehabilitation, 6,* 177–183.

Liggan, D. Y. & Kay, J. (1999). Some neurobiological aspects of psychotherapy: A review. *Journal of Psychotherapy Practice and Research, 8,* 103–114.

Lindzey, G. & Aronson, E. (1968). *The handbook of social psychology* (2nd ed.). Reading, Massachusetts: Addison-Wesley.

Loftus, E. F. (1993). The reality of repressed memories. *American Psychologist, 48,* 518–537.

Louie, K. & Wilson, M. A. (2001). Temporally structured replay of awake hippocampal ensemble activity during rapid eye movement sleep. *Neuron, 29,* 145–156.

Lupien, S. J., de Leon, M., de Santi, S., Convil, A., Tarshish, C., Nair, N. P. et al. (1998). Cortisol levels during human aging predict hippocampal atrophy and memory deficits. *Nature Neuroscience, 1,* 69–73.

MacDonald, A. W., Cohen, J. D., Stenger, V. A. & Carter, C. S. (2000). Dissociation the role of dorsolateral prefrontal and anterior cingulate cortex in cognitive control. *Science, 288,* 1835–1838.

Magnus, K., Diener, E., Fijita, F. & Pavot, W. (1993). Extraversion and neuroticism as predictors of objective life events: A longitudinal analysis. *Journal of Personality and Social Psychology, 65,* 1046–1053.

Maguire, E. A., Burgess, N., Donnett, J. G., Frackowiak, R. S.J., Frith, C. D. & O'Keefe, J. (1998). Knowing where and getting there: A human navigation network. *Science, 80,* 921–924.

Maguire, E. A., Frackowiak, S. J. & Frith, C. D. (1997). Recalling routes around London: Activation of the right hippocampus in taxi drivers. *Journal of Neuroscience, 17,* 7103–7110.

Maguire, E. A., Gadian, D. G., Johnsrude, I. S., Good, C. D., Ashburner, J., Frankowiack, R. S. et al. (2000). Navigation-related structural change in the hippocampi of taxi drivers. *Proceedings of the National Academy of Science of the United States of America, 97,* 4398–4403.

Maier, S. F. & Seligman, M. E. (1976). Learned helplessness. Theory and evidence. *Journal of Experimental Psychology; General, 105,* 3–46.

Main, M., Kaplan, N. & Cassidy, J. (1985). Security in infancy, childhood and adulthood: A move to the level of representation. In I. Bretherton & E. Waters (Eds.), *Growing points in attachment theory and research.* (Vol. 50, pp. 66–104): Monographs of the Society for Research in Child Development.

Malberg, J. E., Eisch, A. J., Nestler, E. J. & Duman, R. S. (2000). Chronic antidepressant treatment increases neurogenesis in adult rat hippocampus. *Journal of Neuroscience, 20,* 9104–9110.

Margraf, J. (2001). *Neue Ergebnisse zu Entstehung und Verlauf psychischer Störungen.* Tagungsbeitrag präsentiert an der Fachtagung für Klinische Pschologie und Psychotherapie der Deutschen Gesellschaft für Psychologie, Bern.

Mark, G. P., Rada, P., Pothos, E. & Hoebel, B. G. (1992). Effects of feeding and drinking on acetylcholine release in the nucleus accumbens, striatum, and hippocampus of freely behaving rats. *Journal of Neurochemistry, 58,* 2269–2274.

Markowitsch, H. (2002). *Dem Gedächtnis auf der Spur.* Darmstadt: Primus Verlag.

Martin, S. D., Martin, E., Rai, S. S., Santoch, S. & Richardson, M. A. (2001). Brain blood flow changes in depressed patients treated with interpersonal psychotherapy or venlafaxine hydrochloride. *Archives of General Psychiatry, 58,* 641–648.

Maslow, A. H. (1967). A theory of metamotivation: The biological rooting of the value-life. *Journal of Humanistic Psychology, 7,* 93–127.

Mayberg, H. S. (1997). Limbic-cortical dysregulation: a proposed model of depression. *Journal of Neuropsychiatry and Clinical Neuroscience, 9,* 471–481.

Mayberg, H. S., Liotti, M., Brannan, S. K., McGinnis, S., Mahurin, R. K., Jerabek, P. A. et al. (1999). Reciprocal limbic-cortical function and negative mood: converging PET-findings in depression and normal sadness. *American Journal of Psychiatry, 156,* 675–682.

McClelland, D. D. (1985). How motives, skills and values determine what people do. *American Psychologist, 40,* 812–825.

McDougall, W. (1932). *The energies of men.* London: Methuen.

McNaughton, B. L. (1998). The Neurophysiology of Reminiscence. *Neurobiology, Learning, and Memory, 70,* 252–267.

Meichenbaum, D. H. (1993). Stress inoculation training: A 20-year update. In P. M. Lehrer & R. L. Woolfolk (Eds.), *Principles and Practice of Stress Management (2nd ed).* New York: Guilford.

Merikangas, K. R. & Angst, J. (1995). The challenge of depressive disorders in adolescence. In M. Rutter (Ed.), *Psychosocial disturbances in young people: Challenges for prevention* (pp. 131–165). New York: Cambridge University Press.

Merten, J. (1996). *Affekte und die Regulation nonverbalen interaktiven Verhaltens.* Bern: Peter Lang.

Merzenich, M. M., Jenkins, W. M., Johnston, P., Schreiner, C., Miller, S. L. & Tallal, P. (1996). Temporal processing deficits of language-learning impaired children ameliorated by training. *Science, 271,* 77–81.

Merzenich, M. M., Nelson, R. J., Stryker, M. P., Cynader, M. S., Schoppman, A. & Zook, M. J. (1984). Somatosensory cortical map changes following digit amputation in adult monkeys. *Journal of Comparative Neurology, 224,* 591–605.

Meyer, B. & Pilkonis, P. (2002). Attachment Style. In J.C. Norcross (Ed.), *Psychotherapy relationships that work: Therapist contributions and responsiveness to patients* (pp. 367–382). London: Oxford University Press.

Michalak, J., Heidenreich, T. & Hoyer, J. (2001). Konflikte zwischen Patientenzielen – Konzepte, Ergebnisse und Konsequenzen für die Therapie. *Verhaltenstherapie und psychosoziale Praxis, 33*(2), 273–280.

Michalak, J., Klappheck, M. & Kosfelder, J. (in press). Personal goals of psychotherapy patients: The intensity and the „why" of goal-motivated behavior and their implications for the therapeutic process. *Psychotherapy Research.*

Michalak, J., Püschel, O. & Joormann, J. (submitted). Implicit Motives and Explicit Goals: Two Distinctive Modes of Motivationale Functioning and their Relations to Psychopathology.

Michalak, J. & Schulte, D. (2002). Zielkonflikte und Therapiemotivation. *Zeitschrift für Klinische Psychologie und Psychotherapie: Forschung und Praxis, 31*(3), 213–219.

Miller, E.K. & Cohen, J.D. (2001). An Integrative Theory of Prefrontal Cortex Function. *Annual Review of Neuroscience, 24,* 167–202.

Miller, G.A., Galanter, E. & Pribram, K.H. (1960). *Plans and the structure of behavior.* Oxford: Holt.

Miller, N.E. (1944). Experimental studies of conflict. In J. Hunt (Ed.), *Personality and the behavior disorders, Vol. 1* (pp. 431–465). New York: Ronald.

Milner, B. (1965). Memory disturbances after bilateral hippocampal lesions in man. In P.M. Milner & S.E. Glickman (Eds.), *Cognitive Processes and Brain.* Princeton: Van Nostrand.

Milner, B. (1967). Brain Mechanisms suggested by studies of temporal lobes. In F.L. Darley (Ed.), *Brain Mechanisms Underlying Speech and Language.* New York: Grunne and Stratton.

Milner, B. (1972). Disorders of learning and memory after temporal lobe lesions in man. *Clinical Neurosurgery, 19,* 421–446.

Miltner, W., Braun, C.H. & Coles, M.G. (1997). Event-related brain potentials following incorrect feedback in a time-estimation task: Evidence for a „generic" neural system for error detection. *Journal of Cognitive Neuroscience, 9,* 788–798.

Miltner, W.H., Braun, C., Arnold, M., Witte, H. & Taub, E. (1999). Coherence of gamma-band EEG activity as a basis for associative learning. *Nature, 397,* 424–426.

Mineka, S., Gunnar, M. & Champoux, M. (1986). Control and early socioemotional development: Infant rhesus monkeys reared in controllable versus uncontrollable environments. *Child Development, 57,* 1241–1256.

Mineka, S. & Zinbarg, R. (1996). Conditioning and ethological models of anxiety disorders. In D.A. Hope (Ed.), *Nebraska Symposion on Motivation: Perspectives on anxiety, panic, and fear* (pp. 135–210). Lincoln: University of Nebraska Press.

Mirenowicz, J. & Schultz, W. (1994). Importance of unpredictability for reward responses in primate dopamine neurons. *Journal of Neurophysiology, 72,* 1024–1027.

Mirenowicz, J. & Schultz, W. (1996). Preferential activation of midbrain dopamine neurons by appetitive rather than aversive stimuli. *Nature, 379,* 449–451.

Modell, J.G., Mountz, J.M., Curtis, G.C. & Greden, J.F. (1989). Neurophysiological dysfunction in basal ganglia/limbic striatial and thalamo-cortical circuits as a pathogenetic mechanism of obsessive-compulsive disorder. *Journal of Neuropsychiatry, 1,* 27–36.

Montague, P. R., Dayan, P. & Sejmowski, T. J. (1996). A framework for mesencephalic dopamine systems based on predictive Hebbian learning. *Journal of Neuroscience, 16,* 1936–1947.

Morgan, M. A. & LeDoux, J. E. (1995). Differential contribution of dorsal and ventral medial prefrontal cortex to the acquisition and extinction of conditioned fear in rats. *Behavioral Neuroscience, 4,* 681–688.

Morris, J. S., Frith, C. D., Perret, I. D., Rowland, D., Young, W., Calder, A. J. et al. (1996). A differential neural response in the human amygdala to fearful and happy facial expressions. *Nature, 383,* 812–815.

Morris, J. S., Öhman, A. & Dolan, R. J. (1998). Conscious and unconscious emotional learning in the human amygdala. *Nature, 393,* 467–470.

Morris, J. S., Öhman, A. & Dolan, R. J. (1999). A subcortical pathway to the right amygdala mediating „unseen" fear. *Proceedings of the National Academy of Science of the USA, 96,* 1680–1685.

Muneoka, K., Mikuni, M., Ogawa, T., K., K. & Takahashi, K. (1994). Periodic maternal deprivation-induced potentiation of the negative feedback sensitivity to glucocorticoids to inhibit stress-induced adrenocortical response persists throughout animal's life-span. *Neuroscience Letter, 168,* 89–92.

Murray, H. A. (1938). *Explorations in Personality.* New York: Oxford University Press.

Nadasdy, Z. H., Hirase, H., Czurko, A., Csicsvari, J. & Buzsaki, G. (1999). Replay and time compression of recurring spike sequences in the hippocampus. *Journal of Neuroscience, 19,* 9497–9507.

Nadel, L. & Moscovitch, M. (1997). Memory consolidation, retrograde amnesia, and the hippocampal complex. *Current Opinion in Neurobiology, 7,* 217–227.

Nagel, T. (1974). What is it like to be a bat? *Philosophical Review, 83,* 4435–4450.

Nathan, P. E. (1998). Practice guidelines: Not yet ideal. *American Psychologist, 53,* 290–299.

Nathan, P. E., Gorman, J. M. & Salkind, N. J. (1999). *Treating mental disorders: A guide to what works.* New York: Oxford University Press.

Neumann, R. & Strack, F. (2000). Approach and avoidance: the influence of proprioceptive and exterproprioceptive cues on encoding of affective informations. *Journal of Personality and Social Psychology, 79,* 39–48.

Nisbett, R. E. & Ross, L. (1980). *Human Inference and shortcoming of social judgement.* Engelwood Cliffs, NY: Prentice Hall.

Nofzinger, E. A., Nichols, T. E., Meltzer, C. C., Price, J., Steppe, D. A. et al. (1999). Changes in forebrain function from waking to REM sleep in depression: preliminary analyses from (18F) FDG PET studies. *Psychiatry Research, 91,* 59–78.

Noga, J. T., Vladar, K. & Torrey, E. F. (2001). A volumetric magnetic resonance imaging study of monozygotic twins discordant for bipolar disorder. *Psychiatric Research: Neuroimaging, 106,* 25–34.

Norcross, J. C. (Ed.). (2002). *Psychotherapy Relationships that Work.* New York: Oxford University Press.

Nyberg, L., McIntosh, A. R., Houle, S., Nilsson, L.-G. & Tulving, E. (1996). Activation of medial temporal structures during episodic memory retrieval. *Nature, 380,* 715–717.

Nydegger, S. (2003). *Intrapsychische Konflikte: Vergleich verschiedener Methoden der Konfliktmessung und Untersuchung klinischer Zusammenhänge.* Unveröffentlichte Lizentitatsarbeit, Institut für Psychologie, Universität Bern, Bern.

Oesterreich, R. (1981). *Handlungsregulation und Kontrolle.* München: Urban & Schwarzenberg.

Ogawa, T., Mikuni, M., Kuroda, Y., Muneoka, K., Miori, K. J. & Takahashi, K. (1994). Periodic maternal deprivation alters stress response in adult offspring, potentiates the negative feedback regulation of restraint stressinduced adrenocortical response and reduces the frequencies of open field-induced behaviors. *Pharmacology Biochemistry Behavior, 49,* 961–967.

Olds, J. & Milner, P. (1954). Positive reinforcement produces by electrical stimulation of septal area and other regions of rat brain. *Journal of Comparative and Physiological Psychology, 47,* 419–427.

Öngür, D., Drevets, W. C. & Price, J. L. (1998). Glia reduction in the subgenual prefrontal cortex in mood disorders. *Proceedings of the National Academy of Science of the USA, 95,* 13290–13295.

Orlinsky, D., Grawe, K. & Parks, B. (1994). Process and Outcome in Psychotherapy – noch einmal. In A. E. Bergin & S. L. Garfield (Eds.), *Handbook of Psychotherapy and Behavior Change.* (4th ed., pp. 270–376). New York: Wiley.

Osgood, C. E. & Suci, G. J. (1955). Factor analysis of meaning. *Journal of Experimental Psychology, 50,* 325–338.

Overmier, J. B. & Seligman, M. E. (1967). Effects of inescapable shock upon subsequent escape and avoidance behavior. *Journal of Comparative and Physiological Psychology, 63,* 23– 33.

O'Carroll, R. E., Drysdale, E., Cahill, L., Shajahan, P. & Ebmeier, K. P. (1999). Stimulation of the noradrenergic system enhances and blockade reduces memory for emotional material in man. *Psychological Medicine, 29,* 1083–1088.

O'Doherty, J., Kringelbach, M. L., Rolls, E. T., Hornak, J. & Andrews, C. (2001). Abstract reward and punishment representations in the human orbitofrontal cortex. *National Neuroscience, 4,* 95–102.

O'Doherty, J., Rolls, E. T., Francis, F., Bowtell, R., McGlone, F., Kobal, G. et al. (2000). Sensory-specific satiety-related olfactory activation of the human orbitofrontal cortex. *NeuroReport, 11,* 893–897.

Panksepp, J. (1998). *Affective Neuroscience. The Foundations of Human and Animal Emotions.* New York: Oxford University Press.

Pantev, C., Oostenveld, R., Engelien, A., Ross, B., Roberts, L. E. & Hoke, M. (1998). Increased auditory cortical representation in musicians. *Nature, 392,* 811–814.

Pantev, C., Roberts, L. E., Schulz, M., Engelien, A. & Ross, B. (2001). Timbre-specific enhancement of auditory cortical representation in musicians. *NeuroReport, 12,* 169–174.

Pardo, J. V., Pardo, P. J., Janer, K. W. & Raichle, M. E. (1990). The anterior cingulate cortex mediates processing selection in the Stroop attentional conflict paradigm. *Proceedings of the National Academy of Science of the USA, 87,* 256–259.

Pariante, C. M. & Miller, A. H. (2001). Glucocorticoid receptors in major depression: relevance to pathophysiolgy and treatment. *Biological Psychiatry, 49,* 391–404.

Parker, G. (1979a). Parental characteristics in relation to depressive disorders. *British Journal of Psychiatry, 134,* 138–147.

Parker, G. (1979b). Reported parental characteristics in relation to trait depression and anxiety levels in a non-clinical group. *New Zealand Journal of Psychiatry, 13,* 260–264.

Parker, G. (1981). Parental representation of patients with anxiety neurosis. *Acta Psychiatrica Scandinavica, 63,* 33–36.

Parker, G. (1983). *Parental overprotection: a risk factor in psychosocial development.* New York: Grune and Stratton.

Parker, R. M. (1992). *Bordeaux.* Bern und Stuttgart: Hallwag.

Pauli-Pott, U. & Bade, U. (2002). Bindung und Temperament. In B. Strauss, A. Buchheim & H. Kächele (Hrsg.), *Klinische Bindungsforschung* (pp. 129–144). Stuttgart: Schattauer.

Pawlow, I. P. (1927). *Conditioned reflexes.* New York: Oxford University Press.

Penfield, W. & Perot, P. (1963). The brain's record of an auditory and visual experience. *Brain, 86,* 595–696.

Pennebaker, J. W. (1993). Putting stress into words: Health, linguistic, and therapeutic implications. *Behaviour Research and Therapy, 31,* 539–548.

Perrett, D. I., Mistlin, A. J. & Chitty, A. J. (1987). Visual neurones responsive to faces. *Trends in Neurosciences, 10,* 358–364.

Perrett, D. I., Smith, P. A., Potter, D. D., Mistlin, A. J., Head, A. S., Milner, A. D. et al. (1984). Neurones responsive to faces in the temporal cortex: studies of functional organization, sensitivity to identity and relation to perception. *Human Neurobiology, 3,* 197–208.

Petersen, A. C., Leffert, N. & Hurrelmann, K. (1993). Adolescence and schooling in Germany and the United States: A comparison of peer socialization to adulthood. *Teachers College Record, 94,* 611–628.

Petrides, M. (1990). Nonspatial conditional learning impaired in patients with unilateral frontal but not unilateral temporal lobe excisions. *Neuropsychologia, 28,* 137–149.

Petrides, M. (1994). Frontal lobes and behaviour. *Current Opinion in Neurobiology, 4,* 207–211.

Pfaus, J. G., Damsma, G., Wenkstern, D. & Fibiger, H. C. (1995). Sexual activity increases dopamine transmission in the nucleus accumbens and striatum of female rats. *Brain Research, 693,* 21–30.

Phelps, E. A., O'Connor, K. J., Cunningham, W. A., Funayama, E. S., Gatenby, J. C., Gore, J. C. et al. (2000). Performance on indirect measures of race evaluation predicts amygdala activation. *Journal of Cognitive Neuroscience, 12,* 729–738.

Piaget, J. (1976). *Die Äquilibration der kognitiven Strukturen.* Stuttgart: Klett.

Pilkonis, P. (1988). Personality prototypes among depressives: Themes of dependency and autonomy. *Journal of Personality Disorders, 2,* 144–152.

Pizzagalli, D., Pascual-Marqui, R. D., Nitschke, J. B., Oakes, T. R., Larson, C. L., Abercrombie, H. C. et al. (2001). Anterior cingulate activity as a predictor of degree of treatment response in major depression: evidence from brain electrical tomography analysis. *American Journal of Psychiatry, 158,* 405–415.

Poe, G. R., Nitz, D. A., McNaughton, B. L. & Barnes, C. A. (2000). Experience-dependent phase-reversal of hippocampal neuron firing during REM sleep. *Brain Research, 855,* 176–180.

Popper, K. R. & Eccles, J. C. (1982). *Das Ich und sein Gehirn.* München: Piper.

Pothos, E., Creese, I. & Hoebel, B. G. (1995). Restructured eating with weight loss selectively decreases extracellular dopamine in the nucleus accumbens and alters dopamine response to amphetamine, morphine, and food intake. *Journal of Neuroscience, 15,* 6640–6650.

Powers, W. T. (1973). *Behavior and the control of perception.* New York: Aldine.

Prabhakaran, V., Narayanan, K., Zhao, Z. & Gabrieli, J. D. (2000). Integration of diverse information in working memory within the frontal lobe. *Nature Neuroscience, 3,* 85–90.

Quintana, J. & Fuster, F. (1992). Mnemonic and predictive functions of cortical neurons in a memory task. *NeuroReport, 3,* 721–724.

Quirk, G. J., Russo, G. K., Barron, J. L. & Lebron, K. (2000). The role of ventromedial prefrontal cortex in the recovery of extinguished fear. *Journal of Neuroscience, 20,* 6225–6231.

Rada, P., Mark, G. & Hoebel, B. G. (1998). Dopamine release in the nucleus accumbens by hypothalamic stimulation-escape behavior. *Brain Research, 782,* 228–234.

Radke-Yarrow, M. (1991). Attachment patterns in children of depressed mothers. In P. Harris, J. Stevenson-Hinde & C. Parkes (Eds.), *Attachment across the life cycle* (pp. 115–126). London: Routledge.

Radke-Yarrow, M., Cummings, E. M., Kuczynski, L. & Chapman, M. (1985). Pattern of attachment in two- and three-year-olds in normal families and families with patental depression. *Child Development, 56,* 884–893.

Rajkowska, G. (2000). Postmortem studies in mood disorders indicate altered numbers of neurons and glia cells. *Biological Psychiatry, 48,* 766–777.

Rapoport, J. L. & Wise, S. P. (1988). Obsessive-compulsive disorder: Is it a basal ganglia dysfunction? *Psychopharmacology Bulletin, 24,* 380–384.

Rauch, S. L., Dougherty, D. D. & Shin, I. M. (1998). Neural correlates of factor-analyzed OCD symtom dimensions: A PET study. *CNS Spectrums, 3,* 37–43.

Rauch, S. L., Jenike, M. A., Alpert, N. A., Baer, L., Breiter, H. C., Savage, C. R. et al. (1994). Regional cerebral blood flow measured during symptom provocation in obsessive-compulsive disorder using 15O-labeled CO2 and positron emission tomography. *Archives of General Psychiatry, 51,* 62–70.

Regli, D., Bieber, K., Mathier, F. & Grawe, K. (2000). Beziehungsgestaltung und Aktivierung von Ressourcen in der Anfangsphase von Therapien. *Verhaltenstherapie und Verhaltensmedizin, 21,* 399–420.

Reid, S. A., Duke, L. M. & Allen, J. J. (1998). Resting frontal electroencephalographic asymmetry in depression: Inconsistencies suggest the need to identify mediating factors? *Psychophysiology, 35,* 389–404.

Reiman, E. M. (1997). The application of positron emission tomography to the study of normal and pathological emotion. *Journal of Clinical psychiatry, 58,* 4–12.

Renken, B., Egeland, B., Marvinney, D., Mangelsdorf, S. & Sroeufe, L. A. (1989). Early childhood antesedents of aggression and passive-withdrawel in early elementary school. *Journal of Personality, 57,* 257–281.

Renner, W. & Leibetseder, M. (2000). The relationship of personal conflict and clinical symptoms in a high-conflict and a low-conflict subgroup: A correlational study. *Psychotherapy Research, 10*(3), 321–336.

Ricks, M. (1985). The social transmission of parental behavior: Attachment across generations. In I. Bretherton & E. Waters (Eds.), *Growing points in attachment theory and research* (Vol. 50, pp. 211–227): Monographs of the Society for Research in Child Development.

Rief, W. & Hiller, W. (1998). *Somatisierungsstörungen und Hypochondrie.* Göttingen: Hogrefe.

Robbins, A. S., Kauss, D. R., Heinrich, R., Abrass, L., Dreyer, J. & Clyman, B. (1979). Interpersonal skills training: Evaluation in an internal medicine residency. *Journal of Medical Education, 54,* 885–894.

Roberts, J. & Monroe, S. (1999). Vulnerable Self-Esteem and Social Processes in Depression: Toward an Interpersonal Model of Self-Esteem Regulation. In T. Joiner & J. Coyne (Eds.), *The Interactional Nature of Depression* (pp. 149–187). Washington: APA.

Roemer, L. & Orsillo, S. (2003). Mindfulness: A Promising Intervention Strategy in Need for Further Study. *Clinical Psychology: Science and Practice, 10,* 172–178.

Rogers, R. D., Owen, A. M., Middleton, H. C., Williams, E. J., Pickard, J. D., Sahakian, B. J. et al. (1999). Choosing between small, likely rewards and large, unlikely rewards activates inferior and orbital prefrontal cortex. *Journal of Neuroscience, 20,* 9029–9038.

Rohde, P., Lewinsohn, P. M. & Seeley, J. R. (1991). Comorbidity of unipolar depression II: Comorbidity with other mental disorders in adolescents and adults. *Journal of Abnormal Psychology, 100,* 214–222.

Rohde-Dachser, C. (2003). Interview zum Thema Psychoanalyse und Persönlichkeitsstörungen. Bestätigung durch Neurowissenschaft. *Deutsches Ärzteblatt für Psychologische Psychotherapeuten und Kinder- und Jugendlichentherapeuten, 9,* 416–417.

Rolls, E. T. (1984). Neurons in the cortex of the temporal lobe and in the amygdala of the monkey with responses selective for faces. *Human Neurobiology, 3,* 209–222.

Rolls, E. T. (1995). Central taste anatomy and neurophysiology. In R. L. Doty (Ed.), *Handbook of olfaction and gustation* (pp. 549–573). New York: Marcel Dekker.

Rolls, E. T. (2000). Precis of The Brain and Emotion. *Behavioral and Brain Sciences, 23,* 177–234.

Rosenblum, L. A. & Andrews, M. W. (1994). Influences of environmental demand on maternal behavior and infant development. *Acta Paediatrica Supplement, 397,* 57–63.

Roth, G. (1995). *Das Gehirn und seine Wirklichkeit* (3. Aufl.). Frankfurt: Suhrkamp.

Roth, G. (2001). *Fühlen, Denken, Handeln. Wie das Gehirn unser Verhalten steuert.* Frankfurt: Suhrkamp.

Rotter, J. B. (1966). Generalized expectancies for internal versus external control of reinforcement., *Psychological Monographs, 80.*

Rozin, P. (1990). Getting to like the burn of chili pepper: Biological, psychological, and cultural perspectives. In B. G. Green, J. R. Mason & M. L. Kare (Eds.), *Chemical irritation in the nose and mouth* (pp. 231–269). New York: Marcel Dekker.

Rozin, P. (1999). Preadaptation and the puzzles and properties of pleasure. In D. Kahneman, E. Diener & N. Schwartz (Eds.), *Well-being: The foundations of hedonic psychology* (pp. 109–133). New York: Russell Sage Foundation.

Rozin, P. & Schiller, D. (1980). The nature and acquisition of a preference for chili pepper by humans. *Motivation and Emotion, 4,* 77–101.

Rumelhart, D. E. & McClelland, J. L. (Eds.). (1986). *Parallel distributed processing: Explorations in the microstructure of cognition.* Cambridge, MA: MIT Press.

Rush, A. & Thase, M. (1999). Psychotherapy for Depressive Disorders: A Review. In M. Maj & N. Sartorius (Eds.), *Depressive Disorders* (pp. 161–232). New York: Wiley.

Sachse, R. (2003). *Klärungsorientierte Psychotherapie.* Göttingen: Hogrefe.

Sacks, O. (1987). *Der Mann, der seine Frau mit einem Hut verwechselte.* Reinbek: Rowohlt.

Sameroff, A., Seifer, R. & Zax, M. (1982). Early development of children at risk or emotional disorder. *Monographs of the Society for Research in Child Development, 47,* 82–90.

Sapolsky, R. M. (2000). Glucocorticoids and hippocampal atrophy in neuropsychiatric disorders. *Archives of General Psychiatry, 57,* 925–935.

Savin-Wiliams, R. C. & Jacquish, G. A. (1981). The assessment of adolescent self-esteem. A comparison of methods. *Journal of Personality, 49,* 324–335.

Saxena, S., Brody, A. L., Ho, M. L., Alborzian, S., Ho, M. K., Maidment, K. M. et al. (2001). Cerebral metabolism in major depression and obsessive-compulsive disorder occurring separately and concurrently. *Biological Psychiatry, 50,* 159–170.

Schachter, S. & Singer, J. E. (1962). Cognitive, social, and physiological determinants of emotional state. *Psychological Review, 69,* 379–399.

Schacter, D. L. (1987). Implicit Memory: History and current status. *Journal of Experimental Psychology. Learning, Memory, Cognition, 13,* 501–518.

Schacter, D. L. & Curran, T. (2000). Memory without Remembering and Remembering without Memory: Implicit and False Memories. In M. S. Gazzaniga (Ed.), *The new cognitive neuroscience* (pp. 829–840). Cambridge: The MIT Press.

Schacter, D. L., Norman, K. A. & Koutstaal, W. (1998). The cognitive neuroscience of constructive memory. *Annual Review of Psychology, 49,* 289–318.

Schacter, D. L., Reiman, E., Curran, T., Yun, L. S., Bandy, D., MsDermott, K. B. et al. (1996). Neuroanatomical correlates of veridical and illusory recognition memory: Evidence from positron emission tomography. *Neuron, 17,* 267–274.

Schacter, D. L., Verfaelle, M. & Pradere, D. (1996). The neuropsychology of memory illusions: Falls recall and recognition in amnesic patients. *Journal of Memory and Language, 35,* 319–334.

Schauenburg, H. & Strauss, B. (2002). Bindung und Psychotherapie. In B. Strauss, A. Buchheim & H. Kächele (Hrsg.), *Klinische Bindungsforschung* (pp. 281–292). Stuttgart: Schattauer.

Schiepek, G. (Ed.). (2003). *Neurobiologie der Psychotherapie*. Stuttgart: Schattauer.

Schmidt, S. & Strauss, B. (1996). Die Bindungstheorie und ihre Relevanz für die Psychotherapie. Teil 1: Grundlagen und Methoden der Bindungsforschung. *Psychotherapeut, 41,* 139–150.

Schramm, E. (1996). *Interpersonelle Psychotherapie*. Stuttgart: Schattauer.

Schulte, D. (1993). Wie soll Therapieerfolg gemessen werden? *Zeitschrift für Klinische Psychologie, 22,* 374–393.

Schulte, D. (2000). Angststörungen. In G. Lazarus-Mainka & S. Siebeneick (Hrsg.), *Angst und Ängstlichkeit. Ein Lehrbuch*. Göttingen: Hogrefe.

Schulte, D. (2003). Zur Validität therapeutischer Entscheidungsprozesse. In W. Vollmoeller (Hrsg.), *Integrative Behandlung in Psychoatrie und Psychotherapie* (S. 89–100). Stuttgart: Schattauer.

Schulte-Bahrenberg, T. & Schulte, D. (1993). Change of psychotherapy goals as a process of resignation. *Psychotherapy Research, 3,* 153–165.

Schultz, W. (1998). Predictive reward signal of dopamine neurons. *Journal of Neurophysiology, 80,* 1–27.

Schultz, W., Apicella, P. & Ljungberg, T. (1993). Responses of monkey dopamine neurons to reward and conditioned stimuli during successive steps of learning a delayed response task. *Jornal of Neuroscience, 13,* 900–913.

Schultz, W., Dayan, P. & Montague, P.R. (1997). A neural substrate of prediction and reward. *Science, 275,* 1593–1599.

Schultz, W. & Dickinson, A. (2000). Neuronal coding of prediction errors. *Annual Review of Neuroscience, 23,* 473–500.

Schwartz, G. (1990). Psychobiology of repression and health. A systems approach. In J. L. Singer (Ed.), *Repression and dissociation.* Chicago: The University of Chicago Press.

Schwartz, G. E. (1983). Disregulation theory and disease: Applications to the repression/cerebral disconnection/cardiovascular disorder hypothesis. *International Review of Applied Psychology, 32,* 95–118.

Schwartz, G. E., Fair, P. L., Salt, P., Mandel, M. R. & Klerman, G. L. (1976). Facial muscle patterning to affective imagery in depressed and nondepressed subjects. *Science, 192,* 489–491.

Schwartz, J. M., Toessel, P. W., Baxter, L. R., Martin, K. M. & Phelps, M. E. (1996). Systematic changes in cerebral glucose metabolic rate after successful behavior modification treatment of obsessive-compulsive disorder. *Archives of General Psychiatry, 53,* 109–113.

Scott, S. K., Young, A. W., Calder, A. J., Hellawell, D. J., Aggleton, J. P. & Johnson, M. (1997). Impaired auditory recognition of fear and anger following bilateral amygdala lesions. *Nature, 385,* 254–257.

Scoville, W. B. & Milner, B. (1957). Loss of recent memory after bilateral hippocampal lesions. *Journal of Neurology and Psychiatry, 20,* 11–21.

Sedikides, C. & Green, J. D. (2000). On the self-protective nature of inconsistency-negativity management: Using the person memory paradigm to examine self-referent memory. *Journal of Personality and Social Psychology, 79,* 906–922.

Seligman, M. E. & Maier, S. F. (1967). Failure to escape traumatic shock. *Journal of Experimental Psychology, 74,* 1–9.

Sheldon, K. M. & Elliott, A. J. (1999). Goal striving, need satisfaction, and longitudinal well-being: The self-concordance model. *Journal of Personality and Social Psychology, 6*(3), 482–497.

Sheldon, K. M. & Kasser, T. (1995). Coherence and congruence: Two aspects of personality integration. *Journal of Personality and Social Psychology, 68,* 531–543.

Sheline, Y., Sanghavi, M., Mintun, M. & Gado, M. (1999). Depression duration but not age predicts hippocampal volume loss in medically healthy women with recurrent major depression. *Journal of Neuroscience, 19,* 5034–5043.

Sheline, Y. L. (2000). 3 D MRI studies of neuroanatomic changes in unipolar major depression: the role of stress and medical comorbidity. *Biological Psychiatry, 48,* 791–800.

Shevrin, H. (1990). Subliminal perception and repression. In J. L. Singer (Ed.), *Repression and dissociation.* (pp. 103–120). Chicago: The University of Chicago Press.

Shin, L. M., Kosslyn, S. M., McNally, R., Alpert, N. M., Thompson, W. L., Rauch, S. L. et al. (1997). Visual imagery and perception in posttraumatic stress disorder. *Archives of General Psychiatry, 54,* 233–241.

Shizgal, P. (1999). On the neural computation of utility: Implications from studies of brain stimulation reward. In D. Kahneman, E. Diener & N. Schwarz (Eds.), *Well-Being: The foundation of hedonic psychology* (pp. 500–524). New York: Russell Sage Foundation.

Singer, W. (1999). Time as coding space? *Current Opinion in Neurobiology, 9,* 189–194.

Skinner, B. F. (1969). *Contingencies of Reinforcement.* New York: Appleton-Century Crofts.

Sloboda, J. A. (1991). Music structure and emotional response: some empirical findings. *Psychology of Music, 19,* 110–120.

Small, D. M., Zatorre, R. J., Dagher, A., Evans, A. C. & Jones-Gotman, M. (2001). Changes in brain activity related to eating chocolate. From pleasure to aversion. *Brain, 124,* 1720–1733.

Smith, E. & Grawe, K. (2001). Die funktionale Rolle von Ressourcenaktivierung für Psychotherapie. In H. Schemmel & J. Schaller (Hrsg.), *Ressourcen. Ein Hand- und Lesebuch zur therapeutischen Arbeit* (S. 111–122). Tübingen: DGVT Verlag.

Smith, E. & Grawe, K. (2003). What makes psychotherapy sessions productive? A new approach to bridging the gap between process research and practice. *Clinical Psychology and Psychotherapy, 10,* 275–285.

Smith, E. & Grawe, K. (in press a). Which therapeutic mechanism works when? A step towards the formulation of empirically validated guidelines for therapists' session-to-session decisions. *Clinical Psychology and Psychotherapy.*

Smith, E. & Grawe, K. (in press b). Turning the tables: How to make the best out of difficult conditions. *Clinical Psychology and Psychotherapy.*

Smith, E., Regli, D. & Grawe, K. (1999). Wenn Therapie wehtut – Wie können Therapeuten zu fruchtbaren Problemaktualisierungen beitragen? *Verhaltenstherapie und psychosoziale Praxis, 31,* 227–251.

Smith, M. L., Glass, G. V. & Miller, T. I. (1980). *The benefits of psychotherapy.* Baltimore: John Hopkins University Press.

Sollers, J. J., Mueller, C. A. & Thayer, J. F. (1997). Emotional responses, heartrate variability, and physical activity. *Psychosomatic Medicine, 59,* 93.

Spitz, R. (1945). Hospitalism: An inquiry into the genesis of psychiatric conditions in early childhood. *The Psychoanalytic Study of the Child, 1,* 53–74.

Spitzer, M. (2002). *Musik im Kopf.* Stuttgart: Schattauer.

Spitzer, M. (2003). Neuronale Netzwerke und Psychotherapie. In G. Schiepek (Hrsg.), *Neurobiologie der Psychotherapie.* Stuttgart: Schattauer.

Squire, L. R. (1992). Memory and the hippocampus: a synthesis from findings with rat, monkeys, and humans. *Psychological Review, 99,* 195–231.

Squire, L. R., Bloom, F. E., McConnell, S. K., Roberts, J. L., Spitzer, N. C. & Zigmond, M. J. (Eds.). (2003). *Fundamental Neuroscience* (2nd ed.). New York: Academic Press.

Squire, L. R. & Kandel, E. R. (1999). *Memory: From Mind to Molecules.* New York: Scientific American Library.

Squire, L. R. & Zola, S. M. (1996). Structure and function of declarative and nondeclarative memory systems. *Proceedings of the National Academy of Science USA, 93,* 13515–13522.

Squire, L. R. & Zola, S. M. (1998). Episodic memory, semantic memory, and amnesia. *Hippocampus, 8,* 205–211.

Squire, R. L., Knowlton, B. & Musen, G. (1993). The structure and organization of memory. *Annual Review of Psychology, 44,* 453–495.

Sroufe, L. A., Carlson, E. & Shulman, S. (1993). The development of individuals in relationships: From infancy through adolescence. In D. C. Funder, R. Parke, C. Tomlinson-Keesey & K. Widaman (Eds.), *Studying lives through time: Approaches to personality and development* (pp. 315–342). Washington: American Psychological Association.

Stein, M. B., Koverola, C., Hanna, C., Torchia, M. G. & McClarty, B. (1997). Hippocampal volume in women victimized by childhood sexual abuse. *Psychological Medicine, 27,* 951–959.

Storch, M. (2002). Die Bedeutung neurowissenschaftlicher Forschungsansätze für die psychotherapeutische Praxis. Teil I: Theorie. *Psychotherapie, 7,* 281–294.

Strauss, B., Buchheim, A. & Kächele, H. (Hrsg.). (2002). *Klinische Bindungsforschung.* Stuttgart: Schattauer.

Strauss, B., Lobo-Drost, A. & Pilkonis, P. (1999). Einschätzung von Bindungsstilen bei Erwachsenen – erste Erfahrungen mit der deutschen Version einer Prototypenbeurteilung. *Zeitschrift für Klinische Psychologie, Psychiatrie und Psychotherapie, 47,* 347–364.

Strauss, B. & Schmidt, S. (1997). Die Bindungstheorie und ihre Relevanz für die Psychotherapie. Teil 2: Mögliche Implikationen der Bindungstheorie für die Psychotherapie und die Psychosomatik. *Psychotherapeut, 42,* 1–16.

Sullivan, H. S. (1953). *The interpersonal theory of psychiatry.* New York: Norton Press.

Sulz, S. (2002). Neuropsychologie und Hirnforschung als Herausforderung für die Psychotherapie. *Psychotherapie, 7,* 18–33.

Suomi, S. J. (1987). Genetic and maternal contributions to individual differences in rhesus monkey biobehavioral development. In N. A. Krasnegor, E. M. Blass, M. A. Hofer & W. P. Smotherman (Eds.), *Perinatal development: A psychobiological perspective* (pp. 397–419). New York: Academic Press.

Suomi, S. J. (1991). Up-tight and laid-back monkeys: Individual differences to social challenges. In S. Brauth, W. Hall & R. Dooling (Eds.), *Plasticity of development* (pp. 27–56). Cambridge, MA: MIT Press.

Suomi, S. J., Eisele, C. D., Grady, S. & Harlow, H. F. (1975). Depressive behavior in adult monkeys following separation from family environment. *Journal of Abnormal Psychology, 84,* 576–578.

Suomi, S. J. & Levine, S. (1998). Psychobiology of intergenerational effects of trauma. Evidence from animal studies. In Y. Danieli (Ed.), *International handbook of multigenerational legacies of trauma* (pp. 623–637). New York: Plenum Press.

Suomi, S. S. (1999). Attachment in Rhesus Monkeys. In J. Cassidy & P. R. Shaver (Eds.), *Handbook of Attachment* (pp. 181–197). New York: Guilford.

Suomi, S. S. (2000). A Biobehavioral Perspective on Developmental Psychopathology. Excessive Aggression and Serotonergic Dysfunction in Monkeys. In A. J. Sameroff, M. Lewis & S. M. Miller (Eds.), *Handbook of Developmental Psychopathology.* (2nd ed., pp. 237–256). New York: Kluwer Academic/Plenum Publishers.

Suomi, S. S. (2002). Parent, Peers, and the Process of Socialization in Primates. In J. G. Borkowski, S. L. Ramey & P. M. Bristol (Eds.), *Parenting and the child's world: Influences on academic, intellectual, and social-emotional development* (pp. 265–279). Mahawah: Lawrence Erlbaum Associates.

Swann, W. B. (1990). To be adored or to be known. The interplay of self-enhancement and self-verification. In R. M. Sorrentino & E. T. Higgins (Eds.), *Motivaton and cognition* (pp. 408–448). New York: Guilford.

Swann, W. B. (1992). Seeking truth, finding despair: Some unhappy consequences of a negative self-concept. *Current Directions in Psychological Science, 1,* 15–18.

Swann, W. B., Hixon, J. G., Stein-Seroussi, A. & Gilbert, D. T. (1990). The fleeting gleam of praise: Cognitive processes underlying behavioral reactions to self-relevant feedback. *Journal of Personality and Social Psychology, 59,* 17–26.

Swerdlow, N. R. (1995). Serotonine, obsessive-compulsive disorder and the basal ganglia. *International Review of Psychiatry, 7,* 115–129.

Taylor, S. E. & Brown, J. D. (1988). Illusion and well-being: A social psychological perspective on mental health. *Psychological Bulletin, 103,* 193–210.

Teasdale, J., Segal, Z. & Williams, J. M. (2003). Mindfulness Training and Problem Formulation. *Clinical Psychology: Science and Practice, 10,* 157–160.

Tellegen, A., Lykken, D. T., Bouchard, T. J., Wilcox, K. J., Segal, N. L. & Rich, S. (1988). Personality similarity in twins reared apart and together. *Journal of Personality and Social Psychology, 54,* 1031–1039.

Thase, M. E. (1997). Integrating psychotherapy and pharmacotherapy for major depressive disorder: current status and future considerations. *Journal of Psychotherapy Practice and Research, 6,* 300–306.

Thayer, J. F., Friedman, B. H. & Borkovec, T. D. (1996). Autonomic characteristics of generalized anxiety disorder and worry. *Biological Psychiatry, 39,* 255–266.

Thayer, J. F. & Lane, R. D. (2000). A model of neurovisceral integration in emotion regulation and dysregulation. *Journal of Affective Disorders, 61,* 201–216.

Tillfors, M., Furmark, T., Marteinsdottir, I., Fischer, H., Långström, B. & Fredrikson, M. (2001). Cerebral blood flow in subjects with social phobia during stressful speaking tasks: a PET study. *American Journal of Psychiatry, 158,* 1220–1226.

Tomarken, A. J., Davidson, R. J., Wheeler, R. E. & Kinney, L. (1992). Psychometric properties of resting anterior EEG asymmetry: Temporal stability and internal consistency. *Psychophysiology, 29,* 576–592.

Torgersen, S. (1986). Childhood and family characteristics in panic and generalized anxiety disorders. *American Journal of Psychiatry, 143,* 630–632.

Tramo, M. J. (2001). Music of the hemispheres. *Science, 291,* 54–56.

Traue, H. C. (1998). *Emotion und Gesundheit.* Heidelberg: Spektrum Akademischer Verlag.

Tremblay, L., Hollerman, J. R. & Schultz, W. (1998). Modifications of reward expectation-related neuronal activity during learning in primate striatum. *Journal of Neurophysiology, 80,* 964–977.

Tremblay, L. & Schultz, W. (1999). Relative reward preference in primate orbitofrontal cortex. *Nature, 398,* 704–708.

Ullrich de Muynck, R. & Ullrich, R. (1977). *Der Unsicherheitsfragebogen.* München: Pfeiffer.

Vaillant, G. (1977). *Adaptation to life.* Boston: Little, Brown.

Valins, S. (1966). Cognitive effects of false heart-rate feedback. *Journal of Personality and Social Psychology, 4,* 400–408.

van den Boom, D. C. (1994). The influence of temperament and mothering on attachment and exploration. An experimental manipulation of sensitive responsiveness among lower-class mothers with irritable infants. *Child Development, 65,* 1457–1477.

van den Boom, D. C. & Hoeksma, J. B. (1994). The effect of infant irritability on mother-infant interaction: A growth-curve analysis. *Developmental Psychology, 30,* 581–590.

van der Kolk, B. A. (1987). The drug treatment of post-traumatic stress disorders. *Journal of Affective Disorders, 13,* 203–213.

van der Kolk, B. A. (1997). *Psychological Trauma*. Washington; D. C.: American Psychiatric Press.

van der Kolk, B. A., Burbridge, J. A. & Suzuki, J. (1997). The psychobiology of traumatic memory: clinical implications of neuroimaging studies. *Annuals of the New York Academy of Science, 821,* 99–113.

van der Kolk, B. A., Fisler, R. E. & Bloom, S. L. (1996). Dissociation and the fragmentary nature of traumatic memories. *British Journal of Psychotherapy, 12,* 352–366.

van Ijzendoorn, M. H. & Bakermans-Kranenburg, J. (1996). Attachment representations in mothers, fathers, adolescents, and clinical groups: A metaanalytic search for normative data. *Journal of Consulting and Clinical Psychology, 64,* 8–21.

Viinamäki, H., Kuikka, J. & Tiihonen, J. (1998). Change in monoamine transporter density related to clinical recovery: A case-control study. *Nordic Journal of Psychiatry, 52,* 39–44.

Volkow, N. D., Wang, G. J. & Fowler, J. S. (1997). Imaging studies of cocaine in the human brain and studies of the cocaine addict. *Annuals of the New York Academy of Sciences, 820,* 41–45.

Von Hickeldey, S. & Fischer, G. (2002). *Psychotraumatologie der Gedächtnisleistung: Diagnostik, Begutachtung und Therapie traumatischer Erinnerungen*. München: Ernst Reinhard.

Wallis, J. D., Anderson, K. C. & Miller, E. K. (2000). Neuronal representation of abstract rules in the orbital and lateral prefrontal cortices (PFC). *Society of Neuroscience Abstracts.*

Warrington, E. & Weiskrantz, L. (1973). The effects of prior learning on subsequent retention in amnesic patients. *Neuropsychologia, 20,* 233–248.

Watanabe, M. (1990). Prefrontal unit activity during associative learning in the monkey. *Brain Research, 80,* 296–309.

Watanabe, M. (1992). Frontal units of the monkey coding the associative significance of visual and auditory stimuli. *Experimental Brain Research, 89,* 233–247.

Watanabe, M. (1996). Reward expectancy in primate prefrontal neurons. *Nature, 382,* 629–632.

Waters, E., Merrick, S., Treboux, D., Crowell, J. & Albersheim, L. (2000). Attachment security in infancy and early adulthood: A twenty-year longitudinal study. *Child Development, 71,* 684–689.

Watson, D. & Clark, L. A. (1984). Negative affectivity: The disposition to experience negative emotional states. *Psychological Bulletin, 96,* 465–490.

Watson, D. & Clark, L. A. (1993). Behavioral Disinhibition versus constraint: A dispositional perspective. In D. M. Wegner & J. W. Pennebaker (Eds.), *Handbook of Mental Control* (pp. 506–527). New York: Prentice Hall.

Wegner, D. M. & Pennebaker, J. W. (Eds.). (1993). *Handbook of Mental Control*. Englewood Cliffs, NJ: Prentice Hall.

Weinberger, D. A. (1990). The construct validity of repressive coping style. In J. L. Singer (Ed.), *Repression and dissociation* (pp. 337–386). Chicago: The University of Chicago Press.

Weinberger, J. & McClelland, D. C. (1990). Cognitive versus traditional motivational models: Irreconcilable or complementary? In E. T. Higgins & R. M. Sorrentino (Eds.), *Handbook of motivation and cognition* (pp. 562–597). New York: Guilford.

Weiskrantz, L. & Warrington, E. (1979). Conditioning in amnesic patients. *Neuropsychologia, 17,* 187–194.

Weiss, T., Miltner, W., Huonker, R., Friedel, R., Schmidt, I. & Taub, E. (2000). Rapid functional plasticity of the somatosensory cortex after finger amputation. *Experimental Brain Research, 134,* 199–203.

Weisz, J. R., Hawley, K. M., Pilkonis, P. A., Woody, S. R. & Follette, W. C. (2000). Stressing the (other) three Rs in the search for empirically supported treatments: Review procedures, research quality, relevance to practice and the public interest. *Clinical Psychology: Science and Practice, 7,* 243–258.

Wessa, M. & Flor, H. (2002). Posttraumatische Belastungsstörung und Traumagedächtnis – eine psychobiologische Perspektive. *Zeitschrift für Psychosomatische Medizin und Psychotherapie, 48,* 28–37.

West, S. G. & Wicklund, R. A. (1985). *Einführung in sozialpsychologisches Denken.* Weinheim: Beltz.

Westen, D. & Gabbard, G. O. (2002a). Developments in Cognitive Neuroscience: I. Conflict, Compromise, and Connectionism. *Journal of the American Psychoanalytic Association, 50,* 53–98.

Westen, D. & Gabbard, G. O. (2002b). Developments in Cognitive Neuroscience: II. *Psychoanalytic Association, 50,* 99–134.

Whalen, P. J., Rauch, S. L., Ertcoff, N. L., McInerney, M. B., Lee, M. B. & Jenike, M. A. (1998). Masked presentation of emotional facial expressions modulate amygdala activity without explicit knowledge. *Journal of Neuroscience, 18,* 411–418.

Wheeler, R. E., Davidson, R. J. & Tomarken, A. J. (1993). Frontal brain asymmetry and emotional reactivity: A biological substrate of affective style. *Psychophysiology, 30,* 82–89.

White, I. M. & Wise, S. P. (1999). Rule-dependent neural activity in the prefrontal cortex. *Experimental Brain Research, 126,* 315–335.

Wiedemann, G., Pauli, P., Dengler, W., Lutzenberger, W., Birbaumer, N. & Buchkremer, G. (1999). Frontal brain asymmetry as a biological substrate of emotions in patients with panic disorders. *Archives of General Psychiatry, 56,* 78–85.

Willutzki, U. (1999). *VEV-VW. Neue Version des Veränderungsfragebogens des Erlebens und Verhaltens von Zielke*: Unveröffentlichter Fragebogen. Institut für Psychologie der Ruhr-Universität Bochum.

Wilson, M. A. & McNaughton, B. L. (1994). Reactivation of hippocampal ensemble memories during sleep. *Science, 265,* 676–679.

Wittchen, H. U. (1991). Der Langzeitverlauf unbehandelter Angststörungen: Wie häufig sind Spontanremissionen? *Verhaltenstherapie, 1,* 273–282.

Witte, E. H. (1989). *Sozialpsychologie. Ein Lehrbuch.* München: Psychologie Verlags Union.

Wu, J. C., Buchsbaum, J. S., Gillin, J. C., Tang, C., Cadwell, S., Wiegand, M. et al. (1999). Prediction of antidepressant effects of sleep deprivation by metabolic rates in the ventral anterior cingulate and medial prefrontal cortex. *American Journal of Psychiatry, 156,* 1149–1158.

Yalom, I. (1974). *The theory and practice of group psychotherapy.* New York: Basic Books.

Yeh, S.-R., Fricke, R. A. & Edwards, D. H. (1996). The effect of social experience on serotonergic modulation of the escape circuit of crayfish. *Science, 271,* 366–369.

Young, J. E. (1994). *Cognitive therapy for the personality disorders.* Sarasota, FL: Professional Ressource Press.

Young, P. & Yamane, S. (1993). Sparse population coding of faces in the inferotemporal cortex. *Science, 256,* 1327–1332.

Yurgelun-Todd, D. A., Gruber, S. A., Kanayama, G., Killgore, D. S., Baird, A. A. & Young, A. D. (2000). fMRI during affect discrimination in bipolar affective disorders. *Bipolar Disorders, 2,* 237–248.

Zahn-Waxler, C., Cummings, E. M., McKnew, D. H., Davenport, Y. B. & Radke-Yarrow, M. (1984). Altruism, aggression, and social interaction in young children with a manic depressive parent. *Child Development, 48,* 555–562.

Zielke, M. (1978). *Veränderungsfragebogen des Erlebens und Verhaltens (VEV).* Weinheim: Beltz Test GmbH.

Znoj, H. J. (2000). *Konsistenzsicherung durch emotionale Regulationsprozesse: Entwicklung und kontextbezogene Validierung eines Beobachtungsinstrumentes und eines Fragebogens zur Theorie der emotionalen Kontrolle.* Unveröffentlichte Habilitationsschrift, Institut für Psychologie, Universität Bern, Bern.

Znoj, H. J. & Grawe, K. (2000). The control of unwanted states and psychological health: Consistency safeguards. In A. Grob & W. Perrig (Eds.), *Control of Human Behaviour, Mental Processes and Awareness* (pp. 263–282). New York: Lawrence Erlbaum.

Stichwortverzeichnis

Autorenverzeichnis